中国中医药学术语集成

治则治法与针灸学

主　编　李　剑　曾　召
编　委　王小平　毕小丽　李　剑　柴雅倩
　　　　黄永秋　曾　召　曾　强　张毅之

中医古籍出版社

责任编辑 刘 婷
封面设计 于天水

图书在版编目（CIP）数据

治则治法与针灸学/李剑，曾召等编．- 北京：中医古籍出版社，2006.2
（中国中医药学术语集成）
ISBN 7-80174-369-5

Ⅰ．治… Ⅱ．①李…②曾… Ⅲ．中国医药学 Ⅳ．R2-61

中国版本图书馆 CIP 数据核字（2005）第 109840 号

中医古籍出版社出版发行
（北京东直门内南小街 16 号 100700）
全国各地新华书店经销
北京市北中印刷厂印刷
787×1092 毫米 16 开 29 印张 950 千字
2006 年 3 月第一版 2006 年 3 月第一次印刷
印数：0001～1500 册
书号：ISBN 7-80174-369-5/R·368
定价：62.00 元

《中国中医药学术语集成》编委会

序

中医药学这一世界医药宝库中的瑰宝近年来日益受到世人的关注，越来越多的人希望获得中医药学知识和中医药学信息，希望能得到中医药的医疗保健服务。

有着数千年历史的中医药学是在实践中发展起来的，是我国传统的科学技术中惟一能完整地保留至今，而且仍在继续发展的学科。由于中医药学发展历程漫长，经历了几千年历代医家的补充传承；且中国幅员辽阔，地域宽广，民族众多，方言复杂；再加上中医药学派林立，人文色彩浓厚，这种种因素，使得中医药学术语具有不同于其它学科的极其特殊性，同一概念可有多种表达方式，同一名称可能表示多个意思。在实践中，中医药学名词术语同名异物或同物异名的现象给人们带来了很大的困扰。

《中国中医药学术语集成》正是为了解决这一问题应运而生的重要工具。该集成以中医药学概念为中心，将各种术语表达汇集在一起，系统编排，使读者可以方便地查询到同一中医药概念的各种不同表达方式，从而大大方便了对中医药知识的获取，也使得中医药信息的检索更为全面和准确。在信息技术飞速发展的今天，《中国中医药学术语集成》的问世，可以说是为中医药信息发展起到推动作用。

中国中医研究院中医药信息研究所的专家们，组织全国几十家中医药研究院所和高等院校的同道，自 2001 年起开始了研究建立中医药学语言系统的工作，目的是建立一个计算机化的可持续发展的中医药学及与其学科相关的中国医药学检索语言集成系统和机读信息资源指南系统。该项研究历时数年，研制过程中专家们克服了种种困难。尽管美国已建立了统一的医学语言系统 UMLS，为中医药学语言系统的建立提供了一些可借鉴的成功经验，但是，这二者之间还是有着很大的不同。UMLS 是建立在各类规范的医学术语集基础之上的，而现有的中医药学词表词典多未包含术语概念定义，且中医药学语言具有与西医学术语很不相同的特殊性，这就使中医药学语言系统的研制面临着更多更大的困难。可以说，中医药学语言系统的研制是一项开创性的工作。目前该系统已初步建成并提供试用。作为中医药学语言系统基础，《中国中医药学术语集成》凝聚了诸多专家的辛勤汗水和心血，闪烁着专家们的集体智慧。在此，谨向参与这项工作的专家们表示衷心地感谢和敬意！

《中国中医药学术语集成》的问世，是中医药信息工作取得的一项重要的阶段性成果，同时也为中医药信息化发展奠定了很多的基础。中医药学理论博大精深，中医药学临床与研究持续进展，而信息技术的发展则更是日新月异。因此，希望中医药学语言系统的研究能够继续不断取得新成就，《中国中医药学术语集成》能够为发展中医药事业做出更大的贡献。

曹洪欣

2005 年 10 月

前 言

中医药学的概念和术语都不规范，存在着相同的概念具有不同的表达方式，同样的表达形式表示不同的概念的问题。为了这一问题，我们试编了这套涵盖中医药学中大部分概念和术语的《中国中医药学术语集成》。

这套《中国中医药学术语集成》是基于中医药学语言系统的基础词库的内容加工而成。《中国中医药学术语集成》分为基础理论与疾病（一册）、治则治法与针灸学（一册）、中药（上、下册）、方剂（四册）、文献（一册）共五个专题九册。收集概念词约 10 万条。

中国中医药学语言系统的基础词库是在对现存各种主题词表、分类表、数据库、工具书中有关词汇进行分析、选择和组织的基础上产生的一个大型词库。本系统基础词库涵盖可控词表与中医药学科系统及与中医药学科相关联的生物、植物、化工等自然与人文科学专业词汇。基础词库建立在全面、广泛、准确、严谨的基础上，最终形成超级基础词库。词条属性符合中医药学科自然语言与可控词的双重属性。用准确、完整的方式揭示与表达中医药学科及相关术语。

《中国中医药学术语集成》在整个编写的过程中，得到了全国部分中医药科研机构及大学院校以及很多专家的大力协助。我们在这里谨向有关单位和有关同志表示衷心的感谢。

限于编写人员的水平，这套辞典的缺点和错误一定还不少。我们恳切地希望广大读者多多提出宝贵的意见，以便继续修订，不断提高质量，使《中国中医药学术语集成》能更好地为广大中医药工作者服务。

《中国中医药学术语集成》编委会

2005 年 9 月

凡 例

一、《中国中医药学术语集成·治则治法与针灸学》分册共收载中医诊断、治则、治法、针灸、推拿、气功方面的词汇6019条。

二、本分册选词及“释义”源自全国普通高等教育中医药类规划教材、《中国中医药学主题词表》、《中华人民共和国国家标准》中相关部分、1980年后公开出版的中医辞典、涉及上述各该学科领域的代表性专著，“释义”项后均标明出处。

三、每词条先列概念词，以黑体大字排印，后列汉语拼音，下分列“英文名”、“异名”及“定义”诸项，以方括号标明。

四、词条的异名亦来自第二条所述各该出版物，在“异名”项下均标明出处。异名不再作为单独词条列出。针灸穴位的穴名代码（如ST36）也作为异名，排在中文异名之前。每个词条可以有多个异名，按笔画、笔顺排序，具体方法见第八条。

五、词条的英译名参考《中国中医药学主题词表》及目前国内出版的中医学英汉（汉英）辞典。同一词条不同的英译名，酌情收录，不再注明出处。英译以意译为主，对于不宜意译（如十二经穴位名、经外奇穴）和难以意译者（如某些气功名称）采用“音译＋意译”的方式，如“合谷穴”译为“Hegu Point”； “华莲易功”译为“Hualian Yi Qigong”等。耳穴及头针、手针、腕踝针等微针系统穴位以意译为主。

六、每词条释文之前，均标有所属类别。如“治法”、“气功术语”等。各出版物释义有所不同的单义词，只选一种最有代表性和最详尽的释义收录；多义词则尽量收齐各种不同释义，但某释义与已有释义雷同或近似者，不再作为单独义项收录。多义词的不同义项按①、②、③逐项解释。内容互见者，列“参见××”，方便读者查询。

七、本书的简化字采用1964年中国文字改革委员会《简化字总表》。对某些经简化后失去原意的，则仍采用繁体字，如“癥”；出自古籍的罕见字，简体字又无对应者，仍予以采用，如“鍉”等。

八、本书条目的编排以笔画、笔顺为序。所收词目以首字笔画由少到多排列。首字笔画相同者，按第一笔顺一（横）、丨（竖）、丿（撇）、丶（点）、㇕（折）的顺序排列；第一笔顺相同，再按第二笔顺为序；首字相同者，按单字、两字词、三字词……排列；首字相同且词条字数相同的词，以第二字笔画、笔顺排序，首两字及以上相同者以此类推。

目　录

一　画

二　画

四　画

五　画

六 画

七 画

九 画

十　画

十一画

十二画

十三画

十四画

十五画

十六画

十七画

十八画

十九画

二十画

二十一画

二十二画

二十三画

一画

一区 yi qu
【英文名】Number One Zone
【定义】腕踝针分区。指前正中线两侧的区域。包括额部、眼、鼻、舌、咽喉、气管、食管、心脏、腹部、会阴部。(汉英针灸辞典)

一向 yi xiang
【英文名】Mental Concentration; Yixiang
【定义】佛家气功用语。指意向规一不分散。(汉英中医辞海)

一合 yi he
【英文名】Yihe
【定义】针灸学名词。六合之一。指足太阳、足太阴经别相合。(汉英针灸辞典)

一妄 yi wang
【英文名】Mind Distracting; Yiwang
【定义】佛家气功用语。指迷妄之心,意识散乱。(汉英中医辞海)

一如 yi ru
【英文名】Yiru
【定义】佛家气功用语。指不二不异,为真如之理。(汉英中医辞海)

一念 yi nian
【英文名】Yinian
【定义】①中医学术语。指单一的精神活动。(汉英中医辞海)②佛家气功用语。指极短促之时刻。(汉英中医辞海)③中医学术语。指一心。(汉英中医辞海)④中医学术语。指念一次。(汉英中医辞海)⑤中医学术语。指意识活动。(汉英中医辞海)

一贯 yi guan
【英文名】Yiguan
【定义】气功术语。指意识集中,形神合一。(汉英中医辞海)

一逆 yi ni
【英文名】One Error of Treatment
【定义】中医学名词。治疗上出了一次差错。(汉英中医辞典)

一真 yi zhen
【英文名】Yizhen
【定义】气功术语。指精气神合而为一,或阴阳互根。(汉英中医辞海)

一乘 yi cheng
【英文名】Yicheng
【定义】佛家气功用语。指最佳功法,能使人达到理想境界。(汉英中医辞海)

一二三 yi er san
【英文名】One, Two, Three
【定义】气功术语。一指气,二指阴阳,三指阴阳交媾生万物。(汉英中医辞海)

一三五 yi san wu
【英文名】One, Three, Five
【定义】气功术语。指阳数为一、三、五,始于一,终于九,中为五。(汉英中医辞海)

一三昧 yi san mei
【英文名】Yisanmei
【定义】佛家气功用语。指专心一事。(汉英中医辞海)

一夫法 yi fu fa
【英文名】Finger Breadth Measurement
【异名】夫法(中医词释);手夫(汉英双解中医大辞典);横指同身寸(针灸大辞典)
【定义】①针灸学术语。手指比量法。即患者手四指并拢,以其中指中节横纹为准,其四指的宽度作为3寸。(汉英双解针灸大辞典)②针灸学术语。指寸法。患者食、中、环(无名指)、小四指相并,以中指中节横纹宽度作3寸,称为一夫,用这种方法取穴称为一夫法。适用于下肢、下腹和背部的取穴。(汉英双解中医大辞典)

一噫穴 yi yi xue
【英文名】Yiyi Point
【定义】腧穴。经外奇穴。位于枕外粗隆与肩峰连线的中点。主治肩臂痛、热病汗不出等。(汉英中医辞海)

一阳初动 yi yang chu dong
【英文名】Initial Rise of One Yang
【定义】气功术语。男子练功时,在高度入静状态下先天真气现形,阳物(阴茎)自发兴动。似有一股暖流向丹田汇聚,刹那间真气流遍全身,此时兴阳自停,整个身心愉快、宁静,有如浴春风之感。(汉英双解中医大辞典)

一进三退 yi jin san tui
【英文名】One Insertion and Three Liftings; Needle Inserted Once, then Withdrawn Three Times
【异名】三退一进(普通高等教育中医药类规划教材)
【定义】针刺方法。针一直进到深层,分三层退针,可反复施行,体现了疾进徐出的泻法原则。(普通高等教育中医药类规划教材)

一针两穴 yi zhen liang xue
【英文名】Piercing Two Points by One Needle
【定义】针刺方法。透穴针法。指用一根针从一个穴位向另一个穴位透刺的针法。(汉英针灸辞典)

一指禅功 yi zhi chan gong
【英文名】One-Finger Meditation Gong

【定义】推拿手法。可运气于指尖，点人身穴道疏通经络。（中国气功功法大全）

一扇门穴 yi shan men xue

【英文名】Yishanmen Point

【定义】腧穴。经外奇穴。位于手背，食指与中指指蹼缘稍后。主治高热、目疾。（汉英针灸辞典）

一窝风穴 yi wo feng xue

【英文名】Yiwofeng Point

【定义】推拿穴位。位于腕背横纹正中。治疗腹痛、头痛、急慢惊风、泄泻，并能发汗去风热。（简明中医辞典）

一源三歧 yi yuan san qi

【英文名】Three Branches Arise from the Same Area

【定义】中医学名词。指督脉、任脉、冲脉皆起于胞中，同出于会阴，然后分三条经脉循行。（中医基础理论）

一人整复法 yi ren zheng fu fa

【英文名】One Person Reduction; Taxis by One Person

【定义】治法。患者正坐，术者在一侧，以肩、臂环抱患者胸部向上抬，同时另一手向正中推错位的棘突整之，或下压凸出的棘突。但需令伤者咳嗽，借其气将错位前的椎骨鼓出。适用于胸椎下段及腰椎骨折。（汉英双解中医大辞典）

一吸数呼法 yi xi shu hu fa

【英文名】Mono-Inhaling and Multi-Exhaling Method

【定义】气功功法名。贯气法辅助功。以两臂从体侧迅速上提时吸气，吸时要有声；再双手慢慢向下移动，同时呼气，要分多次短促呼出，中间不要吸气。本法对高血压、冠心病、胸闷有良好疗效。（汉英双解中医大辞典）

一指定三关 yi zhi ding san guan

【英文名】Pressing Three Guan with One Finger

【异名】一指总候三部（中医诊断学）

【定义】诊法。指用一指诊察小儿寸口的寸、关、尺三关脉息的方法。适用于三岁以下小儿。诊察时，医生左手握住小儿手，右手拇指按小儿掌后桡骨茎突脉上，分寸、关、尺三部以定息数。对四岁以上小儿，则以桡骨茎突中线为关，以一指向关前后滚动，寻找三部。七八岁以上幼儿，则可挪动拇指切诊三关。（汉英双解中医大辞典）

一指禅推法 yi zhi chan tui fa

【英文名】Pushing Manipulation with One-Finger Meditation

【定义】推拿手法。用大拇指指端罗纹面或偏峰，着力于一定的部位或穴位上。推拿时腕部放松、沉肩、垂肘、悬腕，肘关节略低于手腕，以肘部为支点，前臂作主动摆动，带动腕部摆动和拇指关节作屈伸活动。手法频率每分钟 120～160 次。（汉英双解中医大辞典）

一垫固定法 yi dian gu ding fa

【英文名】One Pad Immobilization

【定义】治法。正骨固定法。主要是直接压迫骨折部位，多用于肱骨内上髁骨折和外髁骨折（空心垫）、桡骨头脱位（葫芦垫）、髌骨骨折（抱骨垫）等。（汉英双解中医大辞典）

一日六十六穴法 yi ri liu shi liu xue fa

【英文名】Using Sixty-Six Points a Day

【定义】针法。属子午流注针法纳子法。取穴时按照十二时辰所属脏腑，阴经开井、荥、输、经、合五穴，阳经开井、荥、输、原、经、合六穴。（中医药常用名词术语辞典）

一指禅推印堂法 yi zhi chan tui yin tang fa

【英文名】Pushing Yintang with One-Finger Meditation

【定义】推拿手法。患者取坐位，术者一手扶住患者侧头部以固定，另一手用拇指罗纹面或偏峰在印堂穴进行一指禅推法操作 1～3 分钟。（普通高等教育中医药类规划教材）

一指禅推神庭法 yi zhi chan tui shen ting fa

【英文名】Pushing Shenting with One-Finger Meditation

【定义】推拿手法。患者取坐位，术者一手扶住患者侧头部以固定，另一手用拇指罗纹面或偏峰在神庭穴进行一指禅推法操作 1～3 分钟。（普通高等教育中医药类规划教材）

一指禅偏峰推法 yi zhi chan pian feng tui fa

【英文名】One-Finger Meditation with Lateral Edge of Thumb

【异名】偏峰推法（中国推拿大成）

【定义】推拿手法。用拇指偏峰着力进行一指禅推法的手法。（中国推拿手法学）

二画

二区 er qu

【英文名】Number Two Zone

【定义】腕踝针分区。指躯体前面的两旁（一区的两侧）。包括颞部、颊部、后牙、颌下部、乳部、肺、侧腹部等。（汉英针灸辞典）

二合 er he

【英文名】Erhe

【定义】针灸学名词。六合之一。指足少阳、足厥阴经别相合。（汉英针灸辞典）

二跷 er qiao

【英文名】Erqiao

【定义】中医学名词。阴跷、阳跷二脉的合称。（汉英

针灸辞典)

二白穴 er bai xue

【英文名】Erbai Point

【异名】EX-UE2(中国中医药学主题词表)

【定义】腧穴。经外奇穴。位于腕横纹直上 4 寸,桡侧腕屈肌腱两侧缘。计二穴。(汉英针灸辞典)

二交穴 er jiao xue

【英文名】Erjiao Points; Yinjiao and Yangjiao Points

【定义】针灸学名词。阴交、阳交二穴的合称。(汉英针灸辞典)

二间穴 er jian xue

【英文名】Erjian Point

【异名】LI2(中华人民共和国国家标准-经穴部位)

【定义】腧穴。属手阳明大肠经。微握拳,在手食指本节(第二掌指关节)前,桡侧凹陷处。(汉英针灸辞典)

二陵穴 er ling xue

【英文名】Erling Points; Yinlingquan and Yanglingquan Points

【定义】针灸学名词。阴陵泉、阳陵泉二穴的合称。(汉英针灸辞典)

二十七气 er shi qi qi

【英文名】Twenty-Seven Kinds of Channel Qi

【定义】中医学名词。指十二经脉和十五络脉之气的合称。(汉英针灸辞典)

二十八脉 er shi ba mai

【英文名】Twenty-Eight Kinds of Pulse Condition; Twenty-Eight Varieties of Pulse Condition

【异名】二十八会(新编针灸大辞典)

【定义】中医学名词。①指手足三阴三阳十二经脉,左右各一,计二十四脉,再加任、督和左右跷脉,合计二十八脉。(新编针灸大辞典)②常见的二十八种脉象,即浮、沉、迟、数、滑、涩、虚、实、长、短、洪、微、紧、缓、弦、芤、革、牢、濡、弱、散、细、伏、动、促、结、代、大等。(汉英双解实用中医词汇)

二十椎穴 er shi zhui xue

【英文名】Ershizhui Point

【定义】腧穴。经外奇穴。位于第三骶后孔间的连线与骶正中嵴的交点处。主治便血、衄血、血崩等。(汉英双解中医大辞典)

二龙戏珠 er long xi zhu

【英文名】Two Dragons Playing Pearl

【定义】小儿推拿手法。以右手拿儿食指、无名指端,左手按捏阴穴和阳穴,往上按捏及曲池。寒证重按阳穴,热证重按阴穴。最后左手捏拿阴、阳穴处,右手拿儿食、无名指摇动。(汉英双解中医大辞典)

二补一泻 er bu yi xie

【英文名】Two Points for Tonification, One Point for Purgation

【定义】针刺方法。指补法取二穴,泻法取一穴。(汉英针灸辞典)

二纲六变 er gang liu bian

【英文名】Ergangliubian; Two Diagnostic Principles and Six Manifestations

【定义】中医诊断学名词。辨证方法。八纲中,以阴阳为二纲,以虚实表里寒热为六变,并以二纲统六变。(中医药常用名词术语辞典)

二泻一补 er xie yi bu

【英文名】Two Points for Purgation, One Point for Tonification

【定义】针刺方法。指泻法取二穴,补法取一穴。(汉英针灸辞典)

二指击法 er zhi ji fa

【英文名】Tapping Manipulation with Two Fingers

【定义】诊法。用食、中指尺侧轻击体表的手法。(普通高等教育中医药类规划教材)

二扇门穴 er shan men xue

【英文名】Ershanmen Point

【定义】腧穴。经外奇穴。①位于手背第三掌骨小头的尺侧。(简明中医辞典)②位于手背第四掌骨小头与第五掌骨小头之间。(简明中医辞典)③一手有二穴,位于手背第三掌骨小头两旁。(简明中医辞典)

二趾上穴 er zhi shang xue

【英文名】Erzhishang Point

【定义】腧穴。经外奇穴。位于足背部,第二、三跖骨小头后缘凹陷中,即内庭穴与陷谷穴之间。左右计二穴。(实用针灸辞典)

二人上马穴 er ren shang ma xue

【英文名】Errenshangma Point

【异名】二马(汉英双解中医大辞典);上马(简明中医辞典)

【定义】推拿穴位。位于手背第四、第五掌骨小头间。能利尿、通淋、清神、顺气、散结。(简明中医辞典)

二日一取之 er ri yi qu zhi

【英文名】One Treatment Every Other Day

【定义】针灸学术语。指隔日针刺治疗一次。(汉英针灸辞典)

二指持针法 er zhi chi zhen fa

【英文名】Holding Needle with Two Fingers

【定义】针刺手法。用右手拇食两指执扶针柄,针身与拇指呈 90 度角,一般用于针刺浅层腧穴的短毫针刺法。(普通高等教育中医药类规划教材)

二垫固定法 er dian gu ding fa

【英文名】Two Pads Immobilization

【定义】治法。正骨固定法。用于有侧方移位的横形骨折。骨折复位后,将两垫分别置于两骨端原有移位的一侧,以骨折线为界,两垫不要超过骨折线,以防骨折再发生侧方移位。(汉英双解中医大辞典)

二十二椎旁穴 er shi er zhui pang xue

【英文名】Ershierzhuipang Point

【定义】腧穴。经外奇穴。位于骶部,第五骶椎旁开1.5寸处。左右计二穴。(实用针灸辞典)

二十七气所行 er shi qi qi suo xing

【英文名】Circulation of the Twenty-Seven Channel Qi

【定义】中医学名词。十二经脉和十五络脉的二十七气在全身循环流注。(汉英针灸辞典)

二十四气导引坐功 er shi si qi dao yin zuo gong

【英文名】Twenty-Four Qi Conducting Seating Qigong

【异名】二十四导引坐功(中国气功功法大全)

【定义】气功功法名。是一套以坐式为主的导引锻炼方法。(中国气功功法大全)

十全 shi quan

【英文名】Shiquan; Perfection

【定义】中医学名词。治疗完善无差错之意。(中医词释)

十问 shi wen

【英文名】Inquiring Ten Aspects of the Patient

【定义】中医诊断学名词。问诊的十项重点内容,包括发热恶寒、出汗、头部及躯干肢体、大小便、饮食、胸腹、听力及睡眠、口渴、妇女月经、带下、妊娠、产褥及小儿生长发育、喂养等,既往病史及发病原因。(汉英双解实用中医词汇)

十脉 shi mai

【英文名】Ten Meridians; Ten Pulses of Five Visceras

【定义】中医学名词。五脏之脉,左右各五,合称十脉。(汉英针灸辞典)

十一脉 shi yi mai

【英文名】Eleven Meridians

【定义】经络名。五脏六腑所属的十一条经脉,包括足太阴脉、足太阳脉、足少阳脉、足阳明脉、足少阴脉、足厥阴脉和臂太阴脉、臂少阴脉、臂太阳脉、臂少阳脉、臂阳明脉。(中医大辞典)

十二禁 shi er jin

【英文名】Twelve Contraindications

【定义】针灸学名词。针刺禁忌。指针刺前后的一些禁忌,如暂时性的劳累、饥饱、情绪激动、气血不足等情况,不宜立即进行针刺;针刺之后,不宜马上进行剧烈活动,需作适当休息,以使气血调和,有助于治疗。(汉英双解针灸大辞典)

十王穴 shi wang xue

【英文名】Shiwang Points

【异名】十宣(汉英双解中医大辞典)

【定义】①腧穴。经外奇穴。《针灸经外奇穴治疗诀》列作奇穴,定位于手足十指背侧,指甲根后正中赤白肉际处。左右计二十穴。主治卒死、痧症、中暑、霍乱等。(中医大辞典)②推拿穴位。位置有三:位于每个手指指甲两角的稍外侧处,掐此穴有退热作用;位于十指指尖;位于十指背侧指甲根正中的稍后方。(中医大辞典)

十六部 shi liu bu

【英文名】Sixteen Channels

【定义】中医学名词。指十二经脉、二跻脉、任脉、督脉,共十六条经脉。(汉英双解中医大辞典)

十四经 shi si jing

【英文名】Fourteen Channels; Fourteen Meridians

【定义】中医学名词。十二经脉和任脉、督脉的合称。(中医大辞典)

十宣穴 shi xuan xue

【英文名】Shixuan Point

【异名】EX-UE11(中华人民共和国国家标准-经穴部位);手十指头(汉英中医辞海);手十指端(汉英中医辞海);鬼城(汉英中医辞海)

【定义】腧穴。经外奇穴。在手十指尖端,距指甲游离缘0.1寸(指寸)。左右共十穴。(中华人民共和国国家标准-经穴部位)

十二井穴 shi er jing xue

【英文名】Twelve Jing Points; Twelve Well Points

【定义】针灸学名词。①十二经井穴的总称。均位于四肢末端。即少商(肺经)、中冲(心包经)、少冲(心经)、商阳(大肠经)、关冲(三焦经)、少泽(小肠经)、隐白(脾经)、大敦(肝经)、涌泉(肾经)、厉兑(胃经)、足窍阴(胆经)、至阴(膀胱经)。临床治疗发热、昏迷、休克等症。(汉英双解中医大辞典)②仅指三阴三阳经中的井穴。左右共十二穴。(汉英中医辞海)

十二手法 shi er shou fa

【英文名】Twelve Steps of Inserting

【异名】十二字分次第手法(中医药常用名词术语辞典);《大成》十二字分次第手法(普通高等教育中医药类规划教材);杨氏十二手法(汉英针灸辞典)

【定义】针灸学名词。指明代针灸家杨继洲归纳关于针法的十二种基本操作步骤。即爪切、指持、口温、进针、指循、爪摄、针退、指搓、指捻、指留、针摇、指拔。(汉英针灸辞典)

十二皮部 shi er pi bu

【英文名】Twelve Cutaneous Regions; Twelve Skin Areas

【异名】六经皮部(新编针灸大辞典);皮部(汉英中医辞海)

【定义】中医学名词。①经脉、经别、络脉、经筋，大体上都是分手足三阴三阳，在体表的皮肤也是按经络来分区，称作皮部。（实用针灸辞典）②十二经脉功能活动反映于体表的部位，也是络脉之气散布之处。（汉英针灸辞典）

十二刺法 shi er ci fa

【英文名】Twelve-Needling Methods

【异名】十二节刺（普通高等教育中医药类规划教材）

【定义】针刺方法。由于刺法有十二节要，故能应合于十二经的病症。包括偶刺、报刺、恢刺、齐刺、扬刺、直针刺、输刺、短刺、浮刺、阴刺、傍针刺、赞刺。（普通高等教育中医药类规划教材）

十二经水 shi er jing shui

【英文名】Twelve Regular Meridians Compared to the Twelve Rivers; Water-Flow of the Twelve Meridians

【定义】中医学名词。指当时大地上的泾、渭、海、湖、汝、渑、淮、漯、江、河、济、漳等十二条水流，用以比喻人体十二条经脉气血运行的情况。（汉英双解针灸大辞典）

十二经穴 shi er jing xue

【英文名】Acupoints of Twelve Channels; Twelve Jing Points; Twelve River Points; Twelve Channel Points

【定义】针灸学名词。指手足三阴三阳十二经脉所属的穴位。共309穴。（汉英中医辞海）

十二经别 shi er jing bie

【英文名】Branches of the Twelve Regular Channels; Collaterals of Twelve Meridians; the Twelve Divergent Meridians

【异名】别行的正经（实用针灸辞典）；经别（中医词释）

【定义】①《灵枢经》篇名。（中医大辞典）②中医学名词。十二经脉各经别的合称。经脉另行别出而循行在身体较深的分支称为经别。（中医大辞典）③中医学名词。十二经别是从十二经脉别出的支脉，故称十二经别。（实用针灸辞典）

十二经脉 shi er jing mai

【英文名】Twelve Meridians; Twelve Regular Channels

【异名】十二正经（中医大辞典）；十二经（汉英针灸辞典）；正经（汉英双解中医大辞典）

【定义】中医学名词。人体十二条经脉的合称。包括手太阴肺经、手阳明大肠经、足阳明胃经、足太阴脾经、手少阴心经、手太阳小肠经、足太阳膀胱经、足少阴肾经、手厥阴心包络经、手少阳三焦经、足少阳胆经、足厥阴肝经。（汉英中医辞海）

十二经筋 shi er jing jin

【英文名】Musculature of Twelve Meridians; Muscles along the Twelve Regular Channels

【异名】经筋（中医词释）

【定义】中医学名词。①属十二经脉，是经脉的外周连属部分，人体诸筋亦如十二经脉一样分成十二部分，故名。（中医大辞典）②十二经筋是经络系统中具有连属和运动作用的筋肉体系。（实用针灸辞典）

十二重楼 shi er chong lou

【英文名】Pagoda of Twelve Storeys; Pagoda of Twelve Joints

【异名】重楼（汉英双解中医大辞典）

【定义】气功术语。分正副两种：正重楼为气管，恰有十二节，故名“十二重楼”；副重楼为食管，位于气管之后。两者既是练功时呼吸和咽津的通道，又是周天功法中真气沿任、督二脉循行时的必经之路。（汉英双解中医大辞典）

十二段锦 shi er duan jin

【英文名】Twelve-Segment Jin; Twelve-Section Brocade Exercise

【定义】气功功法名。从立式八段锦中衍化出来以坐式进行的十二节动功。（中医大辞典）

十二俞穴 shi er shu xue

【英文名】Twelve Shu-Points

【定义】针灸学名词。为肝俞、心俞、肺俞、脾俞、肾俞、气海俞、胆俞、胃俞、三焦俞、大肠俞、小肠俞、膀胱俞的合称。（汉英双解中医大辞典）

十二原穴 shi er yuan xue

【英文名】Twelve Primary Points; Twelve Yuan Points; Twelve Source Points

【异名】原穴（中医大辞典）

【定义】针灸学名词。①指脏腑原气所经过和留止的穴位，位于腕踝关节附近，阴经的原穴与五腧穴中腧穴相同。（中国中医药学主题词表）②五脏的原穴左右各一，加膏、肓的原穴各一。（汉英双解中医大辞典）

十七椎穴 shi qi zhui xue

【英文名】Shiqizhui Point

【异名】EX-B8（中华人民共和国国家标准－经穴部位）；十七椎下（汉英针灸辞典）

【定义】腧穴。经外奇穴。在腰部，当后正中线上，第五腰椎棘突下。（中华人民共和国国家标准－经穴部位）

十三指形 shi san zhi xing

【英文名】Thirteen Patterns of Infantile Finger Prints

【异名】虎口纹十三形（汉英中医辞海）

【定义】诊法。小儿指诊法。指小儿指纹的十三种形状。即流珠形、环珠形、开珠形、来蛇形、去蛇形、弓反里形、弓反外形、枪形直上、鱼骨形、水字形、长针形、透关射指形、透关射甲形。（汉英中医辞海）

十三鬼穴 shi san gui xue

【英文名】Thirteen Ghost Points

【定义】针灸学名词。古时把能治疗精神疾病的穴位均冠以“鬼”字,其数十三,故名十三鬼穴。(新编针灸大辞典)

十五络穴 shi wu luo xue

【英文名】Fifteen Collateral Points

【定义】针灸学名词。指十五络脉自经脉别出处的穴位,包括列缺、偏历、丰隆、公孙、通里、支正、飞扬、大钟、内关、外关、光明、蠡沟、鸠尾、长强、大包等。(中医大辞典)

十五络脉 shi wu luo mai

【英文名】Fifteen Collaterals; Fifteen Main Collaterals

【异名】十五别络(实用针灸辞典);十五络(实用针灸辞典)

【定义】中医学名词。①十五络脉是从十四经脉中分别出来的斜行支脉,为较大的主要络脉。由于加上脾或胃之大络,共有十五条或十六条,故称十五络或十六络脉。(实用针灸辞典)②络脉总称。十二经脉各有一支别络,加上任脉络、督脉络和脾之大络,共为十五络。(中医大辞典)

十六郄穴 shi liu xi xue

【英文名】Sixteen Cleft Points

【定义】针灸学名词。十二经及阴跷、阳跷、阴维、阳维各有一个郄穴,即孔最、温溜、梁丘、地机、阴郄、养老、金门、水泉、郄门、会宗、外丘、中都、交信、跗阳、筑宾、阳交等。(中医大辞典)

十六段锦 shi liu duan jin

【英文名】Sixteen-Segment Jin; Sixteen-Section Brocade Exercise

【定义】气功功法名。以十六节动作编为一套动功的锻炼方法。(中医大辞典)

十六络脉 shi liu luo mai

【英文名】Sixteen Main Collaterals

【定义】中医学名词。指十五络脉加胃之大络,合称十六络脉。(中医大辞典)

十四经穴 shi si jing xue

【英文名】Acupoints of Fourteen Meridians; Fourteen Channel Points

【异名】经穴(中医大辞典)

【定义】针灸学名词。指十四经脉所属的穴位,简称经穴。(中医大辞典)

十四络脉 shi si luo mai

【英文名】Fourteen Collaterals Meridians

【定义】中医学名词。指十二经脉、任脉、督脉的络脉的合称。(汉英针灸辞典)

十二经之海 shi er jing zhi hai

【英文名】Function of Twelve Regular Meridians; Sea of the Twelve Regular Meridians

【定义】中医学名词。冲脉的功能称谓。(汉英针灸辞典)

十二经气街 shi er jing qi jie

【英文名】Shierjingqi Street

【异名】气街(汉英针灸辞典)

【定义】中医学名词。十二经气街之“气街”有广义和狭义之分。广义“气街”是指各经经气汇合通行的共同通道,或曰经气通行的径路,所以称“气街”,语出《灵枢·卫气》。狭义“气街”,是气冲穴别名,位于腹股沟上部,动脉内侧,属足阳明胃经。(汉英针灸辞典)

十二经动脉 shi er jing dong mai

【英文名】Arteries of Twelve Channels; Arteries of Twelve Meridians

【定义】中医学名词。十二经脉在体表的动脉搏动部位。(中医大辞典)

十二经标本 shi er jing biao ben

【英文名】Superficiality and the Origin of Twelve Meridians

【异名】十二经脉标本(实用针灸辞典);六经标本(汉英针灸辞典);手足六经皮部和本部(汉英中医辞海)

【定义】中医学名词。参见六经标本。(汉英针灸辞典)

十二经脉根结 shi er jing mai gen jie

【英文名】Root and Branch of Twelve Meridians

【定义】中医学名词。根指根源,结指结聚。十二经脉的根部,都在四肢远端的井穴,而结部则在头面、胸、腹。(实用针灸辞典)

十二经脉流注 shi er jing mai liu zhu

【英文名】Circulation of Twelve Meridians

【定义】中医学名词。人体的十二经脉是首尾相贯如环无端的,其中运行的气血循环贯注,便称为十二经脉流注。(实用针灸辞典)

十二经遍诊法 shi er jing bian zhen fa

【英文名】Twelve Collateral Diagnosis

【定义】诊法。在手足三阴三阳十二经脉中各取一处动脉以候十二经脉之气变化的诊断方法。(普通高等教育中医药类规划教材)

十三太保气功 shi san tai bao qi gong

【英文名】Shisantaibao Qigong

【定义】气功功法名。是武当派的一种气功功法,由张三丰所创。(中国当代气功全书)

十二指肠耳穴 shi er zhi chang er xue

【英文名】Duodenum Point (Ear)

【异名】CO_5(中华人民共和国国家标准－耳穴名称与

部位)

【定义】腧穴。耳穴名。耳轮脚及部分耳轮与 AB 线之间的后 1/3 处,即耳甲 5 区。(中华人民共和国国家标准－耳穴名称与部位)

十二原出于四关 shi er yuan chu yu si guan

【英文名】Twelve Yuan (Source) Points Coming from the Four Joints

【定义】针灸学名词。十二原穴的经气输注,多出自两肘两膝的四肢关节部。(汉英针灸辞典)

十二经脉病症辨证 shi er jing mai bing zheng bian zheng

【英文名】Syndrome Differentiation of Disease of Twelve Meridians

【定义】中医诊断学名词。以十二经脉学说为理论依据,收集病情资料并判断证型的方法。(中医诊断学)

十二经脉表里相合关系 shi er jing mai biao li xiang he guan xi

【英文名】Exterior-Interior Relationship of Twelve Meridians

【定义】中医学名词。指十二经脉中六组特殊联系。十二经脉内属于脏腑,脏与腑有表里相合关系,与其相连属的阴经与阳经之间也相应存在表里相合的关系。(新编针灸大辞典)

十二经脉脏腑属络关系 shi er jing mai zang fu shu luo guan xi

【英文名】Special Relations Between Twelve Meridians and Visceras

【异名】十二经脉脏腑属络(实用针灸辞典)

【定义】中医学名词。指十二经脉中,每一经脉与一定脏腑的特定联系,阴经属脏络腑,阳经属腑络脏。(新编针灸大辞典)

十二经证治主客原络配穴法 shi er jing zheng zhi zhu ke yuan luo pei xue fa

【英文名】Combined Selection of the Source-Point and the Collateral Point in the Diagnosis and Treatment of the Diseases in Twelve Regular Channels

【定义】针灸学名词。配穴法。以经络阴阳有表里,分别主客,主治全身疾病,这种配穴法,在临床上有一定的疗效。(汉英中医辞海)

丁桂散灸 ding gui san jiu

【英文名】Dingguisan Moxibustion

【定义】灸法。取丁香、肉桂各等份研末,取上药适量纳入脐中,使之与脐平,胶布固定。用于治疗小儿腹泻。(普通高等教育中医药类规划教材)

七诊 qi zhen

【英文名】Seven Methods for Pulse-Diagnosis

【定义】诊法。①指脉象言。分独小、独大、独疾、独迟、独热、独寒、独陷下七种。一候之中见七脉之一者,均为病脉。(汉英中医辞海)②切脉七法。指静心以存神;忘外以涤虑;均呼吸以定中气;轻按于皮肤之间,以探其腑脉;稍重按于肌肉之间,以探其胃气;再重按于骨上,以探其脏脉;上寻鱼际,下寻尺泽,以求其终始。(汉英中医辞海)

七星针 qi xing zhen

【英文名】Seven-Star Needle

【定义】针具。皮肤针。因针柄一端集针七枚,如七星并列,故名。(汉英双解中医大辞典)

七损八益 qi sun ba yi

【英文名】Seven Kinds of Impairments and Eight Kinds of Supplements

【定义】治则。治疗疾病时攻补兼顾的治疗原则。(普通高等教育中医药类规划教材)

七星针疗法 qi xing zhen liao fa

【英文名】Seven-Star Needle Therapy

【定义】针灸学名词。用七星针进行刺激以治疗疾病的方法。(汉英针灸辞典)

七颈椎旁穴 qi jing zhui pang xue

【英文名】Qijingzhuipang Point

【定义】腧穴。经外奇穴。位于颈后部,第七颈椎棘突旁开 0.5 寸。左右计二穴。(实用针灸辞典)

八纲 ba gang

【英文名】Eight Guiding Principles

【定义】中医诊断学名词。指阴、阳、表、里、寒、热、虚、实。是辨证论治的理论基础之一。(汉英针灸辞典)

八法 ba fa

【英文名】Eight Medical Treatments; Eight Therapeutic Methods

【定义】治法。指汗法、吐法、下法、和法、温法、清法、补法、消法。(普通高等教育中医药类规划教材)

八定 ba ding

【英文名】Commencement of Static Qigong

【定义】气功术语。即开始练坐禅功。为习坐禅,练功者排除杂念,思想宁静,意念集中,进入自然安适的练功状态。(汉英双解中医大辞典)

八要 ba yao

【英文名】Eight Essentials

【定义】中医诊断学名词。指虚、实、冷、热、邪、正、内、外,为辨证论治八要。(汉英双解中医大辞典)

八虚 ba xu

【英文名】Eight Big Fossae in Limbs; Eight Deficiencies

【定义】中医学名词。指五脏病邪随经脉留客于肘、腋、髀、腘等八处关节。(中医大辞典)

八触 ba chu
【英文名】Eight Touches
【定义】气功术语。指练功中身体出现的八种感觉:1、动,肢体出现自发动作;2、痒,心头或身上发痒;3、凉,全身发凉;4、暖,全身发暖或发热;5、轻,身轻,甚至似腾空而起;6、重,身重;7、涩,全身紧涩不滑利;8、滑,全身滑利柔润。(汉英双解中医大辞典)

八溪 ba xi
【英文名】Baxi;Eight Joints
【异名】八谿穴(汉英中医辞海)
【定义】中医学名词。肉之小会为溪。①指肘、腋、髋、腘关节形成的八处凹陷。(中医词释)②上肢的肘关节、腕关节,下肢的膝关节、踝关节,左右共八处。(汉英中医辞海)

八风穴 ba feng xue
【英文名】Bafeng Point
【异名】EX-LE10(中华人民共和国国家标准-经穴部位);八冲穴(汉英针灸辞典)
【定义】腧穴。经外奇穴。在足背侧,第1~5趾间,趾蹼缘后方赤白肉际处。一侧四穴,左右共八穴。(中华人民共和国国家标准-经穴部位)

八字桩 ba zi zhuang
【英文名】Eight-Word Stump Qigong
【定义】气功术语。包括提、举、扒、按、抱、抓、垂八个动作,通过全身的运动促使气血流通。(中国气功功法大全)

八邪穴 ba xie xue
【英文名】Baxie Points
【异名】EX-UE9(中华人民共和国国家标准-经穴部位);八关穴(汉英双解中医大辞典);八点(中国针灸大辞典)
【定义】腧穴。经外奇穴。在手背侧,微握拳,第1~5指间,指蹼缘后方赤白肉际处。左右共八穴。(中华人民共和国国家标准-经穴部位)

八华穴 ba hua xue
【英文名】Bahua Points
【定义】腧穴。经外奇穴。位于背部,患者两锁骨中线间的距离折作8寸,以2寸为一边,作一等边三角形,剪成纸片。将此等边三角形的顶角置于大椎穴上,其下端两角(平高)是穴,然后再将三角形的顶角置于两穴连线的中点上,其两下角是穴,如此再取一次或两次。计八穴。(实用针灸辞典)

八会穴 ba hui xue
【英文名】Bahui Points;Eight Influential Points
【异名】会穴(中医词释)
【定义】①腧穴。属特定穴范畴。指脏、腑、筋、骨、髓、血、脉、气等精气会聚的八个穴位,包括章门、中脘、膻中、膈俞、阳陵泉、太渊、大杼、悬钟等八个穴位。(中国中医药学主题词表)②腧穴。经外奇穴。位于阳溪穴下0.5寸处。(汉英针灸辞典)

八关穴 ba guan xue
【英文名】Baguan Points
【定义】①腧穴。经外奇穴。位于手背相邻二指之指蹼缘。左右共八穴。(汉英针灸辞典)②八邪穴别名。(汉英针灸辞典)

八卦功 ba gua gong
【英文名】Bagua Qigong;Eight-Diagram Qigong
【定义】气功功法名。根据八卦演变而创建的功法,具有平衡阴阳、畅通经络和治病强身的作用。(中国当代气功全书)

八段锦 ba duan jin
【英文名】Baduan Jin; Eight-Section Brocade Exercise; Eight- Segment Jin
【异名】八片锦(汉英中医辞海)
【定义】①气功功法名。属动功。分坐式操作和站式操作两种,因各含有八种具体操作方法,故名。适用于轻病病人及体弱者,可祛病健身、延年益寿。(汉英双解中医大辞典)②中医诊断学名词。小儿指纹名称之一。有鱼刺形、垂针形、水字形、乙字形、环形、珠形、乱纹形、虫纹形八种,故名。(中医词释)

八曜穴 ba yao xue
【英文名】Bayao Point
【定义】腧穴。经外奇穴。位于大椎穴上下左右各外开1寸,斜四方也各外开1寸处。计八穴。(汉英针灸辞典)

八髎穴 ba liao xue
【英文名】Baliao Point
【异名】八胶穴(汉英针灸辞典)
【定义】腧穴。特定穴位。上髎、次髎、中髎、下髎之合称。位于一、二、三、四骶骨后孔中。左右共八穴。(汉英中医辞海)

八纲辨证 ba gang bian zheng
【英文名】Syndrome Differentiation Based on Eight Principles
【定义】中医诊断学名词。各种辨证的总纲。以表里、寒热、虚实、阴阳为纲对疾病进行综合分析的一种辨证方法。(中国中医药学主题词表)

八卦配偶 ba gua pei ou
【英文名】Correspondance of Eight Diagrams and Zang-Fu Organs
【定义】气功术语。指八卦阴阳两方面的卦象与脏腑配合,相互为用,奇偶相配适当。(汉英中医辞海)

八椎下穴 ba zhui xia xue
【英文名】Bazhuixia Point

【定义】腧穴。经外奇穴。位于背部正中线上，第八、九胸椎棘突之间。计一穴。（实用针灸辞典）

八针一罐法 ba zhen yi guan fa

【英文名】Eight-Points Acupuncture and One-Cupping Therapy

【定义】治法。属针罐法。是将毫针刺法、刺络法与拔罐法配合运用的方法。因其选穴以手、腹部八穴为主，故名。（实用针灸辞典）

八宝莲花功 ba bao lian hua gong

【英文名】Eight Precious Lotus Qigong

【定义】气功功法名。系模仿莲花而创建的功法，可以吸日月之精华。（中国当代气功全书）

八脉交会穴 ba mai jiao hui xue

【英文名】Eight Confluence Points; Eight Confluent Points

【异名】八脉八穴（汉英双解中医大辞典）；交经八穴（汉英双解针灸大辞典）；流注八穴（汉英双解中医大辞典）

【定义】针灸学名词。经穴分类名。是四肢上与奇经八脉脉气相通的八个穴位，包括公孙、列缺、临泣、内关、外关、照海、后溪、申脉等。（中国中医药学主题词表）

八洞吐纳功 ba dong tu na gong

【英文名】Badong Expiration and Inspiration Qigong

【定义】气功功法名。系四川自贡市天池禅院宏光法师所传。（中国当代气功全书）

八仙逍遥蒸气灸 ba xian xiao yao zheng qi jiu

【英文名】Eight-Immortal-Peripateticism Steaming Moxibustion

【定义】灸法。取荆芥、防风、当归、黄柏、苍术、丹皮、川芎、苦参等，上药水煎后倒入盆中对准患处熏灸。适用于治疗骨结核。（普通高等教育中医药类规划教材）

八脉八穴配穴法 ba mai ba xue pei xue fa

【英文名】Combination of Eight Confluence Points; Compatibility of Eight Points on Eight Channels

【定义】针灸学名词。即八脉交会穴的配穴法。（汉英双解针灸大辞典）

人经 ren jing

【英文名】Human Meridians

【定义】中医学名词。泛指人体的经脉。（中医大辞典）

人中穴 ren zhong xue

【英文名】Renzhong Point

【异名】水沟穴（汉英双解中医大辞典）

【定义】腧穴。属督脉。参见“水沟穴”。（汉英针灸辞典）

人迎穴 ren ying xue

【英文名】Renying Point

【异名】ST9（中华人民共和国国家标准－经穴部位）；五会穴（汉英针灸辞典）；天五会穴（汉英针灸辞典）

【定义】腧穴。属足阳明胃经。在颈部，结喉旁，当胸锁乳突肌的前缘，颈总动脉搏动处。（中华人民共和国国家标准－经穴部位）

人迎脉 ren ying mai

【英文名】Renying Pulse

【异名】人迎（简明中医辞典）

【定义】①中医诊断学名词。切诊部位。即结喉旁两侧颈总动脉搏动处。（简明中医辞典）②中医学名词。左手寸口脉的别称。（简明中医辞典）

人中针法 ren zhong zhen fa

【英文名】Philtrum Acupunture

【定义】针刺方法。针刺人中沟的穴位治疗全身疾病的方法。（普通高等教育中医药类规划教材）

人经不同 ren jing bu tong

【英文名】Differences in Human Meridians

【定义】中医学名词。由于人体有高矮胖瘦，经脉亦有长短的不同。（汉英针灸辞典）

人痘接种 ren dou jie zhong

【英文名】Human-Pox Vaccination

【异名】引痘法（中医词释）

【定义】治法。取天花患者的痘痂制成浆，接种于健康儿童，使之产生免疫力以预防天花的方法。（汉英中医辞典）

人迎寸口诊法 ren ying cun kou zhen fa

【英文名】Pulse Diagnosis at Renying and Cunkou

【定义】诊法。脉诊。是对人迎和寸口脉象互相参照，进行分析的一种诊断方法。（中医诊断学）

人工中药月经周期 ren gong zhong yao yue jing zhou qi

【英文名】Menstrual Cycle Regulated by Herbs

【定义】治法。按照月经周期的不同阶段运用中药调整周期。适用于月经不调、崩漏等证。（普通高等教育中医药类规划教材）

入静 ru jing

【英文名】Entering Tranquility; Keep Calm

【定义】气功术语。①行功中意识活动的宁静。（汉英中医辞海）②指作气功。（汉英中医辞海）

入里出表 ru li chu biao

【英文名】Penetration from the Exterior into the Interior

【异名】由表入里（新编汉英中医药分类词典）

【定义】中医学名词。指经络沟通表里上下、联系脏腑器官的生理功能。（中医基础理论）

儿科诊法 er ke zhen fa

【英文名】Diagnostic Technique of Children Diseases

【定义】中医诊断学名词。特指用于儿科疾病诊断的方法。(中医诊断学)

九针 jiu zhen

【英文名】Nine Needles

【定义】针具。指古代九种针具,即鍉针、圆针、铍针、锋针、铍针、圆利针、毫针、长针、大针。九针的形状、大小、用途各异。(汉英双解中医大辞典)

九候 jiu hou

【英文名】Jiuhou;Nine Locations for Pulse-Feeling

【定义】诊法。全身上、中、下三部,每部之中又有天、地、人三个候脉部位,三而三之,称为九候。(中医药常用名词术语辞典)

九刺法 jiu ci fa

【英文名】Nine-Needling Methods

【定义】针刺方法。主要讨论九种不同性质的病变,运用九种不同的刺法。包括输刺、远道刺、经刺、络刺、分刺、大写刺、毛刺、巨刺、焠刺。(普通高等教育中医药类规划教材)

九六补泻 jiu liu bu xie

【英文名】Nine-Six Reinforcing-Reducing Treatment; Tonification or Purgation by Operating the Needle Nine or Six Times

【定义】针刺手法。以提插捻转的手法配合九六次数来分别补泻的方法。补法用九数,泻法用六数。(汉英针灸辞典)

九连环穴 jiu lian huan xue

【英文名】Jiulianhuan Points

【定义】腧穴。经外奇穴。位于第一、三、五、七、九、十一胸椎棘突和第一、三、五腰椎棘突下凹陷处。计九穴。(汉英针灸辞典)

九针之玄 jiu zhen zhi xuan

【英文名】Principle in Treatment of Using Nine Needles

【定义】针灸学名词。用九针治病,有深奥的道理。(汉英针灸辞典)

九针之宜 jiu zhen zhi yi

【英文名】Limits of Using Nine Needles

【异名】九宜(中国针灸大辞典)

【定义】针灸学名词。指九针所适用的范围。(汉英针灸辞典)

九曲中府穴 jiu qu zhong fu xue

【英文名】Jiuquzhongfu Point

【定义】腧穴。经外奇穴。位于痓市穴直下 3 寸处。(汉英针灸辞典)

九序永生功 jiu xu yong sheng gong

【英文名】Nine Kinds Long-Life Qigong

【定义】气功功法名。系明代林龙江取儒释道三教精华、结合自身练功实践汇编而成的内练静功功法。(中国当代气功全书)

三画

三元 san yuan

【英文名】Sanyuan

【定义】中医学名词。①指元精、元气、元神。(汉英双解中医大辞典)②指藏元神的上丹田,藏元气的中丹田,藏元精的下丹田。(汉英双解中医大辞典)③指日、月、星。(汉英双解中医大辞典)

三区 san qu

【英文名】Number Three Zone

【定义】腕踝针分区。指躯体前面的外缘(二区的外缘),范围较窄,包括沿耳部前缘的垂直线的头面部、沿腋窝前缘向下的垂直线的胸腹部。(汉英针灸辞典)

三合 san he

【英文名】Sanhe

【定义】①针灸学名词。六合之一。指足阳明、足太阴经别相合。(汉英针灸辞典)②运气术语。指主运、司天、年支三者同气相合。(汉英中医辞海)

三关 san guan

【英文名】Three Barriers; Three Passes

【异名】大三关(中医药常用名词术语辞典);指三关(中医药常用名词术语辞典)

【定义】①针灸学名词。针刺麻醉施行外科手术时可能出现镇痛不全、内脏牵拉、肌肉紧张等反应,称为“三关”。(汉英针灸辞典)②小儿指纹诊法部位。又名指三关。包括风关、气关、命关。(中医药常用名词术语辞典)③推拿穴位。又称大三关。参见三关穴。(中医药常用名词术语辞典)④中医学名词。指小儿食指络脉呈现与分布的三个部位。(汉英针灸辞典)

三法 san fa

【英文名】Three Therapeutic Methods

【定义】中医学名词。①指发汗、涌吐及泻下三种治法。(汉英双解实用中医词汇)②指对疾病初、中、末三个阶段的处理方法。(简明实用中医基础词典)

三宝 san bao

【英文名】Three Treasures

【异名】三奇(汉英双解中医大辞典)

【定义】气功术语。天地人均有三宝。天有日、月、星;地有水、火、风;人有精、气、神。人体的三宝是生存的关键,其中,原精是根本,原气是动力,原神是主宰。三者可分不可离。(汉英双解中医大辞典)

三部 san bu

【英文名】Three Regions for Pulse Feeling

【定义】中医诊断学名词。诊脉的三个部位。古代的三部是指头部及上、下肢。近代一般指桡动脉的三个部位,即寸、关、尺三个部位。(汉英双解实用中医词汇)

三调 san tiao

【英文名】Tri-Regulation

【定义】中医学名词。即调身、调息、调心。(汉英双解实用中医词汇)

三才穴 san cai xue

【英文名】Sancai Points

【定义】针灸学名词。百会、璇玑、涌泉三穴的合称。(汉英针灸辞典)

三才法 san cai fa

【英文名】Inserting into Superficial, Medium and Deep Layers Respectively

【定义】针刺方法。指按浅、中、深三层分别行针的针刺方法。(汉英针灸辞典)

三合式 san he shi

【英文名】Sanhe Posture

【定义】气功术语。站功姿势的一种。姿势是:两脚一前一后,摆成八字而又近似丁字的形式,距离约二尺左右,以站稳舒适为度。前腿斜直,后腿微曲,体重置于两腿间,两腿负重之比约为前三后七。与前腿同侧的手臂前伸屈曲,肘关节屈成135度角。拇食指张开呈半圆形,食指上指,高与视线平,其余三指自然内屈;后腿同侧的手臂移向后二、三寸处,肘关节屈曲呈90度角,将手掌贴于右胁下,各指稍屈,头顶,项竖,两眼平视上指的指尖。(中医词释)

三关穴 san guan xue

【英文名】Sanguan Point

【定义】推拿穴位。位于前臂桡侧腕横纹至肘横纹成一直线处。操作时用推法。主治各种虚证、寒证。(汉英双解中医大辞典)

三阳穴 san yang xue

【英文名】Sanyang Point

【定义】推拿穴位。位于左眼胞。主治小儿夜啼。(汉英中医辞海)

三阴穴 san yin xue

【英文名】Sanyin Point

【定义】推拿穴位。位于右眼胞。(汉英中医辞海)

三里穴 san li xue

【英文名】Sanli Point

【定义】腧穴。经穴名。位于上肢者称手三里,属手阳明大肠经;位于下肢者称足三里,属足阳明胃经。(汉英针灸辞典)

三角窝 san jiao wo

【英文名】Triangular Fossa

【定义】针灸学名词。对耳轮上、下脚之间构成的三角形凹窝。(汉英针灸辞典)

三间穴 san jian xue

【英文名】Sanjian Point

【异名】LI3(中华人民共和国国家标准-经穴部位);少谷(汉英针灸辞典)

【定义】腧穴。属手阳明大肠经。微握拳,在手食指本节(第二掌指关节)后,桡侧凹陷处。(中华人民共和国国家标准-经穴部位)

三刺法 san ci fa

【英文名】Three-Needling Methods

【异名】齐刺(汉英针灸辞典)

【定义】针刺方法。①始浅刺以祛逐邪气而疏通血气,后深刺以治阴气之邪,最后刺极深以下谷气。(汉英双解中医大辞典)②即齐刺。以其直入一,傍入二故名。用以治疗痹证。(汉英双解中医大辞典)

三变刺 san bian ci

【英文名】Three Different Ways of Needling

【异名】刺有三变(汉英针灸辞典)

【定义】针刺方法。有刺营者,有刺卫者,有刺寒痹之留经者,还可配合灸法与熨法使热气入内,驱除寒邪。适用于治疗寒痹证。(普通高等教育中医药类规划教材)

三圆功 san yuan gong

【英文名】Sanyuan Qigong

【定义】气功功法名。是根据天圆、地圆、人圆的原理,对复杂的套路进行精练总结而来。(中国当代气功全书)

三圆式 san yuan shi

【英文名】Three-Circle Posture; Tri-Round Posture

【定义】气功术语。站功姿势的一种。姿势是:两脚左右分开,与肩同宽,两脚尖里叩,呈弧形,两腿微屈,腰直胸平,两臂抬起屈肘呈环抱状,两手掌相对,各指张开如抱球状,相距约一尺左右。或沉肩垂肘,两手呈抱球状置于脐部的下前方也可以。(中医词释)

三接式 san jie shi

【英文名】Three-Contact Posture

【定义】气功术语。卧功侧卧姿势的一种。姿势是:下面的腿伸直略屈,上面的屈曲,使膝关节呈45度角,把脚掌涌泉穴处置于下面腿的膝盖上。其次,将上面的手臂屈曲,手掌心覆于上面腿的膝盖上,并将下面的手臂屈曲,将手掌覆盖于上面上肢的肘关节上。采取与此相反的摆法或交替应用也可以。(中医词释)

三商穴 san shang xue

【英文名】Tri-Shang Points

【定义】针灸学名词。即老商、中商、少商三穴之合称。(汉英双解中医大辞典)

三棱针 san leng zhen

【英文名】Three-Edged Needle

【异名】锋针(汉英针灸辞典)

【定义】针具。与九针之锋针同。现用不锈钢制成,针身呈圆柱状,针尖呈三角形,三面有刃。临床用于点刺放血,治热病、血瘀等病证。(汉英双解中医大辞典)

三焦点 san jiao dian

【英文名】Sanjiaodian Point (Hand)

【定义】手针穴位名。在掌面,中指第一指关节横纹中点,主治胸、腹、盆腔疾病。(普通高等教育中医药类规划教材)

三管穴 san guan xue

【英文名】Sanguan Points

【定义】针灸学名词。上脘、中脘、下脘三穴的合称。(汉英针灸辞典)

三十六门 san shi liu men

【英文名】Thirty-Six Men Points

【定义】针灸学名词。即左右金门、魂门、殷门、箕门、冲门、液门、风门、肓门、幽门、梁门、关门、滑肉门、京门、章门、神门、郄门、云门以及哑门、命门三十六穴的合称。(汉英针灸辞典)

三因制宜 san yin zhi yi

【英文名】Treatment in Accordance with Three Kinds of Conditions; Treat a Disease according to the Seasons, the Environment and the Individual

【定义】治则。指因时制宜、因人制宜和因地制宜。(普通高等教育中医药类规划教材)

三华聚顶 san hua ju ding

【英文名】Gathering Primordial Qi, Congenital Essence and Vitality at Baihui; Gathering Three Flowers at Baihui

【异名】三花聚顶(汉英双解中医大辞典)

【定义】气功术语。三华指元精、元气、元神。顶,指上丹田泥丸宫。即通过气功修练使元精、元气、元神皆上聚于泥丸宫。(汉英双解中医大辞典)

三阳络穴 san yang luo xue

【英文名】Sanyangluo Point

【异名】SJ8(中华人民共和国国家标准－经穴部位)

【定义】腧穴。属手少阳三焦经。在前臂背侧,腕背横纹上4寸,尺骨与桡骨之间。(中华人民共和国国家标准－经穴部位)

三阴交穴 san yin jiao xue

【英文名】Sanyinjiao Point

【异名】SP6(中华人民共和国国家标准－经穴部位)

【定义】腧穴。属足太阴脾经。在小腿内侧,当足内踝尖上3寸,胫骨内侧缘后方。(中华人民共和国国家标准－经穴部位)

三进一退 san jin yi tui

【英文名】Three Insertions and One Lifting; Thrusting Thrice and Lifting Once

【定义】针刺方法。分三层进针,逐步由浅中进到深层,一次退针直到浅层,可反复施行,体现了徐入急出,从卫取气的补法原则。(普通高等教育中医药类规划教材)

三指捏法 san zhi nie fa

【英文名】Three-Finger Pinching Manipulation

【定义】推拿手法。捏法。用大拇指与食、中指夹住肢体,相对用力挤压。主治肌紧张、肌痉挛、软组织损伤、局部疼痛。(汉英双解中医大辞典)

三角灸穴 san jiao jiu xue

【英文名】Sanjiaojiu Point

【定义】腧穴。经外奇穴。以患者两口角之间的长度为一边,作等边三角形,将顶角置于患者脐中,底边呈水平线,该穴位于两底角处。计二穴。(汉英针灸辞典)

三部诊法 san bu zhen fa

【英文名】Feeling Three Channels

【定义】诊法。脉诊。指切人迎、寸口、趺阳三脉。(汉英针灸辞典)

三焦耳穴 san jiao er xue

【英文名】Sanjiao Point (Ear)

【异名】CO_{17}(中华人民共和国国家标准－耳穴名称与部位)

【定义】腧穴。耳穴名。在外耳门后下,肺与内分泌区之间,即耳甲17区。(中华人民共和国国家标准－耳穴名称与部位)

三焦俞穴 san jiao shu xue

【英文名】Sanjiaoshu Point

【异名】BL22(中华人民共和国国家标准－经穴部位)

【定义】腧穴。属足太阳膀胱经。在腰部,当第一腰椎棘突下,旁开1.5寸。(中华人民共和国国家标准－经穴部位)

三焦辨证 san jiao bian zheng

【英文名】Syndrom Differentiation of Triple Energizer

【定义】中医诊断学名词。将外感温热病的证候归纳为上,中,下三焦病症,用以阐明三焦所属脏腑在温热病过程中的病理变化、证候表现及其传变规律,并指导治疗的一种辨证方法。(中医诊断学)

三源气功 san yuan qi gong

【英文名】Three-Source Qigong

【定义】气功功法名。一种民间气功,具有防身健体作

用。(中国当代气功全书)

三人整复法 san ren zheng fu fa

【英文名】Three Persons Reduction; Taxis by Three Persons

【定义】治法。患者俯卧,腹部垫以软枕,助手二人行上、下牵引,待牵引至一定程度时,术者以两手拇指向中线推错位的棘突或下压凸出的棘突使之复位。适用于胸腰椎骨错位。(汉英双解中医大辞典)

三快针刺术 san kuai zhen ci shu

【英文名】Technique of Three Quick Needlings

【定义】针刺方法。头针针刺技术。指快速进针、快速捻转、快速起针。(汉英针灸辞典)

三线放松法 san xian fang song fa

【英文名】Tri-Route Relaxation Method

【定义】气功功法名。是放松功的基本功法。有步骤地由上而下进行放松。结合默念放松,使身体各部调整得舒适放松。它的方法是:把身体分成两侧、前面、后面三条线。第一条线自头部两侧到两手十指。第二条线从面部到十个脚趾。第三条线从后脑部到两脚底。当三线放松循环一次后,再将注意力集中在脐下丹田处,保持安静 3~4 分钟。(汉英双解中医大辞典)

三垫固定法 san dian gu ding fa

【英文名】Three Pads Immobilization

【定义】治法。正骨固定法。用于有成角畸形的骨折。一垫置于骨折成角移位的角尖处,另两垫置于尽量靠近骨干两端的对侧,三垫形成杠杆力,防止骨折再发生成角移位。(汉英双解中医大辞典)

三部配穴法 san bu pei xue fa

【英文名】Combination of Points of Three Parts of Body

【定义】针灸学名词。根据病情选取上、中、下三部位的穴位配合使用的配穴法。(汉英双解针灸大辞典)

三棱针刺法 san leng zhen ci fa

【英文名】Three-Edged Needle Therapy

【异名】三棱针疗法(实用非药物疗法大全);点刺放血疗法(实用非药物疗法大全);刺血疗法(普通高等教育中医药类规划教材);刺络疗法(实用非药物疗法大全)

【定义】针刺方法。是用三棱针点刺穴位或浅表血络,放出少量血液,以防治疾病的方法。适用于治疗热症、瘀血证等。(普通高等教育中医药类规划教材)

三焦经穴位 san jiao jing xue wei

【英文名】Points of Sanjiao Meridian of Hand-Shaoyang; Triple Energizer Meridian Points

【定义】针灸学名词。手少阳三焦经穴位共 23 个。分别为关冲、液门、中渚、阳池、外关、支沟、会宗、三阳络、四渎、天井、清冷渊、消泺、臑会、肩髎、天髎、天牖、翳风、瘈脉、颅息、角孙、耳门、耳和髎、丝竹空。(中华人民共和国国家标准－经穴部位)

三百九十七法 san bai jiu shi qi fa

【英文名】Three Hundred and Ninty-Seven Treatments

【定义】中医学名词。指《伤寒论》所包含的治法。因其共有三百九十七条原文而得名。(实用中医词典)

三百六十五节 san bai liu shi wu jie

【英文名】Three Hundred and Sixty-Five Jie

【定义】针灸学名词。指周身关节间隙及其邻近的三百六十五个俞穴。(汉英中医辞海)

三百六十五穴 san bai liu shi wu xue

【英文名】Three Hundred and Sixty-Five Acupoints

【定义】针灸学名词。全身经穴的约数。(新编针灸大辞典)

三百六十五会 san bai liu shi wu hui

【英文名】Three Hundred and Sixty-Five Influential Points

【定义】针灸学名词。指人体有三百六十五个穴位,是经络气血出入会合的地方。(汉英双解中医大辞典)

三百六十五络 san bai liu shi wu luo

【英文名】Three Hundred and Sixty-Five Collateral Branches

【定义】中医学名词。即周身络脉的约数。(汉英双解中医大辞典)

三角针埋线法 san jiao zhen mai xian fa

【英文名】Catgut-Embedding with Suture Needle

【定义】穴位埋线法。指用穿有羊肠线的皮肤缝合针进行埋线。(汉英针灸辞典)

三部九候诊法 san bu jiu hou zhen fa

【英文名】Three and Nine Diagnose; Three Regions and Nine Subdivisions for Pulse Feeling

【异名】三部九候法(汉英针灸辞典);遍诊法(中医诊断学)

【定义】诊法。脉诊。①取人体的上中下三个部位的九处动脉进行诊断的方法。(普通高等教育中医类规划教材)②指寸口部寸、关、尺三部,每部以轻、中、重的指力相应分为浮、中、沉三种,故称三部九候。(汉英双解实用中医词汇)③指切脉的部位有头、手、足三部,每部又各分天、地、人三候,合而为九候。(汉英针灸辞典)

三阴三阳之离合 san yin san yang zhi li he

【英文名】Separation and Meeting of the Three Yin Meridians and the Three Yang Meridians

【定义】针灸学名词。指人体有三阴经、三阳经,分开

可为六经，合之即为表里。(汉英针灸辞典)

三八结扎埋线疗法 san ba jie za mai xian liao fa

【英文名】Thread-Embedding in Eight Points and Ligation in Three Points for the Treatment of Asthma

【定义】治法。是将结扎和埋线结合起来治疗哮喘的方法。"三"是指大椎、定喘等三穴用结扎法，"八"是指胸3～6椎旁八穴用埋线法。(实用针灸辞典)

三阳在头，三阴在手 san yang zai tou，san yin zai shou

【英文名】Diagnosing Three Yang Meridians on Head While Diagnosing Three Yin Meridians in Hand

【定义】中医诊断学名词。指三阳经脉的诊察部位在头部的人迎(属足阳明胃经)；三阴经脉的诊察部位在手腕部的寸口动脉(属手太阴肺经)。(中医词释)

三十六式天罡指穴法 san shi liu shi tian gang zhi xue fa

【英文名】Thirty-Six Tiangang Techniques of Pressing the Point with Fingers

【定义】气功功法名。峨嵋派气功的秘传内功导引按跻术。内容包括小导引二十八式，大导引八式。(汉英双解中医大辞典)

干针 gan zhen

【英文名】Acupuncture with Filiform Needle

【定义】针灸学术语。指单纯的毫针针刺。(汉英双解针灸大辞典)

干浴 gan yu

【英文名】Dry Bathing

【异名】干沐浴(简明中医辞典)

【定义】自我推拿方法。即用擦热的双手熨擦肢体。(简明中医辞典)

干火法 gan huo fa

【英文名】Dry Fire Manipulation

【定义】推拿手法。点燃放于治疗部位的浸有80%酒精的敷料团，然后扑灭治疗部位的火焰，同时在此部位作快速的推拿手法，以达到治疗疾病的目的。主要用于无明显解剖畸形的腰痛。(推拿手法学)

土法 tu fa

【英文名】Indigenous Therapy

【定义】中医学名词。民间的简易疗法。(汉英中医辞海)

土郁夺之 tu yu duo zhi

【英文名】Remove the Damp if it is Accumulated in the Spleen (Earth)

【定义】治法。指脾胃(土)壅滞，郁而不化，用攻下(夺)的办法治疗。多指湿邪郁阻脾胃，应根据其属寒、属热，分别用苦温化湿或苦寒燥湿的方剂进行治疗。(中医词释)

下 xia

【英文名】Purgation；Excretion；Lower Jiao

【定义】①治法。八法之一。(中医词释)②中医学术语。指大小便。(中医词释)③中医学术语。特指下焦。(中医词释)

下1xia yi

【英文名】Lower One

【定义】腕踝针穴位名。位于内踝高点上三横指，跟腱内缘处。主治上腹胀痛、脐周痛、痛经、月经不调、遗尿、尿潴留。(汉英针灸辞典)

下2xia er

【英文名】Lower Two

【定义】腕踝针穴位名。位于内踝高点上三横指，胫骨后缘处。主治肝区痛、侧腹部痛、过敏性肠炎等。(汉英针灸辞典)

下3xia san

【英文名】Lower Three

【定义】腕踝针穴位名。位于内踝高点上三横指，胫骨前缘向内1厘米处。主治膝关节(内缘)痛。(汉英针灸辞典)

下4xia si

【英文名】Lower Four

【定义】腕踝针穴位名。位于外踝高点上三横指，胫骨前缘与腓骨前缘的中点。主治膝关节痛、下肢感觉或运动障碍等。(汉英针灸辞典)

下5xia wu

【英文名】Lower Five

【定义】腕踝针穴位名。位于外踝高点上三横指，外侧面中央，靠腓骨后缘。主治髋关节痛、踝关节扭伤等。(汉英针灸辞典)

下6xia liu

【英文名】Lower Six

【定义】腕踝针穴位名。位于外踝高点上三横指，跟腱外缘处。主治急性腰扭伤、坐骨神经痛、腓肠肌痛等。(汉英针灸辞典)

下之 xia zhi

【英文名】Expel from the Lower

【定义】治法。引导攻下之法。病邪在下者，治疗应当使邪从下而出。(中医药常用名词术语辞典)

下气 xia qi

【英文名】Xiaqi

【定义】①治法。平降气逆的一种治法。(汉英中医辞海)②指人体下部之气。(汉英中医辞海)③证名。指肠胃郁结而排泄气体，即矢气。(汉英中医辞海)④运气术语。指六气定位中的在泉之气。(汉英中医辞海)

下取 xia qu

【英文名】Treat from the Lower

【定义】治法。即从下施治的方法。①具体方法有:1、病在下者治下部;2、上病下取;3、指下法。(简明实用中医基础词典)②针刺下部穴位治疗下部疾病。(中医大辞典)

下乳 xia ru

【英文名】Stimulation of Milk Secretion

【异名】催乳(汉英中医辞典)

【定义】治法。指针对产妇乳汁缺乏或乳汁不下而采用的通下乳汁的治疗方法。(汉英双解中医大辞典)

下法 xia fa

【英文名】Purgation Method; Selection of Points to Conduct Qi downwards

【异名】泻下法(中医药常用名词术语辞典)

【定义】①治法。八法之一。运用攻下药治疗疾病的方法。(普通高等教育中医药类规划教材)②针灸学名词。是为导引气机下降而使用的选穴法。(新编针灸大辞典)

下丹田 xia dan tian

【英文名】Lower Dantian

【定义】气功术语。三丹田之一。其位置说法不一。有谓在脐下1.5寸的气海穴处者。有谓在脐下3寸关元穴处者。一般认为,在脐、命门与会阴之间,是一立体部位而非为一点。为内藏元气之处,内丹术功法练精化气的部位。(汉英双解中医大辞典)

下合穴 xia he xue

【英文名】Lower Confluent Point

【异名】六腑下合穴(中医药常用名词术语辞典)

【定义】针灸学名词。属特定穴范畴。指六腑下输于足三阳经的六个合穴。即下巨虚、上巨虚、委阳、委中、足三里、阳陵泉六穴。是六腑之气输注出入的部位。(汉英针灸辞典)

下关穴 xia guan xue

【英文名】Xiaguan Point

【异名】ST7(中华人民共和国国家标准－经穴部位)

【定义】腧穴。属足阳明胃经。在面部耳前方,当颧弓与下颌切迹所形成的凹陷中。(中华人民共和国国家标准－经穴部位)

下降期 xia jiang qi

【英文名】Descending Period

【定义】针灸学名词。指针效从高峰期后下降到针前水平的时间。(实验针灸学)

下俞穴 xia shu xue

【英文名】Lower Shu Points

【定义】针灸学名词。泛指足经在身体下部的俞穴。(汉英针灸辞典)

下都穴 xia du xue

【英文名】Xiadu Point

【定义】腧穴。经外奇穴。位于第四、五掌骨小头高点之间。握掌取穴。(汉英针灸辞典)

下脘穴 xia wan xue

【英文名】Xiawan Point

【异名】RN10(中华人民共和国国家标准－经穴部位);下管(汉英针灸辞典)

【定义】腧穴。属任脉。在上腹部,前正中线上,当脐中上2寸。(中华人民共和国国家标准－经穴部位)

下椎穴 xia zhui xue

【英文名】Xiazhui Point

【定义】腧空。经外奇穴。位于骶部正中线上,第三骶椎棘突下凹陷中。计一穴。(实用针灸辞典)

下鹊桥 xia que qiao

【英文名】Lower Magpie Bridge

【定义】气功术语。道家气功内丹派认为,人出生后,任督二脉中断,两脉之间原衔接处称为鹊桥,有上、下两处。下鹊桥位于尾闾谷道处,练小周天精气通过此处易走漏。表现为肛门排气。防止办法是当精气运行至谷道时,要凝神提肛,把精气由尾闾上引,循督脉上行。(汉英双解中医大辞典)

下腰穴 xia yao xue

【英文名】Xiayao Point

【定义】腧空。经外奇穴。位于骶部正中线上,第二、三骶椎棘突间凹陷中。计一穴。(实用针灸辞典)

下廉穴 xia lian xue

【英文名】Xialian Point

【异名】LI8(中华人民共和国国家标准－经穴部位)

【定义】腧穴。属手阳明大肠经。在前臂背面桡侧,当阳溪与曲池连线上,肘横纹下4寸。(中华人民共和国国家标准－经穴部位)

下髎穴 xia liao xue

【英文名】Xialiao Point

【异名】BL34(中华人民共和国国家标准－经穴部位)

【定义】腧穴。属足太阳膀胱经。在骶部,当中髎下内方,适对第四骶后孔处。(中华人民共和国国家标准－经穴部位)

下中极穴 xia zhong ji xue

【英文名】Xiazhongji Point

【异名】中极下穴(实用针灸辞典)

【定义】腧穴。经外奇穴。位于下腹部正中线上,中极穴下0.5寸处。计一穴。(实用针灸辞典)

下巨虚穴 xia ju xu xue

【英文名】Xiajuxu Point

【异名】ST39(中华人民共和国国家标准－经穴部位);下林(汉英针灸辞典)

【定义】腧穴。属足阳明胃经。在小腿前外侧,当犊鼻

下9寸,距胫骨前缘一横指(中指)。(中华人民共和国国家标准－经穴部位)

下手八法 xia shou ba fa

【英文名】Eight Methods for Needling Manipulation

【异名】杨氏八法(汉英针灸辞典)

【定义】针灸学名词。指明代针灸家杨继洲归纳的八种进针基本操作方法。即揣、爪、搓、弹、摇、扪、循、捻。(汉英针灸辞典)

下风池穴 xia feng chi xue

【英文名】Xiafengchi Point

【异名】池下(实用针灸辞典)

【定义】腧穴。经外奇穴。位于项部,风池穴下0.5寸处。左右计二穴。(实用针灸辞典)

下百劳穴 xia bai lao xue

【英文名】Xiabailao Point

【定义】腧穴。经外奇穴。位于大椎穴旁开1.3寸处。左右计二穴。(实用针灸辞典)

下曲骨穴 xia qu gu xue

【英文名】Xiaqugu Point

【定义】腧穴。经外奇穴。位于耻骨联合下缘中央凹陷处。(汉英针灸辞典)

下字灸穴 xia zi jiu xue

【英文名】Xiazijiu Point

【定义】腧穴。经外奇穴。第二腰椎棘突下一穴;第三腰椎棘突的高点一穴;第四腰椎棘突下一穴;第二腰椎棘突下旁开0.5寸各一穴。计五穴。(汉英针灸辞典)

下极俞穴 xia ji shu xue

【英文名】Xiajishu Point

【异名】EX-B5(中华人民共和国国家标准－经穴部位)

【定义】腧穴。经外奇穴。在腰部,当后正中线上,第三腰椎棘突下。(中华人民共和国国家标准－经穴部位)

下扶突穴 xia fu tu xue

【英文名】Xiafutu Point

【定义】腧穴。经外奇穴。位于颈部,甲状软骨上切迹旁开3寸,直下0.5寸,胸锁乳突肌后缘处,即扶突穴下0.5寸。左右计二穴。(实用针灸辞典)

下者举之 xia zhe ju zhi

【英文名】Illness with Collapse of Middle Energizer-Qi should be Treated with Lifting-Up Method; Lift what Prolapses

【定义】治法。指属气虚下陷的疾病,应采用补气升提的方法治疗。(汉英双解实用中医词汇)

下昆仑穴 xia kun lun xue

【英文名】Xiakunlun Point

【定义】腧穴。经外奇穴。位于足部,昆仑穴直下1寸处。左右计二穴。(实用针灸辞典)

下侠白穴 xia xia bai xue

【英文名】Xiaxiabai Point

【定义】腧穴。经外奇穴。位于上臂前外侧,当肱二头肌桡侧,侠白穴直下2寸处。(汉英中医辞海)

下肢耳穴 xia zhi er xue

【英文名】Lower Extremity Point (Ear)

【定义】腧穴。耳穴名。位于下耳背穴下方,耳甲腔后隆起下缘稍上处。(汉英针灸辞典)

下肢抖法 xia zhi dou fa

【英文名】Manipulation of Shaking Lower Limbs

【定义】推拿手法。抖法。病人仰卧,医生站于其足侧,用双手分别提住病人的两踝部,将其抬起至离床面约30厘米左右,然后作上下并兼有内旋的连续抖动。为腰腿病治疗后的结束手法。(汉英双解中医大辞典)

下承山穴 xia cheng shan xue

【英文名】Xiachengshan Point

【异名】承山下穴(实用针灸辞典)

【定义】腧穴。经外奇穴。位于小腿屈侧正中线上,承山穴下0.5寸处。左右计二穴。(实用针灸辞典)

下胎毒法 xia tai du fa

【英文名】Dispelling Toxic Heat and Meconium Gathered at Fetus for New Born

【定义】治法。指小儿初生时,拭净口中秽液后,内服凉膈散、黄连解毒汤等,除去腹中脐粪,以解胎中蕴积热毒之法。(汉英双解中医大辞典)

下屏耳穴 xia ping er xue

【英文名】Lower Tragus Point (Ear)

【异名】TG_2(中华人民共和国国家标准－耳穴名称与部位)

【定义】腧穴。耳穴名。在耳屏外侧面下1/2处,即耳屏2区。(中华人民共和国国家标准－耳穴名称与部位)

下病上取 xia bing shang qu

【英文名】Treating Disease of the Lower Part by Managing the Upper

【定义】治法。一种与病气上下相反的治法。病位在下的疾病可通过涌吐等方法以祛除病邪达到治疗疾病的目的。(普通高等教育中医药类规划教材)

下焦俞穴 xia jiao shu xue

【英文名】Xiajiaoshu Point

【定义】腧空。经外奇穴。长强穴与肛门连线的中点。一说位于长强穴旁开1寸处。(实用针灸辞典)

下焦辨证 xia jiao bian zheng

【英文名】Syndrom Differentiation of Lower Energizer

【定义】中医诊断学名词。辨别疾病是否属于下焦病

证的方法。(中医诊断学)

下颌耳穴 xia he er xue

【英文名】Mandible Point (Ear)

【定义】腧穴。耳穴名。位于耳垂三区的上方。(汉英针灸辞典)

下睛明穴 xia jing ming xue

【英文名】Xiajingming Point

【定义】腧穴。经外奇穴。位于眼部,眼内眦角下0.2寸许。左右计二穴。(实用针灸辞典)

下腭耳穴 xia e er xue

【英文名】Lower Palate Point (Ear)

【定义】腧穴。耳穴名。位于耳垂二区上线的内1/3稍下。(汉英针灸辞典)

下腹耳穴 xia fu er xue

【英文名】Lower Abdomen Point (Ear)

【定义】腧穴。耳穴名。位于外耳道口上缘。(汉英针灸辞典)

下燥治血 xia zao zhi xue

【英文名】Treating Blood Aspect to Relieve Lower (Liver and Kidney) Dryness

【定义】治法。下燥,指病在肝肾。因"肝藏血"、"乙癸同源",故下燥治血,实指治肝肾之阴而言。(中医药常用名词术语辞典)

下耳背耳穴 xia er bei er xue

【英文名】Lower Auricular Dorsum Point (Ear)

【定义】腧穴。耳穴名。在耳甲腔后隆起的最突起处。(汉英针灸辞典)

下耳根耳穴 xia er gen er xue

【英文名】Lower Root Point (Ear)

【异名】R_3(中华人民共和国国家标准-耳穴名称与部位)

【定义】腧穴。耳穴名。在耳根最下处。(中华人民共和国国家标准-耳穴名称与部位)

下合治六腑 xia he zhi liu fu

【英文名】Lower Confluent Points can Treat Diseases of Six Fu-Organs

【异名】合治内腑(中医大辞典)

【定义】治则。针灸治疗法则。即六腑的疾病,可用该经的下合穴治疗。(中医大辞典)

下针十四法 xia zhen shi si fa

【英文名】Fourteen Techniques of Inserting Needle

【异名】十四法(汉英针灸辞典)

【定义】针灸学名词。指明代针灸家徐凤归纳的14种针刺方法。即爪、切、摇、退、动、进、循、摄、搓、弹、盘、扪、按、提等。(汉英针灸辞典)

下者不以偶 xia zhe bu yi ou

【英文名】Purgation Method don't Use Even Foumula

【定义】治则。指运用攻下、逐水等法时不用偶方。意在取其力专而效速。(简明实用中医基础词典)

下垂点耳穴 xia chui dian er xue

【英文名】Ptosis Point (Ear)

【定义】腧穴。耳穴名。位于胃穴的上方,十二指肠穴的外侧。(汉英针灸辞典)

下屏尖耳穴 xia ping jian er xue

【英文名】Infratragal Apex Point (Ear)

【定义】腧穴。耳穴名。位于耳屏下部外侧缘。(汉英针灸辞典)

下关下五分穴 xia guan xia wu fen xue

【英文名】Xiaguanxiawufen Point

【定义】腧穴。经外奇穴。位于下关穴直下0.5寸处。(汉英针灸辞典)

下肢经外穴位 xia zhi jing wai xue wei

【英文名】Extraordinary Points of Lower Extremities

【异名】下肢经外奇穴(普通高等教育中医药类规划教材)

【定义】针灸学名词。经外穴位下肢穴共12个。分别为髋骨、鹤顶、百虫窝、内膝眼、膝眼、胆囊、阑尾、内踝尖、外踝尖、八风、独阴、气端。(中华人民共和国国家标准-经穴部位)

大针 da zhen

【英文名】Big Needle; Large Needle

【定义】针具。古代九针之一。是一种针体粗长而尖微圆的针具,多用于治疗关节水肿。后人将此针于火上烧红后刺病处,称火针。(汉英双解中医大辞典)

大泻 da xie

【英文名】Strong Dispersion

【异名】大写(汉英中医辞海)

【定义】针刺手法。泻法的一种。即针插入穴位后用手指紧按针旁的皮肤,同时将针向左右前后大幅度的摇动,使针孔开大,邪气得以从体内透发于外。(汉英双解实用中医词汇)

大经 da jing

【英文名】Large Channels; Meridian

【定义】中医学名词。①十二正经。(中医大辞典)②本经的经脉。(中医大辞典)③较大的经脉。(中医大辞典)

大药 da yao

【英文名】Dayao

【定义】气功学术语。①指练内丹术大周天功法时元神、元精、元气化合而成的药物。(汉英双解中医大辞典)②指阳精。(汉英双解中医大辞典)③指肾间动气。(汉英双解中医大辞典)

大门穴 da men xue

【英文名】Damen Point

【定义】腧穴。经外奇穴。位于头正中线上，枕骨粗隆直上1寸处。计一穴。(实用针灸辞典)

大巨穴 da ju xue

【英文名】Daju Point

【异名】ST27(中华人民共和国国家标准－经穴部位)

【定义】腧穴。属足阳明胃经。在下腹部，当脐中下2寸，距前正中线2寸。(中华人民共和国国家标准－经穴部位)

大包穴 da bao xue

【英文名】Dabao Point

【异名】SP21(中华人民共和国国家标准－经穴部位)

【定义】腧穴。属足太阴脾经。在侧胸部，腋中线上，当第六肋间隙处。(中华人民共和国国家标准－经穴部位)

大肠点 da chang dian

【英文名】Large Intestine Point (Hand)

【定义】手针穴位名。在掌面，食指第二、三节指骨间横纹中点，主治大肠病。(普通高等教育中医药类规划教材)

大迎穴 da ying xue

【英文名】Daying Point

【异名】ST5(中华人民共和国国家标准－经穴部位)

【定义】腧穴。属足阳明胃经。在下颌角前方，咬肌附着部的前缘，当面动脉搏动处。(中华人民共和国国家标准－经穴部位)

大杼穴 da zhu xue

【英文名】Dazhu Point

【异名】BL11(中华人民共和国国家标准－经穴部位)；大俞(汉英针灸辞典)

【定义】腧穴。属足太阳膀胱经。在背部，当第一胸椎棘突下，旁开1.5寸。(中华人民共和国国家标准－经穴部位)

大轮穴 da lun xue

【英文名】Dalun Point

【定义】腧穴。经外奇穴。位于大腿内侧，腘横纹上1寸，股骨内上髁上缘处。左右计二穴。(实用针灸辞典)

大泻刺 da xie ci

【英文名】Drainage Needling

【异名】大写刺(普通高等教育中医药类规划教材)

【定义】针刺方法。古代九刺法之一。指用铍针切开脓疡排出脓血的方法。(汉英双解中医大辞典)

大经隧 da jing sui

【英文名】Large Channel Tunnels

【定义】中医学名词。指脉气流行较大的经脉通路。(中医大辞典)

大钟穴 da zhong xue

【英文名】Dazhong Point

【异名】KI4(中华人民共和国国家标准－经穴部位)

【定义】腧穴。属足少阴肾经。在足内侧，内踝后下方，当跟腱附着部的内侧前方凹陷处。(中华人民共和国国家标准－经穴部位)

大炷灸 da zhu jiu

【英文名】Moxibustion with Big Moxa Cone

【异名】大壮灸(汉英双解针灸大辞典)

【定义】灸法。指用较大的艾炷施灸，艾炷直径不小于三分。古代多用于直接灸，形成灸疮，而为化脓灸。近代则多用于间接灸。(汉英双解针灸大辞典)

大都穴 da du xue

【英文名】Dadu Point

【异名】SP2(中华人民共和国国家标准－经穴部位)

【定义】腧穴。属足太阴脾经。在足内侧缘，当足大趾本节(第1跖趾关节)前下方赤白肉际凹陷处。(中华人民共和国国家标准－经穴部位)

大陵穴 da ling xue

【英文名】Daling Point

【异名】PC7(中华人民共和国国家标准－经穴部位)；太陵(汉英针灸辞典)

【定义】腧穴。属手厥阴心包经。在腕掌横纹的中点处，当掌长肌腱与桡侧腕屈肌腱之间。(中华人民共和国国家标准－经穴部位)

大椎穴 da zhui xue

【英文名】Dazhui Point

【异名】DU14(中华人民共和国国家标准－经穴部位)；上杼(汉英针灸辞典)

【定义】腧穴。属督脉。当后正中线上，第七颈椎棘突下凹陷中。(中华人民共和国国家标准－经穴部位)

大雁功 da yan gong

【英文名】Wide Goose Qigong

【定义】气功功法名。属道教昆仑派功法。特点是动静结合，久练能激发人体潜能发放外气和各种特异功能。(中国气功功法大全)

大敦穴 da dun xue

【英文名】Dadun Point

【异名】LR1(中华人民共和国国家标准－经穴部位)；大顺(汉英针灸辞典)

【定义】腧穴。属足厥阴肝经。在足大趾末节外侧，距趾甲角0.1寸(指寸)。(中华人民共和国国家标准－经穴部位)

大赫穴 da he xue

【英文名】Dahe Point

【异名】KI12(中华人民共和国国家标准－经穴部位)；阴维穴(汉英中医辞海)

【定义】腧穴。属足少阴肾经。在下腹部，当脐中下4

寸,前正中线旁开 0.5 寸。(中华人民共和国国家标准-经穴部位)

大横穴 da heng xue

【英文名】Daheng Point

【异名】SP15(中华人民共和国国家标准-经穴部位)

【定义】腧穴。属足太阴脾经。在腹中部,距脐中 4 寸。(中华人民共和国国家标准-经穴部位)

大天心穴 da tian xin xue

【英文名】Datianxin Point

【异名】上天心穴(汉英中医辞海)

【定义】推拿穴位。位于额上。小儿病目,揉此甚效。(汉英中医辞海)

大肠耳穴 da chang er xue

【英文名】Large Intestine Point (Ear)

【异名】CO_7(中华人民共和国国家标准-耳穴名称与部位)

【定义】腧穴。耳穴名。在耳轮脚及部分耳轮与 AB 线之间的前 1/3 处,即耳甲 7 区。(中华人民共和国国家标准-耳穴名称与部位)

大肠经穴 da chang jing xue

【英文名】Dachangjing Point

【异名】大肠(中医大辞典);大肠筋(中医大辞典)

【定义】推拿穴位。①位于食指拇侧边缘一线。(中医大辞典)②男位于食指中段指骨的腹面,女则在食指远端指骨的腹面。(中医大辞典)③位于食指远端指骨的腹面。(中医大辞典)④位于食指近端指骨的腹面。(中医大辞典)

大肠俞穴 da chang shu xue

【英文名】Dachangshu Point

【异名】BL25(中华人民共和国国家标准-经穴部位)

【定义】腧穴。属足太阳膀胱经。在腰部,当第四腰椎棘突下,旁开 1.5 寸。(中华人民共和国国家标准-经穴部位)

大补大泻 da bu da xie

【英文名】Forceful and Vigorous Tonification and Purgation

【定义】针刺手法。指手法较重、刺激量较大的针刺补泻手法。(汉英针灸辞典)

大补元气 da bu yuan qi

【英文名】Benefiting and Nourishing Primordial Qi

【定义】①治法。用补气作用强,能复脉固脱的中药治疗气虚欲脱、脉微欲绝的重危证候者。(中医药常用名词术语辞典)②中药功效。(中医药常用名词术语辞典)

大补真阴 da bu zhen yin

【英文名】Benefiting and Nourishing Yin

【异名】填补真阴(中华人民共和国国家标准中医临床诊疗术语-治法)

【定义】治法。多用血肉有情之品,培补肾阴。适用于肾阴虚证的治疗方法。(普通高等教育中医药类规划教材)

大周天功 da zhou tian gong

【英文名】Big Circulation Qigong; Large Heavenly Circuit

【定义】①气功功法名。是贯通十二经络,进行大周天循环的吐纳气功。(中国气功功法大全)②为内丹术功法的第二阶段,即炼气化神的过程。因此阶段可使精气沿周身经脉运行,其范围较大,故名大周天。(汉英双解中医大辞典)

大骨空穴 da gu kong xue

【英文名】Dagukong Point

【异名】EX-UE5(中华人民共和国国家标准-经穴部位)

【定义】腧穴。经外奇穴。在拇指背侧指间关节中点处。(中华人民共和国国家标准-经穴部位)

大便难穴 da bian nan xue

【英文名】Dabiannan Point

【定义】腧穴。经外奇穴。位于第七胸椎棘突旁开 1 寸处。(汉英针灸辞典)

大接经法 da jie jing fa

【英文名】Point-Selecting Method of Connecting Meridians

【定义】针灸学名词。配穴法。是专治中风偏枯的一种特殊配穴法。其从阳引阴,从阴引阳二法,皆取十二经井穴。(汉英双解针灸大辞典)

大蒜疗法 da suan liao fa

【英文名】Garlic Therapy

【定义】治法。是根据蒜的药理作用和医疗价值,用以防治疾病的一种方法。(实用非药物疗法大全)

大肠经穴位 da chang jing xue wei

【英文名】Large Intestine Meridian Points

【异名】手阳明大肠经穴位(普通高等教育中医药类规划教材)

【定义】针灸学名词。手阳明大肠经穴位共 20 个。分别为商阳、二间、三间、合谷、阳溪、偏历、温溜、下廉、上廉、手三里、曲池、肘髎、手五里、臂臑、肩髃、巨骨、天鼎、扶突、口禾髎、迎香。(普通高等教育中医药类规划教材)

大肠病辨证 da chang bing bian zheng

【英文名】Syndrome Differentiation of Large Intestine Disease

【定义】中医诊断学名词。脏腑辨证。以大肠理论为基础,判断疾病是否为大肠证候的方法。(中医诊断学)

大拇指头穴 da mu zhi tou xue

【英文名】Damuzhitou Point

【定义】腧穴。经外奇穴。位于大拇指端。主治水肿。(汉英针灸辞典)

大鱼际揉法 da yu ji rou fa

【英文名】Kneading Using Big Thenar

【定义】推拿手法。用大鱼际着力作轻柔缓和的环转运动,并带动该处的皮下组织一起揉动的手法。(中国推拿手法学)

大指甲根穴 da zhi jia gen xue

【英文名】Dazhijiagen Point

【定义】腧穴。经外奇穴。沿拇指爪甲根中点向皮肤部 0.1 寸一穴,两侧爪甲角外约 0.1 寸二穴。左右计六穴。(汉英针灸辞典)

大趾甲下穴 da zhi jia xia xue

【英文名】Dazhijiaxia Point

【定义】腧穴。经外奇穴。位于足拇趾内侧,爪甲缘下 0.3 寸处。左右计二穴。(实用针灸辞典)

大雁六字功 da yan liu zi gong

【英文名】Six-Character Wild Goose Qigong

【定义】气功功法名。六合功三种功法之一。模仿大雁动作编成,共七式。特点是注重壮腰补肾和健脾益胃,具有调治脏腑虚实诸症的作用。(汉英双解中医大辞典)

大指节横纹穴 da zhi jie heng wen xue

【英文名】Dazhijiehengwen Point

【定义】腧穴。经外奇穴。位于拇指指骨关节掌侧缝纹中点。(汉英针灸辞典)

万里穴 wan li xue

【英文名】Wanli Point

【定义】腧穴。经外奇穴。位于小腿外侧,足三里穴下 0.5 寸处。左右计二穴。(实用针灸辞典)

寸口 cun kou

【英文名】Cunkou Pulse; Radial Pulse

【异名】气口(汉英双解中医大辞典);脉口(汉英双解中医大辞典)

【定义】中医学名词。在两手桡骨头内侧桡动脉的搏动应手处。属手太阴肺经,是五脏六腑气血大会之处,故诊此可内侧脏腑之虚实。(汉英双解中医大辞典)

寸平穴 cun ping xue

【英文名】Cunping Point

【定义】腧穴。经外奇穴。位于手背横纹中点上 1 寸,桡侧旁开 0.4 寸处。(汉英中医辞海)

寸关尺 cun guan chi

【英文名】Cun, Guan and Chi (Three Parts of Cunkou Pulse); Inch, Bar and Cubit

【定义】中医学名词。寸口脉的三个组成部位。掌后桡骨茎突处为关,关前为寸,关后为尺。诊脉时医者中指定关,食指切寸脉,无名指切尺脉。(汉英双解中医大辞典)

寸口诊法 cun kou zhen fa

【英文名】Techniques of Feeling Pulse at Cunkou

【定义】诊法。脉诊。①是指单独切按桡骨茎突内侧的一段桡动脉的搏动形象,以推测人体生理、病理状况的一种诊察方法。(中医诊断学)②指切寸口之脉。(汉英针灸辞典)

上 1shang yi

【英文名】Upper One

【定义】腕踝针穴位名。位于腕横纹上二横指,小指侧的尺骨缘前方,用拇指端按压觉凹陷处。主治头面部疾患、气管炎、胃病、心脏病、癔病等。(汉英针灸辞典)

上 2shang er

【英文名】Upper Two

【定义】腕踝针穴位名。与内关穴同位。主治前颞头痛、颌下肿痛、胸痛、哮喘。(汉英针灸辞典)

上 3shang san

【英文名】Upper Three

【定义】腕踝针穴位名。位于腕横纹上二横指,桡动脉外侧处。主治高血压、胸痛等。(汉英针灸辞典)

上 4shang si

【英文名】Upper Four

【定义】腕踝针穴位名。位于腕横纹上二横指,拇指侧的桡骨缘上。主治头顶痛、耳痛、肩周炎、胸痛等。(汉英针灸辞典)

上 5shang wu

【英文名】Upper Five

【定义】腕踝针穴位名。与外关穴同位。主治后颞部疼痛、肩周炎、上肢感觉或运动障碍等。(汉英针灸辞典)

上 6shang liu

【英文名】Upper Six

【定义】腕踝针穴位名。位于腕横纹上二横指,小指侧的尺骨缘背面。主治后头部痛、枕项痛、颈胸椎痛等。(汉英针灸辞典)

上之 shang zhi

【英文名】Dismiss Evil from the Upper

【定义】治法。涌吐之法。病邪在上者,治疗应当使邪从上而出。(中医药常用名词术语辞典)

上取 shang qu

【英文名】Shangqu; Treat from the Upper

【定义】治法。即从上施治的方法。①具体方法有:1、病在上者治上部;2、下病上取;3、指吐法。(简明实用中医基础词典)②针刺上部穴位治疗上部疾病。(中医大辞典)

上法 shang fa
【英文名】Selection of Lower Points
【定义】针灸学名词。选取上部穴位的取穴法。(汉英双解针灸大辞典)

上升期 shang sheng qi
【英文名】Ascending Period
【定义】针灸学名词。从潜伏期后针效上升到高水平的这段时间称作针效的上升期。(实验针灸学)

上丹田 shang dan tian
【英文名】Upper Dantian
【定义】气功术语。三丹田之一。位置在两眉间的印堂穴之内 3 寸处。为脑神所居之处,是内丹术功法炼神还虚的部位。(汉英双解中医大辞典)

上关穴 shang guan xue
【英文名】Shangguan Point
【异名】GB3(中华人民共和国国家标准－经穴部位);客主人(汉英双解中医大辞典)
【定义】腧穴。属足少阳胆经。在耳前,下关直上,当颧弓的上缘凹陷处。(中华人民共和国国家标准－经穴部位)

上守神 shang shou shen
【英文名】Good Doctors Stick to the Spirit
【定义】中医学名词。技术高明的医生治病时,能辨明疾病的虚实,以调神为主。(汉英针灸辞典)

上附上 shang fu shang
【英文名】Shangfushang
【定义】中医学名词。诊脉部位。即两手寸部脉。(中国针灸大辞典)

上明穴 shang ming xue
【英文名】Shangming Point
【异名】上承泣(实用针灸辞典);上清明(实用针灸辞典);东明三(实用针灸辞典);鱼下(实用针灸辞典);望北京(实用针灸辞典)
【定义】腧穴。经外奇穴。位于眼部,眶上缘与眉弓中点垂线交点下方处。左右计二穴。(实用针灸辞典)

上星穴 shang xing xue
【英文名】Shangxing Point
【异名】DU23(中华人民共和国国家标准－经穴部位)
【定义】腧穴。属督脉。在头部,当前发际正中直上 1 寸。(中华人民共和国国家标准－经穴部位)

上都穴 shang du xue
【英文名】Shangdu Point
【定义】腧穴。经外奇穴。位于手背,第二、三掌骨小头高点之间。握拳取穴。(汉英针灸辞典)

上脘穴 shang wan xue
【英文名】Shangwan Point
【异名】RN13(中华人民共和国国家标准－经穴部位);上管(汉英针灸辞典)
【定义】腧穴。属任脉。在上腹部,前正中线上,当脐中上 5 寸。(中华人民共和国国家标准－经穴部位)

上鹊桥 shang que qiao
【英文名】Upper Magpie Bridge
【定义】气功术语。道家内丹术认为,人出生后,任督二脉中断,两脉之间原衔接处称为鹊桥,有上、下两处。上鹊桥位于印堂、鼻窍处。在练功时,当精气运行至印堂、鼻窍处时,要舌紧抵下腭,把精气引下至任脉。(汉英双解中医大辞典)

上廉穴 shang lian xue
【英文名】Shanglian Point
【异名】LI9(中华人民共和国国家标准－经穴部位)
【定义】腧穴。属手阳明大肠经。在前臂背面桡侧,当阳溪与曲池连线上,肘横纹下 3 寸。(中华人民共和国国家标准－经穴部位)

上腭穴 shang e xue
【英文名】Shange Point
【定义】腧穴。经外奇穴。位于上腭的腭缝际前端,齿龈的上缘。(汉英针灸辞典)

上溪穴 shang xi xue
【英文名】Shangxi Point
【异名】治瘫 7 穴(实用针灸辞典)
【定义】腧穴。经外奇穴。位于足踝部,太溪穴上 0.5 寸处。左右计二穴。(实用针灸辞典)

上髎穴 shang liao xue
【英文名】Shangliao Point
【异名】BL31(中华人民共和国国家标准 经穴部位)
【定义】腧穴。属足太阳膀胱经。在骶部,当髂后上棘与后正中线之间,适对第一骶后孔处。(中华人民共和国国家标准－经穴部位)

上八风穴 shang ba feng xue
【英文名】Shangbafeng Point
【定义】腧穴。经外奇穴。位于足背部,第五趾趾跖关节的后缘,两跖骨之间。左右计八穴。(实用针灸辞典)

上下相会 shang xia xiang hui
【英文名】Meeting of Meridian Qi at the Upper and the Lower
【定义】中医学名词。阴经和阳经在手指端和足趾端相接,使阴经与阳经的经气上下会通。(汉英针灸辞典)

上巨虚穴 shang ju xu xue
【英文名】Shangjuxu Point
【异名】ST37(中华人民共和国国家标准－经穴部位);

上林(汉英针灸辞典)

【定义】腧穴。属足阳明胃经。在小腿前外侧,当犊鼻下6寸,距胫骨前缘一横指(中指)。(中华人民共和国国家标准-经穴部位)

上牙痛穴 shang ya tong xue

【英文名】Shangyatong Point

【定义】腧穴。经外奇穴。位于前臂伸侧桡侧缘,肘横纹下2寸处。屈肘取之。与手三里穴同位。(实用针灸大辞典)

上风市穴 shang feng shi xue

【英文名】Shangfengshi Point

【异名】复行(实用针灸辞典)

【定义】腧穴。经外奇穴。位于大腿外侧,风市穴上2寸处。左右计二穴。(实用针灸辞典)

上耳根穴 shang er gen xue

【英文名】shangergen Point

【异名】耳根(实用针灸辞典)

【定义】腧穴。经外奇穴。位于耳颞部,耳廓上方根部的中点处。左右计二穴。(实用针灸辞典)

上曲泉穴 shang qu quan xue

【英文名】Shangququan Point

【异名】红线(实用针灸辞典)

【定义】腧穴。经外奇穴。位于大腿内侧,腘横纹内侧端上3寸处。左右计二穴。(实用针灸辞典)

上曲池穴 shang qu chi xue

【英文名】Shangquchi Point

【异名】上痒1穴(实用针灸辞典)

【定义】腧穴。经外奇穴。位于上臂伸侧桡侧线,曲池穴上1.5寸处。左右计二穴。(实用针灸辞典)

上血海穴 shang xue hai xue

【英文名】Shangxuehai Point

【定义】腧穴。经外奇穴。位于大腿内侧,血海穴上3寸处。左右计二穴。(实用针灸辞典)

上后溪穴 shang hou xi xue

【英文名】Shanghouxi Point

【定义】腧穴。经外奇穴。位于手背尺侧缘,后溪穴与腕骨穴联线的中点。左右计二穴。(实用针灸辞典)

上字灸穴 shang zi jiu xue

【英文名】Shangzijiu Point

【定义】腧穴。经外奇穴。第二腰椎棘突下一穴;第三腰椎棘突的高点一穴;第四腰椎棘突下凹陷中一穴;第四腰椎棘突下旁开0.5寸各一穴。计五穴。(汉英针灸辞典)

上阳关穴 shang yang guan xue

【英文名】Shangyangguan Point

【定义】腧穴。经外奇穴。位于大腿外侧,膝阳关上1寸处。左右计二穴。(实用针灸辞典)

上迎香穴 shang ying xiang xue

【英文名】Shangyingxiang Point

【异名】EX-HN8(中华人民共和国国家标准-经穴部位);鼻通(中医大辞典);鼻穿(中医大辞典);穿鼻(中医大辞典)

【定义】腧穴。经外奇穴。在面部,当鼻翼软骨与鼻甲交界处,近鼻唇沟上端处。(中华人民共和国国家标准-经穴部位)

上者上之 shang zhe shang zhi

【英文名】Treating Upper Pathogen with Light Drugs of Mild Action

【定义】治法。指邪在上焦肺时,治宜用轻清上浮之品,使药病相当,直达病所,而无太过不及之虞。(汉英双解中医大辞典)

上肢耳穴 shang zhi er xue

【英文名】Upper Extremity Point (Ear)

【定义】腧穴。耳穴名。位于上耳背穴内侧约0.2厘米处。(汉英针灸辞典)

上肢抖法 shang zhi dou fa

【英文名】Manipulation of Shaking Upper Limbs

【定义】推拿手法。抖法。病人坐位,医生站于其前外侧,上身略微前倾,用双手握住病人的手腕部,慢慢将其向前外侧方向抬起,至约70~80°即停住在这一角度,然后稍微用力作连续的小幅度上下颤动。为肩、肘关节功能障碍治疗后的结束手法。(汉英双解中医大辞典)

上肢点穴 shang zhi dian xue

【英文名】Shangzhidian Point

【定义】腧穴。经外奇穴。位于鼻翼外侧之鼻底处,与鼻尖端上缘相平。左右计二穴。(中国针灸大辞典)

上举通臂 shang ju tong bi

【英文名】Shang Ju Tong Bi Manipulation

【定义】推拿手法。一手按于病人肩后部,另一手握住肘上部,提臂上举。适用于肩部寒凝气聚等症。(中医大辞典)

上屏耳穴 shang ping er xue

【英文名】Upper Tragus Point (Ear)

【异名】TG_1(中华人民共和国国家标准-耳穴名称与部位)

【定义】腧穴。耳穴名。在耳屏外侧面上1/2处,即耳屏1区。(中华人民共和国国家标准-耳穴名称与部位)

上病下取 shang bing xia qu

【英文名】Treating Disease of the Upper Part by Managing the Lower

【异名】上病取下(汉英英汉双解针灸大辞典)
【定义】治法。是一种与病气上下相反的治法。病位在上的疾病可以通过泻下等方法使病邪从下而出,达到治疗疾病的目的。(普通高等教育中医药类规划教材)

上焦辨证 shang jiao bian zheng
【英文名】Syndrom Differentiation of Upper Energizer
【定义】中医诊断学名词。辨别疾病是否属于上焦病证的方法。(中医诊断学)

上颌耳穴 shang he er xue
【英文名】Maxilla Point (Ear)
【定义】腧穴。耳穴名。位于耳垂三区的中央。(汉英针灸辞典)

上睛明穴 shang jing ming xue
【英文名】Shangjingming Point
【定义】腧穴。经外奇穴。位于眼内眦角上约0.2寸处,眶上缘内方。左右计二穴。(中国针灸大辞典)

上骱手法 shang jie shou fa
【英文名】Reduction of Dislocation
【异名】上髎手法(汉英双解中医大辞典);复位手法(中医大辞典)
【定义】治法。正骨手法。运用手法将脱臼之骨复其原位,属八法中之接法,端、提法在脱臼方面的具体应用。(汉英双解中医大辞典)

上腭耳穴 shang e er xue
【英文名】Upper Palate Point (Ear)
【定义】腧穴。耳穴名。位于耳垂二区外线的下1/4稍内侧。(汉英针灸辞典)

上腹耳穴 shang fu er xue
【英文名】Upper Abdomen Point (Ear)
【定义】腧穴。耳穴名。位于外耳道口下缘。(汉英针灸辞典)

上廉泉穴 shang lian quan xue
【英文名】Shanglianquan Point
【定义】腧穴。经外奇穴。位于颌下部,仰卧位,后颈部垫高时甲状腺软骨上凹陷直上1寸之点。计一穴。(中国针灸大辞典)

上龈里穴 shang yin li xue
【英文名】Shangyinli Point
【定义】腧穴。经外奇穴。位于口腔前庭,上唇粘膜部的正中线上,外对人中沟中上1/3点。计一穴。(中国针灸大辞典)

上燥治气 shang zao zhi qi
【英文名】Treating Qi Aspect to Relieve Upper (Lung) Dryness
【定义】治法。燥热之邪侵犯上焦(肺)时,应从治气(肺)入手,用清肺润燥的治法。(中医药常用名词术语辞典)

上三阴交穴 shang san yin jiao xue
【英文名】Shangsanyinjiao Point
【定义】腧穴。经外奇穴。位于小腿胫侧面,内踝上缘上3.5寸,胫骨内侧缘后凹陷处。左右计二穴。(中国针灸大辞典)

上工治未病 shang gong zhi wei bing
【英文名】Superior Doctor Treat Before Sick
【定义】中医学术语。高明的医生在疾病未发生时先采取预防措施。(普通高等教育中医药类规划教材)

上下配穴法 shang xia pei xue fa
【英文名】Combination of the Superior-Inferior Points; Coordination of Upper and Lower Points
【定义】针灸学名词。①是指将上肢、下肢或头面、四肢的穴位上下相配,用以治疗同一病症的配穴方法。(实用针灸辞典)②配穴法。指同时选取腰以上和腰以下有关腧穴配合应用的方法。(汉英针灸辞典)

上耳背耳穴 shang er bei er xue
【英文名】Upper Ear Dorsum Point (Ear)
【定义】腧穴。耳穴名。在耳甲艇后隆起的最突起处。(汉英针灸辞典)

上耳根耳穴 shang er gen er xue
【英文名】Upper Ear Root Point (Ear)
【异名】R_1(中华人民共和国国家标准－耳穴名称与部位)
【定义】腧穴。耳穴名。在耳根最上处。(中华人民共和国国家标准－耳穴名称与部位)

上肢经外穴位 shang zhi jing wai xue wei
【英文名】Extraordinary Points in Upper Extremities
【异名】上肢经外奇穴(普通高等教育中医药类规划教材)
【定义】针灸学名词。经外穴位上肢共11个。分别为肘尖、二白、中泉、中魁、大骨空、小骨空、腰痛点、外劳宫、八邪、四缝、十宣。(普通高等教育中医药类规划教材)

口寸 kou cun
【英文名】Mouth Cun; Mouth-Width Measurement
【定义】针灸学名词。以患者本人两口角之间的距离作为一寸。(针灸大辞典)

口温 kou wen
【英文名】Mouth Warming
【定义】针灸学名词。在针刺之前,先将针放入口中使针热的方法。(普通高等教育中医药类规划教材)

口耳穴 kou er xue
【英文名】Mouth Point (Ear)

【异名】CO_1(中华人民共和国国家标准－耳穴名称与部位)

【定义】腧穴。耳穴名。在耳轮脚下方前1/3处,即耳甲1区。(中华人民共和国国家标准－耳穴名称与部位)

口禾髎穴 kou he liao xue

【英文名】Kouheliao Point

【异名】LI19(中华人民共和国国家标准－经穴部位)

【定义】腧穴。属手阳明大肠经。在上唇部,鼻孔外缘直下,平水沟穴。(中华人民共和国国家标准－经穴部位)

口针疗法 kou zhen liao fa

【英文名】Mouth Acupuncture

【定义】针灸学名词。是针刺口腔粘膜上的穴位,以治疗全身疾病的一种方法。(实用外治临床大全)

口腔内复位法 kou qiang nei fu wei fa

【英文名】Intrabuccal Reduction

【定义】治法。用于下颌关节脱位的一种治疗方法。患者正坐,助手站其后,两手固定患者头部。医者站于患者正前方,双手拇指伸入患者口腔内,按于两侧下臼齿上,其余四指在外托住下颌。先两拇指向下按,俟下颌骨移动时,余指协调地将下颌骨向后上方端送,闻及入臼声响,脱位即可复位。(汉英双解中医大辞典)

口腔外复位法 kou qiang wai fu wei fa

【英文名】Extrabuccal Reduction

【定义】治法。用于下颌关节脱位的一种治疗方法。适用于年老齿落的习惯性脱位。患者正坐,助手站其后,两手固定患者头部。医者站于患者前方,双手拇指分别置于两侧下颌体与下颌支前缘交界处,其余四指托住下颌体。双手拇指由轻而重地向下按压下颌骨,余指托住下颌体同时向上方推送,闻及入臼声响,脱位即已复位。(汉英双解中医大辞典)

口腔保健疗法 kou qiang bao jian liao fa

【英文名】Mouth-Healthcare Therapy

【异名】口腔保健操疗法(实用非药物疗法大全)

【定义】治法。是运用中医理论,对口腔及头面部相关穴位,进行叩、搅、鼓、吞、按、揉等,以达到防治口腔疾患为主的一种保健方法。(实用非药物疗法大全)

巾针 jin zhen

【英文名】Towel-Sewing Needle

【定义】针具。古时缝纫之针,为镵针的前身。(汉英针灸辞典)

山根穴 shan gen xue

【英文名】Shangen Point

【定义】腧穴。经外奇穴。位于面部,两眼内眦连线的中点处。计一穴。(中国针灸大辞典)

山楂灸 shan zha jiu

【英文名】Haw Moxibustion

【定义】灸法。取鲜山楂(去皮)适量,捣如泥膏状,纱布包裹,敷于患处。适用于治疗中风。(普通高等教育中医药类规划教材)

山栀生姜灸 shan zhi sheng jiang jiu

【英文名】Gardenia-Fresh Ginger Moxibustion

【定义】灸法。间接灸。用黄栀子打碎,水煎取浓汁,加入一些生姜汁,混以面粉和石灰各一份,调成糊状,涂于穴位上。再放一薄生姜片,上置艾炷施灸。(汉英双解针灸大辞典)

川芎灸 chuan xiong jiu

【英文名】Rhizoma-Chuanxiong Moxibustion

【定义】灸法。取川芎、冰片、硝酸甘油共研细末,制成黄豆大丸剂,敷灸时取药丸一粒,分别敷贴于膻中、内关穴,用胶布固定即可。适用于治疗冠心病。(普通高等教育中医药类规划教材)

川椒饼灸 chuan jiao bing jiu

【英文名】Pericarpium Zanthoxyli-Cake Moxibustion

【异名】隔川椒灸(汉英双解针灸大辞典)

【定义】灸法。间接灸。是用川椒作间隔物而施灸的一种方法。取川椒适量,研为细末,用陈醋调如糊膏状,制成药饼,厚约0.3厘米,敷于患处,上置艾炷灸之。(汉英双解针灸大辞典)

川槿皮灸 chuan jin pi jiu

【英文名】Cortex-Hibisci Moxibustion

【定义】灸法。取川槿皮、白芷、川芎、桃仁共研细末,用香油适量调和如糊膏状,敷灸时取膏药敷于穴位上,外盖以油纸,胶布固定。多选取阿是穴。适用于治疗类风湿性关节炎。(普通高等教育中医药类规划教材)

凡腾气功 fan teng qi gong

【英文名】Fanteng Qigong

【定义】气功功法名。为佛道两家合一的功法,由凡腾功当代传人卢学智秉师承公开传授。(中国当代气功全书)

久持 jiu chi

【英文名】Long-Time Pulse-Feeling

【定义】中医诊断学名词。脉诊术语。脉诊切按时间相对持久。如促、结、代脉,初持往往不易发现,须久持方可诊察清楚。(中医大辞典)

久痨穴 jiu lao xue

【英文名】Jiulao Point

【定义】腧穴。经外奇穴。位于背部,第三胸椎棘突旁开1寸处。左右计二穴。(实用针灸辞典)

久持索然 jiu chi suo ran

【英文名】Hard to Feel after Long-Time Pulse-Taking

【定义】中医诊断学名词。脉诊术语。切脉经久按之后，很难摸及；或初按时指下浮大，久按反觉难以捉摸。这种情况，不论新病久病，有热无热，均属正气大虚。（中医大辞典）

久留而视 jiu liu er shi

【英文名】Long Needle Retention and Observation

【定义】针灸学术语。指久留针，并注意观察病情。（汉英针灸辞典）

亡阳证辨证 wang yang zheng bian zheng

【英文名】Syndrome Differentiation of Yang-Exhaustion

【定义】中医诊断学名词。辨别疾病是否属于亡阳证的方法。（中医诊断学）

亡阴证辨证 wang yin zheng bian zheng

【英文名】Syndrome Differentiation of Yin-Exhaustion

【定义】中医诊断学名词。辨别疾病是否属于亡阴证的方法。（中医诊断学）

已刺勿内 yi ci wu na

【英文名】Avoid a Sexual Intercourse after Acupuncture Treatment

【定义】针灸学名词。针刺不久，不可行房。（汉英针灸辞典）

已刺勿饥 yi ci wu ji

【英文名】Avoid Hunger after Acupuncture Treatment

【定义】针灸学名词。针刺不久，不可过度饥饿。（汉英针灸辞典）

已刺勿劳 yi ci wu lao

【英文名】Don't Overwork Oneself after Acupuncture Treatment

【定义】针灸学名词。针刺不久，不可过度劳累。（汉英针灸辞典）

已刺勿饱 yi ci wu bao

【英文名】Don't Eat too much after Acupuncture Treatment

【定义】针灸学名词。针刺不久，不可过度饱食。（汉英针灸辞典）

已刺勿怒 yi ci wu nu

【英文名】Don't Lose One's Temper after Acupuncture Treatment

【定义】针灸学名词。针刺不久，不可大怒。（汉英针灸辞典）

已刺勿渴 yi ci wu ke

【英文名】Aviod Thirst after Acupuncture Treatment

【定义】针灸学名词。针刺不久，不可大渴。（汉英针灸辞典）

已刺勿醉 yi ci wu zui

【英文名】Don't Get Drunk after Acupuncture Treatment

【定义】针灸学名词。针刺不久，不可酗酒。（汉英针灸辞典）

已刺必熨 yi ci bi yun

【英文名】Ironing Must Follow Acupuncture

【定义】针灸学名词。治疗寒凝症，针刺后，还须加以温熨法。（汉英针灸辞典）

卫分证辨证 wei fen zheng bian zheng

【英文名】Syndrom Differentiation of Wei-Fen; Differentiation of Wei-Phase Syndrome

【定义】中医诊断学名词。根据卫气营血理论，辨别疾病是否属于卫分证的方法。（中医诊断学）

卫气营血辨证 wei qi ying xue bian zheng

【英文名】Syndrom Differentiation of Wei-Qi-Ying-Xue; Syndrome Differentiation of Seasonal Febrile Disease by Studying the Four Stages: Wei, Qi, Ying and Xue (Blood)

【定义】中医诊断学名词。将外感温热病发展过程中所反映的不同病理阶段，分为卫分证、气分证、营分证、血分证四类，用以说明病位的深浅、病情的轻重和传变规律，并指导临床治疗。（中医诊断学）

习以平惊疗法 xi yi ping jing liao fa

【英文名】Therapy of Making the Patient get used to Destructive Stimulation

【定义】治法。让病人习惯接触有害的刺激因素，提高其适应能力，使之不再对该刺激因素敏感，以治疗由情志因素所引起的疾病的一种心理疗法。主要适用于因精神过敏所致的病症。（中华人民共和国国家标准中医临床诊疗术语－治法）

女丹功 nü dan gong

【英文名】Women's Inner Elixir Qigong

【定义】气功功法名。是妇女的内丹术练功方法。本功法根据女性的生理特点，要求开始练功时先练"斩赤龙"（断月经）的功夫，其方法是意守膻中，并揉按乳房，使精气积于乳房，而不下行为月经，久之月经渐断。（汉英双解中医大辞典）

女丹田 nü dan tian

【英文名】Women's Dantian

【异名】膻中穴（汉英双解中医大辞典）

【定义】气功术语。位于两乳间连线的中点。是女子练道家气功时意守的主要部位。（汉英双解中医大辞典）

女膝穴 nü xi xue

【英文名】Nüxi Point

【异名】丈母（汉英针灸辞典）；女须（汉英针灸辞典）；女婿（汉英针灸辞典）

【定义】腧穴。经外奇穴。位于足跟部，跟骨中央处。左右计二穴。（实用针灸辞典）

小药 xiao yao
【英文名】Xiaoyao
【定义】气功学术语。习练小周天功法时，通过意守丹田，可使精气逐渐旺盛，到一定时候，下丹田内精气化合而生成一种有益于健康的物质，称为“小药”。(汉英双解中医大辞典)

小逆 xiao ni
【英文名】A Minor Fault in Treatment; Xiaoni
【定义】中医学名词。①在治疗上出了较小的差错。(汉英中医辞典)②岁运和司天的五行属性为相生关系的称为“小逆”。(中医词释)

小络 xiao luo
【英文名】Small Collateral Meridians
【定义】中医学名词。指人体浅表络脉。(汉英针灸辞典)

小夹板 xiao jia ban
【英文名】Small Splint
【定义】治疗器具。四肢骨折时用作固定骨折部位的薄板，用柳木、杉木或胶合板等按肢体的长短制成。(汉英中医辞典)

小江穴 xiao jiang xue
【英文名】Xiaojiang Point
【定义】腧穴。经外奇穴。位于脐旁 2.25 寸处。(汉英针灸辞典)

小肠经 xiao chang jing
【英文名】Small Intestine Meridian
【定义】经络名。属手三阳经及太阳经。十二经脉之一。起于少泽，出尺骨茎突，沿上臂外侧后缘，出肩关节，交会于大椎，下入缺盆，络心包，到达胃，属小肠，共 19 穴。(中国中医药学主题词表)

小肠点 xiao chang dian
【英文名】Small Intestine Point (Hand)
【定义】手针穴位名。在掌面，食指第一指关节横纹中点，主治小肠病。(普通高等教育中医药类规划教材)

小炷灸 xiao zhu jiu
【英文名】Moxibustion with Small Moxa Cone
【异名】小壮灸(汉英双解针灸大辞典)
【定义】灸法。指用较小艾炷灸治的方法。(汉英双解针灸大辞典)

小眉刀 xiao mei dao
【英文名】Eyebrow-Shaped Knife
【异名】痧刀(汉英双解针灸大辞典)
【定义】针具。一种钢质小刀，刀柄长 1～2 寸，刀口如眉状。专用于割治放血。(汉英针灸辞典)

小海穴 xiao hai xue
【英文名】Xiaohai Point
【异名】SI8(中华人民共和国国家标准－经穴部位)；肘曲泉(实用针灸辞典)
【定义】腧穴。属手太阳小肠经。在肘内侧，当尺骨鹰嘴与肱骨内上髁之间凹陷处。(中华人民共和国国家标准－经穴部位)

小儿指纹 xiao er zhi wen
【英文名】Finger Print of Infant
【异名】虎口三关脉纹(汉英双解中医大辞典)；虎口纹(汉英双解中医大辞典)
【定义】诊法。主要观察 3 岁以下小儿食指掌侧靠拇指一侧的浅表静脉，以第一节为风关，第二节为气关，第三节为命关。纹在风关为邪浅病轻，纹透气关是邪较深，纹达命关则病尤甚。若指纹延伸至指端为“透关射甲”，则病更重。(汉英双解中医大辞典)

小儿脉诊 xiao er mai zhen
【英文名】Children's Pulse-Taking
【异名】小儿脉法(汉英双解中医大辞典)
【定义】中医诊断学名词。运用一指总候三部的方法触诊小儿脉搏，以辨别阴阳、表里、寒热、邪正盛衰。(普通高等教育中医药类规划教材)

小儿推拿 xiao er tui na
【英文名】Pediatric Massage
【异名】小儿按摩(汉英双解中医大辞典)
【定义】治法。专用于防治小儿病症的特定推拿方法。根据小儿生理和病理的特点，有其特殊的穴位和手法。(汉英双解中医大辞典)

小天心穴 xiao tian xin xue
【英文名】Xiaotianxin Point
【异名】鱼际穴(汉英双解中医大辞典)
【定义】腧穴。经外奇穴。位于手掌面大小鱼际交接处。左右计二穴。操作时多用揉法。(汉英双解中医大辞典)

小肠耳穴 xiao chang er xue
【英文名】Small Intestine Point (Ear)
【异名】CO_6(中华人民共和国国家标准－耳穴名称与部位)
【定义】腧穴。耳穴名。在耳轮脚及部分耳轮与 AB 线之间的中 1/3 处，即耳甲 6 区。(中华人民共和国国家标准－耳穴名称与部位)

小肠点穴 xiao chang dian xue
【英文名】Xiaochangdian Point
【定义】腧穴。经外奇穴。位于鼻翼上 1/3 处。左右计二穴。(中国针灸大辞典)

小肠俞穴 xiao chang shu xue
【英文名】Xiaochangshu Point
【异名】BL27(中华人民共和国国家标准－经穴部位)

【定义】腧穴。属足太阳膀胱经。在骶部,当骶正中嵴旁1.5寸,平第一骶后孔。(中华人民共和国国家标准-经穴部位)

小周天功 xiao zhou tian gong

【英文名】Little Circulation Qigong; Small Heavenly Circuit

【定义】气功功法名。为道家气功。内丹术功法的第一阶段。本功法可使真气在体内沿任脉、督脉循环,小腹有气感后,下行过尾闾,沿督脉上行,过大椎、玉枕、百会后,再向前下行过水沟,交任脉下行到小腹一周,故称此阶段功法为小周天。(汉英双解中医大辞典)

小茴香灸 xiao hui xiang jiu

【英文名】Fennel Moxibustion

【定义】灸法。取小茴香、干姜、醋精,将上药炒热,装入布袋中,敷于穴位或患处。适用于治疗慢性气管炎。(普通高等教育中医药类规划教材)

小指节穴 xiao zhi jie xue

【英文名】Xiaozhijie Point

【定义】腧穴。经外奇穴。位于手背,第五掌骨小头高点处。左右计二穴。(中国针灸大辞典)

小指尖穴 xiao zhi jian xue

【英文名】Xiaozhijian Point

【定义】腧穴。经外奇穴。位于手小指尖端。(汉英针灸辞典)

小骨空穴 xiao gu kong xue

【英文名】Xiaogukong Point

【异名】EX-UE6(中华人民共和国国家标准-经穴部位)

【定义】腧穴。经外奇穴。在小指背侧近端指间关节的中点处。(中华人民共和国国家标准-经穴部位)

小掘进穴 xiao jue jin xue

【英文名】Xiaojuejin Point

【定义】腧穴。经外奇穴。位于腰部正中线旁开2寸,与第二、三腰椎棘突之间点相平二穴;与第三、四腰椎棘突相平二穴。计四穴。(中国针灸大辞典)

小趾尖穴 xiao zhi jian xue

【英文名】Xiaozhijian Point

【定义】腧穴。经外奇穴。位于足小趾尖端处。左右计二穴。(实用针灸辞典)

小清明穴 xiao qing ming xue

【英文名】Xiaoqingming Point

【定义】腧穴。经外奇穴。位于眼外眦处。左右计二穴。(中国针灸大辞典)

小腿耳穴 xiao tui er xue

【英文名】Shank Point (Ear)

【定义】腧穴。耳穴名。位于对耳轮上脚1/2处,约在膝穴与踝穴之间。(汉英针灸辞典)

小横纹穴 xiao heng wen xue

【英文名】Xiaohengwen Point

【定义】推拿穴位。位于手掌面食、中、无名、小指掌指关节横纹处。操作时多用推法或掐法。(汉英双解中医大辞典)

小儿听声法 xiao er ting sheng fa

【英文名】Diagnostic Method of Listening to Infant's Voice

【定义】诊法。闻诊。听小儿啼哭、语言、呼吸、咳嗽等声音,以了解疾病的原因和疾病的寒热虚实。(汉英中医辞海)

小儿针疗法 xiao er zhen liao fa

【英文名】Child-Needle Therapy; Infantile Acupuncture

【异名】皮肤针疗法(汉英针灸辞典)

【定义】针灸学名词。因刺激轻微,适用于小儿,故名。(汉英针灸辞典)

小儿鸡胸穴 xiao er ji xiong xue

【英文名】Xiaoerjixiong Point

【异名】小儿龟胸穴(汉英针灸辞典)

【定义】腧穴。经外奇穴。位于胸部,第二、三、四肋间隙,距胸骨正中线2.5寸处。左右计六穴。(实用针灸辞典)

小儿食痫穴 xiao er shi xian xue

【英文名】Xiaoershixian Point

【定义】腧穴。经外奇穴。位于腹正中线,脐上7.5寸处。(汉英中医辞海)

小儿疳痢穴 xiao er gan li xue

【英文名】Xiaoerganli Point

【异名】小儿疳瘦穴(汉英中医辞海)

【定义】腧穴。经外奇穴。位于第一、二骶椎之间点。(汉英针灸辞典)

小儿睡惊穴 xiao er shui jing xue

【英文名】Xiaoershuijing Point

【定义】腧穴。经外奇穴。屈肘呈90°时,位于肘横纹桡侧端上0.3寸处。(汉英针灸辞典)

小儿察色法 xiao er cha se fa

【英文名】Observation of Infant's Complexion

【定义】诊法。观察小儿面部色泽变化,青色主风、主惊、主寒、主痛;赤色主热;黄色主湿、主饮食伤;白色主虚;黑色主寒、主痛、主中邪毒等。察色还应四诊合参,才能作出正确判断。(汉英中医辞海)

小肠点1穴 xiao chang dian yi xue

【英文名】Xiaochangdian One Point

【定义】腧穴。经外奇穴。位于颧骨内侧缘,与鼻唇沟鼻部起始点相平。左右计二穴。(中国针灸大辞

典)

小肠病辨证 xiao chang bing bian zheng

【英文名】Syndrome Differentiation of Small Intestine Disease

【定义】中医诊断学名词。脏腑辨证。依据小肠生理病理,判断疾病性质是否为小肠证候的方法。(中医诊断学)

小指爪纹穴 xiao zhi zhao wen xue

【英文名】Xiaozhizhaowen Point

【定义】腧穴。经外奇穴。位于小指背侧,爪甲根部。(汉英针灸辞典)

小眉刀刺法 xiao mei dao ci fa

【英文名】Acupuncture Therapy Using Eyebrow-Shaped Knife

【定义】针刺方法。用小眉刀作为针刺工具,进行割治放血的疗法。适用于治疗热证、高热、抽搐等证。(普通高等教育中医药类规划教材)

小儿针挑疗法 xiao er zhen tiao liao fa

【英文名】Infantile Needle-Pricking Therapy

【异名】挑四缝疗法(实用非药物疗法大全);挑疳积疗法(实用非药物疗法大全)

【定义】治法。是用三棱针(或其它钢针)选准特定部位或穴位,挑破皮层取出皮下脂肪,用以治疗小儿疳积(包括虫积)的一种方法。(实用非药物疗法大全)

小儿捏脊疗法 xiao er nie ji liao fa

【英文名】Infantile Chiropractic Therapy

【定义】推拿手法。用双手从长强穴沿脊柱自下而上捏至大椎穴,边捏边连续不断地向上推移的一种手法。(中国推拿手法学)

小儿割掌疗法 xiao er ge zhang liao fa

【英文名】Infantile Palm-Cutting Therapy

【异名】割治疗法(实用非药物疗法大全);割脂疗法(实用非药物疗法大全)

【定义】治法。是用小眉刀等手术器械在患儿手掌掌面等部位进行切割,摘取少量皮下脂肪,以治疗疳积等疾病的一种方法。(实用非药物疗法大全)

小大不利治其标 xiao da bu li zhi qi biao

【英文名】Dysuria and Dyschezia to Treating Secondary Cause

【定义】治则。二便不通,应急治其标,先使二便通利,再治本病。(中医药常用名词术语辞典)

小儿口腔挑刺疗法 xiao er kou qiang tiao ci liao fa

【英文名】Infantile Mouth-Pricking Therapy

【定义】针刺方法。是用针在口腔内挑出白色颗粒,或刺之出血,或挑刺舌下系带,以治疗新生儿口腔疾病的一种外治方法。(实用非药物疗法大全)

小儿蒂丁指压疗法 xiao er di ding zhi ya liao fa

【英文名】Therapy of Pressing on Child's Throat

【定义】治法。用指压患儿舌根部的"蒂丁"(相当于会厌软骨部位的一种高突如丁状的病理性反应点),以治疗婴幼儿疾病的一种外治方法。主要用于婴幼儿顽固呕吐。(中华人民共和国国家标准中医临床诊疗术语-治法)

飞法 fei fa

【英文名】Flying Method;Flying Needling Technique

【异名】水飞法(汉英双解中医大辞典);凤凰展翅(普通高等教育中医药类规划教材)

【定义】①针刺方法。针后不得气者,用右手拇食两指执持针柄,细细捻搓数次,然后张开两指,一搓一放,反复数次,状如飞鸟展翅,故名飞。此法可催气、行气,使针感加强。(普通高等教育中医药类规划教材)②针刺方法。将针向前推进。(实用中医词典)③中药炮制法。即水飞法。(汉英双解中医大辞典)

飞退 fei tui

【英文名】Backing up of the Needle with Flying Technique

【定义】针刺方法。指边飞针边向外退针,且退而不出。(汉英针灸辞典)

飞推 fei tui

【英文名】Advancing the Needle with Flying Technique

【定义】针刺方法。指边飞针边向内推针,且推而不入。(汉英针灸辞典)

飞入法 fei ru fa

【英文名】Flying Insertion of Needle

【定义】针刺手法。针尖抵于腧穴皮肤时,用指力以拇、食指捻动针柄,拇指后退瞬即将针尖刺入,刺入皮下时五指放开作飞鸟状的手法。(普通高等教育中医药类规划教材)

飞扬穴 fei yang xue

【英文名】Feiyang Point

【异名】BL58(中华人民共和国国家标准-经穴部位);飞阳(汉英针灸辞典)

【定义】腧穴。属足太阳膀胱经。在小腿后面,当外踝后,昆仑穴直上7寸,承山外下方1寸处。(中华人民共和国国家标准-经穴部位)

飞针刺入 fei zhen ci ru

【英文名】Swiftly Prick

【定义】针刺手法。快速进针法。指用一手拇、食指尖部捏住针体距针尖2厘米的部位,沿刺激区的方向快速进针,使针尖冲刺进头皮下或肌层的针刺方法。(汉英针灸辞典)

飞金走气 fei jin zou qi

【英文名】Feijinzouqi Manipulation

【定义】小儿推拿手法。滴凉水于内劳宫处，用中指引水上天河，复用口吹气，跟水上行。（汉英双解中医大辞典）

飞经走气 fei jing zou qi

【英文名】Methods of Accelerating Qi-Flow over the Meridians

【定义】①小儿推拿方法。用右手拿住小儿手指，左手指从曲池弹击至总经，反复几遍后，拿住阴阳处，右手屈伸摆动儿四指几次。（汉英双解中医大辞典）②针刺手法。包括青龙摆尾、白虎摇头、苍龟探穴、赤凤迎源四法。适用于经络气血壅滞之证，或用于在关节附近针刺而不得气者，作为通经接气的催气手法。（普通高等教育中医药类规划教材）

飞腾八法 fei teng ba fa

【英文名】Eight Methods of Soaring; Eight Magic Turtle Technique in Selecting Acupoints; Eight Flying Methods

【异名】奇经纳甲法（汉英英汉双解针灸大辞典）；灵龟八法（中医词释）

【定义】针灸学名词。取穴法。是运用古代哲学九宫八卦学说，结合人体奇经八脉气血会合，取其与十二经脉相通的八个经穴，按照日时干支的推演数字变化，采用相加，相除的方法，按时取穴的一种针刺方法。（汉英双解针灸大辞典）

马氏点穴 ma shi dian xue

【英文名】Mashidian Point

【定义】腧穴。经外奇穴。位于右下腹，当脐与髂前上棘连线的外1/3与中1/3的交点处。（汉英针灸辞典）

马钱子灸 ma qian zi jiu

【英文名】Semen-Strychni Moxibustion

【定义】灸法。取马钱子适量，研末，敷颊车、地仓等穴，胶布固定，治疗面神经麻痹。（普通高等教育中医药类规划教材）

马衔铁针 ma xian tie zhen

【英文名】Horse Armature Needle

【定义】针具。用马衔铁制成的针具。（汉英针灸辞典）

马礼堂养气功 ma li tang yang qi gong

【英文名】Malitangyang Qigong

【定义】气功功法名。为马礼堂发明的一种中老年保健功。（中国当代气功全书）

马丹阳天星十二穴 ma dan yang tian xing shi er xue

【英文名】Twelve Therapeutic Points Summed up by Ma Danyang

【定义】针灸学名词。指十二个治病要穴，为宋代针灸家马丹阳总结出来。十二穴是：足三里、内庭、曲池、合谷、委中、承山、太冲、昆仑、环跳、阳陵泉、通里、列缺。（汉英针灸辞典）

子肠穴 zi chang xue

【英文名】Zichang Point

【定义】腧穴。经外奇穴。位于下腹部，中极穴旁开3.5寸处。左右计二穴。（实用针灸辞典）

子宫穴 zi gong xue

【英文名】Zigong Point

【异名】EX-CA1（中华人民共和国国家标准－经穴部位）

【定义】腧穴。经外奇穴。在下腹部，当脐下4寸，中极旁开3寸。（中华人民共和国国家标准－经穴部位）

子午八法 zi wu ba fa

【英文名】Zi-Wu Eight Methods

【定义】针灸学名词。子午流注针法和灵龟八法的合称。（汉英双解针灸辞典）

子午流注 zi wu liu zhu

【英文名】Midnight-Noon Ebb-Flow; Ziwuliuzhu

【定义】针灸学名词。古代关于针灸取穴方法的一种学说。主要是以腧穴为基础，配合日、时、干支，推算经脉气血流注时间，以决定选穴的理论。（新编针灸大辞典）

子午补泻法 zi wu bu xie fa

【英文名】Reinforcing and Reducing Method at Zi-Wu Porions

【定义】针灸学名词。子午补泻法将针左转为顺转，是从子向午；将针右转为逆转，是从午向子，如热病，则刺阳经，以右转为泻，左转为补；如寒病，则刺阴经，以右转为补，左转为泻。（普通高等教育中医药类规划教材）

子午捣臼法 zi wu dao jiu fa

【英文名】Zi-Wu Dao Jiu Needling

【定义】针刺手法。是一种捻转提插相结合的针刺手法，子午指左右捻转，捣臼指上下提插。方法是进针得气后，先紧按慢提九数，再紧提慢按六数，同时结合左右捻转，反复施行。（普通高等教育中医药类规划教材）

子午流注法 zi wu liu zhu fa

【英文名】Needling Methods of Midnight-Noon Ebb-Flow; Ziwuliuzhu Method

【异名】子午流注针法（普通高等教育中医药类规划教材）

【定义】针灸方法。①是以五输穴配合阴阳五行为基础，运用干支配合脏腑，干支计年计月计日计时，以推算经气流注盛衰开合，按时取穴的一种治疗方法。（汉英双解针灸大辞典）②是以十二经脉肘膝以下的六十六个经穴为基础,根据出井、流荥、注输、行经、入合的气血流注、盛衰开阖的道理,配合阴阳、五行、天干、地支等逐日开穴的一种针刺取穴方法。(普通高等教育中医药类规划教材)

子母补泻法 zi mu bu xie fa

【英文名】Mother-Child Reinforcing-Reducing Method; Reinforcing-Reducing in Five-Element Theory

【异名】补母泻子法(汉英双解针灸大辞典)

【定义】针刺方法。①脏腑经络发生病变时,视病情之虚实予以补母或泻子的针刺补泻法。(普通高等教育中医药类规划教材)②补法选用五输穴中的母穴,泻法选用子穴。(汉英双解针灸大辞典)

子母配穴法 zi mu pei xue fa

【英文名】Combination of Mother-Son Meridian Points

【异名】子母经配穴法(汉英英汉双解针灸大辞典)

【定义】针灸学名词。配穴法。根据病情的虚实,用补母或泻子的取穴方法来治疗疾病的配穴法之一。(针灸大辞典)

子宫出血穴 zi gong chu xue xue

【英文名】Zigongchuxue Point

【定义】腧穴。经外奇穴。第四和第五腰椎棘突的高点二穴;此二穴各旁开 1.5 寸处四穴。计六穴。(汉英针灸辞典)

子午流注推拿 zi wu liu zhu tui na

【英文名】Ziwuliuzhu Tuina; Massage Methods of Midnight-Noon Ebb-Flow

【定义】推拿手法。是根据人体经脉气血流注盈亏,以及一天中阴阳消长的变化规律来调整人体内阴阳平衡,达到治病防病的目的。子午流注推拿主要是纳支法。(推拿手法学)

子骨找母骨法 zi gu zhao mu gu fa

【英文名】Reduction by Rejoining Distant End with Near End

【定义】治法。骨折复位的基本手法。即从骨折远端对找近端的复位原则。于复位时移动远断骨(子骨),去凑合近断骨(母骨)为顺,反之为逆,逆则难以达到复位的目的。适用于四肢管状骨骨折,且骨折远端移位明显者。(汉英双解中医大辞典)

子宫(精宫)耳穴 zi gong (jing gong) er xue

【英文名】Uterus (Seminal Vesicle) Point (Ear)

【定义】腧穴。耳穴名。位于三角窝,当耳轮缘内侧的中点。(汉英针灸辞典)

子午流注纳子法 zi wu liu zhu na zi fa

【英文名】Ziwuliuzhu Nazi Method

【异名】纳支法(实用针灸辞典)

【定义】针灸学名词。取穴法。子午流注针法之一。是将十二经脉配在地支上而计时取穴的方法。(实用针灸辞典)

子午流注纳甲法 zi wu liu zhu na jia fa

【英文名】Ziwuliuzhu Najia Method

【异名】纳干法(实用针灸辞典)

【定义】针灸学名词。取穴法。子午流注针法之一。是将十二经脉的五输穴及原穴配在天干上而计时取穴的方法。(实用针灸辞典)

四画

丰隆穴 feng long xue

【英文名】Fenglong Point

【异名】ST40(中华人民共和国国家标准－经穴部位)

【定义】腧穴。属足阳明胃经。在小腿前外侧,当外踝尖上 8 寸,条口外,距胫骨前缘二横指(中指)。(中华人民共和国国家标准－经穴部位)

王不留行贴压 wang bu liu xing tie ya

【英文名】Therapy rapy of Ear Pressing with Vaccaria Vulgaris

【定义】耳针疗法。是用胶布将王不留行压于耳穴表面以治疗疾病的方法。(实用针灸辞典)

王松龄养生气功 wang song ling yang sheng qi gong

【英文名】Wangsongling's Qigong for Health-Preservation

【定义】气功功法名。以修练玄关为主要目的的一种气功功法。(中国当代气功全书)

开 kai

【英文名】Open

【定义】中医学名词。开是指经脉相对地处于浅表的部位,和外界更为接近,联系更直接,具有开放作用。(实用针灸辞典)

开法 kai fa

【英文名】Selection of Points with Dredging Effect; Expanding Manipulation

【定义】①针灸学名词。是为了开通阻痹而使用的选穴法。(新编针灸大辞典)②推拿手法。1、拇指平推法。2、对屈曲痉挛、活动不利的肢体关节施以展开活动的手法。如活动腕关节,名开腕缝。(中国针灸大辞典)

开胃 kai wei

【英文名】Increasing Appetite

【定义】治法。用行气和助消化的药物,增进食欲的治疗方法。(汉英双解实用中医词汇)

开音 kai yin

【英文名】Ease-up the Voice

【定义】治法。泛指通过祛邪扶正,以利声开音,治疗声音嘶哑的方法。(中华人民共和国国家标准中医

临床诊疗术语－治法）

开窍 kai qiao

【英文名】Resuscitation

【异名】开闭（汉英双解实用中医词汇）；开窍通闭（中医药常用名词术语辞典）；开窍通神（中国针灸大辞典）；宣窍（汉英双解实用中医词汇）

【定义】治法。治疗邪阻心窍的方法。（中国中医药学主题词表）

开提 kai ti

【英文名】Dissipation and Elevation; Opening and Raising

【定义】治法。"开"，祛表里之邪；"提"，升清阳之气。"开提"，指常用解表药与清里药配伍，以解表清里。适用于外有表证而里热亦盛之病证的一种治疗方法。（简明实用中医基础词典）

开痞 kai pi

【英文名】Relieving Fullness

【定义】治法。理气法之一。用辛香行气的药物，以开散痞结的治法。适用于胸、胁、脘、腹等处胀闷。（汉英双解实用中医词汇）

开天门 kai tian men

【英文名】Opening Tianmen

【异名】推攒竹（汉英双解中医大辞典）

【定义】推拿手法。即在天门穴作由下向上的直推。功能疏风解表、开窍醒脑、镇静安神。常用于治疗外感发热、头痛、惊风等。（汉英双解中医大辞典）

开闭法 kai bi fa

【英文名】Resuscitation Method

【定义】治法。外治法。用生菖蒲、生艾叶、生姜、生葱各一握，共入石臼内捣如泥，以麻油、醋同煎四味，热布包之，从头项背胸四肢，乘热往下熨之。治小儿风痰闭塞、昏沉不醒。（汉英中医辞海）

开关法 kai guan fa

【英文名】Opening Closing Maneuver

【定义】自我按摩法。指转动两肩关节。先以左上肢向前圆转 9 次，次以右上肢向前圆转 9 次，复以双上肢向前圆转 9 次，至 27 次更好。要从容和缓为之，或先缓后急。（汉英中医辞海）

开郁法 kai yu fa

【英文名】Method for Alleviating Mental Depression

【定义】自我按摩法。两手挥动向前向后，两足作白鹭行步状。（汉英中医辞海）

开鬼门 kai gui men

【英文名】Inducing Sweating; Opening Pores of Sweat Duct

【定义】治法。发汗法。通过汗出排除郁积在皮内的水液而治疗肌肤水肿的方法。（中医药常用名词术语辞典）

开旋玑 kai xuan ji

【英文名】Opening Xuanji

【定义】小儿推拿手法。"璇玑"指胸中、膻中、气海三穴。方法是将姜葱热汁蘸在两手大指上，在病儿胸前左右横推到两乳上近胁处，共三百六十一次。再依次从心坎用两大指左右分推至胁肋，从心坎推下脐腹；再用热汁入左右掌心合儿脐上，左右推挪；然后两手从脐中推下少腹各六十四次；最后用两大指蘸汁推尻尾穴，至命门两肾间。（中医词释）

开口取之 kai kou qu zhi

【英文名】Opening the Mouth to Locate Points

【定义】针灸学术语。即采取张口的姿势取穴。（汉英针灸辞典）

开达膜原 kai da mo yuan

【英文名】Opening the Space Outside the Viscera in the Neighborhood of the Stomach with Aromatic Drugs

【异名】开达募原（新编汉英中医药分类词典）；透达膜原（中华人民共和国国家标准中医临床诊疗术语－治法）

【定义】治法。运用具有宣散祛邪作用的方药，适用于邪伏膜原证的治疗方法。（中华人民共和国国家标准中医临床诊疗术语－治法）

开关涌吐 kai guan yong tu

【英文名】Cause Vomiting

【异名】涌吐开关（中华人民共和国国家标准中医临床诊疗术语－治法）

【定义】治法。通过催吐而达到开窍通闭作用，适用于痰浊壅盛所致神昏等的治疗方法。（中华人民共和国国家标准中医临床诊疗术语－治法）

开郁降气 kai yu jiang qi

【英文名】Sending Down Adverse Flow of Qi to Removing Stagnation

【定义】治法。具有解郁行滞降气作用，适用于气机郁滞上逆所致病症的治疗方法。（中华人民共和国国家标准中医临床诊疗术语－治法）

开金针法 kai jin zhen fa

【英文名】Cataractopiesis with Metal Needle; Removal of Cataract with a Metallic Needle; Technique for Couching Cataract with Metal Needle

【定义】治法。用金针挑拨白内障的治疗方法。（中医词释）

开窍泄浊 kai qiao xie zhuo

【英文名】Resuscitation and Removing Turbidness

【定义】治法。通过祛邪泄浊以宣闭开窍，适用于秽浊之邪阻闭所致神昏的治疗方法。（中华人民共和国国家标准中医临床诊疗术语－治法）

开窍通闭 kai qiao tong bi

【英文名】Resuscitation and Removing Excess Syndrome

of Stroke
【异名】通闭开窍(中华人民共和国国家标准中医临床诊疗术语－治法)
【定义】治法。泛指具有开窍醒神、宣通闭阻作用,适用于各种闭病的治疗方法。(中华人民共和国国家标准中医临床诊疗术语－治法)

开胸阴阳 kai xiong yin yang
【英文名】Chest is Divided into Yin and Yang
【定义】小儿推拿手法。指胸部分阴阳法。参见分阴阳。(汉英中医辞海)

开阖补泻 kai he bu xie
【英文名】Open-Close Reinforcing-Reducing Method; Reinforcing and Reducing Achieved by Keeping the Hole Opened or Closed
【异名】开合补泻(中医词释)
【定义】针刺方法。指在用针刺补泻过程中,在出针时按或不按针孔以区分补法或泻法的操作术式。(普通高等教育中医药类规划教材)

开噤通关 kai jin tong guan
【英文名】Relieving Lockjaw and Causing Resuscitation
【定义】治法。治疗中风牙关紧闭、昏迷不省人事的方法。通常是用辛温芳香通窍的药物制成散剂吹鼻。适用于寒闭证。(汉英双解实用中医词汇)

开智明目功 kai zhi ming mu gong
【英文名】Improving-Wisdomand Improving Eyesight Qigong
【定义】气功功法名。根据祖国医学理论,继承龙门八卦功中有关功法创编而成。通过意、气、形结合,局部与整体兼顾,吸采自然精气,充实人体真气,平衡阴阳,调和气血,疏通经络。对近视等眼疾起到良好的治疗和预防作用。(中国当代气功全书)

井穴 jing xue
【英文名】Jing (Well) Points
【异名】井穴(五输)(中医药基本名词术语规划化研究)
【定义】针灸学名词。①五输穴之一。为十二经井穴之总称,十二经各有一穴,即少商(肺)、涌泉(肾)、大敦(肝)、少冲(心)、隐白(脾)、中冲(心包)、商阳(大肠)、至阴(膀胱)、足窍阴(胆)、少泽(小肠)、厉兑(胃)、关冲(三焦)。(中华人民共和国国家标准－经穴部位)②多位于手指、足趾末端,经气所出的五输穴。(中医药基本名词术语规划化研究)

井荥穴 jing ying xue
【英文名】Jingying Points
【定义】针灸学名词。井穴、荥穴的合称。(汉英针灸辞典)

井主心下满 jing zhu xin xia man
【英文名】Jing (Well) Points are Responsible for Fullness of the Epigastrium
【定义】针灸学名词。井穴可治心下痞满的病症。(汉英针灸辞典)

天灸 tian jiu
【英文名】Crude Herb Moxibustion; Sky Moxibustion; Medicinal Vesiculation
【异名】发泡疗法(实用针灸辞典);发泡灸(中医药常用名词术语辞典);自灸(中医药常用名词术语辞典);药物灸(中医药常用名词术语辞典)
【定义】灸法。不用艾,不用火,在皮肤特定的施灸部位上涂敷较刺激的药物,涂后往往使皮肤起泡。适用于治疗痨病、支气管哮喘、过敏性鼻炎等证。(普通高等教育中医药类规划教材)

天忌 tian ji
【英文名】Natural Contraindications in Acupuncture
【定义】针灸学名词。指不宜针刺的气候和时辰。(汉英针灸辞典)

天井穴 tian jing xue
【英文名】Tianjing Point
【异名】SJ10(中华人民共和国国家标准－经穴部位)
【定义】腧穴。属手少阳三焦经。在臂外侧,屈肘时,当肘尖直上1寸凹陷处。(中华人民共和国国家标准－经穴部位)

天心穴 tian xin xue
【英文名】Tianxin Point
【定义】腧穴。经外奇穴。位于手掌部,第四掌骨基底前方。(汉英针灸辞典)

天冲穴 tian chong xue
【英文名】Tianchong Point
【异名】GB9(中华人民共和国国家标准－经穴部位);天衢(汉英针灸辞典)
【定义】腧穴。属足少阳胆经。在头部,当耳根后缘直上入发际2寸,率谷后0.5寸处。(中华人民共和国国家标准－经穴部位)

天池穴 tian chi xue
【英文名】Tianchi Point
【异名】PC1(中华人民共和国国家标准－经穴部位);天会(汉英针灸辞典)
【定义】腧穴。属手厥阴心包经。在胸部,当第四肋间隙,乳头外1寸,前正中线旁开5寸。(中华人民共和国国家标准－经穴部位)

天听穴 tian ting xue
【英文名】Tianting Point
【定义】腧穴。经外奇穴。位于颈后部,安眠2穴下0.5寸处。左右计二穴。(实用针灸辞典)

天灵穴 tian ling xue
【英文名】Tianling Point

【定义】腧穴。经外奇穴。位于肩前部,腋前皱襞尽头上 1 寸,向内旁开 0.5 寸处。左右计二穴。(实用针灸辞典)

天枢穴 tian shu xue

【英文名】Tianshu Point

【异名】ST25(中华人民共和国国家标准－经穴部位);大肠募(汉英针灸辞典)

【定义】腧穴。属足阳明胃经。在腹中部,距脐中 2 寸。(中华人民共和国国家标准－经穴部位)

天府穴 tian fu xue

【英文名】Tianfu Point

【异名】LU3(中华人民共和国国家标准－经穴部位)

【定义】腧穴。属手太阴肺经。在臂内侧面,肱二头肌桡侧缘,腋前纹头下 3 寸处。(中华人民共和国国家标准－经穴部位)

天宗穴 tian zong xue

【英文名】Tianzong Point

【异名】SI11(中华人民共和国国家标准－经穴部位)

【定义】腧穴。属手太阳小肠经。在肩胛部,当冈下窝中央凹陷处,与第四胸椎相平。(中华人民共和国国家标准－经穴部位)

天柱穴 tian zhu xue

【英文名】Tianzhu Point

【异名】BL10(中华人民共和国国家标准－经穴部位)

【定义】腧穴。属足太阳膀胱经。在项部,大筋(斜方肌)外缘之后发际凹陷中,约当后发际正中旁开 1.3 寸。(中华人民共和国国家标准－经穴部位)

天泉穴 tian quan xue

【英文名】Tianquan Point

【异名】PC2(中华人民共和国国家标准－经穴部位);天泾(汉英针灸辞典);天温(汉英针灸辞典);天湿(汉英针灸辞典)

【定义】腧穴。属手厥阴心包经。在臂内侧,当腋前纹头下 2 寸,肱二头肌的长、短头之间。(中华人民共和国国家标准－经穴部位)

天突穴 tian tu xue

【英文名】Tiantu Point

【异名】RN22(中华人民共和国国家标准－经穴部位);五户(汉英针灸辞典);天瞿(汉英针灸辞典)

【定义】腧穴。属任脉。在颈部,当前正中线上,胸骨上窝中央。(中华人民共和国国家标准－经穴部位)

天祖功 tian zu gong

【英文名】Tianzu Qigong

【定义】气功功法名。一种民间气功,系由马桂兰创建。(中国当代气功全书)

天容穴 tian rong xue

【英文名】Tianrong Point

【异名】SI17(中华人民共和国国家标准－经穴部位)

【定义】腧穴。属手太阳小肠经。在颈外侧部,当下颌角的后方,胸锁乳突肌的前缘凹陷中。(中华人民共和国国家标准－经穴部位)

天窗穴 tian chuang xue

【英文名】Tianchuang Point

【异名】SI16(中华人民共和国国家标准－经穴部位);天笼(汉英针灸辞典)

【定义】腧穴。属手太阳小肠经。在颈外侧部,胸锁乳突肌的后缘,扶突后,与喉结相平。(中华人民共和国国家标准－经穴部位)

天鼎穴 tian ding xue

【英文名】Tianding Point

【异名】LI17(中华人民共和国国家标准－经穴部位);天项(汉英针灸辞典)

【定义】腧穴。属手阳明大肠经。在颈外侧部,胸锁乳突肌后缘,当结喉旁,扶突穴与缺盆连线中点。(中华人民共和国国家标准－经穴部位)

天溪穴 tian xi xue

【英文名】Tianxi Point

【异名】SP18(中华人民共和国国家标准－经穴部位)

【定义】腧穴。属足太阴脾经。在胸外侧部,当第四肋间隙,距前正中线 6 寸。(中华人民共和国国家标准－经穴部位)

天聪穴 tian cong xue

【英文名】Tiancong Point

【定义】腧穴。经外奇穴。位于头正中线上,入前发际 3 寸处,一说入前发际 2.7 寸处。计一穴。(实用针灸辞典)

天牖穴 tian you xue

【英文名】Tianyou Point

【异名】SJ16(中华人民共和国国家标准－经穴部位);大牖(汉英针灸辞典)

【定义】腧穴。属手少阳三焦经。在颈侧部,当乳突的后方直下,平下颌角,胸锁乳突肌的后缘。(中华人民共和国国家标准－经穴部位)

天髎穴 tian liao xue

【英文名】Tianliao Point

【异名】SJ15(中华人民共和国国家标准－经穴部位)

【定义】腧穴。属手少阳三焦经。在肩胛部,肩井与曲垣的中间,当肩胛角上角处。(中华人民共和国国家标准－经穴部位)

天顶耳穴 tian ding er xue

【英文名】Heaven Top Point (Ear); Zenith Point (Ear)

【定义】腧穴。耳穴名。位于脑顶穴与中枢穴连线的中、下 1/3 交界处。(汉英针灸辞典)

天柱骨穴 tian zhu gu xue

【英文名】Tianzhugu Point

【异名】天柱(汉英双解中医大辞典)
【定义】推拿穴位。位于颈后发际正中至大椎穴成一直线处。操作时多用推法。(汉英双解中医大辞典)
天南星灸 tian nan xing jiu
【英文名】Rhizoma-Arisaematis Moxibustion
【定义】灸法。取天南星适量,研为细末,用生姜汁调和如糊膏状,敷于穴位上,用胶布固定,敷于颊车、颧髎穴,治疗面神经麻痹。(普通高等教育中医药类规划教材)
天瞿旁穴 tian qu pang xue
【英文名】Tianqupang Point
【定义】腧穴。经外奇穴。位于颈前部,胸骨柄颈上切迹凹陷中点旁开1.5寸处。左右计二穴。(实用针灸辞典)
天门入虎口 tian men ru hu kou
【英文名】Pushing from Tianmen into Hukou;Tianmen go into Hukou
【定义】小儿推拿手法。医者用一手捏住患儿四指,使食指桡侧向上,另一手拇指罗纹面的桡侧着力,蘸葱姜水自食指尖的桡侧命关处直推向虎口处,然后再用大指端掐揉虎口穴约数十次。(普通高等教育中医药类规范教材)
天星十一穴 tian xing shi yi xue
【英文名】Eleven Star-like Points
【定义】针灸学名词。十一个经验穴位。即足三里、内庭、曲池、合谷、委中、承山、昆仑、环跳、阳陵泉、通里、列缺。(汉英双解针灸大辞典)
天星十二穴 tian xing shi er xue
【英文名】Twelve Star-like Points
【定义】针灸学名词。宋代针灸家马丹阳在临床治疗中常用的十二个经穴。即足三里、内庭、曲池、合谷、委中、承山、太冲、昆仑、环跳、阳陵泉、通里、列缺。(汉英双解中医大辞典)
天竺国按摩法 tian zhu guo an mo fa
【英文名】Indian Massage Method
【定义】气功功法名。一套以天竺国命名的动功锻炼方法。(中国气功功法大全)
无名穴 wu ming xue
【英文名】Wuming Point
【定义】腧穴。经外奇穴。位于背正中线上,第二、三胸椎棘突间。(汉英针灸辞典)
无字功 wu zi gong
【英文名】Wu Zi Qigong
【定义】气功功法名。具有强身健体作用的民间气功。(中国气功功法大全)
无根苔 wu gen tai
【英文名】Unrooted Coating
【定义】舌象。指舌苔似浮涂舌上,刮之即去。(汉英针灸辞典)
无盛盛 wu sheng sheng
【英文名】Avoiding Invigorating in Treating Excess Syndrome
【异名】毋实实(汉英双解实用中医词汇)
【定义】治则。①指实证忌用补药,以免使实证更实。(汉英双解中医大辞典)②当病邪盛时,不能采用补的治法,以免使病邪更实。(汉英双解实用中医词汇)
无虚虚 wu xu xu
【英文名】Avoiding Purgation in Treating Deficient Syndrome
【异名】毋虚虚(汉英双解实用中医词汇)
【定义】治则。①指虚证忌用泻法或攻法,以免重伤元气而使虚证更虚。(汉英双解中医大辞典)②当正气虚的时候,不能采用攻伐的治法,以免使正气更虚。(汉英双解实用中医词汇)
无与肉裹 wu yu rou guo
【英文名】Avoiding Wrapping the Needle with Muscles
【定义】针灸学术语。针刺时,不可用力太猛,以免针与肌肉缠裹。(汉英针灸辞典)
无失俞理 wu shi shu li
【英文名】Do not Abandon the Principles of Selecting Points
【定义】针灸学术语。针刺治病,不要失去取穴的理法。(汉英针灸辞典)
无名奇穴 wu ming qi xue
【英文名】Unnamed Extraordinary Points
【定义】腧穴。经外奇穴。有明确位置,但尚未定名的奇穴。(汉英针灸辞典)
无刺大怒 wu ci da nu
【英文名】Don′t Puncture a very Angry Patient
【定义】针灸学术语。正当患者大怒时,不宜针刺。(汉英针灸辞典)
无刺大醉 wu ci da zui
【英文名】Don′t Puncture a very Drunk Patient
【定义】针灸学术语。患者饮酒大醉时,不宜针刺。(汉英针灸辞典)
无药艾条 wu yao ai tiao
【英文名】a Roll of Mugwort Spunk
【定义】针灸学名词。指仅用艾绒制成的艾条。(汉英针灸辞典)
无逢其冲 wu feng qi chong
【英文名】Avoid the Flourish Evil while Needling
【定义】针灸学术语。针刺时,不要在邪气最盛的时候用泻法。(汉英针灸辞典)

无瘢痕灸 wu ban hen jiu
【英文名】Non-Scarring Moxibustion
【异名】非化脓灸(汉英双解大辞典)
【定义】灸法。①直接灸。是将艾炷直接置于穴位上点燃施灸,但不灼伤皮肤,不使局部起疱发脓。(针灸大辞典)②近代对灸法的应用,有以达到温烫为主,不致透发成灸疮。(普通高等教育中医药类规划教材)

无刺大饥人 wu ci da ji ren
【英文名】Don't Puncture a very Hungry Patient
【定义】针灸学术语。对过度饥饿的患者,不宜针刺。(汉英针灸辞典)

无刺大劳人 wu ci da lao ren
【英文名】Don't Puncture an Overtired Patient
【定义】针灸学术语。对过度疲劳的患者,不宜针刺。(汉英针灸辞典)

无刺大渴人 wu ci da ke ren
【英文名】Don't Puncture a very Thirsty Patient
【定义】针灸学术语。对渴甚的患者,不宜针刺。(汉英针灸辞典)

无刺新饱人 wu ci xin bao ren
【英文名】Don't Puncture a Patient Full with Food
【定义】针灸学术语。对刚吃饱的患者,不宜针刺。(汉英针灸辞典)

无痛进针器 wu tong jin zhen qi
【英文名】Painless Needle Ejector
【定义】针刺辅助器具。是利用弹簧的力量将针快速刺入皮下,以减轻进针疼痛的器具。(汉英针灸辞典)

无刺浑浑之脉 wu ci hun hun zhi mai
【英文名】Don't Puncture a Patient with Rapid Pulse
【定义】针灸学术语。治疗疟疾,当患者脉搏急速时,不可立即针刺。(汉英针灸辞典)

无刺熇熇之热 wu ci he he zhi re
【英文名】Do not Puncture a Patient with High Fever
【定义】针灸学术语。治疗疟疾,当患者热势炽盛时,不可立即针刺。(汉英针灸辞典)

无刺漉漉之汗 wu ci lu lu zhi han
【英文名】Do not Puncture a Patient with Profuse Sweating
【定义】针灸学术语。治疗疟疾,当患者大汗出时,不可立即针刺。(汉英针灸辞典)

元神 yuan shen
【英文名】Congenital Vitality
【定义】气功术语。指脑神,是禀受于先天精气所产生的,为性命之根。(汉英双解中医大辞典)

云门穴 yun men xue
【英文名】Yunmen Point
【异名】LU2(中华人民共和国国家标准-经穴部位)
【定义】腧穴。属手太阴肺经。在胸前壁外上方,肩胛骨喙突上方,锁骨下窝凹陷处,距前正中线6寸。(中华人民共和国国家标准-经穴部位)

木针 mu zhen
【英文名】Wood Needle
【异名】竹针(中医词释)
【定义】针具。用坚硬木料或竹板削磨制成体粗、尖钝圆的木针或竹针。施术时,针尖按压在一定穴位上,反复点动,不使刺通皮肤,以有针感为限。(中医词释)

木来泄土 mu lai xie tu
【英文名】Purging Earth with Wood
【定义】治法。治疗咬牙难开的一种应急措施。风痰阻络或热盛动风均可见牙关紧闭。因酸属木,齿龈为胃之络,属土,故用酸味走筋之品,如乌梅肉擦牙龈,可使牙关得开。(汉英双解中医大辞典)

木郁达之 mu yu da zhi
【英文名】Depression of the Liver(Wood)should be Relieved; Stagnated Liver-Energy (Wood) should be Released
【定义】治则。对肝气郁结的病证,应采用疏肝理气解郁,使肝气畅达的治疗法则。(汉英双解实用中医词汇)

五区 wu qu
【英文名】Number Five Zone
【定义】腕踝针分区。指躯体后面的两旁(与二区相对),包括头颈后外侧部、肩胛区、躯干两旁、下肢外侧部。(汉英针灸辞典)

五风 wu feng
【英文名】Five Kinds of Wind
【定义】中医学名词。五脏之风。(中医大辞典)

五夺 wu duo
【英文名】Five Conditions that Reducing-Method is Fobidden to Use
【定义】针灸学名词。古代针刺禁忌中有关禁用泻法的五种情况。(实用针灸辞典)

五过 wu guo
【英文名】Five Diagnostic or Therapeutic Errors
【定义】①针灸学名词。针刺补泻过度。五脏及其外合皮、肉、脉、筋、骨之病,治宜平调,若补泻太过,即谓五过。(中医药常用名词术语辞典)②中医诊断学名词。诊治疾病时医生易犯的五种错误。五过的内容有:不了解病人社会生活的变迁;贵贱贫富的变化;饮食的优劣;精神状态的好坏;疾病的始末过程等。(中医药常用名词术语辞典)

五合 wu he
【英文名】Wuhe

【定义】针灸学名词。六合之一。指手少阳、手厥阴经别相合。(汉英针灸辞典)

五色 wu se

【英文名】Five Colours

【定义】中医学名词。①即青、黄、赤、白、黑五种颜色。与五脏有一定的关系,常用五色的变化来帮助了解病情,但必须与其他临床资料结合起来,不能硬套。(汉英双解实用中医词汇)②《灵枢》篇名。本文以讨论五色主病为主,故名。(中医药常用名词术语辞典)

五决 wu jue

【英文名】Five Kinds of Judgement about Prognosis

【异名】五脉(中医药常用名词术语辞典)

【定义】诊法。诊病时结合五脏脉象的变化,以判断疾病的轻重和预后的吉凶。(中医药常用名词术语辞典)

五刺 wu ci

【英文名】Five-Needling

【异名】五脏刺(普通高等教育中医药类规划教材)

【定义】针灸学名词。①古刺法名。《灵枢·官针》:"凡刺有五,以应五脏。"是说刺法中有五种,适宜与五脏相关的疾病。其内容为半刺、豹文刺、关刺、合谷刺、输刺五种。(针灸大辞典)②指从五脏应合五体(皮、脉、筋、肉、骨)的关系分成的五种刺法。(汉英针灸辞典)

五法 wu fa

【英文名】Five Preventive or Therapeutic Methods

【定义】中医学名词。防治疾病应遵循的五个原则。一为治神;二要懂得养生之道;三要熟悉药物的真正性能;四是制备大小砭石;五要懂得脏腑气血的诊察方法。(实用中医词典)

五治 wu zhi

【英文名】Five Therapeutic Methods

【定义】中医学名词。①指五行所主的时气。如春温、夏热、长夏湿、秋凉、冬寒。(中医词释)②指治疗的五种方法:一和、二取、三从、四折、五属。(中医词释)

五经 wu jing

【英文名】Five Meridians Belonging to Five Zang-Organs

【定义】①中医学名词。五脏的经脉。(中医大辞典)②推拿穴位。分别位于五指末节掌面,由拇指起依次为脾、肝、心、肺、肾五穴。(中医词释)

五脉 wu mai

【英文名】Wumai

【定义】中医学名词。①五脏之脉。(中医药常用名词术语辞典)②即五决。(中医药常用名词术语辞典)

五阅 wu yue

【英文名】a Diagnostic Method of Diseases of the Five Internal Organs according to the Five Sense Organs

【定义】诊法。观察五官的表现来推断五脏的病变。(中医药常用名词术语辞典)

五禁 wu jin

【英文名】Five Contraindications

【定义】针灸学名词。古代针灸禁忌。根据天干而规定不同日期不可刺人体的某一部位。甲乙日不可刺头部;丙丁日不可刺肩喉;戊己日不可刺腹部;庚辛日不可刺股膝关节处;壬癸日不可刺足胫部。(汉英双解针灸大辞典)

五十动 wu shi dong

【英文名】Fifty Pulse-Beating

【定义】中医诊断学名词。古代诊脉常规。古代诊脉至少要观察脉搏跳动五十次,以辨别脉搏的变化。(汉英双解实用中医词汇)

五十营 wu shi ying

【英文名】Nutrient Qi Circulating in the Body for Fifty Circles a Day

【定义】①《灵枢经》篇名。(中医大辞典)②中医学名词。经脉之气在人体内按一定规律运行,一昼一夜间循行全身五十周,使五脏的精气得以畅行,保证正常的功能状态。(中医大辞典)

五处穴 wu chu xue

【英文名】Wuchu Point

【异名】BL5(中华人民共和国国家标准-经穴部位)

【定义】腧穴。属足太阳膀胱经。在头部,当前发际正中直上1寸,旁开1.5寸。(中华人民共和国国家标准-经穴部位)

五邪刺 wu xie ci

【英文名】Five Needling Techniques for Five Pathogenic Factors

【定义】针灸学名词。指对五类病邪分别用不同针具进行针刺的治疗方法。痈邪为患用铍针、大邪为患用锋针、小邪为患用圆利针、热邪为患用鑱针、寒邪为患用毫针。(汉英针灸辞典)

五色诊 wu se zhen

【英文名】Diagnosis through the Five Colours of Complexion

【定义】诊法。望诊。根据患者面部出现青、黄、赤、白、黑等色泽的变化来进行分析病情和诊断的方法。(汉英双解实用中医词汇)

五灵穴 wu ling xue

【英文名】Wuling Point

【定义】腧穴。经外奇穴。位于大腿外侧,腘横纹外侧端上5寸处。左右计二穴。(实用针灸辞典)

五枢穴 wu shu xue

【英文名】Wushu Point

【异名】GB27(中华人民共和国国家标准－经穴部位)

【定义】腧穴。属足少阳胆经。在侧腹部，当髂前上棘的前方，横平脐下3寸处。(中华人民共和国国家标准－经穴部位)

五虎穴 wu hu xue

【英文名】Wuhu Point

【定义】腧穴。经外奇穴。位于手背第二、四掌骨小头高点。(汉英针灸辞典)

五变刺 wu bian ci

【英文名】Five Variant Needling Techniques

【定义】针刺方法。指季节、疾病变化和五腧穴相配合进行针刺的方法。(汉英针灸辞典)

五禽戏 wu qin xi

【英文名】Five-Animal Qigong; Five-Animal Boxing; Five Mimic Animal Boxing; Five Games of Animals

【定义】气功功法名。系华陀根据虎、鹿、熊、猿、鸟五种动物的运动所创建的体操，具有强身健体的作用。(推拿功法学)

五输穴 wu shu xue

【英文名】Wushu Points; Five Shu Points

【异名】五俞穴(中医词释)；五腧穴(中医词释)

【定义】针灸学名词。十二经脉在四肢肘、膝关节以下各有井、荥、输、经、合五个腧穴，总称五输穴。(普通高等教育中医药类规划教材)

五十九刺 wu shi jiu ci

【英文名】Fifty-Nine Points for the Treatment of Febrile Diseases

【异名】五十九痏(汉英针灸辞典)；热病五十九俞(汉英针灸辞典)

【定义】针灸学名词。指古代治疗热病的五十九个主要穴位。即少泽、关冲、商阳、少商、中冲、少冲、后溪、中渚、三间、少府、束骨、足临泣、陷谷、太白、五处、承光、能天、头临泣、目窗、正营、承灵、脑空、听会、完骨、承浆、哑门、百会、囟会、神庭、风府、廉泉、风池、天柱。左右共五十九穴。(汉英针灸辞典)

五夺禁刺 wu duo jin ci

【英文名】Needling for Five Kinds of Exhaustions Forbidden

【定义】针灸学名词。针刺禁忌。指脱形、亡血、大汗亡阳、大泄亡阴、产后暴崩这五种元气大虚的病情，针刺不能用泻法。(汉英双解针灸大辞典)

五色主病 wu se zhu bing

【英文名】Diagnostic Significance of the Five Colors

【定义】中医诊断学名词。青、赤、黄、白、黑五种病色所主的疾病。(中医药常用名词术语辞典)

五经纹穴 wu jing wen xue

【英文名】Wujingwen Points

【定义】推拿穴位。分别位于掌面的第一掌指关节处横纹及食、中、无名、小指近端指间关节横纹处。(简明中医辞典)

五柱灸穴 wu zhu jiu xue

【英文名】Wuzhujiu Point

【定义】腧穴。经外奇穴。与巨阙、中脘、下脘和左右梁门穴同位。(汉英针灸辞典)

五指节穴 wu zhi jie xue

【英文名】Wuzhijie Points

【定义】推拿穴位。一手有五穴，分别位于第一掌指关节背面横纹及食、中、无名、小指近端指间关节背面横纹处。(简明中医辞典)

五倍子灸 wu bei zi jiu

【英文名】Chinese Gall Moixbustion

【定义】灸法。取五倍子、何首乌各等分研末。用醋调和如糊膏状，敷于穴位上，油纸覆盖，胶布固定。适用于治疗遗尿证。(普通高等教育中医药类规划教材)

五脏之俞 wu zang zhi shu

【英文名】Points of Five Parenchymatous Viscera

【定义】针灸学名词。肺俞、心俞、肝俞、脾俞、肾俞的合称。(汉英针灸辞典)

五脏化液 wu zang hua ye

【英文名】Five Secretions Derived from the Five Zang Organs

【定义】中医学名词。指五液与五脏的功能活动、经脉所过或开窍有关。(中医大辞典)

五脏俞穴 wu zang shu xue

【英文名】Wuzangshu Point

【定义】腧穴。经外奇穴。与肺俞、心俞、肝俞、脾俞、肾俞五穴同位。(汉英针灸辞典)

五输配穴法 wu shu pei xue fa

【英文名】Point Prescription of the Five Shu Points

【异名】五腧配穴法(汉英双解针灸大辞典)

【定义】针灸学名词。指特定穴中井、荥、输、经、合五腧穴的配合应用方法。(汉英双解针灸大辞典)

五十而复大会 wu shi er fu da hui

【英文名】Large Convergence of Ying Qi and Wei Qi Following Fifty Cycles of Circulation

【定义】中医学名词。指营卫之气一昼夜周行五十度，而大会于手太阴肺经。(汉英针灸辞典)

五倍子蒸气灸 wu bei zi zheng qi jiu

【英文名】Chinese Gall Steaming Moxibustion

【定义】灸法。取五倍子250克、白矾100克，上药煎三沸后倒入木桶中，患者坐于桶上施灸。适用于治疗直肠脱垂等证状。(普通高等教育中医药类规划教材)

五脏六腑之海 wu zang liu fu zhi hai
【英文名】Sea of Five Parenchymatous Viscera and Six Hollow Viscera
【定义】经络名。①指足阳明胃经。(汉英针灸辞典)②指冲脉。(汉英针灸辞典)
支正穴 zhi zheng xue
【英文名】Zhizheng Point
【异名】SI7(中华人民共和国国家标准－经穴部位)
【定义】腧穴。属手太阳小肠经。在前臂背面尺侧,当阳谷与小海连线上,腕背横纹上5寸。(中华人民共和国国家标准－经穴部位)
支沟穴 zhi gou xue
【英文名】Zhigou Point
【异名】SJ6(中华人民共和国国家标准－经穴部位)
【定义】腧穴。属手少阳三焦经。在前臂背侧,当阳池与肘尖的连线上,腕背横纹上3寸,尺骨与桡骨之间。(中华人民共和国国家标准－经穴部位)
支气管耳穴 zhi qi guan er xue
【英文名】Bronchi Point (Ear)
【定义】腧穴。耳穴名。位于肺区偏内侧的1/3处,有上、下二穴。(汉英针灸辞典)
不容穴 bu rong xue
【英文名】Burong Point
【异名】ST19(中华人民共和国国家标准－经穴部位)
【定义】腧穴。属足阳明胃经。在上腹部,当脐中上6寸,距前正中线2寸。(中华人民共和国国家标准－经穴部位)
不显著型 bu xian zhu xing
【英文名】Quasi-Sensitivity Pattern
【异名】不敏感型(实验针灸学)
【定义】针灸学术语。指所测定的经脉均不能超过腕、踝关节,或刺激井穴时仅一条经的感传能超过腕、踝关节但不能超过肘膝关节;或刺激原穴时仅一条经的感传能超过肘、膝关节,但不能超过肩、髋关节者。(实验针灸学)
不可挂以发 bu ke gua yi fa
【英文名】Use Purgation at Right Time
【定义】针灸学名词。指用泻法治病,必须掌握时机,在邪气初至之时用针泻之。(汉英针灸辞典)
不盛不虚以经取之 bu sheng bu xu yi jing qu zhi
【英文名】Treat Disease not Caused by Excess nor Deficiency according to its Meridian
【定义】针灸学名词。对不盛不虚的病证,从本经治疗。(汉英针灸辞典)
太阳 tai yang
【英文名】Flourishing Yang; Temple; Taiyang
【定义】①名词。即日月之"日"。系阴阳学说中"阳"的原始表征。(中医大辞典)②腧穴。经外奇穴。别名前关、当阳。(中医大辞典)③腧穴。经穴别名。即瞳子髎。(中医大辞典)④经络名。包括手太阳小肠经和足太阳膀胱经,与少阴经互为表里。(中医大辞典)⑤人体部位名。指颞颥部。位于眼眶(眉棱骨)的外后上方,当颧骨弓上方的部位。(中医大辞典)⑥中医学名词。三阴三阳类名之一。阳气多者,谓之太阳。(中医基础理论)⑦中医诊断学名词。古代全身遍诊法三部九候部位之一。(中医大辞典)⑧中医诊断学名词。小儿面部望诊的部位。即文台稍上靠内侧处。(中医大辞典)⑨易学术语。四象之一。(易学大辞典)
太阴 tai yin
【英文名】Flourishing Yin; Taiyin
【定义】①名词。即日月之"月"。系阴阳学说中"阴"的原始表征。(中医大辞典)②腧穴。经外奇穴。位于小腿内侧,内踝上8寸,胫骨内侧缘后凹陷中。(中医大辞典)③腧穴。经穴别名。即中都。(中医大辞典)④经络名。包括手太阴肺经和足太阴脾经,与阳明经互为表里。(中医大辞典)⑤推拿穴位。即右侧太阳穴。(中医大辞典)⑥中医学名词。三阴三阳类名之一。阴气多者,名曰太阴。(中医基础理论)⑦中医诊断学名词。小儿面部望诊的部位。即文台外侧稍上之处。(中医大辞典)⑧易学术语。四象之一。(易学大辞典)
太乙穴 tai yi xue
【英文名】Taiyi Point
【异名】ST23(中华人民共和国国家标准－经穴部位)
【定义】腧穴。属足阳明胃经。在上腹部,当脐中上2寸,距前正中线2寸。(中华人民共和国国家标准－经穴部位)
太乙针 tai yi zhen
【英文名】Taiyi Moxa Stick Moxibustion
【异名】太乙针灸(中医词释);太乙神针(中医词释)
【定义】灸法。操作时,用乙醇灯点燃特制药条的一端,以粗布数层包裹,趁热按熨于腧穴或患部,待冷后再烧,再熨,每次每穴灸5～7次。(普通高等教育中医药类规划教材)
太白穴 tai bai xue
【英文名】Taibai Point
【异名】SP3(中华人民共和国国家标准－经穴部位)
【定义】腧穴。属足太阴脾经。在足内侧缘,当足大趾本节(第1跖趾关节)后下方赤白肉际凹陷处。(中华人民共和国国家标准－经穴部位)
太冲穴 tai chong xue
【英文名】Taichong Point
【异名】LR3(中华人民共和国国家标准－经穴部位)

【定义】腧穴。属足厥阴肝经。在足背部，当第1跖骨间隙的后方凹陷处。(中华人民共和国国家标准－经穴部位)

太阳穴 tai yang xue

【英文名】Taiyang Point

【异名】EX-HN5(中华人民共和国国家标准－经穴部位)；大阳(汉英针灸辞典)；当阳(实用针灸辞典)

【定义】腧穴。经外奇穴。在颞部，当眉梢与目外眦之间，向后约一横指的凹陷处。(中华人民共和国国家标准－经穴部位)

太阳经 tai yang jing

【英文名】Taiyang Meridians

【定义】经络名。行于身体之背，位于体表，感受外邪，背当其冲，是最先发病的经脉，所以又有“太阳为开”的说法。(实用针灸辞典)

太阴穴 tai yin xue

【英文名】Taiyin Point

【定义】腧穴。经外奇穴。位于小腿内侧，内踝上缘上8寸，胫骨内侧缘后凹陷中。左右计二穴。(实用针灸辞典)

太阴经 tai yin jing

【英文名】Taiyin Meridians

【定义】经络名。位于三个阴经的最表层，所以又有“太阴为开”的说法。(实用针灸辞典)

太阴脉 tai yin mai

【英文名】Taiyin Vessel

【异名】大阴脉(中医大辞典)

【定义】经络名。古经脉名。即足太阴经。(中医大辞典)

太极步 tai ji bu

【英文名】Taiji Walking

【定义】气功功法名。是气功行功的一种，因其步法取法于太极拳的步法，故称太极步。(中医词释)

太极拳 tai ji quan

【英文名】Taiji Quan；Traditional Chinese Shadow Boxing

【定义】气功功法名。动功功法。有陈、杨、吴、武、孙式等流派。在手法和步法上基本一致，在架式和劲力上各有不同。练习时要求精神专一，呼吸和动作配合。(中国气功词典)

太渊穴 tai yuan xue

【英文名】Taiyuan Point

【异名】LU9(中华人民共和国国家标准－经穴部位)；大泉(汉英针灸辞典)；太泉(汉英针灸辞典)

【定义】腧穴。属手太阴肺经。在腕掌侧横纹桡侧，桡动脉搏动处。(中华人民共和国国家标准－经穴部位)

太溪穴 tai xi xue

【英文名】Taixi Point

【异名】KI3(中华人民共和国国家标准－经穴部位)

【定义】腧穴。属足少阴肾经。在足内侧，内踝后方，当内踝尖与足跟腱之间的凹陷处。(中华人民共和国国家标准－经穴部位)

太阳为开 tai yang wei kai

【英文名】Taiyang Meridians are Open

【定义】针灸学名词。经脉生理特点。太阳主三阳之表，处于最外围，故为开。(汉英针灸辞典)

太阳耳穴 tai yang er xue

【英文名】Taiyang point (Ear)

【定义】腧穴。耳穴名。在对耳屏外侧面的中部。(中医药基本名词术语规范化研究)

太阴为开 tai yin wei kai

【英文名】Taiyin Meridians are Open

【定义】针灸学名词。经脉生理特点。太阴主三阴之表，处于里之表，故为开。(汉英针灸辞典)

太阴跷穴 tai yin qiao xue

【英文名】Taiyinqiao Point

【异名】吕细(实用针灸辞典)；太阴跻(实用针灸辞典)

【定义】腧穴。经外奇穴。位于足踝部，内踝下缘凹陷处。左右计二穴。(实用针灸辞典)

太极内功 tai ji nei gong

【英文名】Taiji Interal Qigong

【定义】气功功法名。是太极拳和气功相结合，静动兼练，内外合一的一种祛病、保健、强身和增强技击的功法。(中国气功功法大全)

太极气功 tai ji qi gong

【英文名】Taiji Qigong

【定义】气功功法名。是古代道士隐居山林练功修持的一种功法，早年失传，流落于山林练丹家和民间道士手上的仅仅是不成门派的法术而已。(中国当代气功全书)

太极掌功 tai ji zhang gong

【英文名】Taiji Hand Qigong

【定义】气功功法名。属武当南宗的高级秘传功法，历来秘传单授，无文字记载。具有动静相兼、刚柔并济、以意领气、意气相合的特点。(中国当代气功全书)

太极磨子手 tai ji mo zi shou

【英文名】Taiji Mozi Manipulation

【定义】推拿手法。见杜自明《中医正骨经验概述》。将肩关节作左右旋转滚动的动作。适用于肩部寒凝气聚等症。(中医大辞典)

太上清静真功 tai shang qing jing zhen gong

【英文名】Taishangqingjing Harmonic Qigong

【定义】气功功法名。该功法系道家正宗功法。太为广大之义，上为尊，清静为佛道儒三家的核心要旨，

清而涵之，静而养之，清而不染，静而不迁。（中国气功词典）

太阳病症辨证 tai yang bing zheng bian zheng

【英文名】Syndrome Differentiation of Taiyang Diseases

【定义】中医诊断学名词。辨别疾病是否属于太阳病症的方法。（中医诊断学）

太阴病症辨证 tai yin bing zheng bian zheng

【英文名】Syndrome Differentiation of Taiyin Diseases

【定义】中医诊断学名词。辨别疾病是否属于太阴病证的方法。（中医诊断学）

太乙金门先天气功 tai yi jin men xian tian qi gong

【英文名】Taiyijinmen Congenital Qigong

【定义】气功功法名。该功法因得气快，故称为先天气功。“先天”与“后天”只是一念之别，先天功无意念，无意守。（中国当代气功全书）

巨针 ju zhen

【英文名】Giant Needle

【定义】针具。原指九针中的大针。近代有以不锈钢制成的巨针，针体直径为 0.5～1 毫米，长度有 3 寸、5 寸、1 尺等数种。用于沿皮下横刺和肌腱部刺，治疗瘫痪和肌肉挛缩等症。（汉英双解针灸大辞典）

巨刺 ju ci

【英文名】Opposite Needling

【定义】针刺方法。古刺法名。九刺之一。是指机体一侧有病，而于对侧选取经穴治疗的方法。（针灸大辞典）

巨阳穴 ju yang xue

【英文名】Juyang Point

【定义】腧穴。经外奇穴。位于足踝部，外踝下缘，直对外踝尖处。左右计二穴。（实用针灸辞典）

巨骨穴 ju gu xue

【英文名】Jugu Point

【异名】LI16（中华人民共和国国家标准－经穴部位）

【定义】腧穴。属手阳明大肠经。在肩上部，当锁骨肩峰端与肩甲冈之间凹陷处。（中华人民共和国国家标准－经穴部位）

巨觉穴 ju jue xue

【英文名】Jujue Point

【异名】巨搅（汉英针灸辞典）

【定义】腧穴。经外奇穴。位于肩胛部，肩胛骨外缘中点处。左右计二穴。（实用针灸辞典）

巨阙穴 ju que xue

【英文名】Juque Point

【异名】RN14（中华人民共和国国家标准－经穴部位）；心募（汉英针灸辞典）

【定义】①腧穴。属任脉。为手少阴心经之募穴。（针灸大辞典辞典）②在上腹部，前正中线上，当脐中上 6 寸。（中华人民共和国国家标准－经穴部位）

巨髎穴 ju liao xue

【英文名】Juliao Point

【异名】ST3（中华人民共和国国家标准－经穴部位）

【定义】腧穴。属足阳明胃经。在面部，瞳孔直下，平鼻翼下缘处，当鼻唇沟外侧。（中华人民共和国国家标准－经穴部位）

巨针疗法 ju zhen liao fa

【英文名】Giant-Needle Therapy

【定义】治法。运用特制的粗长不锈钢针治疗疾病，可用于肢体痹病、下肢瘫痪、中风半身不遂等。（普通高等教育中医药类规划教材）

巨阙俞穴 ju que shu xue

【英文名】Juqueshu Point

【定义】腧穴。经外奇穴。位于第四胸椎棘突下凹陷中。（汉英针灸辞典）

牙耳穴 ya er xue

【英文名】Tooth Point (Ear)

【异名】LO_1（中华人民共和国国家标准－耳穴名称与部位）

【定义】腧穴。耳穴名。在耳垂正面前上部，即耳垂 1 区。（中华人民共和国国家标准－耳穴名称与部位）

牙咬穴 ya yao xue

【英文名】Yayao Point

【定义】腧穴。经外奇穴。位于颧骨后下缘与下颌角连线的中点。（汉英针灸辞典）

牙痛点 ya tong dian

【英文名】Toothache Point (Hand)

【异名】牙痛穴（汉英双解中医大辞典）

【定义】手针穴位名。在掌面，位于手掌第三、四掌指关节之间，近第三掌指关节处，主治牙痛。直刺 0.3～0.5 寸。（普通高等教育中医药类规划教材）

牙痛奇耳穴 ya tong qi er xue

【英文名】Yatongqi Point (Ear)

【定义】腧穴。耳穴名。位于内分泌穴、三焦穴、内鼻穴之间。（汉英针灸辞典）

牙痛点耳穴 ya tong dian er xue

【英文名】Toothache Point (Ear)

【定义】腧穴。耳穴名。位于脑干穴内侧下方。（汉英针灸辞典）

切诊 qie zhen

【英文名】Palpation; Pulse Feeling and Palpation

【异名】切（中医词释）

【定义】中医诊断学名词。分脉诊和按诊两部分，是医生用手对病人体表某些部位进行触、摸、按、压，从

而获得病情资料的一种诊察方法。(中医诊断学)

切法 qie fa

【英文名】Pressure Method

【定义】①刺法。指针刺时用拇指指甲切压穴位,以使局部气血宣散,然后下针的方法。(中医大辞典)②推拿手法。1、即掐法。2、用手掌尺侧小鱼际肌处进行叩击。(中医大辞典)

切脉 qie mai

【英文名】Pulse Feeling

【异名】诊脉(汉英双解实用中医词汇);按脉(汉英双解实用中医词汇);持脉(汉英双解实用中医词汇);脉诊(中医大辞典)

【定义】诊法。目前常用的诊脉部位是两手腕部桡动脉,并从脉的位置、次数、形势等分为多种,以诊察机体的病变。(汉英双解实用中医词汇)

切开疗法 qie kai liao fa

【英文名】Cutting Therapy

【定义】治法。用手术刀切开病灶或脓肿。适用于痈疡已形成脓肿的一种治疗方法。(中华人民共和国国家标准中医临床诊疗术语-治法)

切而转之 qie er zhuan zhi

【英文名】Twirling after Pressing

【定义】针灸学术语。在气至病所的基础上,再施行捻转法。(汉英针灸辞典)

切而散之 qie er san zhi

【英文名】Scattering the Vital Energy by Pressing of Fingers

【定义】针灸学术语。用手指按压穴位,使经气宣散。(汉英针灸辞典)

切开埋线法 qie kai mai xian fa

【英文名】Cutting and Thread- Embedding Therapy

【定义】治法。穴位埋线法。指切开皮肤后,将羊肠线埋入治疗疾病的一种方法。(汉英针灸辞典)

切开挂线疗法 qie kai gua xian liao fa

【英文名】Cutting and Thread-Ligation Therapy

【定义】治法。指切开皮肤、皮下组织,用线结扎肌门外括约肌深部及肛肌的耻骨直肠部,从而缓慢地使结扎部分的括约肌发生狭窄、坏死,产生粘连,使括约肌相对固定的一种治疗方法。主要适用于高位肛瘘。(中华人民共和国国家标准中医临床诊疗术语-治法)

攴法 po fa

【英文名】Pecking Manipulation

【定义】推拿手法。两手五指微屈分开成爪形,交替上下轻击一定部位,击打速度要轻快有节律,如鸡啄米状。功能止痛、安神。主治头痛、失眠等症。(汉英双解中医大辞典)

止吐 zhi tu

【英文名】Antiemesis

【定义】治法。运用止吐药缓解或制止呕吐的症状的治疗方法。(普通高等教育中医药类规划教材)

止血 zhi xue

【英文名】Arresting Bleeding; Hemostasis; Stop Bleeding

【定义】治法。泛指运用药物、针灸、推拿或外治法达到止血目的,适用于出血证的方法。(普通高等教育中医药类规划教材)

止汗 zhi han

【英文名】Hidroschesis

【定义】治法。运用具有止汗作用的药物治疗汗证的方法。(普通高等教育中医药类规划教材)

止观 zhi guan

【英文名】Zhiguan

【定义】气功术语。佛家候选的主要法门。指排除杂念、专心一境进行练功,在此基础上或发生智慧、辨清事理。(汉英双解中医大辞典)

止念 zhi nian

【英文名】Getting Rid of Miscellaneous Thoughts

【定义】气功术语。指练功时收心凝神,停止一切杂念,以达到入静状态。可用意守(如意守丹田)和存想(如存想五脏之气)的方法来达到止念。(汉英双解中医大辞典)

止泻 zhi xie

【英文名】Antidiarrhea

【定义】治法。治疗泻泄证的方法。(普通高等教育中医药类规划教材)

止咳 zhi ke

【英文名】Relieving Cough

【定义】治法。运用具有止咳作用的药物治疗咳嗽的方法。(普通高等教育中医药类规划教材)

止息 zhi xi

【英文名】Feasible Breathing

【定义】气功术语。指练功到一定程度,杂念已无,呼吸深长细匀,似有似无的状态。(汉英双解中医大辞典)

止惊 zhi jing

【英文名】Anticonvulsion

【定义】治法。运用具有镇惊作用的药物治疗惊厥等症的治疗方法。(普通高等教育中医药类规划教材)

止脱 zhi tuo

【英文名】Arresting Prostration

【定义】治法。运用具有止脱作用的药物治疗脱证的方法。(普通高等教育中医药类规划教材)

止呕穴 zhi ou xue

【英文名】Zhiou Point

【定义】腧穴。经外奇穴。位于颈前部正中线上，廉泉穴与天突穴连线的中点处。计一穴。(实用针灸辞典)

止泻穴 zhi xie xue

【英文名】Zhixie Point

【定义】腧穴。经外奇穴。位于下腹部正中线上，脐中下2.5寸处。左右计二穴。(实用针灸辞典)

止血安胎 zhi xue an tai

【英文名】Arresting Bleeding for Miscarriage Prevention; Regulate the Blood and Prevent Abortion

【定义】治法。运用止血药与安胎药，以达止血安胎目的的治疗方法。(中华人民共和国国家标准中医临床诊疗术语－治法)

止血定痛 zhi xue ding tong

【英文名】Arresting Bleeding and Relieving Pain

【定义】治法。以止血为主，并兼镇定止痛的治疗方法。(中华人民共和国国家标准中医临床诊疗术语－治法)

止咳平喘 zhi ke ping chuan

【英文名】Relieving Cough and Asthma

【定义】治法。运用能减轻或消除咳嗽或者喘息的药物来治疗因外感或内伤所致的咳嗽或喘息的治疗方法。(普通高等教育中医药类规划教材)

止咳祛痰 zhi ke qu tan

【英文名】Relieve Cough and Eliminating Phlegm

【定义】治法。运用止咳和祛除痰浊的方药来治疗因痰浊内盛所致咳嗽等症状的治疗方法。(普通高等教育中医药类规划教材)

止痛点耳穴 zhi tong dian er xue

【英文名】Zhitongdian Point(Ear)

【定义】腧穴。耳穴名。位于颈穴与枕穴连线的中点。(汉英针灸辞典)

止血补气固脱 zhi xue bu qi gu tuo

【英文名】Stopping Bleeding and Invigorating Qi to Restore the Vital Function from Collapse

【定义】治法。通过止血输血，大补气血等，适用于气随血脱证的治疗方法。(中华人民共和国国家标准中医临床诊疗术语－治法)

少阳 shao yang

【英文名】Shaoyang; Fire Qi; Initial Yang

【定义】①经络名。包括手少阳三焦经和足少阳胆经，与厥阴经互为表里。(中医大辞典)②中医学名词。三阴三阳类名之一。阳气少者，谓之少阳。(中医基础理论)③易学术语。四象之一。(易学大辞典)

少阴 shao yin

【英文名】Shaoyin; Heat Qi; Initial Yin

【定义】①经络名。包括手少阴心经和足少阴肾经，与太阳经互为表里。(中医大辞典)②中医学名词。三阴三阳类名之一。阴气少者，名曰少阴。(中医基础理论)③易学术语。四象之一。(易学大辞典)

少冲穴 shao chong xue

【英文名】Shaochong Point

【异名】HT9(中华人民共和国国家标准－经穴部位)

【定义】腧穴。属手少阴心经。在手小指末节桡侧，距指甲角0.1寸。(中华人民共和国国家标准－经穴部位)

少阳经 shao yang jing

【英文名】Shaoyang Meridians

【定义】经络名。行于人体侧面，位置在半表半里，属太阳和阳明中间，所以又有"少阳为枢"之称，即在两经之间起着枢纽作用。(实用针灸辞典)

少阴经 shao yin jing

【英文名】Shaoyin Meridians

【定义】经络名。位于太阴和厥阴的中间，故有"少阴为枢"之称，即在阴经之间起枢纽作用。(实用针灸辞典)

少阴脉 shao yin mai

【英文名】Shaoyin Vessel

【定义】经络名。早期经脉名。即足少阴肾经。(新编针灸大辞典)

少府穴 shao fu xue

【英文名】Shaofu Point

【异名】HT8(中华人民共和国国家标准－经穴部位)

【定义】腧穴。属手少阴心经。在手掌面，第4、5掌骨之间，握拳时，当小指尖处。(中华人民共和国国家标准－经穴部位)

少泽穴 shao ze xue

【英文名】Shaoze Point

【异名】SI1(中华人民共和国国家标准－经穴部位);小吉(汉英针灸辞典);小结(汉英针灸辞典)

【定义】腧穴。属手太阳小肠经。在手小指末节尺侧，距指甲角0.1寸(指寸)。(中华人民共和国国家标准－经穴部位)

少海穴 shao hai xue

【英文名】Shaohai Point

【异名】HT3(中华人民共和国国家标准－经穴部位)

【定义】腧穴。属手少阴心经。屈肘，在肘横纹内侧端与肱骨内上髁连线的中点处。(中华人民共和国国家标准－经穴部位)

少商穴 shao shang xue

【英文名】Shaoshang Point

【异名】LU11(中华人民共和国国家标准－经穴部位)

【定义】腧穴。属手太阴肺经。在手拇指末节桡侧，距指甲角0.1寸(指寸)。(中华人民共和国国家标准

-经穴部位)

少阳为枢 shao yang wei shu

【英文名】Shaoyang Meridians are Pivots or Switches

【定义】针灸学名词。经脉生理特点。少阳主三阳之中,属半表半里,为出入的枢纽,故为枢。(中医大辞典)

少阳维穴 shao yang wei xue

【英文名】Shaoyangwei Point

【定义】腧穴。经外奇穴。位于小腿内侧,内踝后上1寸,太溪穴与复溜穴之间。左右计二穴。(实用针灸辞典)

少阴为枢 shao yin wei shu

【英文名】Shaoyin Meridians are Pivots or Switches

【定义】针灸学名词。经脉生理特点。少阴是三阴之中,为出入之枢纽,故为枢。(中医大辞典)

少林五藏功 shao lin wu zang gong

【英文名】Shaolin Five Viscera Qigong

【定义】气功功法名。由龙吞功、金鹏功、虎坐功、罗汉功、真意归合丹田功五部主体功法与少林行气十三势、退火功两部辅助功法组合而成。(中国当代气功全书)

少阳病症辨证 shao yang bing zheng bian zheng

【英文名】Syndrome Differentiation of Shaoyang Diseases

【定义】中医诊断学名词。辨别疾病是否属于少阳病症的方法。(中医诊断学)

少阴病症辨证 shao yin bing zheng bian zheng

【英文名】Syndrome Differentiation of Shaoyin Diseases

【定义】中医诊断学名词。辨别疾病是否属于少阴病症的方法。(中医诊断学)

少林武术气功 shao lin wu shu qi gong

【英文名】Shaolin Martial-Art Qigong

【定义】气功功法名。通过身体姿势的升降,调节阴阳,通过气体对内丹的不断摩擦,使人体内部产生一种生物电,而在人体静电的作用下产生电磁场,使人体内各部位的真气在磁场的吸引下,不断沿引力围靠过来。(中国当代气功全书)

少林内劲一指禅 shao lin nei jin yi zhi chan

【英文名】Shaolin Internal-Strength One Finger Meditation

【定义】气功功法名。是指以不入静、不意守、不以意领气、气感强、治病效率高为特点的,由九节动功、桩功、手指扳动及自发动功组成。(中国当代气功全书)

日月穴 ri yue xue

【英文名】Riyue Point

【异名】GB24(中华人民共和国国家标准-经穴部位);G24(针灸大辞典)

【定义】腧穴。属足少阳胆经。胆的募穴。位于乳头下方、第七肋间隙中。(汉英针灸辞典)

日光灸 ri guang jiu

【英文名】Light Moxibustion;Sunlight Moxibustion

【异名】透镜法(汉英针灸辞典);透镜灸(汉英中医药大词典)

【定义】灸法。①是以日光为热源的艾饼灸法。(实用针灸辞典)②利用太阳能作为热源,以治疗疾病的方法。方法有两种:1.将艾绒平铺腹部,在日光下曝晒。2.用凸透镜聚集阳光照射穴位。(针灸大辞典)

日一取之 ri yi qu zhi

【英文名】One Treatment a Day

【定义】针灸学术语。指每日针刺治疗一次。(汉英针灸辞典)

日二取之 ri er qu zhi

【英文名】Tow Treatment a Day

【定义】针灸学术语。指每日针刺治疗二次。(汉英针灸辞典)

中取 zhong qu

【英文名】Feeling the Pulse with Moderate Pressure

【定义】中医诊断学名词。举按寻之一。用不轻不重指力诊脉,为寻。(汉英针灸辞典)

中气法 zhong qi fa

【英文名】Qi-Intaking Method

【异名】纳气法(汉英双解针灸辞典)

【定义】针刺手法。参见纳气法。(汉英双解针灸辞典)

中冲穴 zhong chong xue

【英文名】Zhongchong Point

【异名】PC9(中华人民共和国国家标准-经穴部位)

【定义】腧穴。属手厥阴心包经。在手中指末节尖端中央。(中华人民共和国国家标准-经穴部位)

中极穴 zhong ji xue

【英文名】Zhongji Point

【异名】RN3(中华人民共和国国家标准-经穴部位)

【定义】腧穴。属任脉。在下腹部,前正中线上,当脐下4寸。(中华人民共和国国家标准-经穴部位)

中刺激 zhong ci ji

【英文名】Moderate Stimulation

【异名】中等刺激(实用针灸辞典)

【定义】针灸学名词。指介于强、弱刺激之间的针刺激强度。(汉英针灸辞典)

中枢穴 zhong shu xue

【英文名】Zhongshu Point

【异名】DU7(中华人民共和国国家标准-经穴部位)

【定义】腧穴。属督脉。在背部,当后正中线上,第十

胸椎棘突下凹陷中。(中华人民共和国国家标准－经穴部位)

中府穴 zhong fu xue

【英文名】Zhongfu Point

【异名】LU1(中华人民共和国国家标准－经穴部位)

【定义】腧穴。属手太阴肺经。在胸前壁的外上方,云门下1寸,平第一肋间隙,距前正中线6寸。(中华人民共和国国家标准－经穴部位)

中注穴 zhong zhu xue

【英文名】Zhongzhu Point

【异名】KI15(中华人民共和国国家标准－经穴部位)

【定义】腧穴。属足少阴肾经。在下腹部,当脐中下1寸,前正中线旁开0.5寸。(中华人民共和国国家标准－经穴部位)

中闸穴 zhong zha xue

【英文名】Zhongzha Point

【定义】腧穴。经外奇穴。位于脐下4寸,旁开0.2寸处。(汉英针灸辞典)

中空穴 zhong kong xue

【英文名】Zhongkong Point

【定义】腧穴。经外奇穴。位于腰部,第五腰椎棘突旁开3.5寸处。左右计二穴。(实用针灸辞典)

中封穴 zhong feng xue

【英文名】Zhongfeng Point

【异名】LR4(中华人民共和国国家标准－经穴部位)

【定义】腧穴。属足厥阴肝经。在足背侧,当足内踝前,商丘与解溪连线之间,胫骨前肌腱的内侧凹陷处。(中华人民共和国国家标准－经穴部位)

中矩穴 zhong ju xue

【英文名】Zhongju Point

【异名】垂矩(实用针灸辞典)

【定义】腧穴。经外奇穴。位于口腔内,口底与齿龈交界处。计一穴。(实用针灸辞典)

中泉穴 zhong quan xue

【英文名】Zhongquan Point

【异名】EX-UE3(中华人民共和国国家标准－经穴部位)

【定义】腧穴。经外奇穴。在腕背侧横纹中,当指总伸肌腱桡侧的凹陷处。(中华人民共和国国家标准－经穴部位)

中庭穴 zhong ting xue

【英文名】Zhongting Point

【异名】RN16(中华人民共和国国家标准－经穴部位)

【定义】腧穴。属任脉。在胸部,当前正中线上,平第五肋间,即胸剑结合部。(中华人民共和国国家标准－经穴部位)

中都穴 zhong du xue

【英文名】Zhongdu Point

【异名】LR6(中华人民共和国国家标准－经穴部位);中郄(汉英针灸辞典)

【定义】腧穴。属足厥阴肝经。在小腿内侧,当足内踝尖上7寸,胫骨内侧面的中央。(中华人民共和国国家标准－经穴部位)

中接穴 zhong jie xue

【英文名】Zhongjie Point

【定义】腧穴。经外奇穴。位于后头部正中线上,入后发际1.7寸处,即风府穴上0.7寸处。计一穴。(实用针灸辞典)

中脘穴 zhong wan xue

【英文名】Zhongwan Point

【异名】CV12(中国中医药学主题词表);RN12(中华人民共和国国家标准－经穴部位);上纪(汉英针灸辞典);中管(汉英针灸辞典);太仓(汉英针灸辞典)

【定义】腧穴。属任脉。在上腹部,前正中线上,当脐上4寸,为八会穴之腑会。(中华人民共和国国家标准－经穴部位)

中商穴 zhong shang xue

【英文名】Zhongshang Point

【定义】腧穴。经外奇穴。位于拇指爪甲根中点后0.1寸。(汉英针灸辞典)

中渚穴 zhong zhu xue

【英文名】zhongzhu Point

【异名】SJ3(中华人民共和国国家标准－经穴部位)

【定义】腧穴。属手少阳三焦经。在手背部,当环指本节(掌指关节)的后方,第四、五掌骨间凹陷处。(中华人民共和国国家标准－经穴部位)

中渎穴 zhong du xue

【英文名】Zhongdu Point

【异名】GB32(中华人民共和国国家标准－经穴部位)

【定义】腧穴。属足少阳胆经。在大腿外侧,当风市下2寸,或腘横纹上5寸,股外侧肌与股二头肌之间。(中华人民共和国国家标准－经穴部位)

中魁穴 zhong kui xue

【英文名】Zhongkui Point

【异名】EX-UE4(中华人民共和国国家标准－经穴部位)

【定义】腧穴。经外奇穴。在中指背侧近端指间关节的中点处。(中华人民共和国国家标准－经穴部位)

中髎穴 zhong liao xue

【英文名】Zhongliao Point

【异名】BL33(中华人民共和国国家标准－经穴部位)

【定义】腧穴。属足太阳膀胱经。在骶部,次髎下内方,适对第三骶后孔处。(中华人民共和国国家标准－经穴部位)

中风七穴 zhong feng qi xue

【英文名】Zhongfengqi Points

【定义】腧穴。经外奇穴。与风池、大椎、肩井、间使、曲池、足三里、百会穴同位。(汉英针灸辞典)

中医疗法 zhong yi liao fa

【英文名】Traditional Chinese Medicinal Therapy; TCM Therapy

【定义】中医学名词。泛指中医的治疗方法。(中国中医药学主题词表)

中医治法 zhong yi zhi fa

【英文名】Therapeutic Methods of TCM

【定义】中医学名词。指辨清证候,审明病因、病机之后,指导遣药组方的原则和针对性的采取治疗方法。(中国中医药学主题词表)

中枢耳穴 zhong shu er xue

【英文名】Nerve Center Point (Ear)

【定义】腧穴。耳穴名。位于脑池穴的外上方。(汉英针灸辞典)

中药外敷 zhong yao wai fu

【英文名】External Application of Traditional Chinese Drugs

【定义】治法。外治法。是指以中草药制品,如膏药、药粉、药糊等贴敷于患部、穴位或特定部位,以治疗疾病的一类治疗方法。(实用外治临床大全)

中指节穴 zhong zhi jie xue

【英文名】Zhongzhijie Point

【定义】腧穴。经外奇穴。位于中指背侧远端指骨关节前缘凹陷中。(汉英针灸辞典)

中焦俞穴 zhong jiao shu xue

【英文名】Zhongjiaoshu Point

【定义】腧穴。经外奇穴。背部,第十二胸椎棘突旁开2寸处。左右计二穴。(实用针灸辞典)

中焦辨证 zhong jiao bian zheng

【英文名】Syndrome Differentiation of Middle Energizer

【定义】中医诊断学名词。辨别疾病是否属于中焦病证的方法。(中医诊断学)

中腹耳穴 zhong fu er xue

【英文名】Mid-Abdomen Point (Ear)

【定义】腧穴。耳穴名。位于耳轮尾背面的中上部,与下耳背穴相平处。(汉英针灸辞典)

中膂俞穴 zhong lü shu xue

【英文名】Zhonglüshu Point

【异名】BL29(中华人民共和国国家标准-经穴部位);中膂(汉英针灸辞典);中膂内俞(汉英针灸辞典)

【定义】腧穴。属足太阳膀胱经。在骶部,当骶正中嵴旁1.5寸,平第三骶后孔。(中华人民共和国国家标准-经穴部位)

中风不语穴 zhong feng bu yu xue

【英文名】Zhongfengbuyu Point

【定义】腧穴。经外奇穴。位于背部正中线上,第二胸椎棘突上缘一穴,第五胸椎棘突上缘一穴。上下计二穴。(实用针灸辞典)

中耳背耳穴 zhong er bei er xue

【英文名】Middle Auricular Dorsum Point (Ear)

【定义】腧穴。耳穴名。位于上耳背穴与下耳背穴连线的中点。(汉英针灸辞典)

中华太一功 zhong hua tai yi gong

【英文名】Chinese Taiyi Qigong

【定义】气功功法名。该功法共分十二节,通过动作、呼吸和意念的紧密配合,逐步达到练精化气、练气化神、练神还虚、练虚合道的虚无境界。(中国当代气功全书)

中国形悟功 zhong guo xing wu gong

【英文名】Chinese Xingwu Qigong

【定义】气功功法名。该功法由动功、静功、内功、技击、养身、悟道六部分组成,是以灵人呼吸法、人体能量蓄聚为特点的一门功法。(中国当代气功全书)

中国静如功 zhong guo jing ru gong

【英文名】Chinese Jingru Qigong

【定义】气功功法名。本功法是以综合的手段和方法诱导人自然入静,使练功者迅速进入气功状态,以便更好地利用和调动人体磁场能量流的一种自利利他的自我锻炼方法。(中国当代气功全书)

中国慧莲功 zhong guo hui lian gong

【英文名】Chinese Wise-Lotus Qigong

【定义】气功功法名。本功法为陈林峰先生所创。包括合气功、大乘功、念力诊疗功、智育功及法界功。(中国当代气功全书)

中指同身寸 zhong zhi tong shen cun

【英文名】Body Equivalent Unit of the Middle Finger; Middle Finger Cun

【定义】针灸学名词。指寸法。即以本人中指第一、二节横纹桡端间距离为1寸,量取穴位。常用于四肢的直寸和背部的横寸取穴。(汉英中医辞海)

中华道德气功 zhong hua dao de qi gong

【英文名】Chinese Ethics Qigong

【定义】气功功法名。该功系道教许真君的后人得到多位道、佛、民间老前辈真传,在长期的自身修炼及传授实践中,借鉴现代科学知识,披露了许多宗教修炼法中的本质内容,并结合现代方式传授的一门德道修炼法。(中国当代气功全书)

中国自控气功 zhong guo zi kong qi gong

【英文名】Chinese Self-Controlling Qigong

【异名】气功自控疗法(中国当代气功全书)
【定义】气功功法名。为张明武先生所创。共有35种功法,主要特点为自我调控、动静相兼、多吸少呼、补泄分明。(中国当代气功全书)

中国奇门功法 zhong guo qi men gong fa
【英文名】Chinese Thaumaturgy Qigong
【定义】气功功法名。该功法是在《奇门遁甲》的基础上,集儒、佛、道、医、基督教精华为一体而创编的功法。能协调人体自身场和自然界的关系,达到人与宇宙和谐同步共振。(中国当代气功全书)

中国科学气功 zhong guo ke xue qi gong
【英文名】Chinese Scientific Qigong
【定义】气功功法名。属正规学院派现代气功。由云南省高校科学气功研究院(筹)院长张林所创。以系统论、信息论、控制论为指导,综合各派气功之长,贯穿武术及现代中西医学原理,借助计算机测定数据,经严谨的科学研究创编而成的。(中国当代气功全书)

中国慈舟气功 zhong guo ci zhou qi gong
【英文名】Chinese Cizhou Qigong; Chinese Benevolent Boat Qigong
【定义】气功功法名。此为一门模仿行船,由启航法(起势)、停舟法(站桩)、上舟法、斜舟法、侧舟法、行舟法、波浪法、彼岸法(收势)八节组成的功法。(中国当代气功全书)

中药蒸气吸入 zhong yao zheng qi xi ru
【英文名】Medical Steam Inhalation Therapy
【定义】治法。是指让病人吸入中药药液加热蒸发的气体而治疗疾病的一种方法。(实用外治临床大全)

中华玉目阳明功 zhong hua yu mu yang ming gong
【英文名】Chinese Eyesight-Improving Yangming Qigong
【定义】气功功法名。本功法是一套运用气功治疗近视眼及斜视眼的功法。(中国当代气功全书)

中华自然通灵功 zhong hua zi ran tong ling gong
【英文名】Chinese Natural and Spirit-Enlightening Qigong
【定义】气功功法名。本功法是由自然全身体呼吸、捧气贯顶归丹田、通灵剑指划圈圈、搂气蛹动通窍门、摇头摆尾腰腿松、全身抖动百病消、循经拍打气血通、百会涌泉通周天、通灵养气三十六和收功法十部分组成的一门治病强身的气功。(中国当代气功全书)

中华导引混元功 zhong hua dao yin hun yuan gong
【英文名】Chinese Daoyin Hunyuan Qigong
【定义】气功功法名。是以中国马王堆导引功为基础,吸收了饮泉食枣功、彭祖五部功、藏密古典气功与鹤翔桩、太极拳等功理功法的精华,加之编者的练功实践体会编成。具有得气快、气感强烈、功态刚柔相济、体态典雅、气行周天等特点。(中国当代气功全书)

中华形意养生功 zhong hua xing yi yang sheng gong
【英文名】Chinese Physique-Spirit Health-Preserving Qigong
【定义】气功功法名。指由形意部、养生部、开发人体潜能部、治疗部四部功法组成的可治疗多种疾病的一种气功。(中国当代气功全书)

中华养生益智功 zhong hua yang sheng yi zhi gong
【英文名】Chinese Wisdom-Improving and Health-Preserving Qigong
【定义】气功功法名。是由命功修炼和性功修炼、念力训练、定力训练、慧力训练、灵力训练、法力训练、法力法术、神通神变八部功法组成的一种气功。(中国当代气功全书)

中华神功铁布衫 zhong hua shen gong tie bu shan
【英文名】Chinese Iron Clothing Super-Natural Qigong
【定义】气功功法名。本功法为一种有很强健身作用,能调气血、疏通经络、平秘阴阳、培育真气、防病治病抗衰老的气功。(中国当代气功全书)

中国八卦如意功 zhong guo ba gua ru yi gong
【英文名】Chinese Eight-Diagram Ruyi Qigong
【定义】气功功法名。该功法是以练冲脉为主,以练任脉为核心的功法。(中国当代气功全书)

中国五龙内功术 zhong guo wu long nei gong shu
【英文名】Chinese Five-Dragon Internal Qigong
【定义】气功功法名。本功法由五龙内功术动功、静功、五龙周天功、回归自然功四部功法组成。(中国当代气功全书)

中国武当中和功 zhong guo wu dang zhong he gong
【英文名】Chinese Wudang Zhonghe Qigong
【定义】气功功法名。本功法是道教中和派的功法,它包括有静、动、行、住、卧功。以先从外渐入内,先树人再练功,先从命后到性或先性后到命,最后达到性命双修为特点的一门功法。(中国当代气功全书)

中国周天命门功 zhong guo zhou tian ming men gong
【英文名】Chinese Zhoutian-Mingmen Qigong
【定义】气功功法名。该功法以中国传统周天功为基础,以中医命门学说为指导,经过反复实践和科学验证而成,是一严谨、新颖、方便、有效的养生方法。(中国当代气功全书)

中国炎黄七星功 zhong guo yan huang qi xing gong
【英文名】Chinese Yanhuang Seven-Star Qigong
【定义】气功功法名。本功法包括七星功和胎教优生功两部功法。(中国当代气功全书)

中国道家虚灵功 zhong guo dao jia xu ling gong

【英文名】Chinese Xuling Taoism Qigong

【定义】气功功法名。本功法为一套由辨证施功六法、自然超级静坐法、睡功、激发“外气”法四种功法构成的道家气功。(中国当代气功全书)

中满者泻之于内 zhong man zhe xie zhi yu nei

【英文名】Use Purgation Method to Treat Abdominal Flatulence

【定义】治则。“中满”,指中焦脾胃运化失常,气机阻滞,胸腹胀满;“泻之于内”,指行气、消食、导滞等治疗方法。即是用行气、消食、导滞等,以治疗中焦气滞、食阻湿热内结的治疗原则。(简明实用中医基础词典)

中国仙祖慧元气功 zhong guo xian zu hui yuan qi gong

【英文名】Chinese Immortal Huiyuan Qigong

【定义】气功功法名。该功法包括了硬功十二势、神龙调三花、慧元修性静功、落地生根马步桩。(中国当代气功全书)

中国通圣慧灵气功 zhong guo tong sheng hui ling qi gong

【英文名】Chinese Tongsheng Huiling Qigong

【定义】气功功法名。本功法是由五行内景养生功的洗心培元法和五气朝元法,以及通圣圆觉桩,慧灵睡功,五行养目健脑功组成的一套综合功法。(中国当代气功全书)

中医诊断仪器与技术 zhong yi zhen duan yi qi yu ji shu

【英文名】Instrument and Technique for Diagnosis of TCM

【定义】中医学名词。用于中医诊断研究的现代仪器和设备。(中医诊断学)

中国古代九宫图气功 zhong guo gu dai jiu gong tu qi gong

【英文名】Chinese Ancient Nine-Palace-Picture Qigong

【定义】气功功法名。此功法原系道家功,世代家传至今,分三套:太极功、正功、秘功。(中国当代气功全书)

中华人能气功普修K部功 zhong hua ren neng qi gong pu xiu K bu gong

【英文名】Generally-Cultivating Part K of Sino-Human Potentiality Qigong

【定义】气功功法名。是指中华人能气功体系下的K部,即高层次筑基真法诀部的普修功法。(中国当代气功全书)

中国道佛型密宗神掌气功 zhong guo dao fo xing mi zong shen zhang qi gong

【英文名】Chinese Taoism-Buddhism Mizong Supernal-Palm Qigong

【定义】气功功法名。该功法融武当、少林、峨嵋武术为一体,采道佛两门之精华,以意、气、力同时集中于一掌或两掌上,产生强大力量,既可用于治病,亦可用于擒拿格斗。(中国当代气功全书)

内功 nei gong

【英文名】Nei Qigong; Internal Exercise of Qigong; Static Exercise of Qigong

【定义】气功类型。和外功相对而言。内就是指机体内部。内功就是进行于机体内部的功法。内功取坐、卧、立等固定姿势后,外部肢体不再移动,而是精神内守,有步骤地和有机结合地进行“调心”、“调息”、“调身”。(中医词释)

内托 nei tuo

【英文名】Expelling from Within

【异名】托法(汉英双解实用中医词汇)

【定义】治法。运用补益气血的药物,扶助正气,托毒外出,以免毒邪内陷的方法。(普通高等教育中医药类规划教材)

内观 nei guan

【英文名】Look Inwardly

【定义】气功术语。指精神内守而逐步稳定,或指精神内守,两目内视。(中国气功词典)

内取 nei qu

【英文名】Internal Management

【定义】①中医诊断学名词。诊察脉象的虚实来判断病情的方法。(汉英双解实用中医词汇)②治法。指用内服药来治疗疾病的方法。(汉英双解实用中医词汇)

内治 nei zhi

【英文名】Internal Therapies

【定义】治法。指用内服药物治疗机体发生的病证。(汉英双解实用中医词汇)

内经 nei jing

【英文名】Internal Meridians; Neijing

【定义】①医书名。《黄帝内经》的简称。(中医大辞典)②中医学名词。指行于脏腑的经脉。(中医大辞典)

内三合 nei san he

【英文名】Triple Intrinsic Integration

【定义】气功术语。练气功的基本原则。即心与意合、意与气合、气与力合。(中医词释)

内关穴 nei guan xue

【英文名】Neiguan Point

【异名】PC6(中华人民共和国国家标准-经穴部位)

【定义】腧穴。属手厥阴心包经。在前臂掌侧,当曲泽与大陵的连线上,腕横纹上2寸,掌长肌腱与桡侧腕屈肌腱之间。(中华人民共和国国家标准-经穴

部位）

内呼吸 nei hu xi

【英文名】Inner Breathing; Internal Respiration

【定义】气功术语。气功呼吸方法。同于“脐呼吸”和“胎息”，与外呼吸相对而言。（中医词释）

内太冲穴 nei tai chong xue

【英文名】Neitaichong Point

【定义】腧穴。经外奇穴。位于足背部，太冲穴内侧，拇长伸肌腱胫侧凹陷处。左右计二穴。（实用针灸辞典）

内耳耳穴 nei er er xue

【英文名】Internal Ear Point (Ear)

【异名】LO_6（中华人民共和国国家标准－耳穴名称与部位）

【定义】腧穴。耳穴名。在耳垂正面后中部，即耳垂6区。（中华人民共和国国家标准－耳穴名称与部位）

内至阴穴 nei zhi yin xue

【英文名】Neizhiyin Point

【定义】腧穴。经外奇穴。位于足小趾内侧，距趾甲角约0.1寸处。（汉英针灸辞典）

内阳池穴 nei yang chi xue

【英文名】Neiyangchi Point

【定义】腧穴。经外奇穴。位于大陵穴上1寸处。（汉英针灸辞典）

内针之理 na zhen zhi li

【英文名】Needling Principles

【定义】针灸学名词。进针的原则和道理。（汉英针灸辞典）

内迎香穴 nei ying xiang xue

【英文名】Neiyingxiang Point

【异名】EX-HN9（中华人民共和国国家标准－经穴部位）

【定义】腧穴。经外奇穴。在鼻孔内，当鼻翼软骨与鼻甲交界的粘膜处。（中华人民共和国国家标准－经穴部位）

内刺五脏 nei ci wu zang

【英文名】Puncture Five Parenchymatous Viscera for Internal Diseases

【定义】针灸学术语。病在内者，则针刺与五脏相连属的经脉。（汉英针灸辞典）

内昆仑穴 nei kun lun xue

【英文名】Neikunlun Point

【定义】腧穴。经外奇穴。位于足踝部，内踝后下方与跟腱之间的凹陷中，外对昆仑穴。左右计二穴。（实用针灸辞典）

内分泌耳穴 nei fen mi er xue

【英文名】Endocrine Point (Ear)

【异名】CO_{18}（中华人民共和国国家标准－耳穴名称与部位）

【定义】腧穴。耳穴名。在屏间切迹内，耳甲腔的前下部，即耳甲18区。（中华人民共和国国家标准－耳穴名称与部位）

内踝前下穴 nei huai qian xia xue

【英文名】Neihuaiqianxia Point

【定义】腧穴。经外奇穴。位于内踝下稍斜向前约一横指处。（汉英针灸辞典）

内功推拿疗法 nei gong tui na liao fa

【英文名】Internal-Exercise Massage

【定义】治法。以擦法为主要手法，并指导患者进行少林内功锻炼，以防治疾病的一种推拿疗法。（中华人民共和国国家标准中医临床诊疗术语－治法）

内生殖器耳穴 nei sheng zhi qi er xue

【英文名】Internal Genitals Point (Ear)

【异名】TF_2（中华人民共和国国家标准－耳穴名称与部位）

【定义】腧穴。耳穴名。在三角窝前1/3的下部，即三角窝2区。（中华人民共和国国家标准－耳穴名称与部位）

毛刺 mao ci

【英文名】Skin Needling

【定义】针刺方法。①用针浅刺在皮毛，治疗浮痹。（普通高等教育中医药类规划教材）②九刺之一。其法为浅刺皮肤之表面不留针，常用来治疗皮肤麻木不仁等病。（英汉双解中医大辞典）

毛脉 mao mai

【英文名】Superficial Pulse

【定义】脉象。指秋季脉来时轻虚而浮之象。（汉英中医辞海）

毛茛灸 mao gen jiu

【英文名】Buttercup Moxibustion; Herba Ranunculi Moxibustion

【定义】灸法。天灸。是用新鲜毛茛的茎叶，捣烂敷贴于施灸部位，而使之起泡的方法。（实用针灸辞典）

毛脉合精 mao mai he jing

【英文名】Meeting of the Hairs and Essence Qi

【定义】针灸学术语。指皮毛和经脉中的精气相会合。（汉英针灸辞典）

手经 shou jing

【英文名】Hand Meridians

【定义】中医学名词。属于十二经脉。是手三阴、手三阳的总称。（中国中医药学主题词表）

手支法 shou zhi fa

【英文名】Hand-Pushing Reduction

【定义】治法。正骨手法。用于肩关节脱臼的整复手法。患者正坐，一助手立于健肩侧，双手环抱患者腋下，医者外展患臂与助手对抗牵引，待收缩的肌肉拉展，肱骨头拉至肩胛盂下时，再屈患肘成直角，医者转向患者背后，但肘部仍继续牵引，一手拇指伸至腋窝，向外支肱骨头，同时牵引肘部之手配合内收肘部，感到肱骨头滑动声，即已复位。（汉英双解中医大辞典）

手心穴 shou xin xue

【英文名】Shouxin Point

【定义】腧穴。经外奇穴。位于第三掌指关节与腕横纹中点连线的中点。（汉英针灸辞典）

手托法 shou tuo fa

【英文名】Hand-Holding Reduction

【定义】治法。正骨手法。用于下颌关节脱臼的整复手法。患者正坐，医者用双手拇指伸入患者的口腔内，按于两侧下臼齿上，其余四指在外面托住下颌，两拇指先往下按，待下颌骨移动时再往里推之，余四指同时协调地将下颌骨向上端送，听到骨入关节的响声，说明已复位，此时拇指速向两旁滑开，退出口腔。（汉英双解中医大辞典）

手阴阳 shou yin yang

【英文名】Hand-Yinyang

【异名】大横纹（汉英双解中医大辞典）

【定义】①中医学名词。指循行经过上肢的六条经脉，包括小肠经、三焦经、大肠经、心经、心包经、肺经。（中医大辞典）②推拿穴位。位于手掌面，腕掌关节横纹，近拇指端称阳池，近小指端称阴池。操作时多用分法或合法。主治寒热往来、痰涎壅盛及多种消化系统疾病。（汉英双解中医大辞典）

手拽法 shou ye fa

【英文名】Hand-Pulling Reduction

【定义】治法。正骨手法。用于髋关节脱臼的整复手法。患者坐下，助手立于患者背后，双手由患者腋下绕至胸前抱着不动，医者双手紧握患肢腿膝用力拔伸，如有髋关节滑动感，即已复位。（汉英双解中医大辞典）

手捻针 shou nian zhen

【英文名】Manual-Twisting of Needle

【定义】针刺方法。用手捻针进行治疗的方法。（普通高等教育中医药类规划教材）

手提法 shou ti fa

【英文名】Hand-lifing Reduction

【定义】治法。正骨手法。用于脊柱脱位的整复手法。患者立于桌前，助手立于桌上从高处握住患者两手臂将患者提起，使患者悬空双脚离地，医者在患处按压整复，予以固定。（汉英双解中医大辞典）

手踝穴 shou huai xue

【英文名】Shouhuai Point

【定义】腧穴。经外奇穴。位于手腕背侧、桡骨背侧结节的高点处。（汉英针灸辞典）

手三阳经 shou san yang jing

【英文名】Three Yang Meridians of Hand

【定义】经络名。手阳明大肠经、手太阳小肠经、手少阳三焦经的总称。手三阳经从手走头，分布在上肢外侧。（汉英双解针灸大辞典）

手三阴经 shou san yin jing

【英文名】Three Yin Meridians of Hand

【定义】经络名。手太阴肺经、手少阴心经、手厥阴心包经的总称。手三阴经从胸走手，分布在上肢内侧。（汉英双解针灸大辞典）

手三里穴 shou san li xue

【英文名】Shousanli Point

【异名】LI10（中华人民共和国国家标准－经穴部位）

【定义】腧穴。属手阳明大肠经。在前臂背面桡侧，当阳溪与曲池连线上，肘横纹下 2 寸。（中华人民共和国国家标准－经穴部位）

手之六阳 shou zhi liu yang

【英文名】Six Yang Meridians of Hand

【定义】中医学名词。左右两侧手太阳经、手少阳经、手阳明经的合称。（汉英针灸辞典）

手之六阴 shou zhi liu yin

【英文名】Six Yin Meridians of Hand

【定义】中医学名词。左右两侧手太阴经、手少阴经、手厥阴经的合称。（汉英针灸辞典）

手五里穴 shou wu li xue

【英文名】Shouwuli Point

【异名】LI13（中华人民共和国国家标准－经穴部位）

【定义】腧穴。属手阳明大肠经。在臂外侧，当曲池与肩髃连线上，曲池上 3 寸处。（中华人民共和国国家标准－经穴部位）

手太阳穴 shou tai yang xue

【英文名】Shoutaiyang Point

【异名】小指尖穴（汉英双解针灸大辞典）

【定义】腧穴。经外奇穴。①位于手小指尺侧缘，指尖后 1 寸处。（汉英针灸辞典）②即小指尖穴。参见小指尖穴。（汉英双解针灸大辞典）

手穴推拿 shou xue tui na

【英文名】Hand Points Tuina; Hand Points Massage

【定义】推拿手法。是指在手部（手掌或手背）上探查压痛点或称为“反射区”（点），并在其上进行按、揉、点、推等手法来防治疾病的一种推拿方法。（推拿手法学）

手足髓孔 shou zu sui kong

【英文名】Manual and Pedal Pulpal Foramen

【定义】针灸学名词。手髓孔，疑即经穴腕骨或阳谷；

足髓孔,疑即经穴昆仑。(汉英双解针灸大辞典)

手针疗法 shou zhen liao fa

【英文名】Hand Acupuncture

【定义】针刺方法。针刺手部特定部位以治疗疾病的方法。(中医大辞典)

手针麻醉 shou zhen ma zui

【英文名】Anesthesia with Hand-Needle

【定义】针刺麻醉法。是在手针疗法基础上发展出来的针刺麻醉法,即按照针麻要求在手针刺激点上针刺,以进行各种手术。临床上根据手术部位选取相应刺激点,并辅以体针穴位等。(中医大辞典)

手法行针 shou fa xing zhen

【英文名】Manipulating Needle

【定义】针灸学名词。指医者用手操作进行运针。(汉英针灸辞典)

手法运针 shou fa yun zhen

【英文名】Manipulating Inserted Needle with Fingers

【定义】针刺手法。①用手捻转提插针身,或单捻转,单提插针身,使之达到每分钟几十次至两百次频率的旋转或振动。(汉英针灸辞典)②针麻的手法运针和针灸治疗疾病的手法运针没有原则的差别,体针麻醉多采用各种捻转或提插手法,或捻转和提插相结合,但针麻的手法一般较针灸治疗疾病的手法运针为强,运针频率较大,捻转提插的幅度较大,并根据手术创伤的大小和患者的反应采用不同刺激量。(实验针灸学)

手法复位 shou fa fu wei

【英文名】Manual Reduction

【定义】治法。正骨手法。指骨折后通过手法整复使骨折端重新获得相对原状的治疗方法。(汉英双解中医大辞典)

手法辨脓 shou fa bian nong

【英文名】Manipulation of Discriminating Pus

【异名】引手(中医词释);应指(简明中医辞典)

【定义】诊法。辨脓方法。是用触诊辨脓的有无。用手触按肿物,质软应指者脓已成,质硬不应指者脓未成。(汉英双解中医大辞典)

手逆注穴 shou ni zhu xue

【英文名】Shounizhu Point

【定义】腧穴。经外奇穴。位于腕横纹上 6 寸,桡侧腕屈肌腱与掌长肌腱之间。(汉英针灸辞典)

手翻托法 shou fan tuo fa

【英文名】Hand-Turning Reduction

【定义】治法。正骨手法。用于肘关节脱位的整复手法。医者一手把定患肘,另一手牵拉其前臂,然后向上屈曲以使肘关节复位。(汉英双解中医大辞典)

手太阳经别 shou tai yang jing bie

【英文名】Divergent Meridian of Hand-Taiyang

【异名】手太阳之正(汉英针灸辞典)

【定义】经络名。十二经别之一。与手少阴经别表里相和,组成四合。从手太阳经的肩关节部分分出,向下进入腋窝,走向心脏,再向下联系于小肠。(实用针灸辞典)

手太阳经筋 shou tai yang jing jin

【英文名】Muscle Region of Hand-Taiyang

【异名】手太阳之筋(汉英针灸辞典)

【定义】经络名。十二经筋之一。①是分布于手太阳经脉循行部位的筋肉系统。其病名曰仲夏痹。(实用针灸辞典)②起始于手小指的上边,结于腕背,上沿前臂内侧,结于肱骨内上髁后,以手弹该骨处,有感传可及于手小指之上,进入后,结于腋下。(汉英双解针灸大辞典)

手太阳标本 shou tai yang biao ben

【英文名】Branch and Root of Hand-Taiyang

【定义】针灸学名词。十二经标本之一。"本"在手外踝之后,约当养老穴处;"标"在目上一寸,约当攒竹穴处。(汉英针灸辞典)

手太阳络脉 shou tai yang luo mai

【英文名】Collateral of Hand-Taiyang

【异名】手太阳之别(实用针灸辞典)

【定义】经络名。十五别络之一。名曰支正。位于腕后 5 寸。是内注于手少阴经的别络。(实用针灸辞典)

手太阴经别 shou tai yin jing bie

【英文名】Divergent Meridian of Hand-Taiyin

【异名】手太阴之正(汉英针灸辞典)

【定义】经络名。十二经别之一。与手阳明经别表里相和,组成六合。从手太阴经分出,别入渊腋穴,行于手少阴经之前;进胸中,走入肺脏;向下散布于大肠;向上出于缺盆;沿喉咙上行,复合于手阳明经脉。(实用针灸辞典)

手太阴肺经 shou tai yin fei jing

【英文名】Lung Meridian of Hand-Taiyin

【异名】手太阴(中医大辞典);肺手太阴之脉(中医大辞典);肺经(中国中医药学主题词表)

【定义】经络名。十二经脉之一。循行路线:起于中焦胃部,向下络于大肠,回绕过来沿着胃的上口,穿过膈肌,属于肺脏,从肺系(肺与喉咙相联系的部位)横行出于腋下,向下沿着上臂内侧,行于手少阴经和手厥阴经的前面,下行至肘窝中,沿着前臂内侧前缘,进入寸口桡动脉搏动处,上向鱼际部,沿着鱼际的边缘,出拇指内侧端。(汉英双解针灸大辞典)

手太阴经筋 shou tai yin jing jin

【英文名】Muscle Region Of Hand-Taiyin

【异名】手太阴之筋(汉英针灸辞典)

【定义】经络名。十二经筋之一。①是分布于手太阴经脉循行部位的筋肉系统。其病名曰仲冬痹。(实用针灸辞典)②起于大指之上,沿指上行,结于鱼际后,经寸口动脉外侧,沿前臂结于肘中,经上臂内侧,进入腋下,上出缺盆,结于肩髃前。其上方结于缺盆,其下方结于胸里,分散通过膈,与手厥阴经之筋在膈下会合。(汉英双解针灸大辞典)

手太阴标本 shou tai yin biao ben

【英文名】Branch and Root of Taiyin Meridian of Hand

【定义】针灸学名词。十二经标本之一。"本"在寸口之中,约当太渊穴处;"标"在腋内侧动脉,约当天府穴处。(汉英针灸辞典)

手太阴络脉 shou tai yin luo mai

【英文名】Collareral of Hand-Taiyin

【异名】手太阴之别(实用针灸辞典)

【定义】经络名。十五别络之一。名曰列缺。位于腕后0.5寸。是联系于手阳明经的别络。(实用针灸辞典)

手少阳经别 shou shao yang jing bie

【英文名】Divergent Meridian of Hand-Shaoyang

【异名】手少阳之正(汉英针灸辞典)

【定义】经络名。十二经别之一。与手厥阴经别表里相和,组成五合。在头部从手少阳经分出后,到达头顶,向下进入缺盆,经过上、中、下焦,散布于胸中。(实用针灸辞典)

手少阳经筋 shou shao yang jing jin

【英文名】Muscle Region of Hand-Shaoyang

【异名】手少阳之筋(汉英针灸辞典)

【定义】经络名。十二经筋之一。①是分布于手少阳经脉循行部位的筋肉系统,其病名曰季夏痹。(实用针灸辞典)②起始于第四手指端,结于腕背,走向前臂外侧,结于肘尖部,向上绕行于上臂外侧,上循肩部,走到颈部会合于手太阳经筋。(汉英双解针灸大辞典)

手少阳标本 shou shao yang biao ben

【英文名】Branch and Root of Hand-Shaoyang

【定义】针灸学名词。十二经标本之一。"本"在小指次指间上二寸,约当中渚穴处;"标"在目外眦,约当丝竹空穴处。(汉英针灸辞典)

手少阳络脉 shou shao yang luo mai

【英文名】Collateral of Hand-Shaoyang

【异名】手少阳之别(实用针灸辞典)

【定义】经络名。十五别络之一。名曰外关。位于腕后2寸处。是与手厥阴经相联系的别络。(实用针灸辞典)

手少阴心经 shou shao yin xin jing

【英文名】Heart Meridian of Hand-Shaoyin

【异名】心手少阴之脉(中医大辞典);心经(中国中医药学主题词表);手少阴(中医大辞典)

【定义】经络名。十二经脉之一。①是循行于上肢内侧后缘(尺侧)的属心络小肠的阴经。(实用针灸辞典)②本经自心中起始,出来属于心系(心脏周围脉管等组织),向下贯穿膈肌,联络小肠。(中医大辞典)

手少阴经别 shou shao yin jing bie

【英文名】Divergent Meridian of Hand-Shaoyin

【异名】手少阴之正(汉英针灸辞典)

【定义】经络名。十二经别之一。与手太阳经别表里相和,组成四合。从手少阴经的腋窝两筋之间分出后,进入胸腔,归属于心脏,再上行至喉咙,浅出于面部,在目内眦处与手太阳经的脉气会合。(实用针灸辞典)

手少阴经筋 shou shao yin jing jin

【英文名】Muscle Region of Hand-Shaoyin

【异名】手少阴之筋(汉英针灸辞典)

【定义】经络名。十二经筋之一。①是分布于手少阴经脉循行部位的筋肉系统,其病名曰季冬痹。(实用针灸辞典)②起于小指内侧,结于锐骨,向上结于肘内侧,向上进入腋内,交于太阴经筋,循行于乳里,结聚于胸中,沿膈向下联系于脐部。(汉英双解针灸大辞典)

手少阴标本 shou shao yin biao ben

【英文名】Branch and Root of Hand-Shaoyin

【定义】针灸学名词。十二经标本之一。"本"在锐骨之端,约当神门穴处;"标"在心俞穴处。(汉英针灸辞典)

手少阴络脉 shou shao yin luo mai

【英文名】Collateral of Hand-Shaoyin

【异名】手少阴之别(实用针灸辞典)

【定义】经络名。十五别络之一。名曰通里。位于腕后1寸。是联系于手太阳经的别络。(实用针灸辞典)

手阳明经别 shou yang ming jing bie

【英文名】Divergent Meridian of Hand-Yangming

【异名】手阳明之正(汉英针灸辞典)

【定义】经络名。十二经别之一。与手太阴经别表里相和,组成六合。在手阳明经的手部经脉分出后,沿臂、肘、臑部上行,分布于胸膺、乳房等部位;另一支从肩髃部分出,进入项后柱骨,从第七颈椎走入体腔,下行到大肠,归属于肺脏;向上沿喉咙浅出缺盆,脉气仍合于本经经脉。(实用针灸辞典)

手阳明经筋 shou yang ming jing jin

【英文名】Muscle Region of Hand-Yangming

【异名】手阳明之筋(汉英针灸辞典)

【定义】经络名。十二经筋之一。①是分布于手阳明经脉循行部位的筋肉系统,其病名曰孟夏痹。(实用针灸辞典)②起于第二手指桡侧端,结于腕背部,向上沿前臂,结于肘外侧,上经上臂外侧,结于肩髃部。(汉英双解针灸大辞典)

手阳明标本 shou yang ming biao ben

【英文名】Branch and Root of Hand-Yangming

【定义】针灸学名词。十二经标本之一。"本"在肘中,约当曲池穴处;"标"在面颊和额角,约当迎香、头维穴处。(汉英针灸辞典)

手阳明络脉 shou yang ming luo mai

【英文名】Collateral of Hand-Yangming

【异名】手阳明之别(实用针灸辞典)

【定义】经络名。十五别络之一。名曰偏历。位于腕后3寸处。是联系于手太阴经的别络。(实用针灸辞典)

手两边拉法 shou liang bian la fa

【英文名】Reduction by Hand-Pulling to Both Sides

【定义】治法。正骨手法。用于肩关节脱臼的整复手法。患者正坐,一助手立于患者背后,双手从患者两腋下绕胸前抱紧;另一助手紧握健侧腕部。医者双手紧握患肢配合健侧助手用力相对牵引,如觉到滑动感,即已复位。(汉英双解中医大辞典)

手足小指穴 shou zu xiao zhi xue

【英文名】Shouzuxiaozhi Point

【定义】腧穴。经外奇穴。位于手、足小指(趾)尖端处。(汉英针灸辞典)

手指比量法 shou zhi bi liang fa

【英文名】Method of Finger Measurement

【定义】针灸学名词。以患者的手指为标志,进行测量定穴的方法。(汉英针灸辞典)

手指补泻法 shou zhi bu xie fa

【英文名】Finger Reinforcing and Reducing

【定义】针刺手法。指针刺操作过程中用以催气、行气补泻的各种手法。(汉英双解针灸大辞典)

手厥阴经别 shou jue yin jing bie

【英文名】Divergent Meridian of Hand-Jueyin

【异名】手心主之正(汉英针灸辞典);手厥阴之正(实用针灸辞典)

【定义】经络名。十二经别之一。与手少阳经别表里相和,组成五合。从手厥阴经腋下3寸处的渊腋分出后,进入胸腔,分别隶属于上、中、下三焦,向上沿喉咙而行,浅出于耳后,在乳突骨下的完骨部位与手少阳经会合。(实用针灸辞典)

手厥阴经筋 shou jue yin jing jin

【英文名】Muscle Region of Hand-Jueyin

【异名】手心主之筋(汉英针灸辞典)

【定义】经络名。十二经筋之一。①是分布于手厥阴经脉循行部位的筋肉系统。其病名曰孟冬痹。(实用针灸辞典)②起于中指,与手太阴经筋并行,结于肘内侧,经上臂内侧,结于腋下,向下分散前后,挟脐旁。(汉英双解针灸大辞典)

手厥阴标本 shou jue yin biao ben

【英文名】Branch and Root of Jueyin Hand-Jueyin

【异名】手心主标本(汉英针灸辞典)

【定义】针灸学名词。十二经标本之一。"本"在内关穴处;"标"在天池穴处。(汉英针灸辞典)

手厥阴络脉 shou jue yin luo mai

【英文名】Collateral of Hand-Jueyin

【异名】手心主之别(汉英针灸辞典);手厥阴之别(实用针灸辞典)

【定义】经络名。十五别络之一。名曰内关。位于腕后2寸处。是联系于手少阳经的别络。(实用针灸辞典)

手摸心会法 shou mo xin hui fa

【英文名】Knowledge by Hand-Touching

【定义】诊法。诊治骨折的方法。医者在检查诊断或整复治疗过程中,用手触摸患处,并对触摸所得的异常体征进行分析、综合、判断,作出确切的结论,以便在整复施术时做到心中有数。(汉英双解中医大辞典)

手太阳小肠经 shou tai yang xiao chang jing

【英文名】Small Intestine Meridian of Hand-Taiyang

【异名】小肠手太阳之脉(中医大辞典);小肠经(中国中医药学主题词表);手太阳(中医大辞典)

【定义】经络名。十二经脉之一。循行路线:从小指外侧末端开始,沿手掌尺侧,上向腕部,出尺骨小头部,直上沿尺骨下边,出于肘内侧当肱骨内上髁和尺骨鹰嘴之间,向上沿上臂外后侧,出肩关节部,绕肩胛,交会肩上,进入缺盆,络于心,沿食管,通过膈肌,到胃,属小肠。(汉英双解针灸大辞典)

手太阴肺经穴 shou tai yin fei jing xue

【英文名】Points of Lung Meridian of Hand-Taiyin

【定义】针灸学名词。手太阴肺经的穴位的总称,共11穴,左右计22穴。有中府、云门、天府、侠白、尺泽、孔最、列缺、经渠、太渊、鱼际、少商。(普通高等教育中医药类规划教材)

手少阳三焦经 shou shao yang san jiao jing

【英文名】Sanjiao Meridian of Hand-Shaoyang

【异名】三焦手少阳之脉(中医大辞典);三焦经(中国中医药学主题词表);手少阳(中医大辞典)

【定义】经络名。十二经脉之一。循行路线:起始于手无名指外侧端,沿无名指外侧至手腕背面,上行于上肢外侧正中至肩部,向前行进入缺盆(锁骨上窝），分布于膻中，散络于心包，穿过膈肌，依次属上、中、下三焦。其支脉，从膻中分出，上行出缺盆，至肩部，左右交会于大椎，再上行至项旁，沿耳后，直上出耳上角，再屈曲向下经面颊部至目眶下。其另一支脉，从耳后分出，进入耳中，出走耳前，经颧弓上缘，在面颊部与前条支脉相交，到达目外眦，与足少阳胆经交接。（汉英双解针灸大辞典）

手少阴心经穴 shou shao yin xin jing xue

【英文名】Points of Heart Meridian of Hand-Shaoyin

【定义】针灸学名词。手少阴心经的穴位的总称，共9穴，左右计18穴。主要有极泉、青灵、少海、灵道、通里、阴郄、神门、少府、少冲。（普通高等教育中医药类规划教材）

手阳明大肠经 shou yang ming da chang jing

【英文名】Large Intestine Meridian of Hand-Yangming

【异名】大肠手阳明之脉（中医大辞典）；大肠经（中国中医药学主题词表）；手阳明（中医大辞典）；齿脉（汉英双解针灸大辞典）

【定义】经络名。十二经脉之一。循行路线：从食指末端起始，沿食指桡侧缘，行于第一、二掌骨间，进入两筋之间，沿前臂桡侧进入肘外侧，经上臂外侧前边，上肩，出肩峰部前边，向上交会颈部大椎。向下进入缺盆，络于肺，通过横膈，属于大肠。（汉英双解针灸大辞典）

手厥阴心包经 shou jue yin xin bao jing

【英文名】Pericadium Channel of Hand-Jueyin; the Pericardium Meridian of Hand-Jueyin

【异名】心主（汉英针灸辞典）；心主手厥阴心包络经（中医大辞典）；心主手厥阴心包络之脉（汉英针灸辞典）；心包经（汉英针灸辞典）；心包络经（中医大辞典）；手心主（中医大辞典）；手厥阴（中医大辞典）；手厥阴心包络经（中医大辞典）

【定义】经络名。十二经脉之一。①是循行于上肢屈侧正中及胸部的属心包络三焦的阴经。（实用针灸辞典）②从胸中开始，出而属于心包，通过横膈，经历胸部、上腹和下腹，络于三焦。（汉英双解针灸大辞典）

手掌后臂间穴 shou zhang hou bi jian xue

【英文名】Shouzhanghoubijian Point

【定义】腧穴。经外奇穴。在前臂屈侧，腕横纹上5横指处，当掌长肌腱与桡侧腕屈肌腱之间。（汉英双解针灸大辞典）

手太阳小肠经穴 shou tai yang xiao chang jing xue

【英文名】Points of Small Intestine Meridian of Hand-Taiyang

【定义】针灸学名词。手太阳小肠经的穴位的总称，共19穴，左右计38穴。有少泽、前谷、后溪、腕骨、阳谷、养老、支正、小海、肩贞、臑俞、天宗、秉风、曲垣、肩外俞、肩中俞、天窗、天容、颧髎、听宫。（普通高等教育中医药类规划教材）

手少阳三焦经穴 shou shao yang san jiao jing xue

【英文名】Points of Sanjiao Meridian of Hand-Shaoyang

【定义】针灸学名词。手少阳三焦经的穴位的总称，共23穴，左右计46穴。有关冲、液门、中渚、阳池、外关、支沟、会宗、三阳络、四渎、天井、清冷渊、消泺、臑会、肩髎、天髎、天牖、翳风、瘈脉、颅息、角孙、耳门、耳和髎、丝竹空。（普通高等教育中医药类规划教材）

手阳明大肠经穴 shou yang ming da chang jing xue

【英文名】Points of Large Intestine Meridian of Hand-Yangming

【定义】针灸学名词。手阳明大肠经的穴位的总称，共20穴，左右计40穴。有商阳、二间、三间、合谷、阳溪、偏历、温溜、下廉、上廉、手三里、曲池、肘髎、手五里、臂臑、肩髃、巨骨、天鼎、扶突、口禾髎、迎香。（普通高等教育中医药类规划教材）

手足大指爪甲穴 shou zhu da zhi zhao jia xue

【英文名】Thumb or Hallux Nail Point

【定义】针灸学名词。指少商、隐白二穴。（汉英针灸辞典）

手厥阴心包经穴 shou jue yin xin bao jing xue

【英文名】Points of Pericadium Meridian of Hand-Jueyin

【定义】针灸学名词。手厥阴心包经的穴位的总称，共9穴，左右计18穴。有天池、天泉、曲泽、郄门、间使、内关、大陵、劳宫、中冲。（普通高等教育中医药类规划教材）

手掌后白肉际穴 shou zhang hou bai rou ji xue

【英文名】Shouzhanghoubairouji Point

【定义】腧穴。经外奇穴。位于手掌后，腕远侧横纹中点稍前处。（汉英针灸辞典）

手之三阳从手走头 shou zhi san yang cong shou zou tou

【英文名】Three Yang Meridians of Hand Ascend from Hand to Head

【定义】中医学名词。指十二经脉在循环流注过程中，手三阳经脉从手循行至头。（汉英针灸辞典）

手之三阴从脏走手 shou zhi san yin cong zang zou shou

【英文名】Three Yin Meridians of Hand Spread from Viscera to Hand

【定义】中医学名词。指十二经脉在循环流注过程中，手三阴经脉从内脏循行至手。（汉英针灸辞典）

手太阳、手少阴经别 shou tai yang shou shao yin jing bie

【英文名】Divergent Meridians of Hand-Taiyang and Hand-Shaoyin

【定义】经络名。十二经别中的一合。手太阳经别经

过离、入、出的循行后，最后合于本经。手少阴经别经过离、入、出的循行后，合于与其相表里的手太阳经。(汉英双解针灸大辞典)

手少阳、手厥阴经别 shou shao yang shou jue yin jing bie

【英文名】Divergent Meridians of Hand-Shaoyang and Hand-Jueyin

【定义】经络名。十二经别中的一合。手少阳经别经过离、入、出的循行后，最后合于本经。手厥阴经别经过离、入、出的循行后，合于与其相表里的手少阳经。(汉英双解针灸大辞典)

手阳明、手太阴经别 shou yang ming shou tai yin jing bie

【英文名】Divergent Meridians of Hand-Yangming and Hand-Taiyin

【定义】经络名。十二经别中的一合。手阳明经别经过离、入、出的循行后，最后合于本经。手太阴经别经过离、入、出的循行后，合于与其相表里的手阳明经。(汉英双解针灸大辞典)

气功 qi gong

【英文名】Qigong; Breathing Exercise

【定义】名词。是中华民族在长期的生活、劳动、健身和医疗过程中创造的一项自我身心调节健身的方法。主要通过姿势的调节、呼吸的锻炼、意念的集中和运用，达到意气形相合，精气神兼练。可调整和增强机体各部功能，诱导和发挥内在潜力，具有防治疾病、保健强身、益智延年的作用。根据练功时的动静姿态不同，可分为动功、静功两大类。(汉英双解中医大辞典)

气会 qi hui

【英文名】Qihui; Confluence of Qi

【定义】针灸学名词。八会穴之一。《难经·四十五难》："气会三焦外一筋直两乳内也。"所指为膻中穴。膻中位于两乳之间，内部为肺，肺主气，诸气皆属于肺，故名。凡属气的病变，皆可酌情取用。(中医大辞典)

气关 qi guan

【英文名】Qi Pass

【异名】中关(汉英中医辞海)

【定义】①诊断部位。指小儿指纹见于食指第二节为气关。(汉英中医辞海)②推拿穴位。指三关之一，位于食指中段指节的腹面。用揉法，可行气通窍。(汉英中医辞海)

气池 qi chi

【英文名】Pond of Vital Energy

【定义】①望诊部位。指小儿头面望诊部位。即眼平视，瞳孔直下1寸处，相当眶下孔。(汉英中医辞海)②推拿穴位。又名坎下。在目下胞。(汉英中医辞海)

气针 qi zhen

【英文名】Qi Needle

【定义】针具。指毫针，与火针相对而言。(汉英双解针灸大辞典)

气宜 qi yi

【英文名】Appropriating Vital Energy

【定义】中医学术语。指根据六气的淫胜而采取适宜的治疗措施。(汉英中医辞海)

气街 qi jie

【英文名】Passage of Meridian Qi

【异名】四气街(汉英双解针灸大辞典)

【定义】中医学名词。指经气聚集通行的共同通道。(汉英针灸辞典)

气感 qi gan

【英文名】Qi Sensation

【定义】气功术语。指人在练功时，感受到自己体内的经气运动的自身感觉。(汉英双解中医大辞典)

气门穴 qi men xue

【英文名】Qimen Point

【定义】腧穴。经外奇穴。位于下腹部，关元穴旁开3寸处。左右计二穴。(实用针灸辞典)

气中穴 qi zhong xue

【英文名】Qizhong Point

【定义】腧穴。经外奇穴。位于腹部，气海穴旁开1.5寸处。左右计二穴。(实用针灸辞典)

气化神 qi hua shen

【英文名】Activity of Vital Energy Changing to Spirit

【定义】气功术语。指习练气功，导引入静后，神气合而为一。(汉英中医辞海)

气户穴 qi hu xue

【英文名】Qihu Point

【异名】ST13(中华人民共和国国家标准-经穴部位)

【定义】腧穴。属足阳明胃经。在胸部，当锁骨中点下缘，距前正中线4寸。(中华人民共和国国家标准-经穴部位)

气功学 qi gong xue

【英文名】Qigong Subject

【定义】学科名。是研究气功的历史、现状、锻炼方法、程序、机理及其应用的科学。(汉英双解实用中医词汇)

气穴穴 qi xue xue

【英文名】Qixue Point

【异名】KI13(中华人民共和国国家标准-经穴部位)

【定义】腧穴。属足少阴肾经。在下腹部，当脐中下3寸，前正中线旁开0.5寸。(中华人民共和国国家

标准－经穴部位）

气冲穴 qi chong xue

【英文名】Qichong Point

【异名】ST30（中华人民共和国国家标准－经穴部位）；气中（汉英双解针灸大辞典）

【定义】腧穴。属足阳明胃经。在腹股沟稍上方，当脐中下5寸，距前正中线2寸。（中华人民共和国国家标准－经穴部位）

气舍穴 qi she xue

【英文名】Qishe Point

【异名】ST11（中华人民共和国国家标准－经穴部位）

【定义】①腧穴。属足阳明胃经。在颈部，当锁骨内侧端的上缘，胸锁乳突肌胸骨头与锁骨头之间。（中华人民共和国国家标准－经穴部位）②腧穴。即神阙穴。（汉英双解中医大辞典）

气海穴 qi hai xue

【英文名】Qihai Point

【异名】RN6（中华人民共和国国家标准－经穴部位）

【定义】腧穴。属任脉。在下腹部，前正中线上，当脐中下1.5寸。（中华人民共和国国家标准－经穴部位）

气堂穴 qi tang xue

【英文名】Qitang Point

【异名】气冲穴（实用针灸辞典）

【定义】腧穴。经外奇穴。颈前部，天突穴旁开约1寸处，当锁骨与胸骨关节部凹陷中。左右计二穴。（实用针灸辞典）

气喘穴 qi chuan xue

【英文名】Qichuan Point

【定义】腧穴。经外奇穴。第七胸椎棘突旁开2寸处。左右共计二穴。主治咳喘、胸痛、心悸。（针灸大辞典）

气鼓法 qi gu fa

【英文名】Fracture Setting by Air Blowing

【定义】治法。正骨手法。指适用于胸胁骨个别骨折及错位的整复方法。患者仰卧，背部垫高，令用力咳嗽或深呼吸，同时令助手下压腹部，医者下压突出的骨端，借鼓气之力将陷内的骨折或错位端鼓出，借以达到整复的目的。（汉英中医辞海）

气端穴 qi duan xue

【英文名】Qiduan Point

【异名】EX-LE12（中华人民共和国国家标准－经穴部位）

【定义】腧穴。经外奇穴。在足十趾尖端，距趾甲游离缘0.1寸（指寸）。左右共十穴。（中华人民共和国国家标准－经穴部位）

气入针出 qi ru zhen chu

【英文名】Pulling out the Needle when Inhaling

【定义】针灸术语。待患者吸气时出针，为补法。（汉英针灸辞典）

气功纠偏 qi gong jiu pian

【英文名】Deviation Rectification in Qigong

【定义】气功术语。用来纠正在练功过程中出现偏差的功法。（推拿功法学）

气功疗法 qi gong liao fa

【英文名】Qigong Therapy

【定义】治法。利用气功以治疗某些疾病的方法。（汉英双解实用中医词汇）

气功按摩 qi gong an mo

【英文名】Qigong Massage

【定义】气功疗法。指运用气功来配合按摩治疗的一种中医疗法。（普通高等教育中医药类规划教材）

气功研究 qi gong yan jiu

【英文名】Research on Qigong

【定义】气功学名词。研究气功的功法、理论和治疗疾病作用。（中国气功词典）

气功点穴 qi gong dian xue

【英文名】Qigong Acupoint Pressure

【定义】气功疗法。运用功法点击穴位治疗疾病的方法。（中国气功词典）

气功原理 qi gong yuan li

【英文名】Qigong's Principles

【定义】气功学名词。一门研究气功发功生物学原理的学科。（中国当代气功全书）

气穴为宝 qi xue wei bao

【英文名】Selecting Points according to the Season is Essential

【定义】针灸学术语。指针刺治病时，根据病情、按季节准确取穴是很重要的。（汉英针灸辞典）

气至病所 qi zhi bing suo

【英文名】Qi Reaching the Affected Area

【定义】针灸学术语。指针下的得气感应，这种感应通过一定的手法，以经络为渠道，达到病变部位。（中国中医药学主题词表）

气血双补 qi xue shuang bu

【英文名】Invigorate the Blood and Qi Simultaneously; Reinforce both Qi and Blood

【异名】气血两补（汉英英汉中医大辞典）

【定义】治法。补气药与补血药并用，适用于气血两虚证的治疗方法。（普通高等教育中医药类规划教材）

气血两清 qi xue liang qing

【英文名】Clearing Away Heat-Evil Both in Qi and Blood Phase

【定义】治法。清气药与凉血药并用，适用于气血两燔

证的治疗方法。(普通高等教育中医药类规划教材)

气血治法 qi xue zhi fa

【英文名】Qi-Blood Therapeutic Methods

【定义】治则。泛指运用中药调理气血的方法。(普通高等教育中医药类规划教材)

气血辨证 qi xue bian zheng

【英文名】Differentiation of Syndromes according to Qi and Blood

【定义】中医诊断学名词。分析判断疾病中有无气血亏虚或运行障碍征候。(中医诊断学)

气会膻中 qi hui dan zhong

【英文名】Danzhong being the Focus of Qi; Danzhong is the influential Point of Qi

【定义】针灸学术语。诸气聚会于膻中。(汉英针灸辞典)

气色门户 qi se men hu

【英文名】Distribution of Complexion

【定义】中医诊断学术语。"气色"指五脏的精气及反应于面部的色泽;"门户"指五脏在面部分属的部位。五脏各有主色和分部,前人根据五行相生相克的理论,从面部一定部位的色泽变化,以推测五脏的病变及预后。该诊法,须中诊合参,全面分析,方切合实际。(汉英中医辞海)

气阴双补 qi yin shuang bu

【英文名】Supplementation of both Qi and Yin

【定义】治法。补气药与滋阴药并用,适用于气阴两虚证的治疗方法。(普通高等教育中医药类规划教材)

气针疗法 qi zhen liao fa

【英文名】Air Acupuncture Therapy;Qi Needle Therapy

【定义】治法。是将消过毒的空气,用针孔注射到一定的穴位,利用空气在被吸收过程中的一定时间内的占位刺激,以调整经络功能而治疗疾病的方法。适用于治疗急慢性软组织挫伤和落枕。(普通高等教育中医药类规划教材)

气沉丹田 qi chen dan tian

【英文名】Sinking Qi to Dantian

【定义】气功术语。指在练功当中,当采用顺腹式呼吸时,吸气以意领气至下丹田;当逆腹式呼吸时,呼气以意领气至下丹田;然后意守丹田,使内气沉潜于下丹田,不再将气提起。(汉英双解中医大辞典)

气纳三焦 qi na san jiao

【英文名】Qi Entering Sanjiao

【定义】针灸学术语。子午流注针法。即指当阳干重见时,分别按生成的关系取三焦经的五输穴。(汉英双解针灸大辞典)

气贯丹田 qi guan dan tian

【英文名】Promoting Qi to Circulate through Dantian

【定义】气功术语。指在练功当中,每当调息降气(呼气)时,以意领气贯入下丹田,提气时(吸气)时又以意领气提回膻中,如上往复连贯进行,称为"气贯丹田"。有使内气升降往复连贯之意。(汉英双解中医大辞典)

气神调匀 qi shen tiao yun

【英文名】Harmony of Vital Energy and Spirit

【定义】气功术语。指神气合一。即气与思维活动协调统一。(汉英中医辞海)

气病辨证 qi bing bian zheng

【英文名】Differentiation of Syndromes of Qi

【定义】中医诊断学名词。分析判断疾病中有无气虚或气滞类证的证候。(中医诊断学)

气海俞穴 qi hai shu xue

【英文名】Qihaishu Point

【异名】BL24(中华人民共和国国家标准-经穴部位)

【定义】腧穴。属足太阳膀胱经。在腰部,当第三腰椎棘突下,旁开1.5寸。(中华人民共和国国家标准-经穴部位)

气海募穴 qi hai mu xue

【英文名】Qihaimu Point

【定义】腧穴。经外奇穴。位于腰部,第三、四腰椎棘突之间点,左右旁开各1寸。左右计二穴。(中国针灸大辞典)

气营两清 qi ying liang qing

【英文名】Clearing Away the Heat in the Qi and Ying Phase

【定义】治则。清气分热药与清营解毒药并用,适用于温病气血两燔证的治疗方法。(普通高等教育中医药类规划教材)

气感反应 qi gan fan ying

【英文名】Effects of Qi Sensation

【定义】气功术语。指在练功中出现的各种感觉反应。如腹鸣、丹田发热、手劳宫、足涌泉穴的冷热、胀麻等感觉,均属气感反应。(汉英双解中医大辞典)

气管耳穴 qi guan er xue

【英文名】Trachea Point (Ear)

【异名】CO_{16}(中华人民共和国国家标准-耳穴名称与部位)

【定义】腧穴。耳穴名。在心区与外耳门之间,即耳甲16区。(中华人民共和国国家标准-耳穴名称与部位)

气分证辨证 qi fen zheng bian zheng

【英文名】Differentiation of Syndromes in Qi Phase

【定义】中医诊断学名词。辨别疾病是否属于气分病

证的方法。(中医诊断学)

气功功能态 qi gong gong neng tai

【英文名】Functional State of Qigong

【定义】气功术语。指气功锻炼时通过对意念、呼吸和姿势等的锻炼,在入静状态中所表现出来的人体功能状态。(汉英双解实用中医词汇)

气涩则出迟 qi se ze chu chi

【英文名】Retaining the Needle for a Long Time when Needling Sensations are felt Slowly

【定义】针灸学术语。针刺时,得气慢者,可久留针。(汉英针灸辞典)

气滑即出疾 qi hua ji chu ji

【英文名】Avoiding Retaining the Needle when Feeling Needling Sensations Quickly

【定义】针灸学术语。针刺时,得气快者不宜久留针。(汉英针灸辞典)

气血津液辨证 qi xue jin ye bian zheng

【英文名】Differentiation of Syndromes according to Pathogeneses of Qi, Blood and Body Fluid

【定义】中医诊断学名词。分析、判断疾病中有无气血亏损及运行障碍或有无津液亏虚及停聚的证候。(中医诊断学)

气血痰食辨证 qi xue tan shi bian zheng

【英文名】Differentiation of Syndromes based on the Changes of Vital Energy, Blood, Phlegm and Digestive Function

【定义】中医诊断学名词。根据气血的生理病理特点及痰食致病的特征,对复杂的临床表现进行分析归纳,以判断病情,确定诊断。(汉英中医辞典)

升阳 sheng yang

【英文名】Elevating Yang

【定义】治法。升发阳气治疗阳气虚陷证的治疗方法。(中国中医药学主题词表)

升提 sheng ti

【英文名】Ascending Qi; Lifting Qi

【定义】治法。具有生发清气的作用,适用于气陷证的治疗方法。(普通高等教育中医药类规划教材)

升压点 sheng ya dian

【英文名】Boosting Blood Pressure Point (Hand)

【定义】手针穴位名。在手背腕横纹中点,主治各种原因之血压下降。(普通高等教育中医药类规划教材)

升可去降 sheng ke qu jiang

【英文名】Prescription with Lifting Effect may Treat Collapse-Syndrome

【定义】治法。升剂具有升提作用,可以治疗因气虚下陷而引起的病证。(汉英中医辞典)

升阳益胃 shen yang yi wei

【英文名】Elevating Yang and Reinforcing Stomach

【定义】治法。指通过升发脾阳,以治疗脾虚气陷,胃失降纳的一种方法。(简明实用中医基础词典)

升清固涩 sheng qing gu se

【英文名】Elevate the Pure Qi and Stop Discharge

【异名】升提固涩(中华人民共和国国家标准中医临床诊疗术语-治法)

【定义】治法。益气升提药与收敛固涩药并用,适用于气虚不能固摄、精微下泄所见证候的治疗方法。(中华人民共和国国家标准中医临床诊疗术语-治法)

升清降浊 sheng qing jiang zhuo

【英文名】Ascend the Clear and Descend the Turbid; Send up the Lucid Yang and Lower Turbid Qi

【定义】治法。用健脾升清、和胃降浊的方药治疗清浊不分的方法。适用于脾胃升降失调所致清浊不分、上吐下泻、腹痛转筋、口渴烦躁等。(中医药常用名词术语辞典)

升提中气 sheng ti zhong qi

【英文名】Lifting up the Qi in the Middle Energizer

【异名】升举中气(新编汉英中医药分类词典);补中益气(中国中医药学主题词表)

【定义】治法。治疗中气下陷的方法。适用于脾虚中气下陷引起久泻、脱肛、子宫脱垂等病证。(汉英双解实用中医词汇)

升压点 1 耳穴 sheng ya dian yi er xue

【英文名】Elevating Blood Pressure Point One (Ear)

【定义】腧穴。耳穴名。位于屏间切迹下方,目 1 穴与目 2 穴之间。具有诊断和治疗低血压症的作用。(汉英针灸辞典)

升压点 2 耳穴 sheng ya dian er er xue

【英文名】Elevating Blood Pressure Point Two (Ear)

【定义】腧穴。耳穴名。位于平喘穴稍下,颞穴上方,耳软骨突起的小丘处。有升血压的作用。(汉英针灸辞典)

长针 chang zhen

【英文名】Long Needle

【异名】环跳针(汉英双解针灸大辞典)

【定义】针具。一种针体长约为 20～23 厘米或更长的用于深刺的针。(汉英双解实用中医词汇)

长脉 chang mai

【英文名】Long Pulse

【定义】脉象。脉长超过本位的一种脉象。(汉英双解实用中医词汇)

长谷穴 chang gu xue

【英文名】Changgu Point

【异名】长平(汉英针灸辞典)
【定义】腧穴。经外奇穴。位于腹部,脐中央旁开2.5寸处。左右计二穴。(实用针灸辞典)

长强穴 chang qiang xue
【英文名】Changqiang Point
【异名】DU1(中华人民共和国国家标准－经穴部位);橛骨(针灸大辞典)
【定义】腧穴。属督脉。在尾骨端下,当尾骨端与肛门连线的中点处。(中华人民共和国国家标准－经穴部位)

长针疗法 chang zhen liao fa
【英文名】Long Needle Therapy
【定义】针灸方法。用长针作为针刺工具治疗疾病的方法,即现在的芒针类。主治邪气深着、日久不愈的痹证。(普通高等教育中医药类规划教材)

长白山气功 chang bai shan qi gong
【英文名】Changbai-Mountain Qigong
【定义】气功功法名。指来源于长白山一带的以修练丹田功为主要内容的一种功法。(中国当代气功全书)

仆参穴 pu can xue
【英文名】Pucan Point
【异名】BL61(中华人民共和国国家标准－经穴部位)
【定义】腧穴。属足太阳膀胱经。在足外侧部,外踝后下方,昆仑直下,跟骨外侧,赤白肉际处。(中华人民共和国国家标准－经穴部位)

化饮 hua yin
【英文名】Dissipating Excessive Fluid
【定义】治法。治疗水饮证的方法。(中国中医药学主题词表)

化斑 hua ban
【英文名】Eliminating Purpura
【定义】治法。用化斑汤治疗温病发斑或其它发斑的病证。(中国中医药学主题词表)

化湿 hua shi
【英文名】Dissipating Dampness
【定义】治法。用芳香祛湿药物宣化上焦湿邪的方法。(中国中医药学主题词表)

化痰 hua tan
【英文名】Removing Phlegm
【定义】治法。消解痰涎的方法。根据生痰的原因,化痰法通常分为六种,即宣肺化痰、清热化痰、润肺化痰、燥湿化痰、祛寒化痰及治风化痰。(汉英中医辞典)

化气利水 hua qi li shui
【英文名】Promoting Qi for Diuresis
【异名】化气行水(中华人民共和国国家标准中医临床诊疗术语－治法);温阳利水(中医药常用名词术语辞典)
【定义】治法。通过温阳助气化,以利水消肿,适用于气滞水停证或气化失常所致水肿的治疗方法。(中华人民共和国国家标准中医临床诊疗术语－治法)

化气利湿 hua qi li shi
【英文名】Promoting Qi to Remove Dampness
【异名】温阳利湿(中医药常用名词术语辞典)
【定义】治法。用温阳化气、行湿利水药治疗阳气被水寒阻遏而小便不利的方法。适于内停水湿,外有表寒,阳气受水寒阻遏者。(中医药常用名词术语辞典)

化饮平喘 hua yin ping chuan
【英文名】Dissipating Excessive Fluid to Relieving Asthma;Dissipating Fluid-Retention for Relieving Asthma
【异名】化饮定哮(中华人民共和国国家标准中医临床诊疗术语－治法)
【定义】治法。通过化饮以宣肺平喘,适用于饮邪客肺所致哮病、气喘的治疗方法。(中华人民共和国国家标准中医临床诊疗术语－治法)

化饮宁心 hua yin ning xin
【英文名】Dissipating Excessive Fluid to Calm Heart
【定义】治法。通过化饮逐水以宁心,适用于饮停心包证的治疗方法。(中华人民共和国国家标准中医临床诊疗术语－治法)

化饮宽胸 hua yin kuan xiong
【英文名】Dissipating Excessive Fluid to Ease Chest
【定义】治法。通过化饮消水以宽胸利膈,适用于饮停胸胁证的治疗方法。(中华人民共和国国家标准中医临床诊疗术语－治法)

化饮解表 hua yin jie biao
【英文名】Dissipating Excessive Fluid and Relieving Exterior; Relieving Fluid-Retention and Expelling Superficial Evils
【定义】治法。运用温化水饮与辛温解表药组成的方剂,治疗素有水饮内停,又有寒邪袭表之证,以达到既化内饮,又外解表邪的目的。(汉英中医辞典)

化毒成脓 hua du cheng nong
【英文名】Expel Toxins Outwardly to Change it to Pus
【定义】治法。运用透托、补托、外治等方法,使毒邪移深居浅,液化成脓的治疗方法。(中华人民共和国国家标准中医临床诊疗术语－治法)

化浊利耳 hua zhuo li er
【英文名】Eliminate Turbidity to Treat Ear Disease
【定义】治法。运用具有芳香化湿,或通利湿浊作用的方药,适用于湿浊内蕴耳窍所致耳病的治疗方法。(中华人民共和国国家标准中医临床诊疗术语－治

法）

化湿行气 hua shi xing qi

【英文名】Dissipating Dampness to Promote Qi

【定义】①治法。化湿浊而行气滞。适用于湿阻中焦，脾胃气滞而脘腹痞满、胀闷不舒、不思饮食等。（中医药常用名词术语辞典）②中药功效。化湿药大多辛温芳香，能化湿浊而宣畅气机，行散气滞。（中医药常用名词术语辞典）

化湿和中 hua shi he zhong

【英文名】Dissipating Dampness to Restore Normal Function of Stomach

【定义】治法。通过祛湿化浊，以健脾和胃，适用于湿困脾胃证、脾虚湿困证的治疗方法。（中华人民共和国国家标准中医临床诊疗术语－治法）

化湿和营 hua shi he ying

【英文名】Dissipating Dampness and Regulating Ying

【异名】燥湿和营（中华人民共和国国家标准中医临床诊疗术语－治法）

【定义】治法。具有芳香化湿、调和营卫的作用，适用于湿郁肌表所致证候的治疗方法。（中华人民共和国国家标准中医临床诊疗术语－治法）

化湿降浊 hua shi jiang zhuo

【英文名】Dissipating Dampness and Lowering Turbid Pathogen

【定义】治法。用轻清芳香之品，宣化湿浊，适用于湿邪阻滞证的治疗方法。（中华人民共和国国家标准中医临床诊疗术语－治法）

化湿醒脾 hua shi xing pi

【英文名】Dissipating Dampness to Enliven Spleen

【异名】化湿运脾（中华人民共和国国家标准中医临床诊疗术语－治法）；化湿健脾（中华人民共和国国家标准中医临床诊疗术语－治法）

【定义】治法。参见化湿和中。（中华人民共和国国家标准中医临床诊疗术语－治法）

化瘀止血 hua yu zhi xue

【英文名】Removing Blood Stasis to Arrest Bleeding

【定义】治法。通过活血化瘀以达到止血目的，适用于血瘀出血证的治疗方法。（中华人民共和国国家标准中医临床诊疗术语－治法）

化瘀止痛 hua yu zhi tong

【英文名】Removing Blood Stasis to Relieve Pain

【异名】祛瘀止痛（中华人民共和国国家标准中医临床诊疗术语－治法）；散瘀止痛（中华人民共和国国家标准中医临床诊疗术语－治法）

【定义】治法。通过活血破瘀以达止痛目的，适用于血瘀所致疼痛的治疗方法。（中华人民共和国国家标准中医临床诊疗术语－治法）

化瘀生新 hua yu sheng xin

【英文名】Removing Blood Stasis to Promote Tissue Regeneration

【异名】祛瘀生新（中华人民共和国国家标准中医临床诊疗术语－治法）

【定义】治法。通过活血化瘀而促进新血化生，适用于血瘀兼血虚证的治疗方法。（中华人民共和国国家标准中医临床诊疗术语－治法）

化瘀利水 hua yu li shui

【英文名】Removing Blood Stasis and Promoting Diuresis to Eliminate Dampness

【定义】治法。活血化瘀药与利水渗湿药并用，适用于血瘀水停证的治疗方法。（中华人民共和国国家标准中医临床诊疗术语－治法）

化瘀明目 hua yu ming mu

【英文名】Removing Blood Stasis to Treat Eye Disease

【异名】活血明目（中华人民共和国国家标准中医临床诊疗术语－治法）；祛瘀明目（中华人民共和国国家标准中医临床诊疗术语－治法）

【定义】治法。用归尾、赤芍、桃仁等具有活血化瘀及行气作用的方药，达到消散瘀滞以明目的治疗方法。主要适用于血行凝滞或瘀血不散所致的眼病。（中华人民共和国国家标准中医临床诊疗术语－治法）

化瘀和胃 hua yu he wei

【英文名】Removing Blood Stasis and Easing Stomach

【定义】治法。通过活血化瘀以和胃宽中，适用于瘀阻胃络证的治疗方法。（中华人民共和国国家标准中医临床诊疗术语－治法）

化瘀养肝 hua yu yang gan

【英文名】Removing Blood Stasis to Nourish Liver

【定义】治法。通过活血化瘀以疏肝和络，适用于肝血瘀阻证的治疗方法。（中华人民共和国国家标准中医临床诊疗术语－治法）

化瘀养胃 hua yu yang wei

【英文名】Removing Blood Stasis and Nourishing the Stomach

【定义】治法。活血化瘀药与养胃和中药并用，适用于胃虚血瘀证的治疗方法。（中华人民共和国国家标准中医临床诊疗术语－治法）

化瘀宣肺 hua yu xuan fei

【英文名】Removing Blood Stasis for Dispersing Lung Qi

【定义】治法。通过活血化瘀以宣通肺气，适用于瘀阻肺络证的治疗方法。（中华人民共和国国家标准中医临床诊疗术语－治法）

化瘀宽心 hua yu kuan xin

【英文名】Removing Blood Stasis for Activating Blood

Circulation in the Heart
【定义】治法。通过活血化瘀以疏通心脉,适用于心血瘀阻证的治疗方法。(中华人民共和国国家标准中医临床诊疗术语-治法)

化瘀宽胸 hua yu kuan xiong
【英文名】Removing Blood Stasis for Easing Chest
【定义】治法。通过活血化瘀以宽胸利膈,适用于瘀阻胸膈证、瘀阻胸胁证的治疗方法。(中华人民共和国国家标准中医临床诊疗术语-治法)

化瘀消肿 hua yu xiao zhong
【英文名】Removing Blood Stasis to Resolve Mass
【异名】祛瘀消肿(中华人民共和国国家标准中医临床诊疗术语-治法);破瘀消肿(中华人民共和国国家标准中医临床诊疗术语-治法);散瘀消肿(中华人民共和国国家标准中医临床诊疗术语-治法)
【定义】治法。通过活血化瘀以散结消肿,适用于血肿之类病症的治疗方法。(中华人民共和国国家标准中医临床诊疗术语-治法)

化瘀消积 hua yu xiao ji
【英文名】Removing Blood Stasis and Resolving Mass
【异名】化瘀消癥(中华人民共和国国家标准中医临床诊疗术语-治法);破瘀消积(中华人民共和国国家标准中医临床诊疗术语-治法);破瘀消癥(中华人民共和国国家标准中医临床诊疗术语-治法)
【定义】治法。用虫类等峻猛的方药破血化瘀,以消除癥积,适用于血瘀所致癥积肿块的治疗方法。(中华人民共和国国家标准中医临床诊疗术语-治法)

化瘀通脑 hua yu tong nao
【英文名】Removing Blood Stasis for Activating Blood Circulation in the Brain
【定义】治法。通过活血化瘀以疏通脑络,适用于瘀阻脑络证的治疗方法。(中华人民共和国国家标准中医临床诊疗术语-治法)

化瘀理脾 hua yu li pi
【英文名】Removing Blood Stasis and Regulating Spleen Qi
【定义】治法。通过活血化瘀以健脾和中,适用于脾经血瘀证的治疗方法。(中华人民共和国国家标准中医临床诊疗术语-治法)

化瘀清热 hua yu qing re
【英文名】Removing Blood Stasis and Clearing Heat
【定义】治法。清热药和化瘀药并用,适用于血瘀化热证、血热瘀滞证的治疗方法。(中华人民共和国国家标准中医临床诊疗术语-治法)

化瘀疏肝 hua yu shu gan
【英文名】Removing Blood Stasis for Dispersing the Liver Qi; Removing Blood Stasis and Nourishing the Liver
【定义】治法。通过活血化瘀以疏肝和络,适用于肝血瘀阻证的治疗方法。(中华人民共和国国家标准中医临床诊疗术语-治法)

化痰开窍 hua tan kai qiao
【英文名】Removing Phlegm for Resuscitation; Eliminating Phlegm to Open Orifices
【异名】祛痰开窍(中华人民共和国国家标准中医临床诊疗术语-治法);涤痰开窍(中华人民共和国国家标准中医临床诊疗术语-治法);豁痰开窍(中华人民共和国国家标准中医临床诊疗术语-治法)
【定义】治法。通过祛除痰浊以宣闭开窍,适用于痰厥及痰迷心窍证的治疗方法。(中华人民共和国国家标准中医临床诊疗术语-治法)

化痰止咳 hua tan zhi ke
【英文名】Removing Phlegm to Relieve Cough
【异名】祛痰止咳(中华人民共和国国家标准中医临床诊疗术语-治法)
【定义】治法。通过祛除痰浊以宣肺止咳,适用于痰浊阻肺所致咳嗽的治疗方法。(中华人民共和国国家标准中医临床诊疗术语-治法)

化痰平喘 hua tan ping chuan
【英文名】Removing Phlegm to Relieve Asthma
【异名】祛痰平喘(中华人民共和国国家标准中医临床诊疗术语-治法)
【定义】治法。通过祛除痰浊以宣肺平喘,适用于痰浊阻肺所致气喘的治疗方法。(中华人民共和国国家标准中医临床诊疗术语-治法)

化痰降气 hua tan jiang qi
【英文名】Removing Phlegm to Lowering Adverse-Rising Qi
【异名】祛痰降气(中华人民共和国国家标准中医临床诊疗术语-治法)
【定义】治法。参见降气化痰。(中华人民共和国国家标准中医临床诊疗术语-治法)

化痰宣肺 hua tan xuan fei
【英文名】Removing Phlegm to Disperse Lung Qi
【定义】治法。通过祛除痰浊以宣达肺气,适用于痰浊阻肺证的治疗方法。(中华人民共和国国家标准中医临床诊疗术语-治法)

化痰消食 hua tan xiao shi
【英文名】Removing Phlegm and Promoting Digestion
【定义】治法。祛痰药与消食导滞药并用,适用于痰食互结证的治疗方法。(中华人民共和国国家标准中医临床诊疗术语-治法)

化痰消瘿 hua tan xiao ying
【英文名】Removing Phlegm and Resolving Hard Lump
【异名】化痰消瘤(中华人民共和国国家标准中医临床

诊疗术语－治法）

【定义】治法。祛痰药与消散软坚药并用，适用于痰核留结证的治疗方法。（中华人民共和国国家标准中医临床诊疗术语－治法）

化痰通络 hua tan tong luo

【英文名】Removing Phlegm and Dredging Collaterals

【异名】化痰搜络（中华人民共和国国家标准中医临床诊疗术语－治法）

【定义】治法。祛痰药与活血通络药并用，适用于痰湿阻络证的治疗方法。（中华人民共和国国家标准中医临床诊疗术语－治法）

化痰散结 hua tan san jie

【英文名】Removing Phlegm for Dissolving Lumps

【异名】化痰破结（中华人民共和国国家标准中医临床诊疗术语－治法）；涤痰破结（中华人民共和国国家标准中医临床诊疗术语－治法）；涤痰散结（中华人民共和国国家标准中医临床诊疗术语－治法）

【定义】治法。祛痰药与消积软坚药并用，适用于痰核留结证的治疗方法。（中华人民共和国国家标准中医临床诊疗术语－治法）

化痰解毒 hua tan jie du

【英文名】Removing Phlegm and Detoxication; Eliminating Phlegm and Detoxication

【定义】治法。化痰与解毒方药并用，达到祛除痰浊、消除邪毒目的的治疗方法。（中华人民共和国国家标准中医临床诊疗术语－治法）

爪法 zhao fa

【英文名】Clawing; Nail-Pressing; Pinching Maneuver

【定义】针灸学名词。用指甲按掐穴位，便于取穴准确。（普通高等教育中医药类规划教材）

爪切法 zhao qie fa

【英文名】Nail-Pressing Method

【异名】爪切进针法（针灸大成）；爪切押手法（汉英针灸辞典）；指切进针法（针灸大成）

【定义】针刺方法。以左手拇指或食指掐切穴位上，右手持针将针紧靠左手指甲缘刺入皮下的手法。（普通高等教育中医药类规划教材）

爪摄法 zhao she fa

【英文名】Claw-Chicking; Finger Pressing

【定义】针刺方法。针刺入后，发生滞针，出针困难，用大拇指指甲于针穴所属经络上下掐按的方法。（普通高等教育中医药类规划教材）

从卫取气 cong wei qu qi

【英文名】Taking Qi from Wei

【定义】针刺术语。指针刺补法操作时，应在浅部候气，并往下按纳。后世刺法以先浅后深为补，理本于此。（中医大辞典）

从心论治 cong xin lun zhi

【英文名】Treating from Regulating Heart

【定义】治法。脏腑治法。从调整心入手而治疗疾病的方法。（中国中医药学主题词表）

从外测内 cong wai ce nei

【英文名】Estimation of the Disorder inside the Body through the External Manifestations

【定义】中医诊断学名词。从反映于外表的各种症状和体征，来判断人体内部的病变。（汉英中医辞典）

从阳引阴 cong yang yin yin

【英文名】Lead Yin-Evil out through Yang Points

【定义】针刺方法。①刺背俞以治阴病，引邪从背俞而出。（汉英针灸辞典）②指病在阴经而选阳经的穴位治疗。（中医大辞典）

从阴引阳 cong yin yin yang

【英文名】Lead Yang-Evil out through Yin Points

【定义】针刺方法。①刺募穴以治阳病，引邪从募穴而出。（汉英针灸辞典）②指病在阳经而选阴经的穴位治疗。（中医大辞典）

从肝论治 cong gan lun zhi

【英文名】Treating from Regulating Liver

【定义】治法。脏腑治法。从调整肝入手而治疗疾病的方法。（中国中医药学主题词表）

从者反治 cong zhe fan zhi

【英文名】Contrary Treatment for Secondary Diseases

【定义】治则。与常规相反，顺从疾病假象而治。（中医药常用名词术语辞典）

从肾论治 cong shen lun zhi

【英文名】Treating from Regulating Kidney

【定义】治法。脏腑治法。从调整肾入手而治疗疾病的方法。（中国中医药学主题词表）

从肺论治 cong fei lun zhi

【英文名】Treating from Regulating Lung

【定义】治法。脏腑治法。从调整肺入手而治疗疾病的方法。（中国中医药学主题词表）

从荣置气 cong rong zhi qi

【英文名】Directing Qi from Rong

【定义】针刺术语。指针刺补法操作时，应在深部候气，并向浅部引提。后世刺法以先深后浅为泻，理本于此。（中医大辞典）

从胆论治 cong dan lun zhi

【英文名】Treating from Regulating Gallbladder

【定义】治法。脏腑治法。从调整胆入手而治疗疾病的方法。（中国中医药学主题词表）

从湿论治 cong shi lun zhi

【英文名】Treating from Dampness

【定义】治法。从祛湿邪入手，治疗其他疾病的方法。

(中国中医药学主题词表)

从瘀论治 cong yu lun zhi

【英文名】Treating by Removing Blood Stasis

【定义】治法。泛指运用活血药治疗疾病的方法。(普通高等教育中医药类规划教材)

从痰论治 cong tan lun zhi

【英文名】Treating by Expelling Phlegm

【定义】治法。泛指运用祛痰药治疗痰证的方法。(普通高等教育中医药类规划教材)

从脾胃论治 cong pi wei lun zhi

【英文名】Treating from Regulating Spleen-Stomach

【定义】治法。脏腑治法。从调整脾胃入手而治疗疾病的方法。(中国中医药学主题词表)

分肉 fen rou

【英文名】Muscle

【定义】①中医学名词。指肌肉。(汉英中医辞典)②针灸学名词。指穴位名称。(汉英中医辞典)

分刺 fen ci

【英文名】Intermuscular Needling; Intramuscular Needling

【定义】针刺方法。针刺直达肌肉部的一种刺法,治疗肌肉的痹证、痿证和陈伤。(普通高等教育中医药类规划教材)

分法 fen fa

【英文名】Forking Manipulation

【定义】推拿手法。①指分推法。参见分推法。(简明中医辞典)②指分筋手法。参见分筋手法。(简明中医辞典)

分推法 fen tui fa

【英文名】Parting-Pushing Manipulation

【异名】分法(简明中医辞典)

【定义】推拿手法。用双手拇指指腹着力,自穴位中面反复向两侧分推;或做"八"字形分推。(中华手法医学(擒拿按摩)大全)

分阴阳法 fen yin yang fa

【英文名】Fenyinyang Manipulation

【定义】推拿手法。患者坐位或仰卧位。术者以双手食指、中指和无名指罗纹面于其前额正中同时着力分别向左右两侧分推至两侧太阳穴处。推左为阳,推右为阴。(普通高等教育中医药类规范教材)

分消上下 fen xiao shang xia

【英文名】Relieve Infectious Swelling through the Upper and Lower

【定义】治法。通过涌吐、祛痰等使病邪从上排出,通过清利二便使病邪从下排出,以达到愈病目的的治疗方法。(中华人民共和国国家标准中医临床诊疗术语-治法)

分消走泄 fen xiao zou xie

【英文名】Relieve Infectious Swelling through Purgative Effect

【定义】治法。通过清利小便、导泄大便等,使病邪得以分消的治疗方法。(中华人民共和国国家标准中医临床诊疗术语-治法)

分清降浊 fen qing jiang zhuo

【英文名】Isolating Clear and Discharging Turbid; Treat Cloudy Secretion Coming from the Urethra

【异名】分清泌浊(中华人民共和国国家标准中医临床诊疗术语-治法);分清泄浊(中华人民共和国国家标准中医临床诊疗术语-治法)

【定义】治法。通过增强脾肾气化功能以利尿泄浊,适用于湿浊困阻所致病症的治疗方法。(中华人民共和国国家标准中医临床诊疗术语-治法)

分筋手法 fen jin shou fa

【英文名】Spasm-Relaxing Manipulation

【异名】分法(简明中医辞典)

【定义】推拿手法。指用于分开粘连组织和解除筋结的一类手法。(中医词释)

反 fan

【英文名】Contrary Treatment

【定义】①治法。即反治法。(中医词释)②中医学术语。药物的拮抗。(中医词释)③中医学术语。惊风八候之一。(中医词释)

反治 fan zhi

【英文名】Converse Treatments; Treatment Contrary to the Routine

【异名】从治(中华人民共和国国家标准中医临床诊疗术语-治法)

【定义】治法。和常规相反的治法。当疾病出现假象,或大寒证、大热证用正治法发生格拒时,采用与表面症状相同的药物来进行治疗,亦即顺从疾病的假象而治。(中华人民共和国国家标准中医临床诊疗术语-治法)

反佐法 fan zuo fa

【英文名】Contrary Compatibility; Contrary Taking of Decoction

【定义】治法。反治法。①指处方中药物组成的反佐法,即寒药中佐以热药,热药中佐以寒药。(简明实用中医基础词典)②指汤药内服的反佐法,即热药冷服,寒药温服,以避免格拒现象的出现。(简明实用中医基础词典)

反证法辨证 fan zheng fa bian zheng

【英文名】Syndrome Differentiation through Reduction to Absurdity

【定义】中医诊断学名词。对类似证候难以从正面进行鉴别,可从反面寻找不属于某证的证据,通过否定而达到确定诊断的目的。(中医诊断学)

公孙穴 gong sun xue

【英文名】Gongsun Point

【异名】SP4(中华人民共和国国家标准－经穴部位)

【定义】腧穴。属足太阴脾经。在足内侧缘,当第一跖骨基底的前下方。(中华人民共和国国家标准－经穴部位)

乏感传期 fa gan chuan qi

【英文名】Period Lacking Propagated Sensation in Acupuncture

【定义】针灸学术语。有的人,如果针刺时间较长,尽管刺激并未停止,感传也自动向针刺穴回流,最终消失。而且在此后的一定时间内再刺激经穴,即使施以更强的刺激亦不会再引起感传。这种现象有人称为乏感传期。(实验针灸学)

月经病诊法 yue jing bing zhen fa

【英文名】Diagnostic Technique of Menstuation

【异名】月经诊法(中国中医药学主题词表)

【定义】诊法。是通过四诊了解月经的期、量、色、质的变化,并结合全身兼症,以辨其寒、热、虚、实。(普通高等教育中医药类规划教材)

丹田 dan tian

【英文名】Dantian; Elixir Field; the Site below the Navel

【异名】下气海(汉英双解中医大辞典)

【定义】①气功术语。多数气功家认为有上、中、下三丹田。上丹田位居两眉间的印堂穴内,亦有认为在头顶处的百会穴;中丹田在胸部两乳中间的膻中穴;下丹田多指脐下1.5寸的气海穴,实指脐下小腹部相当大的一块体积而言,是练气功最常意守的部位。(汉英双解中医大辞典)②气功术语。指脐下3寸左右的部位。(汉英针灸辞典)③腧穴。关元穴别名。参见关元穴。(汉英针灸辞典)④腧穴。石门穴别名。参见石门穴。(汉英针灸辞典)

丹凤摇头 dan feng yao tou

【英文名】Red Phoenix Rocking its Head

【异名】捧耳摇头(中国针灸大辞典);揉耳摇头(普通高等教育中医药类规范教材)

【定义】小儿推拿手法。以双手拇指、食指罗纹面着力,分别相对捻揉患儿两耳垂后,再用双手捧患儿头部,将患儿头颈左右轻摇。(普通高等教育中医药类规范教材)

丹凤摇尾 dan feng yao wei

【英文名】Red Phoenix Rocking its Tail

【定义】小儿推拿手法。以一手拇指、食指按捏患儿内、外劳宫穴,另一手先掐患儿中指端,然后再拿捏中指摇动10～20次。(普通高等教育中医药类规范教材)

风关 feng guan

【英文名】Fengguan

【定义】①中医学名词。小儿指纹的诊断部位。指纹见食指第一指节为风关。(汉英双解实用中医词汇)②腧穴。经外奇穴。位于手食指掌面近侧指骨关节横纹中点。(汉英针灸辞典)

风门穴 feng men xue

【英文名】Fengmen Point

【异名】BL12(中华人民共和国国家标准－经穴部位);风门热府(汉英针灸辞典);热府(汉英双解中医大辞典)

【定义】腧穴。属足太阳膀胱经。在背部,当第二胸椎棘突下,旁开1.5寸。(中华人民共和国国家标准－经穴部位)

风市穴 feng shi xue

【英文名】Fengshi Point

【异名】GB31(中华人民共和国国家标准－经穴部位)

【定义】腧穴。属足少阳胆经。在大腿外侧部的中线上,当腘横纹上7寸;或直立垂手时,中指尖处。(中华人民共和国国家标准－经穴部位)

风池穴 feng chi xue

【英文名】Fengchi Point

【异名】GB20(中华人民共和国国家标准－经穴部位)

【定义】腧穴。属足少阳胆经。在项部,当枕骨之下,与风府相平,胸锁乳突肌与斜方肌上端之间的凹陷处。(中华人民共和国国家标准－经穴部位)

风岩穴 feng yan xue

【英文名】Fengyan Point

【定义】腧穴。经外奇穴。位于颈外侧,胸锁乳突肌后缘,耳垂下缘与后发际正中连线的中点前0.5寸。左右计二穴。(实用针灸辞典)

风府穴 feng fu xue

【英文名】Fengfu Point

【异名】DU16(中华人民共和国国家标准－经穴部位)

【定义】腧穴。属督脉。在项部,当后发际正中直上1寸,枕外隆凸直下,两侧斜方肌凹陷中。(中华人民共和国国家标准－经穴部位)

风痱穴 feng fei xue

【英文名】Fengfei Point

【定义】腧穴。经外奇穴。中脘穴下0.5寸一穴,中脘穴旁开1.5寸二穴。计三穴。(汉英针灸辞典)

风齿痛穴 feng chi tong xue

【英文名】Fengchitong Point

【定义】腧穴。经外奇穴。位于掌长肌腱与桡侧腕屈肌腱之间,腕横纹上2.5寸处。(汉英针灸辞典)

风溪耳穴 feng xi er xue

【英文名】Fengxi Point (Ear)

【异名】$SF_{1、2i}$(中华人民共和国国家标准－耳穴名称与部位)

【定义】腧穴。耳穴名。在耳轮结节前方，指区与腕区之间，即耳舟1、2区交界处。（中华人民共和国国家标准－耳穴名称与部位）

风湿线耳穴 feng shi xian er xue

【英文名】Rheumatism Line Point (Ear)

【定义】腧穴。耳穴名。指从锁骨穴到肘穴的一条线。（汉英针灸辞典）

凤凰展翅 feng huang zhan chi

【英文名】Phoenix Spreading Wings

【异名】赤凤迎源（汉英针灸辞典）

【定义】小儿推拿手法。双手握住患儿腕部，两手拇指分别按捏在患儿阴、阳穴上，然后向外摇摆腕关节；再用一手托拿患儿斛肘处及肘后部，另一手握住患儿手背部，上下摆动腕关节；最后一手托住斛肘，另一手握住手背，大指掐住虎口，来回屈曲，摇动腕关节。（普通高等教育中医药类规范教材）

凤凰鼓翅 feng huang gu chi

【英文名】Phoenix Waving Wings

【定义】小儿推拿手法。一手托住患儿肘部，另一手握住患儿腕部，并用拇指、食指分别按捏住患儿腕部桡、尺骨头前陷中，同时摇动患儿腕部。（普通高等教育中医药类规范教材）

凤凰单展翅 feng huang dan zhan chi

【英文名】Phoenix Spreading Single Wing

【定义】小儿推拿手法。以一手捏拿患儿内、外一窝风穴，另一手捏拿患儿内、外劳宫穴并左右摇动。（普通高等教育中医药类规范教材）

乌梅灸 wu mei jiu

【英文名】Ebony Moxibustion

【定义】灸法。取乌梅适量，加醋调成泥膏状备用，敷灸前患处先用温开水浸泡，取上药贴于患处，用于治疗鸡眼、脚垫等证。（普通高等教育中医药类规划教材）

乌蛇皮灸 wu she pi jiu

【英文名】Garter Snake Skin Moxibustion

【定义】灸法。取乌蛇皮放于第二次淘米水中浸泡软化，然后贴敷在肿核上，用胶布固定即可，待乌蛇皮干后，另换一块敷贴。适用于治疗肿物未溃破者。（普通高等教育中医药类规划教材）

勾法 gou fa

【英文名】Hooking Manipulation

【定义】推拿手法。用食、中两指并拢微屈呈钩状，以食指的第二节和第三节的桡侧缘着力，紧贴皮肤作连续的推抹动作的手法。（中国按摩全书）

勾点法 gou dian fa

【英文名】Hooking-Pressing Manipulation

【定义】推拿手法。由勾法和点法复合而成。是指用中指端勾住治疗部位做点压。（普通高等教育中医药类规划教材）

勾揉法 gou rou fa

【英文名】Kneading Manipulation with Flexed Finger

【定义】推拿手法。勾法与揉法结合运用的手法。在作勾法时，常结合揉法同时操作，边勾按边揉动。（推拿手法学）

六区 liu qu

【英文名】Number Six Zone

【定义】腕踝针分区。指躯体后正中线两侧的区域（与一区相对），包括后头部、枕项部、脊柱部、骶尾部、肛门等。（汉英针灸辞典）

六合 liu he

【英文名】Six Pairs of Combinations

【定义】①中医学名词。指四方上下空间。（中医大辞典）②针灸学名词。经别按十二经脉的表里关系分成的六对组合，故名。（中医大辞典）

六变 liu bian

【英文名】Six Changes; Six Morbid Changes

【定义】中医诊断学名词。①从脉象的急、缓、大、小、滑、涩反映五脏的六种病理变化。（中医药常用名词术语辞典）②指八纲中的寒、热、虚、实、表、里。（中医药常用名词术语辞典）

六律 liu lü

【英文名】Six Temperament; Six Phonetic Laws

【定义】古代的六个音律。①专指六阳律。（中医大辞典）②通指黄钟、太蔟、姑洗、蕤宾、夷则、无射六阳律与大吕、夹钟、仲吕、林钟、南吕、应钟六阴律。（中医大辞典）③由于六阴律与六阳律阴阳相生，左右旋转，能发出许多声音，周而复始，循环无端，所以用六律来比拟十二经脉在周身循环的统一性。（中医大辞典）

六脉 liu mai

【英文名】Six Kinds of Pulses

【定义】①中医诊断学名词。两手寸关尺三部脉的合称。（中医大辞典）②脉象。六种脉象。（中医大辞典）③中医学名词。指三阳三阴经脉。（中医大辞典）

六腑 liu fu

【英文名】Liufu; Six Fu-Organs; Six Hollow Organs; Six Hollow Viscera

【异名】六府（中医大辞典）

【定义】①中医学名词。胆、胃、大肠、小肠、三焦、膀胱六个器官的合称。（中医大辞典）②推拿部位。1、位于前臂屈侧尺侧边，自肘至腕一线。2、位于前臂伸侧，自肘至腕一线。（中医大辞典）

六华穴 liu hua xue

【英文名】Liuhua Point

【定义】腧穴。经外奇穴。位于背部,患者两锁骨中线间的距离折作 8 寸,以 2 寸为一边,作一等边三角形,剪成纸片。将此等边三角形的顶角置于大椎穴上,其下端两角(平高)是穴,然后再将三角形的顶角置于两穴连线的中点上,其两下角是穴,如此再取一次或两次。六华计六穴。(实用针灸辞典)

六阳脉 liu yang mai

【英文名】Six Yang Pulses

【定义】①脉象。正常脉象。(中医大辞典)②中医学名词。手足三阳经脉。(中医大辞典)

六阴脉 liu yin mai

【英文名】Six Yin Pulses

【定义】①脉象。生理性异常的一种脉象。(中医大辞典)②中医学名词。手足三阴经脉。(中医大辞典)

六总穴 liu zong xue

【英文名】Liuzong Points;Six General Points

【定义】针灸学名词。足三里、委中、列缺、合谷、内关、水沟穴的合称。(汉英针灸辞典)

六筋穴 liu jin xue

【英文名】Liujin Points

【定义】推拿穴位。位于腕部掌侧,自桡侧起至尺侧,依次分别为赤筋(浮筋)、青筋(阳筋)、总筋、赤淡黄筋(心筋)、白筋(阴筋)、黑筋(肾筋)。(中医大辞典)

六腧穴 liu shu xue

【英文名】Liushu Points

【定义】针灸学名词。指六腑所属阳经的井、荥、俞、原、经、合等六个特定穴位。(汉英针灸辞典)

六缝穴 liu feng xue

【英文名】Liufeng Point

【定义】腧穴。经外奇穴。位于手掌侧第二、三、四、五指近端指骨关节横纹中点各一穴(即四缝穴),以及拇指掌指关节横纹中点和指骨关节横纹中点各一穴。每手六穴,左右计十二穴。(中医大辞典)

六十六穴 liu shi liu xue

【英文名】Sixty-Six Points

【定义】针灸学名词。十二经中的井、荥、输、经、合、原各穴数字的总称。(中医大辞典)

六之灸穴 liu zhi jiu xue

【英文名】Liuzhijiu Point

【定义】腧穴。经外奇穴。与左右隔俞、肝俞、脾俞同位。(汉英针灸辞典)

六字气诀 liu zi qi jue

【英文名】liuziqijue Qigong;Six-Character Rhyme Qigong

【定义】气功功法名。一种练呼为主的呼吸锻炼功法。(中医大辞典)

六经标本 liu jing biao ben

【英文名】Branches and Roots of the Six Meridians

【异名】十二经脉标本(实用针灸辞典);十二经标本(汉英针灸辞典);手足六经皮部和本部(汉英中医辞海)

【定义】中医学名词。手、足六经的分布特点。经脉在四肢末端的称为本;经脉在头面、胸背的称为标。(汉英针灸辞典)

六经辨证 liu jing bian zheng

【英文名】Syndrome Differentiation of Six Meridians

【定义】中医诊断学名词。将外感病发生、发展过程中表现的不同证候,以阴阳为总纲,归纳为三阳病、三阴病,分别从邪证、病位、病势进退等方面阐述外感病各阶段的特点,并指导治疗的辨证方法。(中医诊断学)

六颈椎旁穴 liu jing zhui pang xue

【英文名】Liujingzhuipang Point

【异名】六颈椎穴(实用针灸辞典)

【定义】腧穴。经外奇穴。位于项部,第六颈椎棘突旁开 0.5 寸处。左右计二穴。(实用针灸辞典)

六腑下合穴 liu fu xia he xue

【英文名】Lower Confluent Points of the Six Fu-Organs

【定义】中医学名词。经穴分类名。六腑在下肢足三里经上各有一个合穴,称下合穴,是六腑之气输注出入的重要部位。(中医大辞典)

文火 wen fuo

【英文名】Gentle Fire;Gentle Respiration

【定义】①气功术语。在内丹术功法中,用神(即意识)来调节呼吸的深浅强弱称为“火候”,火候又分为“文火”和“武火”两种。文火指轻微的呼吸。一般在练功的后半段用文火,精气沿任脉下降时用文火。(汉英双解中医大辞典)②中药学名词。即火力小而缓。味厚滋补药宜文火久煎,以使药物气味能比较充分煎出,又不致因火力太猛而过度挥发丧失。(中医大辞典)

文台 wen tai

【英文名】Wentai

【定义】①中医诊断学名词。小儿头面部望诊的部位。即眉梢外侧端凹陷处稍上方。(中医大辞典)②推拿穴位。即龙角。(中医大辞典)

文王气功 wen wang qi gong

【英文名】Wenwang Qigong

【定义】气功功法名。是湖北鄂州市月亮山人氏杨启润先生师承祖传,历三十年苦修,聚道、释儒、医为一体,属性命双修、以德为本的上乘功法。(中国当代气功全书)

方刺之时 fang ci zhi shi

【英文名】Beginning of Acupuncture

【定义】针灸学名词。指刚刚开始针刺的时候。(汉英

针灸辞典）

斗肘穴 dou zhou xue

【英文名】Douzhou Point

【定义】①腧穴。经外奇穴。位于肘部，曲池穴外方，肱骨外上踝之高点处。（中医大辞海）②推拿穴位。位于肘尖（尺骨鹰嘴）部。（中医大辞海）

斗肘走气 dou zhou zou qi

【英文名】Shanking Elbow and Qigong Through;

【异名】斗经走气（推拿手法学）；枓肘走气（推拿手法学）

【定义】推拿手法。以一手拿住患儿之手摇动，另一手托拿患儿枓肘，两手协同，运摇肘关节。（普通高等教育中医药类规范教材）

火针 huo zhen

【英文名】Red-Hot Needle

【定义】针具。长3～4寸，体粗圆，尖锐利，柄有角质或竹木包裹。用时先将针尖部烧红。（汉英双解中医大辞典）

火逆 huo ni

【英文名】Deterioration due to Moxibustion

【定义】针灸学术语。指误用灸法治疗而引起的变证。（汉英双解针灸大辞典）

火起 huo qi

【英文名】Rising of Primordial Fire

【定义】气功学名词。意想真火，从涌泉起而上行。（汉英中医辞海）

火候 huo hou

【英文名】Fire Control

【定义】气功术语。在内丹功法中，用神（即意识）来调节呼吸的深浅强弱称为"火候"。火候有武火（强火）和文火（弱呼吸）。（汉英双解中医大辞典）

火罐 huo guan

【英文名】Fire Cupping

【定义】拔罐疗法器具。是一种大小不等，口部光平而不漏气的瓶罐。因其以燃火排除罐内空气，利用负压而吸附表皮，故名。（针灸大辞典）

火罐法 huo guan fa

【英文名】Fire Cupping Therapy

【定义】治法。拔罐疗法。火罐法是利用燃烧时消耗罐中部分氧气，并借火焰的热力使罐内的气体膨胀而排出罐内部分空气，使罐内气压低于外部大气压（统称负压），借以将罐吸着于施术部位的皮肤上。（普通高等教育中医药类规划教材）

火针疗法 huo zhen liao fa

【英文名】Fire Needling; Fire-Needle Therapeutics

【异名】火针法（汉英针灸辞典）；燔针焠刺（汉英双解中医大辞典）

【定义】针灸疗法。用特制的毫针烧热，迅速刺入一定的穴位或部位，以治疗疾病的方法。适用于治疗瘰疬、痈疽及内科寒痹等证。（普通高等教育中医药类规划教材）

火郁发之 huo yu fa zhi

【英文名】Stagnancy of Fire should be Treated by Dispersing Method

【定义】治则。"火郁"指热邪郁而内伏；"发"指发泄、发散。即发散内郁之热邪。（汉英中医辞海）

火珠耀日 huo zhu yao ri

【英文名】Burning Moxa Cone by Sun Light

【定义】针灸学术语。用玻璃球聚太阳光点艾施灸的过程。（汉英针灸辞典）

火柴头灸 huo chai tou jiu

【英文名】Match Moxibustion

【定义】灸法。将火柴头插燃后，快速按在穴位上进行淬烫的一种方法。适用于治疗流行性腮腺炎。（普通高等教育中医药类规划教材）

火烙疗法 huo lao liao fa

【英文名】Cauterizing Therapy

【定义】治法。是用金属器械烙烫病变局部组织以治疗疾病的方法。（中国中医独特疗法大全）

计数法 ji shu fa

【英文名】Counting Method

【定义】气功功法名。即睁眼注视某一目的物，自数1～10，再闭眼数1～10，反复进行，可使心神安静，杂念消除。（汉英双解中医大辞典）

心经 xin jing

【英文名】Heart Meridian

【异名】心（简明中医辞典）；心火（简明中医辞典）

【定义】①经络名。心经属手三阴经及少阴经，十二经脉之一，是循行于上肢内侧后缘（尺侧）的属心络小肠的阴经。（实用针灸辞典）②推拿穴位。位于中指远端指骨的腹面。（简明中医辞典）

心点 xin dian

【英文名】Heart Point (Hand)

【定义】手针穴位名。在掌面，中指第二指关节横纹中点，主治心血管病。（普通高等教育中医药类规划教材）

心包经 xin bao jing

【英文名】Pericardium Meridian

【定义】经络名。属厥阴经和手三阴经。十二经脉之一，起于胸中，从胸至腹依次络上、中、下三焦；胸部支脉上行到腋窝，入肘窝，下行前臂至中冲。共九穴。（中国中医药学主题词表）

心耳穴 xin er xue

【英文名】Heart Point (Ear)

【异名】CO_{15}(中华人民共和国国家标准－耳穴名称与部位)

【定义】腧穴。耳穴名。在耳甲腔正中凹陷处,即耳甲15区。(中华人民共和国国家标准－耳穴名称与部位)

心俞穴 xin shu xue

【英文名】Xinshu Point

【异名】BL15(中华人民共和国国家标准－经穴部位)

【定义】腧穴。属足太阳膀胱经。在背部,当第五胸椎棘突下,旁开1.5寸。(中华人民共和国国家标准－经穴部位)

心合小肠 xin he xiao chang

【英文名】Heart is Connected with Small Intestine Functionally

【异名】心与小肠表里(中医基础理论)

【定义】中医学术语。脏腑相合之一。手少阴心经与手太阳小肠经脉相互络属,一脏一腑,表里相应。心与小肠在生理上相互配合,在病理上相互影响。(中医大辞典)

心经穴位 xin jing xue wei

【英文名】Heart Meridian Points

【定义】针灸学名词。手少阴心经穴位共九个,分别为极泉、青灵、少海、灵道、通里、阴郄、神门、少府、少冲。(中华人民共和国国家标准－经穴部位)

心病治法 xin bing zhi fa

【英文名】Therapeutic Methods for Heart Disease

【定义】治法。脏腑治法。根据中医理论中脏腑辨证的原则,治疗心病的方法。(普通高等教育中医药类规划教材)

心病辨证 xin bing bian zheng

【英文名】Syndrome Differentiation of Heart Disease

【定义】中医诊断学名词。脏腑辨证。以心脏理论为基础,判断疾病是否为心病证候的方法。(中医诊断学)

心目三天明 xin mu san tian ming

【英文名】Qigong of Heart and Vision Acuity-Improving in Three Days

【定义】气功功法名。为一套提高智力与视力的气功功法。以静为主、动静相兼。(中国当代气功全书)

心包经穴位 xin bao jing xue wei

【英文名】Pericardium Meridian Points

【定义】针灸学名词。手厥阴心包经穴位共九个。分别为天池、天泉、曲泽、郄门、间使、内关、大陵、劳宫、中冲。(中华人民共和国国家标准－经穴部位)

心灵莲花功 xin ling lian hua gong

【英文名】Psyche-Lotus Flower Qigong

【定义】气功功法名。以缓为补、快为泻。动作始终要符合圆、柔、连、缓、活五字诀的一种功法。(中国当代气功全书)

心脏点耳穴 xin zang dian er xue

【英文名】Cardiac Point (Ear)

【定义】腧穴。耳穴名。位于屏尖穴上方凹陷中。可用于诊断和治疗心脏病。(汉英针灸辞典)

心肝血虚证辨证 xin gan xue xu zheng bian zheng

【英文名】Syndrome Differentiation of Heart-Liver Blood Deficiency

【定义】中医诊断学名词。判断疾病证候是否为心肝血虚证的方法。(中医诊断学)

心肾不交证辨证 xin shen bu jiao zheng bian zheng

【英文名】Syndrome Differentiation of Heart-Yang and Kidney-Yin Incoordination

【定义】中医诊断学名词。判断疾病证候是否为心肾不交证的方法。(中医诊断学)

心肾阳虚证辨证 xin shen yang xu zheng bian zheng

【英文名】Syndrome Differentiation of Heart-Kidney Yang Deficiency

【定义】中医诊断学名词。判断疾病证候是否为心肾阳虚证的方法。(中医诊断学)

心肺气虚证辨证 xin fei qi xu zheng bian zheng

【英文名】Syndrome Differentiation of Heart-Lung Qi Deficiency

【定义】中医诊断学名词。判断疾病证候是否为心肺气虚证的方法。(中医诊断学)

心脾气血两虚证辨证 xin pi qi xue liang xu zheng bian zheng

【英文名】Syndrome Differentiation of Heart-Spleen Qi-Blood Deficiency

【定义】中医诊断学名词。判断疾病证候是否为心脾气血两虚证的方法。(中医诊断学)

尺脉 chi mai

【英文名】Chi Pulse

【定义】中医学名词。桡动脉搏动的近侧端。右手的称为右尺,候命门;左手称为左尺,候肾。(汉英双解实用中医词汇)

尺泽穴 chi ze xue

【英文名】Chize Point

【异名】LU5(中华人民共和国国家标准－经穴部位)

【定义】腧穴。属手太阴肺经。在肘横纹中,肱二头肌腱桡侧凹陷处。(中华人民共和国国家标准－经穴部位)

引手 yin shou

【英文名】Diagnosis of Sores through Finger Pressing

【异名】应指(简明中医辞典)

【定义】诊法。疮疡辨脓方法。参见手法辨脓。(中医

词释)

引气 yin qi

【英文名】Leading Qi

【定义】气功术语。以意领气,意气结合之意。(中医词释)

引法 yin fa

【英文名】Leading Manipulation

【定义】针灸学名词。是在前后部(或阴阳经)引导气机时使用的选穴法。(新编针灸大辞典)

引火法 yin huo fa

【英文名】Inducing Fire Method

【定义】灸法。药物敷贴法。①以吴茱萸一两为末,以面半两,水调成糊,以布摊成膏,贴涌泉穴内,则手足不逆。(新编针灸大辞典)②附子一个为末,米醋调成膏,贴涌泉穴上。(新编针灸大辞典)

引伸法 yin shen fa

【英文名】Extending Manipulation

【定义】推拿手法。牵拉身体,使关节伸展。(中医词释)

引气归元 yin qi gui yuan

【英文名】Directing Qi Back to Dantian

【定义】气功术语。指在练功结束前,把全身的真气、意念归结到腹部丹田处。(汉英双解中医大辞典)

引火归原 yin huo gui yuan

【英文名】Conducting Fire back to its Origin

【定义】治法。采用温补阳气为主,适当加入引经药,使浮越的阳气得以敛藏,亦即使肾阳寓于肾阴之中的治疗方法。适用于命门火衰,虚阳浮越的证候。(中华人民共和国国家标准中医临床诊疗术语-治法)

引而竭之 yin er jie zhi

【英文名】Leading Force of Disease to Exhausting it

【定义】治法。顺应疾病之势以祛除疾病。(中医词释)

引经报使 yin jing bao shi

【英文名】Guiding Drug

【定义】治法。某些药物能带引其他药物到达病变所在部位,有加强药物效能的作用。(汉英中医辞典)

引流疗法 yin liu liao fa

【英文名】Drainage Therapy

【定义】治法。以导管或纱布条、药捻纸条等插入脓疡创孔,使脓液排出畅通的一种治疗方法。适用于外科疮疡、腹腔手术后引流。(中华人民共和国国家标准中医临床诊疗术语-治法)

引气闭息功 yin qi bi xi gong

【英文名】Adjusting Breath and Stopping Breath Qigong

【定义】气功功法名。为医家的传统功法。从调气入手、御气调神,逐步达到气住神住、无息无念、还虚成道的境界。(中国当代气功全书)

引水上天河 yin shui shang tian he

【英文名】Drawing Water to Tianhe

【异名】清天河水(汉英双解中医大辞典)

【定义】小儿推拿手法。用凉水滴在横纹处,用右手拍打至洪池,一面拍打,一面吹冷气。(汉英双解中医大辞典)

巴豆灸 ba dou jiu

【英文名】Croton Tiglium Cake Separated Moxibustion

【异名】巴豆饼灸(汉英双解针灸大辞典);隔巴豆灸(汉英双解针灸大辞典)

【定义】灸法。隔饼灸。是将巴豆肉捣烂作饼置于艾炷下施灸的方法。(实用针灸辞典)

巴豆霜灸 ba dou shuang jiu

【英文名】Croton Frost Moxibustion

【定义】灸法。取巴豆霜、雄黄各等份,研细混匀,于发作前5~6小时,取绿豆大药面放在1.5×1.5厘米胶布中央,敷于病人两耳后乳突部。适用于治疗疟疾。(普通高等教育中医药类规划教材)

巴豆酒蒸气灸 ba dou jiu zheng qi jiu

【英文名】Croton Wine Steaming Moxibustion

【定义】灸法。取50~60度白酒250毫升,将巴豆(去皮)5~6粒投入到白酒中,置火上加热煮沸后,再将酒倒入瓶中或者小杯中,趁热用蒸汽熏灸劳宫穴。适用于治疗面神经麻痹。(普通高等教育中医药类规划教材)

以井为始 yi jing wei shi

【英文名】Jing(Well)is the Beginning

【定义】①针灸学术语。五腧穴的排列顺序以井穴开始。(汉英针灸辞典)②井穴属木,与春相应,春当四季之始,故名。(汉英针灸辞典)

以火补之 yi huo bu zhi

【英文名】Restoring Vital Energy with Burning Stick of the Mugwort

【定义】针灸学术语。即用艾火补虚时,不要吹其火,可使其慢慢燃烧,待其自灭。(汉英针灸辞典)

以火泻之 yi huo xie zhi

【英文名】Purging the Excess with Burning Stick of the Mugwort

【定义】针灸学术语。即用艾火泻实时,可急速吹其火,使其急燃,待其自灭。(汉英针灸辞典)

以左治右 yi zuo zhi you

【英文名】Puncturing the Left to Treat the Right

【定义】治法。即右侧病变针刺左侧的方法。(中国针灸大辞典)

以右治左 yi you zhi zuo

【英文名】Puncturing the Right to Treat the Left

【定义】治法。即左侧病变针刺右侧的方法。(中国针灸大辞典)

以时为齐 yi shi wei ji

【英文名】Depth of Puncturing is Decided according to the Season

【定义】针灸学术语。针刺的深浅,应根据不同的季节来决定。即在治法上要与季节相合。(汉英针灸辞典)

以补开塞 yi bu kai se

【英文名】Relieving Obstruction by Nourishing Therapy

【定义】治法。指采用补益的方法治疗闭塞不通的病症。(实用中医词典)

以经取之 yi jing qu zhi

【英文名】Treatment by Needling Points of Corresponding Channels

【定义】治则。指脏腑气血虚实不明显的病证,可通过其经脉,取有关经脉的腧穴针刺治疗。(汉英中医辞海)

以毒攻毒 yi du gong du

【英文名】Treating the Poisonous Disease with Poisonous Drugs

【定义】治法。使用有毒性的药物治疗恶疮病毒的方法。(普通高等教育中医药类规划教材)

以痛为腧 yi tong wei shu

【英文名】Pain-Point Needling

【定义】针灸学术语。即以病痛局部或压痛点作为俞穴以治疗疾病。后世以阿是穴治病,意同。(汉英双解中医大辞典)

以情胜情疗法 yi qing sheng qing liao fa

【英文名】Check one Kind of Emotion with Another

【定义】治法。在中医阴阳五行学说及情志相胜等理论指导下,医生有意识地运用一种或多种情志刺激,以制约、消除病人的病态情志,从而治疗由情志偏激所引起的某些心身疾病的一种心理疗法。(中华人民共和国国家标准中医临床诊疗术语-治法)

以进针速度分法 yi jin zhen su du fen fa

【英文名】Classify with Inserting Speed

【定义】针灸学名词。进针时根据进针速度的快慢对进针手法进行分类。(普通高等教育中医药类规划教材)

以进针器具分法 yi jin zhen qi ju fen fa

【英文名】Classify with the Needling-Implement

【定义】针灸学名词。进针时根据进针器具对进针手法进行分类。(普通高等教育中医药类规划教材)

以刺入术式分法 yi ci ru shu shi fen fa

【英文名】Classify with the Method of Insertion

【定义】针灸学名词。针刺时根据刺入皮肤的方法来进行分类。(普通高等教育中医药类规划教材)

双向性 shuang xiang xing

【英文名】Bidirectional; Ambidirectional Dominance

【定义】针灸学名词。指针灸作用具有兴奋或抑制的效应,即在机体功能状态低下时针灸可使之增强,而功能状态亢进时针灸又可使之降低。(实验针灸学)

双盘膝 shuang pan xi

【英文名】Double Knee-Crossing Posture

【定义】气功术语。气功调身法。右小腿搁置在左大腿上,再将左小腿搁置于右大腿上,反之亦然。两脚心朝天。两手置于小腹丹田之前,按在小腿之上。一手四指放在另一手掌之中,大拇指压在另一大拇指上。或两掌平放,掌心向上,两目微闭,松静自然,意守下丹田。(汉英双解中医大辞典)

双手抓空 shuang shou zhua kong

【英文名】Both Hands Clenching Empty Fists

【定义】自我推拿方法。两足分开,距离约肩宽,身体直立,两臂由身前抬起,沉肩,垂肘,腕略背屈,五指如握拳状,十指同时作幅度较小的屈伸运动。适用于上肢手部保健。(汉英双解中医大辞典)

双凤展翅 shuang feng zhan chi

【英文名】Double Phoenixes Spreading their Wings

【定义】小儿推拿手法。医者先用两手食指、中指夹患儿两耳,并向上提数次后,再用一手或两手拇指端按、掐眉心、太阳、听会、人中、承浆、颊车诸穴。(普通高等教育中医药类规范教材)

双龙摆尾 shuang long bai wei

【英文名】Double Dragons Swaying their Tails

【异名】二龙摆尾(汉英双解中医大辞典)

【定义】小儿推拿手法。左手托儿肘部,右手拿儿食、小指往下扯摇。功能开闭通结。主治二便闭结。(汉英双解中医大辞典)

双屈髋法 shuang qu kuan fa

【英文名】Bending Manipulation of Both Hips

【定义】推拿手法。患者仰卧位,医者一手托住其两足跟部,另一手扶住其膝关节前方,使两侧膝、髋关节作屈伸动作,达到一定限度后,医者可弹动性地推动膝部,逐渐加大屈髋的角度,使其大腿尽量贴近腹部。(普通高等教育中医药类规划教材)

双手进针法 shuang shou jin zhen fa

【英文名】Inserting Needle with Two Hands

【定义】针刺方法。刺手与押手互相配合,协同进针。包括爪切法、夹持法、舒张法、提捏法。(普通高等教育中医药类规划教材)

双手推进法 shuang shou tui jin fa

【英文名】Technique of Thrusting Needle with Two

Hands

【定义】针刺方法。快速推进法。指飞针刺入头皮下或肌层后，持针手的拇、食指端部捏住针柄下半部，另一手拇、食指端部轻轻捏住针体近头皮处，然后持针的手将针推进的头针刺法。（汉英针灸辞典）

双踝悬吊法 shuang huai xuan diao fa

【英文名】Two-Ankle-Hanging Reduction

【定义】治法。用于脊椎骨折及脱位的整复方法。患者俯卧，两踝部衬上棉垫后用绳缚扎，将两足徐徐吊起，使身体与床面约成45°角，术者用手掌在患处适当按压，矫正后凸畸形。（汉英双解中医大辞典）

双指O环试验 shuang zhi O huan shi yan

【英文名】Bi-Digital O-Ring Test

【定义】中医诊断学名词。患者一只手的拇指与食指用力捏成环状，检查者用两手的手指两个或三个去用力拉开，体会力量的强弱，然后给患者某种特殊刺激再拉O环，根据刺激因素与试验前后抗力变化作出疾病推断。（普通高等教育中医类规划教材）

双手缓慢捻进法 shuang shou huan man nian jin fa

【英文名】Inserting the Needle by Slow Twirling with Two Hands

【定义】针刺方法。以刺手与押手合作，用慢速度加捻转将针刺入穴内的进针法。（实用针灸辞典）

水针 shui zhen

【英文名】Solution-Injected Acupuncture; Fluid Acupuncture; Hydro-Acupuncture

【异名】穴位注射法（汉英双解针灸大辞典）

【定义】针灸疗法。水针针刺疗法的一种。是选用中西医药物注入有关穴位以治疗疾病的一种方法。（汉英双解针灸大辞典）

水灸 shui jiu

【英文名】Water Moxibustion

【定义】治法。指用刺激性药物擦背。（汉英针灸辞典）

水罐 shui guan

【英文名】Boiling Water Cup

【定义】拔罐疗法器具。①因应用时将其放入水中煮沸，故称之为水罐。（汉英针灸辞典）②火罐放入水（放在药液中者称药罐）煮沸应用。使用时，将罐子巅倒用摄子挟出，用折选毛巾紧扪罐口，吸去水液，趁热吸附于穴位或病痛局部皮表。（针灸大辞典）

水分穴 shui fen xue

【英文名】Shuifen Point

【异名】RN9（中华人民共和国国家标准－经穴部位）；分水（汉英针灸辞典）

【定义】腧穴。属任脉。在上腹部，前正中线上，当脐中上1寸。（中华人民共和国国家标准－经穴部位）

水沟穴 shui gou xue

【英文名】Shuigou Point

【异名】DU26（中华人民共和国国家标准－经穴部位）；人中（汉英双解中医大辞典）

【定义】腧穴。属督脉。在面部，当人中沟的上1/3与中1/3交点处。（中华人民共和国国家标准－经穴部位）

水泉穴 shui quan xue

【英文名】Shuiquan Point

【异名】KI5（中华人民共和国国家标准－经穴部位）；水原（汉英双解针灸大辞典）

【定义】腧穴。属足少阳肾经。在足内侧，内踝后下方，当太溪直下1寸（指寸），跟骨结节的内侧凹陷处。（中华人民共和国国家标准－经穴部位）

水突穴 shui tu xue

【英文名】Shuitu Point

【异名】ST10（中华人民共和国国家标准－经穴部位）；水门（汉英双解针灸大辞典）

【定义】腧穴。属足阳明胃经。在颈部，胸锁乳突肌前缘，当人迎与气舍连线的中点。（中华人民共和国国家标准－经穴部位）

水道穴 shui dao xue

【英文名】Shuidao Point

【异名】ST28（中华人民共和国国家标准－经穴部位）

【定义】腧穴。属足阳明胃经。在下腹部，当脐中下3寸，距前正中线2寸。（中华人民共和国国家标准－经穴部位）

水罐法 shui guan fa

【英文名】Boiling Water Cupping; Cupping with Boiled Cup

【定义】治法。拔罐法。一般选用竹罐在锅内加水煮沸，使用时用卵圆钳倒挟住罐的底部，甩去罐内沸水，并用湿毛巾紧扪罐口，乘热扣在施术部位上，即能吸住。（普通高等教育中医药类规划教材）

水上气功 shui shang qi gong

【英文名】Qigong on Water

【定义】气功功法名。源于太湖岛中的孤岛马迹山，因在水上练完全部功法而得名，长期流传于水上人家。（汉英双解中医大辞典）

水针麻醉 shui zhen ma zui

【英文名】Anesthesia with Hydro-Acupuncture

【定义】针麻方法。按照针麻的要求，通过注入注射用水或药液以刺激经络穴位达到镇痛的作用而施行各种手术。（普通高等教育中医药类规划教材）

水底捞月 shui di lao yue

【英文名】Dredging up Moon from Water

【异名】水中捞月(汉英双解中医大辞典);水底捞明月(汉英双解中医大辞典)

【定义】推拿学名词。旋推掌心,并且边推边吹凉气的手法。(普通高等教育中医药类规范教材)

水郁折之 shui yu zhe zhi

【英文名】Retention of Fluid to be Treated with Draining Method

【定义】治则。指调节制约,增强气化功能,以治疗水郁的方法。温肾利水、汗法、逐水法、利小便等,均属水郁折之范围。(汉英中医辞海)

水俞五十七穴 shui shu wu shi qi xue

【英文名】Acupoints for Edema are Fifty-Seven in Number

【异名】水俞五十七(针灸大辞典);肾俞五十七穴(中医大辞典-基础理论分册)

【定义】针灸学名词。指治疗水病的五十七个腧穴。分布于尻骨上五行,每行各五穴;伏兔上二行,每行各五穴;内踝上各一行,每行各六穴,合计五十七穴。(中医大辞典)

孔最穴 kong zui xue

【英文名】Kongzui Point

【异名】LU6(中华人民共和国国家标准－经穴部位)

【定义】腧穴。属手太阴肺经。在前臂掌面桡侧,当尺泽与太渊连线上,腕横纹上 7 寸。(中华人民共和国国家标准－经穴部位)

毋犯胃气 wu fan wei qi

【英文名】Protecting the Stomach-Qi

【定义】治则。胃的消化功能是人体得到营养物质、维持生理功能的保证,所以用药时,必须注意不要损害胃的功能。(汉英双解实用中医词汇)

五画

玉田穴 yu tian xue

【英文名】Yutian Point

【定义】腧穴。经外奇穴。位于骶部正中线上,第四骶椎棘突凹陷中。计一穴。(实用针灸辞典)

玉枕穴 yu zhen xue

【英文名】Yuzhen Point

【异名】BL9(中华人民共和国国家标准－经穴部位)

【定义】腧穴。属足太阳膀胱经。在后头部,当后发际正中直上 2.5 寸,旁开 1.3 寸,平枕外隆凸上缘的凹陷处。(中华人民共和国国家标准－经穴部位)

玉泉穴 yu quan xue

【英文名】Yuquan Point

【定义】①腧穴。经外奇穴。在后头部,当枕处隆凸上缘,旁开正中线 1.5 寸,再直下 1 寸。(汉英双解针灸大辞典)②腧穴。中极穴别名。(汉英针灸辞典)

玉堂穴 yu tang xue

【英文名】Yutang Point

【异名】RN18(中华人民共和国国家标准－经穴部位);玉英(汉英针灸辞典)

【定义】腧穴。属任脉。在胸部,当前正中线上,平第三肋间。(中华人民共和国国家标准－经穴部位)

玉液穴 yu ye xue

【英文名】Yuye Point

【异名】EX-HN13(中华人民共和国国家标准－经穴部位)

【定义】腧穴。经外奇穴。在口腔内,当舌下系带右侧静脉上。(中华人民共和国国家标准－经穴部位)

玉门头穴 yu men tou xue

【英文名】Yumentou Point

【异名】女阴缝(汉英双解针灸大辞典);玉门(中国针灸大辞典);鬼藏(汉英双解针灸大辞典)

【定义】腧穴。经外奇穴。在女性外生殖器部,阴蒂头是穴。(汉英双解针灸大辞典)

未病先防 wei bing xian fang

【英文名】Prevention before Disease

【定义】治则。预防原则之一。即在疾病未发生之前,做好各种预防工作,以防止疾病的发生。包括调养身体、提高正气的抗邪能力和防止病邪的侵害两个方面。(汉英双解中医大辞典)

击法 ji fa

【英文名】Hitting Manipulation

【定义】治法。用拳、掌、指以及桑枝棒击打体表的方法。(普通高等教育中医药类规划教材)

击天磬 ji tian qing

【英文名】Hitting the Celestial Stone-Chime

【定义】按摩法。自我按摩法。即叩齿法。具有保健牙齿作用。(汉英中医辞海)

击探天鼓 ji tan tian gu

【英文名】Hitting the Celestial Drum

【异名】击天鼓(汉英中医辞海)

【定义】按摩法。以两手心紧掩双耳,手指置脑后。耳内如有鼓声。有预防脑病,清醒头脑的作用。(汉英中医辞海)

正 zheng

【英文名】Zheng

【异名】正气(中国中医药学主题词表)

【定义】中医学名词。①指十二经脉之正经。(中医大辞典)②指正气。(中医大辞典)③指按一般规律进行的疾病过程。(中医大辞典)

正色 zheng se

【英文名】Healthy Complexion

【定义】中医诊断学名词。健康人面部的色泽。(汉英双解实用中医词汇)

正治 zheng zhi

【英文名】Routine Treatment; Treatment Directed at the Disease

【异名】逆从(汉英双解实用中医词汇);逆治(汉英双解实用中医词汇);逆治法(中华人民共和国国家标准临床诊疗术语－疾病);逆取(汉英双解实用中医词汇);真反(汉英双解实用中医词汇)

【定义】治法。为常规治法。指针对疾病的本质,从正面进行治疗,亦即逆病性而施治。(中华人民共和国国家标准中医临床诊疗术语－治法)

正经 zheng jing

【英文名】Regular Meridians

【定义】中医学名词。①指本经脉的意思。(中医大辞典)②即十二经脉,以与奇经八脉相对而言,故名正经。(中医大辞典)

正念 zheng nian

【英文名】Pure Thoughts

【定义】气功术语。指练功时的纯正意念,即排除杂念,思想宁静,专心一意地进行练功。是达到高度入静状态的重要前提。(汉英双解中医大辞典)

正骨 zheng gu

【英文名】Bone Setting

【定义】中医学名词。中医诊治骨、关节、软组织的内脏损伤的一个学科。(汉英双解实用中医词汇)

正子时 zheng zi shi

【英文名】Zheng Zishi

【定义】气功术语。在练功时,当小周天功法纯熟后,要进入大周天过程时机体内所产生的景象。(汉英双解中医大辞典)

正营穴 zheng ying xue

【英文名】Zhengying Point

【异名】GB17(中华人民共和国国家标准－经穴部位)

【定义】腧穴。属足少阳胆经。在头部,当前发际上2.5寸,头正中线旁开2.25寸。(中华人民共和国国家标准－经穴部位)

正坐取之 zheng zuo qu zhi

【英文名】Sitting Straight to Locate Points

【定义】针灸学名词。即采取端坐的姿势取穴。(汉英针灸辞典)

正骨八法 zheng gu ba fa

【英文名】Eight Manipulations of Bone Setting

【定义】治法。即骨折、脱臼及软组织损伤的八种整复治疗手法,包括摸法、接法、端法、提法、按法、摩法、推法、拿法。(汉英双解中医大辞典)

正骨工具 zheng gu gong ju

【英文名】Tools for Bone Setting

【定义】中医学名词。治疗外伤和骨折所使用的工具,主要用于骨折的固定,如腰柱、竹帘、杉篱、夹板及绷带等。(汉英双解实用中医词汇)

正骨手法 zheng gu shou fa

【英文名】Manipulation for Bone-Setting

【异名】正骨疗法(汉英双解中医大辞典)

【定义】治法。骨伤治法。用手的一定技巧动作,治疗骨折、脱位及软组织损伤等方法。《医宗金鉴》总结为摸、接、端、提、按、摩、推、拿八法。今有手摸心会、拔伸牵引、旋转屈伸、提按端挤、摇摆触碰、按摩推拿、夹挤分骨、折顶回旋等中西医结合新八法。此外还有拉、揉、卡、捏、抖等手法。(汉英双解中医大辞典)

正骨按摩 zheng gu an mo

【英文名】Bone-Setting Massage

【异名】伤科按摩疗法(推拿手法学)

【定义】治法。用于治疗骨折脱位的推拿方法。(中国推拿手法学)

正副夹缚法 zheng fu jia fu fa

【英文名】Application of Chief and Assistant Clips

【定义】治法。用于四肢肌肉丰满处骨折复位后的外固定。正夹一般用杉树皮制成,副夹用竹片制成,均宽约2公分,厚约0.2公分,长度视伤处而定。先将正夹疏排患处皮肤上,敷接骨药一层,用麻纸盖药上,再夹一副夹,缚紧。(汉英双解中医大辞典)

功能复位 gong neng fu wei

【英文名】Functional Reduction

【定义】治法。骨折复位虽尽了最大努力,某种移位仍未能完全纠正,但骨折在此位置愈合后,对肢体功能无明显妨碍者,称为功能复位。(汉英双解中医大辞典)

去爪 qu zhao

【英文名】Hydrops Discharge by the Stiletto Needle

【定义】针灸学术语。饮食不知节慎,喜怒七情过度,影响津液不能正常运行内溢至睾丸、阴囊日渐肿大,俯仰活动受限病症,应用铍针放水疗法。(普通高等教育中医药类规划教材)

去毒生肌 qu du sheng ji

【英文名】Removing Toxic Substances and Growing Muscle

【异名】排毒生肌(中华人民共和国国家标准中医临床诊疗术语－治法)

【定义】治法。运用具有祛除毒邪作用的方药,达到促进新肉生长,加速疮口愈合目的的治疗方法。(中华人民共和国国家标准中医临床诊疗术语－治法)

去菀陈莝 qu yun chen cuo

【英文名】Clearing away Excessive Fluid from Intestine

with Potent Purgatives

【异名】去宛陈莝(汉英英汉中医大辞典)

【定义】治法。指驱除郁于体内的水液废物。(汉英双解中医大辞典)

甘载穴 gan zai xue

【英文名】Ganzai Point

【定义】推拿穴位。位于第一掌骨背面。(中医大辞典)

甘遂灸 gan sui jiu

【英文名】Gansui (Radix Euphorbiae Kansui) Moxibustion; Radix-Gansui Moxibustion

【定义】灸法。天灸。将甘遂研成细末,水调后敷于大椎穴、肺腧穴、中极穴上,分别治疗疟疾、哮喘、尿潴留等。(普通高等教育中医药类规划教材)

甘守津还 gan shou jin huan

【英文名】Adding Sweet Drug for Restoring Body Fluid

【定义】治法。①指在生津润燥之中加入甘味之品的一种治法。如于滋润药中加入甘草一味。适用于胃津受伤、肺气不足证。(汉英双解中医大辞典)②用性味甘寒养阴生津的药物,治疗温病热伤胃津的方法。适用于温热病邪传入气分,胃津损伤患者。(汉英双解实用中医词汇)

甘凉养阴 gan liang yang yin

【英文名】Nourish Yin with Drugs Sweet in Taste and Cool in Nature

【异名】甘凉滋阴(中华人民共和国国家标准中医临床诊疗术语-治法)

【定义】治法。用味甘性凉之品,以滋补阴液,适用于阴虚证的治疗方法。(中华人民共和国国家标准中医临床诊疗术语-治法)

甘寒生津 gan han sheng jin

【英文名】Sweet-Cold Drugs can Regenerate Fluid

【定义】治法。①用性味甘寒的药物以滋补津液。适用于津亏证的治疗方法。(普通高等教育中医药类规划教材)②用性味滋阴生津药,治疗热盛伤津的一种方法。常用于里热盛,津液耗伤患者,症见发热、口中燥渴或吐粘白沫等。(汉英双解实用中医词汇)

甘寒滋润 gan han zi run

【英文名】Nourishing and Moisturizing the Viscera with The Drugs of Sweet Taste and Cold Nature

【定义】治法。用性味甘寒有养阴生津作用的药物治疗内脏津液不足或热病化燥伤阴的方法。适用于肺肾阴亏、虚火上炎。(汉英双解实用中医词汇)

甘温清热 gan wen qing re

【英文名】Clear Heat with the Sweet and Warm Drugs

【异名】甘温除热(中华人民共和国国家标准中医临床诊疗术语-疾病);甘温除大热(汉英英汉中医大辞典)

【定义】治法。用甘温药治疗因虚而身热的方法,适用于气虚发热证、内伤发热证的治疗方法。(普通高等教育中医药类规划教材)

艾斗 ai dou

【英文名】Moxa Holder

【定义】灸具。其上部为金属丝烧制的弹簧斗,下部为石棉衬垫,两旁有丝带以供固定之用。(汉英针灸辞典)

艾条 ai tiao

【英文名】Moxa Stick

【异名】艾卷(汉英双解实用中医词汇)

【定义】灸具。用棉纸包裹艾绒制成的圆周柱形长卷,一般长 20 厘米,直径 1.5 厘米,重约 10 克。(汉英双解中医大辞典)

艾炷 ai zhu

【英文名】Moxa Cone

【异名】艾丸(汉英双解中医大辞典)

【定义】灸具。将艾绒团成上尖下平的圆锥形,供灸治用。(汉英双解中医大辞典)

艾绒 ai rong

【英文名】Moxa Wool

【定义】灸具。将干燥艾叶磨碎制成的粗药末,是灸治所用的主要材料。(汉英双解实用中医词汇)

艾条灸 ai tiao jiu

【英文名】Moxa Stick Moxibustion

【异名】艾卷灸(汉英针灸辞典);艾条灸疗法(中华人民共和国国家标准中医临床诊疗术语-诊法)

【定义】灸法。艾灸法。用特制的艾条在穴位上熏灸或灼烫的方法。(普通高等教育中医药类规划教材)

艾炷灸 ai zhu jiu

【英文名】Moxa Cone Moxibustion

【定义】灸法。将艾炷放在穴位上施灸。(普通高等教育中医药类规划教材)

艾熏灸 ai xun jiu

【英文名】Moxa-Smoking Moxibustion

【定义】灸法。艾灸。将艾绒点燃或水煮,利用其烟或蒸气的热力熏蒸的一种方法。适用于治疗虚劳等疾病。(普通高等教育中医药类规划教材)

艾灸疗法 ai jiu liao fa

【英文名】Moxibustion Therapy

【定义】灸法。指用艾条、艾炷等艾灸材料,点燃后温灼穴位皮肤以治疗疾病的方法。(汉英针灸辞典)

艾灸补泻 ai jiu bu xie

【英文名】Moxibustion Reinforcing-Reducing

【异名】火补火泻(汉英针灸辞典)
【定义】针灸学术语。古人艾灸时以火力的大小区分补泻的方法。(汉英双解中医大辞典)
节纹穴 jie wen xue
【英文名】Jiewen Point
【定义】腧穴。经外奇穴。位于足底部,拇趾跟与跖部相接处的横纹中点。左右计二穴。(实用针灸辞典)
本神穴 ben shen xue
【英文名】Benshen Point
【异名】GB13(中华人民共和国国家标准-经穴部位)
【定义】腧穴。属足少阳胆经。在头部,当前发际上0.5寸,神庭旁开3寸,神庭与头维连线的内2/3与外1/3的交点处。(中华人民共和国国家标准-经穴部位)
本经取穴 ben jing qu xue
【英文名】Acupoint Selection along the Affected Meridian
【异名】循经选穴法(针灸大辞典)
【定义】针灸学名词。取穴法。指在疾病所属的经脉上选取穴位。(汉英双解针灸大辞典)
本质属性法 ben zhi shu xing fa
【英文名】Naming Disease according to the Nature of Diseases
【定义】中医诊断学名词。依据疾病的主要症状、体征、病因、病理性质、时气等本质属性来命名疾病的方法。(中医诊断学)
术前预测 shu qian yu ce
【英文名】Preoperative Forecasting
【定义】针灸学名词。指在手术前测定针刺诱导前后某些生理、生化指标的变化,据此估计针麻效果,而作为麻醉病例选择的依据之一。(实验针灸学)
左转 zuo zhuan
【英文名】Left Twirling
【定义】针灸学名词。捻针时拇指向前、食指向后转。(汉英针灸辞典)
左右转 zuo you zhuan
【英文名】Left and Right Twirling
【定义】针灸学名词。指针刺的捻转方向。一般用右手持针,当大指向前,食指退后,称为左转或外转;大指向后,食指向前,称为右转或内转。(汉英双解针灸大辞典)
左宜穴 zuo yi xue
【英文名】Zuoyi Point
【定义】腧穴。经外奇穴。位于胸部,乳根穴旁开1寸处,左为左宜。(实用针灸辞典)
左俞穴 zuo shu xue
【英文名】Zuoshu Point
【定义】腧穴。经外奇穴。位于胸胁部,乳头外开1寸直下,第九、十肋间处,左为左俞。(实用针灸辞典)
左宣穴 zuo xuan xue
【英文名】Zuoxuan Point
【定义】腧穴。经外奇穴。位于胸部,左乳头外侧旁开1寸直下,第五、六肋骨之间是穴。(中国针灸大辞典)
左右开弓 zuo you kai gong
【英文名】Drawing the Bow both on the Left and Right
【定义】气功功法名。十二段锦之一。下蹲,或骑马势,两手半握拳,拳背向下,在胸前平举,然后左手向左方慢慢伸直,旋腕翻掌,头同时向左转,双目注掌。复原后再开右弓。如此左右轮换8次。(汉英双解中医大辞典)
左右托天 zuo you tuo tian
【英文名】Supporting the Sky with Both Hands
【定义】气功功法名。保健功法。将手臂向上伸直,手掌上托,仰首,目向上视,两手交替进行,左右各十二次,有调理脾胃,增强消化的作用。(汉英中医辞海)
左右关穴 zuo you guan xue
【英文名】Zuoyouguan Point
【定义】腧穴。经外奇穴。位于脐上3寸,旁开1.5寸处。(汉英针灸辞典)
左端正穴 zuo duan zheng xue
【英文名】Zuoduanzheng Point
【定义】推拿穴位。位于中指远端指骨桡侧。掐之治斜视,止泻。(汉英中医辞海)
左右配穴法 zuo you pei xue fa
【英文名】Bilateral Point Pairing; Location of Left and Right Points; Combination of the Left-Right Points
【异名】双穴位(中国针灸大辞典)
【定义】针灸学名词。取穴法。①指左右两侧同名穴位的配合应用,配穴法。(汉英双解针灸大辞典)②是以经络循行交叉的特点为取穴依据的,《内经》中的"巨刺"、"缪刺",就是左右配穴法的运用。(普通高等教育中医药类规划教材)
左颊右颊穴 zuo jia you jia xue
【英文名】Zuojiayoujia Point
【定义】推拿穴位。位于面部两侧颧骨旁。(汉英中医辞海)
厉兑穴 li dui xue
【英文名】Lidui Point
【异名】ST45(中华人民共和国国家标准-经穴部位)
【定义】腧穴。属足阳明胃经。在足第二趾末节外侧,距趾甲角0.1寸(指寸)。(中华人民共和国国家标准-经穴部位)

右转 you zhuan

【英文名】Right Twirling

【定义】针灸学术语。捻针时食指向前、拇指向后转。(汉英针灸辞典)

石脉 shi mai

【英文名】Stony Pulse

【定义】脉象。冬季脉来沉滑之象,是脉象因季节、气候不同而发生的正常变化。(汉英双解中医大辞典)

石门穴 shi men xue

【英文名】Shimen Point

【异名】RN5(中华人民共和国国家标准－经穴部位);丹田(汉英双解中医大辞典);利机(汉英双解中医大辞典);命门(汉英双解中医大辞典);精露(汉英双解中医大辞典)

【定义】腧穴。属任脉。在下腹部,前正中线上,当脐中下 2 寸。(中华人民共和国国家标准－经穴部位)

石关穴 shi guan xue

【英文名】Shiguan Point

【异名】KI18(中华人民共和国国家标准－经穴部位);石阙(汉英针灸辞典);右关(汉英双解针灸大辞典)

【定义】腧穴。属足少阴肾经。在上腹部,当脐中上 3 寸,前正中线旁开 0.5 寸。(中华人民共和国国家标准－经穴部位)

右宜穴 you yi xue

【英文名】Youyi Point

【定义】腧穴。经外奇穴。位于胸部,乳根穴旁开 1 寸处,右为右宜穴。(实用针灸辞典)

右俞穴 you shu xue

【英文名】Youshu Point

【定义】腧穴。经外奇穴。位于胸胁部,乳头外开 1 寸直下,第九、十肋间处,右为右俞穴。(实用针灸辞典)

右端正穴 you duan zheng xue

【英文名】Youduanzheng Point

【定义】推拿穴位。位于中指远端指骨尺侧。掐之治斜视,止呕吐。(汉英中医辞海)

布气 bu qi

【英文名】Spreading Qi

【定义】气功术语。即现代所说的向他人发放外气以治病。系道教气功疗病法之一。(中医名词术语精华辞典)

布指 bu zhi

【英文名】Arrangement of the Fingers during Pulse Feeling

【定义】中医诊断学名词。诊脉时手指布置的方法。为成人切脉,用三指定位。为三岁以上的小儿诊脉,多用一指(食指或拇指)按脉,不必分三部。(汉英双解实用中医词汇)

布络 bu luo

【英文名】Buluo;Spreading Collateral Meridians

【定义】针灸学名词。指内踝前和足下布散的络脉。(汉英针灸辞典)

布兜牵引 bu dou qian yin

【英文名】Cloth-Bag Traction

【定义】治法。利用厚布按局部体形制成各种布兜,兜住患部,再用牵引绳通过滑轮连接布兜和重量法码进行重量牵引。常用的有头部布兜牵引、骨盆悬吊牵引和骨盆纵向牵引等。(汉英双解中医大辞典)

布巾兜提法 bu jin dou ti fa

【英文名】Wrapping-Lifting Reduction with Kerchief

【定义】治法。用于颈椎半脱位的整复方法。患者正坐于桌旁低凳上,头与桌面平,医者坐于桌上,双脚踏患者两肩,并用布巾下兜患者下颌及枕骨后部结,交于左右耳部,并系于医者项部,双手上提,双脚下踏,徐徐拔伸使颈椎复原。(汉英双解中医大辞典)

布带固定法 bu dai gu ding fa

【英文名】Cloth Belt Immobilization

【定义】治法。用于治疗肋骨骨折的一种固定方法。手法整复后,用布带一条,长 5 米、宽 8 厘米备用。用硬纸壳一方块,内衬棉花,放在骨折部位,在患者两肩上各放纱布绷带一条,两端垂于胸廓前后,用布带环胸包扎 5～6 圈即可。最后将患者肩部两带的回头反折向上,左、右前后交叉打结,以防固定带脱落,3 周后撤除。(汉英双解中医大辞典)

龙玄穴 long xuan xue

【英文名】Longxuan Point

【定义】腧穴。经外奇穴。位于腕横纹上 2 寸,桡骨茎突上方的静脉处。(汉英针灸辞典)

龙舌穴 long she xue

【英文名】Longshe Point

【异名】内龙舌(实用针灸辞典)

【定义】腧穴。经外奇穴。位于上臂屈侧正中线上,胸前皱襞下 0.5 寸处。左右计二穴。(实用针灸辞典)

龙骨穴 long gu xue

【英文名】Longgu Point

【定义】腧穴。经外奇穴。位于耻骨联合上缘向下 1 寸。(汉英针灸辞典)

龙游功 long you gong

【英文名】Dragon Swinging Qigong

【定义】气功功法名。属道家功法。练功时,以腰为主宰,模仿龙的神态及动作,使身体左右上下蠕动,以调节人体经络平衡,行气活血。对减肥、健身、健美有良好效果。(汉英双解中医大辞典)

龙颔穴 long han xue

【英文名】Longhan Point

【异名】龙头(汉英针灸辞典)

【定义】腧穴。经外奇穴。位于胸部,鸠尾穴上 1.5 寸处。计一穴。(实用针灸辞典)

龙入虎口 long ru hu kou

【英文名】Dragon Falling into Tiger's Mouth

【定义】小儿推拿手法。左手托儿掌背,右手叉入虎口,用大拇指或推或按,揉儿板门处。(汉英双解中医大辞典)

龙虎交战 long hu jiao zhan

【英文名】Dragon-Tiger's Alternate Fight

【定义】针刺手法。①进针得气后,先以左转为主,捻转九次;再以大指向后捻转六次,如此反复施行,也可分浅、中、深三层重复进行,有镇痛的作用。(普通高等教育中医药类规划教材)②龙虎交战法是通过左右反复交替捻转以镇痛的手法。龙指左转,虎指右转,左转右转两法反复交替进行称"交战"。(普通高等教育中医药类规划教材)

龙怡药功 long yi yao gong

【英文名】Longyi Medicine Qigong

【异名】练药(中国当代气功全书)

【定义】气功功法名。以气功理论为基础,以驭气、采气、练气为手段用药,又称之为"练药"。(中国当代气功全书)

龙虎升降法 long hu sheng jiang fa

【英文名】Dragon-Tiger Ascending and Descending

【异名】龙虎升腾法(针灸大成);龙虎交腾(汉英针灸辞典)

【定义】针刺手法。先将针用右手大指捻入穴中,再用左手大指向前捻针,得气后,再左右捻动针体,并上下提插。(普通高等教育中医药类规划教材)

龙门派玄牝气功 long men pai xuan pin qi gong

【英文名】Xuan Pin Qigong of Longmen

【定义】气功功法名。为丘处机所创,通过运用古典的人体生命整体观,讲究开发人体穴道,以意领气,以声助气,以气驱疾。(中国当代气功全书)

龙门健美长寿功 long men jian mei chang shou gong

【英文名】Longmen Qigong for Beautifying Body and Prolonging Life

【定义】气功功法名。道家气功。内容共有十式。能调节体形肥瘦,并有疏通经络、调和气血、舒筋健美、治血清神、益智长寿等功效。(汉英双解中医大辞典)

平补 ping bu

【英文名】Mildly Benefitting; Mild Tonification

【定义】治法。八法中补法之一。用性味甘平、作用和缓的补益药治疗慢性虚弱病的方法。(汉英中医辞海)

平刺 ping ci

【英文名】Even Needling

【异名】沿皮刺(针灸大辞典);横刺(针灸大辞典)

【定义】针刺方法。针身表面于皮肤呈 15 度角左右,横向刺入腧穴。适用于头皮部、颜面部、胸骨部腧穴。(普通高等教育中医药类规划教材)

平脉 ping mai

【英文名】Normal Pulse

【定义】脉象。正常的脉象。主要特点是脉搏和缓,不快不慢,脉律整齐。(汉英双解实用中医词汇)

平息 ping xi

【英文名】Normal Respiration

【定义】中医学术语。医者在诊脉时保持呼吸调匀,清心宁神,以自己的呼吸计算病人的脉率。(中医诊断学)

平喘 ping chuan

【英文名】Relieving Asthma

【定义】治法。运用具有平喘作用的药物治疗喘证的方法。(普通高等教育中医药类规划教材)

平心脉 ping xin mai

【英文名】Normal Heart Pulse

【定义】脉象。脉象润滑。五脏正常脉象。(汉英中医辞海)

平坐式 ping zuo shi

【英文名】Plain Sitting Posture

【定义】气功调身法。坐于凳上,自然端正,头颈正直,沉肩垂肘,稍含胸,两手分放在腿上,两脚平放触地,两下肢与肩同宽,上身与大腿,大腿与小腿夹角成 90 度,口轻闭,眼下垂,结合呼吸练功。(汉英双解中医大辞典)

平肺脉 ping fei mai

【英文名】Regular Pulse of Lung

【定义】脉象。五脏正常脉象。脉来轻浮虚软而和缓。(汉英中医辞海)

平肾脉 ping shen mai

【英文名】Regular Pulse of Kidney

【定义】脉象。五脏正常脉象。脉来沉而滑利。(汉英中医辞海)

平推法 ping tui fa

【英文名】Parallel-Pushing Manipulation

【定义】推拿手法。用手掌着力以掌根为重点向一定方向推进。(实用外治临床大全)

平脾脉 ping pi mai

【英文名】Regular Pulse of Spleen

【定义】脉象。五脏正常脉象。脉来和缓,从容均匀,起伏有节。(汉英中医辞海)

平衡区 ping heng qu

【英文名】Balance Area;Equilibrium Area

【定义】头针刺激区。从枕外粗隆顶端旁开3.5厘米处,向下引平行于前后正中线的4厘米长的直线。主治小脑疾病引起的共济失调、平衡障碍、头晕等。(汉英针灸辞典)

平冲降逆 ping chong jiang ni

【英文名】Making the Adversely-Rising Qi Go Downwards

【定义】治法。泛指运用重镇、理气降逆的方药,治疗气逆上冲所致病症的治疗方法。(中华人民共和国国家标准中医临床诊疗术语-治法)

平补平泻 ping bu ping xie

【英文名】Uniform Reinforcing-Reducing; Even Reinforcement and Reduction

【异名】平针法(汉英针灸辞典)

【定义】针灸学术语。针刺入一定深度得气后,缓慢均匀的提插、捻转即可出针。适用于虚实不明显的一般病症。(普通高等教育中医药类规划教材)

平肝降逆 ping gan jiang ni

【英文名】Suppressing the Hyperactive Liver-Qi and Lowering the Adverse Qi

【定义】治法。通过调肝理气以潜镇降逆,适用于肝气上逆所致病症的治疗方法。(中华人民共和国国家标准中医临床诊疗术语-治法)

平肝熄风 ping gan xi feng

【英文名】Calming Liver-Wind; Suppressing the Hyperactive Liver to Relieve the Wind- Syndrome

【异名】镇肝熄风(中华人民共和国国家标准中医临床诊疗术语-治法)

【定义】治法。用重镇潜阳、平肝熄风方药,适用于肝阳化风证、肝阳暴亢证。(中华人民共和国国家标准中医临床诊疗术语-治法)

平肝潜阳 ping gan qian yang

【英文名】Repressing the Hyperactive Liver-Yang; Suppressing the Hyperactive Liver and Subsiding Yang

【异名】平肝潜镇(中华人民共和国国家标准临床诊疗术语-治法)

【定义】治法。用重镇之品平肝潜阳,适用于肝阳上亢证、肝阳暴亢证的治疗方法。(中华人民共和国国家标准中医临床诊疗术语-治法)

平调寒热 ping tiao han re

【英文名】Regulate the Cold and Heat Mildly

【定义】治法。运用具有清热、祛寒作用而性质较为平和的方药,适用于阴阳寒热不调所致病症的治疗方法。(中华人民共和国国家标准中医临床诊疗术语-治法)

平喘耳穴 ping chuan er xue

【英文名】Asthma-Relieving Point (Ear)

【定义】腧穴。耳穴名。在对耳屏游离缘的尖端,即对耳屏1、2、4区交点处。(汉英针灸辞典)

平熄内风 ping xi nei feng

【英文名】Calming Endogenous Wind

【定义】治法。运用祛风的方药,适用于内风证的治疗方法。(普通高等教育中医药类规划教材)

平肝潜阳利耳 ping gan qian yang li er

【英文名】Pacify the Hyperactive Liver Yang to Treat Ear Disease

【定义】治法。运用具有平肝熄风、滋阴潜阳作用的方药,适用于肝阳上亢、风火上扰所致耳病的治疗方法。(中华人民共和国国家标准中医临床诊疗术语-治法)

平面运动手法 ping mian yun dong shou fa

【英文名】Manipulations with Plane-Moving

【定义】推拿手法。是指以指、掌、拳、肘着力于体表,作平面运动的手法。(中国推拿手法学)

打法 da fa

【英文名】Striking Method

【定义】推拿手法。用力拍打治疗部位,以温通经络的方法。(汉英中医辞海)

打灯火法 da deng huo fa

【英文名】Scorching Moxibustion with Burning Oiled Juncus

【异名】烧灯火法(中华人民共和国国家标准中医临床诊疗术语-治法);爆灯火法(中华人民共和国国家标准中医临床诊疗术语-治法)

【定义】治法。用灯芯草蘸麻油,点燃后在一定的部位或穴位上打爆,以治疗疾病的一种方法。(中华人民共和国国家标准中医临床诊疗术语-治法)

打马过天河 da ma guo tian he

【英文名】Crossing Tianhe while Spurring Horse

【异名】打马过河(汉英双解中医大辞典)

【定义】推拿手法。以食、中二指沿天河水弹打的手法。(普通高等教育中医药类规范教材)

东一穴 dong yi xue

【英文名】Dongyi Point

【定义】腧穴。经外奇穴。位于颈部,乳突直下2.5寸处。左右计二穴。(中国针灸大辞典)

东风穴 dong feng xue

【英文名】Dongfeng Point

【定义】腧穴。经外奇穴。位于颈部，下颌角下缘，颈动脉前缘是穴。(中国针灸大辞典)

卡法 ka fa

【英文名】Gripping Reduction

【定义】治法。正骨手法。用于骨折后有破裂、分离碎骨片或有重叠错位者。以拇、食二指钳住伤处，逐渐加大力量，使碎骨片被卡严，牢附于主骨上；如系重叠错位之骨折，应在牵拉开后，用卡法使断端对齐平复。施术结束时应缓缓松手，否则卡好之骨易复弹出。(汉英双解中医大辞典)

归法 gui fa

【英文名】Oppositely Crushing Method

【异名】拨法(汉英中医辞海)

【定义】推拿手法。指医者用两手指或两手掌对合置于患处进行挤压的治疗方法。(汉英中医辞海)

归来穴 gui lai xue

【英文名】Guilai Point

【异名】ST29(中华人民共和国国家标准－经穴部位)；溪穴(汉英双解中医大辞典)

【定义】腧穴。属足阳明胃经。在下腹部，当脐中下4寸，距前正中线2寸。(中华人民共和国国家标准－经穴部位)

归纳法辨证 gui na fa bian zheng

【英文名】Differentiation of Syndromes with Method of Induction

【定义】中医诊断学名词。将患者表现的证候，按照辨证的基本要素进行分类归纳，从而抓住疾病本质的思维方法。(中医诊断学)

目寸 mu cun

【英文名】Eye-Width Measurement

【定义】针灸学术语。以患者本人内，外眼角间宽度为一寸量取穴位。(新编针灸大辞典)

目下网 mu xia wang

【英文名】Muxiawang

【定义】针灸学术语。指足阳明经筋的支筋，网维于目下胞。(汉英针灸辞典)

目上网 mu shang wang

【英文名】Mushangwang

【定义】针灸学术语。指足太阳经筋的支筋，网维于目上胞。(汉英针灸辞典)

目飞穴 mu fei xue

【英文名】Mufei Point

【定义】腧穴。经外奇穴。位于头额部，正视时瞳孔直上，入前发际0.2寸处。左右计二穴。(实用针灸辞典)

目明穴 mu ming xue

【英文名】Muming Point

【定义】腧穴。经外奇穴。位于头额部，正视时瞳孔直上，前发际边缘处。左右计二穴。(实用针灸辞典)

目窗穴 mu chuang xue

【英文名】Muchuang Point

【异名】GB16(中华人民共和国国家标准－经穴部位)；至宫(汉英双解针灸大辞典)；至荣(汉英针灸辞典)；至营(汉英双解针灸大辞典)

【定义】腧穴。属足少阳胆经。在头部，当前发际上1.5寸，头正中线旁开2.25寸。(中华人民共和国国家标准－经穴部位)

目1耳穴 mu yi er xue

【英文名】Eye Point One (Ear)

【定义】腧穴。耳穴名。位于屏间切迹前下方。(汉英双解针灸大辞典)

目2耳穴 mu er er xue

【英文名】Eye Point Two (Ear)

【定义】腧穴。耳穴名。位于屏间切迹后下方。(汉英双解针灸大辞典)

目视鼻准 mu shi bi zhun

【英文名】Looking at Nose Apex

【定义】气功术语。即练功时，双目轻轻地注视鼻尖，可帮助思想专一，意识入静，同时也能有效地避免入睡现象。(汉英双解中医大辞典)

目为肝之外窍 mu wei gan zhi wai qiao

【英文名】Eyes are the Orifices of the Liver; Eye is the Window of the Liver

【定义】中医学术语。目与五脏六腑均有关联，其中尤与肝的关系最为密切，肝之经脉上连目系。(中医基础理论)

甲根穴 jia gen xue

【英文名】Jiagen Point

【定义】腧穴。经外奇穴。位于足拇趾背侧，趾甲根部中点处。左右计二穴。(实用针灸辞典)

甲状腺1耳穴 jia zhuang xian yi er xue

【英文名】Thyroid Gland Point One (Ear)

【定义】腧穴。耳穴名。位于耳屏上缘偏内侧，心脏点内上方。(汉英针灸辞典)

甲状腺2耳穴 jia zhuang xian er er xue

【英文名】Thyroid Gland Point Two (Ear)

【定义】腧穴。耳穴名。位于颈椎穴外上方，与颈穴约平。(汉英针灸辞典)

田氏三合功 tian shi san he gong

【英文名】Tian's Three-Part-Combined Qigong

【定义】气功功法名。此功法为田芳开所创，由站桩功、动功、静功、医疗保健功四部份组成。(中国当代气功全书)

申脉穴 shen mai xue

【英文名】Shenmai Point

【异名】BL62(中华人民共和国国家标准-经穴部位)
【定义】腧穴。属足太阳膀胱经。在足外侧部,外踝直下方凹陷中。(中华人民共和国国家标准-经穴部位)

电针 dian zhen
【英文名】Electric Acupuncture; Electric Needle; Electro-Acupuncture
【异名】电针疗法(汉英针灸辞典);电针刺法(普通高等教育中医药类规划教材)
【定义】针灸学名词。指在毫针针刺的基础上,通过针体对机体导入不同性质的电流,以治疗疾病的方法。适用于治疗面瘫、痿证等证。(普通高等教育中医药类规划教材)

电灸 dian jiu
【英文名】Electrical Moxibustion
【定义】灸法。利用电灸器代替燃艾进行灸疗的方法。(汉英中医辞海)

电罐 dian guan
【英文名】Electric-Cupping
【定义】治法。拔罐法。是将电针和拔罐结合治疗疾病的一种方法。(新编针灸大辞典)

电针机 dian zhen ji
【英文名】Instrument for Electro-Acupuncture
【异名】电麻仪(汉英中医辞海)
【定义】针灸仪器名。指在电针疗法、针刺麻醉中使用的一种电能输出器。(汉英针灸辞典)

电灸器 dian jiu qi
【英文名】Electric Moxibustion Instrument
【定义】灸具。指利用电热作为热源进行灸治的器具。(汉英针灸辞典)

电热针 dian re zhen
【英文名】Electric Heat Needle; Electrothermal Needle
【异名】电火针(普通高等教育中医药类规划教材)
【定义】针具。①根据经络学说和针灸淬刺的理论为基础,结合现代电子技术而研制成的一种新型针灸仪器,将针刺入深部经络后产生一定的热效应,沿经络传导扩散,对于风寒湿痹有显效。(普通高等教育中医药类规划教材)②电热针是将电流通过特制的针具产生热量,作用于腧穴以治疗疾病的方法。(普通高等教育中医药类规划教材)

电热灸 dian re jiu
【英文名】Galvanothermy Moxibustion
【定义】灸法。利用电能发热以代替艾炷施灸,在选定部位上进行选灸或来回熨。适用于风湿痹痛等证。(普通高等教育中医药类规划教材)

电针麻醉 dian zhen ma zui
【英文名】Anesthesia through Electric Acupuncture
【定义】针刺麻醉方法。电针麻醉即是进针得气后,将毫针连接到电针仪,由后者输出的脉冲电流通过毫针刺激穴位以维持针感。(实验针灸学)

电测定法 dian ce ding fa
【英文名】Electric Measurement
【定义】中医诊断学名词。采用信息诊断仪或耳穴探测仪通过探查耳穴生物电的改变,主要是以电阻变低的部位作为躯体内脏病证诊断的参考。(中医诊法学)

电子温针灸 dian zi wen zhen jiu
【英文名】Electronic Warm-Needle Moxibustion
【定义】灸法。通过电热作用,代替传统的艾条、艾炷作温针而治疗疾病的一种方法。用于治疗颈椎病、骨刺、非化脓性肋软骨炎、冠心病、偏瘫、坐骨神经痛、支气管哮喘、不孕等证。(普通高等教育中医药类规划教材)

电兴奋疗法 dian xing fen liao fa
【英文名】Electric Excitation Therapy
【异名】电刺激疗法(新编针灸大辞典)
【定义】针灸治疗方法。用电兴奋治疗机在一定穴位上,先用感应电,后用直流电治疗疾病的一种方法。适用于治疗神经衰弱、上下肢病症、面瘫等证。(普通高等教育中医药类规划教材)

叩刺 kou ci
【英文名】Tapping
【定义】针刺方法。皮肤针的刺法。指运用腕部弹力,使针尖刺到皮肤后迅速弹起。(汉英针灸辞典)

叩法 kou fa
【英文名】Knocking Manipulation
【定义】推拿手法。用小指尺侧轻击体表治疗部位的手法。(普通高等教育中医药类规划教材)

叩打强脏功 kou da qiang zang gong
【英文名】Viscera-Buildup Knocking Qigong
【定义】气功功法名。本功法为一种可通经活络,使气力倍增的气功。(中国当代气功全书)

叩击运动手法 kou ji yun dong shou fa
【英文名】Tapping Manipulation
【异名】叩击类手法(汉英双解中医大辞典)
【定义】推拿手法。以指、掌、拳以及器械,有节奏地击打体表(治疗部位)的手法。(普通高等教育中医药类规划教材)

四开 si kai
【英文名】Sikai
【定义】针灸学术语。指左右合谷、行间四穴。(汉英中医辞海)

四区 si qu
【英文名】Number Four Zone

【定义】腕踝针分区。指躯体前后面交界处。包括头项、耳以及腋窝垂直向下的区域。(汉英针灸辞典)

四合 si he

【英文名】Fourth Pair of Exterior-Interiorly Related Meridians

【定义】针灸学名词。六合之一。指手太阳、手少阴经别相合。(汉英针灸辞典)

四诊 si zhen

【英文名】Four Examinations: Observation, Listening and Smelling, Inquiring, Pulse Feeling and Palpation; Four Diagnostic Methods

【定义】中医学名词。中医学的主要诊法,包括望诊、问诊、闻诊、切诊。(普通高等教育中医药类规划教材)

四经 si jing

【英文名】Four Meridians; Four Normal Pulses Corresponding Four Seasons

【定义】中医学名词。①四时平脉,即春弦、夏洪、秋浮、冬沉。(中医大辞典)②寸关尺三部,每部各主四经脉,如左寸心与小肠,右寸肺与大肠。(中医大辞典)③指肝、心、肺、肾四条经脉,因其与春、夏、秋、冬四时相应,故名。(汉英双解针灸大辞典)

四脉 si mai

【英文名】Four Meridians

【定义】针灸学名词。手足太阳、阳明经脉的合称。(中医大辞典)

四畏 si wei

【英文名】Four Cautions (in Using Medicines)

【定义】中医学名词。指临床用药时要考虑寒热温凉四种当旺之气,应有所畏惧。(中医名词术语精华辞典)

四海 si hai

【英文名】Four Seas

【定义】中医学名词。"四海"是对人体脏腑经络功能的形象化描绘,是古代"天人相应"思想的体现。脑为髓海,冲脉为血海,膻中为气海,胃为水谷之海。其中冲脉也叫"经脉之海"、"经络之海"、"十二经之海",其意义是一致的。胃或足阳明经也叫五脏六腑之海,意义是一致的,因五脏六腑之经气都来源于水谷精微。(实用针灸辞典)

四街 si jie

【英文名】Four Passages

【异名】四气街(汉英针灸辞典)

【定义】中医学名词。指体内经络之气通行的径路,其范围超出经脉主干之外,有四气街,即胸气街、腹气街、头气街、胫气街。(汉英双解中医大辞典)

四白穴 si bai xue

【英文名】Sibai Point

【异名】ST2(中华人民共和国国家标准 - 经穴部位)

【定义】腧穴。属足阳明胃经。在面部,瞳孔直下,当眶下孔凹陷处。(中华人民共和国国家标准 - 经穴部位)

四关穴 si guan xue

【英文名】Siguan Point

【异名】四开(汉英针灸辞典)

【定义】腧穴。经外奇穴。与合谷、太冲两穴同位。(汉英针灸辞典)

四花穴 si hua xue

【英文名】Sihua Point

【异名】四华穴(汉英双解针灸大辞典)

【定义】腧穴。经外奇穴。位于背部,由膈俞、胆俞四穴组成。(实用针灸辞典)

四连穴 si lian xue

【英文名】Silian Point

【定义】腧穴。经外奇穴。位于大腿外侧,腘横纹外侧端上 4 寸处。左右计二穴。(实用针灸辞典)

四前穴 si qian xue

【英文名】Siqian Point

【定义】腧穴。经外奇穴。位于手掌侧,五指远侧指节横纹之两端(每指两穴)。左右共计二十穴。主治大骨节病、指关节末节疼痛。(针灸大辞典)

四总穴 si zong xue

【英文名】Sizong Points; Four General Points

【定义】针灸学名词。明代以前针灸医家在临床实践中总结出来的四个经验穴。足三里(通治腹部疾患),委中(通治腰背疾患),列缺(通治头项部疾患),合谷(通治面及口部疾患)。(汉英双解中医大辞典)

四渎穴 si du xue

【英文名】Sidu Point

【异名】SJ9(中华人民共和国国家标准 - 经穴部位)

【定义】腧穴。属手少阳三焦经。在前臂背面,当阳池与肘尖连线上,肘尖下 5 寸,尺骨与桡骨之间。(中华人民共和国国家标准 - 经穴部位)

四强穴 si qiang xue

【英文名】Siqiang Point

【定义】腧穴。经外奇穴。位于大腿伸侧,髌骨上缘中点直上 4.5 寸处。左右计二穴。(实用针灸辞典)

四满穴 si man xue

【英文名】Siman Point

【异名】KI14(中华人民共和国国家标准 - 经穴部位)

【定义】①腧穴。属足少阴肾经。在下腹部,当脐中下 2 寸,前正中线旁开 0.5 寸。(中华人民共和国国家标准 - 经穴部位)②腧穴。经外奇穴。位于脐下 2 寸旁开各 1.5 寸处。(汉英双解中医大辞典)

四缝穴 si feng xue

【英文名】Sifeng Point

【异名】EX-UE10(中华人民共和国国家标准－经穴部位)

【定义】腧穴。经外奇穴。在第2～5指掌侧,近端指关节的中央,一侧四穴。(中华人民共和国国家标准－经穴部位)

四大手法 si da shou fa

【英文名】Four Major Manipulations

【定义】推拿术语。为开天门、推坎宫、运太阳、揉耳后高骨四个推拿操作法的总称。常一词同用。(汉英双解中医大辞典)

四门紧闭 si men jin bi

【英文名】Tight Closing of Ear, Mouth, Eye and Nose

【定义】气功术语。练功时,全身放松,两眼向祖窍(两目之间)处视为一线,然后轻闭,以意封闭两耳(听而不闻),同时将思想集中至祖窍,再下达丹田,并意守此处。是练功入静的有效方法。(汉英双解中医大辞典)

四时之脉 si shi zhi mai

【英文名】Pulse Variation in the Four Seasons

【定义】中医诊断学术语。随四季气候变化而相应出现的脉象。正常情况下脉象会出现春弦、夏洪、秋浮、冬沉的变化。(汉英双解实用中医词汇)

四诊合参 si zhen he can

【英文名】Comprehensive Analysis of the Data Gained by the Four Methods of Diagnosis

【定义】中医诊断学术语。在辨证过程中,必须把通过望、闻、问、切等四种诊法所获得的材料,进行全面的分析综合,才能确切的判断病情,作出合理的诊断。(汉英双解实用中医词汇)

四神聪穴 si shen cong xue

【英文名】Sishencong Point

【异名】EX-HN1(中华人民共和国国家标准－经穴部位);神聪(汉英双解中医大辞典)

【定义】腧穴。经外奇穴。在头顶部,当百会前后左右各1寸。(中华人民共和国国家标准－经穴部位)

四根三结 si gen san jie

【英文名】Four Sources and Three Tubers

【定义】中医学术语。经脉根于四肢,结于头面、胸、腹三部。(中医大辞典)

四横纹穴 si heng wen xue

【英文名】Sihengwen Point

【定义】①推拿穴位。位于手掌面食、中、无名、小指第一指关节横纹处。操作时多用推法或掐揉法。有退脏腑之热、调和气血、消胀散结的功效。(汉英双解中医大辞典)②腧穴。经外奇穴。位于手掌侧掌三、四、五指指根与掌相接之横纹中央。两手共计八穴。(针灸大辞典)

四花患门穴 si hua huan men xue

【英文名】Sihuahuanmen Point

【异名】四花六穴(实用中医词典)

【定义】①腧穴。经外奇穴。位于背部,正中线两侧旁开1.5寸,与第五胸椎棘突相平二穴;与第七、八胸椎棘突之间点相平二穴;与第十、十一胸椎棘突之间点相平二穴。计六穴。(中国针灸大辞典)②即四花、患门两穴之合称。共六穴。(实用中医词典)

四时针刺法 si shi zhen ci fa

【英文名】Therapy of Acupuncture according to Different Seasons

【定义】针灸学名词。《难经》不但主张因四时季节不同,针刺浅深有别,而且还提出因四时不同取穴针刺亦有差异。(普通高等教育中医药类规划教材)

四时深浅法 si shi shen qian fa

【英文名】Deep and Shallow Acupuncture according to Different Seasons

【定义】针灸学名词。《难经》主张春夏季宜从深层引出阴气,秋冬则宜从浅层纳入阳气的针刺观点。(普通高等教育中医药类规划教材)

四诊客观化 si zhen ke guan hua

【英文名】Objectifying the Four Diagnosis Methods

【定义】中医诊断学术语。用现代诊断仪器使四诊的结果客观化,从而避免医生诊断时主观臆测。(中医诊断学)

四经应四时 si jing ying si shi

【英文名】Correspondence of the Four Meridians with Four Seasons

【定义】针灸学术语。指肝经、心经、肺经、肾经分别与春、夏、秋、冬相应。(汉英针灸辞典)

四关主治五脏 si guan zhu zhi wu zang

【英文名】Four Guans are Responsible for Five Visceras

【定义】针灸学术语。四肢关节以下的穴位,都可以主治五脏的疾病。(汉英针灸辞典)

四肢为诸阳之本 si zhi wei zhu yang zhi ben

【英文名】All Yang-Meridians Converging in Four Limbs

【定义】中医学术语。四肢是人体十二经脉起止处,人体的精、气、血均靠十二经脉输布。十二经脉中,阳脉受气于四肢,阴脉受气于五脏。(中医大辞典)

四肢运动中枢耳穴 si zhi yun dong zhong shu er xue

【英文名】Motor Center of the Four Limbs Point (Ear)

【定义】腧穴。耳穴名。位于脑干穴与脑点之间的内下方。(汉英针灸辞典)

生津 sheng jin

【英文名】Body Fluid Regenerating; Promoting the Pro-

duction of Body Fluid
【异名】养津液(汉英双解实用中医词汇)
【定义】治法。①运用生津止渴的药物治疗津液不足、口渴等证,具有滋阴生津的作用。(普通高等教育中医药类规划教材)②用滋养津液的药物,治疗热性病津液受伤或久病阴伤者。(汉英双解实用中医词汇)

生熟 sheng shu
【英文名】Unripeness and Ripeness
【定义】针灸学术语。生,指少灸和火力较小;熟,指多灸和火力较旺。又分小熟和大熟。(汉英双解针灸大辞典)

生边穴 sheng bian xue
【英文名】Shengbian Point
【定义】腧穴。经外奇穴。位于腰部,肩胛骨脊柱缘线向下与髂骨嵴上缘相交之点。左右计二穴。(中国针灸大辞典)

生成数 sheng cheng shu
【英文名】Growing and Grown Numbers
【定义】针灸学术语。古代《河图》将一、二、三、四、五称作"生数",六、七、八、九、十称作"成数"。其中逢单为奇数,属天;逢双为偶数,属地。并配合五行,天一、地六为水;地二、天七为火;天三、地八为木;地四、天九为金;天五、地十为土。金代何若愚将这一理论结合刺法,提出补生泻成学说。(汉英双解针灸大辞典)

生姜灸 sheng jiang jiu
【英文名】Fresh Ginger Moxibustion
【定义】灸法。用鲜姜适量,捣烂如泥膏状,敷于穴位上或患处,用油纸或纱布覆盖,胶布固定,敷于患处治疗冻疮。(普通高等教育中医药类规划教材)

生殖区 sheng zhi qu
【英文名】Reproduction Area
【定义】头针刺激区。从额角向上引平行于前后正中线的 2 厘米长的直线。主治功能性子宫出血、盆腔炎、子宫脱垂等。(汉英针灸辞典)

生成息数 sheng cheng xi shu
【英文名】Measurement of the Meridian Qi Flow by Respiration Times
【异名】定息寸数(汉英双解针灸大辞典)
【定义】针灸学术语。指各经的呼吸次数。(汉英双解针灸大辞典)

生肌收口 sheng ji shou kou
【英文名】Growing Muscle and Healing Sores
【定义】治法。运用具有生长肌肉作用的方药,达到加速疮口愈合目的的治疗方法。(中华人民共和国国家标准中医临床诊疗术语－治法)

生肌定痛 sheng ji ding tong
【英文名】Growing Muscle and Alleviating Pain
【定义】治法。运用具有生肌和止痛作用的方药,达到加速疮口愈合目的的治疗方法。(中华人民共和国国家标准中医临床诊疗术语－治法)

生肌燥湿 sheng ji zao shi
【英文名】Growing Muscle and Dispelling Dampness
【定义】治法。运用具有生肌和燥湿作用的方药,达到加速疮口愈合目的的治疗方法。(中华人民共和国国家标准中医临床诊疗术语－治法)

生附子灸 sheng fu zi jiu
【英文名】Radix-Aconiti-Lateralis-Preparata Moxibustion
【定义】灸法。取生附子适量,研成细末,加水调成糊膏状,敷于穴位上,用胶布固定,敷于涌泉穴治疗牙痛。(普通高等教育中医药类规划教材)

生津止渴 sheng jin zhi ke
【英文名】Promoting the Production of Body Fluid to Quench Thirst
【定义】治法。运用具有生津作用的方药或饮料等,通过增加阴液以止渴,适用于津液亏虚所致口渴的治疗方法。(中华人民共和国国家标准中医临床诊疗术语－治法)

生津利咽 sheng jin li yan
【英文名】Produce the Body Fluid and Soothe the Throat
【异名】润燥利咽(中华人民共和国国家标准中医临床诊疗术语－治法)
【定义】治法。运用具有生津增液作用的方药,适用于燥热伤阴、津液亏虚、咽喉失润所致咽喉病变的治疗方法。(中华人民共和国国家标准中医临床诊疗术语－治法)

生津润燥 sheng jin run zao
【英文名】Producing Body Fluid and Moistening for Dryness
【定义】治法。通过生津增液以润燥,适用于津液亏虚所致干燥病症的治疗方法。(中华人民共和国国家标准中医临床诊疗术语－治法)

生物全息按摩功 sheng wu quan xi an mo gong
【英文名】Biological Holographic Massage Qigong
【定义】气功功法名。本功法是根据生物全息医学理论,在气功状态中,向各脏器反射区发放外气按摩,产生治疗效果的一种气功。(中国当代气功全书)

失神 shi shen
【英文名】Loss of Vitality
【定义】中医学术语。指神气涣散。(汉英双解中医大辞典)

失眠穴 shi mian xue
【英文名】Shimian Point

【定义】腧穴。经外奇穴。位于足底部，后跟中点处。左右计二穴。（实用针灸辞典）

失枕手法 shi zhen shou fa

【英文名】Manipulation for Stiffneck

【定义】治法。治疗失枕的手法。患者正坐，医者立于背后，一手扶头顶，一手中、拇指点按天柱、风池、风府等穴，并顺诸穴部位自上而下按摩多次，再拿、捏、提颈部及肩背诸肌肉各多次。次以双手拇指在枕后，余指在下颌部，双前臂下压双肩，用力边摇晃边提、边旋转头部多次，再一手托枕部，一手托下颌部向前、向左、右轻缓旋转，最后一次加大旋转幅度，常可听到响声。（汉英双解中医大辞典）

失枕入骱奇妙手法 shi zhen ru jie qi miao shou fa

【英文名】Marvellous Manipulation for Reduction of Stiff-neck

【定义】治法。为落枕的治疗手法。令患者低处坐定，一手拨其首，一手拨其下颏，缓缓伸直。（汉英中医辞海）

禾髎穴 he liao xue

【英文名】Heliao Point

【异名】长频（汉英针灸辞典）；长频（汉英针灸辞典）；长髎（汉英针灸辞典）

【定义】腧穴。属手阳明大肠经。位于水沟穴旁开 0.5 寸处。（汉英针灸辞典）

丘墟穴 qiu xu xue

【英文名】Qiuxu Point

【异名】GB40（中华人民共和国国家标准－经穴部位）

【定义】腧穴。属足少阳胆经。在足外踝前下方，当趾长伸肌腱的外侧凹陷中。（中华人民共和国国家标准－经穴部位）

代脉 dai mai

【英文名】Intermittent Pulse

【定义】脉象。为有规律性的间歇，止有常数，不能自还，良久乃动。此脉多见于心脏疾患、惊恐、跌打重证等。（汉英双解中医大辞典）

白针 bai zhen

【英文名】Ordinary Needling

【异名】冷针（汉英针灸大辞典）

【定义】针灸学名词。单纯针刺，不用温针等其他辅助方法。（普通高等教育中医药类规划教材）

白苔 bai tai

【英文名】Whitish Tongue Fur

【定义】舌象。舌苔色白，其厚薄及湿润度的变化反映不同的病变，苔白而薄是正常舌苔。（汉英双解实用中医词汇）

白筋穴 bai jin xue

【英文名】Baijin Point

【异名】阴筋（汉英中医辞海）

【定义】推拿穴位。位于腕掌侧横纹，正对无名指处。（汉英中医辞海）

白霉苔 bai mei tai

【英文名】Whitish and Mould-Like Tongue Fur

【定义】舌象。舌苔白而有糜点如饭粒。（汉英双解实用中医词汇）

白芥子灸 bai jie zi jiu

【英文名】Bai Jie Zi (Semen Sinapis Albae) Moxibustion; Semen-Sinapis-Albae Moxibustion

【定义】灸法。天灸。用白芥子研末调敷有关穴位使之发泡的方法。适用于治疗肺结核、哮喘、口眼歪斜等。（普通高等教育中医药类规划教材）

白环俞穴 bai huan shu xue

【英文名】Baihuanshu Point

【异名】BL30（中华人民共和国国家标准－经穴部位）；玉环俞（汉英双解中医大辞典）；玉房俞（汉英双解中医大辞典）

【定义】腧穴。属足太阳膀胱经。在骶部，当骶正中脊旁 1.5 寸，平第四骶后孔。（中华人民共和国国家标准－经穴部位）

白苔绛底 bai tai jiang di

【英文名】Crimson Tongue with White Fur

【定义】舌象。指舌质红绛舌苔白厚粘腻的舌象。（汉英双解中医大辞典）

白胡椒灸 bai hu jiao jiu

【英文名】White-Pepper Moxibustion

【定义】灸法。取白胡椒适量，研末，敷于穴位上，胶布固定，敷于大椎穴治疗疟疾。（普通高等教育中医药类规划教材）

白附子灸 bai fu zi jiu

【英文名】Moxibustion with Baifuzi(Rhizoma Typhonii)

【定义】灸法。天灸。取白附子适量，研为细末，加水调如膏状，敷于穴上，用胶布固定的治疗方法。（汉英双解针灸大辞典）

白硬苔舌 bai ying tai she

【英文名】Tongue with White Hard Fur

【定义】舌象。舌苔干硬。（汉英双解中医大辞典）

白喉穴 1bai hou xue yi

【英文名】Baihou Point One

【定义】腧穴。经外奇穴。位于颈外侧部，耳垂后下方，下颌角与颞骨乳突尖连线中上 1/3 点，即翳风穴下 0.5 寸处。左右计二穴。（实用针灸辞典）

白喉穴 2bai hou xue er

【英文名】Baihou Point Two

【定义】腧穴。经外奇穴。位于颌下部，颌下三角中点处。左右计二穴。（实用针灸辞典）

白尖红根舌 bai jian hong gen she
【英文名】Tongue with White Tip and Red Root
【定义】舌象。舌尖薄白苔,余无垢,而见红舌。(汉英双解中医大辞典)

白尖黄根舌 bai jian huang gen she
【英文名】Tongue with White Tip and Yellow Root
【定义】舌象。舌尖苔白,舌根黄苔。(汉英双解中医大辞典)

白苔中红舌 bai tai zhong hong she
【英文名】Red Tongue Surrounded with White Fur
【定义】舌象。舌面四周白苔,舌心无苔而质红。(汉英双解中医大辞典)

白苔中黄舌 bai tai zhong huang she
【英文名】Yellow Tongue Surrounded with White Fur
【定义】舌象。白苔中心变黄,是表邪未罢,传里化热之象。(汉英双解中医大辞典)

白苔黄心舌 bai tai huang xin she
【英文名】Tongue with White Fur and Yellow Centre
【定义】舌象。白苔中心渐黄。(汉英双解中医大辞典)

白苔黄边舌 bai tai huang bian she
【英文名】Tongue with White Fur and Yellow Edge
【定义】舌象。舌中见白苔,边见微黄苔。(汉英双解中医大辞典)

白苔黑根舌 bai tai hei gen she
【英文名】Tongue with White Fur and Black Root
【定义】舌象。白苔而舌根黑苔。(汉英双解中医大辞典)

白苔黑斑舌 bai tai hei ban she
【英文名】Tongue with White Fur and Black Speckle
【定义】舌象。白苔中有黑小斑点。(汉英双解中医大辞典)

白苔燥裂舌 bai tai zao lie she
【英文名】Dry Fissured Tongue with White Fur
【定义】舌象。苔白而厚,干燥有裂纹。(汉英双解中医大辞典)

白虎摇头法 bai hu yao tou fa
【英文名】White Tiger Shaking its Head
【定义】针刺方法。直刺捻转进针,直达深层(地部),得气后将针快速左右摆动,如手摇铃一样,边摇边提针。与此同时,于所针腧穴经脉的一端,用左手指按压,让此端经脉关闭,使经气沿经脉向另一端传导运行,直达病所。(普通高等教育中医药类规划教材)

白厚干苔舌 bai hou gan tai she
【英文名】Tongue with White and Thick Dry Fur
【定义】舌象。舌苔白厚干燥。(汉英双解中医大辞典)

白厚滑苔舌 bai hou hua tai she
【英文名】Tongue with White, Thick and Slippery Fur
【定义】舌象。舌苔白厚而滑。(汉英双解中医大辞典)

白苔干黑心舌 bai tai gan hei xin she
【英文名】Black Tongue Surrounded with Dry and White Fur
【定义】舌象。舌心燥黑苔边白苔而干。(汉英双解中医大辞典)

白苔如积粉舌 bai tai ru ji fen she
【英文名】Tongue with White Fur like Piled Powder
【定义】舌象。舌苔白滑如积粉,舌尖边紫绛。(汉英双解中医大辞典)

白尖中红黑根苔 bai jian zhong hong hei gen tai
【英文名】Tongue with White Tip, Red Center and Black Root Fur
【定义】舌象。舌尖白苔,根灰黑而舌中质红。(汉英双解中医大辞典)

白苔尖灰根黄舌 bai tai jian hui gen huang she
【英文名】White Fur Tongue with Grey Tip and Yellow Root
【定义】舌象。舌苔为主,舌尖布灰苔而舌根黄苔。(汉英双解中医大辞典)

白苔尖根俱黑舌 bai tai jian gen ju hei she
【英文名】White Fur Tongue with Black Tip and Root
【定义】舌象。舌尖舌根黑苔,中部白苔。(汉英双解中医大辞典)

他经选穴法 ta jing xuan xue fa
【英文名】Point Selection on Other Meridians
【定义】针灸学名词。取穴法。指在与病变经脉相关的其他经脉上选取穴位。(汉英双解针灸大辞典)

令志在针 ling zhi zai zhen
【英文名】to Puncture with Full Attention
【定义】针灸学术语。医生应集中精力进行针刺操作。(汉英针灸辞典)

丛针 cong zhen
【英文名】Parallel Needles
【定义】针具。皮肤针。将毫针集簇成丛,加以捆扎即成。(汉英针灸辞典)

丛针浅刺法 cong zhen qian ci fa
【英文名】Superficial Inserting with Parallel Needles
【定义】针刺方法。指以皮肤针浅刺入人体一定部位的针刺方法。(汉英针灸辞典)

印堂穴 yin tang xue
【英文名】Yintang Point
【异名】EX-HN3(中华人民共和国国家标准－经穴部

位);曲眉(针灸大辞典)

【定义】腧穴。经外奇穴。在额部,当两眉头之中间。(中华人民共和国国家标准－经穴部位)

印足迹法 yi zu ji fa

【英文名】Foot-Printing Diagnosis

【定义】诊法。将患者两脚掌擦上白粉或墨,然后踏印于地面或纸上,并两侧对比。根据印迹,可知足弓是否正常。高弓足足迹前后断开,平底脚的足迹则完全印上。(汉英双解中医大辞典)

卯南卯北 mao nan mao bei

【英文名】South to Mao and North to mao

【定义】针灸学术语。卯之南是午的方向,意指捻针时大指向前(左转)为补;卯之北是子的方向,意指捻针时大指向右(右转)为泻。(汉英双解针灸大辞典)

卯南酉北 mao nan you bei

【英文名】South to Mao and North to You

【定义】针灸学术语。十二支配方位:卯是东方,午是南方;酉是西方,子是北方。卯南指的是午,酉北指的是子。后世补泻法中以左转从午,属补;右转从子,属泻,与此说明类似。(汉英双解针灸大辞典)

外经 wai jing

【英文名】External Meridians

【定义】针灸学名词。指行于四肢和皮肤的经脉。(中医大辞典)

外荣 wai rong

【英文名】Lustrous Complexion

【定义】中医诊断学名词。指五脏精气充足,面部呈光泽明润正常之色。(中医名词术语精华)

外景 wai jing

【英文名】External Scene

【定义】气功术语。指练功者在练功时意守的体外景色。(汉英双解中医大辞典)

外三合 wai san he

【英文名】External Tri-conformity

【定义】气功术语。指练功时肩与胯合,肘与膝合,手与足合。(汉英双解中医大辞典)

外丘穴 wai qiu xue

【英文名】Waiqiu Point

【异名】GB36(中华人民共和国国家标准－经穴部位)

【定义】腧穴。属足少阳胆经。在小腿外侧,外踝尖上7寸,腓骨前缘,平阳交。(中华人民共和国国家标准－经穴部位)

外关穴 wai guan xue

【英文名】Waiguan Point

【异名】SJ5(中华人民共和国国家标准－经穴部位)

【定义】腧穴。属手少阳三焦经。在前臂背面,当阳池与肘尖连线上,腕背横纹上2寸,尺骨与桡骨之间。(中华人民共和国国家标准－经穴部位)

外明穴 wai ming xue

【英文名】Waiming Point

【定义】腧穴。经外奇穴。位于眼部,眼外眦角上0.3寸,眶上缘内方。左右计二穴。(实用针灸辞典)

外治法 wai zhi fa

【英文名】External Therapy

【异名】外取法(实用外治临床大全);外治(汉英双解中医大辞典)

【定义】治法。泛指除口服药物以外施用于体表或从体外进行治疗的方法。(实用外治临床大全)

外陵穴 wai ling xue

【英文名】Wailing Point

【异名】ST26(中华人民共和国国家标准－经穴部位)

【定义】腧穴。属足阳明胃经。在下腹部,当脐中下1寸,距前正中线2寸。(中华人民共和国国家标准－经穴部位)

外八卦穴 wai ba gua xue

【英文名】Waibagua Point

【定义】推拿穴位。在左手背中心周围。(汉英中医辞海)

外龙舌穴 wai long she xue

【英文名】Wailongshe Point

【定义】腧穴。经外奇穴。位于上臂伸侧正中线上,腋后皱襞下0.5寸处。左右计二穴。(实用针灸辞典)

外四满穴 wai si man xue

【英文名】Waisiman Point

【定义】腧穴。经外奇穴。位于下腹部,四满穴旁开1寸处。左右计二穴。(实用针灸辞典)

外动内静 wai dong nei jing

【英文名】Externally Dynamic and Internally Static

【定义】气功术语。指练功时,外形虽动,但内心宁静,动静结合,体松势柔。(汉英双解中医大辞典)

外耳耳穴 wai er er xue

【英文名】Waier Point (Ear)

【异名】TG_{1u}(中华人民共和国国家标准－耳穴名称与部位)

【定义】腧穴。耳穴名。在屏上切迹前方近耳轮部,即耳屏1区上缘处。(中华人民共和国国家标准－耳穴名称与部位)

外关内格 wai guan nei ge

【英文名】Waiguanneige

【定义】脉象。阳气被关于外,阴气被格于内,其脉上溢鱼际。(汉英中医辞海)

外阴廉穴 wai yin lian xue

【英文名】Waiyinlian Point

【定义】腧穴。经外奇穴。位于腹股沟韧带下一横指许,股动脉搏动处外侧。左右计二穴。(实用针灸辞典)

外劳宫穴 wai lao gong xue

【英文名】Wailaogong Point

【异名】EX-UE8(中华人民共和国国家标准－经穴部位)

【定义】腧穴。经外奇穴。在手背侧,第二、三掌骨之间,掌指关节后 0.5 寸(指寸)。(中华人民共和国国家标准－经穴部位)

外直立穴 wai zhi li xue

【英文名】Waizhili Point

【定义】腧穴。经外奇穴。位于大腿内侧,委中穴上 4.5 寸,向外平开 1.5 寸处。左右计二穴。(实用针灸辞典)

外刺六腑 wai ci liu fu

【英文名】Puncture Meridians of the Six Hollow Viscera for External Diseases

【定义】针灸学术语。病在外者,则针刺与六腑属的经脉。(汉英针灸辞典)

外定喘穴 wai ding chuan xue

【英文名】Waidingchuan Point

【定义】腧穴。经外奇穴。位于大椎穴旁开 1.5 寸处。(汉英双解中医大辞典)

外科补法 wai ke bu fa

【英文名】Tonification Therapy in Surgery

【定义】治法。用补益的药物扶助正气,促进肉芽新生,使疮口早日愈合的一种治法。(汉英双解实用中医词汇)

外科诊法 wai ke zhen fa

【英文名】Diagnostic Technique in Surgery

【定义】中医诊断学名词。外科诊法是以望、闻、问、切四诊为手段,全面收集病史、症状、体征,特别注意病患局部之表现和检查,进而运用八纲等辨证方法,进行分析归纳,辨别病因、病位、病性及其发展趋势,以掌握疾病的本质,最后作出诊断和治疗。(普通高等教育中医药类规划教材)

外科治法 wai ke zhi fa

【英文名】Surgical Therapy

【定义】中医学名词。运用具有治疗外科病证的方法来治疗外科病证的方法。(普通高等教育中医药类规划教材)

外科消法 wai ke xiao fa

【英文名】Resolution Method in Surgery to Eliminate Sores

【异名】内消(汉英双解实用中医词汇)

【定义】治法。运用内服药使疮疡消散的一种治法。(汉英双解实用中医词汇)

外景导引 wai jing dao yin

【英文名】External Scene Conduct

【定义】气功术语。当练功出现偏差时,由有经验的气功师在练功出偏差者体外循经指穴,调整气脉流注的偏差,使之入静归元,称为外景导引。(汉英双解中医大辞典)

外睛明穴 wai jing ming xue

【英文名】Waijingming Point

【定义】腧穴。经外奇穴。位于眼内眦角外上 1 分处。左右计二穴。(中国针灸大辞典)

外静内功 wai jing nei gong

【英文名】External Stillness and Internal Motion

【定义】气功术语。指练静功时,外形虽静,但内气运行活跃,气血调畅。(汉英双解中医大辞典)

外鼻耳穴 wai bi er xue

【英文名】External Nose Point (Ear)

【异名】$TG_{1,2i}$(中华人民共和国国家标准－耳穴名称与部位)

【定义】腧穴。耳穴名。在耳屏外侧面中部,即耳屏 1、2 区之间。(中华人民共和国国家标准－耳穴名称与部位)

外膝眼穴 wai xi yan xue

【英文名】Waixiyan Point

【定义】腧穴。经外奇穴。与犊鼻同位,与内膝眼相对,合称膝眼。(汉英双解针灸大辞典)

外踝上穴 wai huai shang xue

【英文名】Waihuaishang Point

【定义】腧穴。经外奇穴。位于小腿外侧,外踝上直上 3 寸处。左右计二穴。(实用针灸辞典)

外踝尖穴 wai huai jian xue

【英文名】Waihuaijian Point

【异名】EX-LE9(中华人民共和国国家标准－经穴部位)

【定义】腧穴。经外奇穴。下肢穴,在足外侧面,外踝的凸起处。(中华人民共和国国家标准－经穴部位)

外风证辨证 wai feng zheng bian zheng

【英文名】Syndrome Differentiation of Exogenous Wind-Evil

【定义】中医诊断学名词。辨别导致疾病当前证候的原因是否为外风证。(中医诊断学)

外生殖器耳穴 wai sheng zhi qi er xue

【英文名】External Genitals Point (Ear)

【异名】HX_4(中华人民共和国国家标准－耳穴名称与部位)

【定义】腧穴。耳穴名。在对耳轮下脚前方的耳轮处,

即耳轮4区。(中华人民共和国国家标准-耳穴名称与部位

外金津玉液穴 wai jin jin yu ye xue

【英文名】Waijinjinyuye Point

【定义】腧穴。经外奇穴。颌下部,喉结上1寸,旁开0.3寸处;左名外金津,右名外玉液;仰头取穴。(实用针灸辞典)

外踝前交脉穴 wai huai qian jiao mai xue

【英文名】Waihuaiqianjiaomai Point

【定义】腧穴。经外奇穴。位于足背,内外踝高点连线的中外1/4点。(汉英针灸辞典)

冬刺合 dong ci he

【英文名】Puncture the He(Sea) Points in Winter

【定义】针灸学术语。冬多肾病,故宜选用五腧穴中的合穴治疗。(汉英针灸辞典)

冬眠功 dong mian gong

【英文名】Hibernation Qigong

【定义】气功功法名。一种治疗失眠的功法,久练可使机体处于冬眠状态,延长寿命。(中国当代气功全书)

冬取经俞 dong qu jing shu

【英文名】Select Points of Meridians in Winter

【定义】针灸学术语。冬季针刺时,当多取各经脉的穴位。(汉英针灸辞典)

冬病夏治 dong bing xia zhi

【英文名】Some Diseases Occuring in Winter can be Cured in Summer; Treat the Root of Disease in Summer Instead of Winter

【定义】治法。在夏天治疗冬天好发的、较难治的疾病。适用于哮喘、慢支等疾病的治疗方法。(普通高等教育中医药类规划教材)

冬眠呼吸法 dong mian hu xi fa

【英文名】Hibernation Respiration Qigong

【定义】气功功法名。练功时,通过调息,使呼吸非常轻微,甚至近似停止的方法,使人体几乎处于冬眠状态。(汉英双解中医大辞典)

包扎固定疗法 bao za gu ding liao fa

【英文名】Dressingand Fixing Method

【定义】治法。是用绷带、胶布或某些特制器材,将由损伤引起的患肢固定在一定的位置,以利于损伤组织康复的一种方法。(中国中医独特疗法大全)

饥点耳穴 ji dian er xue

【英文名】Hunger Point (Ear)

【定义】腧穴。耳穴名。位于肾上腺穴与外鼻穴连线的中点偏下处。(汉英针灸辞典)

主客 zhu ke

【英文名】Host and Guest

【定义】①针灸学术语。针灸配穴中称主要穴为"主",相配伍穴为"客"。一主一客相配伍,称"主客相应"。(汉英双解针灸大辞典)②中医学术语。指脉之常与变。(中医大辞典)

主客原络配穴法 zhu ke yuan luo pei xue fa

【英文名】Host-Guest Combination of Yuan and Luo Points

【异名】主客配穴法(汉英双解针灸大辞典)

【定义】针灸学名词。是根据各经所属病证,取其本经的原穴为主,再配用与其相为表里经脉的络穴为客,一主一客,配合应用。(汉英双解针灸大辞典)

立命穴 li ming xue

【英文名】Liming Point

【定义】腧穴。经外奇穴。位于面部,鼻翼稍外方,与人中沟上1/3交点水平线相平。左右计二穴。(实用针灸辞典)

立法处方 li fa chu fang

【英文名】Formular is Prescribed after the Establishment of the Principle of Treatment

【定义】中医学名词。通过辨证,确定为某种病证后,根据其病因病机和脏腑所属,订立治疗原则,并拟以适用处方。(汉英双解实用中医词汇)

立位杠杆整复法 li wei gang gan zheng fu fa

【英文名】Standing Lever Reduction

【定义】治法。陈旧性肩关节脱位的一种治疗方法。在臂丛麻醉或局部麻醉下,患者取坐位,助手二人分别站于患者前、后侧,用一圆木置于患侧腋下,两助手肘部抬住圆木两端,向上抬高,俟患肩处于抬肩位。术者站于患肢前外侧,双手分别握住患臂中、下部,使患肢外展45°,并用力向下拔伸。同时摇转上臂,当肱骨头松动后,除去木棍,一助手站于健侧双手交叉扣紧,抱住患肢胸部腋下,使其身体不向患侧倾斜。术者以一手继续握住患肢上臂进行拔伸,另一手拇指顶于患侧肩峰,余指插入患侧腋下提托肱骨头,同时外旋,逐渐内收上臂,闻及臼声响,即已复位。(汉英双解中医大辞典)

玄功 xuan gong

【英文名】Xuan Qigong

【定义】气功术语。泛指气功。(中国气功词典)

玄关 xuan guan

【英文名】Xuanguan

【异名】祖窍(汉英双解中医大辞典)

【定义】气功术语。位于两目之间,其深处有松果体,为气功意守的重要部位之一。(汉英双解中医大辞典)

玄关露象 xuan guan lou xiang

【英文名】Appearance of Scenes in Xuanguan

【定义】气功术语。玄关指两眼之间的部位。练功时，意守此处，日久静极生动，在此处可呈现彩色光图、山川景物等。(汉英双解中医大辞典)

闪罐 shan guan

【英文名】Quick Cupping

【定义】治法。拔罐法。①是将罐子拔上后，立即起下，反复吸拔多次，至皮肤潮红为止来治疗疾病的一种方法。(针灸大辞典)②闪罐法适应于肌肉比较松弛，吸拔不紧或留罐有困难处，以及局部皮肤麻木或功能减退的虚证患者。(普通高等教育中医药类规划教材)

闪火法 shan huo fa

【英文名】Flash-Fire Cupping

【定义】治法。拔罐法。用镊子或止血钳等挟住乙醇棉球，或用纸卷成筒条状，点燃后在火罐内壁中段绕1～2圈，或稍做短暂停留后，迅速退出并及时将罐扣在施术部位上，即可吸住。(普通高等教育中医药类规划教材)

闪电穴 shan dian xue

【英文名】Shandian Point

【定义】腧穴。经外奇穴。位于臀部，尾骨尖旁开6寸。左右计二穴。(中国针灸大辞典)

闪腰穴 shan yao xue

【英文名】Shanyao Point

【定义】腧穴。经外奇穴。位于前臂桡侧近端，肘横纹桡侧端下1寸，再向桡骨外侧缘平开1寸处。左右计二穴。(中国针灸大辞典)

兰门穴 lan men xue

【英文名】Lanmen Point

【定义】腧穴。经外奇穴。位于下肢内侧正中线，腘横纹上下各3寸处。(汉英针灸辞典)

头针 tou zhen

【英文名】Head Needle

【定义】针具。针刺头皮部特定刺激区时选用，一般为28～30号，长1.5～2寸的毫针。(汉英双解针灸大辞典)

头风穴 tou feng xue

【英文名】Toufeng Point

【定义】腧穴。经外奇穴。位于髌骨路线上9寸处。(汉英针灸辞典)

头冲穴 tou chong xue

【英文名】Touchong Point

【异名】臂臑穴(汉英针灸辞典)

【定义】腧穴。经外奇穴。位于上臂肱二头肌的桡侧，伸手直向前，侧头靠臂时，鼻尖所触处。(汉英双解针灸大辞典)

头顶点 tou ding dian

【英文名】Vertex Point (Hand)

【定义】手针穴位名。在中指第一指关节桡侧赤白肉际，主治神经性头痛、头顶痛。(普通高等教育中医药类规划教材)

头维穴 tou wei xue

【英文名】Touwei Point

【异名】ST8(中华人民共和国国家标准－经穴部位)；头缝(汉英双解针灸大辞典)

【定义】腧穴。属足阳明胃经。在头侧部，当额角发际上0.5寸，头正中线旁4.5寸。(中华人民共和国国家标准－经穴部位)

头缝穴 tou feng xue

【英文名】Toufeng Point

【定义】腧穴。经外奇穴。位于头额部，额曲发际处。左右计二穴。(实用针灸辞典)

头颞穴 tou nie xue

【英文名】Tounie Point

【定义】腧穴。经外奇穴。头颞部，太阳穴后上1寸，与耳尖平行，咬牙时颞部突出处。左右计二穴。(实用针灸辞典)

头气有街 tou qi you jie

【英文名】Passage of Head Qi

【定义】针灸学术语。头部有气血所聚集的通道。(汉英针灸辞典)

头光明穴 tou guang ming xue

【英文名】Touguangming Point

【异名】鱼上(实用针灸辞典)

【定义】腧穴。经外奇穴。位于额部，眉弓中点上方，眉毛上缘处，正视时，直对瞳孔。一说位于眉弓中点直上0.5寸。左右计二穴。(实用针灸辞典)

头针疗法 tou zhen liao fa

【英文名】Scalp Acupuncture Therapy; Therapy of Head Acupuncture

【异名】头皮针(针灸大辞典)

【定义】治法。在头部特定穴区(刺激区)内沿皮针刺，以治疗全身疾病的一种针刺方法。(实用针灸辞典)

头针麻醉 tou zhen ma zui

【英文名】Anesthesia through Scalp Acupuncture

【定义】针麻方法。选用头部刺激区进行针刺，达到针麻效果。(汉英针灸辞典)

头昏耳穴 tou hun er xue

【英文名】Dizziness Point (Ear)

【定义】腧穴。耳穴名。位于三角窝上缘，神门穴与降压点之间。(汉英针灸辞典)

头临泣穴 tou lin qi xue

【英文名】Toulinqi Point

【异名】GB15(中华人民共和国国家标准－经穴部位)；

目临泣(汉英双解针灸大辞典)

【定义】腧穴。属足少阳胆经。在头部,当瞳孔直上入前发际0.5寸,神庭与头维连线的中点处。(中华人民共和国国家标准-经穴部位)

头窍阴穴 tou qiao yin xue

【英文名】Touqiaoyin Point

【异名】GB11(中华人民共和国国家标准-经穴部位)

【定义】腧穴。属足少阳胆经。在头部,当耳后乳突的后上方,天冲与完骨的弧形连线的中1/3与下1/3交点处。(中华人民共和国国家标准-经穴部位)

头针刺激区 tou zhen ci ji qu

【英文名】Scalp Stimulation Areas

【定义】针灸学名词。头部特定的刺激区的总称。(中国中医药学主题词表)

头痛1耳穴 tou tong yi er xue

【英文名】Headache Point One (Ear)

【定义】腧穴。耳穴名。位于三角窝后隆起的上部凸起处。(汉英针灸辞典)

头痛2耳穴 tou tong er er xue

【英文名】Headache Point Two (Ear)

【定义】腧穴。耳穴名。位于三角窝后隆起的外下方。(汉英针灸辞典)

头痛3耳穴 tou tong san er xue

【英文名】Headache Point Three (Ear)

【定义】腧穴。耳穴名。位于三角窝后隆起的内下方。(汉英针灸辞典)

头颈部拔伸法 tou jing bu ba shen fa

【英文名】Traction and Counter-Traction of Nape

【定义】推拿手法。拔伸法在头颈部的操作法。患者正坐,医生站在患者背后,用双手拇指顶在枕骨下方,掌根托住两侧下颌角的下方,并用两前臂压住患者两肩,两手用力向上,两前臂下压,同时作相反方向用力。(汉英双解中医大辞典)

半刺 ban ci

【英文名】Extremely Shallow Puncture;Shallow Needling

【定义】针刺方法。五刺之一。指浅刺皮肤、快速出针的刺法,与九刺中的毛刺相仿。(汉英双解中医大辞典)

半夏灸 ban xia jiu

【英文名】Rhizoma-Pinelliae Moxibustion

【定义】灸法。取生半夏、葱白各等分,捣烂如泥膏状,敷于穴位或患处,或将药膏揉成栓状塞于鼻孔。适用于治疗急性乳腺炎。(普通高等教育中医药类规划教材)

半趺坐 ban fu zuo

【英文名】Side Drop Sitting;Single Crossing Posture

【异名】单盘(汉英双解中医大辞典)

【定义】气功功法名。即盘膝而坐时,单以左腿小腿曲置右股上,不必再把右脚小腿加于左股上面。(汉英双解中医大辞典)

宁心开窍 ning xin kai qiao

【英文名】Calm the Mind for Resuscitation

【异名】宁神开窍(中华人民共和国国家标准中医临床诊疗术语-治法)

【定义】治法。具有养心宁神定志作用,适用于心厥、血厥及惊恐伤神证所致神昏的治疗方法。(中华人民共和国国家标准中医临床诊疗术语-治法)

穴 xue

【英文名】Spring Point; Points; Acupoints; Acupuncture Points

【异名】气穴(中国针灸大辞典);孔穴(中国针灸大辞典);穴道(中国针灸大辞典);砭灸(中国针灸大辞典);腧穴(中国针灸大辞典)

【定义】针灸学名词。穴有空隙的含义,是位于体表的人体精气营血等各种机能物质在经脉循行过程中的聚集、灌注和转输部位。(中国针灸大辞典)

穴位结扎 xue wei jie za

【英文名】Point-Ligation Therapy

【异名】穴位刺激结扎法(汉英双解中医大辞典)

【定义】治法。指在选定的腧穴部位,将羊肠线穿入穴内作不同形式的结扎,借持续刺激的作用以治疗疾病的方法。(普通高等教育中医药类规划教材)

穴位埋线 xue wei mai xian

【英文名】Catgut Embedding at Acupoint

【定义】针刺方法。指将羊肠线埋入穴位内,利用羊肠线对穴位的持续刺激作用以治疗疾病的方法。(普通高等教育中医药类规划教材)

穴位冷敷法 xue wei leng fu fa

【英文名】Cold-Application at Acupoints

【定义】治法。在穴位上给予寒冷刺激以治疗疾病的方法。(汉英双解针灸大辞典)

穴位注射法 xue wei zhu she fa

【英文名】Point-Injection Therapy

【异名】水针(汉英双解针灸大辞典)

【定义】针刺方法。选用某些中西医药物注射液注入人体有关穴位,以防治疾病的一种方法。(普通高等教育中医药类规划教材)

穴位贴敷法 xue wei tie fu fa

【英文名】Point Application Therapy

【异名】穴位贴药法(实用针灸辞典);穴位敷药疗法(实用针灸辞典)

【定义】治法。指在一定的穴位上贴敷药物,通过药物和穴位的共同作用以治疗疾病的一种外治疗法。(普通高等教育中医药类规划教材)

穴位照射法 xue wei zhao she fa
【英文名】Point-Irradiation Therapy
【定义】治法。是利用光辐射在穴位上的作用来治病的方法。(汉英双解针灸大辞典)

穴位磁疗法 xue wei ci liao fa
【英文名】Acupoint Magnetotherapy
【异名】磁穴疗法(普通高等教育中医药类规划教材)
【定义】治法。运用磁场作用于人体的经络穴位来治疗疾病的一种方法。(普通高等教育中医药类规划教材)

穴位割治法 xue wei ge zhi fa
【英文名】Cutting Therapy;Point Cutting Therapy
【异名】穴位割治疗法(实用针灸辞典)
【定义】治法。是在人体的某些腧穴或部位,按外科手术操作切开皮肤,割取少许的脂肪组织,并给局部以适当的刺激而达到治疗疾病的方法。(普通高等教育中医药类规划教材)

穴位封闭疗法 xue wei feng bi liao fa
【英文名】Acupoint-Block Therapy
【定义】治法。指穴位注射疗法中采用麻醉性药物者。(汉英双解中医大辞典)

穴位指针疗法 xue wei zhi zhen liao fa
【英文名】Needle-Like Finger Pressing; Point Pressing Therapy
【异名】穴位指针法(新编针灸大辞典);穴位按压(新编针灸大辞典);点穴法(新编针灸大辞典);腧穴指法(普通高等教育中医药类规划教材)
【定义】治法。指医者用手指直接按压患者体表腧穴,并根据不同患者、病情、穴位等施以不同的手法来治疗疾病的方法。(普通高等教育中医药类规划教材)

穴位埋线结扎 xue wei mai xian jie za
【英文名】Point Catgut Embedding and Ligation Therapy
【定义】治法。将结扎和埋线结合起来治疗疾病的方法。(实用针灸辞典)

穴位病理反应 xue wei bing li fan ying
【英文名】Pathologic Response of Acupoints
【定义】针灸学名词。指脏腑器官疾病通过经络的作用,在体表某些穴位出现的各种异常变化。主要包括:感觉异常、组织形态改变、生物物理特性改变。(实验针灸学)

穴位离子透入 xue wei li zi tou ru
【英文名】Point Iontophoresis Therapy
【异名】腧穴电离子透入法(普通高等教育中医药类规划教材)
【定义】治法。根据病情需要,把某些相应的治疗药物通过直流电,将药物离子导入穴位、经络或病变部位,以发挥经穴和药物的综合治疗作用。(普通高等教育中医药类规划教材)

穴位强刺激法 xue wei qiang ci ji fa
【英文名】Therapy of Strong Stimulation on Acupoints
【异名】弹拨法(中国针灸大辞典)
【定义】治法。切开皮肤按摩经络穴位,并直接刺激神经干的治疗方法。(中国针灸大辞典)

穴位功能特异性 xue wei gong neng te yi xing
【英文名】Functional Specificity of Acupoints
【异名】穴位特异性(中国针灸大辞典)
【定义】针灸学名词。指穴位与非穴位、穴位与穴位之间在功能上所存在的差异。(实验针灸学)

穴位压痛诊断法 xue wei ya tong zhen duan fa
【英文名】A Method of Diagnosing the Disease based on the Comprehensive Analyses of the Pain Point
【定义】诊法。根据经络学说的理论,在经络穴位上用食指指腹按压,发现压痛、凹陷、结节等现象,进行综合分析,以诊断疾病的方法。(汉英中医辞典)

穴位超声刺激法 xue wei chao sheng ci ji fa
【英文名】Acupoint-Ultrasonic Stimulation Therapy
【定义】治法。借助于发射声能的音头,将一定强度的高频声能透入穴位的治疗方法。(汉英双解针灸大辞典)

穴位强电刺激法 xue wei qiang dian ci ji fa
【英文名】Therapy of Strong-Eletrical Stimulation on Acupoints
【定义】治法。用特制的绝缘毫针直接刺在神经干上,通以针形脉冲电流,使达到与弹拨类似的刺激量进行刺激的一种疗法。(新编针灸大辞典)

穴位激光照射法 xue wei ji guang zhao she fa
【英文名】Laser-Irradiation Therapy on the Acupoint
【异名】穴位激光疗法(汉英双解针灸大辞典)
【定义】治法。是在针灸的基础上,利用激光束照射穴位以治疗疾病的方法。(汉英双解针灸大辞典)

必中气穴 bi zhong qi xue
【英文名】Aim at the Point Precisely
【定义】针灸学术语。针刺治疗时,须对准穴位进针。(汉英针灸辞典)

必切而出 bi qie er chu
【英文名】Pulling out of the Needle with the Fingers Pressing the Skin
【定义】针灸学术语。指出针时,右手持针,左手按其穴。(汉英针灸辞典)

皮部 pi bu
【英文名】Skin Areas
【定义】针灸学名词。①承扶穴别名。(中医大辞典)②指十二皮部,经脉在体表皮肤的分部。(中医大

辞典）

皮内针 pi nei zhen

【英文名】Intradermal Needle

【定义】针具。专供皮内埋针法使用，分颗粒式和揿钉式两种。（汉英双解中医大辞典）

皮肤针 pi fu zhen

【英文名】Skin Needle; Dermal Needle

【异名】七星针（汉英双解中医大辞典）；小儿针（汉英双解中医大辞典）；罗汉针（汉英双解大辞典）；梅花针（汉英双解中医大辞典）

【定义】针具。①一种多针浅刺的专门针具。因其刺激仅及皮肤，故名。（针灸大辞典）。②一般为针柄一端固定若干枚短针，使用时以腕力弹刺穴位。（汉英双解中医大辞典）

皮有分部 pi you fen bu

【英文名】Distribution of Branches of the Twelve Meridians on the Skin

【定义】针灸学术语。指人体皮肤上有十二经脉分属的部位。（汉英针灸辞典）

皮者道也 pi zhe dao ye

【英文名】Skin Serves as the Passage

【定义】针灸学术语。皮为针刺入筋肉的通道。（汉英针灸辞典）

皮肤牵引 pi fu qian yin

【英文名】Skin Traction

【定义】治法。利用粘贴在伤肢皮肤上的胶布拉力，直接加在皮肤上，间接牵引肌肉和骨骼。此法操作简单，对伤肢损伤小，且无骨骼穿针孔发生感染的危险。（汉英双解中医大辞典）

皮内针疗法 pi nei zhen liao fa

【英文名】Therapy with Intradermal Needle

【异名】皮内针刺法（普通高等教育中医药类规划教材）；埋针法（普通高等教育中医药类规划教材）

【定义】治法。应用特定的小针固定于穴位皮内或皮下，并给予较长时间埋藏，以治疗疾病。（中华人民共和国国家标准中医临床诊疗术语－治法）

皮质下耳穴 pi zhi xia er xue

【英文名】Subcortex Point (Ear)

【异名】AT_4（中华人民共和国国家标准－耳穴名称与部位）

【定义】腧穴。耳穴名。在对耳屏内侧部，即对耳屏4区。（中华人民共和国国家标准－耳穴名称与部位）

皮肤针疗法 pi fu zhen liao fa

【英文名】Dermal Needle Therapy; Skin-Needle Therapeutics

【异名】七星针疗法（中华人民共和国国家标准临床诊疗术语－疾病）；皮刺疗法（汉英针灸辞典）

【定义】治法。①利用皮肤针叩打皮肤，治疗某些疾病的方法。一般叩打脊柱两侧的病变反映区以及病变区，治疗脏腑病变以及局部酸痛及皮肤病。（普通高等教育中医药类规划教材）②属丛针浅刺法。是由多支不锈钢短针集成一束，扣刺人体体表一点部位，以防治疾病的一种方法，皮肤针刺法是在古代"半刺"、"浮刺"、"毛刺"的基础上发展而来的。（普通高等教育中医药类规划教材）

皮毛内传脏腑 pi mao nei chuan zang fu

【英文名】Exterior Pathogens Conveying from Skin and Hairs into Visceras

【定义】中医学术语。指病邪由表入里，一般按皮毛-络脉-经脉-脏腑的规律而依次相传的病理过程。（中医基础理论）

皮肤低电阻点 pi fu di dian zu dian

【英文名】Skin Low Impedance Points

【定义】针灸学名词。把一定电流通过电表连接于人体表面时，可以看见在体表上有容易通电的点，通电量大的点为低电阻点。（实验针灸学）

皮肤缝合针埋线法 pi fu feng he zhen mai xian fa

【英文名】Catgut Implantation with Needle Therapy

【定义】治法。是用皮肤缝合将铬制羊肠线埋植在穴位内，利用羊肠线对穴位的持续性刺激作用而治疗疾病的一种方法。（实用针灸辞典）

加压叩击法 jia ya kou ji fa

【英文名】Pressure Percussion; Forcing Percussion

【定义】治法。用各种手法整复后，两断端已基本对合，但为了加强其接触面积的紧密对合，可在肢体远端用纵向力叩击之，使外力沿肢体骨干的纵轴传导至对合面，以利于固定和促进早期连接与骨痂生长。（汉英双解中医大辞典）

发蒙 fa meng

【英文名】Fameng

【定义】针灸学术语。古刺法名。五节刺法之一。指针刺六腑的腧穴以治疗腑病。（汉英针灸辞典）

发矇 fa meng

【英文名】Rousing the Blind and Awakening the Deaf

【定义】针灸学名词。对听力、视力减退的耳目病，针刺须在中午的时候刺听宫，使针刺感应达到瞳子，并使其针气的响声传导耳中。（普通高等教育中医药类规划教材）

发际穴 fa ji xue

【英文名】Faji Point

【异名】神庭穴（汉英针灸辞典）

【定义】腧穴。经外奇穴。位于目外眦直上方，前发际边缘。（汉英针灸辞典）

发汗禁例 fa han jin li

【英文名】Case for which Diaphoretic Therapy is Contraindicated

【定义】治则。使用汗法禁症,有:太阳病,尺脉微,里虚者;尺脉迟,荣气不足者;少阳病;妇人伤寒经水适来;里虚下利清谷;少阴病;厥阴病;咽喉干燥,淋家、疮家、衄家、亡血家、汗家等阴液不足者。(汉英中医辞海)

发汗解表 fa han jie biao

【英文名】Inducing Diaphoresis

【定义】治法。通过发汗以解除表邪,适用于邪袭卫表证的治疗方法。(中华人民共和国国家标准中医临床诊疗术语-治法)

发汗解毒 fa han jie du

【英文名】Diaphoresis and Detoxication; Inducing Sweat and Detoxication

【异名】发汗驱毒(中华人民共和国国家标准中医临床诊疗术语-治法)

【定义】治法。运用解表发汗的方药及其他疗法,使毒邪随汗而解的治疗方法。(中华人民共和国国家标准中医临床诊疗术语-治法)

发表温经 fa biao wen jing

【英文名】Warming the Meridians and Dispelling Superficial Evils

【异名】温经散寒(汉英中医辞海)

【定义】治法。汗法。用解表药与温通经脉药配伍成方,以温经散寒、养血通脉的治法。(汉英中医辞海)

发泡疗法 fa pao liao fa

【英文名】Blistering Moxibustion

【异名】天灸疗法(实用外治临床大全);水泡疗法(实用外治临床大全);发泡灸(汉英双解中医大辞典);自灸疗法(实用外治临床大全)

【定义】灸法。指用艾炷烧灼或用刺激性药物敷贴穴位使局部皮肤发泡以祛除病邪的方法。(汉英双解中医大辞典)

发表不远热 fa biao bu yuan re

【英文名】Medicines of Hot Nature should not be Omitted in Dispelling the Superficial Evils

【定义】中医学术语。风寒表证,须用辛温药以解表散寒。(汉英中医辞典)

对挤法 dui ji fa

【英文名】Opposite Squeezing Reduction

【定义】治法。根据骨折部位,可用拇指与其余四指呈钳形挤捏骨折患部,纠正侧方移位。适用于掌指(或跖趾)骨折和脱位。如用双手并列五指对掌挤捏,适用于四肢长管骨骨折的侧方移位而无重叠的患者,也可用于髌骨骨折移位的整复。(汉英双解中医大辞典)

对应取穴 dui ying qu xue

【英文名】Corresponding Point Selection

【定义】针灸学名词。指在与病痛相对应的远侧部位取穴,包括前后对应、上下对应、左右对应等,为经络整体联系的灵活运用。如鼻侧取风池,项强取承浆,头顶痛取涌泉,膝痛取尺泽等。(汉英双解针灸大辞典)

对症选穴 dui zheng xuan xue

【英文名】Point Selection in accordance with the Symptoms

【定义】针灸学名词。指针对个别症状的治疗措施。一般属于治标的范畴。(普通高等教育中医药类规划教材)

对屏尖耳穴 dui ping jian er xue

【英文名】Apex of Antiragus Point (Ear)

【异名】$AT_{1、2、4i}$(中华人民共和国国家标准-耳穴名称与部位)

【定义】腧穴。耳穴名。在对耳屏游离缘的尖端,即对耳屏1、2、4区交点处。(中华人民共和国国家标准-耳穴名称与部位)

对称用力手法 dui chen yong li shou fa

【英文名】Symmetric Pressurizing Manipulation

【定义】治法。用指、掌对称性的挤压患者体表的手法。(普通高等教育中医药类规划教材)

出针 chu zhen

【英文名】Method of Pulling out the Needle; Needle-Withdrawing

【异名】去针(汉英针灸辞典);发针(汉英针灸辞典);起针(汉英双解中医大辞典);拔针(汉英双解中医大辞典);排针(汉英双解中医大辞典)

【定义】针灸学术语。行针完毕,将针从穴位拔除的方法。出针的快慢,必须结合病情,不可用力过猛。(普通高等教育中医药类规划教材)

出定 chu ding

【英文名】Closing Quiet-Sitting Qigong

【定义】气功术语。习练坐禅功收功称为出定。(汉英双解中医大辞典)

纠偏法 jiu pian fa

【英文名】Rectifying Deviation Method

【定义】针灸学名词。针刺不得气或得气不满意,可能是因为腧穴的体表定位不准确,或者虽然腧穴定位准确而针刺入腧穴内的角度、方向、深度和强度不恰当所致。如果腧穴的定位相差较大,应出针重新定准腧穴正确位置后,再行针刺。(普通高等教育中医药类规划教材)

纠内翻穴 jiu nei fan xue
【英文名】Jiuneifan Point
【定义】腧穴。经外奇穴。位于小腿屈侧，承山穴外开1寸处。左右计二穴。(实用针灸辞典)
纠外翻1穴 jiu wai fan yi xue
【英文名】Jiuwaifan Point One
【定义】腧穴。经外奇穴。位于小腿内侧，三阴交穴下0.5寸处。左右计二穴。(实用针灸辞典)
纠外翻2穴 jiu wai fan er xue
【英文名】Jiuwaifan Point Two
【定义】腧穴。经外奇穴。位于小腿屈侧，承山穴内开1寸处。左右计二穴。(实用针灸辞典)
丝竹空穴 si zhu kong xue
【英文名】Sizhukong Point
【异名】SJ23(中华人民共和国国家标准－经穴部位)；目髎(汉英针灸辞典)
【定义】腧穴。属手少阳三焦经。在面部，当眉梢凹陷处。(中华人民共和国国家标准－经穴部位)
丝络 si luo
【英文名】Silk-Like Collateral Meridians
【定义】针灸学名词。指细小络纹。(汉英针灸辞典)

六画

动功 dong gong
【英文名】Dynamic Qigong; Qigong with Physical Motions
【定义】气功功法名。指行功时躯体外形运动的功法。(中国气功词典)
动法 dong fa
【英文名】Moving
【定义】针刺手法。留针时活动其针，以增强针感，可以催气。(普通高等教育中医药类规划教材)
动脉 dong mai
【英文名】Tremulous Pulse
【定义】脉象。脉体较短，滑数有力，应指如豆。(汉英双解实用中医词汇)
动象 dong xiang
【英文名】External Moving; External Posture Changes of Body
【异名】外动(汉英双解中医大辞典)
【定义】气功术语。指练静功的过程中，身体静的外形姿势转化为动的姿态。(汉英双解中医大辞典)
动输 dong shu
【英文名】Treatise on Pulse Beating and Transportation of Qi and Blood
【异名】动输篇(汉英针灸辞典)
【定义】《灵枢经》篇名。"动"指脉之搏动；"输"即经气所输之处。本篇阐述了十二经脉中，唯手太阴、足阳明、足少阴三经独动不休的道理，以及在邪气阻塞四肢的情况下，十二经气如何保持输转循环的问题。(中医大辞典)
动治法 dong zhi fa
【英文名】Moving Treatment
【定义】推拿方法。为活动关节之法。根据各关节的活动特点不同，有扭转、抖摇、屈伸等法，以帮助有病的关节和肌肉萎缩的肢体恢复其正常功能。适用于头颈，腰背及四肢各关节。(汉英中医辞海)
动磁法 dong ci fa
【英文名】Therapeutic Method with a Rotary Machine of Magnetotherapy or a Electromagnetic Therapeutic Machine
【定义】治法。指用旋转磁疗机或电磁疗机治疗疾病的方法。(汉英针灸辞典)
动功流派 dong gong liu pai
【英文名】Dynamic Qigong School
【异名】外功(汉英双解中医大辞典)
【定义】气功功法名。指练功时采取与意气相结合的各种肢体运动、自我按摩、拍击等，以达外练筋骨肌肤、内练脏腑气血目的的一大气功流派。代表功法有保健功、五禽戏、易筋经、八段锦、十二段锦等。(汉英双解中医大辞典)
动而伸之 dong er shen zhi
【英文名】Rotating and Lifting the Needle
【定义】针刺方法。指取得感应后，将针转动并向上抽提。(汉英中医辞海)
动留针法 dong liu zhen fa
【英文名】Active Needle Retention
【异名】间歇留针法(普通高等教育中医药类规划教材)
【定义】针刺手法。即将针刺入腧穴先行针待气至后，留置一定时间，在留针时间反复运针，称为动留针法。(普通高等教育中医药类规划教材)
动静相兼 dong jing xiang jian
【英文名】Coordination of Motion and Stillness
【定义】气功术语。"动"是指形体的外动和真气的内动；"静"是指形体的外静和精神的安宁。要求练功者练静功时，要做到外静内动，静中求动；练动功时，要外动内静，动中求静；最终达到动静双修、融合一体的境界，方符合练气功的正确要求。(汉英双解中医大辞典)
动静三元养生功 dong jing san yuan yang sheng gong
【英文名】Dynamic-Static Three-Power Health-Preservation Qigong
【定义】气功功法名。本功法受《内经》启发而创编。

动静者，若动功和静功，阴阳变化之形式；三元，是指三才和三丹田。（中国当代气功全书）

老龙穴 lao long xue

【英文名】Laolong Point

【定义】推拿穴位。左手大指掐住儿大指根处，右手掐捏脾经穴并摇动儿大指。功能健脾消食。（汉英双解中医大辞典）

老商穴 lao shang xue

【英文名】Laoshang Point

【定义】腧穴。经外奇穴。位于拇指腹尺侧缘线与拇指爪甲尺侧角连线的中点。（汉英针灸辞典）

老黄苔 lao huang tai

【英文名】Rough and Dark Yellowish Fur

【定义】舌象。舌苔深黄而粗糙。常是胃肠热盛，津液受伤的表现。（汉英中医辞典）

老汉扳缯 lao han ban zeng

【英文名】Old Man Pulling Silk

【定义】推拿手法。一手掐拇指根部，另一手掐脾经穴的手法。（普通高等教育中医药类规范教材）

老虎吞食 lao hu tun shi

【英文名】Tiger Devouring Food

【定义】推拿手法。在小儿足跟仆参或昆仑处，隔绢帕咬之。功能开窍镇惊。主治昏厥、惊症。（汉英双解中医大辞典）

老子按摩法 lao zi an mo fa

【英文名】Laozi's Massage Qigong

【异名】老子（推拿功法学）

【定义】气功功法名。是一套托名"老子"之名的动功锻炼方法。（中国气功功法大全）

地仓穴 di cang xue

【英文名】Dicang Point

【异名】ST4（中华人民共和国国家标准－经穴部位）

【定义】腧穴。属足阳明胃经。在面部，口角外侧，上直瞳孔。（中华人民共和国国家标准－经穴部位）

地合穴 di he xue

【英文名】Dihe Point

【定义】腧穴。经外奇穴。位于下颌部，颏部正中向前突起的高点处。计一穴。（实用针灸辞典）

地机穴 di ji xue

【英文名】Diji Point

【异名】SP8（中华人民共和国国家标准－经穴部位）

【定义】腧穴。属足太阴脾经。在小腿内侧，当内踝尖与阴陵泉连线上，阴陵泉下3寸。（中华人民共和国国家标准－经穴部位）

地神穴 di shen xue

【英文名】Dishen Point

【定义】腧穴。经外奇穴。位于拇指与掌交界的横纹中点。可作缢死急救穴。（汉英针灸辞典）

地健穴 di jian xue

【英文名】Dijian Point

【定义】腧穴。经外奇穴。位于小腿内侧，三阴交上1寸处。左右计二穴。（实用针灸辞典）

地五会穴 di wu hui xue

【英文名】Diwuhui Point

【异名】GB42（中华人民共和国国家标准－经穴部位）

【定义】腧穴。属足少阳胆经。在足背外侧，当足四趾本节（第4跖趾关节）的后方，第四、五跖骨之间，小趾伸肌腱的内侧缘。（中华人民共和国国家标准－经穴部位）

地支配脏腑 di zhi pei zang fu

【英文名】Earthly Branches Matching the Viscera

【定义】针灸学名词。取穴法。是以十二地支与脏腑相配，并且以十二时辰代表十二经来取穴。（汉英针灸辞典）

地肤子蒸气灸 di fu zi zheng qi jiu

【英文名】Fructus-Kochiae-Steam Moxibustion

【定义】灸法。取地肤子、蛇床子、苦参、白鲜皮、白矾，上药水煎后倒入盆中，对准患处熏灸。适用于治疗湿疹。（普通高等教育中医药类规划教材）

耳功 er gong

【英文名】Ear Qigong

【异名】鸣天鼓（汉英双解中医大辞典）

【定义】气功功法名。保健功内容之一。先用两手按摩耳轮各18次，然后用两手鱼际处压迫耳屏，堵塞耳道，手指放在后脑部，用第二指压中指并滑下轻弹后脑部24次。此功法可增强听力，防治耳鸣耳聋。（汉英双解中医大辞典）

耳穴 er xue

【英文名】Ear Point；Auricular Point

【定义】针灸学名词。耳针疗法施术部位的通称。耳朵与脏腑经络有密切联系，耳针理论将耳廓比喻为胎儿全身屈腿抱膝并倒置的缩影，耳垂与头面部相应，耳舟与上肢相应，对耳轮和对耳轮的上下脚与躯干和下肢相应，而与内脏相应的穴位则主要分布在耳甲艇和耳甲腔。人体的脏腑或形身部位有病，往往在耳廓的这些相应部位出现压痛、变形、变色、结节或导电异常的点，可在这些点上施术治疗。（中医大辞典）

耳针 er zhen

【英文名】Ear Acupuncture；Ear Needle

【定义】①针具。为耳针疗法专用针具。形似毫针而较短，体长约1～2毫米，便于耳部浅刺。（针灸大辞典）②针灸学名词。以毫针、皮内针、艾灸、激光照射等器具，通过对耳廓穴位的刺激以防治疾病。

可应用于内、妇、儿、眼、五官、皮肤等各科病症,如呃逆、胃脘痛等。(普通高等教育中医药类规划教材)

耳轮 er lun

【英文名】Helix;Auricle

【异名】耳廓(汉英中医辞典)

【定义】中医学名词。外耳道以外全部耳壳的统称。耳壳内侧面有脏腑和肢体的反应点。应用于耳针上。(汉英中医辞典)

耳脉 er mai

【英文名】Ear Meridian

【定义】经络名。早期经脉名,即手少阳经。(新编针灸大辞典)

耳上穴 er shang xue

【英文名】Ershang Point

【定义】腧穴。经外奇穴。位于颞部,卷耳向前,耳尖直上三横指处。左右计二穴。(实用针灸辞典)

耳门穴 er men xue

【英文名】Ermen Point

【异名】SJ21(中华人民共和国国家标准 经穴部位)

【定义】腧穴。属手少阳三焦经。在面部,当耳屏上切迹的前方,下颌骨髁突后缘,张口有凹陷处。(中华人民共和国国家标准-经穴部位)

耳中穴 er zhong xue

【英文名】Erzhong Point

【定义】腧穴。经外奇穴。位于耳廓内,耳轮角的中点处。左右计二穴。(实用针灸辞典)

耳孔穴 er kong xue

【英文名】Erkong Point

【定义】腧穴。经外奇穴。位于两侧耳孔。左右计二穴。主治卒中口㖞,耳病。(针灸大辞典)

耳垂穴 er chui xue

【英文名】Erchui Point

【异名】耳坠穴(中医大辞典);耳垂珠穴(中医大辞典)

【定义】腧穴。经外奇穴。位于耳垂前面中点。(中医大辞典)

耳前穴 er qian xue

【英文名】Points in Front of the Ear

【定义】针灸穴名词。指位于耳前的耳门、听宫、听会三穴。(汉英针灸辞典)

耳磁法 er ci fa

【英文名】Auricular Magnetotherapy

【异名】耳穴磁疗法(汉英针灸辞典)

【定义】耳针法。将磁珠或小磁片用胶布贴敷在耳廓穴位上,使磁场作用于耳廓穴位。(实验针灸学)

耳中耳穴 er zhong er xue

【英文名】Ear Center Point (Ear)

【异名】HX_1(中华人民共和国国家标准-耳穴名称与部位);膈耳穴(中国针灸穴位辞典)

【定义】腧穴。耳穴名。在耳轮脚处,即耳轮1区。(中华人民共和国国家标准-耳穴名称与部位)

耳穴诊断 er xue zhen duan

【英文名】Diagnosis of Holographic Acupoints at Auricle

【定义】诊法。通过耳廓穴的信号变化来诊断疾病的方法。(中医诊断学)

耳穴贴压 er xue tie ya

【英文名】Ear Point Application Therapy

【异名】压丸法(实用针灸辞典);耳穴压籽法(实用针灸辞典)

【定义】治法。耳针法。用胶布将莱籽等物贴压于耳穴表面,以治疗疾病的方法。(实用针灸辞典)

耳穴染色 er xue ran se

【英文名】Auricular Point Staining

【定义】诊法。通过染色使耳廓有病理变化的穴着色来分析诊断疾病的方法。(中医诊断学)

耳压试验 er ya shi yan

【英文名】Auriclar Pressing Test

【异名】耳穴诊断(中国中医药学主题词表)

【定义】诊法。通过触压耳廓寻找压痛点来推知疾病的方法。(中医诊断学)

耳尖耳穴 er jian er xue

【英文名】Ear Apex Point (Ear)

【异名】$HX_{6,7i}$(中华人民共和国国家标准-耳穴名称与部位);耳涌(汉英双解中医大辞典)

【定义】腧穴。耳穴名。在耳廓向前对折的上部尖端处,即耳轮6、7区交界处。(中华人民共和国国家标准-耳穴名称与部位)

耳壳后穴 er ke hou xue

【英文名】Erkehou Point

【定义】腧穴。经外奇穴。位于头颞部。卷耳,耳尖直上三横指处。左右计二穴。(针灸大辞典)

耳针穴位 er zhen xue wei

【英文名】Auricular Acupuncture Points

【定义】针灸学名词。耳部特定穴位总称。(中国中医药学主题词表)

耳针疗法 er zhen liao fa

【英文名】Ear Acupuncture Therapy

【定义】治法。按照不同疾病选用耳壳上特定穴位进行针刺的一种治疗方法。(汉英中医辞典)

耳针麻醉 er zhen ma zui

【英文名】Ear Acupuncture Anesthesia

【定义】针麻方法。针刺麻醉之一。是在耳针疗法的基础上发展起来的针刺麻醉方法。即按针麻要求在耳穴上针刺以进行手术。现被广泛应用于各种使用针麻的外科手术,尤以颅脑、五官、颈、胸部手术为宜。通常按心藏神,肺主皮毛的藏象学说选取耳部神门穴、肺穴为各种手术的基本穴;按手术部位选取耳穴的相应刺激点,如胃切除选取胃穴,脾切除选取脾穴等等。(中医大辞典)

耳针模型 er zhen mo xing

【英文名】Ear Acupuncture Model

【定义】针灸教具。是标示耳针穴位位置的模型。多用塑料、乳胶或石膏制成。供针灸教学和临床参考之用。(中医大辞典)

耳明耳穴 er ming er xue

【英文名】Erming Point (Ear)

【定义】腧穴。耳穴名。位于屏间切迹后窝的中央。主治耳鸣、耳聋。(汉英针灸辞典)

耳鸣耳穴 er ming er xue

【英文名】Tinnitus Point (Ear)

【定义】腧穴。耳穴名。位于耳壳背面,屏间切迹后窝的中央。可治疗耳聋、耳鸣、头晕、头昏等。(针灸大辞典)

耳和髎穴 er he liao xue

【英文名】Erheliao Point

【异名】SJ22(中华人民共和国国家标准-经穴部位)

【定义】腧穴。属手少阳三焦经。在头侧部,当鬓发后缘,平耳廓根之前方,颞浅动脉的后缘。(中华人民共和国国家标准-经穴部位)

耳前动脉 er qian dong mai

【英文名】Anterior Auricular Arteries

【定义】中医诊断学名词。①脉诊遍诊法的诊脉部位之一(三部九候脉法),属"上部人"脉。具体部位是耳屏前凹陷处的颞浅动脉,为少阳三焦经。诊此处动脉可察耳目之气的盛衰。(汉英双解中医大辞典)②指手少阳经脉气所行之处,即颞浅动脉。位于耳前陷者中,以手按之,其脉应指。(汉英双解中医大辞典)

耳根麻醉 er gen ma zui

【英文名】Auricular Root Acupuncture Anaesthesia

【定义】针麻方法。在耳根部针刺,达到针麻效果。(汉英针灸辞典)

耳聋治肺 er long zhi fei

【英文名】Treating Lung for Deafness

【定义】治则。出《素问病机气宜保命集》卷下。肾虽开窍于耳,然肺经之结穴(龙葱)在耳中。故温热暑疫致之耳聋皆可从肺治。《温热经纬·余师愚疫病篇》:"坎为耳,故耳为肾水之外候。然肺经之结穴在耳中,名曰龙葱,专主乎听,金受火烁则耳聋。凡温热暑疫等证耳聋者,职是故也。不可泥于伤寒少阳之文,而妄用柴胡以煽其焰,故古云耳聋治肺。旨哉言乎"。(中医大辞典)

耳上发际穴 er shang fa ji xue

【英文名】Ershangfaji Point

【定义】腧穴。经外奇穴。位于耳廓缘的最高点直上方发际处。(汉英针灸辞典)

耳门前脉穴 er men qian mai xue

【英文名】Ermenqianmai Point

【定义】腧穴。经外奇穴。位于颞部,耳轮棘前缘上0.2寸处一穴。耳垂下缘相平下0.2寸处一穴。左右计四穴。(实用针灸辞典)

耳后发际穴 er hou fa ji xue

【英文名】Erhoufaji Point

【定义】腧穴。经外奇穴。位于耳廓后下方发际边缘,当颞骨乳突下缘凹陷处。左右计二穴。(实用针灸辞典)

耳后高骨穴 er hou gao gu xue

【英文名】Erhogaogu Point

【异名】耳背高骨穴(汉英双解中医大辞典);高骨穴(汉英双解中医大辞典)

【定义】推拿穴位。位于耳后入发际高骨下凹陷中。操作时多用揉法或运法。有疏风解表,安神除烦的功效。(汉英双解中医大辞典)

耳背心耳穴 er bei xin er xue

【英文名】Heart Point of Posterior Surface (Ear)

【异名】P_1(中华人民共和国国家标准-耳穴名称与部位)

【定义】腧穴。耳穴名。在耳背上部,即耳背1区。(中华人民共和国国家标准-耳穴名称与部位)

耳背肝耳穴 er bei gan er xue

【英文名】Liver Point of Posterior Surface (Ear)

【异名】P_4(中华人民共和国国家标准-耳穴名称与部位)

【定义】腧穴。耳穴名。在耳背中外部,即耳背4区。(中华人民共和国国家标准-耳穴名称与部位)

耳背沟耳穴 er bei gou re xue

【英文名】Groove of Posterior Surface (Ear)

【异名】PS(中华人民共和国国家标准-耳穴名称与部位)

【定义】腧穴。耳穴名。在对耳轮沟和对耳轮上、下脚沟处。

耳背肺耳穴 er bei fei er xue

【英文名】Lung Point of Posterior Surface (Ear)

【异名】P_2(中华人民共和国国家标准-耳穴名称与部位)

【定义】腧穴。耳穴名。在耳背中内部,即耳背2区。(中华人民共和国国家标准-耳穴名称与部位)

耳背肾耳穴 er bei shen er xue

【英文名】Kidney Point of Posterior Surface (Ear)

【异名】P_5(中华人民共和国国家标准－耳穴名称与部位)

【定义】腧穴。耳穴名。在耳背下部,即耳背5区。(中华人民共和国国家标准－耳穴名称与部位)

耳背脾耳穴 er bei pi er xue

【英文名】Spleen Point of Posterior Surface (Ear)

【异名】P_3(中华人民共和国国家标准－耳穴名称与部位)

【定义】腧穴。耳穴名。在耳背中央部,即耳背3区。(中华人民共和国国家标准－耳穴名称与部位)

耳背臀耳穴 er bei tun er xue

【英文名】Buttock Point of Posterior Surface (Ear)

【定义】腧穴。耳穴名。在耳壳背面,耳背下腹穴的下方约0.3厘米处。(针灸大辞典)

耳背臂耳穴 er bei bi er xue

【英文名】Arm Point of Posterior Surface (Ear)

【定义】腧穴。耳穴名。位于耳背下腹穴的下方约0.3厘米处。主治坐骨神经痛、腰痛。(汉英针灸辞典)

耳迷根耳穴 er mi gen er xue

【英文名】Root of Ear Vagus Point (Ear)

【异名】R_2(中华人民共和国国家标准－耳穴名称与部位)

【定义】腧穴。耳穴名。①在耳轮脚后沟的耳根处。(中华人民共和国国家标准－耳穴名称与部位)②位于耳背与乳突交界之耳根部,与耳轮脚相平处。主治头痛、鼻塞、胆道蛔虫症。(汉英针灸辞典)

耳屏外三穴 er ping wai san xue

【英文名】Erpingwaisan Point

【异名】耳上三穴(针灸大辞典);三扁桃效(针灸大辞典);耳廓(针灸大辞典)

【定义】腧穴。经外奇穴。位于耳舟中,计三穴:对耳屏外上方凹陷处一穴,对耳屏外方凹陷处一穴,对耳屏外下方凹陷处近耳垂下方一穴。左右共计六穴。(针灸大辞典)

耳背下腹耳穴 er bei xia fu er xue

【英文名】Inferior Belly Point of Posterior Surface (Ear)

【定义】腧穴。耳穴名。位于中腹穴外上方。主治肠炎、痢疾等。(汉英针灸辞典)

耳背上腹耳穴 er bei shang fu er xue

【英文名】Superior Belly Point of Posterior Surface (Ear)

【定义】腧穴。耳穴名。位于中腹穴内上方。主治胃炎、嗳气等。(汉英针灸辞典)

耳背阑尾耳穴 er bei lan wei er xue

【英文名】Appendix Point of Posterior Surface (Ear)

【定义】腧穴。耳穴名。位于对耳屏后沟中,与下肢相平处。主治理阑尾炎、结肠炎、腹痛。(汉英针灸辞典)

耳后静脉三条穴 er hou jing mai san tiao xue

【英文名】Erhoujingmaisantiao Point

【定义】针灸学名词。位于耳部,耳廓背面三条静脉上。左右计六穴。(实用针灸辞典)

耳痛原因分析法 er tong yuan yin fen xi fa

【英文名】Analysis on the Reason of Earache

【定义】诊法。根据耳痛的线索来辅助诊断疾病的方法。(中医诊断学)

芒针 mang zhen

【英文名】Elongated Needle; Awn-Needle

【定义】针具。取法于古代长针,近代用不锈钢丝制造,针身细长有如麦芒,故名。长度分5寸、7寸、10寸、15寸等数种,用于深刺和沿皮下横刺法。(汉英双解中医大辞典)

芒针刺法 mang zhen ci fa

【英文名】Elongated Needle Therapy

【定义】针具。芒针是一种特制的长针,由较细而富有弹性的不锈钢丝制成,因其形状如麦芒,称为芒针。它由古代九针之一的"长针"发展而来。芒针刺法具有疏通经络,调节人体脏腑经络功能等作用。(普通高等教育中医药类规划教材)

机关穴 ji guan xue

【英文名】Jiguan Point

【异名】颊车穴(汉英针灸辞典)

【定义】腧穴。经外奇穴。位于颊车穴上0.2寸处。(汉英针灸辞典)

过胸通臂 guo xiong tong bi

【英文名】Passing over the Chest and Arm

【定义】推拿手法。见《中医正骨经验概述》。方法:一手按于对侧肩部,另 手握住患侧肘部,使肩关节作内收动作。适用于肩部寒凝气聚等症。(汉英中医辞海)

过梁针法 guo liang zhen fa

【英文名】Guoliang Acupuncture

【异名】过梁针刺(针灸大成)

【定义】针灸学名词。指用毫针深刺或强刺激治疗精神病的方法。(普通高等教育中医药类规划教材)

协调阴阳 xie tiao yin yang

【英文名】Harmonization of Yin and Yang; Regulating Yin and Yang

【异名】调整阴阳(汉英双解中医大辞典)

【定义】①治则。由于疾病发生发展的根本原因是阴阳失调,因此,调整阴阳,补其不足,损其有余,促使阴平阳秘,恢复阴阳消长的相对平衡,是治疗疾病的根本原则。(汉英双解中医大辞典)②中医学术语。奇经八脉的生理功能之一。奇经八脉进一步沟通、加强了十二经脉之间的联系,协调全身的阴

阳。(中医基础理论)

压诊 ya zhen

【英文名】Diagnosis by Pressing

【定义】诊法。指用按压循摄等手法,寻找经络穴位上的异常变化,以协助诊断的方法。(汉英双解针灸大辞典)

压法 ya fa

【英文名】Pressing Manipulation

【定义】推拿手法。用手指、掌、肘着力于施术部位,压而抑之。(普通高等教育中医药类规划教材)

压垫 ya dian

【英文名】Pressure Pad

【定义】医疗器具。在骨折复位后,辅助夹板作外固定的用具。为了使夹板更适合肢体外形及固定需要,可用纸、棉花、纱布等制成各种不同形式的压垫,如平垫、塔形垫、梯形垫、分骨垫等。(汉英双解实用中医词汇)

压籽法 ya zi fa

【英文名】Auricular-Seed-Applying Therapy

【定义】针灸学方法。指在耳穴表面贴敷小颗粒状药物的一种简易刺激方法。(汉英针灸辞典)

压椎法 ya zhui fa

【英文名】Spinal Process Pressing and Pushing Massage

【定义】推拿方法。在背部选择脊柱有压痛的棘突,以拇指或其他手指左右滑动地用力按压。治疗疟疾及各种脏器疾患。(汉英中医辞海)

压痛点 ya tong dian

【英文名】Pressing Pain Point; Pressure Pain Point; Tenderness Point

【定义】针灸学名词。出现压痛反应的体表穴位往往与一定的脏腑器官的病变存在着规律性的对应关系,压痛反应的程度与病程有关。病程短者,压痛反应较明显;病程长者压痛敏感程度明显降低。在急性病压痛反应的敏感程度长于病变程度成正比。因此,压痛反应有定位、定性、和判断病变程度的价值。(实验针灸学)

百发神针 bai fa shen zhen

【英文名】Baifa Magic Moxa Stick

【定义】灸法。①艾条实按灸法的一种,实为太乙神针的又一更方。(普通高等教育中医药类规划教材)②艾条灸的一种。以乳香、没药、川乌、草乌、檀香末、降香末、血竭等加净蕲艾绵卷制如雷火针。(汉英中医辞海)

有根苔 you gen tai

【英文名】Rooted Tongue Fur

【定义】舌象。指舌苔与舌质结合紧密结实、刮之不去。多见于实证、热证,是邪盛而正气未衰、胃气未伤的表现,疾病的预后较好。(汉英双解中医大辞典)

有名奇穴 you ming qi xue

【英文名】Named Extraordinary Points

【定义】针灸学名词。有明确位置,具有固定名称的奇穴。(汉英针灸辞典)

有药艾条 you yao ai tiao

【英文名】a Roll of Medicated Mugwort

【定义】灸治材料。指在艾绒中掺入药物粉末而制成的艾条。(汉英针灸辞典)

存想 cun xiang

【英文名】Fancy in Mind

【定义】气功术语。调心法。指在诱导入静的基础上,根据保健与治疗的需要,运用自我暗示,塑造某种意识形象,由心理影响生理。是气功保健与治病的基本方法。(汉英双解中医大辞典)

百会穴 bai hui xue

【英文名】Baihui Point

【异名】DU20(中华人民共和国国家标准-经穴部位);GV20(汉英针灸辞典)

【定义】腧穴。属督脉。在头部,当后发际正中直上5寸,或两耳尖连线的中点处。(中华人民共和国国家标准-经穴部位)

百虫穴 bai chong xue

【英文名】Baichong Point

【定义】推拿穴位。位于腿前方,能止惊搐。(中医大辞典)

百劳穴 bai lao xue

【英文名】Bailao Point

【定义】腧穴。经外奇穴。①位于大椎穴旁开1寸,再直上2寸处。(汉英针灸辞典)②大椎穴别名。(汉英针灸辞典)

百息穴 bai xi xue

【英文名】Baixi point

【定义】腧穴。经外奇穴。位于足拇趾背侧正中线上,趾端直上1寸处。左右计二穴。(实用针灸辞典)

百虫窝穴 bai chong wo xue

【英文名】Baichongwo Point

【异名】EX-LE3(中华人民共和国国家标准-经穴部位);百虫窠(汉英中医辞海)

【定义】腧穴。经外奇穴。屈膝,在大腿内侧,髌底内侧端上3寸,即血海上1寸。(中华人民共和国国家标准-经穴部位)

百灵耳穴 1bai ling er xue yi

【英文名】Bailing Point One (Ear)

【定义】腧穴。耳穴名。位于对耳屏后沟中、下1/3交界处,耳背阑尾穴的下方。主治哮喘、气管炎、失

眠、消化不良。(汉英针灸辞典)

百灵耳穴 2bai ling er xue er

【英文名】Bailing Point Two (Ear)

【定义】腧穴。耳穴名。位于胃肠穴与阳合穴连线的中、下1/3交界处。主治消化道溃疡、高热、哮喘。(汉英针灸辞典)

百种风穴 bai zhong feng xue

【英文名】Baizhongfeng Point

【定义】腧穴。经外奇穴。位于大椎穴旁开2.3寸处。左右计二穴。(实用针灸辞典)

夹缚 jia fu

【英文名】Pinching Fixation

【定义】治法。指用于四肢骨折整复后的外固定。(汉英双解中医大辞典)

夹裹 jia guo

【英文名】Clamping Wrapper

【异名】夹板(汉英双解中医大辞典)

【定义】医疗器具。用于骨折复位后的局部外固定。早期用竹片,现在选用塑性好、韧性强、弹性大及质量轻柔的木材或塑料,并粘有绒毡,按肢体不同部位塑型而制成。(汉英双解中医大辞典)

夹持法 jia chi fa

【英文名】Pinching Needle Method

【异名】夹持进针(汉英双解针灸大辞典);夹持押手法(汉英双解中医大辞典)

【定义】针刺方法。左手拇食两指捏住针身,右手针尖对准穴位,双手配合动作,将针刺入皮下,多用于长针进针。(普通高等教育中医药类规划教材)

夹脊穴 jia ji xue

【英文名】Jiaji Point

【异名】EX-B2(中华人民共和国国家标准－经穴部位);华佗穴(汉英双解针灸大辞典);华佗夹脊穴(汉英双解中医大辞典)

【定义】腧穴。经外奇穴。在背腰部,当第一胸椎至第五腰椎棘突下两侧,后正中线旁开0.5寸。一侧十七穴。(中华人民共和国国家标准－经穴部位)

夹脊关 jia ji guan

【英文名】Jiaji Pass

【定义】气功学名词。内气运行经过的背后三关的第二关,取卧位时位于两肘尖连线的中点处。(汉英双解中医大辞典)

夹鼻穴 jia bi xue

【英文名】Jiabi Point

【定义】腧穴。经外奇穴。位于鼻部,鼻骨与侧鼻软骨交界处。左右计二穴。(实用针灸辞典)

夹承浆穴 jia cheng jiang xue

【英文名】Jiachengjiang Point

【异名】下地仓(实用针灸辞典);痛关(实用针灸辞典)

【定义】腧穴。经外奇穴。位于下颌部,承浆穴两旁1寸处,当下颌骨颏孔处。左右计二穴。(实用针灸辞典)

夹挤分骨法 jia ji fen gu fa

【英文名】Bone Separation with Clipping Method

【定义】治法。用于双骨(如尺桡骨、胫腓骨、掌骨、跖骨等)干部骨折的整复手法。医者用手指相对夹挤两骨,使靠拢之骨折段分开,按单骨折对位即可。(汉英双解中医大辞典)

夹板固定疗法 jia ban gu ding liao fa

【英文名】Splint Immobilization Method

【异名】夹缚疗法(中国中医独特疗法大全)

【定义】治法。是用扎带或绷带把木板、竹板、硬纸或塑料制成的夹板固定在骨折已经复位的肢体上,以利于骨折断端在相对静止的条件下愈合;同时配合以循序渐进的功能锻炼,促进骨折愈合和恢复肢体功能的一种治疗方法。(中国中医独特疗法大全)

扛抬法 kang tai fa

【英文名】Bone-Setting by Lifting

【定义】治法。正骨手法。适用于肩关节脱位的整复。令助手一人站于患者背后,持木杠放于患者腋窝内,并使后端稍高于患肩。前端由医生一手握住患肘向上抬起,同时令患肢屈肘成直角,它手紧握患肘向外下方牵引,至杠两端抬平,并将木杠外展,同时内收患侧肘关节,可感到复位的响声,整复成功。(汉英中医辞海)

扣拨法 kou bo fa

【英文名】Poking Manipulation

【定义】推拿手法。经拇指或食指在一定部位,用轻柔、均匀指力,按一定方向作扣枪机状之扣拨。以食指在颈部颈臂穴作向外、向下方向之扣拨,治疗手麻。以拇指用稍重指力作"十"字状滑动扣拨,功能舒筋活血、止痛。治疗腰腿痛、麻木。(汉英双解中医大辞典)

扦皮开腠理 qian pi kai cou li

【英文名】Drawing the Skin for Opening Striae

【定义】针灸学术语。进针的方法。顺着筋肉的缝隙,以左手撑开皮肤,右手轻轻地进针而缓缓刺入,使病人没有惊恐的感觉,而又能治好疾病。(汉英中医辞海)

托法 tuo fa

【英文名】Supporting Manipulation

【定义】治法。①用补益气血和透脓等药物,扶助正气、托毒外出,以免毒邪内陷的方法。(汉英双解中医大辞典)②用虎口由少腹部向上推托至胁下的方法。(普通高等教育中医药类规划教材)

托颐位 tuo yi wei
【英文名】Posture for Cupping Chin in Hands
【定义】针灸学名词。指两手掌根相对托住下颌的部位。用于针灸头顶部的体位。(汉英双解针灸大辞典)

托毒护心 tuo du hu xin
【英文名】Removing Toxic Substances and Protecting the Heart
【异名】托里护心(中华人民共和国国家标准中医临床诊疗术语-治法)
【定义】治法。运用透托和补托之类方药及其他疗法,达到托邪外出目的,使毒邪不致内攻脏腑的治疗方法。(中华人民共和国国家标准中医临床诊疗术语-治法)

托毒排脓 tuo du pai nong
【英文名】Removing Toxic Substances and Evacuating Pus
【异名】托里透脓(中华人民共和国国家标准中医临床诊疗术语-治法);托里排脓(中华人民共和国国家标准中医临床诊疗术语-治法);托毒透脓(中华人民共和国国家标准中医临床诊疗术语-治法)
【定义】治法。运用具有透邪托毒,补益内托作用的方药,达到托毒外出,排除脓液的目的。适用于脓毒证的治疗方法。(中华人民共和国国家标准中医临床诊疗术语-治法)

托毒透邪 tuo du tou xie
【英文名】Removing Toxic Substances and Eliminating Pathogenic Factor
【定义】治法。运用托毒和补益方药,以扶正达邪,达到托毒外出,透邪出毒目的。适用于火(热)毒内陷证的治疗方法。(普通高等教育中医药类规划教材)

扩胸扳法 kuo xiong ban fa
【英文名】Pulling Manipulation of Traction of Chest
【异名】扩胸牵引扳法(汉英双解中医大辞典)
【定义】推拿手法。患者取坐位,令其双手十指交叉扣住,并抱住颈项部,医者站于其后,用一侧膝部顶住其背部,用双掌托住患者两肘部,使患者身体缓缓地作前俯后仰动作,数次后,在作后伸运动同时,再扩胸扳动。(中国推拿手法学)

扪法 men fa
【英文名】Palpation Method
【定义】针灸学名词。出针后用手指按压针孔,减轻出针后的痛感,防止气泄。(普通高等教育中医药类规划教材)

扪而循之 men er xun zhi
【英文名】Pressing along the Meridians
【定义】针灸学名词。用手循经穴抚摸,使气血舒展。(汉英针灸辞典)

扫散法 sao san fa
【英文名】Sweeping Manipulation
【定义】推拿手法。用拇指桡侧面,以较快速度自头颞部向脑后作单向推动的手法。(中国推拿手法学)

扬刺 yang ci
【英文名】Central-Square Needling
【定义】针刺方法。在穴位正中先刺一针,然后在上下左右各浅刺一针,刺的部位较为分散,治疗寒气浅而面积较大的痹证。(普通高等教育中医药类规划教材)

扬腕法 yang wan fa
【英文名】Lifting Wrist Maneuver
【定义】治法。正骨手法。双手分别握住患者腕部桡、尺骨下端,拇指在上,其余四指抵住掌根部,一紧一松,使腕关节轻快地作屈伸活动。(汉英中医辞海)

夺命穴 duo ming xue
【英文名】Duoming Point
【定义】腧穴。经外奇穴。位于肘横纹桡侧端连线的中点。(汉英针灸辞典)

灰苔 hui tai
【英文名】Grey Fur
【定义】舌象。舌苔色灰白。若灰苔白而滑润,为三阴寒证,若灰苔黄而干燥,为里热实证。(汉英中医辞典)

灰干苔 hui gan tai
【英文名】Greyish and Dry Tongue Fur
【定义】舌象。指苔灰干燥,舌质深红。为热盛伤津所致。可见有高热面赤,烦燥口渴,便干尿黄,脉滑数等。(汉英双解中医大辞典)

灰滑苔 hui hua tai
【英文名】Greyish and Slippery Tongue fur
【定义】舌象。指苔色灰润滑,表面湿润多津。为阳虚寒盛,水湿内停所致。(汉英双解中医大辞典)

灰黑干刺苔 hui hei gan ci tai
【英文名】Greyish Black and Thorny Dry Tongue Fur
【定义】舌象。指苔灰黑干燥,上有芒刺。为脏腑实热、津液耗伤所致。(汉英双解中医大辞典)

灰黑干苔裂纹舌 hui hei gan tai lie wen she
【英文名】Tongue with Cracks and Greyish ,Black and Dry fur
【定义】舌象。指舌苔灰黑干燥,满布裂纹。为脏腑热盛,耗伤津液所致。(汉英双解中医大辞典)

达摩内劲明目功 da mo nei jin ming mu gong
【英文名】Bodhidharma Internal-Strength Improving Eyesight Qigong

【定义】气功功法名。此功法与少林内劲一指禅气功是一个体系,具有不入静,不意守,不以意领气,上气快,气感强,治病疗效好的特点。适合室内外各种场合下练功。(中国当代气功全书)

列缺穴 lie que xue

【英文名】Lieque Point

【异名】LU7(中华人民共和国国家标准-经穴部位)

【定义】腧穴。属手太阳肺经。在前臂桡侧缘,桡骨茎突上方,腕横纹上1.5寸。当肱桡肌与拇长展肌腱之间。(中华人民共和国国家标准-经穴部位)

迈步穴 mai bu xue

【英文名】Maibu Point

【定义】腧穴。经外奇穴。位于大腿伸侧,髀关穴下2.5寸。左右计二穴。(实用针灸辞典)

死脉 si mai

【英文名】Dead Pulse Condition

【定义】脉象。指无神气、无胃气、无根之脉。表现为脉象极度弦硬,按之搏指;或微细欲绝,按之则无;或频率极数,或频率极迟;或节律绝对不齐。如真脏脉、十怪脉等。见此脉者,病情危重,预后不良。(汉英双解中医大辞典)

死现舌 si xian she

【英文名】Deadly Tongue

【定义】舌象。指全舌苔呈黑色,病属危重之候。苔黑而润滑者主阳衰寒盛;苔黑而燥裂者主热极津枯。(汉英双解中医大辞典)

成骨穴 cheng gu xue

【英文名】Chenggu Point

【定义】腧穴。经外奇穴。位于股骨外上踝最高点。(汉英针灸辞典)

成人推拿手法 cheng ren tui na shou fa

【英文名】Massage for Adults

【定义】推拿手法。适用于治疗成年人疾病的按摩手法。(中国推拿手法学)

至治 zhi zhi

【英文名】Appropriate Treatment

【定义】中医学术语。指妥善而有效的治疗。《灵枢·百病始生》:"有余不足,当补则补,当泻则泻,毋逆天时,是谓至治。"(中医大辞典)

至脉 zhi mai

【英文名】Strong Pulses

【定义】中医学名词。属阳盛、脉搏次数增多的一类脉。如数、疾脉。(汉英中医辞海)

至阳穴 zhi yang xue

【英文名】Zhiyang Point

【异名】DU9(中华人民共和国国家标准 经穴部位)

【定义】腧穴。属督脉。在背部,当后正中线上,第七胸椎棘突下凹陷中。(中华人民共和国国家标准-经穴部位)

至阴穴 zhi yin xue

【英文名】Zhiyin Point

【异名】BL67(中华人民共和国国家标准 经穴部位)

【定义】腧穴。属足太阳膀胱经。在足小趾末节外侧,距趾甲角0.1寸。(中华人民共和国国家标准-经穴部位)

光明穴 guang ming xue

【英文名】Guangming Point

【异名】GB37(中华人民共和国国家标准-经穴部位)

【定义】腧穴。属足少阳胆经。在小腿外侧,外踝尖上5寸,腓骨前缘。(中华人民共和国国家标准-经穴部位)

光剥苔 guang bo tai

【英文名】Uncoated and Smooth Tongue

【定义】舌象。指舌苔突然剥脱。为胃阴枯竭,胃气大伤的征象。(汉英双解实用中医词汇)

光彩穴 guang cai xue

【英文名】Guangcai Point

【定义】腧穴。经外奇穴。位于头颞部,耳尖上0.2寸,再平行向前约0.1寸凹陷处。左右计二穴。(实用针灸辞典)

光电腹诊仪 guang dian fu zhen yi

【英文名】Photoelectric Instruments for Abdominal Palpation Diagnosis

【定义】中医诊断辅助器械。将细胞光态、经络电阻、腧穴电流量等理论与中医腹诊理论结合,而研制的用于腹诊诊断的仪器。(中医诊断学)

当阳穴 dang yang xue

【英文名】Dangyang Point

【异名】EX-HN2(中华人民共和国国家标准-经穴部位)

【定义】腧穴。经外奇穴。在头前部,当瞳孔直上,前发际上1寸。左右计二穴。(中华人民共和国国家标准-经穴部位)

当容穴 dang rong xue

【英文名】Dangrong Point

【定义】腧穴。经外奇穴。位于目外眦外侧,颧骨额突外缘凹陷处。(汉英针灸辞典)

吐纳 tu na

【英文名】Expiration and Inspiration

【定义】气功术语。即吐故纳新。用深呼吸和有意识地控制意念相结合的方法,使精神安定下来,以达到保健和治病的目的。(汉英双解中医大辞典)

吐法 tu fa

【英文名】Emetic Method

【定义】治法。通过涌吐而达到祛除病邪的治疗方法。(普通高等教育中医药类规划教材)

吐纳气功 tu na qi gong

【英文名】Breath Qigong

【定义】气功功法名。禅密五步功之一,有吐纳作用,可健身、长寿,对防治运动系统和呼吸系统疾病有一定效果。(中国气功功法大全)

吐纳派功法 tu na pai gong fa

【英文名】Qigong of Exhaling-Inhaling School

【定义】气功功法名。指强调以呼吸锻炼为主的一大气功流派。根据其练呼吸的形式不同可分为纳气法(以锻炼吸气为主)、吐气法(以锻炼呼气为主)、胎息法(使呼吸极度静细缓慢,想象脐部在呼吸)三类。(汉英双解中医大辞典)

同精 tong jing

【英文名】Conserving the Primordial Energy by the Techniques of Tonification and Purgation

【定义】针灸学术语。指施用针刺补泻手法的目的,都是以保养精气为主。(汉英针灸辞典)

同身寸 tong shen cun

【英文名】Body Equivalent Unit

【定义】针灸学术语。量取穴位的长度单位。凡以本人肢体某些部位折作一定长度,以量取穴位的单位,称为同身寸。(汉英针灸辞典)

同阴之脉 tong yin zhi mai

【英文名】Same Yin Channels

【定义】经脉名。指足少阴络脉。因该络脉并少阳经上行,至足外踝上5寸处别走厥阴,并经下络足背,故名。(汉英双解中医大辞典)

同病异治 tong bing yi zhi

【英文名】Treating the Same Disease With Different Methods

【定义】治则。同一种疾病由于发病的时间、地区、以及患者机体的反应性不同,或处于不同的发展阶段,所以表现的证不同,因而治法不一样。(普通高等教育中医药类规划教材)

同名经配穴法 tong ming jing pei xue fa

【英文名】Combination of Points on Meridians with the Same Name

【定义】针灸学名词。取穴法。指手足同名称的经脉所属穴配合同用的配穴法之一。(汉英双解针灸大辞典)

同神经电针镇痛 tong shen jing dian zhen zhen tong

【英文名】Same-Nerve Electroacupuncture Analgesia

【定义】治法。指电针刺激和伤害性刺激所引起的神经冲动,均由同一神经传入中枢的一种针刺镇痛的方法。(实验针灸学)

吸入法 xi ru fa

【英文名】Inhaling Method

【定义】治法。外治法。指吸入药物的烟或蒸气治病的方法。(汉英双解中医大辞典)

吸筒疗法 xi tong liao fa

【英文名】Cupping Therapy

【异名】吸筒法(中医大辞典);角法(吸筒疗法)

【定义】治法。外治法。即拔罐法。参见拔罐法。(中医大辞典)

因人制宜 yin ren zhi yi

【英文名】Giving Suitable Treatment in accordance with Physique of an Individual

【定义】治则。在治病时,应考虑到病人体质等个体差异,而选择适宜的方法、药物等进行治疗的原则。(中华人民共和国国家标准中医临床诊疗术语-治法)

因地制宜 yin di zhi yi

【英文名】Treating the Disease according to the Environment

【定义】治则。在治病时,应考虑到地域环境等的不同,而选择适宜的方法、药物等进行治疗的原则。(中华人民共和国国家标准中医临床诊疗术语-治法)

因时制宜 yin shi zhi yi

【英文名】Treatment in accordance with Seasonal Condition

【定义】治则。在治病时,应考虑到时令气候等的不同,而选择适宜的方法、药物等进行治疗的原则。(中华人民共和国国家标准中医临床诊疗术语-治法)

因其轻而扬之 yin qi qing er yang zhi

【英文名】Dispersing Exopathogens due to its Mildness

【定义】治法。应用发散宣扬之剂使在表的、浮浅的病邪向外发泄,以达病愈的治疗方法。(汉英双解中医大辞典)

因其重而减之 yin qi zhong er jian zhi

【英文名】Relieving Symptoms due to its Seriousness

【定义】治法。指应用攻削之剂使里实重证得以减轻的治法。(汉英双解中医大辞典)

因其衰而彰之 yin qi shuai er zhang zhi

【英文名】Supporting Normality due to its Deficiency

【定义】治法。指应用补益之剂使虚劳病人正气得以恢复的方法。(汉英双解中医大辞典)

因是子静坐法 yin shi zi jing zuo fa

【英文名】Yinshizi Sitting Exercise

【定义】气功功法名。是蒋惟乔根据《医方集解》中记载的一种练功方法,再结合自身多年经验编辑的以

小周天为主的静功功法。(推拿功法学)

曲尺穴 qu chi xue

【英文名】Quchi Point

【定义】腧穴。经外奇穴。位于足背部,内踝前下方胫骨前肌内侧缘凹陷处。左右计二穴。(实用针灸辞典)

曲池穴 qu chi xue

【英文名】Quchi Point

【异名】LI11(中华人民共和国国家标准-经穴部位)

【定义】腧穴。属手阳明大肠经。在肘横纹外侧端,屈肘,当尺泽与肱骨外上髁连线中点。(中华人民共和国国家标准-经穴部位)

曲泽穴 qu ze xue

【英文名】Quze Point

【异名】PC3(中华人民共和国国家标准-经穴部位)

【定义】腧穴。属手厥阴心包经。在肘横纹中,当肱二头肌腱的尺侧缘。(中华人民共和国国家标准-经穴部位)

曲垣穴 qu yuan xue

【英文名】Quyuan Point

【异名】SI13(中华人民共和国国家标准-经穴部位)

【定义】腧穴。属手太阳小肠经。在肩胛部,冈上窝内侧端,当臑俞与第二胸椎棘突连线的中点处。(中华人民共和国国家标准-经穴部位)

曲骨穴 qu gu xue

【英文名】Qugu Point

【异名】RN2(中华人民共和国国家标准-经穴部位);屈骨(针灸大辞典);屈骨端(针灸大辞典);回骨(针灸大辞典)

【定义】腧穴。属任脉。足厥阴经交会穴。在下腹部,当前正中线上,耻骨联合上缘中点处。(中华人民共和国国家标准-经穴部位)

曲泉穴 qu quan xue

【英文名】Ququan Point

【异名】LR8(中华人民共和国国家标准-经穴部位)

【定义】腧穴。属足厥阴肝经。在膝内侧,屈膝,当膝关节内侧面横纹内侧端,股骨内侧髁的后缘,半腱肌、半膜肌止端的前缘凹陷处。(中华人民共和国国家标准-经穴部位)

曲差穴 qu cha xue

【英文名】Qucha Point

【异名】BL4(中华人民共和国国家标准-经穴部位)

【定义】腧穴。属足太阳膀胱经。在头部,当前发际正中直上 0.5 寸,旁开 1.5 寸,即神庭与头维连线的内 1/3 与中 1/3 交点上。(中华人民共和国国家标准-经穴部位)

曲鬓穴 qu bin xue

【英文名】Qubin Point

【异名】GB7(中华人民共和国国家标准-经穴部位)

【定义】腧穴。属足少阳胆经。在头部,当耳前鬓角发际后缘的垂线与耳尖水平线交点处。(中华人民共和国国家标准-经穴部位)

团岗穴 tuan gang xue

【英文名】Tuangang Point

【异名】环岗(汉英双解针灸大辞典)

【定义】腧穴。经外奇穴。在骶部,当小肠俞直下 2 寸处。(汉英双解针灸大辞典)

回阳 hui yang

【英文名】Restoring Yang; Recuperate Yang from Exhaustion

【异名】回阳救急(中华人民共和国国家标准中医临床诊疗术语-治法)

【定义】治法。具有大补阳气作用,适用于亡阳证的治疗方法。(中华人民共和国国家标准中医临床诊疗术语-治法)

回乳 hui ru

【英文名】Lactifuge

【定义】治法。具有断乳的作用。适用于产妇血气旺盛,乳房作胀,又无儿食乳而需回乳者的治疗方法。(普通高等教育中医药类规划教材)

回流 hui liu

【英文名】Reflux

【定义】针灸学术语。在感传延伸过程中,刺激停止后,感传有时并不消失,而是沿着原路向刺激点回流,到达该穴后才逐渐消失,这种现象称为回流。(实验针灸学)

回气穴 hui qi xue

【英文名】Huiqi Point

【异名】长江穴(实用针灸辞典)

【定义】腧穴。经外奇穴。位于骶部正中线上,骶骨端,赤白肉际下。计一穴。(实用针灸辞典)

回旋灸 hui xuan jiu

【英文名】Revolving Moxibustion

【定义】灸法。施灸时,艾卷点燃的一端与施灸皮肤虽保持一定距离,但位置不固定,而是均匀地向左右移动或反复旋转进行灸治。(普通高等教育中医药类规划教材)

回阳生肌 hui yang sheng ji

【英文名】Returning Yang and Growing Muscle

【定义】治法。运用具有温阳作用的方药,达到促进新肉生长,加速疮口愈合目的的治疗方法。(中华人民共和国国家标准中医临床诊疗术语-治法)

回阳通脉 hui yang tong mai

【英文名】Recuperating Depleted Yang and Promoting Blood Circulation

【异名】回阳生脉(中华人民共和国国家标准中医临床诊疗术语－治法)

【定义】治法。通过温补阳气而复脉,适用于阳气虚脱而脉微的治疗方法。(普通高等教育中医药类规划教材)

回阳救逆 hui yang jiu ni

【英文名】Restoring Yang to Rescue the Patient from Collapse

【异名】扶阳救逆(中华人民共和国国家标准中医临床诊疗术语－治法)

【定义】治法。通过大补阳气,以回阳救逆,适用于亡阳证四肢厥冷的治疗方法。(中华人民共和国国家标准中医临床诊疗术语－治法)

回发五处穴 hui fa wu chu xue

【英文名】Huifawuchu Point

【定义】腧穴。经外奇穴。位于头顶回发中点及前、后、左、右各一穴,各距回发中点约两口角之间的长度。共计五穴。(汉英针灸辞典)

回阳九针穴 hui yang jiu zhen xue

【英文名】Huiyangjiuzhen Points; Nine Yang-Reviving Points

【定义】腧穴。经外奇穴。哑门、劳宫、三阴交、涌泉、太溪、中脘、环跳、足三里、合谷九穴的合称。(汉英针灸辞典)

回春子午功 hui chun zi wu gong

【英文名】Rejuvenescence Ziwu Qigong

【定义】气功功法名。该功法有十二步动作,其锻炼方法引用了《易经》八卦中乾坤两仪的哲理,主要是通过两手引导气机,逐段逐段地引发全身,全身气通后,就可自然进入静功状态,进行高一级的功法锻炼。(中国当代气功全书)

回旋拔槎法 hui xuan ba cha fa

【英文名】Rotating-pulling Reduction

【定义】推拿手法。当骨槎背向不能用拔伸牵拉复位时,应在筋肉松弛情况下,以近折端为中心将远折端环绕近折端回旋背向槎即能矫正。(汉英双解中医大辞典)

年寿穴 nian shou xue

【英文名】Nianshou Point

【异名】延庭(汉英针灸辞典)

【定义】腧穴。经外奇穴。位于两目内眦连线中点下0.2寸处。(汉英针灸辞典)

先攻后补 xian gong hou bu

【英文名】Eliminating First and then Reinforcing; the Method of Administering Medicines to Drive out the Pathogenic Factors First and then Give Tonics for Recuperation

【定义】治则。先攻邪后培补的治疗原则,用于体弱正虚而又有急须攻下或攻破之症的病证。(中华人民共和国国家标准中医临床诊疗术语－治法)

先补后攻 xian bu hou gong

【英文名】First Reinforce then Eliminate; Therapy Beginning with the Restoration of Healthy Energy and Followed by Elimination of Evil Factors

【定义】治则。先补虚后攻邪的治疗原则,用于需攻破或攻下而又正虚体弱不堪攻的病证。(中华人民共和国国家标准中医临床诊疗术语－治法)

先天自然功 xian tian zi ran gong

【英文名】Natural Congenital Qigong

【定义】气功功法名。此功法是在博采众家之长的基础上创编而成的速成功法,易于入门,便于深化,具有祛病健身、减肥健美、益智开慧、开发人体潜能等功效。(中国当代气功全书)

舌色 she se

【英文名】Tongue Colour

【定义】中医诊断学名词。指舌质的颜色。舌色淡红而润泽为正常,如出现淡白、红、绛、紫、青、瘀斑等则为病变的反应。(汉英双解中医大辞典)

舌形 she xing

【英文名】Shape of Tongue

【定义】中医诊断学名词。舌诊。主要观察舌的形态。(汉英双解中医大辞典)

舌针 she zhen

【英文名】Tongue Needle

【定义】针灸学名词。针刺舌体上一些特定的穴位,以治疗疾病,可用于风痱、眩晕等。(普通高等教育中医药类规划教材)

舌体 she ti

【英文名】Body of Tongue

【异名】舌质(汉英中医辞典)

【定义】中医诊断学名词。即由舌的肌肉、血管等组织组成的舌实体。通过观察舌质形态、色泽、湿润度及活动情况来帮助了解脏腑的虚实和正气的盛衰。(汉英中医辞典)

舌系 she xi

【英文名】Shexi; the Tongue Connector

【定义】中医诊断学名词。舌底经筋部。(汉英针灸辞典)

舌诊 she zhen

【英文名】Inspection of the Tongue; Glossoscopy

【定义】诊法。通过观察舌象,了解机体生理功能和病理变化的诊断方法。(中医诊断学)

舌苔 she tai

【英文名】Fur; Tongue Coating

【异名】舌垢(汉英双解中医大辞典)

【定义】中医诊断学名词。舌质表面的一种苔状物。正常的舌面上均有白色薄苔。通过观察舌苔的变化,以判断病情,了解病邪深浅及津液的存亡,是望诊的重要内容之一。(汉英中医辞典)

舌肿 she zhong

【英文名】Tongue Swelling

【定义】舌象。指舌体肿大。(汉英双解中医大辞典)

舌卷 she juan

【英文名】Curled-up Tongue

【定义】舌象。指舌体卷曲不能伸直。(汉英双解中医大辞典)

舌柱 she zhu

【英文名】Lingual Column

【定义】中医学名词。舌下的大筋,其形如柱,故名。(汉英针灸辞典)

舌歪 she wai

【英文名】Wry Tongue

【异名】舌斜(汉英双解中医大辞典)

【定义】舌象。舌伸出时歪斜不正,偏向一侧。(汉英双解中医大辞典)

舌胖 she pang

【英文名】Corpulent Tongue

【定义】舌象。舌体胖大。(汉英双解实用中医词汇)

舌神 she shen

【英文名】Tongue Mien

【定义】中医诊断学名词。舌诊之一。即舌的神态,以荣、枯二字形容得神与失神。(汉英双解中医大辞典)

舌绛 she jiang

【英文名】Deep-Red Tongue

【定义】中医诊断学名词。舌色之一。舌色呈深红,是温病热邪传入营分的舌象。(汉英双解中医大辞典)

舌菌 she jun

【英文名】Carcinoma of Tongue

【异名】舌岩(汉英中医辞典)

【定义】舌象。是由七情郁结心脾两经,化火化毒所致。初起舌面肿起如菌如豆、头大蒂小、继而发红糜烂、疼痛不已。(汉英中医辞典)

舌裂 she lie

【英文名】Fissured Tongue

【定义】舌象。舌体表面有裂纹,多为伤阴所致。(汉英双解实用中医词汇)

舌紫 she zi

【英文名】Purple Tongue

【定义】舌象。舌色之一。指舌色紫或有紫斑。(汉英双解中医大辞典)

舌短 she duan

【英文名】Shortened Tongue

【异名】舌缩(汉英双解中医大辞典);短缩舌(汉英双解中医大辞典)

【定义】舌象。舌体短缩而难以伸张。(汉英双解中医大辞典)

舌颤 she chan

【英文名】Trembling Tongue

【异名】战舌(汉英双解中医大辞典)

【定义】舌象。舌体颤动。多因内风或酒毒所致。(汉英双解中医大辞典)

舌下穴 she xia xue

【英文名】Shexia Point

【异名】舌下两旁(汉英针灸辞典)

【定义】腧穴。经外奇穴。位于口腔内,挟舌两边正位于舌侧缘,将舌伸出口外,正对口角处。左右计二穴。(实用针灸辞典)

舌耳穴 she er xue

【英文名】Tongue Point (Ear)

【异名】LO_2(中华人民共和国国家标准－耳穴名称与部位)

【定义】腧穴。耳穴名。在耳垂正面中上部,即耳垂2区。(中华人民共和国国家标准－耳穴名称与部位)

舌诊仪 she zhen yi

【英文名】Instruments for Tongue Inspection

【定义】中医诊断辅助器械。运用现代物理学技术研制的用来观察或分析舌象的仪器。(中医诊断学)

舌苔厚 she tai hou

【英文名】Thick Fur

【定义】舌象。超过正常舌苔厚度的病理性舌苔。(汉英双解实用中医词汇)

舌胀大 she zhang da

【英文名】Swollen Tongue

【定义】舌象。舌体肿胀增大。若伴色红赤、肿大满口,是心脾有热所致;舌肿青紫晦暗常见于食物中毒;舌肿而质淡,边有齿印者,多属脾虚而寒湿邪气壅盛所有致。(汉英中医辞典)

舌柱穴 she zhu xue

【英文名】Shezhu point

【定义】腧穴。经外奇穴。位于口腔底部,舌系带与舌下襞的十字交叉点处。计一穴。(实用针灸辞典)

舌上龟纹 she shang gui wen

【英文名】Tongue with Tortoise-Fissured Fur

【定义】舌象。舌体有龟裂纹。(汉英双解中医大辞典)

舌上起瓣 she shang qi ban
【英文名】Valve-Like Fur
【定义】舌象。指舌苔隆起呈瓣状,色黑、焦黄或黄腻。(汉英双解中医大辞典)

舌穴耳穴 she xue er xue
【英文名】Shexue Point (Ear)
【定义】腧穴。耳穴名。位于上腭穴与下腭穴之间稍上。主治舌炎。(汉英针灸辞典)

舌顶上腭 she ding shang e
【英文名】Tip of Tongue Touching Hard Palate
【异名】搭鹊桥(汉英双解中医大辞典)
【定义】气功术语。指练功时,将舌尖轻轻抵于上腭与上齿龈的部位,以加强任督二脉的联系,故又称"搭鹊桥"。此法还可以帮助练功者意念专一,达到入静,并可使口内生津,通过咽津而促进消化功能。(汉英双解中医大辞典)

舌面如镜 she mian ru jing
【英文名】Tongue Surface Becoming Smooth as a Mirror
【定义】舌象。舌质表面无苔,光滑如镜。常是肝肾真阴亏损或胃阴不足的征象。(汉英双解实用中医词汇)

舌胖齿形 she pang chi xing
【英文名】Corpulent Tongue with Teeth Marks on its Margin
【定义】舌象。舌体肿大,边有齿痕。多因脾虚或寒湿壅盛所致。(汉英双解实用中医词汇)

舌绛少苔 she jiang shao tai
【英文名】Crimson Tongue with Little Fur
【定义】舌象。即舌色深红,舌面苔少。(汉英双解中医大辞典)

舌起芒刺 she qi mang ci
【英文名】Prickled Tongue
【定义】舌象。指舌苔隆起如刺状,为热极之象。(汉英双解中医大辞典)

舌象分析 she xiang fen xi
【英文名】Analysis on the Picture of Tongue
【定义】诊法。分析舌色和舌体运动以察人体神气和胃气的盛衰。(中医诊断学)

舌红光无苔 she hong guang wu tai
【英文名】Red Smooth Tongue without Fur
【定义】舌象。即舌色鲜红,舌面光滑无苔。可见于阴虚已极的病人。(汉英双解中医大辞典)

舌诊客观化 she zhen ke guan hua
【英文名】Objectifying Inspection of the Tongue
【定义】诊法。运用舌诊仪及其他当代舌诊诊断技术使舌诊的诊断客观化,以避免医生的主观臆测。(中医诊断学)

舌绛紫干燥 she jiang zi gan zao
【英文名】Crimson and Purple Dry Tongue
【定义】舌象。即舌色绛紫,舌体干枯燥裂起刺。(汉英双解中医大辞典)

舌淡白光莹 she dan bai guang ying
【英文名】White and Smooth Tongue
【定义】舌象。即舌色淡白,舌面光滑无苔。可见于气血大虚的病人。(汉英双解中医大辞典)

舌淡白胖嫩 she dan bai pang nen
【英文名】White, Fat and Delicate Tongue
【定义】舌象。即舌色淡白,舌形浮胖娇嫩,湿润多津,舌边有齿痕。可见于阳虚水泛病人。(汉英双解中医大辞典)

舌淡白瘦薄 she dan bai shou bo
【英文名】Thin White Coating of Tongue
【定义】舌象。即舌色淡紫,舌体胖嫩,湿润多津。可见于阳虚寒盛病人。(汉英双解中医大辞典)

舌微观研究 she wei guan yan jiu
【英文名】Research on the Inspection of Tongue from Microcosmic Domain
【定义】诊法。从微观领域研究舌诊。(中医诊断学)

舌鲜红少苔 she xian hong shao tai
【英文名】Bright Red Tongue with Little Fur
【定义】舌象。即舌色鲜红,舌面仅有少许白苔,舌体多瘦薄。可见于阴虚证病人。(汉英双解中医大辞典)

舌血流量测定 she xue liu liang ce ding
【英文名】Determinating Blood Flow of Tongue
【定义】诊法。利用仪器测量舌浅表血流量。(中医诊断学)

舌色定量测定 she se ding liang ce ding
【英文名】Quantitative Analysis of Color of Tongue
【定义】诊法。运用舌色仪定量地检测舌象的技术。(中医诊断学)

舌诊研究方法 she zhen yan jiu fang fa
【英文名】Researching Methods of Inspection of the Tongue
【定义】中医诊断学名词。当代舌诊研究的新方法。(中医诊断学)

舌超声波测定 she chao sheng bo ce ding
【英文名】Determinating the Thickness of Periglottis with Ultrasonic
【定义】诊法。运用超声波测定舌粘膜的厚度。(中医诊断学)

舌象动态分析 she xiang dong tai fen xi
【英文名】Analyzing Picture of Tongue Dynamicly
【定义】诊法。疾病发展过程中,舌象亦随之变化,分

析舌象的动态变化可认识疾病不同阶段的病理改变，为早诊断早治疗提供重要依据。(中医诊断学)

舌鲜红苔黄厚 she xian hong tai huang hou

【英文名】Bright Red Tongue with Yellow and Thick Fur

【定义】舌象。即舌鲜红少津，苔黄厚干燥。可见于里实热证病人。(汉英双解中医大辞典)

舌生理生化测定 she sheng li sheng hua ce ding

【英文名】Physiological and Biochemical Examination of Tongue

【定义】诊法。研究舌象的生理病理变化与体内病理变化的相关性，为解释一些病理舌象的形成机制提供依据。(中医诊断学)

舌组织切片检查 she zu zhi qie pian jian cha

【英文名】Inspection of Tissue Slice of Tongue

【定义】诊法。用摘取的舌组织进行显微镜观察，明确舌苔和舌质的组织结构及其病理特征。(中医诊断学)

舌绛红点有芒刺 she jiang hong dian you mang ci

【英文名】Crimson Tongue with Red-Speckled Prickles

【定义】舌象。即舌色深红，舌上蕈状乳头充血肿胀成红点，丝状乳头增生高起如刺。(汉英双解中医大辞典)

舌体舌苔综合分析 she ti she tai zong he fen xi

【英文名】Analyzing Picture and Fur of Tongue Synthetically

【定义】诊法。舌诊时，不仅要分别掌握舌体舌苔的基本变化及其主病，还应注意舌体和舌苔之间的相互关系，将舌体和舌苔结合进行分析。(中医诊断学)

舌活体显微镜检查 she huo ti xian wei jing jian cha

【英文名】Biopsy of Tougue under Microscope

【定义】诊法。利用微循环显微镜观察舌乳头微循环，显示乳头内血管构形变化，血流及血管周围渗出和出血情况。(中医诊断学)

舌起白色如雪花片 she qi bai se ru xue hua pian

【英文名】Snow Flake-like White Fur

【定义】舌象。指全舌生洁白色舌苔，光亮少津，如片片雪花散布舌上。是脾阳衰微所致，属重危舌象之一。(汉英双解中医大辞典)

舌绛枯萎光滑无苔 she jiang ku wei guang hua wu tai

【英文名】Crimson, Withered and Smooth Tongue without Fur

【定义】舌象。即舌色深红，舌体枯萎，舌面光滑无苔。为重危舌象之一。(汉英双解中医大辞典)

舌印片脱落细胞检查 she yin pian tuo luo xi bao jian cha

【英文名】Examination of Castoff Cells of Tongue Print

【定义】诊法。根据舌脱落细胞的数量及形态特征，了解舌上皮细胞的更新速率，以及舌黏膜细胞的变形坏死情况。(中医诊断学)

舌紫黯或有青紫色斑点 she zi an huo you qing zi se ban dian

【英文名】Purple and Dim Tongue with Purplish Blue Speckles

【定义】舌象。即全舌色青紫而黯，或舌面上有青紫色瘀点瘀斑。可见于血瘀证病人。(汉英双解中医大辞典)

竹针 zhu zhen

【英文名】Bamboo Needle

【定义】针具。古代针具之一。即用竹子制成的针。(汉英针灸辞典)

竹罐 zhu guan

【英文名】Bamboo Jar

【定义】拔罐疗法器具。用细毛竹制成的罐具。(汉英针灸辞典)

竹杖穴 zhu zhang xue

【英文名】Zhuzhang Point

【定义】腧穴。经外奇穴。位于第三腰椎棘突稍上方。(汉英针灸辞典)

竹茹灸 zhu ru jiu

【英文名】Caulis-Bambusae-in-Taeniam Moxibustion

【定义】灸法。用竹茹做炷，置于患处点燃施灸。适用于治疗蛇咬伤及疔肿。(普通高等教育中医药类规划教材)

竹筒吸法 zhu tong xi fa

【英文名】Bamboo Cupping

【异名】药筒拔法(中医大辞典)；药煮吸筒拔法(中医大辞典)

【定义】治法。外科外治法。根据不同的证情，选用相应药物，与竹筒(一头留节，一头去节)若干同煮，然后乘热将筒急合于疮上，拔吸脓血或毒汁。用于疮疡排脓或毒蛇咬伤后拔吸出毒汁等。(中医大辞典)

延年九转法 yan nian jiu zhuan fa

【英文名】Macrobiotic Nine-Transformation Qigong

【定义】气功功法名。转摩脘腹的一种动功，具有理气宽中、和胃降逆的作用。(中国气功功法大全)

延年益智功 yan nian yi zhi gong

【英文名】Yannian Yizhi Qigong; Macrobiotic Wisdom-Improving Qigong

【定义】气功功法名。本功是融中医、气功、武术为一体，结合人之生理、经络、脏腑、气血、意念而编创的一套功法。(中国当代气功全书)

延边八脉气功 yan bian ba mai qi gong

【英文名】Yanbian Eight Extra - Meridian Qigong

【定义】气功功法名。一套通畅奇经八脉的功法。(中国当代气功全书)

传尸穴 chuan shi xue

【英文名】Chuanshi Point

【定义】腧穴。经外奇穴。位于乳头外侧旁开 3 寸处。(汉英针灸辞典)

传尸灸穴 chuan shi jiu xue

【英文名】Chuanshijiu Point

【定义】腧穴。经外奇穴。位于小腿伸侧胫骨前嵴,当内外踝连线中点直上 3 寸。灸治肺痨。(汉英双解针灸大辞典)

伏脉 fu mai

【英文名】Deep-Sited Pulse

【定义】脉象。脉来隐伏,重按推筋着骨始得。(汉英双解中医大辞典)

伏兔穴 fu tu xue

【英文名】Futu Point

【异名】ST32(中华人民共和国国家标准－经穴部位);外勾(汉英双解针灸大辞典)

【定义】腧穴。属足阳明胃经。在大腿前面,当髂前上棘与髌底外侧端的连线上,髌底上 6 寸。(中华人民共和国国家标准－经穴部位)

伏而取之 fu er qu zhi

【英文名】Lying Prone to Locate the Points

【定义】针灸学术语。即采取伏卧的姿势取穴。(汉英针灸辞典)

伏冲之脉 fu chong zhi mai

【英文名】Deep-Sited Part of Chong Channel

【定义】针灸学术语。指冲脉隐行于脊柱内的部分。(汉英双解中医大辞典)

伏针伏灸 fu zhen fu jiu

【英文名】Acupuncture and Moxibustion in Summer

【定义】针灸学术语。指在盛夏三伏天进行针灸治疗。(汉英针灸辞典)

伐肝 fa gan

【英文名】Checking Liver Hyperfunction

【定义】治法。抑制肝气偏盛的方法。适用于肝旺脾虚证、肝气偏盛证的治疗方法。(普通高等教育中医药类规划教材)

仲景三部诊法 zhong jing san bu zhen fa

【英文名】Zhongjing's Diagnostic Method to Feel Pulse in Three Parts

【定义】诊法。运用人迎、寸口、趺阳候十二经脉之气变化的诊断方法。(普通高等教育中医药类规划教材)

任脉 ren mai

【英文名】Conception Vessel; Ren Meridian

【定义】经络名。①奇经八脉之一,也是十四经脉之一。是循行于腹部、胸部、颈部正中线上的阴经,是阴经经脉的总纲,也称“阴脉之海”、“诸阴之海”。(实用针灸辞典)②起于胞中,下出会阴,向上前行至阴毛部位,沿腹部和胸部正中线直上,经咽喉,至下颌,环绕口唇,沿面颊,分行至目眶下。(中医药学名词 2004)

任脉穴 ren mai xue

【英文名】Conception Vessel Points; Points of Ren Meridian

【定义】针灸学名词。①指列缺穴,为八脉交会穴之一。《针经指南》曰:“列缺通任脉”。(新编针灸大辞典)②属于任脉的穴位,共 24 个,包括会阴、曲骨、中极、关无、石门、气海、阴交、神阙、水分、下脘、建里、中脘、上脘、巨阙、鸠尾、中庭、膻中、玉堂、紫宫、华盖、璇玑、天突、廉泉、承浆。(针灸学)

任主胞胎 ren zhu bao tai

【英文名】Renmai Dominates the Conception and Fetus

【定义】中医学术语。指任脉对孕育胎儿起着重要作用。(汉英针灸辞典)

任脉络脉 ren mai luo mai

【英文名】Collateral of the Ren Meridian

【异名】任脉之别(汉英双解中医大辞典);任脉之络(汉英针灸辞典);任脉络(汉英双解中医大辞典)

【定义】经络名。十五别络之一。循行线路:起于鸠尾,下行,散布于腹部。(汉英针灸辞典)

伤科诊法 shang ke zhen fa

【英文名】Traumatologic Diagnosis

【定义】中医诊断学名词。特指主要用于伤科疾病诊断的诊法。(中医诊断学)

伤科练功 shang ke lian gong

【英文名】Surgical Qigong

【定义】气功功法名。一种具有治疗或促进外伤治愈的气功。(中国气功功法大全)

伤寒五法 shang han wu fa

【英文名】Five Methods of Exogenous Febrile Disease

【定义】中医学名词。指伤寒的发表、解肌、和解、攻里、救里五种基本治法。(汉英双解中医大辞典)

伤寒六法 shang han liu fa

【英文名】Six Methods for Exogenous Febrile Disease

【定义】中医学名词。伤寒病汗、吐、下、和、温、清六种治疗方法。(汉英双解中医大辞典)

伤寒不可下 shang han bu ke xia

【英文名】No Purging in Exogenous Febrile Disease

【定义】中医学术语。指伤寒十种禁下之证。太阳表证;少阳病;邪气尚浅,肠未燥实者;阳明经证;三阳合病,外证未解者;结胸证,其脉浮大者;寒厥和虚

家；血虚致厥；少阴病阳已虚，尺脉弱涩者；妇人伤寒，经水适来或适断，热入血室者。（汉英双解中医大辞典）

伤寒不可汗 shang han bu ke han

【英文名】No Sweating in Exogenous Febrile Disease

【定义】中医学术语。指伤寒不可发汗的禁证。即：太阳病，尺脉迟或微，属里虚者；少阳病；热入血室者；素体表虚里寒者；里虚下利清谷；厥阴病热厥者；咽喉干燥，淋家、疮家、衄家、亡血家、汗家等津液亏虚，阴阳不足者。（汉英双解中医大辞典）

伤寒不可吐 shang han bu ke tu

【英文名】No Vomiting in Exogenous Febrile Disease

【定义】中医学术语。指伤寒禁吐之证。即：太阳病，少阳病，少阴病膈上有寒饮者。（汉英双解中医大辞典）

华佗穴 hua tuo xue

【英文名】Huatuo Point

【定义】腧穴。经外奇穴。位于足拇趾内侧，爪甲角外开0.5寸，与爪甲根相平处。左右计二穴。（实用针灸辞典）

华盖穴 hua gai xue

【英文名】Huagai Point

【异名】RN20（中华人民共和国国家标准－经穴部位）

【定义】腧穴。属任脉。在胸部，当前正中线上，平第一肋间。（中华人民共和国国家标准－经穴部位）

华莲易功 hua lian yi gong

【英文名】Hualian Yi Qigong

【定义】气功功法名。一种用数字密码练习的方法，功法简单，易学，效果明显。（中国当代气功全书）

华东养生慧明功 hua dong yang sheng hui ming gong

【英文名】Health-Preservation Huiming Qigong in Eastern China

【定义】气功功法名。该功法是由春秋站桩功、夏季站桩功、冬季站桩功、男女保健智慧功组成的一门气功功法。（中国当代气功全书）

仰字功 yang zi gong

【英文名】Supine Lying Qigong

【定义】气功功法名。卧功的一种。仰卧，通过双上肢的活动导引，调整呼吸强弱，同时配以自我按摩达到气功锻炼目的的一种功法，对消化系统疾病有较好的疗效。（汉英双解中医大辞典）

仰卧式 yang wo shi

【英文名】Supine Lying Posture

【定义】气功功法名。平卧床上，头自然正直，枕头高低以舒适为度，肘臂放松，手心向下，臀、肩平落在床上，四脚自然伸直，两手分放身体左右侧，轻闭口眼，结合呼吸练功。（汉英双解中医大辞典）

仰而取之 yang er qu zhi

【英文名】Lying on One's Back to Locate the Points

【定义】针灸学术语。即采取仰卧姿势取穴。（汉英针灸辞典）

仰卧托后脑拔伸法 yang wo tuo hou nao ba shen fa

【英文名】Traction and Counter-Traction while Holding the Occiput in a Supine Posture

【定义】治法。患者取仰卧位，颈部放松，医者站于其头顶部，一手托其后脑枕部，另一手托住其下颏部，然后两手同时运劲，向后牵拉颈部，使颈椎拔伸。（普通高等教育中医药类规划教材）

血会 xue hui

【英文名】Xuehui；Confluence of Blood

【定义】针灸学名词。八会穴之一。指膈俞穴。参见膈俞穴。（汉英双解中医大辞典）

血脉 xue mai

【英文名】Blood Vessel

【异名】经脉（中医大辞典）

【定义】中医学名词。即经脉。指气血运行的通道。（中医大辞典）

血络 xue luo

【英文名】Superficial Venules

【定义】中医学名词。一般指有郁血的浮络。（实用针灸辞典）

血海 xue hai

【英文名】Sea of Blood

【定义】中医学名词。①指冲脉。四海之一。是十二经脉所汇聚的地方。（汉英中医辞典）②指肝脏。（汉英中医辞典）③腧穴。指血海穴。参见血海穴。（中华人民共和国国家标准－经穴部位）

血门穴 xue men xue

【英文名】Xuemen Point

【定义】腧穴。经外奇穴。位于中脘旁3寸。主治妇人腹中血块、胃痛、纳呆、消化不良等。（汉英中医辞海）

血之府 xue zhi fu

【英文名】House of Blood

【定义】中医学名词。即脉管。指气血运行的通道。（汉英中医辞典）

血府穴 xue fu xue

【英文名】Xuefu Point

【定义】腧穴。经外奇穴。位于腰部，第二腰椎棘突旁开4寸处。左右计二穴。（实用针灸辞典）

血海穴 xue hai xue

【英文名】Xuehai Point

【异名】SP10（中华人民共和国国家标准－经穴部位）

【定义】腧穴。属足太阴脾经。屈膝，在大腿内侧，髌

底内侧端上 2 寸，当股四头肌内侧头隆起处。（中华人民共和国国家标准－经穴部位）

血愁穴 xue chou xue

【英文名】Xuechou Point

【异名】竹杖穴（实用针灸辞典）

【定义】腧穴。经外奇穴。位于腰部正中线上，第二腰椎棘突上方凹陷处。计一穴。（实用针灸辞典）

血压点穴 xue ya dian xue

【英文名】Xueyadian Point

【定义】腧穴。经外奇穴。位于项部第六、七颈椎棘突间旁开 2 寸处。左右计二穴。（实用针灸辞典）

血会膈俞 xue hui ge shu

【英文名】Geshu being the Focus of Blood; Geshu is the Influential Point of Blood

【定义】针灸学术语。指血聚会于膈俞穴。（汉英针灸辞典）

血病辨证 xue bing bian zheng

【英文名】Differentiation of Syndromes according to Blood

【定义】中医学名词。指分析判断疾病中有无血虚或血瘀证候存在。（中医诊断学）

血燥生风 xue zao sheng feng

【英文名】Wind Syndrome due to Dryness of Blood

【定义】中医学名词。因津枯血少，失润化燥，肌肤失于濡养，经脉气血失于和调，血燥化而为风的病理机制。（中医基础理论）

血分证辨证 xue fen zheng bian zheng

【英文名】Differentiation of Syndromes of Blood Phase

【定义】中医学名词。指辨别疾病是否属于血分病症的方法。（中医诊断学）

血实宜决之 xue shi yi jue zhi

【英文名】Treating Stagnation of Blood by Bleeding

【定义】中医学术语。指对瘀血病症，可用针刺放血的方法治疗。（汉英针灸辞典）

血液点耳穴 xue ye dian er xue

【英文名】Blood Point (Ear)

【定义】腧穴。耳穴名。位于脾穴下方。可辅助治疗血液病。（汉英针灸辞典）

血管舒缩区 xue guan shu suo qu

【英文名】Vasomotion Area; Area of Dilating and Contracting Blood Vessel

【定义】头针刺激区。从舞蹈震颤控制区前移 1.5 厘米的平行线。主治皮层性浮肿、高血压。（汉英针灸辞典）

血吸虫线耳穴 xue xi chong xian er xue

【英文名】Schistosoma Line Point (Ear)

【定义】腧穴。耳穴名。指从松肌点到肝肿大区下缘的一条直线。主治血吸虫引起的肝硬化、脾肿大等。（汉英针灸辞典）

自发动功 zi fa dong gong

【英文名】Spontaneously Dynamic Qigong

【定义】气功功法名。动功的一种。在习练过程中，能使人自发地、不由自主地做出各种各样的动作，有时还会产生“内气运转”的感觉和有气冲病灶的反应。（汉英双解中医大辞典）

自我按摩 zi wo an mo

【英文名】Self-Massage

【定义】治法。通过自己对自己施行推拿手法而达到防治疾病的一种推拿方法。（普通高等教育中医药类规划教材）

自控疗法 zi kong liao fa

【英文名】Self-Control Therapy

【定义】气功功法名。为张明武所倡。以达到能够控制自身机能稳定在适中程度，从而有益于克服自身疾病的一种气功锻炼。具有平衡阴阳、疏通气血等强身延年作用。其功法包括：调息补气功、跷步运化功、按头安神功、摩肾益精功及松静疏泄功等。（中医大辞典）

自然功法 zi ran gong fa

【英文名】Natural Qigong

【定义】气功功法名。受老子自然观点和《黄帝内经》的启发，根据日为阳，月为阴，天为阳，地为阴的原理，取阴阳相合生万物，人在自然界中应顺应自然界规律而创编的一套气功。（中国当代气功全书）

自然盘膝 zi ran pan xi

【英文名】Naturally Crossing Knees

【定义】气功学名词。气功调身法。两腿交叉，自然而坐，两脚心各压在对侧腿下。全身松静自然，双手掌平放，掌心向上，置于下丹田前，两目微闭，意守丹田。主要适用于初练气功者。（汉英双解中医大辞典）

自我拍打法 zi wo pai da fa

【英文名】Self-Hitting Manipulation

【定义】推拿手法。自我拍打直至每个拍打部位舒畅为止，有舒筋通络、行气强筋的作用。（推拿功法学）

自然特异功 zi ran te yi gong

【英文名】Nature Differential Qigong

【定义】气功功法名。刘继能先生综合名师祖传、秘传和多年来练功、教功实践吸取诸家精华而编创的一套气功。（中国当代气功全书）

自然调节功 zi ran tiao jie gong

【英文名】Nature-Adjusting Qigong

【定义】气功功法名。一种对多种急慢性疾病有较好疗效，并对开发学生智能，提高武术散打运动员生

理、心理素质及临场竞技水平的发挥起较好作用的功法。(中国当代气功全书)

自发五禽戏动功 zi fa wu qin xi dong gong

【英文名】Spontaneous Five Mimic-Animal Boxing Dynamic Qigong

【定义】气功功法名。五禽戏中一种内外动静兼修的气功。(中国当代气功全书)

囟中穴 xin zhong xue

【英文名】Xinzhong Point

【定义】腧穴。经外奇穴。位于头正中线上,入前发际1.5寸处。计一穴。(实用针灸辞典)

囟会穴 xin hui xue

【英文名】Xinhui Point

【异名】DU22(中华人民共和国国家标准－经穴部位);囟门(汉英双解中医大辞典);信风(汉英双解中医大辞典)

【定义】腧穴。属督脉。在头部,当后发际正中直上2寸(百会前3寸)。(中华人民共和国国家标准－经穴部位)

向阳1穴 xiang yang yi xue

【英文名】Xiangyang Point One

【定义】腧穴。经外奇穴。颈下颌角附近,舌骨水平线与胸锁乳突肌内缘相交处。左右计二穴。(实用针灸辞典)

向阳2穴 xiang yang er xue

【英文名】Xiangyang Point Two

【定义】腧穴。经外奇穴。颈部,甲状软骨上缘切迹水平线与胸锁乳突肌内缘相交处。左右计二穴。(实用针灸辞典)

后三关 hou san guan

【英文名】Back Three-Passes; Three Passes on the Back

【定义】气功术语。指练周天功时,内气沿后背督脉上行时不易通过的三个关卡。从上到下分别为尾闾关、夹脊关、玉枕关。(汉英双解中医大辞典)

后头点 hou tou dian

【英文名】Hind Head Point (Hand)

【定义】手针穴位名。在小指掌指关节尺侧赤白肉际。主治后头痛、扁桃体炎、臂痛、颊痛、呃逆。(普通高等教育中医药类规划教材)

后听穴 hou ting xue

【英文名】Houting Point

【定义】腧穴。经外奇穴。位于颞部,后听宫穴与后听会穴连线中点处。左右计二穴。(实用针灸辞典)

后顶穴 hou ding xue

【英文名】Houding Point

【异名】DU19(中华人民共和国国家标准－经穴部位);交冲穴(汉英双解针灸大辞典)

【定义】腧穴。属督脉。在头部,当后发际正中直上5.5寸(脑户上3寸)。(中华人民共和国国家标准－经穴部位)

后腋穴 hou ye xue

【英文名】Houye Point

【异名】后腋下穴(汉英双解针灸大辞典)

【定义】腧穴。经外奇穴。位于肩后部,腋后皱襞尽头处。左右计二穴。(实用针灸辞典)

后溪穴 hou xi xue

【英文名】Houxi Point

【异名】SI3(中华人民共和国国家标准－经穴部位)

【定义】腧穴。属手太阳小肠经。在手掌尺侧,微握拳,当小指本节(第5掌指关节)后的远侧掌横纹头赤白肉际。(中华人民共和国国家标准－经穴部位)

后聪穴 hou cong xue

【英文名】Houcong Point

【定义】腧穴。经外奇穴。位于耳颞部,将耳廓牵引向前,耳廓背面根部出现弦筋的略上方,耳根与后发际连线的中点处。左右计二穴。(实用针灸辞典)

后血海穴 hou xue hai xue

【英文名】Houxuehai Point

【定义】腧穴。经外奇穴。位于大腿内侧,血海穴后平开1.5寸处。左右计二穴。(实用针灸辞典)

后阳关穴 hou yang guan xue

【英文名】Houyangguan Point

【定义】腧穴。经外奇穴。位于膝关节外侧,膝阳关向后平开1寸处。左右计二穴。(实用针灸辞典)

后听会穴 hou ting hui xue

【英文名】Houtinghui Point

【定义】腧穴。经外奇穴。位于耳廓后方,近耳廓缘曲线,颞骨乳突与下颌支后缘间凹陷上0.5寸处,即翳风穴上0.5寸处。左右计二穴。(实用针灸辞典)

后听宫穴 hou ting gong xue

【英文名】Houtinggong Point

【定义】腧穴。经外奇穴。位于耳廓背侧根部,将耳廓引向前,相当耳屏尖水平线处,与耳前听宫穴相平。左右计二穴。(实用针灸辞典)

后神聪穴 hou shen cong xue

【英文名】Houshencong Point

【定义】腧穴。经外奇穴。在头部中线上,当前、后发际连线的中点处。(汉英双解针灸大辞典)

后期门穴 hou qi men xue

【英文名】Houqimen Point

【定义】腧穴。经外奇穴。位于髋部,髂骨嵴上缘,正对大转子与尾骨尖连线的中点。左右计二穴。(实

用针灸辞典)

后腹膜耳穴 hou fu mo er xue

【英文名】Posterior Peritoneum Point (Ear)

【定义】腧穴。耳穴名。位于脐周穴后上方,肾穴与膀胱穴的下方,呈弧形线状。(汉英针灸辞典)

后伸复位扳法 hou shen fu wei ban fa

【英文名】Pulling Manipulation of Extending Backward for Reduction

【定义】推拿手法。患者侧卧位,患侧向上,健侧在下,医者站于其后侧,一手托住患者大腿下端的前侧,另一手放于髂骨翼的背侧,向后牵拉大腿,使髋关节后伸,达最大阻力,然后协同用力,一手向前推动髂骨翼,另一手向后牵拉,扳动髂骨,使其向前旋转复位。(普通高等教育中医药类规划教材)

行气 xing qi

【英文名】Promoting Qi

【定义】治法。属理气法。具有疏畅气机作用,适用于气机郁滞证候。(中国中医药学主题词表)

行水 xing shui

【英文名】Alleviating Water Retention

【定义】治法。指具有通利水道、渗湿利水。适用于肺脾肾三脏功能失调,气化不利,水湿停滞病证的治疗方法。(汉英双解中医大辞典)

行功 xing gong

【英文名】Walking Qigong

【定义】气功功法名。指一种将意念、呼吸与行步相结合的功法。可调动机体内气,疏通经络,调整阴阳,达到防治疾病的目的。(汉英双解中医大辞典)

行瘀 xing yu

【英文名】Removing Blood Stasis

【定义】治法。指活血化瘀、通利血脉的治疗方法。适用于瘀血内阻的疾病。(汉英双解中医大辞典)

行气法 xing qi fa

【英文名】Promoting-Qi Method

【定义】针刺手法。指在针下得气基础上,医者运用特定的手法,促使针刺感应向患部传导或扩散的方法。(普通高等教育中医药类规划教材)

行针艾 xing zhen ai

【英文名】Acupuncture and Moxibustion Treatment

【定义】针灸学术语。指施用针刺和艾条的方法治疗疾病。(汉英针灸辞典)

行间穴 xing jian xue

【英文名】Xingjian Point

【异名】LR2(中华人民共和国国家标准-经穴部位);Liv2(针灸穴名国际标准化手册)

【定义】腧穴。属足厥阴肝经。在足背侧,当第一、二趾间,趾蹼缘后方赤白肉际处。(中华人民共和国国家标准-经穴部位)

行禁戒 xing jin jie

【英文名】Obey Commandment

【定义】气功术语。禁为禁止,戒为戒律。指行功期间,不符合气功规则的言行,就不说不做,随时调节意识活动,不使其越轨。(汉英中医辞海)

行气开音 xing qi kai yin

【英文名】Promoting Qi to Ease-up Voice

【异名】理气开音(中华人民共和国国家标准中医临床诊疗术语-治法)

【定义】治法。指运用具有解郁行气作用的方药,适用于气滞咽喉而致声音嘶哑的治疗方法。(中华人民共和国国家标准中医临床诊疗术语-治法)

行气开窍 xing qi kai qiao

【英文名】Invigorate the Circulation of Qi and Promote Resuscitation

【定义】治法。通过理气行滞以宣闭开窍,适用于气厥神闭证、气闭证的治疗方法。(中华人民共和国国家标准中医临床诊疗术语-治法)

行气化湿 xing qi hua shi

【英文名】Promoting Qi and Eliminating Dampness

【异名】理气化湿(中华人民共和国国家标准中医临床诊疗术语-治法)

【定义】治法。指理气行滞药与芳香化湿药并用,适用于湿阻气滞证的治疗方法。(中华人民共和国国家标准中医临床诊疗术语-治法)

行气降逆 xing qi jiang ni

【英文名】Promoting Qi and Lowering the Adverse Flow of Qi

【定义】治法。泛指具有行气降逆作用,适用于气逆证的治疗方法。(中华人民共和国国家标准中医临床诊疗术语-治法)

行气活血 xing qi huo xue

【英文名】Promoting Qi Activating Blood Circulation

【定义】治法。泛指理气行滞药与活血化瘀药并用,适用于气滞血瘀证的治疗方法。(中国中医药学主题词表)

行气破血 xing qi po xue

【英文名】Promoting Qi and Removing Blood Stasis

【定义】治法。指行气导滞药与破血化瘀药并用,适用于气滞血瘀重证的治疗方法。(中华人民共和国国家标准中医临床诊疗术语-治法)

行气逐水 xing qi zhu shui

【英文名】Promoting Qi and Removing Excess Fluid

【定义】治法。治疗气化不利、水不化气而致的水肿病症的方法。(中国中医药学主题词表)

行气宽肠 xing qi kuan chang

【英文名】Invigorate the Circulation of Qi and Ease In-

testines
【定义】治法。具有理气行滞、和中宽肠作用，适用于肠道气滞证的治疗方法。（中华人民共和国国家标准中医临床诊疗术语－治法）

行气解郁 xing qi jie yu
【英文名】Activating Qi for Removing Stagnation
【定义】治法。指具有行气解郁作用，适用于气机郁滞证的治疗方法。（普通高等教育中医药类规划教材

行血祛瘀 xing xue qu yu
【英文名】Activating Qi to Remove Blood Stasis
【异名】行血逐瘀（中华人民共和国国家标准中医临床诊疗术语－治法）
【定义】治法。指具有行气活血化瘀作用，适用于血瘀气滞证的治疗方法。（普通高等教育中医药类规划教材）

行位三道 xing wei san dao
【英文名】Three Doctrines in Practising
【定义】气功术语。佛家气功习用语。指习炼见道、修道、无学道。三道为通涅磐之道。（汉英中医辞海）

行针手法 xing zhen shou fa
【英文名】Method of Manipulating Needle
【异名】运针手法（实用针灸辞典）；行针（普通高等教育中医药类规划教材）；运针（普通高等教育中医药类规划教材）
【定义】针刺手法。毫针进针后，为了使患者产生针刺感应，或进一步调整针感的强弱，以及使针感向某一方向扩散、传导而采取的操作方法。（普通高等教育中医药类规划教材）

全形 quan xing
【英文名】Intact Body
【定义】中医学术语。指运用养生方法保持形体健康，无病无损。是中医养生学追求的目标之一。（汉英双解中医大辞典）

全知穴 quan zhi xue
【英文名】Quanzhi Point
【定义】腧穴。经外奇穴。位于左侧颈部，胸锁乳突肌后缘，胸锁乳突肌近乳突肌之 3/10 点。（中国针灸大辞典）

全身望诊 quan shen wang zhen
【英文名】Inspection of the Whole Body
【定义】诊法。观察病人的精神、面色、形体、姿态等整体表现，以期对病性的寒热虚实和病情的轻重缓急获得一个总体印象。（中医诊断学）

合土 he tu
【英文名】Hetu
【定义】针灸学术语。指五行之土配阳经五腧穴中的合穴。（汉英针灸辞典）

合水 he shui
【英文名】Heshui
【定义】针灸学术语。指五行之水配阴经五腧穴中的合穴。（汉英针灸辞典）

合穴 he xue
【英文名】He Points；He-Sea Points
【定义】针灸学名词。多位于肘膝关节附近，经气所入的五输穴，十二经各有一个，分别为尺泽、曲泽、少海、阴陵泉、曲泉、阴谷、曲池、天井、小海、足三里、阳陵泉、委中。（中医药学名词 2004）

合阳穴 he yang xue
【英文名】Heyang Point
【异名】BL55（中华人民共和国国家标准－经穴部位）
【定义】腧穴。属足太阳膀胱经穴。在小腿后面，当委中与承山连线上，委中下 2 寸。（中华人民共和国国家标准－经穴部位）

合阴阳 he yin yang
【英文名】Meeting Yin and Yang
【异名】合二气（汉英双解中医大辞典）；和阴阳（汉英双解中医大辞典）
【定义】推拿手法。在手阴阳穴由两侧向中间合推。功能行痰散结。（汉英双解中医大辞典）

合谷穴 he gu xue
【英文名】Hegu Point
【异名】LI4（中华人民共和国国家标准－经穴部位）；虎口（汉英双解中医大辞典）
【定义】腧穴。属手阳明大肠经穴。在手背，第 1、2 掌骨间，当第二掌骨桡侧中点处。（中华人民共和国国家标准－经穴部位）

合谷刺 he gu ci
【英文名】Hegu Puncture；Talon Needling
【异名】合刺（汉英针灸辞典）
【定义】针刺方法。这种刺法是在肌肉比较丰厚处，当进针后，退至浅层又依次再向两旁斜刺，形如鸡爪的分叉，“肉之大会为合谷”，故称合谷刺。（普通高等教育中医药类规划教材）

合金针 he jin zhen
【英文名】Alloy Needle
【定义】针具。用合金材料制成的针具。（汉英针灸辞典）

合推法 he tui fa
【英文名】Meeting-Pushing Manipulation
【异名】合法（汉英双解中医大辞典）
【定义】推拿手法。用右手拇指与掌面自穴位中合拢推动的手法。（中国推拿手法学）

合而刺之 he er ci zhi
【英文名】Combined Method of Acupuncture

【定义】针刺方法。指将十二经水与十二经经脉的特点结合起来,用于针刺治疗。(汉英针灸辞典)

合治内腑 he zhi nei fu

【英文名】Select the He(Sea) Points to Treat the Six Hollow Viscera Diseases

【定义】针灸学术语。下合可治六腑的病症。(汉英针灸辞典)

合掌击法 he zhang ji fa

【英文名】Tapping Manipulation with Closing-palms

【定义】推拿手法。两手掌相合,用侧掌或中指尺侧轻击体表的治疗部位的手法。(普通高等教育中医药类规划教材)

合主逆气而泄 he zhu ni qi er xie

【英文名】He(Sea) Points are Responsible for Diarrhea due to Adverse Flow of Qi

【定义】针灸学术语。指合穴可治气逆、下泄的病症。(汉英针灸辞典)

杀虫止痒 sha chong zhi yang

【英文名】Killing Worms for Relieving Itching

【定义】治法。通过杀虫而达止痒目的,适用于虫毒蕴结肌肤所致瘙痒的治疗方法。(中华人民共和国国家标准中医临床诊疗术语－治法)

杀虫宁神 sha chong ning shen

【英文名】Killing Worms for Tranquilizing

【定义】治法。运用具有杀虫作用的方药,以宁神止痛定痫。适用于囊虫侵脑证的治疗方法。(中华人民共和国国家标准中医临床诊疗术语－治法)

杀虫消积 sha chong xiao ji

【英文名】Killing Intestinal Worms and Eliminating Stagnated Food

【定义】治法。具有杀虫消积作用,适用于虫积所致疳积的治疗方法。(中华人民共和国国家标准中医临床诊疗术语－治法)

杀虫解毒 sha chong jie du

【英文名】Destroying Parasites and Detoxication; Killing Worms and Removing Toxic Substances

【定义】治法。具有杀虫及解毒作用,适用于虫毒结聚证的治疗方法。(中华人民共和国国家标准中医临床诊疗术语－治法)

杀虫解毒宣肺 sha chong jie du xuan fei

【英文名】Killing Intestinal Worms and Removing Toxic Substances with Dispersing Lung-Qi

【定义】治法。具有杀虫解毒、宣肺理气作用,适用于蛊毒犯肺证的治疗方法。(中华人民共和国国家标准中医临床诊疗术语－治法)

肋头穴 lei tou xue

【英文名】Leitou Point

【定义】腧穴。经外奇穴。位于胸胁部,第十肋骨的前端处。左右计二穴。(实用针灸辞典)

肋罅穴 lei xia xue

【英文名】Leixia Point

【定义】腧穴。经外奇穴。位于乳头外侧旁开4寸处。(汉英针灸辞典)

肌电图分析仪 ji dian tu fen xi yi

【英文名】Analytic Instrument of Electromyogram

【定义】中医诊断辅助器械。用来分析肌细胞电生理活动的仪器。(中医诊断学)

肌电图诊断法 ji dian tu zhen duan fa

【英文名】Diagnosis made by Electromyogram

【定义】诊法。利用现代电子技术记录肌肉的生物电活动,借以诊断系统、器官、肌肉的功能。(中医诊法学)

杂念 za nian

【英文名】Distracting Thoughts

【定义】气功术语。指在练功过程中产生的各种杂乱念头可使意念不能集中,思想不能安宁。(汉英双解中医大辞典)

多向透 tuo xiang tou

【英文名】Piercing many Points by one Needling

【定义】针刺方法。透穴针法。指用一针作用于两个以上穴位。(汉英针灸辞典)

多罐法 duo guan fa

【英文名】Multiple Cupping

【异名】排罐法(汉英双解针灸大辞典)

【定义】治法。拔罐疗法。适用于病变范围较广泛的疾病,可按病变部位的解剖形态等情况,酌量吸拔数罐。(普通高等教育中医药类规划教材)

多指持针法 duo zhi chi zhen fa

【英文名】Holding Needle with Many Fingers

【定义】针刺方法。即用右手拇、食、中、无名指执持针柄,小指指尖抵于针旁皮肤,支持针身垂直,一般用于长针刺法。(普通高等教育中医药类规划教材)

多头带固定法 duo tou dai gu ding fa

【英文名】Immobilization with Multi-Tailed Bandage

【定义】治法。用于治疗骨盆骨折。手法复位之后,用两层普通白布,一块长约120厘米,宽约24～27厘米,两端分别撕成3厘米宽的布条,在中间钉上两条3厘米、长33厘米的布带,两端间距10厘米宽,放在患者骨盆后方,将骨盆由后向前兜起,两端布条相对在骨盆前方结扎固定,兜布中间两条布带,同大腿内侧绕至大腿前方与兜布下方的带条结扎一起以防兜布上窜,松紧适度。固定时间3～4周。(汉英双解中医大辞典)

多谱勒血流计测定仪 duo pu le xue liu ji ce ding yi

【英文名】Doppler Blood Flow Measuring Instrument

【定义】中医诊断辅助器械。利用多谱勒技术研制的用于测定血流变的仪器。(中医诊断学)

色夭 se yao

【英文名】Dim Complexion

【定义】中医诊断学名词。为“望诊十法”内容之一。指病人面色枯槁晦暗无华。是脏腑气血精津亏虚,胃气衰败,不能上荣于面的表现。(汉英双解中医大辞典)

色抟 se tuan

【英文名】Sluggish Complexion

【定义】中医诊断学名词。为“望诊十法”内容之一。指病人面色壅滞。多见于久病。是病邪结聚已深的表现,难于治疗,预后较差。(汉英双解中医大辞典)

色沉 se chen

【英文名】Deep Complexion

【定义】中医诊断学名词。为“望诊十法”内容之一。指病人面色沉隐于皮肤之内,多见于里证。是邪气内困,气血难于外达,邪深病重的表现。(汉英双解中医大辞典)

色诊 se zhen

【英文名】Inspection of Skin Colour

【定义】诊法。望诊之一。观察颜面肤色的变化以了解病情的方法。诊察时,以五色主病为重点,结合颜色的浅深、泽枯、明晦及扩散等。(汉英双解中医大辞典)

色泽 se ze

【英文名】Sheeny Complexion

【定义】中医诊断学名词。为“望诊十法”内容之一。指面色荣润光泽,是正气未衰,气血充足的正常面色,或为轻病面色,预后较好。(汉英双解中医大辞典)

色甚 se shen

【英文名】Dark Complexion

【定义】中医诊断学名词。为“望诊十法”内容之一。指病人面色深浓。见于实证。是邪气亢盛,气血壅滞的表现。(汉英双解中医大辞典)

色浊 se zhuo

【英文名】Cloudy Complexion

【定义】中医诊断学名词。为“望诊十法”内容之一。指病人面色浊暗,无光泽。多见于阴证。是正气已衰,抗病力低下的表现。疾病预后较差。(汉英双解中医大辞典)

色部 se bu

【英文名】Distribution of Complexion; Facial Diagnostic Division

【定义】中医诊断学名词。指脏腑及肢体在面部表现的部位,以其颜色、光泽、深浅等进行诊断。(汉英双解中医大辞典)

色浮 se fu

【英文名】Superficial Complexion

【定义】中医诊断学名词。为“望诊十法”内容之一。指病人面色浮显于皮肤之表,多见于外感表证,是邪浅病深的表现。(汉英双解中医大辞典)

色清 se qing

【英文名】Clear Complexion

【定义】中医诊断学名词。为“望诊十法”内容之一。指病人面色清明,有光泽。多见于阳证。是正气未衰,抗病力强的表现。疾病预后较好。(汉英双解中医大辞典)

色散 se san

【英文名】Dispersed Complexion

【定义】中医诊断学名词。为“望诊十法”内容之一。指病人面色疏散。多见于新病。是病邪未结聚或病情好转的表现,易于治疗,预后较好。(汉英双解中医大辞典)

色微 se wei

【英文名】Subtle Complexion

【定义】中医诊断学名词。为“望诊十法”内容之一。指病人面色浅淡。见于虚证。是正气不足,气血亏虚的表现。(汉英双解中医大辞典)

色脉合参 se mai he can

【英文名】Comprehensive Analysis of Complexion and Pulse

【定义】中医诊断学名词。指医生在辨证时必须把病人的面色和脉象变化相互参照,进行综合分析,才能作出正确的诊断,并据以判断病情的轻重和预后。(汉英双解中医大辞典)

色随气华 se sui qi hua

【英文名】Variation of Complexion Reflecting Condition of Qi

【定义】中医学术语。指面部色泽是脏腑精气之外荣,随脏腑精气上荣而显露于面,故可反映脏腑精气的盛衰。(汉英双解中医大辞典)

色以润泽为本 he yi run ze wei ben

【英文名】Moistening being Basis of Complexion

【定义】中医诊断学名词。指望色诊病时,应以面色是否荣润光泽为判断正气盛衰、病情轻重的主要依据。凡面色荣润光泽者,为胃气未衰,疾病预后较好;凡面色枯槁晦暗者,为胃气已衰,疾病预后不良。(汉英双解中医大辞典)

齐刺 qi ci

【英文名】Triple Needling; Assembling Puncture

【异名】三刺(普通高等教育中医药类规划教材)

【定义】针刺方法。指在病变部位正中先刺一针，并于两旁各刺一针，三针齐用治疗病变范围较小而部位较深的痹痛等证。（普通高等教育中医药类规划教材）

交骨 jiao gu

【英文名】Female Ischium; Sacrococcygeal Joint; Jiaogu Point

【定义】①推拿穴位。一手有两穴，分别位于腕部阴池和阳池旁。治急慢惊风。（中医大辞典）②解剖学名称。指妇女的骶尾关节部。（中医大辞典）

交仪穴 jiao yi xue

【英文名】Jiaoyi Point

【定义】腧穴。经外奇穴。位于内踝上缘上5寸，胫骨后缘处。（汉英针灸辞典）

交会穴 jiao hui xue

【英文名】Crossing Points; Meeting Points; Influential Points

【定义】针灸学名词。属特定穴范畴。凡有两条或两条以上经脉交会通过的腧穴，称交会穴。（普通高等教育中医药类规划教材）

交信穴 jiao xin xue

【英文名】Jiaoxin Point

【异名】KI8（中华人民共和国国家标准－经穴部位）

【定义】腧穴。属足少阴肾经。在小腿内侧，太溪直上2寸，复溜前0.5寸，胫骨内侧缘的后方。（中华人民共和国国家标准－经穴部位）

交叉取穴 jiao cha qu xue

【英文名】Selection of Contralateral Points

【异名】对侧取穴（汉英双解针灸大辞典）；交叉选穴法（针灸大辞典）

【定义】针灸学名词。其法有二：1、左右交叉，即某一侧的病痛选取其另一侧穴位。2、左右上下交叉，即左上肢病痛选取右下肢穴位，左下肢病痛选取右上肢的穴位。（汉英双解针灸大辞典）

交经缪刺 jiao jing miu ci

【英文名】Opposite Insertion; Puncture the Points Opposite to the Affected Side

【定义】针刺方法。在针刺中，左病取右、右病取左的交叉取穴方法，治疗半身病变。（普通高等教育中医药类规划教材）

交通心肾 jiao tong xin shen

【英文名】Keep the Heart Fire and Kidney Yin in Balance; Restoring Normal Coordination between the Heart and Kidney

【定义】治法。通过滋肾阴、敛肾阳，降心火、安心神，达到滋阴潜阳、沟通心肾目的的治疗方法。适用于心肾不交、阴阳失调的证候。（普通高等教育中医药类规划教材）

交感耳穴 jiao gan er xue

【英文名】Sympathesis Point (Ear)

【异名】AH_{6a}（中华人民共和国国家标准－耳穴名称与部位）

【定义】腧穴。耳穴名。在对耳轮下脚末端与耳轮内缘相交处，即对耳轮6区前端。（中华人民共和国国家标准－耳穴名称与部位）

交会选穴法 jiao hui xuan xue fa

【英文名】Combination of Influential Points

【定义】针灸学名词。是选取两经的交会穴进行针刺治疗疾病的一种取穴方法。（汉英双解针灸大辞典）

交会经配穴法 jiao hui jing pei xue fa

【英文名】Combination of the Crossing Meridian Points

【定义】针灸学名词。是指选取与本经相交会的经脉上的穴位来治疗疾病的配穴法。（汉英双解针灸大辞典）

交变磁场疗法 jiao bian ci chang liao fa

【英文名】Alternating Magnetic Field Therapy

【定义】治法。交变磁场疗法一般使用电磁疗机产生的低频交变磁场治疗。（普通高等教育中医药类规划教材）

产药 chan yao

【英文名】Causing Essence Qi in Dantian to be Vigorous

【定义】气功术语。在内丹术功法中，通过意守下丹田的锻炼，使精气逐渐旺盛，到一定阶段，就会有真气在丹田发动，出现一定的本体感觉，这种现象称为产药。（汉英双解中医大辞典）

产后三审 chan hou san shen

【英文名】Three Postpartum Examinations

【定义】中医诊断学名词。古人总结的产后病诊断要点。主要内容为：先审少腹痛与不痛，以征恶露之有无；次审大便通与不通，以征津液之盛衰；再审乳汁行与不行及饮食多少，以征胃气之充馁。（汉英双解中医大辞典）

产后三禁 chan hou san jin

【英文名】Three Postpartum Prohibitions

【定义】中医学术语。指产后禁止使用的三种治疗方法。即发汗、攻下、利小便。（汉英双解中医大辞典）

产后病诊法 chan hou bing zhen fa

【英文名】Special Diagnostic Technique of Puerperal Diseases

【定义】诊法。新产气血骤虚、营卫不调、败血未净，稍有不慎，则变证百出，治则非同一般，故在诊法上有其特异之处，除运用四诊八纲外，还需结合三审。

（普通高等教育中医药类规划教材）

闭孔穴 bi kong xue

【英文名】Bikong Point

【定义】腧穴。经外奇穴。位于臀部，尾骨尖旁开2寸处。左右计二穴。（实用针灸辞典）

问汗 wen han

【英文名】Interrogation of Sweating

【定义】中医诊断学术语。十问之一。指询问病人的汗出情况，可辨别疾病的邪正虚实、表里阴阳。无论外感内伤，皆可引起出汗失常。询问时，要着重了解病人有汗无汗、出汗的时间、多少、部位以及主要兼症等项。（汉英双解中医大辞典）

问诊 wen zhen

【英文名】Inquiring

【定义】中医诊断学名词。指通过对病人或陪诊者进行有目的地询问，了解疾病的起始、发展及治疗经过、现在症状和其他情况以诊察病情的方法。（中医诊断学）

问二便 wen er bian

【英文名】Interrogation of Urination and Defecation

【定义】中医诊断学术语。十问之一。指询问病人的大、小便情况。可了解消化功能和水液代谢是否正常，还可识别疾病的寒热虚实。问大便要了解排便的次数、形状、颜色、气味及排便前后的感觉等；问小便应了解其颜色、尿量、次数及排尿时有无异常感觉等。（汉英双解中医大辞典）

问小儿 wen xiao er

【英文名】Inquiring about the Condition of a Child

【定义】中医诊断学术语。十问之一。根据小儿病理生理特点，通过询问小儿父母的健康状况及小儿的喂养、发育等情况及既往史中的麻疹、水痘、天花的病史，以帮助判断病情和明确诊断。（汉英双解实用中医词汇）

问头身 wen tou shen

【英文名】Interrogation of Head and Body

【定义】中医诊断学术语。十问之一。指询问病人头身疼痛等情况。头身疼痛是常见证候。根据疼痛的久暂、部位、性质和休止的时间、寒热的有无等情况，可以辨别疾病的阴阳、表里、寒热、虚实及在何脏腑等。（汉英双解中医大辞典）

问耳目 wen er mu

【英文名】Interrogation of Ear and Eye

【定义】中医诊断学术语。十问之一。指询问病人耳与目的病变情况。问耳，主要了解有无耳鸣、耳聋、耳痛、重听等变化；问目，主要了解痛、痒、视觉等情况。多反映肝肾的情况。（汉英双解中医大辞典）

问妇女 wen fu nü

【英文名】Inquiring about Female Condition

【定义】中医诊断学术语。十问之一。根据妇女的特点，通过询问妇女的月经史、生育史及白带的变化等情况，以帮助判断病情。（汉英双解实用中医词汇）

问起病 wen qi bing

【英文名】Interrogation of Onset of Diseases

【定义】中医诊断学术语。十问之一。指询问起病时间、原因、经过、治疗情况以及主要症状的特点和变化。对掌握疾病的性质、发生和变化规律，指导辨证施治，具有重要意义。（汉英双解中医大辞典）

问胸腹 wen xiong fu

【英文名】Interrogation of Chest and Abdomen

【定义】中医诊断学术语。十问之一。指询问胸胁脘腹的病变情况。要着重了解病变部位、疼痛性质、寒温喜恶、伴随症状等。问胸部可了解心肺病变，问胁部可了解肝胆病变，问脘腹可了解胃肠、膀胱、胞宫及冲、任二脉的病变。（汉英双解中医大辞典）

问寒热 wen han re

【英文名】Inquiring about Chilliness and Fever

【定义】中医诊断学术语。十问之一。了解患者发热及恶寒情况，包括时间、规律、程度及其伴随症状，以辨别疾病的部位及正邪斗争的情况。（汉英双解实用中医词汇）

问睡眠 wen shui mian

【英文名】Interrogation of Sleep

【定义】中医诊断学术语。十问之一。指询问患者的睡眠情况。可了解卫气的循行和阴阳的盛衰。应重点询问有无失眠或嗜睡的情况及具体表现、主要兼症等。（汉英双解中医大辞典）

问饮食口味 wen yin shi kou wei

【英文名】Interrogation of Diet and Taste

【定义】中医诊断学术语。十问之一。指询问病人的饮食变化、口味喜好情况。可以了解脾胃的功能，判断病势的进退，以及病变的寒热属性等。包括口渴与饮水、食欲与食量、口中的异常味觉等。（汉英双解中医大辞典）

灯火灸 deng huo jiu

【英文名】Moxibustion with Burning Oiled Rush

【定义】灸法。用灯心草蘸油点燃，在患者身体上卒淬烫的方法，有疏风解表、行气化痰之功。主要用于小儿惊风、痄腮、消化不良、疟疾、胃痛等证。（普通高等教育中医药类规划教材）

羊矢穴 yang shi xue

【英文名】Yangshi Point

【定义】腧穴。经外奇穴。位于腹股沟内端，耻骨结节之高点处。主治疝气、附睾炎。直刺0.5寸，艾条灸3～5分钟。（汉英针灸辞典）

关枢 guan shu

【英文名】Bolt-Pivot

【定义】针灸学名词。六经皮部之一,太阳皮部名。阳经以太阳为关,故称“关枢”。(汉英双解针灸大辞典)

关刺 guan ci

【英文名】Joint Puncture;Juxta-Articular Puncture

【异名】岂刺(汉英针灸辞典)

【定义】针刺方法。这种刺法多在关节附近的肌腱上进行,因为筋会于结,四肢肌肉的尽端都在关节附近,故名关刺。治疗筋痹证。(普通高等教育中医药类规划教材)

关脉 guan mai

【英文名】Guan Pulse

【定义】中医学名词。掌后高骨上之动脉,为脉诊之一部。其前为寸脉,其后为尺脉。阴阳由此分界。(汉英双解中医大辞典)

关部 guan bu

【英文名】Guan Spot

【定义】针灸学名词。指手太阴肺经平掌后高骨的部位。(汉英针灸辞典)

关蛰 guan zhe

【英文名】Bolt-Dormancy

【定义】针灸学名词。六经皮部之一,太阴皮部名。阴经中以太阴为关,故称“关蛰”。(汉英双解针灸大辞典)

关寸穴 guan cun xue

【英文名】Guancun Point

【定义】腧穴。经外奇穴。取与患者两口角长度相等之绳,一端置于关元穴上垂直下量,以绳头尽处为基点,距此基点左、右、下三处是穴。计三穴。(针灸大辞典)

关门穴 guan men xue

【英文名】Guanmen Point

【异名】ST22(中华人民共和国国家标准－经穴部位)

【定义】腧穴。属足阳明胃经。在上腹部,当脐中上3寸,距前正中线2寸。(中华人民共和国国家标准－经穴部位)

关元穴 guan yuan xue

【英文名】Guanyuan Point

【异名】RN4(中华人民共和国国家标准－经穴部位);丹田(汉英针灸辞典);次门(汉英双解针灸大辞典)

【定义】腧穴。属任脉。在下腹部,前正中线上,当脐中下3寸。(中华人民共和国国家标准－经穴部位)

关仪穴 guan yi xue

【英文名】Guanyi Point

【定义】腧穴。经外奇穴。位于膝关节外侧,腘横纹外侧端上1寸处。左右计二穴。(实用针灸辞典)

关冲穴 guan chong xue

【英文名】Guanchong Point

【异名】SJ1(中华人民共和国国家标准－经穴部位)

【定义】腧穴。属手少阳三焦经。本经井穴。位于无名指尺侧指甲角旁约0.1寸。(汉英针灸辞典)

关兔穴 guan tu xue

【英文名】Guantu Point

【定义】腧穴。经外奇穴。位于大腿伸侧,髀关穴与伏兔穴联线的中点。左右计二穴。(实用针灸辞典)

关元俞穴 guan yuan shu xue

【英文名】Guanyuanshu Point

【异名】BL26(中华人民共和国国家标准－经穴部位)

【定义】腧穴。属足太阳膀胱经。在腰部,当第五腰椎棘突下,旁开1.5寸。(中华人民共和国国家标准－经穴部位)

关节内摸挤法 guan jie nei mo ji fa

【英文名】Intra-Articular Touching-Squeezing Reduction

【定义】治法。在囊内骨折的上下,术者持骨折之一端,助手持未损伤的一端,前者在关节侧方加压推挤,后者在另一端纵向推挤,并在小范围磨动关节面,使累及关节面的骨折尽可能得到整复。适用于关节内骨折。(汉英双解中医大辞典)

壮 zhuang

【英文名】Zhuang

【异名】壮数(汉英双解实用中医词汇)

【定义】针灸学名词。艾炷的数量单位。每烧尽一个艾炷,称为一壮。(汉英针灸辞典)

壮阳 zhuang yang

【英文名】Strengthening Yang

【定义】治法。用性温有补益作用的药物以强壮阳气的方法,主要治疗心肾阳气虚衰的病证。(汉英双解实用中医词汇)

壮水制阳 zhuang shui zhi yang

【英文名】Strengthen the Kidney -Yin to Counteract the Brilliant Yang

【异名】壮水之主,以制阳光(汉英双解实用中医词汇);滋阴抑阳(中华人民共和国国家标准中医临床诊疗术语－治法)

【定义】治法。采用滋补阴液为主,使阴液充足而能抑制阳气偏亢的治疗方法。适用于因阴虚而阳亢的证候。(中华人民共和国国家标准中医临床诊疗术语－治法)

壮阳固精法 zhuang yang gu jing fa

【英文名】Qigong of Strengthening Yang to Keep the Kidney Essence

【定义】气功功法名。一种强壮男子肾精的功法。(中国当代气功全书)

冲脉 chong mai

【英文名】Chong Meridian; Thoroughfare Meridian

【异名】太冲脉(实用针灸辞典);血海(实用针灸辞典);经脉之海(汉英双解针灸大辞典)

【定义】经络名。奇经八脉之一,是循行于脊柱和胸腹的阴脉。为"十二经脉之海"、"经络之海"、"五脏六腑之海"。(实用针灸辞典)

冲门穴 chong men xue

【英文名】Chongmen Point

【异名】SP12(中华人民共和国国家标准-经穴部位)

【定义】腧穴。属足太阴脾经。在腹股沟外侧,距耻骨联合上缘中点3.5寸,当髂外动脉搏动处的外侧。(中华人民共和国国家标准-经穴部位)

冲阳穴 chong yang xue

【英文名】Chongyang Point

【异名】ST42(中华人民共和国国家标准-经穴部位)

【定义】腧穴。属足阳明胃经。在足背最高处,当拇长伸肌腱与趾长深肌腱之间,足背动脉搏动处。(中华人民共和国国家标准-经穴部位)

冲阳脉 chong yang mai

【英文名】Chongyang Pulse

【异名】趺阳脉(汉英针灸辞典)

【定义】中医学名词。切诊部位之一。(汉英针灸辞典)

冲为血海 chong wei xue hai

【英文名】Chong Meridian Being the Blood Pool

【定义】中医学名词。冲脉是十二经脉气血会聚的要冲,有调节诸经气血的作用,其脉起于胞中,与妇女月经来潮有密切关系。(中医大辞典)

冲洗疗法 chong xi liao fa

【英文名】Douching Therapy

【定义】治法。是用药液反复冲洗患病部位以治疗疾病的方法。(中国中医独特疗法大全)

次髎穴 ci liao xue

【英文名】Ciliao point

【异名】BL32(中华人民共和国国家标准-经穴部位)

【定义】腧穴。属足太阳膀胱经。在骶部,当髂后上棘内下方,适对第二骶后孔处。(中华人民共和国国家标准-经穴部位)

汗法 han fa

【英文名】Diaphoresis

【异名】解表法(中国医学百科全书-中医学分册)

【定义】治法。通过开泄腠理,调和营卫,促使发汗,以疏散外邪而解除表证的一种治法。(中国医学百科全书-中医基础理论)

汗下并用 han xia bing yong

【英文名】Simultaneous Use of Sweating and Purging

【定义】治法。指应用具有发汗解表和泻下通里作用的方剂治疗表里同病的方法。适用于外有表邪、内有里实的病人。(汉英双解中医大辞典)

池前穴 chi qian xue

【英文名】Chiqian Point

【定义】腧穴。经外奇穴。位于颈后部,风池穴前0.5寸处。左右计二穴。(实用针灸辞典)

兴奋穴 xing fen xue

【英文名】Xingfen Point

【定义】腧穴。经外奇穴。位于颞部,安眠2穴斜上0.5寸处。左右计二穴。(实用针灸辞典)

兴隆穴 xing long xue

【英文名】Xinglong Point

【定义】腧穴。经外奇穴。位于脐上1寸,旁开1寸处。(汉英针灸辞典)

兴奋点耳穴 xing fen dian er xue

【英文名】Excitation Point (Ear)

【定义】腧穴。耳穴名。位于腮腺穴内下方,对耳屏底部与颞穴相对处。(汉英针灸辞典)

宇宙功 yu zhou gong

【英文名】Universe Qigong

【定义】气功功法名。一种以固精、修德为条件,以训练元神主宰一切为核心,动静相兼的气功。(中国当代气功全书)

守气 shou qi

【英文名】Keeping the Needling Qi

【定义】针灸学术语。①针刺得气后需施行适当的手法,不使已得之气消失。(普通高等教育中医药类规划教材)②守气,是指在使用候气、催气之法针下得气后,患者有舒适的感觉时,医者需采取守气方法,守住针下经气,以保持感应持久。(普通高等教育中医药类规划教材)

守脚趾法 shou jiao zhi fa

【英文名】Method of Mind Concentration on Toes

【定义】气功功法名。为消除练功不良反应的一种方法。练功因用意太重导致头痛时,即可仰卧,闭目注意两大脚趾,或轮流注意左右大脚趾,约数分钟,可使其不良反应消失。(汉英双解中医大辞典)

守数据治 shou shu ju zhi

【英文名】Stick to Treatment Routines

【定义】针灸学术语。针刺治病时,应遵守气血多少及针刺浅深等常规。(汉英针灸辞典)

安中 an zhong

【英文名】Regulating Spleen and Stomach

【定义】治法。调理安定脾胃的方法。如健脾和胃、和

中止呕等。(汉英双解中医大辞典)

安胎 an tai

【英文名】Miscarriage Prevention

【定义】治法。运用具有安胎作用的药物或其它疗法治疗胎动不安的方法。(普通高等教育中医药类规划教材)

安神 an shen

【英文名】Tranquilization

【定义】治法。运用具有安神作用的药物治疗神志不安疾患的方法。(普通高等教育中医药类规划教材)

安眠穴 an mian xue

【英文名】Anmian Point

【定义】腧穴。经外奇穴。位于颞部,翳风穴与风池穴连线的中点处。左右计二穴。(实用针灸辞典)

安祥功 an xiang gong

【英文名】Matronly Qigong

【定义】气功功法名。为一种由内球静练法和外球动练法组成,既能健体,又能益智的气功。(中国当代气功全书)

安神止痒 an shen zhi yang

【英文名】Tranquilization and Relieving Itching

【定义】治法。运用具有养血安神作用的方药或其他疗法,主要适用于阴血亏虚、心神不宁、肌肤失养所致瘙痒的治疗方法。(中华人民共和国国家标准中医临床诊疗术语-治法)

安神定志 an shen ding zhi

【英文名】Tranquilizing the Mind

【异名】宁心定志(中华人民共和国国家标准中医临床诊疗术语-治法);宁心定悸(中华人民共和国国家标准中医临床诊疗术语-治法);安神定悸(中华人民共和国国家标准中医临床诊疗术语-治法)

【定义】治法。具有祛邪、养心等作用,适用于心虚神怯证所见惊悸、失眠、胆怯等症的治疗方法。(中华人民共和国国家标准中医临床诊疗术语-治法)

安眠1穴 an mian yi xue

【英文名】Anmian Point One

【定义】腧穴。经外奇穴。位于颞部,翳风穴与翳明穴连线的中点处。左右计二穴。(实用针灸辞典)

安眠2穴 an mian er xue

【英文名】Anmian Point Two

【定义】腧穴。经外奇穴。位于颞部,风池穴与翳明穴连线的中点处。左右计二穴。(实用针灸辞典)

安蛔止厥 an hui zhi jue

【英文名】Relieving Colic Caused by Ascaris for Waking up the Patient from Unconsciousness

【定义】治法。通过温阳散寒以安蛔止痛回厥,适用于蛔厥的治疗方法。(中华人民共和国国家标准中医临床诊疗术语-治法)

寻法 xun fa

【英文名】Searching with Fingers for Pulse Feeling

【定义】脉诊。医生用手指从轻到重,从重到轻,左右推寻,或在寸关尺三部指指交替,以寻找脉动最明显部位。(中医诊断学)

异病同治 yi bing tong zhi

【英文名】Treating Different Diseases with Same Therapy

【定义】治法。不同的疾病在其发展过程中由于出现了相同的病机因而可采用同一方法治疗。(普通高等教育中医药类规划教材)

异经选穴法 yi jing xuan xue fa

【英文名】Point Selection on Disparate Meridians

【异名】他经选穴法(汉英英汉双解针灸大辞典);异经取穴(普通高等教育中医药类规划教材);异经取穴法(汉英英汉双解针灸大辞典)

【定义】针灸学名词。取穴法。①指在与病变经脉相关的其他经脉上选取穴位。(汉英双解针灸大辞典)②许多疾病的病理变化,在脏腑与脏腑之间,往往是彼此关联,相互影响的,因此治疗必须统筹兼顾。例如:治胃病,当取中脘、足三里。(普通高等教育中医药类规划教材)

导气 dao qi

【英文名】Conducting Qi

【定义】针灸学术语。指引导经气,使其恢复正常。(汉英针灸辞典)

导引 dao yin

【英文名】Physical Breathing Exercises

【定义】气功术语。以主动的肢体运动为主,并配合呼吸或自我推拿而进行的一种锻炼身体、防治疾病的方法,也是古代养生方法,后为道家承袭。(中医大辞典)

导法 dao fa

【英文名】Moving the Bowels by Topical Application of Drugs

【异名】导便(汉英中医辞典)

【定义】治法。把药液灌入直肠或把润滑性的栓剂塞入肛门内,以通下大便。(汉英中医辞典)

导气法 dao qi fa

【英文名】Inducing Qi Method

【定义】针刺方法。①指入针出针速度均匀缓慢的针刺法。(普通高等教育中医药类规划教材)②指得气后,将针缓缓下按,慢慢上提,以引导经气的行针方法。(汉英针灸辞典)

导滞通腑 dao zhi tong fu

【英文名】Relieving Intestinal Stasis by Purgation

【定义】治法。行气消导药与泻下药合用以治疗积滞内停的方法。(汉英中医辞典)

导引派功法 dao yin pai gong fa

【英文名】Daoyin School Maneuver; Inducing and Conducting Qigong

【定义】气功功法名。强调以动功为主的一派功法。其特点是肢体操作或自我按摩与意气密切结合。要求操作时要思想宁静,精神贯注,动作自然,三合呼吸,以达动中求静。分套路式、分行式两类。(汉英双解中医大辞典)

阳穴 yang xue

【英文名】Yang Point

【定义】腧穴。经外奇穴。位于头部正中线左侧0.5寸,入后发际1.7寸处。(汉英针灸辞典)

阳龙 yang long

【英文名】Yang Dragon

【定义】气功术语。见《钟吕传道记·论龙虎》。心属火,心为液源,液中有正阳之气,称为阳龙。(汉英中医辞海)

阳刺 yang ci

【英文名】Yang Needling

【定义】针刺方法。用正中一针,四旁各一针的刺法。适用于治疗头痛。(普通高等教育中医药类规划教材)

阳明 yang ming

【英文名】Yangming

【定义】①中医学名词。三阴三阳类名之一。两阳合明,谓之阳明。(中医基础理论)②针灸学名词。经脉的名称之一。包括足阳明胃经与手阳明大肠经,与太阴经相表里。(中医大辞典)③中医学名词。指阳气的消长盛衰,按顺序排列,阳明是二阳,为阳气之渐盛。(实用针灸辞典)④中医学名词。指运气的时序,阳明燥金为五之气,主秋季秋分至小雪四个节气。(实用针灸辞典)

阳经 yang jing

【英文名】Yang Meridians

【异名】阳脉(中医大辞典)

【定义】中医学名词。①经脉中属阳者,包括手足三阳经、督脉、阳维脉、阳跷脉。(中医大辞典)②属十二经脉,是手三阳经、足三阳经的总称。(中国中医药学主题词表)

阳神 yang shen

【英文名】Yang Spirit

【定义】气功术语。见《道乡集》。指习练气功,获得遥视、遥感之力为阴神。阴神再进一步坚固,出由人间,飞腾变化,任意所为,称之为阳神。(汉英中医辞海)

阳络 yang luo

【英文名】Yang Collaterals

【定义】中医学名词。凡手足三阳经分别出来的络脉,统称阳络。(实用针灸辞典)

阳绝 yang jue

【英文名】Yang Exhaustion

【定义】中医诊断学名词。出《伤寒论·平脉法》。脉搏只现于寸部,关、尺两部都不能察觉到脉动的一种脉象。(汉英中医辞海)

阳乘 yang cheng

【英文名】Yang Subjugation

【定义】脉象。见《难经·三难》。阳乘阴的脉象。出现于内关外格的病症。症见内热而大小便闭,外寒而手足厥冷。(汉英中医辞海)

阳白穴 yang bai xue

【英文名】Yangbai Point

【异名】GB14(中华人民共和国国家标准-经穴部位);G14(针灸穴名国际标准化手册)

【定义】腧穴。属足少阳胆经。在前额部,当瞳孔直上,眉上1寸。(中华人民共和国国家标准-经穴部位)

阳交穴 yang jiao xue

【英文名】Yangjiao Point

【异名】GB35(中华人民共和国国家标准-经穴部位);G35(针灸穴名国际标准化手册);阳维穴(中国针灸大辞典)

【定义】腧穴。属足少阳胆经。在小腿外侧,当外踝尖上7寸,腓骨后缘。(中华人民共和国国家标准-经穴部位)

阳关穴 yang guan xue

【英文名】Yangguan Point

【定义】①腧穴。属足少阳胆经。在阳陵泉上3寸,犊鼻外陷中。(汉英双解中医大辞典)②腧穴。属督脉。在十六椎下,坐而取之。(汉英双解中医大辞典)

阳池穴 yang chi xue

【英文名】Yangchi Point

【异名】SJ4(中华人民共和国国家标准-经穴部位);TE4(针灸穴名国际标化手册)

【定义】①腧穴。属手少阳三焦经。在腕背横纹中,当指总伸肌腱的尺侧缘凹陷处。(汉英双解中医大辞典)②推拿穴位名。位于腕背尺骨下端桡侧横纹上1寸许凹陷处的近心端。(汉英双解中医大辞典)

阳谷穴 yang gu xue

【英文名】Yanggu Point

【异名】SI5(中华人民共和国国家标准-经穴部位)

【定义】腧穴。属手太阳小肠经。在手腕尺侧,当尺骨

茎突与三角骨之间的凹陷处。(中华人民共和国国家标准－经穴部位)

阳纲穴 yang gang xue

【英文名】Yanggang Point

【异名】BL48(中华人民共和国国家标准－经穴部位);B48(针灸穴名国际标准化手册)

【定义】腧穴。属足太阳膀胱经。在背部,当第十胸椎棘突下,旁开 3 寸。(中华人民共和国国家标准－经穴部位)

阳枢穴 yang shu xue

【英文名】Yangshu Point

【定义】腧穴。经外奇穴。位于第六胸椎棘突的高点处。此处有压痛,可作为传染性肝炎的辅助诊断。(汉英针灸辞典)

阳明经 yang ming jing

【英文名】Yangming Meridians

【定义】中医学名词。经脉名称。位于太阳和少阳的里面,所以有"阳明为合"之称。包括足阳明胃经与手阳明大肠经,与太阴经相表里。(实用针灸辞典)

阳明脉 yang ming mai

【英文名】Yangming Vessel

【定义】中医学名词。早期经脉名,即足阳明经。(新编针灸大辞典)

阳辅穴 yang fu xue

【英文名】Yangfu Point

【异名】GB38(中华人民共和国国家标准－经穴部位);G38(针灸穴名国际标准化手册)

【定义】腧穴。属足少阳胆经。在小腿外侧,外踝尖上 4 寸,腓骨前缘稍前方。(中华人民共和国国家标准－经穴部位)

阳维穴 yang wei xue

【英文名】Yangwei Point

【定义】腧穴。①经外奇穴。位于颞部耳廓背侧之根部,前与耳屏间切迹相平。(中国针灸大辞典)②阳交穴的别名,首见于《铜人》。(中国针灸大辞典)

阳维脉 yang wei mai

【英文名】Yangwei Vessel; Yangwei Meridian

【定义】中医学名词。奇经八脉之一。其循行线路是:起于足跟外侧,向上经过外踝,与足少阳胆经并行,沿下肢外侧上行至髋部,经胁肋后侧,从腋后上肩,至前额,再到项后,合于督脉。(中医药学名词 2004)

阳跷脉 yang qiao mai

【英文名】Yang Heel Vessel; Yangqiao Vessel

【异名】阳跷(汉英针灸辞典);阳蹻脉(实用针灸辞典)

【定义】针灸学名词。奇经八脉之一。是循行于下肢及躯干侧面,主一身左右之阳气的阳脉。其循行线路是:起于足跟外侧,沿下肢外侧至胁,上肩,过人迎,上至目内眦,终于风池。(实用针灸辞典)

阳溪穴 yang xi xue

【英文名】Yangxi Point

【异名】LI5(中华人民共和国国家标准-经穴部位)

【定义】腧穴。属手阳明大肠经。在腕背横纹桡侧,手拇指向上翘起时,当拇短伸肌腱与拇长伸肌腱之间的凹陷中。(中华人民共和国国家标准－经穴部位)

阳燧灸 yang sui jiu

【英文名】Sulfur-made Lozenge Moxibustion; Yang-Sui Moxibustion

【定义】灸法。阳燧指古时铜质制成的凹面镜。阳燧灸即是用阳燧以聚集日光点燃艾炷施灸。(普通高等教育中医药类规划教材)

阳瘢穴 yang ban xue

【英文名】Yangban Point

【定义】腧穴。经外奇穴。位于第五胸椎棘突下凹陷中。(汉英针灸辞典)

阳中求阴 yang zhong qiu yin

【英文名】Nourish Yin by Tonifying Yang

【定义】治则。治疗阴偏衰时,在滋阴剂中适当佐用扶阳药,使阴得阳升而源泉不竭。(中医基础理论)

阳中隐阴 yang zhong yin yin

【英文名】Yin Being Latent in Yang

【定义】针刺方法。指在浅层行针刺,紧按慢提九数,再进入深层行泻法,紧提慢按六数。适用于治疗先寒后热症。(普通高等教育中医药类规划教材)

阳光三现 yang guang san xian

【英文名】Sunlight Appears Three Times

【定义】佛家气功名词。见《仙佛合宗》。在炼精化气阶段中,眼前三次出现闪光,这是炼精化气止火之机。(汉英中医辞海)

阳合耳穴 yang he er xue

【英文名】Yanghe Point (Ear)

【定义】腧穴。耳穴名。位于下耳背的内下方。主治月经不调、阳萎、腹泻等。(汉英针灸辞典)

阳明为阖 yang ming wei he

【英文名】Yangming Meridians are Shut

【定义】针灸学术语。经脉生理特点。阳明主阳经之里,故为阖。(汉英针灸辞典)

阳脉之海 yang mai zhi hai

【英文名】Sea of Yang Meridians

【定义】中医学名词。指督脉。督脉与十二经脉中的手足六阳经相交会,有统率阳经和调节一身阳气的作用,故曰阳脉之海。(新编针灸大辞典)

阳病治阴 yang bing zhi yin

【英文名】Treat Yin for Yang Disease

【定义】治则。指对阴虚无以制阳则阳亢的虚热证，采用滋阴的方法以制约阳亢。（中医基础理论）

阳中之太阳 yang zhong zhi tai yang

【英文名】Taiyang in Yang

【定义】①中医学名词。出《灵枢·九针十二原》。指心。（汉英中医辞海）②针灸学名词。出《灵枢·阴阳系日月》。指两手之三阳经络。（汉英中医辞海）

阳中之少阴 yang zhong zhi shao yin

【英文名】Shaoyin in Yin

【定义】①中医学名词。出《灵枢·九针十二原》。指肺。（汉英中医辞海）②针灸学名词。出《灵枢·阴阳系日月》。指两手之三阴经络。（汉英中医辞海）

阳性良导点 yang xing liang dao dian

【英文名】Positive Well-Conductive Point

【定义】针灸学名词。提示机体相应的部位病变正在发生、发展或在恢复之中，可作为诊断分析用穴。（实验针灸学）

阳脉营其腑 yang mai ying qi fu

【英文名】Yang Meridians Transport the Qi of Fu-Organ

【定义】针灸学术语。指阳脉营运腑气。（汉英针灸辞典）

阳虚证辨证 yang xu zheng bian zheng

【英文名】Differentiation of Syndromes of Insufficiency of Yang

【定义】中医诊断学名词。辨别疾病是否属于阳虚证候的方法。（中医诊断学）

阳维维于阳 yang wei wei yu yang

【英文名】Yangweimai Regulates and Links Yang of the Whole Body

【定义】针灸学术语。指阳维脉维系一身之阳。（汉英针灸辞典）

阳明病症辨证 yang ming bing zheng bian zheng

【英文名】Differentiation of Yangming Syndromes

【定义】中医诊断学名词。辨别疾病是否属于阳明经病症的方法。（中医诊断学）

阳维起于诸阳会 yang wei qi yu zhu yang hui

【英文名】Yangweimai Originates where all the Yang Meridians Come together

【定义】针灸学术语。指阳维脉起于诸阳脉交会之处。（汉英针灸辞典）

阳明与少阳合病 yang ming yu shao yang he bing

【英文名】Disease Involving the Yangming and Shaoyang Channels Simultaneously

【定义】中医学术语。指阳明经和少阳经同时发生病变，两经的症状同时出现一种较复杂的病证。（汉英中医辞典）

阴丹 yin dan

【英文名】Saliva

【定义】气功学名词。出《抱朴子内篇·极言》。指津液，即口中唾液。（汉英中医辞海）

阴穴 yin xue

【英文名】Yin Point

【定义】腧穴。经外奇穴。位于头部中正中线右侧0.5寸，入后发际1.7寸处。（汉英针灸辞典）

阴关 yin guan

【英文名】Yin Guan

【定义】针灸学名词。出《针灸甲乙经》。经穴大赫、承扶均别名阴关。（汉英中医辞海）

阴刺 yin ci

【英文名】Yin Puncture

【定义】针刺方法。针刺时，左右两侧穴位同用的方法。治疗下肢寒痹等证。（普通高等教育中医药类规划教材）

阴经 yin jing

【英文名】Yin Meridians

【定义】中医学名词。①指经脉中属阴者，包括手足三阴经、任脉、阴维脉、阴跷脉等。（中医大辞典）②属十二经脉，是手三阴经、足三阴经的总称。（中国中医药学主题词表）

阴虎 yin hu

【英文名】Yin Tiger

【定义】气功术语。出《钟吕传道记·论龙虎》。肾中真一之水。（汉英中医辞海）

阴络 yin luo

【英文名】Yin Collaterals

【定义】中医学名词。凡手足三阴经分别出来的络脉，统称阴络。（实用针灸辞典）

阴绝 yin jue

【英文名】Yin Exhaustion

【定义】诊断学名词。出《伤寒论·平脉法》。脉搏只现于尺部，寸、关两部都不能察觉到脉动的一种脉象。（汉英中医辞海）

阴藏 yin cang

【英文名】Yincang

【定义】气功术语。佛家气功习用语。见《往生要集》。阴为佛之阴茎，藏于腹中而不显现，犹马之阴不可见也。（汉英中医辞海）

阴亢穴 yin kang xue

【英文名】Yinkang Point

【定义】腧穴。经外奇穴。位于臀下皱襞中，承扶穴内侧1.5寸处。左右计二穴。（实用针灸辞典）

阴包穴 yin bao xue

【英文名】Yinbao Point

【异名】LR9（中华人民共和国国家标准－经穴部位）；LIV9（针灸穴名国际标准化手册）

【定义】腧穴。属足厥阴肝经。在大腿内侧,当股骨内上髁上4寸,股内肌与缝匠肌之间。(中华人民共和国国家标准-经穴部位)

阴市穴 yin shi xue

【英文名】Yingshi Point

【异名】ST33(中华人民共和国国家标准-经穴部位);S33(针灸穴名国际标准化手册);阴鼎(汉英中医辞海)

【定义】腧穴。属足阳明胃经。在大腿前面,当髂前上棘与髌底外侧端的连线上,髌底上3寸。(中华人民共和国国家标准-经穴部位)

阴交穴 yin jiao xue

【英文名】Yinjiao Point

【异名】RN7(中华人民共和国国家标准-经穴部位);CV7(针灸穴名国际标准化手册)

【定义】腧穴。属任脉穴。在下腹部,前正中线上,当脐中下1寸。(中华人民共和国国家标准-经穴部位)

阴池穴 yin chi xue

【英文名】Yinchi Point

【定义】推拿穴位。出《小儿按摩经》。位于腕部掌侧横纹的尺侧边。与其它穴位配伍,可治头痛。(汉英中医辞海)

阴阳穴 yin yang xue

【英文名】Yinyang Point

【定义】腧穴。经外奇穴。位于足大趾内侧,趾节横纹头。(汉英针灸辞典)

阴谷穴 yin gu xue

【英文名】Yingu Point

【异名】KI10(中华人民共和国国家标准-经穴部位);K10(针灸穴名国际标准化手册)

【定义】腧穴。属足少阴肾经。在腘窝内侧,屈膝时,当半腱肌肌腱与半膜肌肌腱之间。(中华人民共和国国家标准-经穴部位)

阴茎穴 yin jing xue

【英文名】Yinjing Point

【异名】热头(汉英中医辞海)

【定义】腧穴。经外奇穴。位于男性尿道口上方宛宛中。主治癫痫,阴缩。(汉英中医辞海)

阴郄穴 yin xi xue

【英文名】Yinxi Point

【异名】HT6(中华人民共和国国家标准-经穴部位);H6(针灸穴名国际标准化手册)

【定义】腧穴。属手少阴心经。在前臂掌侧,当尺侧腕屈肌 腱的桡侧缘,腕横纹上0.5寸。(中华人民共和国国家标准-经穴部位)

阴独穴 yin du xue

【英文名】Yindu Point

【异名】EX-LE10(中华人民共和国国家标准-经穴部位);八风穴(汉英针灸辞典);阴独八穴(汉英针灸辞典)

【定义】腧穴。经外奇穴。位于足背部,第一至五趾间,趾蹼缘后方赤白肉际处,一侧四穴,左右共八穴。(中华人民共和国国家标准-经穴部位)

阴都穴 yin du xue

【英文名】Yindu Point

【异名】KI19(中华人民共和国国家标准-经穴部位);K19(针灸穴名国际标准化手册)

【定义】腧穴。属足少阴肾经。在上腹部,当脐中上4寸,前正中线旁开0.5寸。(中华人民共和国国家标准-经穴部位)

阴维穴 yin wei xue

【英文名】Yinwei Point

【定义】腧穴。①指阴维穴交会穴。筑宾、冲门、府舍、大横、腹衰、期门、天突、廉泉均为阴维脉交会之穴。(汉英中医辞海)②属足少阴肾经。为大赫穴的别名,参见大赫穴。(汉英中医辞海)

阴维脉 yin wei mai

【英文名】Yin Wei Meridian; Yinwei Vessel

【定义】奇经八脉。其循行线路是:起于小腿内侧足三阴经交会之处,沿下肢内侧上行,至腹部,与足太阴脾经同行,到胁部,与足厥阴经相合,然后上行至咽喉,合于任脉。(中医药学名词2004)

阴跷脉 yin qiao mai

【英文名】Yin Heel Vessel; Yinqiao Meridian

【异名】阴跷(汉英针灸辞典);阴蹻脉(实用针灸辞典)

【定义】针灸学名词。奇经八脉之一,是循行于下肢内侧及腹、胸腔与面部的主一身之阴气的阴脉。其循行线路是:起于内踝下照海穴,经过内踝后,沿下肢内侧上行,经阴部,沿腹、胸进入缺盆,再上行,出人迎穴之前,经鼻旁,到目内眦,与手足太阳经、阳跷脉会合。(实用针灸辞典)

阴廉穴 yin lian xue

【英文名】Yinlian Point

【异名】LIV11(汉英针灸辞典);LR11(中华人民共和国国家标准-经穴部位)

【定义】腧穴。属足厥阴肝经。在大腿内侧,当气冲直下2寸,大腿根部,耻骨结节的下方,长收肌的外缘。(中华人民共和国国家标准-经穴部位)

阴中求阳 yin zhong qiu yang

【英文名】Tonify Yang by Nourishing Yin

【定义】治则。指治疗阳偏衰时在扶阳剂中适当佐用滋阴药,使阳得阴助而生化无穷。(中医基础理论)

阴中隐阳 yin zhong yin yang

【英文名】Yang Being Latent in Yin

【定义】针刺方法。指进针后先在深层行泻法，紧提慢按行六数，再退到浅层行补法，紧提慢按行九数，是一种先泻后补的方法。适用于治疗先热后寒之证。（普通高等教育中医药类规划教材）

阴阳之根 yin yang zhi gen

【英文名】Root of Yin and Yang

【定义】气功术语。见《真修十书》。指神。（汉英中医辞海）

阴阳并补 yin yang bing bu

【英文名】both the Vital Essence and Function Should be Replenished

【定义】治则。指在阴阳互损时对阴阳进行双补的治疗。（中医基础理论）

阴阳治法 yin yang zhi fa

【英文名】Yin-Yang Therapeutic Methods

【定义】中医学术语。指运用具有调补阴阳作用的药物治疗阴阳偏盛偏衰的方法。（普通高等教育中医药类规划教材）

阴阳辨证 yin yang bian zheng

【英文名】Syndrome Differentiation Based on the Theory of Yin and Yang

【定义】中医诊断学名词。指以阴阳学说为理论依据，辨别疾病的阴阳属性。（中医诊断学）

阴返抱阳 yin fan bao yang

【英文名】Yin Holds Yang back

【定义】气功术语。见《钟吕传道记》。阴指肾阴，阳指心阳，气功状态下肾阴含心阳纳入肾中，此种现象称阴返抱阳。（汉英中医辞海）

阴委1穴 yin wei yi xue

【英文名】Yinwei Piont One

【定义】腧穴。经外奇穴。位于大腿外侧，腘横纹外侧端上1寸处。左右计二穴。（实用针灸辞典）

阴委2穴 yin wei er xue

【英文名】Yinwei Piont Two

【定义】腧穴。经外奇穴。位于大腿外侧，腘横纹外侧端上2寸处。左右计二穴。（实用针灸辞典）

阴委3穴 yin wei san xue

【英文名】Yinwei Piont Three

【定义】腧穴。经外奇穴。位于大腿外侧，腘横纹外侧端上3寸处。左右计二穴。（实用针灸辞典）

阴脉之海 yin mai zhi hai

【英文名】Sea of Yin Channels

【定义】中医学名词。指任脉。因任脉行于人体腹面正中线上，其脉多次与手足三阴经及阴维脉交会，如江河汇流大海。能总任一身之阴，故称阴脉之海。（汉英双解中医大辞典）

阴病治阳 yin bing zhi yang

【英文名】Treat Yang for Yin Disease

【异名】扶阳以制阴(中医基础理论)

【定义】治则。指对阳虚无以制阴则阴盛的虚寒证采用扶阳的方法以消退阴盛。（中医基础理论）

阴陵泉穴 yin ling quan xue

【英文名】Yinlingquan Point

【异名】SP9(中华人民共和国国家标准-经穴部位)

【定义】腧穴。属足太阴脾经。在小腿内侧，当胫骨内侧髁后下方凹陷处。（中华人民共和国国家标准－经穴部位）

阴囊缝穴 yin nang feng xue

【英文名】Yinnangfeng Point

【定义】腧穴。经外奇穴。位于男性阴囊尾侧正中线上。（汉英针灸辞典）

阴中之太阴 yin zhong zhi tai yin

【英文名】Taiyin in Yin

【定义】①中医学名词。出《灵枢·九针十二原》。指肾。（汉英中医辞海）②针灸学名词。出《灵枢·阴阳系日月》。指两足之三阴经络。（汉英中医辞海）

阴中之少阳 yin zhong zhi shao yang

【英文名】Shaoyang in Yin

【定义】①中医学名词。出《灵枢·九针十二原》。指肝。②针灸学名词。出《素问·阴阳离合论》。指足少阳胆经。③针灸学名词。出《灵枢·阴阳系日月》。指足部之阳经。（汉英中医辞海）

阴中之少阴 yin zhong zhi shao yin

【英文名】Shaoyin in Yin

【定义】经络名。出《素问·阴阳离合论》。指足少阴肾经。（汉英中医辞海）

阴中之至阴 yin zhong zhi zhi yin

【英文名】Zhiyin in Yin

【定义】中医学名词。出《素问·金匮真言论》。指脾。（汉英中医辞海）

阴阳匹配功 yin yang pi pei gong

【英文名】Yin and Yang Matching Qigong

【定义】气功功法名。根椐《内经》所云“阴阳者，天地之道也，万物之纲纪，变化之父母，生杀之本始，神明之府也”所编的一门气功。（中国当代气功全书）

阴阳配穴法 yin yang pei xue fa

【英文名】Combination of Points on Yin Meridians with those on Yang Meridians

【异名】按部配穴法(汉英双解针灸大辞典)

【定义】针灸学名词。指阴经穴与阳经穴配伍应用的配穴法。（汉英双解针灸大辞典）

阴阳跷四穴 yin yang qiao si xue

【英文名】Four Points of Yinqiao and Yangqiao

【定义】针灸学名词。即阴跷脉的照海穴，阳跷脉的申脉穴，左右共四穴。（中医大辞典）

阴脉营其脏 yin mai ying qi zang

【英文名】Yin Meridians Transport Visceral Energy

【定义】针灸学术语。指阴脉营运脏气。(汉英针灸辞典)

阴盛阳虚脉 yin sheng yang xu mai

【英文名】Pulse Excessive in Yin and Deficient in Yang

【定义】脉象。脉象轻按浮取,细而小,重按沉取,实大。(汉英中医辞海)

阴虚证辨证 yin xu zheng bian zheng

【英文名】Differentiation of Syndromes of Yin-Deficiency

【定义】中医学术语。指辨别疾病是否属于阴虚证的方法。(中医诊断学)

阴维维于阴 yin wei wei yu yin

【英文名】Yinwei Meridian Regulates and Links Yin of the Whole Body

【定义】针灸学术语。指阴维脉维系一身之阴。(汉英针灸辞典)

阴阳出入门户 yin yang chu ru men hu

【英文名】Door of Yin and Yang

【定义】气功术语。门户,指阴阳之转枢。子午卯酉四个时辰为阴阳转枢的时间。(汉英中医辞海)

阴阳变化之乡 yin yang bian hua zhi xiang

【英文名】Transforming Place of Yin and Yang

【定义】针灸学术语。见《性命圭旨全书·反照图》。指任脉、督脉交会之处,即会阴,一说尾闾。亦指虚危。(汉英中医辞海)

阴囊下横纹穴 yin nang xia heng wen xue

【英文名】Yinnangxiahengwen Point

【定义】腧穴。经外奇穴。位于男性会阴部,阴囊下第一横纹的中点。(汉英针灸辞典)

阴维起于诸阴交 yin wei qi yu zhu yin jiao

【英文名】Yinwei Meridian Stems where all the Yin Meridians Intersect

【定义】针灸学术语。指阴维脉起于诸阴脉交会之处。(汉英针灸辞典)

防近耳穴 fang jin er xue

【英文名】Myopia-Prevention Point (Ear)

【定义】腧穴。耳穴名。位于屏间切迹内侧 0.2 厘米,皮质下穴与内分泌穴之间。主治近视眼。(汉英针灸辞典)

防治近视眼功法 fang zhi jin shi yan gong fa

【英文名】Myopia Prevention and Cure Qigong

【定义】气功功法名。遵循祖国传统医学中的经络学说创制的一种防治视力下降的功法。(中国当代气功全书)

收视返听 shou shi fan ting

【英文名】Avoidance of Looking and Listening

【定义】气功术语。练功时轻闭双目,用"内视"丹田的方法,把思想、注意力集中于小腹部,从而达到不受外界事物和声音的干扰,集中意念进行练功的目的。(汉英双解中医大辞典)

收敛止血 shou lian zhi xue

【英文名】Astringing to Arrest Bleeding

【定义】治法。具有收敛固摄止血作用。适用于出血的治疗方法。(普通高等教育中医药类规划教材)

妇人脉诊 fu ren mai zhen

【英文名】Pulse-Taking in Women

【定义】诊法。用于诊断妇科疾病的诊脉方法。(中医诊断学)

妇科诊法 fu ke zhen fa

【英文名】Diagnostic Technique of Gynecopathy

【定义】中医诊断学名词。指用于诊察妇产科疾病的方法。(普通高等教育中医药类规划教材)

观息 guan xi

【英文名】Fixing Attention to Respiration

【定义】气功术语。指在练功时,把注意力集中在呼吸上,静心观察体内柔细匀长的呼吸出入,以此排除杂念,达到入静的目的。(汉英双解中医大辞典)

观神色 guan shen se

【英文名】Inspection of Mental State and Complexion

【定义】中医诊断学术语。指观察患者的精神状态及面部色泽、眼神等变化,从而了解正气的盛衰。(汉英中医辞典)

红砂手 hong sha shou

【英文名】Red - Sand Hand

【定义】气功功法名。武林中的一门绝技,能使双手力大无比,有强筋健骨,提高内脏功能,去病延年的功用。(中国气功功法大全)

红外线灸 hong wai xian jiu

【英文名】Infrared Moxibustion

【异名】红外线穴位照射法(汉英双解针灸大辞典)

【定义】灸法。利用红外线辐射器在人体身上照射,使经穴产生温热效应,从而达到疏通经络、宣导气血、扶正祛邪的目的。适用于治疗风寒湿痹。(普通高等教育中医药类规划教材)

红外线、紫外线穴位照射法 hong wai xian zi wai xian xue wei zhao she fa

【英文名】Infrared-Ultraviolet Ray Point-Irradiation Therapy

【定义】针灸疗法。应用红外线或紫外线结合经络穴或穴区进行照射以治疗疾病的方法。(新编针灸大辞典)

纪门穴 ji men xue

【英文名】Jimen Point

【定义】腧穴。经外奇穴。位于胸部,乳头外开1寸直下,第六、七肋间处。左右计二穴。(实用针灸辞典)

孙络 sun luo

【英文名】Minute Collaterals

【异名】孙脉(汉英双解针灸大辞典)

【定义】经络名。指由三百六十五络再分出的细小支脉,也称孙脉。(实用针灸辞典)

七画

弄舌 nong she

【英文名】Wagging and Drawing Back the Tongue

【定义】中医诊断学名词。指舌微出口,立即收回。(汉英针灸辞典)

麦粒灸 mai li jiu

【英文名】Moxibustion with Wheat Grain-like Moxacone

【定义】灸法。指用麦粒大小的艾炷施灸,故名。作直接灸用。(新编针灸大辞典)

形体 xing ti

【英文名】Physique and Constitution

【定义】中医学名词。指人体身形和体质。临床上观察身形的肥瘦、形态特征和体质的强弱,可作为辨证论治的参考。(汉英双解中医大辞典)

形气相失 xing qi xiang shi

【英文名】Incoordination of Physique and Qi

【定义】中医诊断学术语。指人的形体与脏腑组织的功能或病气不平衡。如形体肥胖而功能不足,神疲气短乏力者,称为形盛气虚;形体消瘦而胃火亢盛,烦燥多食易饥者,称为气盛形虚。(汉英双解中医大辞典)

形气相得 xing qi xiang de

【英文名】Coordination of Physique and Qi

【定义】中医诊断学术语。指人的形体与脏腑组织的功能或病气相对平衡。如形体肥胖而神旺能食有力,称为形气俱盛,属身体健康;形体消瘦而神疲食少乏力,称为形气俱虚,属虚证表现。两者皆易治。(汉英双解中医大辞典)

形盛气虚 xing sheng qi xu

【英文名】Excess in Physique but Deficiency in Qi

【定义】中医诊断学术语。指体肥而功能低下的体型。表现为形体肥胖,肤白无华,神疲乏力,少气声低,舌淡脉虚。属阳气不足,脾虚有痰,多痰多湿,易患中风、痰饮、带下等病。(汉英双解中医大辞典)

形象寓意法 xing xiang yu yi fa

【英文名】Naming Disease with Figuration

【定义】中医诊断学术语。指用以病状相合的比喻或特殊的寓意为主要依据来命名疾病的方法。(中医诊断学)

形胜气衰者夭 xing sheng qi shuai zhe yao

【英文名】Those with Physique Overwhelming Qi Dying Young

【定义】中医诊断学术语。指人的形体肥胖而功能低下,形与气相失,是不健康的表现,往往不能长寿。(汉英双解中医大辞典)

形不足者温之以气 xing bu zu zhe wen zhi yi qi

【英文名】Warming the Emaciated with Qi

【定义】治则。指对形体虚弱、元阳不足的病人,宜采用补气温阳的治法,以增强其机体脏腑的功能,促进病愈和身体康复。(汉英双解中医大辞典)

进法 jin fa

【英文名】Method of Insertion; Inserting

【定义】针灸学名词。将针由浅入深,渐次而进,获取感应,使针能达应进的深度。(普通高等教育中医药类规划教材)

进气法 jin qi fa

【英文名】Inserting-Qi Method

【定义】针刺手法。主要是在深层实行补法。进针后刺入深层(九分),得气后实行补法,如紧按慢提提九数,然后将针卧倒,针尖向上(向心),让针下感应上行。(普通高等教育中医药类规划教材)

进火法 jin huo fa

【英文名】Inserting-Fire Method

【定义】针刺手法。进火法属热补法,但手法较轻。方法是进针后,结合患者的呼吸先退后进和应用摇法,动摇针尖而进之,以促使温热感的产生。(普通高等教育中医药类规划教材)

进水法 jin shui fa

【英文名】Inserting-Water Method

【定义】针刺手法。进水法属凉泻法,但手法较轻。方法是进针后,结合患者的呼吸先进后退和应用摇法,动摇针柄而退之,以促使凉感的产生。(普通高等教育中医药类规划教材)

进阳火 jin yang huo

【英文名】Intensifying Yang Fire

【定义】气功术语。练周天功时,从子时(23~1时)开始运用意念加强呼吸,使其气发动并沿着任督脉上升,称为进阳火。(汉英双解中医大辞典)

进针法 jin zhen fa

【英文名】Techniques of Inserting Needle

【异名】入针法(普通高等教育中医药类规划教材);下针法(普通高等教育中医药类规划教材);内针法(普通高等教育中医药类规划教材);刺针法(普通高等教育中医药类规划教材)

【定义】针灸学名词。①在进行针刺操作时，一般用双手配合，将针刺入皮肤的方法，称进针法。临床上，多以右手持针，靠拇、食、中指夹持针柄，称右手为“刺手”。左手按压针刺部位或辅助针身，称左手为“押手”。(普通高等教育中医药类规划教材)②指毫针在刺手与压手的密切配合下，运用各种手法将针刺入腧穴皮下的方法，是毫针刺法的首要操作技术。(普通高等教育中医药类规划教材)

进针管 jin zhen guan

【英文名】Needle-Inserting Tube

【定义】针刺辅助器具。指长度略短于所用毫针，粗细以通过针尾为度的管型器具。(汉英针灸辞典)

进针器进针法 jin zhen qi jin zhen fa

【英文名】Insertion with Needle-Inserting Tube

【定义】针灸学名词。用特制的圆珠笔式或玩具手枪式进针器，将毫针装入进针器内，下口置于腧穴皮肤上，用手指拉扣弹簧，使针尖迅速弹入皮下，然后将进针器抽出。(普通高等教育中医药类规划教材)

远针法 yuan zhen fa

【英文名】Method of Distant Point Selection

【定义】针刺方法。即远道选穴。参见远道选穴。(汉英针灸辞典)

远道刺 yuan dao ci

【英文名】Distant Needling

【定义】针刺方法。古刺法名。九刺之一。即在离病痛处较远的部位取穴行刺。(汉英双解中医大辞典)

远近若一 yuan jin ruo yi

【英文名】No Matter Using Far or Near Points, the Same Principle should be Followed

【定义】针灸学术语。无论远部取穴或近部取穴，必须得气的道理是一致的。(汉英针灸辞典)

远道选穴 yuan dao xuan xue

【英文名】Distant Point Selection

【定义】针灸学术语。指在受病部位的远距离取穴治疗。(实用针灸学)

远近配穴法 yuan jin pei xue fa

【英文名】Distant-Proximal Point Association

【定义】针灸学名词。选穴原则中的“近部选穴”与“远部选穴”配合使用的方法。(普通高等教育中医药类规划教材)

运火 yun huo

【英文名】Carrying Fire

【定义】气功学名词。见《道乡集》。习练小周天，待丹田精气盈满时，用意收腹提肛，促使精气通过尾闾上行。(汉英中医辞海)

运法 yun fa

【英文名】Revolving Manipulation

【定义】推拿手法。指用手指的罗纹面在体表作环形或弧形推动的手法。(普通高等教育中医药类规划教材)

运脾 yun pi

【英文名】Activating the Spleen

【定义】治法。指使用芳香化湿与理气健脾药治疗湿困脾胃的病证。症见胃部饱胀、食欲减退、恶心欲吐、头昏身倦，大便泄泻，或腹胀、四肢浮肿、小便少、舌苔白腻、脉濡等。(汉英中医辞典)

运睛 yun jing

【英文名】Rolling Eyes Qigong

【定义】气功功法名。动功。见《古今图书集成·医部全录·目门》。眼睛经常上下左右旋转运动。治目暗不明。(汉英中医辞海)

运八卦 yun ba gua

【英文名】Arc-Pushing Bagua

【定义】推拿手法。用运法顺时针方向掐运内八卦穴。(普通高等教育中医药类规划教材)

运太阳 yun tai yang

【英文名】Arc-Pushing Taiyang

【定义】推拿手法。用中指端揉太阳穴。(推拿手法学)

运手法 yun shou fa

【英文名】Activating the Hands Method

【定义】气功功法名。动功。见《养生秘旨》。作法：每朝自然站立，放松形体，将左右手放前绞纽，为计遍数。或在热水内绞纽更妙。日日为之，不可间断。治肢体不遂。(汉英中医辞海)

运气法 yun qi fa

【英文名】Directing-Qi Method

【定义】针刺手法。指进针后，先作直刺提插或捻转六数操作，得气后，将针斜向病所，令患者深吸气五口，使气至病所，可以止痛。(普通高等教育中医药类规划教材)

运用区 yun yong qu

【英文名】Usage Area; Apraxia Area

【定义】头针刺激区。从顶骨结节起分别引一垂直线和与该线夹角为40度的前后两线，长度均为3厘米。主治失用症。(汉英双解针灸大辞典)

运动区 yun dong qu

【英文名】Motor Area

【异名】言语一区(汉英双解针灸大辞典)

【定义】头针刺激区。上点在前后正中线中点往后0.5厘米处，下点在眉枕线和鬓角发际前缘相交处。如果鬓角不明显，可以从颧弓中点向上引垂直线，此线与眉枕线交叉处向前移 0.5 厘米为运动区下点。上下两点连线即为运动区。运动区又可分为上、中、下三部。上部:上运动区的上 1/5,为下肢、躯干运动区。中部:是运动区的中 2/5,为上肢运动区。下部:是运动区的下 2/5,为面运动区,亦称言语一区。主治:上部:对侧下肢、躯干部瘫痪。中部:对侧上肢瘫痪。下部:对侧中枢性面神经瘫痪,运动性失语,流涎,发音障碍。(汉英双解针灸大辞典)

运膏肓 yun gao huang

【英文名】Arc-Pushing Gaohuang

【定义】气功功法名。十二段锦之一。先将两手分别按于两肩,然后两臂下垂,提起肩胛骨及肩关节,左右手轮换作环形转动 30～40 次。(汉英双解中医大辞典)

运土入水 yun tu ru shui

【英文名】Arc-Pushing Soil into Water

【定义】推拿手法。自脾土穴向肾水穴推运的手法。(普通高等教育中医药类规划教材)

运内八卦 yun nei ba gua

【英文名】Arc-Pushing Neibagua

【定义】推拿手法。指用内八卦作运法。功能宽胸利膈、理气化痰、行滞消食。常用于治疗咳喘、呕吐、腹泻、厌食等。(汉英双解中医大辞典)

运气按摩 yun qi an mo

【英文名】Massage through Qi-Concentration

【定义】气功功法名。见《胎息秘要歌诀》。气功师把内气,通过手指或手掌等部位发出,作用于患者经络穴位或病变部位而治疗疾病。(汉英中医辞海)

运水入土 yun shui ru tu

【英文名】Arc-Pushing Water into Soil

【定义】推拿手法。自肾水穴向脾土穴推动的手法。(普通高等教育中医药类规范教材)

运外八卦 yun wai ba gua

【英文名】Are-Pushing Waibagua

【定义】推拿手法。指在外八卦穴上用拇指作顺时针方向掐运。功能宽胸理气、通滞散结。用于治疗胸闷、腹胀、便秘等。(汉英双解中医大辞典)

运动按摩 yun dong an mo

【英文名】Motion Massage

【定义】推拿学名词。指用于运动后恢复的按摩方法。(普通高等教育中医药类规划教材)

运气却病法 yun qi que bing fa

【英文名】Directing One's Strength to the Diseased

【定义】气功功法名。静功。见《圣济总录》。作法:运气如屋漏、注连,送至病处。若患时疾瘴气,但引外气呵之,立效。(汉英中医辞海)

走罐 zou guan

【英文名】Cupping by Pushing the Cup

【异名】拉罐法(汉英英汉双解针灸大辞典);推罐法(汉英英汉双解针灸大辞典)

【定义】治法。外治法。指于火罐吸着后,将罐推拉移动以扩大其作用面而达到治疗疾病的目的。(汉英双解针灸大辞典)

攻下 gong xia

【英文名】Strong Purgation

【定义】治法。属下法。下法中最峻烈者。(中国中医药学主题词表)

攻坚 gong jian

【英文名】Resolving Mass

【定义】治法。消法。指应用具有软坚散结、行气消瘀作用的方剂,以消除体内坚硬的病理肿块的治法。(汉英双解中医大辞典)

攻里 gong li

【英文名】Purgation to Treat Interior Diseases

【定义】治法。下法。指应用具有泻下作用的方药以通导大便、荡涤实热、攻逐水饮的治法。(汉英双解中医大辞典)

攻溃 gong kui

【英文名】Promoting Suppuration

【定义】治法。指攻破溃烂。(中医基础理论)

攻下冷积 gong xia leng ji

【英文名】Eliminating Retention of Coldness through Purgation

【异名】攻下寒积(中华人民共和国国家标准中医临床诊疗术语－治法)

【定义】治法。指温阳散寒药与攻下药并用,以治疗沉寒冷积所致病症的方法。(中华人民共和国国家标准中医临床诊疗术语－治法)

攻下逐瘀 gong xia zhu yu

【英文名】Eliminating Blood Stasis by Catharsis

【定义】治法。指活血化瘀药与攻下药并用,以攻下瘀血的方法。(中华人民共和国国家标准中医临床诊疗术语－治法)

攻补兼施 gong bu jian shi

【英文名】Simultaneous Application of Purging and Nourishing Therapies

【定义】治则。指对于虚实夹杂,或虚实病情相当的病证,可采用既扶正又祛邪,即祛邪与扶正并重的治疗原则。(中华人民共和国国家标准中医临床诊疗术语－治法)

攻逐水饮 gong zhu shui yin

【英文名】Purgating Retained Fluid

【异名】攻下逐水(中华人民共和国国家标准中医临床诊疗术语－治法);泻下逐水(中华人民共和国国家标准中医临床诊疗术语－治法)

【定义】治法。指通过攻下以消除水饮，适用于水饮内停所致病症的治疗方法。（中华人民共和国国家标准中医临床诊疗术语－治法）

攻里不远寒 gong li bu yuan han

【英文名】Purgation to Treat Interior Diseases ever Used in Winter

【定义】中医学术语。指对于里实热证病人需要用苦寒泻下的方药治疗时，虽值寒冬季节，亦不必避忌。（汉英双解中医大辞典）

赤穴 chi xue

【英文名】Chixue Point

【定义】腧穴。经外奇穴。位于胸部，璇玑穴旁开 1 寸处。左右计二穴。（实用针灸辞典）

赤凤迎源法 chi feng ying yuan fa

【英文名】Red Phoenix Meeting the Source

【定义】针刺手法。先将针直刺入深层，得气后再上提至浅层，候气摇针，再插入中层，然后用提插捻转，结合一搓一放，形如赤凤展翅飞旋，以达通行经气的作用。（普通高等教育中医药类规划教材）

坎宫穴 kan gong xue

【英文名】Kangong Point

【异名】眉弓（汉英双解中医大辞典）

【定义】推拿穴位。位于从眉头沿眉至眉梢成一横线处。操作时用分推法。有醒脑明目、散风寒、止头痛的功效。（汉英双解中医大辞典）

志室穴 zhi shi xue

【英文名】Zhishi Point

【异名】BL52（中华人民共和国国家标准－经穴部位）；B52（针灸穴名国际标准化手册）

【定义】腧穴。属足太阳膀胱经。在腰部，当第二腰椎棘突下，旁开 3 寸。（中华人民共和国国家标准－经穴部位）

声电针 sheng dian zhen

【英文名】Sound-Electric Needling

【定义】针灸学名词。根据祖国医学基础理论中的经络学说，利用声电波发生器产生各种声源，然后通过刺入人体穴位上的针，利用连接导线将声电波导入人体产生刺激，以治疗疾病的一种方法。适用于治疗三叉神经痛、外感头痛、神经性头痛、偏瘫的早期等证。（普通高等教育中医药类规划教材）

声带耳穴 sheng dai er xue

【英文名】Vocal Cord Point (Ear)

【定义】腧穴。耳穴名。位于耳屏内侧面，内鼻穴与咽喉穴的中点。主治声音嘶哑、喉炎、声带疾患。（汉英针灸辞典）

声电波电针 sheng dian bo dian zhen

【英文名】Sound-Electric Wave Needling Instrument

【异名】声电针（普通高等教育中医药类规划教材）

【定义】针灸学名词。根据经络、腧穴学说，将发生各种声源（音乐、广播等）的电波，转化成电刺激，通过刺入人体经穴或病部上的针，利用连接导线将声电波导入穴位内，产生刺激作用的一种新型针灸电子治疗仪器。（普通高等教育中医药类规划教材）

声谱分析诊断法 sheng pu fen xi zhen duan fa

【英文名】Diagnosis based on Sound Spectrum Analysis

【定义】中医诊断学术语。利用声图仪将人的声音信号通过电处理转换为描记图的形式显示出来的一种声音诊断方法。（中医诊法学）

却谷 que gu

【英文名】Reduction of Food Intake

【定义】气功学名词。见《长沙马王堆汉墓出土医书》。古代养生家在练功的同时，减少谷食，甚至有一段时间不能进食。（汉英中医辞海）

劫刺 jie ci

【英文名】Quick Needling

【定义】针刺方法。劫，即快的意思。指于痛处取穴，用火针速刺即出的刺法。（普通高等教育中医药类规划教材）

芫花灸 yuan hua jiu

【英文名】Genkwa Moxibustion

【定义】灸法。取芫花、明雄、胆南星、白胡椒等药研成细末，取上药适量纳入脐中，用胶布固定。适用于癫痫等证。（普通高等教育中医药类规划教材）

苇管灸 wei guan jiu

【英文名】Reed-Pipe Moxibustion

【定义】灸法。将装有点燃艾绒的苇管灸器插入外耳道内，施灸时耳部有温热感。适用于治疗面瘫。（普通高等教育中医药类规划教材）

花柄 hua bing

【英文名】Needle with Ornamental Design

【定义】针灸学名词。指用金属缠绕成花式的针柄。（汉英针灸辞典）

花剥苔 hua bo tai

【英文名】Partial Loss of the Coating

【定义】中医诊断学名词。指舌苔剥落不全，剥脱处光滑无苔。（汉英针灸辞典）

芥砒膏灸 jie pi gao jiu

【英文名】White Mustard Seed-Arsenic Cream Moxibustion

【定义】灸法。取白芥子、砒石共研细末，用醋调成糊状，贴于穴位上敷灸。适用于治疗慢性支气管炎。（普通高等教育中医药类规划教材）

苍术灸 cang zhu jiu

【英文名】Rhizoma-Atractylodis Moxibustion

【定义】灸法。取苍术粉适量,用唾液调和,填脐窝并与脐相平,外以胶布固定。适用于治疗伤食型小儿腹泻。(普通高等教育中医药类规划教材)

苍龙摆尾 cang long bai wei

【英文名】Black Dragon Shaking its Tail

【定义】推拿手法。指医者一手拿住患儿肘部,另一手拿住患儿食、中、环三手指,并左右摇动的操作方法。(普通高等教育中医药类规范教材)

苍龟探穴法 cang gui tan xue fa

【英文名】Green Turtle Probing its Cave

【定义】针刺手法。将针刺入穴位后,先退至浅层,然后更换针尖方向,前、后、左、右多向透刺,浅、中、深三层逐渐加深,如龟入土探穴,四处钻剔。(普通高等教育中医药类规划教材)

芳香开窍 fang xiang kai qiao

【英文名】Aroma Resuscitation

【定义】治法。指运用芳香之品以宣闭开窍,适用于秽浊之邪阻闭所致神昏的治疗方法。(中华人民共和国国家标准中医临床诊疗术语－治法)

芳香化浊 fang xiang hua zhuo

【英文名】Eliminating Wetness-Evil with Drug of Fragrant Flavour

【定义】治法。用气味芳香化湿浊的药物治疗湿浊内阻的方法。适用于症见腹胀、恶心、吞酸、大便稀薄、体倦乏力者。(汉英中医辞典)

芳香化湿 fang xiang hua shi

【英文名】Resolving Damp with Aromatics

【定义】治法。指使用芳香化浊的药物治疗湿浊内蕴的方法。(普通高等教育中医药类规划教材)

芳香通鼻 fang xiang tong bi

【英文名】Ventilate the Nose with Aromatics

【定义】治法。指运用具有辛散走窜、芳香宣散作用的方药,适用于外邪壅塞肺系,肺气失宣,鼻窍不利所致鼻病的治疗方法。(中华人民共和国国家标准中医临床诊疗术语－治法)

芳香温通 fang xiang wen tong

【英文名】Inducing Resuscitation with Aromatic and Warm Drugs

【定义】治法。开窍法。指应用具有芳香开窍和辛温行气作用的方药以温通阳气、开窍醒神的治疗方法。(汉英双解中医大辞典)

劳宫穴 lao gong xue

【英文名】Laogong Point

【异名】PC8(中华人民共和国国家标准-经穴部位);P8(针灸穴名国际标准化手册)

【定义】腧穴。属手厥阴心包经。在手掌心,当第二、三掌骨之间,偏于第三掌骨,握拳屈指时中指尖处。(中华人民共和国国家标准－经穴部位)

劳者温之 lao zhe wen zhi

【英文名】Case of General Debility should be Invigorated with Warm-Natured Drugs

【定义】治则。由于劳倦过度,或久病之后而致体虚,表现为阳气虚弱的,一般应采用甘温药调补。(汉英中医辞典)

杠抬复位法 gang tai fu wei fa

【英文名】Pole-Lifting Reduction

【定义】治法。正骨手法。用于髋关节后上方脱位的一种治疗方法。患者仰卧,一助手以双手分别放于患者腋下,向上牵拉固定;另一助手牵患肢踝关节;一助手以双手按压患者侧髂前上棘处,固定骨盆;术者面对患者立于患者侧,用一根 1.3 米长的木棒(木棒中段以软物包垫),放于患肢膝下腘窝处,过健侧膝前,将棒端放于对侧的相应高度的支点上(一般用椅背作支点),在向上、下牵引时,术者一手托棒,一手扶持患膝,避免其内旋、内收,用棒将患者膝抬起,一般拉到 30～50 厘米高时,可感到患肢一弹动,亦可听到复位声响,即复位成功。(汉英双解中医大辞典)

极点 ji dian

【英文名】Climax Point

【定义】针灸学术语。指由于内脏疾病而引起的相关体表部位的疼痛,疼痛特点以体节性呈现。即某脏器有病时,与其相应的脊髓节段所支配的皮肤部位出现疼痛或痛觉过敏,其中有些部分较为显著,称为"极点"。(实验针灸学)

极泉穴 ji quan xue

【英文名】Jiquan Point

【异名】HT1(中华人民共和国国家标准-经穴部位);H1(针灸穴名国际标准化手册)

【定义】腧穴。属手太阴心经。在腋窝顶点,腋动脉搏动处。(中华人民共和国国家标准－经穴部位)

杨木接骨 yang mu jie gu

【英文名】Bone-Knitting with Poplar

【定义】治法。古代正骨手法。用于粉碎性骨折、骨折端因缺损不能相接者。用杨木代替植于两断端之间,作为桥梁,便于接续生骨。(汉英双解中医大辞典)

杨氏气功 yang shi qi gong

【英文名】Yang's Qigong

【定义】气功功法名。由杨文志先生所创。通过一定的功法、心法,把自身的元气培养起来,以静中求动、动中求静、动静结合、性命双修的一种功法,为下一步调动元气治疗疾患打下好基础。(中国当代气功全书)

杨氏针法 yang shi zhen fa
【英文名】Yang's Technique of Needling
【定义】针灸学名词。杨继洲在继承前人针法的基础上,对补泻手法进行总结,并有所发挥。(普通高等教育中医药类规划教材)

束胎 shu tai
【英文名】Dystocia Prevention
【定义】治法。指妊娠晚期,为预防难产,扶助母气,约束胎儿使易产的一种治疗方法。(汉英双解中医大辞典)

束骨穴 shu gu xue
【英文名】Shugu Point
【异名】BL65(中华人民共和国国家标准-经穴部位);B65(针灸穴名国际标准化手册)
【定义】腧穴。属足太阳膀胱经。在足外侧,足小趾本节(第5跖趾关节)的后方,赤白肉际处。(中华人民共和国国家标准-经穴部位)

豆豉灸 dou chi jiu
【英文名】Douchi Moxibustion; Semen Sojae Praeparatum Moxibustion
【异名】豉饼灸(汉英双解针灸大辞典);隔豉饼灸(汉英双解针灸大辞典)
【定义】灸法。用淡豆豉为细末,过筛,量疮之大小,以适量药末和入黄酒做饼,软硬适,厚约0.6cm,放于疮口周围,上置艾炷灸之。(普通高等教育中医药类规划教材)

两井 liang jing
【英文名】Tianjing Point and Jianjing Point
【定义】针灸学名词。天井、肩井二穴的合称。(汉英针灸辞典)

两间 liang jian
【英文名】Erjian Point and Sanjian Point
【定义】针灸学名词。二间、三间二穴的合称。(汉英针灸辞典)

两商 liang shang
【英文名】Shaoshang Point and Shangyang Point
【定义】针灸学名词。少商、商阳二穴的合称。(汉英针灸辞典)

两手托天 liang shou tuo tian
【英文名】Proping up Sky with two Hands
【定义】气功功法名。十二段锦之一。直立,两手掌心向上,在胸前平举,然后手指交叉翻掌上举,如托物状,同时抬头,眼看手背,足跟离地。重复8次,有帮助消化、防治肩背疼痛和纠正脊椎弯曲等作用。(汉英双解中医大辞典)

两颊动脉 liang jia dong mai
【英文名】Buccal Arteries
【定义】针灸学名词。指大迎穴所处的部位搏动之脉。(汉英针灸辞典)

两额动脉 liang e dong mai
【英文名】Frontal Arteries
【定义】针灸学名词。指颔厌穴所处的部位搏动之脉。(汉英针灸辞典)

两点加压法 liang dian jia ya fa
【英文名】Two-Point Compression
【定义】骨折固定方法。用于有侧方移位的骨干骨折。用两个压垫,相对而言放于侧方移位骨折的内外凸出点,并在压垫上放好平板,用绳带紧扎3~4道,使侧方移位之骨折端逐渐复位。(汉英双解中医大辞典)

扶正 fu zheng
【英文名】Strengthening Body Resistance
【定义】治则。扶助患者正气,或恢复人体正常功能;扶正即补法,有益气、养血、滋阴、补阳等。(中国中医药学主题词表)

扶突穴 fu tu xue
【英文名】Futu Point
【异名】LI18(中华人民共和国国家标准-经穴部位)
【定义】腧穴。属手阳明大肠经。在颈外侧部,结喉旁,当胸锁乳突肌前、后缘之间。(中华人民共和国国家标准-经穴部位)

扶正补气 fu zheng bu qi
【英文名】Strenthening the Body Resistance and Tonifying Qi
【定义】治法。泛指具有补益正气作用,适用于气虚证的治疗方法。(中华人民共和国国家标准中医临床诊疗术语-治法)

扶正固本 fu zheng gu ben
【英文名】Strengthening Healthy Qi to Consolidate Constitution
【定义】治则。对于正气亏虚的病证,宜采用培补正气以愈病的治疗原则。(中华人民共和国国家标准中医临床诊疗术语-治法)

扶正祛邪 fu zheng qu xie
【英文名】Strength Healthy Qi to Eliminate Pathogenic Factors
【异名】扶正达邪(中华人民共和国国家标准中医临床诊疗术语-治法)
【定义】治则。指对于正虚为主、因虚而实的病证,应采取扶助正气为主,使正气加强,从而达到驱除病邪为目的的治疗原则。(中华人民共和国国家标准中医临床诊疗术语-治法)

扶正解表 fu zheng jie biao
【英文名】Strengthen the Body Resistance and Relieve

Exterior Syndrome

【定义】治法。泛指发散解表药与补养气血阴阳药并用,适用于气虚外感证、血虚外感证的治疗方法。(中华人民共和国国家标准中医临床诊疗术语－治法)

扶正解毒 fu zheng jie du

【英文名】Strengthening the Body Resistance and Detoxication

【定义】治法。指运用补益扶正的方药,达到祛除毒邪目的治疗方法。适用于正虚毒滞证,正虚毒陷证。(中华人民共和国国家标准中医临床诊疗术语－治法)

扶阳固表 fu yang gu biao

【英文名】Supporting Yang to Consolidate the Superficies

【异名】助阳固表(中华人民共和国国家标准中医临床诊疗术语－治法)

【定义】治法。指通过温补阳气而达到固护肌表目的,适用于阳虚卫表不固证的治疗方法。(中华人民共和国国家标准中医临床诊疗术语－治法)

扶持推法 fu chi tui fa

【英文名】Pushing Manipulation with Supported One-Finger

【定义】推拿手法。指用手指扶持于治疗部位作一指禅推法。(中国推拿手法学)

扶正排脓解毒 fu zheng pai nong jie du

【英文名】Strengthening the Body Resistance and Evacuating the Pus for Detoxication

【定义】治法。指运用具有补益正气、排除脓液、解散毒邪作用的方药,使正气旺盛,达到解毒排脓目的,适用于正虚脓毒证的治疗方法。(中华人民共和国国家标准中医临床诊疗术语－治法)

抚法 fu fa

【英文名】Stroking Manipulation

【定义】推拿手法。用手掌或指腹轻放于治疗部位上,作徐缓而轻柔的直线来回或环旋的抚摩。(汉英双解中医大辞典)

抄法 chao fa

【英文名】Lifting Manipulation

【定义】推拿手法。医者用双手将患者抄抱起,然后用食、中、无名、小指的指面按揉腰背部诸穴的手法。(中国推拿手法学)

折针 zhe zhen

【英文名】Broken Needle

【异名】断针(汉英双解中医大辞典)

【定义】针灸学名词。指在针刺过程中发生针身折断于穴位内的现象。多因针身先有剥蚀,针前失于检查,加之针刺用力不当,或患者体位移动,或滞针、弯针时强力抽拨所造成。(汉英双解中医大辞典)

折法 zhe fa

【英文名】Controlling the Disease

【定义】治法。指用作用强的药物迅速控制病情的方法。(汉英中医辞典)

折顶对位法 zhe ding dui wei fa

【英文名】Folding Para-Position

【定义】治法。正骨手法。长管状骨横断骨折重叠严重,或近关节处横断骨折不易拽开者用此手法。一般在筋内松弛下,将两折端向同一方向折顶使两折端在成角情况下接触,然后进行反折使其复位。(汉英双解中医大辞典)

折顶回旋法 zhe ding hui xuan fa

【英文名】Reduction by Rotation

【定义】治法。正骨手法。用于有明显重叠移位的横断骨折,经拨伸牵引不能复位者。方法是加大断端成角,使两骨折面同侧边缘接触,再将远骨折端折回,使骨折面对合。若遇断端有软组织嵌入或背向移位的斜形骨折,可用两手分别握住远近骨折段,按原来骨折移位的方向,逆向回转,使断端对合。(汉英双解中医大辞典)

抓法 zhua fa

【英文名】Grabbing Manipulation

【定义】推拿手法。指用五指分开,满把抓拿治疗部位的手法。(普通高等教育中医药类规划教材)

扳法 ban fa

【英文名】Pulling Manipulation

【定义】推拿手法。指术者用双手向同一方向或相反方向用力,使关节作伸展、屈曲或旋转活动的手法。(普通高等教育中医药类规划教材)

拘法 gou fa

【英文名】Hooking Manipulation

【定义】推拿手法。食、中两指并拢微屈成钩状,以食指第二和第三节桡侧缘着力,紧贴皮肤作连续的推抹。功能清头明目。(汉英双解中医大辞典)

拘点法 gou dian fa

【英文名】Hooking-Pressing Manipulation

【定义】推拿手法。手指微屈,用中指端点取某一穴位,常用于天突穴或病人仰卧时的风池、风府、腰眼等部位。功能放松肌肉、开通闭塞、活血止痛。(汉英双解中医大辞典)

抑肝扶脾 yi gan fu pi

【英文名】Check Hyperfunction of the Liver and Strengthen the Spleen

【异名】补脾泻肝(中华人民共和国国家标准中医临床诊疗术语－治法);抑木扶土(中华人民共和国国家标准中医临床诊疗术语－治法)

【定义】治法。指通过泻肝理气、健运脾气而使肝脾协调,适用于肝旺脾虚证的治疗方法。(中华人民共和国国家标准中医临床诊疗术语－治法)

抑肝和胃 yi gan he wei

【英文名】Check Hyperfunction of the Liver and Regulate the Stomach

【定义】治法。指通过泻肝理气而使胃气和调,适用于肝胃气滞、肝气犯胃等证的治疗方法。(中华人民共和国国家标准中医临床诊疗术语－治法)

投火法 tou huo fa

【英文名】Fire-Insertion

【定义】治法。外治法。将纸折成宽筒条状,点燃后,投入罐内,然后迅速将罐扣在施术部位。(普通高等教育中医药类规划教材)

抗疟 kang nüe

【英文名】Antimalaria

【定义】治法。指运用抗疟的方药治疗疟疾的方法。(普通高等教育中医药类规划教材)

抖法 dou fa

【英文名】Shaking Manipulation

【定义】推拿手法。指用单手或双手握住患肢远端,作连续的、小幅度的、频率较高的上下抖动的方法。(普通高等教育中医药类规划教材)

扭法 niu fa

【英文名】Wrenching Manipulation

【定义】推拿手法。指用手指捏住皮肤,反复扭转,使局部皮肤呈现紫红色的方法。(汉英双解中医大辞典)

报灸 bao jiu

【英文名】Repeated Moxibustion

【定义】针灸学名词。即分次重复灸治。指多壮灸或反复多次施灸治疗疾病。(汉英双解针灸大辞典)

报刺 bao ci

【英文名】Trigger Puncture

【定义】针刺方法。此法是治疗游走性疼痛的针刺方法。根据患者所报之处下针,施行手法后,询问患者针处是否痛止,另再在其他痛处下针。报,亦作"复"解,即出针后复刺的意思。(普通高等教育中医药类规划教材)

医山耳穴 yi shan er xue

【英文名】Yishan Point (Ear)

【定义】腧穴。耳穴名。位于耳垂背面的中央。主治神经衰弱、头晕、失眠、消化不良等。(汉英针灸辞典)

医伦耳穴 yi lun er xue

【英文名】Yilun Point (Ear)

【定义】腧穴。耳穴名。位于医山耳穴下方,近耳垂背面边缘。主治上呼吸道感染、扁桃体炎、失眠等。(汉英针灸辞典)

医疗推拿 yi liao tui na

【英文名】Massage for Medical Treatment

【定义】推拿学名词。指能用于治疗某种疾病的推拿方法。(普通高等教育中医药类规划教材)

医学系列功法 yi xue xi lie gong fa

【英文名】Series of Medicinal Qigong

【定义】气功术语。一门由太极导引功、子午运天功、阴阳听天功、五行导气功、全象大周天、经络祛病法、食气却谷功、调节生物钟八套功法组成的医用气功。(中国当代气功全书)

步廊穴 bu lang xue

【英文名】Bulang Point

【异名】KI22(中华人民共和国国家标准-经穴部位);K22(针灸穴名国际标准化手册)

【定义】腧穴。属足少阴肾经。在胸部,当第五肋间隙,前正中线旁开2寸。(中华人民共和国国家标准－经穴部位)

坚阴 jian yin

【英文名】Fortifying Yin

【定义】治法。益肾精、平相火的治法。用于相火妄动、肾气不固致梦遗等证。(汉英中医辞典)

坚阴止痢 jian yin zhi li

【英文名】Nourishing Yin and Checking Dysentery

【异名】育阴止痢(中华人民共和国国家标准中医临床诊疗术语－治法)

【定义】治法。指通过滋阴而止痢的治疗方法,适用于痢久阴虚欲脱证。(中华人民共和国国家标准中医临床诊疗术语－治法)

坚者软之 jian zhe ruan zhi

【英文名】Softening Hard

【异名】坚者削之(汉英针灸辞典)

【定义】治则。指对于质地坚实的癥积一类疾病,要采用软坚散结的方药进行治疗。(汉英双解中医大辞典)

助阳解表 zhu yang jie biao

【英文名】Invigorating Yang and Expelling the Pathogenic Factor in the Superficies

【异名】助阳发汗(中华人民共和国国家标准中医临床诊疗术语－治法)

【定义】治法。指解表药与温阳药并用,适用于阳虚外感证的治疗方法。(中华人民共和国国家标准中医临床诊疗术语－治法)

旱莲草灸 han lian cao jiu

【英文名】Hanliancao Moxibustion; Herba-Ecliptae Moxibustion

【定义】灸法。指将旱莲草捣烂敷贴施灸部位上，使局部皮肤充血潮红或起泡的方法。可治疗疟疾。（普通高等教育中医药类规划教材）

里上穴 li shang xue

【英文名】Lishang Point

【定义】腧穴。经外奇穴。位于小腿外侧，足三里上1寸处。左右计二穴。（实用针灸辞典）

里外穴 li wai xue

【英文名】Liwai Point

【定义】腧穴。经外奇穴。位于小腿外侧，足三里穴外开1寸处。左右计二穴。（实用针灸辞典）

里内庭穴 li nei ting xue

【英文名】Lineiting Point

【定义】腧穴。经外奇穴。位于足底部，第二、三跖趾关节前方凹陷处。左右计二穴。（实用针灸辞典）

里四灵穴 li si ling xue

【英文名】Lisiling Point

【定义】腧穴。经外奇穴。与膏肓穴和期门穴同位。（汉英针灸辞典）

里证辨证 li zheng bian zheng

【英文名】Differentiation of Interior Syndromes

【定义】中医诊断学术语。辨别疾病是否为里证的方法。（中医诊断学）

里期门穴 li qi men xue

【英文名】Liqimen Point

【定义】腧穴。经外奇穴。位于胸部，期门穴内侧0.5寸处。左右计二穴。（实用针灸辞典）

时间阈值 shi jian yu zhi

【英文名】Time Threshold

【定义】针灸学术语。指引起感受器兴奋所需的最短时间。（实验针灸学）

吴茱萸灸 wu zhu yu jiu

【英文名】Fructus-Evodiae Moxibustion

【定义】灸法。将吴茱萸研为细末，用陈醋调和，敷于涌泉穴，油纸敷盖，胶布固定。用于治疗小儿水肿、高血压等病。（普通高等教育中医药类规划教材）

足针 zu zhen

【英文名】Foot Needle; Foot Acupuncture

【定义】针具名。针刺足部特定穴位，以治疗疾病。可用于急救，对面风痛、头痛、痛经等效果较好。（普通高等教育中医药类规划教材）

足经 zu jing

【英文名】Foot Meridians

【定义】经络名。足经分三阴三阳，下肢外侧面前缘及次趾外侧端为足阳明，外侧面中间及第四趾外侧为足少阳，外侧面后缘及小趾外侧端为足太阳，总称足三阳。大趾内侧端及下肢内侧面中间转至前缘为足太阴，大趾外侧端及下肢内侧面前缘转至中间为足厥阴，小趾下经足心至下肢内侧面后缘为足少阴，总称足三阴。（普通高等教育中医药类规划教材）

足心穴 zu xin xue

【英文名】Zuxin Point

【定义】腧穴。经外奇穴。位于足底部，涌泉穴后1寸处。左右计二穴。（实用针灸辞典）

足耳穴 zu er xue

【英文名】Foot Point (Ear)

【定义】腧穴。耳穴名。位于耳背臂穴下方约0.3厘米处。（汉英针灸辞典）

足阴阳 zu yin yang

【英文名】Foot-Yin-Yang Meridians

【定义】针灸学术语。指循行经过下肢的六条经脉，包括膀胱经、胆经、胃经、脾经、肾经、肝经。（中医大辞典）

足明穴 zu ming xue

【英文名】Zuming Point

【定义】腧穴。经外奇穴。位于大腿内侧，腘横纹内侧端上2.5寸处。左右计二穴。（实用针灸辞典）

足罗穴 zu luo xue

【英文名】Zuluo Point

【定义】腧穴。经外奇穴。位于大腿内侧，血海穴上2寸处。左右计二穴。（实用针灸辞典）

足牮法 zu jian fa

【英文名】Heeling Reduction

【异名】足踏法（汉英双解中医大辞典）；踏法（汉英双解中医大辞典）

【定义】治法。正骨手法。用于肩、髋关节脱位。以左肩关节脱位为例：令患者仰卧，医者面对患者坐于伤侧，将左足跟置于患侧腋窝内，双手握左腕，配合足牮对抗拔伸，使其复位。（汉英双解中医大辞典）

足踵穴 zu zhong xue

【英文名】Zuzhong Point

【定义】腧穴。经外奇穴。位于足跟部，跟骨后正中线近下缘处。左右计二穴。（实用针灸辞典）

足三阳经 zu san yang jing

【英文名】Three Yang Meridians of Foot

【定义】经络名。出《灵枢·逆顺肥瘦》。足阳明胃经、足太阳膀胱经、足少阳胆经的总称。（汉英双解针灸大辞典）

足三阴经 zu san yin jing

【英文名】Three Yin Meridians of Foot

【定义】经络名。出《灵枢·逆顺肥瘦》。足太阴脾经、足少阴肾经、足厥阴肝经的总称。（汉英双解针灸大辞典）

足三里穴 zu san li xue
【英文名】Zusanli Point
【异名】ST36(中华人民共和国国家标准-经穴部位)
【定义】腧穴。属足阳明胃经。在小腿前外侧,当犊鼻下3寸,距胫骨前缘一横指(中指)。(中华人民共和国国家标准-经穴部位)

足之六阳 zu zhi liu yang
【英文名】Six Yang Meridians of the Foot
【定义】针灸学术语。左右两侧足太阳经、足少阳经、足阳明经的合称。(汉英针灸辞典)

足之六阴 zu zhi liu yin
【英文名】Six Yin Meridians of the Foot
【定义】针灸学术语。左右两侧足太阴经、足少阴经、足厥阴经的合称。(汉英针灸辞典)

足五里穴 zu wu li xue
【英文名】Zuwuli Point
【异名】LR10(中华人民共和国国家标准-经穴部位)
【定义】腧穴。属足厥阴肝经。在大腿内侧,当气冲直下3寸,大腿根部,耻骨结节的下方,长收肌的外缘。(中华人民共和国国家标准-经穴部位)

足太阳穴 zu tai yang xue
【英文名】Zutaiyang Point
【定义】腧穴。经外奇穴。位于足部,外踝下缘后约1寸凹陷处。左右计二穴。(实用针灸辞典)

足巨阳脉 zu ju yang mai
【英文名】Vessel of Foot-Juyang
【定义】经络名。早期经脉名,即足太阳膀胱经。(新编针灸大辞典)

足少阳穴 zu shao yang xue
【英文名】Zushao yang Point
【定义】腧穴。经外奇穴。位于足背部,第二趾背侧正中线上,趾跖关节后1寸处。左右计二穴。(实用针灸辞典)

足少阳脉 zu shao yang mai
【英文名】Foot-Shaoyang Vessel
【异名】足少阳胆经(新编针灸大辞典)
【定义】经络名。早期经脉名,即足少阳胆经。(新编针灸大辞典)

足少阴脉 zu shao yin mai
【英文名】Vessel of Foot-Shaoyin
【定义】经络名。早期经脉名,即足少阴肾经。(新编针灸大辞典)

足中平穴 zu zhong ping xue
【英文名】Zuzhongping Point
【定义】腧穴。经外奇穴。位于小腿外侧,足三里穴下1寸处。左右计二穴。(实用针灸辞典)

足阳明穴 zu yang ming xue
【英文名】Zuyangming Point
【定义】腧穴。经外奇穴。位于足背部,拇指尖端直上3寸处。左右计二穴。(实用针灸辞典)

足阳明脉 zu yang ming mai
【英文名】Foot-Yangming Vessel
【定义】经络名。早期经脉名,即足阳明胃经。(新编针灸大辞典)

足运感区 zu yun gan qu
【英文名】Foot Motor-Sensory Area
【定义】头针刺激区。在前后正中线的中点旁开左右各1厘米,向后引3厘米长,平行于正中线。主治对侧下肢瘫痪、疼痛、麻木、急性腰扭伤、夜尿、皮质性多尿、子宫下垂等。(汉英双解针灸大辞典)

足针疗法 zu zhen liao fa
【英文名】Foot Acupuncture
【定义】针灸学术语。指针刺足部特定部位以治疗疾病的方法。(汉英针灸辞典)

足针麻醉 zu zhen ma zui
【英文名】Anesthesia with Foot-Needle
【定义】针灸学术语。针麻方法之一。指在足针疗法的基础上发展出来的针刺麻醉方法。目前多用于眼部、口腔等手术。(普通高等教育中医药类规划教材)

足临泣穴 zu lin qi xue
【英文名】Zulinqi Point
【异名】GB41(中华人民共和国国家标准－经穴部位);G41(针灸穴名国际标准化手册)
【定义】腧穴。属足少阳胆经。在足背外侧,当足四趾本节(第4跖趾关节)的后方,小趾伸肌腱的外侧凹陷处。(中华人民共和国国家标准－经穴部位)

足泰阳脉 zu tai yang mai
【英文名】Vessel of Foot-Taiyang
【异名】足太阳膀胱经(新编针灸大辞典);足太阳脉(汉英中医药大词典)
【定义】经络名。早期经脉名,即足太阳膀胱经。(新编针灸大辞典)

足益聪穴 zu yi cong xue
【英文名】Zuyicong Point
【定义】腧穴。经外奇穴。位于小腿外侧,腓骨小头直下3寸处。左右计二穴。(实用针灸辞典)

足窍阴穴 zu qiao yin xue
【英文名】Zuqiaoyin Point
【异名】GB44(中华人民共和国国家标准－经穴部位);G44(针灸穴名国际标准化手册)
【定义】腧穴。属足少阳胆经。在足第4趾末节外侧,距趾甲角0.1寸。(中华人民共和国国家标准－经穴部位)

足通谷穴 zu tong gu xue
【英文名】Zutonggu Point

【异名】BL66(中华人民共和国国家标准－经穴部位);B66(针灸穴名国际标准化手册)

【定义】腧穴。属足太阳膀胱经。在足外侧,足小趾本节(第5跖趾关节)的前方,赤白肉际处。(中华人民共和国国家标准－经穴部位)

足通理穴 zu tong li xue

【英文名】Zutongli Point

【定义】腧穴。经外奇穴。位于足背部,足临泣穴前0.5寸处。左右计二穴。(实用针灸辞典)

足厥阴穴 zu jue yin xue

【英文名】Zujueyin Point

【定义】腧穴。经外奇穴。位于足背部,拇趾趾跖关节背侧中点处。左右计二穴。(实用针灸辞典)

足厥阴脉 zu jue yin mai

【英文名】Foot -Jueyin Vessel

【定义】经络名。早期经脉名,即足厥阴肝经。(新编针灸大辞典)

足跟痛点 zu gen tong dian

【英文名】Painful Heels Point (Hand); Talagia Point (Hand)

【定义】手针穴位名。在胃肠点与大陵穴连线的中点,主治足跟痛。(普通高等教育中医药类规划教材)

足膀胱穴 zu pang guang xue

【英文名】Zupangguang Point

【异名】箕门(汉英双解中医大辞典)

【定义】推拿穴位。位于大腿内侧,膝盖上缘至腹股沟中点成一直线处。操作时用推法。(汉英双解中医大辞典)

足踝上穴 zu huai shang xue

【英文名】Zuhuaishang Point

【定义】腧穴。经外奇穴。位于内踝上缘和外踝上缘直上4寸处。计二穴。(汉英针灸辞典)

足踝尖穴 zu huai jian xue

【英文名】Zuhuaijian Point

【定义】腧穴。经外奇穴。位于足内踝尖。(汉英针灸辞典)

足髓孔穴 zu sui kong xue

【英文名】Zusuikong Point

【定义】腧穴。经外奇穴。与昆仑穴同位。(汉英针灸辞典)

足二里半穴 zu er li ban xue

【英文名】Zuerliban Point

【定义】腧穴。经外奇穴。位于小腿外侧,足三里穴上0.5寸处。左右计二穴。(实用针灸辞典)

足大趾端穴 zu da zhi duan xue

【英文名】Zudazhiduan Point

【定义】腧穴。经外奇穴。位于足拇趾尖端处。左右计二穴。(实用针灸辞典)

足太阳经别 zu tai yang jing bie

【英文名】Divergent Meridian of Foot-Taiyang

【异名】足太阳之正(实用针灸辞典)

【定义】经络名。十二经别之一。原称足太阳之正。与足少阴经别表里相合,组成一合。(实用针灸辞典)

足太阳经筋 zu tai yang jing jin

【英文名】Muscle Region of Foot-Taiyang

【定义】经络名。十二经筋之一。分布于足太阳经脉循行部位的筋肉系统。其病名曰仲春痹。(实用针灸辞典)

足太阳标本 zu tai yang biao ben

【英文名】Branch and Root of the Foot-Taiyang Meridian

【定义】针灸学术语。十二经标本之一。"本"在足跟上五寸,约当跗阳穴处;"标"在睛明穴处。(汉英针灸辞典)

足太阳络脉 zu tai yang luo mai

【英文名】Collateral of Foot-Taiyang

【异名】足太阳之别(实用针灸辞典);飞扬(实用针灸辞典)

【定义】经络名。十五别络之一。原称足太阳之别。名曰飞扬。位于足外踝上7寸处。是联系足少阴经的别络。(实用针灸辞典)

足太阴气绝 zu tai yin qi jue

【英文名】Exhaustion of Qi of Foot-Taiyin

【定义】针灸学术语。指足太阴脾经的经气衰竭。(汉英针灸辞典)

足太阴经别 zu tai yin jing bie

【英文名】Divergent Meridian of Foot-Taiyin

【异名】足太阴之正(实用针灸辞典)

【定义】经络名。十二经别之一。原称足太阴之正。与足阳明经别表里相合,组成三合。(实用针灸辞典)

足太阴经筋 zu tai yin jing jin

【英文名】Muscle Region of Foot-Taiyin

【定义】经络名。十二经筋之一。分布于足太阴经脉循行部位的筋肉系统。其病名曰孟秋痹。(实用针灸辞典)

足太阴标本 zu tai yin biao ben

【英文名】Branch and Root of the Foot-Taiyin Meridian

【定义】针灸学术语。十二经标本之一。"本"在三阴交穴处;"标"在脾俞及廉泉穴处。(汉英针灸辞典)

足太阴络脉 zu tai yin luo mai

【英文名】Collateral of Foot -Taiyin

【异名】公孙(实用针灸辞典);足太阴之别(实用针灸辞典)

【定义】经络名。十五别络之一。原称足太阴之别。名曰公孙。位于第一趾跖关节后方1寸处。是联系于足阳明经的别络。(实用针灸辞典)

足太阴脾经 zu tai yin pi jing

【英文名】Spleen Meridian of Foot-Taiyin

【异名】足太阴(中医大辞典);脾经(中国中医药学主题词表);脾足太阴之脉(中医大辞典)

【定义】经络名。十二经脉之一。起于足大趾内侧端(隐白穴),沿内侧赤白肉际,上行过内踝的前缘,沿小腿内侧正中线上行,在内踝8寸处,交出足厥阴肝经之前,上行沿大腿内侧前缘,进入腹部,属脾,络胃。向上穿过膈肌,沿食道两旁,连舌本,散舌下。其分支从胃别出,上行通过膈肌,注入心中,交于手少阴心经。(汉英双解中医大辞典)

足少阳经别 zu shao yang jing bie

【英文名】Divergent Meridian of Foot-Shaoyang

【异名】足少阳之正(实用针灸辞典)

【定义】经络名。十二经别之一。与足厥阴经别表里相合,组成二合。(实用针灸辞典)

足少阳经筋 zu shao yang jing jin

【英文名】Muscle Region of Foot-Shaoyang

【定义】经络名。十二经筋之一。分布于足少阳经脉循行部位的筋肉系统。其病名曰孟春痹。(实用针灸辞典)

足少阳标本 zu shao yang biao ben

【英文名】Branch and Root of the Foot-Shaoyang Meridian

【定义】针灸学名词。十二经标本之一。"本"在窍阴、侠溪穴处;"标"在耳之前,约听会、听宫穴处。(汉英针灸辞典)

足少阳胆经 zu shao yang dan jing

【英文名】Gallbladder Meridian of Foot-Shaoyang

【异名】足少阳(中医大辞典);胆经(中国中医药学主题词表);胆足少阳之脉(中医大辞典)

【定义】经络名。十二经脉之一。起于目外眦(瞳子髎穴),上至头角,再向下到耳后,再折向上行,经额部至眉上,又向后折至风池穴,下行至肩上,左右交会于大椎穴,前行入缺盆。分支:从耳后进入耳中,出走于耳前,至目外眦后方。分支:从目外眦分出,下行至大迎穴,同手少阳经分布于面颊部的支脉相合,行至目眶下,向下的经过下颌角部下行至颈部,与前脉会于缺盆后,进入体腔,穿过膈肌,络肝,属胆,沿胁里浅出气街绕毛际,横向至环跳穴处。直行者:从缺盆下行至腋,沿胸侧,过季肋,下行至环跳穴处与前脉会合,再向下沿大腿外侧及膝关节外缘,行于腓骨前,直下至腓骨下端,浅出外踝之前,沿足背行出于足第四趾外侧端。分支:从足背(临泣穴)分出,前行出足大趾外侧端,折回穿过爪甲,分布于足大趾爪甲后丛毛处,交于足厥阴肝经。(汉英双解中医大辞典)

足少阳络脉 zu shao yang luo mai

【英文名】Collateral of Foot-Shaoyang

【异名】光明(实用针灸辞典);足少阳之别(实用针灸辞典)

【定义】经络名。十五别络之一。原称足少阳之别。名曰光明。位于足外踝上5寸处,是联系于足厥阴经的别络。(实用针灸辞典)

足少阴气绝 zu shao yin qi jue

【英文名】Exhaustion of Qi of Foot-Shaoyin

【定义】针灸学术语。指足少阴肾经的经气衰竭。主要症候是骨枯、齿长而垢、毛发枯而无泽。(汉英针灸辞典)

足少阴肾经 zu shao yin shen jing

【英文名】Kidney Meridian of Foot-Shaoyin

【异名】足少阴(中医大辞典);肾经(中国中医药学主题词表);肾足少阴之脉(中医大辞典)

【定义】经络名。十二经脉之一。起于足小趾下面,斜行于足心(涌泉穴),出行于舟骨粗隆之下,沿内踝后,分出进入足跟,向上沿小腿内侧后缘,至腘内侧,上股内侧后缘,入脊内(长强穴),穿过脊柱,属肾,络膀胱。其直行者:从肾上行,穿过肝和膈肌,进入肺,沿喉咙,到舌根两旁。其分支:从肺中分出,络心,注于胸中,交于手厥阴心包经。(汉英双解中医大辞典)

足少阴经别 zu shao yin jing bie

【英文名】Divergent Meridian of Foot-Shaoyin

【异名】足少阴之正(实用针灸辞典)

【定义】经络名。十二经别之一。原称足少阴之正。与足太阳经别表里相合,组成一合。(实用针灸辞典)

足少阴经筋 zu shao yin jing jin

【英文名】Muscle Region of Foot-Shaoyin

【定义】经络名。十二经筋之一。分布于足太阴经脉循行部位的筋肉系统。其病名曰仲秋痹。(实用针灸辞典)

足少阴标本 zu shao yin biao ben

【英文名】Branch and Root of the Foot-Shaoyin Meridian

【定义】针灸学术语。十二经标本之一。"本"在内踝下二寸,约当照海、然谷穴处;"标"在肾俞及廉泉穴处。(汉英针灸辞典)

足少阴络脉 zu shao yin luo mai

【英文名】Collateral of Foot-Shaoyin

【异名】大钟(实用针灸辞典);足少阴之别(实用针灸辞典)

【定义】经络名。十五别络之一。原称足少阴之别。名曰大钟。位于内踝后足跟内侧。是联系于足太阳经的别络。(实用针灸辞典)

足阳明经别 zu yang ming jing bie

【英文名】Divergent Meridian of Foot-Yangming

【异名】足阳明之正(实用针灸辞典)

【定义】经络名。十二经别之一。原称足阳明之正。与足太阴经别表里相合,组成一合。(实用针灸辞典)

足阳明经筋 zu yang ming jing jin

【英文名】Muscle Region of Foot-Yangming

【定义】经络名。十二经筋之一。分布于足阳明经脉循行部位的筋肉系统。其病名曰季春痹。(实用针灸辞典)

足阳明标本 zu yang ming biao ben

【英文名】Branch and Root of the Foot-Yangming Meridian

【定义】针灸学术语。十二经标本之一。"本"在厉兑穴处;"标"在人迎、颃颡。(汉英针灸辞典)

足阳明胃经 zu yang ming wei jing

【英文名】Stomach Meridian of Foot-Yangming

【异名】足阳明(中医大辞典);胃经(中国中医药学主题词表);胃足阳明之脉(中医大辞典)

【定义】经络名。十二经脉之一。属于足三阳经。起于鼻旁(迎香穴),挟鼻上行,左右侧交会于鼻根部,旁行入目内眦,与足太阳经相交,向下沿鼻柱外侧,入上齿中,还出挟口两旁,环绕口唇,在颏唇沟承浆穴处左右相交,退回沿下颌骨后缘到大迎穴处,沿下颌角上行过耳前,经过上关穴,沿发际,到额前。分支:从大迎穴前方下行到人迎穴,沿喉咙向下行至大椎,折向前行,入缺盆,深入体腔,下行穿过膈肌,属胃,络脾。直行者:从缺盆出体表,沿乳中线下行,挟脐两旁下行至腹股沟处的气街穴。分支:从胃下口幽门处分出,沿腹腔内下行到气街穴,与直行之脉会合,而后下行大腿前侧,至膝膑,沿下肢胫骨前缘下行至足背,入足第二趾外侧端;分支:从膝下3寸处分出,下行入上趾外侧端。分支:从足背上冲阳穴分出,前行入足大趾内侧端(隐白穴),交于足太阴脾经。(汉英双解中医大辞典)

足阳明络脉 zu yang ming luo mai

【英文名】Collateral of Foot-Yangming

【异名】丰隆(实用针灸辞典);足阳明之别(实用针灸辞典)

【定义】经络名。十五别络之一。原称足阳明之别。名曰丰隆。位于足外踝上8寸处。是联系于足太阴经的别络。(实用针灸辞典)

足厥阴肝经 zu jue yin gan jing

【英文名】Liver Meridian of Foot-Jueyin

【异名】肝足厥阴之脉(中医大辞典);足厥阴(中医大辞典);肝经(中国中医药学主题词表)

【定义】经络名。十二经脉之一。起于足大趾爪甲后,向上沿足背至内踝前1寸处,向上沿胫骨内缘,在内踝上8寸处交出足太阴脾经之后,上行过膝内侧,沿大腿内侧中线进入阴毛中,绕阴器,至小腹,挟胃两旁,属肝,络胆,向上穿过膈肌,分布于胁肋部,沿喉咙的后边,向上进入鼻咽部,上行连接目系,出于额,上行与督脉会于头顶部。分支:从目系分出,下行于颊里,环绕在口唇的里边。分支:从肝分出,穿过膈肌,向上注入肺,交于手太阴肺经。(汉英双解中医大辞典)

足厥阴经别 zu jue yin jing bie

【英文名】Divergent Meridian of Foot-Jueyin

【异名】足厥阴之正(实用针灸辞典)

【定义】经络名。十二经别之一。原称足厥阴之正。与足少阳经别表里相和,组成二合。(实用针灸辞典)

足厥阴经筋 zu jue yin jing jin

【英文名】Muscle Region of Foot-Jueyin

【定义】经络名。十二经筋之一。分布于足厥阴经脉循行部位的筋肉系统。其病名曰季秋痹。(实用针灸辞典)

足厥阴标本 zu jue yin biao ben

【英文名】Branch and Root of the Foot-Jueyin Meridian

【定义】针灸学名词。十二经标本之一。"本"在中封穴处;"标"在肝俞穴处。(汉英针灸辞典)

足厥阴络脉 zu jue yin luo mai

【英文名】Collateral of the Meridian of Foot-Jueyin; the Collateral of Foot-Jueyin

【异名】足厥阴之别(中医大辞典);蠡沟(实用针灸辞典)

【定义】经络名。十五别络之一。原称足厥阴之别。名曰蠡沟。位于内踝上5寸处。是联系于足少阳经的别络。(实用针灸辞典)

足太阳膀胱经 zu tai yang pang guang jing

【英文名】Bladder Meridian of Foot-Taiyang

【异名】膀胱经(中国中医药学主题词表);足太阳(中医大辞典);膀胱足太阳之脉(中医大辞典)

【定义】经络名。十二经脉之一。起于目内眦(睛明穴),向上到达额部,左右交会于头顶部(百会穴)。分支:从头顶部分出,到耳上角部。直行者:从头顶部分别向后行到枕骨处,进入颅腔,络脑,回出分别下行到项部(天柱穴),下行交会于大椎穴,再分左右沿肩胛内侧及脊柱两旁(1.5寸),到达腰部(肾俞穴),进入脊柱两旁的肌肉,深入体腔,络肾,属膀胱。分支:从腰部分出,沿脊柱两旁下行,穿过臀部,从大腿后侧外缘下行至腘窝中(委中穴)。分支:从项分出下行,经肩胛内侧,从附分穴挟脊(3寸)下行至髀枢,经大腿后侧至腘窝中与前一支脉会合,然后下行穿过小腿肚(腓肠肌),出走于足外踝后,沿足背外侧至小趾外侧端(至阴穴),交于足少阴肾经。(汉英双解中医大辞典)

足太阴脾经穴 zu tai yin pi jing xue

【英文名】Points of Spleen Meridian of Foot-Taiyin

【定义】腧穴。足太阴脾经的穴位的总称,共21穴,左右计42穴。包括隐白、大都、太白、公孙、商丘、三阴交、漏谷、地机、阴陵泉、血海、箕门、冲门、府舍、腹结、大横、腹哀、食窦、天溪、胸乡、周荣、大包等。(针灸学)

足少阳胆经穴 zu shao yang dan jing xue

【英文名】Points of Gallbladder Meridian of Foot-Shaoyang

【定义】腧穴。足少阳胆经的穴位的总称,共44穴,左右计88穴。包括瞳子髎、听会、上关、颔厌、悬颅、悬厘、曲鬓、率谷、天冲、浮白、头窍阴、完骨、本神、阳白、头临泣、目窗、正营、承灵、脑空、风池、肩井、渊腋、辄筋、日月、京门、带脉、五枢、维道、居髎、环跳、风市、中渎、膝阳关、阳陵泉、阳交、外丘、光明、阳辅、悬钟、丘墟、足临泣、地五会、侠溪、足窍阴等。(针灸学)

足少阴肾经穴 zu shao yin shen jing xue

【英文名】Points of Kidney Meridian of Foot-Shaoyin

【定义】腧穴。足少阴肾经的穴位的总称,共27穴,左右计54穴。包括有涌泉、然谷、太溪、大钟、水泉、照海、复溜、交信、筑宾、阴谷、横骨、大赫、气穴、四满、中注、肓俞、商曲、石关、阴都、腹通谷、幽门、步廊、神封、灵墟、神藏、彧中、俞府等。(针灸学)

足阳明胃经穴 zu yang ming wei jing xue

【英文名】Points of Stomach Meridian of Foot-Yangming

【定义】腧穴。足阳明胃经的穴位的总称,共45穴,左右计90穴。包括有承泣、四白、巨髎、地仓、大迎、颊车、下关、头维、人迎、水突、气舍、缺盆、气户、库房、屋翳、膺窗、乳中、乳根、不容、承满、梁门、关门、太乙、滑肉门、天枢、外陵、大巨、水道、归来、气冲、髀关、伏兔、阴市、梁丘、犊鼻、足三里、上巨虚、条口、下巨虚、丰隆、解溪、冲阳、陷谷、内庭、厉兑等。(针灸学)

足厥阴肝经穴 zu jue yin gan jing xue

【英文名】Points of Liver Meridian of Foot-Jueyin

【定义】腧穴。足厥阴肝经的穴位的总称,共14穴,左右计28穴。包括有大敦、行间、太冲、中封、蠡沟、中都、膝关、曲泉、阴包、足五里、阴廉、急脉、章门、期门等。(针灸学)

足太阳膀胱经穴 zu tai yang pang guang jing xue

【英文名】Points of Bladder Meridian of Foot-Taiyang

【定义】腧穴。足太阳膀胱经的穴位的总称,共67穴,左右计134穴。包括有睛明、攒竹、眉冲、曲差、五处、承光、通天、络却、玉枕、天柱、大杼、风门、肺俞、厥阴俞、心俞、督俞、膈俞、肝俞、胆俞、脾俞、胃俞、三焦俞、肾俞、气海俞、大肠俞、关元俞、小肠俞、膀胱俞、中膂俞、白环俞、上髎、次髎、中髎、下髎、会阳、承扶、殷门、浮郄、委阳、委中、附分、魄户、膏肓、神堂、譩譆、膈关、魂门、阳纲、意舍、胃仓、肓门、志室、胞肓、秩边、合边、承筋、承山、飞扬、跗阳、昆仑、仆参、申脉、金门、京骨、束骨、足通谷、至阴等。(针灸学)

足之三阳从头走足 zu zhi san yang cong tou zou zu

【英文名】Three Yang Meridians of the Foot Descend from the Head to the Foot

【定义】针灸学术语。十二经脉在循环流注过程中,足三阳经脉是从头循行至足的。(汉英针灸辞典)

足之三阴从足走腹 zu zhi san yin cong zu zou fu

【英文名】Three Yin Meridians of the Foot Travel from the Foot to the Abdomen

【定义】针灸学术语。十二经脉在循环流注过程中,足三阴经脉是从足循行至胸腹的。(汉英针灸辞典)

呃逆穴 e ni xue

【英文名】Eni Point

【定义】腧穴。经外奇穴。位于胸部,乳头直下,期门穴下1寸处。左右计二穴。(实用针灸辞典)

呃逆点 e ni dian

【英文名】Hiccup Point (Hand)

【定义】手针穴位名。在手背中指第二指关节横纹中点;主治呃逆。(普通高等教育中医药类规划教材)

听穴 ting xue

【英文名】Ting Point

【异名】聋穴(实用针灸辞典);下聋(实用针灸辞典)

【定义】腧穴。经外奇穴。位于颞部,听宫穴与听会穴连线的中点处。(实用针灸辞典)

听会穴 ting hui xue

【英文名】Tinghui Point

【异名】GB2(中华人民共和国国家标准-经穴部位);G2(针灸穴名国际标准化手册)

【定义】腧穴。属足少阳胆经。在面部,当耳屏间切迹的前方,下颌骨髁突的后缘,张口有凹陷处。(中华人民共和国国家标准-经穴部位)

听声音 ting sheng yin

【英文名】Listening to the Voice

【定义】中医诊断学术语。闻诊。通过听觉器官了解患者语言、呼吸、咳嗽、呻吟等的变化以帮助判断病

情。(汉英中医辞典)

听宫穴 ting gong xue

【英文名】Tinggong Point

【异名】SI19(中华人民共和国国家标准-经穴部位)

【定义】腧穴。属手太阳小肠经。在面部,耳屏前,下颌骨髁状突的后方,张口时呈凹陷处。(中华人民共和国国家标准-经穴部位)

听息法 ting xi fa

【英文名】Breathing-Listening Technique

【定义】气功功法名。练功时,全身放松,思想宁静,意念归一,仔细听鼻中呼吸。此法可使意念专一,排除杂念,帮助入静,进入忘我的气功状态。(汉英双解中医大辞典)

听敏穴 ting min xue

【英文名】Tingmin Point

【定义】腧穴。经外奇穴。位于颞部,耳垂下缘根部。左右计二穴。(实用针灸辞典)

听聪穴 ting cong xue

【英文名】Tingcong Point

【定义】腧穴。经外奇穴。位于耳前方,耳屏间切迹前方凹陷下0.2寸,即听会穴下0.2寸处。左右计二穴。(实用针灸辞典)

吹药 chui yao

【英文名】Insufflation of Medicinal Powder

【定义】治法。外治法。将药物研成细末,用喷药器或细管吹入,是口腔咽喉疾病的一种外治法。(汉英中医辞典)

吹字诀 chui zi jue

【英文名】Chui-Character Formula

【定义】气功术语。气功口诀。在练功中,观见五色或各种幻景时,撮口吹气外出,舌尖向前一顶,只吹一次,五色及幻景即可消失。(汉英双解中医大辞典)

吹耳疗法 chui er liao fa

【英文名】Earal Insufflation of Powdered Drug

【定义】治法。外治法。将药物研成极细粉末,吹布于外耳道内或鼓膜上,以治疗耳部疾病的方法。(中国中医独特疗法大全)

吹喉疗法 chui hou liao fa

【英文名】Method of Puffing the Powder to Cover the Sore Throat

【定义】治法。外治法。将药末吹布于咽喉部,以治疗疾病的一种方法。(中国中医独特疗法大全)

别乡 bie xiang

【英文名】Other Sites

【定义】中医学名词。指青、赤、黄、白、黑五色不见于面部本脏分布的部位,而见于其他部位。(汉英双解中医大辞典)

别络 bie luo

【英文名】Large Collaterals

【定义】中医学名词。指从经脉分出的支脉,大多分布于体表。共有15条,即十二经脉与任、督脉各有一条,再加上脾之大络,合称为十五别络。(汉英双解中医大辞典)

别骨填接 bie gu tian jie

【英文名】Bone Grafting

【定义】治法。指用于治疗粉碎性骨折的骨移植术。(汉英双解中医大辞典)

岐伯灸穴 qi bo jiu xue

【英文名】Qibojiu Point

【定义】腧穴。经外奇穴。位于脐下6寸,旁开1.6寸处。主治腹痛、肠鸣、阴囊痛。艾条灸15~20分钟。(汉英针灸辞典)

针 zhen

【英文名】Needle; Acupuncture

【定义】①针刺器具。用来刺激机体以治疗疾病。(汉英针灸辞典)②指针刺。见针刺条。(汉英针灸辞典)

针艾 zhen ai

【英文名】Tools and Materials Used for Acupuncture and Moxibustion

【定义】针灸学名词。指刺灸治疗的主要工具和材料。(汉英针灸辞典)

针尖 zhen jian

【英文名】Needle Tip

【异名】针芒(汉英针灸辞典)

【定义】针灸学名词。针身的尖端锋利部分。(汉英针灸辞典)

针身 zhen shen

【英文名】Needle Body

【异名】针体(汉英针灸辞典)

【定义】针灸学名词。指针尖至针柄间的主体部分。(汉英针灸辞典)

针灸 zhen jiu

【英文名】Acupuncture and Moxibustion

【定义】中医学名词。针法灸法合称。针法是应用特种针具,通过刺入经络穴位以治疗疾病的方法;灸法是以特制的艾卷等,通过熏灼经络穴位以治疗疾病的方法。通称针灸疗法。中医中根据病情,针与灸可以单用,亦可以合用。(汉英双解中医大辞典)

针尾 zhen wei

【英文名】Needle End

【定义】针灸学名词。针柄的末端。(汉英针灸辞典)

针刺 zhen ci

【英文名】Acupuncture

【定义】针灸学名词。指用针刺治疗和预防疾病的方法。(普通高等教育中医药类规划教材)

针法 zhen fa

【英文名】Acupuncture Therapy

【异名】刺法(汉英双解中医大辞典)

【定义】针灸学名词。①指针刺治疗疾病的方法,即针刺疗法。(汉英双解中医大辞典)②各种针具的针刺操作方法的总称。如毫针的各种针刺手法,火针的劫刺法,三棱针的点刺法等。(汉英双解中医大辞典)

针柄 zhen bing

【英文名】Needle Handle

【定义】针灸学名词。指针具上以钢丝或铅丝紧密缠绕、便于执持的部分。(汉英针灸辞典)

针砭 zhen bian

【英文名】Acupuncture

【定义】针灸学名词。古代以针石为针,刺穴治病的方法,后世泛称针刺治疗和砭石出血为针砭。(针灸大辞典)

针退 zhen tui

【英文名】Needle Lifting

【定义】针灸学名词。在用泻法时,退针、出针的方法。(普通高等教育中医药类规划教材)

针根 zhen gen

【英文名】Needle Root

【定义】针灸学名词。针身与针柄连接的部分。(汉英针灸辞典)

针害 zhen hai

【英文名】Injuries Caused by Acupuncture

【定义】针灸学名词。指针刺不慎,患者发生组织或器官受损的异常情况。(汉英针灸辞典)

针道 zhen dao

【英文名】Acupuncture Way

【定义】针灸学名词。①指运用针法治病的道理。(汉英针灸辞典)②指针刺的通道。(汉英针灸辞典)

针感 zhen gan

【英文名】Acu-Esthesia

【定义】针灸学名词。针刺感应的简称。指患者对针刺所产生麻、重、胀或触电样感觉反应。不同针感的出现,和患者的体质、病种、针刺的部位以及刺激量的大小有关。凡进行针刺治疗,一般均要求有适当的针感,才能获得预期的疗效。至于针刺感应的强弱,则应视具体情况而定,目前临床上通常所说的“得气”,主要指“针感”。(针灸大辞典)

针摇 zhen yao

【英文名】Needle Shaking

【定义】针刺手法。泻法在地、人、天三部分别摇两次,计六次,且在出针时摇大孔穴的方法。(普通高等教育中医药类规划教材)

针下热 zhen xia re

【英文名】Warm Sensation Produced by Tonification

【定义】针灸学名词。指针刺时用补法,使针下产生热感。(汉英针灸辞典)

针下寒 zhen xia han

【英文名】Cold Sensation Produced by Purgation

【定义】针灸学名词。指针刺时用泻法,使针下产生寒感。(汉英针灸辞典)

针灸学 zhen jiu xue

【英文名】Science of Acupuncture and Moxibustion

【定义】中医学名词。指以中医理论为指导,在继承和发扬古代针灸学术思想和宝贵实践经验基础上,运用传统与现代科学技术来研究经络、腧穴、操作技能、治疗法则、作用机制及防治疾病规律的一门学科。(针灸学)

针解法 zhen jie fa

【英文名】Method of Leading the Needling Sensation

【定义】针灸学名词。凡刺手足,欲使气上行,以指下抑之;使气下行,以指上抑之,用针头按住少时,其气自然行也。(普通高等教育中医药类规划教材)

针罐法 zhen guan fa

【英文名】Needling - Cupping Therapy

【定义】针灸学名词。先在选定的穴位上实行针刺,待达到一定的刺激量后或按病情需要施以补泻手法后,针留在原处,再以针刺处为中心,拔上火罐。(普通高等教育中医药类规划教材)

针灸处方 zhen jiu chu fang

【英文名】Acupuncture Prescription

【定义】针灸学名词。①针对病情需要,在辨证立法的基础上,选择适当的腧穴和刺灸方法,加以配伍组合而成。(普通高等教育中医药类规划教材)②临床针灸治疗的处方。(汉英针灸辞典)

针灸体位 zhen jiu ti wei

【英文名】Acupuncture Posture

【定义】针灸学名词。指针灸治疗时患者身体应采取的姿势。体位的选择一般以能正确取穴,操作方便和病人舒适为原则。分坐、卧两种。坐位分仰靠式(适用于头、颈和上胸部),俯靠式(适用于头顶、后项和背部),侧靠式(适用于口颊、耳部);卧位分仰卧(除下肢后侧和腰背、后头部外,均可采用),俯(伏)卧(适用于后头、下肢后面及腰背部),侧卧(适用于头侧、胸腹侧面和下肢外侧)。(汉英双解中医大辞典)

针灸治法 zhen jiu zhi fa

【英文名】Acupuncture Therapy

【定义】中医学名词。指运用针灸治疗疾病的方法。(普通高等教育中医药类规划教材)

针灸研究 zhen jiu yan jiu

【英文名】Research of Acupuncture and Moxibustion

【定义】中医学名词。指对于针灸治疗疾病的机理，运用现代手段进行研究的方法。(普通高等教育中医药类规划教材)

针灸耐受 zhen jiu nai shou

【英文名】Acupuncture-Moxibustion Tolerance

【定义】针灸学名词。指一部分患者对针灸敏感度不高，疗效不好的情况。(普通高等教育中医药类规划教材)

针灸原理 zhen jiu yuan li

【英文名】Mechanism of Acupuncture and Moxibustion

【定义】针灸学名词。针灸治疗疾病的原理。(普通高等教育中医药类规划教材)

针灸铜人 zhen jiu tong ren

【英文名】Bronze Acupuncture Figure

【定义】针灸学名词。用于针灸教学的铜铸人体模型，体表刻有经络和腧穴名称，胸腹腔内有脏器，中空。宋代著名针灸学家王惟一公元 1026 年主持设计制造，用以教授学生和考核针灸医生。考试时给钢人体表涂一层腊，体内注入水银，令参试者取穴进针，如取穴准确，则针入，拔针后水银水溢出。宋代共铸针灸铜人两具，均已遗失。(据说现日本博物馆有一具)。此后明、清、民国到解放后均有伪制品。(针灸大辞典)

针灸禁忌 zhen jiu jin ji

【英文名】Taboo of Acupuncture and Moxibustion

【定义】针灸学名词。针灸时应该注意的事项和禁忌证。(普通高等教育中医药类规划教材)

针刺手法 zhen ci shou fa

【英文名】Acupuncture Manipulation

【定义】针灸学名词。①针刺时所使用的各种操作手法。(普通高等教育中医药类规划教材)②专指运针时使用的各种促使针刺得气或加强针感以及各种针刺补泻的方法。(普通高等教育中医药类规划教材)

针刺方向 zhen ci fang xiang

【英文名】Needling Direction

【定义】针灸学名词。进针时和进针后针尖所朝向的方向。(普通高等教育中医药类规划教材)

针刺方法 zhen ci fang fa

【英文名】Needling Methods

【定义】针灸学名词。指从进针到出针的针刺技法全过程。(普通高等教育中医药类规划教材)

针刺疗法 zhen ci liao fa

【英文名】Acupuncture Therapeutics

【异名】针法(针灸大辞典)

【定义】针灸学名词。采用不同的针具刺激体表的穴位，运用各种方法激发经气，以调整人体功能，达到防治疾病的常用疗法。针刺疗法方法多样，诸如毫针、耳针、头针、颈针、火针、手针、足针疗法等等。近年来针刺疗法与其他治法相结合，又创造出许多新的针法，如针刺与电刺激相结合而成为电针疗法，与药液相结合而成为水针疗法等等。(普通高等教育中医药类规划教材)

针刺补法 zhen ci bu fa

【英文名】Reinforcing Manipulations in Acupuncture Therapy

【定义】针灸学名词。凡是能够使机体虚弱的功能状态恢复正常的生理状态下的针刺方法，称为补法。(普通高等教育中医药类规划教材)

针刺补泻 zhen ci bu xie

【英文名】Reinforcing and Reducing Manipulations in Acupuncture Therapy

【定义】针灸学名词。指通过针刺腧穴，采用与机体状态和疾病性质相适应的手法，以激发经气，起到补益正气、疏泻病邪、调整阴阳的方法。(普通高等教育中医药类规划教材)

针刺角度 zhen ci jiao du

【英文名】Angle of Needle Insertion

【定义】针灸学名词。进针时针身与皮肤表面所构成的夹角。(普通高等教育中医药类规划教材)

针刺泻法 zhen ci xie fa

【英文名】Reducing Manipulations in Acupuncture Therapy

【定义】针灸学名词。凡是能够使机体亢盛的功能状态恢复正常的生理状态的针刺方法，称为泻法。(普通高等教育中医药类规划教材)

针刺耐受 zhen ci nai shou

【英文名】Needling Endurance

【定义】针灸学名词。在实验中，给大鼠连续电针数小时，可发现镇痛效果逐渐减弱，这种现象称为针刺耐受。(实验针灸学)

针刺诱导 zhen ci you dao

【英文名】Needling Induction

【定义】针灸学名词。运用针刺诱导人或动物麻醉的方法。(普通高等教育中医药类规划教材)

针刺效应 zhen ci xiao ying

【英文名】Effect of Acupuncture

【定义】针灸学名词。针刺人或动物的某一穴位时，使机体生理状态产生相应的变化。例如，针刺素髎穴能立刻引起呼吸加深，心跳加强和血压升高。(汉英双解中医大辞典)

针刺得气 zhen ci de qi
【英文名】Arrival of Qi after Needle Insertion
【异名】气至(普通高等教育中医药类规划教材);针感(普通高等教育中医药类规划教材)
【定义】针灸学术语。指毫针刺入腧穴一定深度后,施以提插捻转等行针手法,使针刺部位获得“经气”感应,谓之得气。(普通高等教育中医药类规划教材)

针刺麻醉 zhen ci ma zui
【英文名】Acupuncture Anesthesia
【异名】针麻(汉英双解针灸大辞典)
【定义】针灸学名词。指根据经络原理,按手术要求循经取穴,辨证运用针刺手法的一种麻醉方法。可用于头颅、五官、胸腹等部位手术的麻醉。(普通高等教育中医药类规划教材)

针刺深度 zhen ci shen du
【英文名】Needling Depth
【定义】针灸学名词。指针身刺入腧穴皮肉的深浅,应以既要有针下气至感觉,又不伤及组织器官为原则。(普通高等教育中医药类规划教材)

针刺感应 zhen ci gan ying
【英文名】Needling Sensation Response
【定义】针灸学名词。机体接受针刺时局部出现的酸、胀、重、麻的感觉。(中国中医药学主题词表)

针刺镇痛 zhen ci zhen tong
【英文名】Analgesia by Acupuncture
【定义】针灸学名词。以针刺的方法,明显地使患者产生耐受疼痛的能力,即痛阈提高。(汉英双解中医大辞典)

针拔复位 zhen ba fu wei
【英文名】Needle Reduction
【定义】针灸学名词。采用钢针直接穿过皮肤,对手法不易整复的关节内骨折、关节邻近骨折和脱位进行复位或配合固定的方法。(汉英双解中医大辞典)

针注疗法 zhen zhu liao fa
【英文名】Hydro-Acupuncture; Hydro-Needling
【异名】水针疗法(针灸大辞典)
【定义】针灸学名词。参见水针疗法。(针灸大辞典)

针药并用 zhen yao bing yong
【英文名】Combination of Acupuncture and Medication
【定义】中医学术语。将针灸和药物一起运用以达到较好的治疗效果。(普通高等教育中医药类规划教材)

针药罐法 zhen yao guan fa
【英文名】Needling-Medicinal Cupping
【定义】针灸学名词。指针罐法和药罐法结合运用的一种拔罐方法。(汉英针灸辞典)

针麻处方 zhen ma chu fang
【英文名】Prescription of Acupuncture Analgesia
【定义】针灸学名词。即针刺麻醉处方的简称。根据手术部位和性质,在相关的经脉上选用主穴和配穴,配伍成方,作为针麻刺激穴位。例如,甲状腺手术的针麻处方是:扶突、合谷、内关。(汉英双解中医大辞典)

针麻诱导 zhen ma you dao
【英文名】Induced Period of Acupuncture Anesthesia
【定义】针灸学名词。所谓诱导是指进针后,手术开始之前,对穴位进行的一段时间的刺激。(实验针灸学)

针麻原理 zhen ma yuan li
【英文名】Mechanism of Acupuncture Anesthesia
【定义】针灸学名词。针刺麻醉原理的简称。指针刺能在手术过程中起镇痛作用的机理。(汉英双解中医大辞典)

针数不失 zhen shu bu shi
【英文名】Number of Times of Acupuncture Treatment may Vary
【定义】针灸学术语。针刺次数应根据不同病情,灵活掌握。(汉英针灸辞典)

针耀而匀 zhen yao er yun
【英文名】Bright Straight Needle
【定义】针灸学术语。针具应光洁而上下直匀。(汉英针灸辞典)

针与气俱出 zhen yu qi ju chu
【英文名】Both the Needle and Qi Coming out
【定义】针灸学术语。指在患者呼气时出针,为补法。(汉英针灸辞典)

针与气俱纳 zhen yu qi ju na
【英文名】Both the Needle and Qi Coming in
【定义】针灸学术语。指在患者吸气时出针,为泻法。(汉英针灸辞典)

针向行气法 zhen xiang xing qi fa
【英文名】Guiding Qi by Varying the Direction of Needling
【异名】针芒行气法(汉英针灸辞典)
【定义】针灸学名词。行气法。指以针刺方向来控制针感传导的方法。(汉英针灸辞典)

针向控制法 zhen xiang kong zhi fa
【英文名】Method to Control the Direction of the Propagation of Needling Sensation
【定义】针灸学名词。指以针尖所刺方向控制针刺感应传导方向的方法。(汉英针灸辞典)

针刺手法仪 zhen ci shou fa yi
【英文名】Apparatus of Acupuncture Manipulation
【定义】针灸学名词。指用来代替手工进行针刺手法操作的仪器。(汉英针灸辞典)

针刺深浅法 zhen ci shen qian fa

【英文名】Deep-Shallow Therapy Punctrure

【定义】针灸学名词。《难经》主张针刺时应该根据具体情况刺入有深有浅的观点。(普通高等教育中医药类规划教材)

针拔套出术 zhen ba tao chu shu

【英文名】Cataract Extraction with Combined Method

【定义】治法。指在金针拔障术基础上发展起来的中西医结合的白内障摘除术。(汉英针灸辞典)

针管进针法 zhen guan jin zhen fa

【英文名】Insertion with Needle-Tube

【定义】针刺手法。用金属等制品作成细管,代替押手,针管下口置于穴位上,用手指拍打或弹入针尾将针刺入腧穴皮下,然后将套管抽出。(普通高等教育中医药类规划教材)

针灸的后效应 zhen jiu de hou xiao ying

【英文名】Post-Effect of Acupuncture and Moxibustion

【定义】针灸学名词。通常把停止针刺后继续存在的针灸效应称为针灸的后效应。(实验针灸学)

针灸经穴模型 zhen jiu jing xue mo xing

【英文名】Meridians and Points Model for Acupuncture

【定义】针灸教具名。指标示体表经络循行路线和经穴位置的人体模型。多用塑料或石膏制作,供针灸教学和临床参考之用。(针灸大辞典)

针灸感应现象 zhen jiu gan ying xian xiang

【英文名】Phenomenon of Needling Sensation along the Meridians

【定义】针灸学名词。指针灸时,患者有感觉沿经络循行路线传导的现象。(汉英针灸辞典)

针刺复合麻醉 zhen ci fu he ma zui

【英文名】Compound Acupuncture Anesthesia

【定义】针灸学名词。应用针刺穴位为主,同时配合另一种麻醉药物的进行麻醉的方法。(普通高等教育中医药类规划教材)

针刺麻醉方法 zhen ci ma zui fang fa

【英文名】Method of Acupuncture Anesthesia

【定义】针灸学名词。指手术时运用针刺进行麻醉的具体方法。(普通高等教育中医药类规划教材)

针刺镇痛原理 zhen ci zhen tong yuan li

【英文名】Mechanism of Analgesia by Acupuncture

【定义】针灸学名词。用针之类,在于调气(《灵枢·刺节真邪》)。凡刺之道,必先治神(《素问·宝命全形论篇》)。这是临床针灸的基本原则,也是针刺镇痛的基本原理所在。(实验针灸学)

针麻术前试针 zhen ma shu qian shi zhen

【英文名】Needling Test before Acupuncture-Anesthesia

【定义】针灸学名词。指手术前在患者身上所作的试测性针刺,借以了解患者对针刺的耐受性。一般来说,耐受性与针麻效果成正比,耐受性强的针麻效果好,耐受性差的针麻效果差。(汉英双解中医大辞典)

针麻术前测痛 zhen ma shu qian ce tong

【英文名】Pain-Test before Acupuncture -Anesthesia

【定义】针灸学术语。指针麻手术前,在患者身上测试痛阈的变化,以此考虑调整穴位配方,并可预测针麻效果。测痛方法,目前多用测痛仪进行,也可用镊子夹试。(汉英双解中医大辞典)

针刺-气体复合麻醉 zhen ci qi ti fu he ma zui

【英文名】Compound Anesthesia of Acupuncture-Gas

【定义】针灸学名词。针刺-气体复合麻醉,可用于体外循环心内直视手术。在穴位刺激的同时,给予吸入氧化亚氮-氧气的50%容量混合气体。(实验针灸学)

针刺麻醉作用原理 zhen ci ma zui zuo yong yuan li

【英文名】Mechanism of Acupuncture Anesthesia

【定义】针灸学名词。针刺运用于临床手术麻醉的作用机理。(普通高等教育中医药类规划教材)

针灸作用的时间效应 zhen jiu zuo yong de shi jian xiao ying

【英文名】Time-Effect of Acupuncture and Moxibustion

【定义】针灸学名词。对穴位进行针灸刺激时,其效应的显现有一个渐进的发生发展过程,即先要经过一个或长或短的潜伏期,然后针效才迅速上升,在高水平针效维持一段时间后,便逐渐下降,回落至针前水平。(实验针灸学)

针刺-硬膜外复合麻醉 zhen ci ying mo wai fu he ma zui

【英文名】Compound Anesthesia of Acupuncture and Epidural

【定义】针灸学名词。针刺配合小剂量硬膜外药物麻醉。硬膜外穿刺部位可选择相关的胸椎间隙,向头端插管3cm留置。针刺诱导后5分钟先注入麻醉药物5ml,过15分钟后开始手术。(实验针灸学)

针刺-氯胺酮复合麻醉 zhen ci lü an tong fu he ma zui

【英文名】Compound Anesthesia of Acupuncture-Ketamine

【定义】针灸学名词。氯胺酮系非巴比妥类速效静脉全麻药。针刺-氯胺酮复合麻醉用于肺切除、胃切除等手术,在针麻的基础上某些手术某些刺激较强、预见针麻镇痛欠佳的手术步骤前,以1~2mg/kg的剂量作静脉滴注。(实验针灸学)

针刺-硫喷妥钠复合麻醉 zhen ci liu pen tuo na fu he ma zui

【英文名】Compound Anesthesia of Acupuncture-Thiopental

【定义】针灸学名词。针刺－硫喷妥钠复合麻醉系针灸合并硫喷妥钠肌内注射。多用于儿科手术。(实验针灸学)

利咽 li yan

【英文名】Relieving Sore-Throat

【定义】治法。泛指通过祛邪扶正,以通利咽喉的治疗方法。(中华人民共和国国家标准中医临床诊疗术语－治法)

利胆 li dan

【英文名】Disinhibiting Cholaneresis; Draining Gallbladder

【定义】治法。胆病治法。通利胆道促进胆汁分泌排泄的方法。(中国中医药学主题词表)

利窍 li qiao

【英文名】Relaxing Bowels and Diuresis; Resuscitation

【定义】治法。①指通利大小便的治疗方法。如润肠通便、渗湿利水等。适用于因热结津亏、阴虚津亏或水湿内蕴、膀胱气化不利等所致的大便秘结、小便不利的病人。(汉英双解中医大辞典)②指开窍。治疗邪阻心窍、神志昏迷的方法,故开窍与醒神往往并提。(汉英双解中医大辞典)

利湿 li shi

【英文名】Eliminating Dampness

【定义】治法。指用渗湿利水药使湿邪从小便排除的方法。(普通高等教育中医药类规划教材)

利关节 li guan jie

【英文名】Smoothing Joint Movements

【定义】中医学术语。经络的生理功能。经络在人体内运行气血,濡养各组织器官、筋骨,使关节活动正常。(中医基础理论)

利尿穴 li niao xue

【英文名】Liniao Point

【定义】腧穴。经外奇穴。位于腹正中线脐下2.5寸处。(汉英双解中医大辞典)

利气疏导 li qi shu dao

【英文名】Promoting the Circulation of Qi and Dispersing the Stagnated Qi

【定义】治法。指具有理气导滞作用,适用于气滞证的治疗方法。(中华人民共和国国家标准中医临床诊疗术语－治法)

利水消肿 li shui xiao zhong

【英文名】Inducing Diuresis to Remove Edema

【定义】治法。指运用利水作用的方药或其他疗法,达到消除水肿目的的治疗方法。适用于水肿病症。(中国中医药学主题词表)

利水通淋 li shui tong lin

【英文名】Relieving Stranguria by Diuresis

【定义】治法。指利用通利小便的药物,治疗尿急、尿频、尿痛、尿短及排尿不畅等的方法。适用于治疗淋证。(汉英中医辞典)

利水渗湿 li shui shen shi

【英文名】Diuresis-Removing Dampness

【异名】渗湿利尿(中华人民共和国国家标准中医临床诊疗术语－治法);利水除湿(中华人民共和国国家标准中医临床诊疗术语－治法)

【定义】治法。通过淡渗利小便,治疗水湿内停证的方法。(中华人民共和国国家标准中医临床诊疗术语－治法)

利尿排石 li niao pai shi

【英文名】Induce Diuresis and Remove Stones

【定义】治法。指运用利尿药物达到排除结石的治疗方法。(普通高等教育中医药类规划教材)

利湿开窍 li shi kai qiao

【英文名】Resolving Dampness for Resuscitation

【异名】化湿开窍(中华人民共和国国家标准中医临床诊疗术语－治法);化湿通窍(中华人民共和国国家标准中医临床诊疗术语－治法);利湿通窍(中华人民共和国国家标准中医临床诊疗术语－治法)

【定义】治法。具有化湿通窍作用,适用于湿浊蒙闭心神所见证候的治疗方法。(中华人民共和国国家标准中医临床诊疗术语－治法)

利湿化浊 li shi hua zhuo

【英文名】Dispersing Dampness and Turbid Pathogen by Diuresis

【异名】祛湿化浊(中华人民共和国国家标准中医临床诊疗术语－治法)

【定义】治法。指通过通利小便以化湿泄浊的治疗方法。适用于湿邪阻滞证。(中华人民共和国国家标准中医临床诊疗术语－治法)

利小便,实大便 li xiao bian,shi da bian

【英文名】Anti-Diarrhea with Diuretics

【定义】治法。治疗因湿邪所致泄泻的方法。即通过健脾祛湿,使小便排出,使大便通畅,湿邪从小便排出,使大便恢复正常。(汉英中医辞典)

体针 ti zhen

【英文名】Body Acupuncture

【定义】针灸学名词。指选取经穴或奇穴等治病的针法,以区别于一些局限性取穴的针法,如耳针、头针等。临床上有体针取穴、体针麻醉等。(汉英双解中医大辞典)

体针疗法 ti zhen liao fa

【英文名】Body Acupuncture

【定义】针灸学名词。泛指用于针刺身体各部位经脉、穴位的针刺疗法。(汉英中医辞典)

体针麻醉 ti zhen ma zui

【英文名】Body-Acupuncture Analgesia

【定义】针灸学名词。针麻方法。针刺十四经穴及经外奇穴,达到针麻效果。(汉英双解中医大辞典)

体位定位法 ti wei ding wei fa

【英文名】Location according to Body Posture

【异名】体位定穴法(实用针灸辞典)

【定义】针灸学术语。指以某些特定的体位或姿势为标志来量取腧穴的方法。(新编针灸大辞典)

体表标志法 ti biao biao zhi fa

【英文名】Method of Locating Acupuncture Points by the Body Surface Signs

【定义】针灸学术语。用体表的解剖标志作为腧穴定位的方法。(汉英针灸辞典)

体表解剖标志定位法 ti biao jie pou biao zhi ding wei fa

【英文名】Point Location according to Anatomical Landmarks on Body Surface

【定义】针灸学术语。指以体表解剖学的各种体表标志为依据来确定腧穴位置的方法。(普通高等教育中医药类规划教材)

佐金平木 zuo jin ping mu

【英文名】Treating Metal to Subdue Hyperactivity of Wood

【异名】泻肺清肝(汉英双解中医大辞典)

【定义】治法。金为肺,木为肝。是清肃肺气以抑制肝木的一种治疗方法。多用于肝火偏盛,影响肺之清肃的"木火刑金"证。(汉英双解中医大辞典)

伸肘法 shen zhou fa

【英文名】Extending Manipulation of Elbow

【定义】治法。患者与医者相对而坐,医者用一手托住患者肘部,并将患肢的手夹于医者腋下,另一手按住患者的肩部,然后作推肩,抬肘动作,使患肢肘关节伸直。(普通高等教育中医药类规划教材)

伸肩法 shen jian fa

【英文名】Extending Manipulation of Shoulder

【定义】治法。医者半蹲作骑马势,站于患者侧方,将患肢放于医者颈后,使其肘部恰好搭于医者肩上。医者两手围抱中层的肩部,缓缓地站起,根据患者肩关节可能外展和前屈的程度,保持在一定的高度,持续2~3分钟,再放松,然后逐渐增大幅度,反复进行,3~5次即可。(普通高等教育中医药类规划教材)

伸屈法 shen qu fa

【英文名】Extending and Bending Manipulation

【异名】伸曲法(推拿手法学)

【定义】治法。"伸"是使关节伸展,"屈"是使关节屈曲。伸屈法是针对活动功能障碍的关节,助其伸展或屈曲的一种被动运动手法。(普通高等教育中医药类规划教材)

伸膝法 shen xi fa

【英文名】Extending Manipulation of Knee

【定义】治法。患者取仰卧位,两下肢伸直放松。医者站于患侧,以一手托住患肢小腿,使其小腿搁在医者前臂上,另一手夹住其膝关节上方,使患肢作屈膝屈髋运动,然后医者两手协同用力抬肘作伸膝运动。(普通高等教育中医药类规划教材)

伸而得之 shen er de zhi

【英文名】Stretching Limbs to Locate Points

【定义】针灸学术语。针灸时,采取伸臂或伸腿的姿势取穴。(汉英针灸辞典)

伴星穴 ban xing xue

【英文名】Banxing Point

【定义】腧穴。经外奇穴。位于头部,入前发际1寸,正中线旁开3寸。左右计二穴。(实用针灸辞典)

身交穴 shen jiao xue

【英文名】Shenjiao Point

【定义】腧穴。经外奇穴。位于腹正中线上,脐下0.3寸处。计一穴。(实用针灸辞典)

身柱穴 shen zhu xue

【英文名】Shenzhu Point

【异名】DU12(中华人民共和国国家标准-经穴部位);CV12(针灸穴名国际标准化手册)

【定义】腧穴。属督脉。在背部,当后正中线上,第三胸椎棘突下凹陷中。(中华人民共和国国家标准-经穴部位)

身八邪穴 shen ba xie xue

【英文名】Shenbaxie Points

【定义】腧穴。经外奇穴。与左右肩井、风门、肺俞、曲泽八穴同位。(汉英针灸辞典)

皂角灸 zao jiao jiu

【英文名】Spina-Gleditsiae Moxibustion

【定义】针灸学术语。取适量皂角,研为细末,储瓶备用。每次使用时取上药15克,加醋适量调和敷于穴位上,用胶布固定。适用于敷双侧涌泉穴治疗小儿口腔炎。(普通高等教育中医药类规划教材)

近道选穴 jin dao xuan xue

【英文名】Combination of Local Points

【定义】治法。患病部位的附近选取治疗穴位的方法。本法亦按分经辨证法以选取本经或邻经附近穴位为主。(实用针灸学)

返照入静 fan zhao ru jing

【英文名】Entering Tranquility by Irradiation on Distracting Thoughts

【定义】气功功法名。指用意念直接对准杂念"照射"

以达到入静的方法。(汉英双解中医大辞典)

彻衣 che yi

【英文名】Taking off Clothes

【定义】针灸学术语。对阳气有余之外热,阴气不足之内热,两热搏结,热盛如怀抱炭火一样病症,运用针灸治疗,使其出汗,其热退汗出如脱出衣服。(普通高等教育中医药类规划教材)

坐位 zuo wei

【英文名】Sitting Post

【定义】针灸学各词。指在不同坐势下取穴或施术。又分仰靠位(针灸颜面及颈前部),侧倚位(针灸一侧颜面及颞部),托颐位(针灸头额部),伏案位(针灸项背及后头部),屈肘仰掌位(针灸上肢屈侧),屈肘俯掌位(针灸上肢伸侧),屈肘拱手位(针灸上肢桡侧),箕坐位(针灸下肢前面及内外侧)等。(中医大辞典)

坐药 zuo yao

【英文名】Medicine for Sitz Bath;Suppository

【定义】治法。外治法。指将中药制成丸剂、锭剂、片剂,或用纱布包裹药末,塞入阴道或肛门内进行治疗的方法。(汉英双解中医大辞典)

坐禅 zuo chan

【英文名】Sitting in Meditation

【定义】佛家气功习用语。见《阿含经》。修禅。习炼佛家气功的功法。(汉英中医辞海)

坐罐 zuo guan

【英文名】Retention of the Cupping

【异名】留罐(实用针灸辞典)

【定义】治法。外治法。指拔罐后,让火罐留在吸着的穴位上的一种治疗方法。(实用针灸辞典)

坐骨穴 zuo gu xue

【英文名】Zuogu Point

【定义】腧穴。经外奇穴。位于臀部,大转子与尾骨尖连线的中点直下1寸处。左右计二穴。(实用针灸辞典)

坐骨神经点 zuo gu shen jing dian

【英文名】Sciatic Nerve Point (Hand)

【定义】手针穴位名。在第四、五掌指关节间,靠近第四掌指关节处。主治坐骨神经痛、髋关节及臀部疼痛。(普通高等教育中医药类规划教材)

坐位颈椎摇法 zuo wei jing zhui yao fa

【英文名】Roating Manipulation of Nape in Seating Position .

【定义】推拿手法。患者取坐位,颈项部放松。医者站于其背后侧方,用一手扶住其头顶稍后部,另一手托住其下颏部,双手作相反方向用力,用力使头部向左或向右缓缓转动。(普通高等教育中医药类规划教材)

坐骨神经耳穴 zuo gu shen jing er xue

【英文名】Sciatic Nerve Point (Ear)

【异名】AH_6(中华人民共和国国家标准-耳穴名称与部位)

【定义】腧穴。耳穴名。在对耳轮下脚前2/3处,即对耳轮6区。(中华人民共和国国家标准-耳穴名称与部位)

坐位旋转推扳法 zuo wei xuan zhuan tui ban fa

【英文名】Rotating Manipulation of Cervical Vertebrae in Sitting Posture

【定义】推拿手法。患者以骑马势坐于治疗床上,两腿分置于床两旁,以固定骨盆,双手在胸前交叉抱紧,医者站于其健侧,一手从腋下穿入经过前胸扶住对侧肩部,使之向健侧旋转并略向上牵拉,另一手掌根抵住错位的肋骨角,当身体旋转至最大限度时,再作一个有控制的稍增大幅度的突发性地扳动,同时,掌根向患处前上方推压,使肋骨复位。(中国推拿手法学)

坐位胸椎定位旋转扳法 zuo wei xiong zhui ding wei xuan zhuan ban fa

【英文名】Rotating-Pulling Manipulation of Thoracic Vertebrae in a Sitting Posture

【定义】推拿手法。患者以骑马势坐于治疗床上,两腿分置于两侧床缘外,以固定骨盆,双手在胸前交叉抱紧。医者站于其侧后方,一手从腋下穿入,经过前胸,抓住患者对侧肩部,另一手拇指按于偏歪的棘突旁,然后分胸椎前屈,侧屈,旋转完成整个动作。(中国推拿手法学)

含漱疗法 han shu liao fa

【英文名】Gargle Therapy

【定义】治法。指将药液含漱口中以治疗口腔、咽喉部疾病的方法。(中国中医独特疗法大全)

邻近选穴 lin jin xuan xue

【英文名】Nearby Point Selection

【异名】四周取穴(汉英英汉双解针灸大辞典);近取法(汉英英汉双解针灸大辞典)

【定义】针灸学术语。指在靠近病变部位的周围选取有关穴位进行治疗。(汉英双解针灸大辞典)

肝经 gan jing

【英文名】Liver Meridian

【定义】经络名。属足三阴经及厥阴经。十二经脉之一。是循行于下肢内侧中部及阴部、腹部、胸胁部的属肝络胆的阴经。(实用针灸辞典)

肝点 gan dian

【英文名】Liver Point (Hand)

【定义】手针穴位名。在掌面,无名指第一指关节横纹

中点,主治肝胆病。(普通高等教育中医药类规划教材)

肝主目 gan zhu mu

【英文名】Liver Dominates Eye

【定义】中医学名词。肝开窍于目,其经脉连目系,上至额,与督脉会于巅。肝的精气盛衰,可影响视力的强弱;肝火上炎,可见两目肿赤,肝虚则见两目干涩、视物不明。故曰肝主目。(中医大辞典)

肝耳穴 gan er xue

【英文名】Liver Point (Ear)

【异名】CO_{12}(中华人民共和国国家标准-耳穴名称与部位)

【定义】腧穴。耳穴名。在耳甲艇的后下部,即耳甲12区。(中华人民共和国国家标准-耳穴名称与部位)

肝合胆 gan he dan

【英文名】Liver is Connected with Gallbladder

【定义】中医学术语。脏腑相合之一。足厥阴肝经与足少阳胆经经脉相互络属,一脏一腑,阴阳表里相互呼应。肝与胆在生理上相互配合,在病理上相互影响。故曰肝合胆。(中医大辞典)

肝俞穴 gan shu xue

【英文名】Ganshu Point

【异名】BL18(中华人民共和国国家标准-经穴部位);B18(针灸穴名国际标准化手册)

【定义】腧穴。属足太阳膀胱经。在背部,当第九胸椎棘突下,旁开1.5寸。(中华人民共和国国家标准-经穴部位)

肝胆区 gan dan qu

【英文名】Liver-Gallbladder Area

【定义】头针刺激区。以胃区下缘向下引平行于前后正中线的2厘米长的直线。主治因肝胆疾病引起的右上腹部疼痛。(汉英针灸辞典)

肝热穴 gan re xue

【英文名】Ganre Point

【定义】腧穴。经外奇穴。位于背部,第五、六胸椎棘突间点旁开0.5寸处。左右计二穴。(实用针灸辞典)

肝炎点穴 gan yan dian xue

【英文名】Ganyandian Point

【定义】腧穴。经外奇穴。位于小腿内侧,内踝尖上2寸处。左右计二穴。(实用针灸辞典)

肝实泻心 gan shi xie xin

【英文名】Discharge the Heart to Cure Excess Syndrome of the Liver

【定义】中医学术语。治疗肝实证时取心经荥穴少府或本经荥穴行间治疗,以达到补虚泻实,恢复脏腑正常功能之效。(中医基础理论)

肝病治法 gan bing zhi fa

【英文名】Liver Disease Therapy

【定义】中医学术语。根据中医理论中脏腑辨证的原理,治疗肝病的方法。(普通高等教育中医药类规划教材)

肝病辨证 gan bing bian zheng

【英文名】Differentiating Syndromes of Liver Disease

【定义】中医诊断学术语。以肝脏理论为基础,判断疾病是否为肝病证候的方法。(中医诊断学)

肝阳1耳穴 gan yang yi er xue

【英文名】Ganyang Point one (Ear)

【定义】腧穴。耳穴名。位于耳轮结节上缘。主治慢性肝炎。(汉英针灸辞典)

肝阳2耳穴 gan yang er er xue

【英文名】Ganyang Point Two (Ear)

【定义】腧穴。耳穴名。位于耳轮结节下缘。主治慢性肝炎。(汉英针灸辞典)

肝肿大区耳穴 gan zhong da qu er xue

【英文名】Hepatomegaly Area Point (Ear)

【定义】腧穴。耳穴名。位于耳轮脚消失处,胃穴、肝穴、脾穴三穴之间。用于诊断和治疗肝肿大。(汉英针灸辞典)

肝炎点1耳穴 gan yan dian yi er xue

【英文名】Ganyandian Point One(Ear); Hepatitis Point One (Ear)

【定义】腧穴。耳穴名。位于喘点与神门穴连线的中点。用于诊断和治疗肝炎。(汉英针灸辞典)

肝炎点2耳穴 gan yan dian er er xue

【英文名】Ganyandian Point Two(Ear); Hepatitis Point Two (Ear)

【定义】腧穴。耳穴名。位于松肌点下2毫米,肝肿大区内侧。用于诊断肝炎。(汉英针灸辞典)

肝火犯肺证辨证 gan huo fan fei zheng bian zheng

【英文名】Differentiating Syndromes of Liver-Fire Disturbing Lung

【定义】中医诊断学术语。判断疾病证候是否为肝火犯肺证的方法。(中医诊断学)

肝郁脾虚证辨证 gan yu pi xu zheng bian zheng

【英文名】Differentiating Syndromes of Stagnation of Liver-Qi with Deficiency of the Spleen

【定义】中医诊断学术语。指判断疾病证候是否为肝郁脾虚证的方法。(中医诊断学)

肝肾阴虚证辨证 gan shen yin xu zheng bian zheng

【英文名】Diferentiating Syndromes of Deficiency of Yin of the Liver and Kidney

【定义】中医诊断学术语。指判断疾病证候是否为肝

肾阴虚证的方法。(中医诊断学)

肝胃不和证辨证 gan wei bu he zheng bian zheng

【英文名】Differentiating Syndromes of Incoordination Between the Liver and Stomach

【定义】中医诊断学术语。指判断疾病证候是否为肝胃不和证的方法。(中医诊断学)

肛门耳穴 gang men er xue

【英文名】Anus Point (Ear)

【异名】HX_5(中华人民共和国国家标准－耳穴名称与部位)

【定义】腧穴。耳穴名。在三角窝前方的耳轮处,即耳轮5区。(中华人民共和国国家标准－耳穴名称与部位)

肚角穴 du jiao xue

【英文名】Dujiao Point

【定义】推拿穴位。位于天枢穴下2寸,脐旁两侧的大筋。操作时多用拿法或揉法。有健脾和胃、理气消滞的功效。(汉英双解中医大辞典)

肚腹盘旋 du fu pan xuan

【英文名】A Special Insertion by Revolving the Needle

【定义】针刺手法。针法。指进针得气后,将针由深层提至浅层,再将针扳倒,使之与皮肤呈45°角,然后象推磨样旋转针身,使之缓缓地由浅入深,由深而浅。(汉英针灸辞典)

肘耳穴 zhou er xue

【英文名】Elbow Point (Ear)

【异名】SF_3(中华人民共和国国家标准－耳穴名称与部位)

【定义】腧穴。耳穴名。在腕区的下方处,即耳舟3区。(中华人民共和国国家标准－耳穴名称与部位)

肘尖穴 zhou jian xue

【英文名】Zhoujian Point

【异名】EX-UE1(中华人民共和国国家标准-经穴部位)

【定义】腧穴。经外奇穴。在肘后部,屈肘,当尺骨鹰嘴的尖端。(中华人民共和国国家标准－经穴部位)

肘俞穴 zhou shu xue

【英文名】Zhoushu Point

【定义】腧穴。经外奇穴。位于尺骨鹰嘴突起与肱骨外上髁之间凹陷处。(汉英针灸辞典)

肘椎穴 zhou zhui xue

【英文名】Zhouzhui Point

【定义】腧穴。经外奇穴。位于第二腰椎棘突下旁开1寸处。(汉英针灸辞典)

肘髎穴 zhou liao xue

【英文名】Zhouliao Point

【异名】LI12(中华人民共和国国家标准-经穴部位)

【定义】腧穴。属手阳明大肠经。在臂外侧,屈肘,曲池上方1寸,当肱骨边缘处。(中华人民共和国国家标准－经穴部位)

肘关节扳法 zhou guan jie ban fa

【英文名】Pulling Manipulation of Elbow Joint

【定义】治法。正骨手法。操作时医者站于患者侧后方,用一手扶住肘关节后上方,另一手握住其腕部,反复伸屈肘关节运动至肘关节伸直最大限时,两手同时用力,作相反方向运动,扳动肘部。(普通高等教育中医药类规划教材)

肘关节摇法 zhou guan jie yao fa

【英文名】Rotating Manipulation of Elbow

【定义】治法。正骨手法。患者取坐位或卧位,医者一手扶住患者肘部,另一手握住患肢腕部,然后作肘关节的环转运动。(普通高等教育中医药类规划教材)

肘关节拔伸法 zhou guan jie ba shen fa

【英文名】Traction and Counter-Traction of Elbow Joint

【定义】治法。正骨手法。患者取坐位,医者用一手固定肘关节的近端,另一手握其前臂远端,先作前臂的旋外,然后逐渐加力拔伸肘部,同时嘱患者身体向对侧倾斜对抗或助手用双手固定上臂对抗。(中国推拿手法学)

肠区 chang qu

【英文名】Intestine Area

【定义】头针刺激区。生殖区下缘向下引与前后正中线平行的2厘米长的直线即是。主治下腹部疼痛。(汉英针灸辞典)

肠风穴 chang feng xue

【英文名】Changfeng Point

【定义】腧穴。经外奇穴。位于腰部,第二、三腰椎棘突间点旁开1寸处。左右计二穴。(实用针灸辞典)

肠遗穴 chang yi xue

【英文名】Changyi Point

【定义】腧穴。经外奇穴。位于下腹部,中极穴旁开2.5寸处。左右计二穴。(实用针灸辞典)

角法 jiao fa

【英文名】Horn Therapy

【异名】吸筒疗法(普通高等教育中医类规划教材);角(汉英针灸辞典);拔罐法(汉英针灸辞典)

【定义】治法。外治法。拔罐法的古称。参见拔罐法。(汉英针灸辞典)

角孙穴 jiao sun xue

【英文名】Jiaosun Point

【异名】SJ20(中华人民共和国国家标准－经穴部位)

【定义】腧穴。属手少阳三焦经。在头部，折耳廓向前，当耳尖直上入发际处。(中华人民共和国国家标准－经穴部位)

角窝上耳穴 jiao wo shang er xue

【英文名】Superior Triangular Fossa Point (Ear)

【异名】TF_1(中华人民共和国国家标准－耳穴名称与部位)

【定义】腧穴。耳穴名。在三角窝前1/3上部，即三角窝1区。(中华人民共和国国家标准－耳穴名称与部位)

角窝中耳穴 jiao wo zhong er xue

【英文名】Middle Triangular Fossa Point (Ear)

【异名】TF_3(中华人民共和国国家标准－耳穴名称与部位)

【定义】腧穴。耳穴名。在三角窝中1/3处，即三角窝3区。(中华人民共和国国家标准－耳穴名称与部位)

鸠杞穴 jiu qi xue

【英文名】Jiuqi Point

【定义】腧穴。经外奇穴。位于骶部正中线上，第一骶椎棘突下方凹陷处。计一穴。(实用针灸辞典)

鸠尾穴 jiu wei xue

【英文名】Jiuwei Point

【异名】RN15(中华人民共和国国家标准－经穴部位)；CV15(针灸穴名国际标准化手册)；尾翳穴(普通高等教育中医药类规划教材)

【定义】腧穴。属任脉。在上腹部，前正中线上，当胸剑结合部下1寸。(中华人民共和国国家标准－经穴部位)

鸠尾骨穴 jiu wei gu xue

【英文名】Jiuweigu Point

【定义】腧穴。经外奇穴。位于腹正中线上，胸骨剑突下缘处，即中庭穴下0.6寸处。计一穴。(实用针灸辞典)

条口穴 tiao kou xue

【英文名】Tiaokou Point

【异名】ST38(中华人民共和国国家标准－经穴部位)；S38(针灸穴名国际标准化手册)

【定义】腧穴。属足阳明胃经。在小腿前外侧，当犊鼻下8寸，距胫骨前缘一横指(中指)。(中华人民共和国国家标准－经穴部位)

卵巢1耳穴 luan chao yi er xue

【英文名】Ovary Point One (Ear)

【定义】腧穴。耳穴名。位于三角窝中的子宫穴上下，呈双穴。主治月经不调、卵巢炎。(汉英针灸辞典)

卵巢2耳穴 luan chao er er xue

【英文名】Ovary Point Two (Ear)

【定义】腧穴。耳穴名。位于对耳屏底部，内分泌穴外上方。用于诊断和治疗卵巢疾病。(汉英针灸辞典)

灸刺 jiu ci

【英文名】Moxibustion and Acupuncture

【定义】针刺方法。艾灸和针刺的合称。(汉英针灸辞典)

灸法 jiu fa

【英文名】Moxibustion

【定义】针灸学名词。指采用艾绒或者其他药物制成的灸炷或灸条，点燃后熏熨体表的一定部位，或采用其他光、电等刺激体表的部位，以起防治疾病作用的方法。(普通高等教育中医药类规划教材)

灸草 jiu cao

【英文名】Moxibustion Straw

【定义】针灸学名词。艾叶的简称。(汉英针灸辞典)

灸疮 jiu chuang

【英文名】Post-Moxibustion Sore

【定义】针灸学名词。指直接灸产生的化脓现象。(汉英针灸辞典)

灸盏 jiu zhan

【英文名】Moxibustion Cup

【定义】灸具名。其形如杯盏。(汉英针灸辞典)

灸疱 jiu bao

【英文名】Moxibustion Blister

【定义】针灸学名词。指用直接灸，使灸处皮肤形成脓疱。(汉英针灸辞典)

灸瘢 jiu ban

【英文名】a Scar due to Moxibustion

【定义】针灸学名词。见《抱朴子·仙药》。灸治造成的瘢痕。(汉英中医辞海)

灸火木 jiu huo mu

【英文名】Wood Chosen to Burn Moxa Rolls

【定义】针灸学名词。古代灸治注重点火的火源，认为松、柏、竹、橘、榆、枳、桑、枣的火皆伤血脉肌肉。太上阳燧之火，以灸为上；次以阶石之火常用；又槐木之火灸，为疮易差；无者，膏油之火亦佳。(汉英中医辞海)

灸疟穴 jiu nüe xue

【英文名】Jiunüe Point

【定义】腧穴。经外奇穴。位于头部下右线，入后发际6.5寸处。(汉英针灸辞典)

灸哮穴 jiu xiao xue

【英文名】Jiuxiao Point

【定义】腧穴。经外奇穴。位于背部正中线上，第八胸椎棘突高点处。计一穴。(实用针灸辞典)

灸痨穴 jiu lao xue

【英文名】Jiulao Point

【定义】腧穴。经外奇穴。位于背部正中线上,第三胸椎棘突高点处。计一穴。(实用针灸辞典)

灸器灸 jiu qi jiu

【英文名】Moxibustion with Apparatus

【定义】灸法。指用特定的灸器盛放点燃的艾绒在穴位上进行熨灸或熏灸,用灸器施灸,可以较长时间连续地给穴位以温热刺激。一般用于腹部、腰背部。治疗寒性腹痛、腰痛、腹泻、腹胀等。(汉英双解中医大辞典)

灸血病穴 jiu xue bing xue

【英文名】Jiuxuebing Point

【定义】腧穴。经外奇穴。位于骶部正中线上,第三骶椎棘突处。计一穴。(实用针灸辞典)

灸癫风穴 jiu dian feng xue

【英文名】Jiudianfeng Point

【定义】腧穴。经外奇穴。位于手中指掌面,远侧指骨关节横纹中点。(汉英针灸辞典)

刨推法 pao tui fa

【英文名】Dipped-Pushing Manipulation

【定义】推拿手法。指用虎口(拇指和大鱼际)着力进行掌推的方法。(中国推拿手法学)

迎气法 ying qi fa

【英文名】Receiving Vital Energy Practice

【定义】气功功法名。静功。见《备急千金要方·道林养生第二》。作法:早晨起床,面向南,两手伸展放于膝上,静心存想,内观其气入于头顶,下达涌泉。此法交通心肾,治上热下寒诸症。(汉英中医辞海)

迎香穴 ying xiang xue

【英文名】Yingxiang Point

【异名】LI20(中华人民共和国国家标准－经穴部位)

【定义】腧穴。属手阳明大肠经。在鼻翼外缘中点旁,当鼻唇沟中。(中华人民共和国国家标准－经穴部位)

迎随补泻 ying sui bu xie

【英文名】Reinforcing and Reducing by Puncturing along and Against the Direction of Meridians Respectively

【异名】针向补泻(中国中医药学主题词表)

【定义】针灸学术语。指针刺得气后,针尖顺其经脉,随而济之为补法;针尖逆其经脉,迎而夺之为泻法。(普通高等教育中医药类规划教材)

饮郄穴 yin xi xue

【英文名】Yinxi Piont

【定义】腧穴。经外奇穴。位于胸部,乳头外开 2 寸直下,第六、七肋间处。左右计二穴。(实用针灸辞典)

系络 xi luo

【英文名】Thread-like Collateral Meridians

【定义】针灸学名词。指从十五络脉分出的细小络脉。(汉英针灸辞典)

言语二区 yan yu er qu

【英文名】Second Speech Area

【定义】头针刺激区。从顶骨结节后下方 2 厘米处引一平行于前后正中线的直线,向下取 3 厘米长直线。主治命名性失语。(汉英双解针灸大辞典)

言语三区 yan yu san qu

【英文名】Third Speech Area

【定义】头针刺激区。晕听区中点向后引 4 厘米长的水平线。主治感觉性失语。(汉英双解针灸大辞典)

库房穴 ku fang xue

【英文名】Kufang Point

【异名】ST14(中华人民共和国国家标准－经穴部位);S14(针灸穴名国际标准化手册)

【定义】腧穴。属足阳明胃经。在胸部,当第一肋间隙,距前正中线 4 寸。(中华人民共和国国家标准－经穴部位)

应突穴 ying tu xue

【英文名】Yingtu Point

【定义】腧穴。经外奇穴。位于胸部,乳头外侧 2 寸直下,第六、七肋间下 1 寸处。左右计二穴。(实用针灸辞典)

疔俞穴 ding shu xue

【英文名】Dingshu Point

【定义】腧穴。经外奇穴。位于神门穴上 4 寸处。(汉英针灸辞典)

疔根穴 ding gen xue

【英文名】Dinggen Point

【定义】腧穴。经外奇穴。位于第七胸椎棘突旁开 0.5 寸处。(汉英针灸辞典)

辛开苦降 xin kai ku jiang

【英文名】Pungency Disperses while Bitterness Descends

【定义】治法。属辛温解表和汗法。用辛味药结合苦味药,以发散表邪,清泄里热。(中国中医药学主题词表)

辛甘化阳 xin gan hua yang

【英文名】Activating Yang-Energy with Acrid and Sweet Drugs

【定义】治法。辛味、甘味药同用,以助阳气的治法。适用于脾肾阳虚的病证。(汉英中医辞典)

辛凉开窍 xin liang kai qiao

【英文名】Promote Resuscitation with Pungent and Cool Drugs

【异名】辛凉通窍(中华人民共和国国家标准中医临床诊疗术语－治法)

【定义】治法。运用辛凉之品，以清热开窍，适用于热闭心神证的治疗方法。（中华人民共和国国家标准中医临床诊疗术语－治法）

辛凉宣泄 xin liang xuan xie

【英文名】Pungent-Cool Dispersion

【定义】治法。运用味辛性凉的方药以疏散风热，适用于风热表证的治疗方法。（普通高等教育中医药类规划教材）

辛凉清气 xin liang qing qi

【英文名】Removing Heat-Evil from Qi Phase with Drugs of Pungent-Flavor and Cool Nature

【定义】治法。指用辛凉（寒）的方剂清解气分热邪的治疗方法。适用于外感温热病，气分证，症见壮热面赤，不恶寒，反恶热，大汗出，口渴饮冷，小便黄赤，舌红苔黄，脉洪大等。（汉英双解中医大辞典）

辛凉清热 xin liang qing re

【英文名】Relieving Fever with Drugs of Pungent-Flavor and Cool Nature

【定义】治法。用味辛性凉的方药以解表清热，适用于卫气同病证的治疗方法。（中华人民共和国国家标准中医临床诊疗术语－治法）

辛凉解表 xin liang jie biao

【英文名】Pungent and Cool Herbs Relieve Superficial Pathogenic Factors

【异名】辛凉透表（中华人民共和国国家标准中医临床诊疗术语－治法）

【定义】治法。用味辛性凉的方药，以疏散风热，适用于风热犯表证的治疗方法。（中华人民共和国国家标准中医临床诊疗术语－治法）

辛温解表 xin wen jie biao

【英文名】Diaphoresis with Drugs Pungent and Warm in Nature

【异名】辛温发汗（中华人民共和国国家标准中医临床诊疗术语－治法）

【定义】治法。用味辛性温的方药，以发散风寒，适用于风寒束表证的治疗方法。（中华人民共和国国家标准中医临床诊疗术语－治法）

辛寒生津 xin han sheng jin

【英文名】Pungent-Cold Herbs Regenerate Fluid

【定义】治法。运用具有辛散苦寒特性的方药，适用于热盛津伤证的治疗方法。（普通高等教育中医药类规划教材）

辛寒清热 xin han qing re

【英文名】Removing Heat with Drugs of Pungent Flavor and Cold Nature

【异名】辛寒清气（中华人民共和国国家标准中医临床诊疗术语－治法）

【定义】治法。运用性味辛散苦寒，具有清泻宣发邪热作用的方药，适用于气分证、卫气同病证或里热仍有向外透达趋势之证候的治疗方法。（中华人民共和国国家标准中医临床诊疗术语－治法）

肓门穴 huang men xue

【英文名】Huangmen Point

【异名】BL51（中华人民共和国国家标准－经穴部位）；B51（针灸穴名国际标准化手册）

【定义】腧穴。足太阳膀胱经穴。在腰部，当第一腰椎棘突下，旁开3寸。（中华人民共和国国家标准－经穴部位）

肓俞穴 huang shu xue

【英文名】Huangshu Point

【异名】KI16（中华人民共和国国家标准－经穴部位）；K16（针灸穴名国际标准化手册）

【定义】腧穴。属足少阴肾经。在腹中部，当脐中旁开0.5寸。（中华人民共和国国家标准－经穴部位）

肓募穴 huang mu xue

【英文名】Huangmu Point

【定义】腧穴。经外奇穴。位于胸部，乳头直下，期门穴下1寸处。左右计二穴。（实用针灸辞典）

肓之原穴 huang zhi yuan xue

【英文名】Huangzhiyuan Point

【定义】腧穴。十二经原穴之一。①指气海穴。属任脉。位于腹正中线脐下1.5寸处。（汉英双解中医大辞典）②指关元穴。属任脉。位于腹正中线脐下3寸处。（汉英双解中医大辞典）

忘身化光 wang shen hua guang

【英文名】Forgetting Body Existence and Transforming into Light

【定义】气功术语。忘身即在静功修练中，由于意念的高度集中，虽然坐着，却感觉不到身体的存在。化光即在练功中天目穴处呈现一种纯净的白光或黄光，遍及全身。两者均为修练到一定阶段时所出现的感觉。（汉英双解中医大辞典）

快痛 kuai tong

【英文名】Fast Pain

【异名】刺痛（汉英针灸辞典）

【定义】针灸学术语。指由外周强刺激兴奋了A类各种传入纤维所引起的疼痛，要求丘系和丘外系均完整才能实现。（汉英针灸辞典）

快速进针 kuai su jin zhen

【英文名】Quick Insertion

【定义】针刺手法。头针刺法。指迅速将针刺进头皮下或肌层，并将针快速推进一定深度的针刺方法。（汉英针灸辞典）

快速起针 kuai su qi zhen

【英文名】Pulling out the Needle Quickly

【定义】针刺手法。头针刺法。指一手持棉球对准针孔附近,另一手的中指或无名指沿针柄快速往下滑,然后拇指和食指捏住针柄,快速将针拔出的起针方法。(汉英针灸辞典)

快速推进 kuai su tui jin

【英文名】Swift Thrusting

【定义】针刺手法。快速进针法。指在飞针刺入头皮下或肌层后,再沿刺激区快速推针至一定深度的头针刺法。(汉英针灸辞典)

快速捻转 kuai su nian zhuan

【英文名】Technique of Quick Twisting

【定义】针刺手法。快速进针法。食指呈半屈曲状,用食指和拇指第一节的掌侧面捏住针柄,食指指掌关节不断伸屈,使针体快速旋转(一般每分钟捻转 200 次左右)的头针行针法。(汉英针灸辞典)

间使穴 jian shi xue

【英文名】Jianshi Point

【异名】PC5(中华人民共和国国家标准 - 经穴部位);P5(针灸穴名国际标准化手册)

【定义】腧穴。属手少阴心经。在前臂掌侧,当曲泽与大陵连线上,腕横纹上 3 寸,掌长肌腱与桡侧腕屈肌腱之间。(中华人民共和国国家标准 - 经穴部位)

间接灸 jian jie jiu

【英文名】Indirect Moxibustion

【异名】间隔灸(普通高等教育中医药类规划教材);隔物灸(普通高等教育中医药类规划教材)

【定义】灸法。指在艾炷下垫一衬隔物放在穴位上施灸的方法。(普通高等教育中医药类规划教材)

间者并行 jian zhe bing xing

【英文名】a Mild Case should be Dealt with the Treatment Aiming at Both the Primary and Secondary Symptoms

【定义】中医学名词。指对病轻邪浅的病证,应采用标本同治的方法。(汉英中医辞典)

间接贴敷法 jian jie tie fu fa

【英文名】Indirect Pasting Method

【定义】治法。如患者皮肤对胶布过敏,磁铁较大,用胶布不易固定;或出汗、洗澡时贴敷磁铁有困难;或慢性病需长期贴敷磁铁片时,可用间接贴敷法。即将磁铁片放到方服口袋中,或缝到内衣、衬裤、鞋、帽内,或根据磁铁的大小和穴位所在部位,缝制专用口袋,将磁铁装进口袋,然后穿戴在身上,使穴位接受磁场的作用。(普通高等教育中医药类规划教材)

间歇运针法 jian xie yun zhen fa

【英文名】Intermittent Needle Manipulation

【定义】针刺手法。针刺得气后每隔一定的时间断续的给予捻转和提插等操作,使患者的针感得到保持和加强。(普通高等教育中医药类规划教材)

灼痛 zhuo tong

【英文名】Burning Pain;Thermalgia

【异名】慢痛(汉英针灸辞典);第二痛(汉英针灸辞典)

【定义】中医学名词。它表现为:痛觉缓慢地形成,呈烧灼感,定位较差,感觉持续时间长,难以忍受,并常伴有心血管和呼吸反应。(汉英针灸辞典)

兑端穴 dui duan xue

【英文名】Duiduan Point

【异名】DU27(中华人民共和国国家标准 - 经穴部位);CV27(针灸穴名国际标准化手册)

【定义】腧穴。属督脉。在面部,当上唇的尖端,人中沟的皮肤与唇的移行部。(中华人民共和国国家标准 - 经穴部位)

冷灸 leng jiu

【英文名】Cold Moxibustion

【定义】灸法。在没有任何热源情况下进行灸治的方法。(普通高等教育中医药类规划教材)

冷淋 leng lin

【英文名】Lenglin Topical Application

【定义】治法。近代民间疗法。是将明矾末填满肚脐,以新吸井水调入的方法。因此法能感觉冷气透入腹内而得名。(实用针灸辞典)

冷罨 leng yan

【英文名】Cold Compress

【定义】治法。外治法。指用凉水或冰块作局部掩覆的治疗方法。有降温止血等作用。(汉英双解中医大辞典)

沙袋气功疗法 sha dai qi gong liao fa

【英文名】Sandbag Qigong Therapeutics

【定义】气功术语。一套以打沙袋和气功并练,动静相兼,医生和患者相互配合的练习方法。(中国当代气功全书)

沟通表里上下 gou tong biao li shang xia

【英文名】Connect Upper and Lower, Exerior and Interior

【定义】中医学术语。经络生理功能。经络使人体的各个脏腑组织器官有机地联系起来,构成一个表里上下彼此紧密联系、协调共济的统一体。(中医基础理论)

沉气呼吸法 chen qi hu xi fa

【英文名】Method of Qi-Sinking Respiration

【定义】气功术语。气功调息方法。指全身放松,呼气时以意引气由命门下降到会阴、大腿、小腿、涌泉;吸气时,随其自然。久练可以感到呼气时气由命门下沉至足心,并产生一股热流。适用于高血压、植

物神经功能紊乱、失眠等病人。(汉英双解中医大辞典)

完骨穴 wan gu xue

【英文名】Wangu Point

【异名】GB12(中华人民共和国国家标准－经穴部位);G12(针灸穴名国际标准化手册)

【定义】腧穴。属足少阳胆经。在头部,当耳后乳突的后下方凹陷处。(中华人民共和国国家标准－经穴部位)

完全补偿 wan quan bu chang

【英文名】Complete Compensation

【定义】针灸学术语。指由针刺或其他方法产生的输出抗痛信息与手术引起的致痛信息相互抵消。(汉英针灸辞典)

宏观辨证 hong guan bian zheng

【英文名】Macroscopic Syndrome Differentiation

【定义】中医学名词。从宏观领域来辨别疾病的证候。(中医诊断学)

牢脉 lao mai

【英文名】Firm Pulse

【定义】脉象。指轻取中取不应,沉取实大弦长,坚牢不移的脉象。主阴寒里实、疝气、癥瘕。是阴寒内积、病气牢固、阳气沉潜所致。(汉英双解中医大辞典)

良导络 liang dao luo

【英文名】Ryodoraku

【定义】针灸学名词。在皮肤的某一点出现电流易于通过的良导点部位,将多个良导点连接,便出现了数条连线,即为良导络。(中国中医药学主题词表)

良性意念法 liang xing yi nian fa

【英文名】Excellent Mindwill Method

【定义】气功功法名。即练功时,意想美好的景物,愉快的事情和满意的东西,使人心情舒畅,促进身心健康。(汉英双解中医大辞典)

良性调整作用 liang xing tiao zheng zuo yong

【英文名】Benign Adjustment Action

【定义】针灸学名词。指针灸适宜刺激作用于机体后,能使特定病理变化在通常情况下朝着正常生理状态方向发展转化。即使体内失调、紊乱的代谢过程或功能状态得到调整并恢复正常,从而使机体内各器官系统的协调关系达到新的平衡和统一。(实验针灸学)

证名诊断法 zheng ming zhen duan fa

【英文名】Differentiation of Syndromes

【定义】中医诊断学术语。收集病情资料,在中医学理论指导下,进行分析综合,确定证型。(中医诊断学)

诊法 zhen fa

【英文名】Diagnostic Technique

【定义】诊断学名词。中医诊察收集病情的基本方法。(中医诊断学)

诊尺肤 zhen chi fu

【英文名】Palpation of the Chi Skin

【定义】中医诊断学术语。切诊。诊察肘关节内侧至腕部皮肤的寒热、湿润度、弹性等的变化,可以帮助判断疾病寒热虚实。(汉英中医辞典)

诊指纹 zhen zhi wen

【英文名】Inspection of Superficial Venule of the Index Finger

【定义】中医诊断学术语。小儿诊法。诊察食指掌面外侧表浅小静脉的变化。(汉英中医辞典)

诊胸腹 zhen xiong fu

【英文名】Palpation of the Thorax and Abdomen

【定义】中医诊断学术语。切诊。触按胸腹部以了解该部皮肤的冷热、硬度、疼痛的部位、喜按或拒按、有无包块、结节等情况。(汉英中医辞典)

诊虚里 zhen xu li

【英文名】Palpation of Xuli

【定义】中医诊断学术语。切诊。虚里相当于心尖搏动的部位,该处是宗气汇聚之处,且与胃有密切关系,所以通过触摸该处的搏动情况有助于判断胃气和宗气的盛衰。(汉英中医辞典)

诊月经脉 zhen yue jing mai

【英文名】Diagnosing Menopathy by Pulse-Taking

【定义】中医诊断学术语。指通过诊脉以了解妇人的月经生理或病理状况。(普通高等教育中医药类规划教材)

诊妊娠脉 zhen ren shen mai

【英文名】Examining Women's Pregnancy Situations by Pulse-Making

【定义】中医诊断学术语。通过诊断妇人的脉象,以了解其是否妊娠,或了解已孕妇人的胎儿状况。(普通高等教育中医药类规划教材)

诊临产脉 zhen lin chan mai

【英文名】Examining Antepartum Women's Situations by Pulse-Making

【定义】中医诊断学术语。通过诊断临产妇人的脉象,以了解分娩情况。(普通高等教育中医药类规划教材)

补气 bu qi

【英文名】Tonifying Qi

【定义】治法。属补法和气血治法。用补气药治疗气虚证的方法。(中国中医药学主题词表)

补心 bu xin

【英文名】Reinforcing Heart

【定义】治法。属心病治法。用补心药剂治疗心气虚、心血虚的方法。(中国中医药学主题词表)

补母 bu mu

【英文名】Reinforcing the Mother Organ

【定义】治则。指对于虚证可以通过补其母来达到治疗疾病的治疗原则。(普通高等教育中医药类规划教材)

补托 bu tuo

【英文名】Invigoration and Dispersion

【定义】治法。运用补益和消散的药物,扶助正气,托毒外出的方法。适用于正虚不能托毒外出,症见疮形平塌、难以溃破,或溃后脓液稀少、坚肿不消、发热、精神不振、面色萎黄、脉数无力等。(汉英中医辞典)

补血 bu xue

【英文名】Enriching Blood

【定义】治法。泛指具有补血作用,适用于血虚证的治疗方法。(中华人民共和国国家标准中医临床诊疗术语 - 治法)

补阳 bu yang

【英文名】Reinforcing Yang

【异名】助阳(汉英针灸辞典)

【定义】治法。属阴阳治法。治疗阳虚证的方法。(中国中医药学主题词表)

补阴 bu yin

【英文名】Reinforcing Yin

【定义】治法。属阴阳治法。治疗阴虚证的方法。(中国中医药学主题词表)

补肾 bu shen

【英文名】Reinforcing Kidney

【定义】治法。属补肾治法。治疗肾虚方法的总称。(中国中医药学主题词表)

补肺 bu fei

【英文名】Reinforcing Lung

【定义】治法。属肺病治法。用养肺阴、补肺气方药治疗肺虚。(中国中医药学主题词表)

补法 bu fa

【英文名】Reinforcement

【定义】治法。八法之一。通过滋养、补益人体气血阴阳,适用于某一脏腑或几个脏腑或气、血、阴、阳之一虚损,或全部虚弱的一种治疗方法。(中国中医药学主题词表)

补泻 bu xie

【英文名】Reinforcing-Reducing

【定义】治法。属虚实治法。运用补泻的方药或其他疗法来治疗虚证或实证的方法。(普通高等教育中医药类规划教材)

补养 bu yang

【英文名】Therapy for Invigoration

【异名】补益(汉英中医辞典)

【定义】治法。八法之一。补养人体阴阳气血不足,治疗各种虚证的方法。通常可分为补气、补血、补阴、补阳等。(汉英中医辞典)

补虚 bu xu

【英文名】Reinforcing Deficiency

【定义】治法。属补泻。凡能充养人体物质的方法,均称补虚。(中国中医药学主题词表)

补脾 bu pi

【英文名】Invigorating the Spleen

【异名】益脾(汉英中医辞典);健脾(汉英中医辞典)

【定义】治法。属脾病治法。治疗脾虚而运化功能减弱的方法。(中国中医药学主题词表)

补脾阴 bu pi yin

【英文名】Reinforcing Spleen-Yin

【定义】治法。属脾病治法。治疗脾虚的方法。(中国中医药学主题词表)

补中益气 bu zhong yi qi

【英文名】Invigorating the Middle Jiao to Reinforce Qi

【异名】升提中气(中国中医药学主题词表)

【定义】治法。参见升提中气。(中国中医药学主题词表)

补气止血 bu qi zhi xue

【英文名】Hemostasis by Invigorating the Vital Energy

【异名】补气摄血(汉英针灸辞典)

【定义】治法。治疗气虚致出血日久不止的方法。适用于出血日久不止且伴有气虚症状者。(汉英中医辞典)

补气升提 bu qi sheng ti

【英文名】Benifiting and Ascending Spleen-Qi

【异名】益气升提(中华人民共和国国家标准中医临床诊疗术语 - 治法)

【定义】治法。具有补气健脾升阳作用,适用于气陷证、脾气下陷证的治疗方法。(中华人民共和国国家标准中医临床诊疗术语 - 治法)

补气化湿 bu qi hua shi

【英文名】Reinforcing Qi and Clearing away Damp Pathogen

【异名】益气祛湿(中华人民共和国国家标准中医临床诊疗术语 - 治法)

【定义】治法。补气药与祛湿药并用,适用于气虚湿困证的治疗方法。(中华人民共和国国家标准中医临床诊疗术语 - 治法)

补气生血 bu qi sheng xue

【英文名】Reinforcing Qi for Producing Blood

【定义】治法。以补脾益气为主,佐以补血药,适用于气虚所致气血两虚证的治疗方法。(中华人民共和国国家标准中医临床诊疗术语-治法)

补气生津 bu qi sheng jin

【英文名】Tonifying Qi for Producing Body Fluid

【定义】治法。补气药与生津药并用,适用于津气亏虚证的治疗方法。(中华人民共和国国家标准中医临床诊疗术语-治法)

补气回阳 bu qi hui yang

【英文名】Warming and Tonifying Yang-Qi

【异名】益气回阳(中华人民共和国国家标准中医临床诊疗术语-治法);温补阳气(中华人民共和国国家标准中医临床诊疗术语-治法)

【定义】治法。具有温补阳气作用,适用于阳气欲脱证的治疗方法。(中华人民共和国国家标准中医临床诊疗术语-治法)

补气利水 bu qi li shui

【英文名】Reinforcing Qi for Diuresis

【定义】治法。补气药与利水药并用,适用于气虚湿困证的治疗方法。(中华人民共和国国家标准中医临床诊疗术语-治法)

补气明目 bu qi ming mu

【英文名】Invigorate Qi to Improve Acuity of Vision

【定义】治法。用人参、黄芪、白术等具有益气升阳健脾作用的方药,达到补气以明目目的的治疗方法。(中华人民共和国国家标准中医临床诊疗术语-治法)

补气固表 bu qi gu biao

【英文名】Invigorating Vital Energy and Strengthening the Superficies

【定义】治法。指治疗气虚致表疏不固的方法。常用于气虚容易出汗的患者。(汉英中医辞典)

补气固脱 bu qi gu tuo

【英文名】Tonifying Qi to Relieve Exhaustion

【异名】益气固脱(中华人民共和国国家标准中医临床诊疗术语-治法)

【定义】治法。指具有大补元气作用,适用于气脱证的治疗方法。(中华人民共和国国家标准中医临床诊疗术语-治法)

补气固摄 bu qi gu she

【英文名】Invigorate Qi and Consolidation

【定义】治法。通过补气增强固摄功能,适用于气虚不摄所致病症的治疗方法。(中华人民共和国国家标准中医临床诊疗术语-治法)

补气活血 bu qi huo xue

【英文名】Tonifying Qi for Promoting Blood Circulation

【异名】益气活血(中华人民共和国国家标准中医临床诊疗术语-治法);补气祛瘀(中华人民共和国国家标准中医临床诊疗术语-治法);补气行瘀(中华人民共和国国家标准中医临床诊疗术语-治法);益气祛瘀(中华人民共和国国家标准中医临床诊疗术语-治法);益气行瘀(中华人民共和国国家标准中医临床诊疗术语-治法)

【定义】治法。补气药与活血药并用,适用于气虚血瘀证的治疗方法。(中华人民共和国国家标准中医临床诊疗术语-治法)

补气祛邪 bu qi qu xie

【英文名】Reinforcing Qi for Eliminating Pathogenic Factors

【定义】治法。通过补气扶正,以祛邪外出,适用于气虚邪恋证的治疗方法。(中华人民共和国国家标准中医临床诊疗术语-治法)

补气祛痰 bu qi qu tan

【英文名】Reinforcing Qi and Expelling Phlegm

【定义】治法。补气药与祛痰药并用,适用于气虚痰结证的治疗方法。(中华人民共和国国家标准中医临床诊疗术语-治法)

补气清热 bu qi qing re

【英文名】Reinforcing Qi for Clearing away Heat

【定义】治法。通过补气扶正,以清除邪热,适用于气虚余热证的治疗方法。(中华人民共和国国家标准中医临床诊疗术语-治法)

补气摄血 bu qi she xue

【英文名】Benifiting Spleen-Qi and Hemostasis

【异名】补脾摄血(中华人民共和国国家标准中医临床诊疗术语-治法);补气统血(中华人民共和国国家标准中医临床诊疗术语-治法)

【定义】治法。通过补气健脾,使气能统摄血行,适用于脾不统血证、气不摄血证的治疗方法。(中华人民共和国国家标准中医临床诊疗术语-治法)

补气解毒 bu qi jie du

【英文名】Invigorating Qi for Detoxication

【定义】治法。补气方药与解毒方药并用,达到扶助正气,解除邪毒目的,适用于气虚毒滞证的治疗方法。(中华人民共和国国家标准中医临床诊疗术语-治法)

补可去弱 bu ke qu ruo

【英文名】Prescription with Tonic Effect may be used for the Debility

【定义】中医学术语。指用补剂可治疗身体虚弱的病证。(汉英中医辞典)

补血固脱 bu xue gu tuo

【英文名】Tonifying Blood to Relieve Exhaustion

【定义】治法。指通过止血输血、大补气血等,以补血

固脱,适用于血脱证的治疗方法。(中华人民共和国国家标准中医临床诊疗术语-治法)

补血养心 bu xue yang xin

【英文名】Invigorating Blood to Nourish the Heart

【定义】治法。指具有补血养心作用,适用于心血虚证的治疗方法。(中华人民共和国国家标准中医临床诊疗术语-治法)

补血养耳 bu xue yang er

【英文名】Enrich the Blood and Nourish the Ear

【定义】治法。运用具有补血养肝作用的方药,适用于血虚耳窍失养所致耳鸣、耳聋等耳部病症的治疗方法。(中华人民共和国国家标准中医临床诊疗术语-治法)

补血养肝 bu xue yang gan

【英文名】Enrich the Blood and Nourish the Liver

【定义】治法。具有补血养肝作用,适用于肝血虚证的治疗方法。(中华人民共和国国家标准中医临床诊疗术语-治法)

补血养神 bu xue yang shen

【英文名】Enriching Blood for Tranquilizing the Mind

【异名】补心安神(中华人民共和国国家标准中医临床诊疗术语-治法);补心养神(中华人民共和国国家标准中医临床诊疗术语-治法)

【定义】治法。具有补血养心安神作用,适用于心血亏虚、心神失养所致病症的治疗方法。(中华人民共和国国家标准中医临床诊疗术语-治法)

补血养龈 bu xue yang yin

【英文名】Enrich the Blood to Nourish the Gum

【定义】治法。运用具有补血养血作用的方药,适用于血虚龈肉失养所致牙龈萎缩的治疗方法。(中华人民共和国国家标准中医临床诊疗术语-治法)

补血健齿 bu xue jian chi

【英文名】Nourish the Blood to Consolidate the Teeth

【定义】治法。运用具有补血养血作用的方药,适用于血虚齿豁等病症的治疗方法。(中华人民共和国国家标准中医临床诊疗术语-治法)

补血温阳 bu xue wen yang

【英文名】Enriching Blood and Warming Yang-Qi

【定义】治法。补血药与温阳药并用,适用于血虚寒凝证或寒凝血虚证的治疗方法。(中华人民共和国国家标准中医临床诊疗术语-治法)

补血滋鼻 bu xue zi bi

【英文名】Enrich Blood to Ventilate the Nose

【定义】治法。运用具有补血养血作用的方药,适用于血液亏虚,鼻窍失养所致鼻病的治疗方法。(中华人民共和国国家标准中医临床诊疗术语-治法)

补阳益气 bu yang yi qi

【英文名】Invigorating Vital Qi and Warming Yang

【定义】治法。温阳药与补气药并用,适用于阳气亏虚证的治疗方法。(中华人民共和国国家标准中医临床诊疗术语-治法)

补其不足 bu qi bu zu

【英文名】Tonify what is Insufficient

【异名】补其偏衰(中医基础理论)

【定义】治则。指阴或/和阳偏衰不足的病证应当用虚则补之的方法来治疗。(普通高等教育中医药类规划教材)

补肾止泻 bu shen zhi xie

【异名】温肾止泻(中华人民共和国国家标准中医临床诊疗术语-治法)

【英文名】Benefiting the Kidney and Checking Diarrhea

【定义】治法。运用温补肾阳的方药,达到止泻作用的治疗方法。适用于肾阳虚所致的泄泻。(中华人民共和国国家标准中医临床诊疗术语-治法)

补肾壮阳 bu shen zhuang yang

【英文名】Reinforcing Kidney-Yang

【定义】治法。属补阳和补肾。用于治疗肾阳虚。(中国中医药学主题词表)

补肾安胎 bu shen an tai

【英文名】Nourish the Kidney and Prevent Abortion; Enriching the Kidney to Prevent Miscarriage

【异名】补气安胎(中华人民共和国国家标准中医临床诊疗术语-治法)

【定义】治法。运用益气补肾的方药,达到安胎目的。适用于肾虚而胎动不安病症的治疗方法。(中医基础理论)

补肾扶元 bu shen fu yuan

【英文名】Invigorate the Kidney and Support the Origin

【异名】补肾培元(中华人民共和国国家标准中医临床诊疗术语-治法)

【定义】治法。常用血肉有情之品,以培补肾之元气。适用于肾气虚证的治疗方法。(中华人民共和国国家标准中医临床诊疗术语-治法)

补肾纳气 bu shen na qi

【英文名】Reinforce the Kidney to Hold Qi

【异名】补肾益肺(中华人民共和国国家标准中医临床诊疗术语-治法);纳气(汉英中医辞典)

【定义】治法。通过补益肺肾之气,以纳气平喘,适用于肺肾气虚所致喘咳等病证的治疗方法。(中华人民共和国国家标准中医临床诊疗术语-治法)

补肾明目 bu shen ming mu

【英文名】Nourish the Kidney to Treat Eye Disease

【定义】治法。包括滋肾明目和温肾明目。指用熟地、山萸肉、枸杞子等具有滋补肾阴作用,或附子、肉桂、巴戟天、肉苁蓉等具有温补肾阳作用的方药,达

到补肾明目目的的治疗方法。主要适用于肾虚所致眼病。(中华人民共和国国家标准中医临床诊疗术语-治法)

补肾固本 bu shen gu ben

【英文名】Reinforcing Kidney and Consolidating the Vital Base

【定义】治法。属补肾。补益肾气,增强抵抗力的方法。(中国中医药学主题词表)

补肾固齿 bu shen gu chi

【英文名】Invigorate the Kidney to Consolidate the Teeth

【定义】治法。运用具有补肾培本作用的方药,适用于肾气亏虚,齿失充养所致口齿病症的治疗方法。(中华人民共和国国家标准中医临床诊疗术语-治法)

补肾固涩 bu shen gu se

【英文名】Invigorate Kidney and Stop Discharge

【异名】固摄下元(中华人民共和国国家标准中医临床诊疗术语-治法)

【定义】治法。泛指具有补益肾气,增强收摄作用,适用于肾气不固证的治疗方法。(中华人民共和国国家标准中医临床诊疗术语-治法)

补肾固脱 bu shen gu tuo

【英文名】Invigorate Kidney-Qi to Treat Collapse

【定义】治法。具有补益肾气、收敛固脱作用,适用于肾虚欲脱所致病症的治疗方法。(中华人民共和国国家标准中医临床诊疗术语-治法)

补肾养血 bu shen yang xue

【英文名】Benifiting Kidney-Qi and Nourishing Blood; Reinforcing Kidney to Nourish Blood

【定义】治法。补肾药与补血药并用,适用于因肾虚而致血虚证的治疗方法。(普通高等教育中医药类规划教材)

补肾益精 bu shen yi jing

【英文名】Benefiting the Kidney-Essence

【定义】治法。具有补肾益精作用,适用于肾精亏虚证的治疗方法。(中华人民共和国国家标准中医临床诊疗术语-治法)

补肾调经 bu shen tiao jing

【英文名】Benefiting the Kidney and Regulating Menstruation

【定义】治法。通过补益肾之精气,或滋肾阴、温肾阳等,达到调理月经目的的治疗方法。主要适用于因肾虚所致的月经不调。(中华人民共和国国家标准中医临床诊疗术语-治法)

补肾填精 bu shen tian jing

【英文名】Reinforcing Kidney and Supplementing Kidney-Essence

【定义】治法。具有补益肾精的作用,适用于肾精亏虚证的治疗方法。(中华人民共和国国家标准中医临床诊疗术语-治法)

补肾摄精 bu shen she jing

【英文名】Reinforce Kidney-Qi to Preserve the Semen

【定义】治法。通过补益肾气,达到固精止遗目的。适用于肾气不固所致遗精为主症的治疗方法。(中华人民共和国国家标准中医临床诊疗术语-治法)

补肺固表 bu fei gu biao

【英文名】Invigorating the Lung and Strengthening Defensive Qi; Invigorate Lung-Qi and Strengthen the Superficies

【定义】治法。指通过补益肺气而达到固表止汗目的,适用于肺虚卫表不固证的治疗方法。(中华人民共和国国家标准中医临床诊疗术语-治法)

补泻无形 bu xie wu xing

【英文名】No Fixed Form of Tonification and Purgation

【定义】针灸学术语。指补泻手法不能固定某种形式。(汉英针灸辞典)

补泻手法 bu xie shou fa

【英文名】Tonification-Purgation Manipulation

【定义】针灸学名词。指施用不同的行针技术,以达到补虚泻实的方法。(汉英针灸辞典)

补泻兼施 bu xie jian shi

【英文名】Concurrent Application of Tonification and Purgation

【定义】治则。属虚实治法。指同时使用补法和泻法治疗疾病的方法,常应用在上实下虚,虚中夹实,虚实夹杂等证。(中国中医药学主题词表)

补胃和中 bu wei he zhong

【英文名】Benefiting Stomach-Qi and Regulating Middle-Jiao

【定义】治法。具有补气健胃和中作用,适用于胃气虚证的治疗方法。(中华人民共和国国家标准中医临床诊疗术语-治法)

补益中气 bu yi zhong qi

【英文名】Tonifying Qi of Middle-Jiao

【定义】治法。具有补气健脾和胃作用,适用于脾胃气虚证的治疗方法。(中华人民共和国国家标准中医临床诊疗术语-治法)

补益心气 bu yi xin qi

【英文名】Benefiting the Heart-Qi

【定义】治法。具有补气养心作用,作用适用于心气虚证的治疗方法。(中华人民共和国国家标准中医临床诊疗术语-治法)

补益心肝 bu yi xin gan

【英文名】Nourishing Qi and Blood of Heart and Liver

【定义】治法。具有补益心肝气血作用,适用于心肝气血两虚证的治疗方法。(中华人民共和国国家标准中医临床诊疗术语－治法)

补益心肾 bu yi xin shen

【英文名】Benefiting the Heart and the Kidney

【定义】治法。泛指具有补益心肾作用,适用于心肾阴阳两虚证、心肾气阴两虚证、心肾气虚证等的治疗方法。(中华人民共和国国家标准中医临床诊疗术语－治法)

补益心肺 bu yi xin fei

【英文名】Nourishing the Heart and Lung

【定义】治法。具有补益心肺之气作用,适用于心肺气虚证的治疗方法。(中华人民共和国国家标准中医临床诊疗术语－治法)

补益心脾 bu yi xin pi

【英文名】Nourishing the Spleen and Heart

【定义】治法。具有补脾气、养心血作用,适用于心脾气血两虚证的治疗方法。(中华人民共和国国家标准中医临床诊疗术语－治法)

补益阴阳 bu yi yin yang

【英文名】Reinforcing Yin-Yang

【定义】治法。补阳药与补阴药并用,适用于阴阳亏虚证的治疗方法。(普通高等教育中医药类规划教材)

补益肝气 bu yi gan qi

【英文名】Invigorating Liver-Qi

【定义】治法。具有补气养肝作用,适用于肝气虚证的治疗方法。(中华人民共和国国家标准中医临床诊疗术语－治法)

补益肝肾 bu yi gan shen

【英文名】Invigorating the Liver and Kidney

【定义】治法。属脏腑治法。滋肾阴以润养肝阴的方法或治疗肝肾兼虚的方法。(中国中医药学主题词表)

补益肝脾 bu yi gan pi

【英文名】Benefiting Spleen-Qi and Nourishing Liver-Blood

【定义】治法。具有补脾气养肝血作用,适用于肝脾气血两虚证的治疗方法。(中华人民共和国国家标准中医临床诊疗术语－治法)

补益肾气 bu yi shen qi

【英文名】Strengthening Qi of Kidney

【定义】治法。具有补肾益气作用,适用于肾气虚证的治疗方法。(中华人民共和国国家标准中医临床诊疗术语－治法)

补益肺气 bu yi fei qi

【英文名】Benefiting Lung-Qi

【定义】治法。具有补气益肺作用,适用于肺气虚证的治疗方法。(普通高等教育中医药类规划教材)

补益脾肾 bu yi pi shen

【英文名】Invigorating the Spleen and Kidney

【定义】治法。具有补益脾肾之气作用,适用于脾肾气虚证的治疗方法。(中华人民共和国国家标准中医临床诊疗术语－治法)

补益精血 bu yi jing xue

【英文名】Replenishing Vital Essence and Blood

【定义】治法。具有补益精血作用,适用于精血亏虚证的治疗方法。(中华人民共和国国家标准中医临床诊疗术语－治法)

补益精髓 bu yi jing sui

【英文名】Nourishing and Benefiting Marrow

【定义】治法。多用血肉有情之品,以补肾益精髓。适用于肾虚髓亏证、精气亏虚证的治疗方法。(中华人民共和国国家标准中医临床诊疗术语－治法)

补偿信息 bu chang xin xi

【英文名】Compensation Message

【定义】针灸学术语。针刺或其他因素产生的抗痛信息。(汉英针灸辞典)

补偿通道 bu chang tong dao

【英文名】Channel of Compensation

【定义】针灸学术语。由补偿信号至输出反应的通道。(汉英针灸辞典)

补脾止泄 bu pi zhi xie

【英文名】Benifiting Spleen-Qi for Checking Diarrhea

【异名】补脾止泻(中华人民共和国国家标准中医临床诊疗术语－治法)

【定义】治法。运用健脾益气的方药,达到止泻目的的治疗方法,适用于脾气亏虚所致的泄泻。(中华人民共和国国家标准中医临床诊疗术语－治法)

补脾养血 bu pi yang xue

【英文名】Benefiting Spleen-Qi for Nourishing Blood

【定义】治法。具有补脾益气、养营生血作用,适用于脾虚血亏证、脾虚血燥证的治疗方法。(中华人民共和国国家标准中医临床诊疗术语－治法)

补脾益气 bu pi yi qi

【英文名】Invigorating Spleen and Replenishing Qi

【异名】健脾补气(中华人民共和国国家标准中医临床诊疗术语－治法)

【定义】治法。健脾药与补气药并用,适用于脾气虚证的治疗方法。(中华人民共和国国家标准中医临床诊疗术语－治法)

补脾益肺 bu pi yi fei

【英文名】Nourishing Spleen-Qi for Activating Lung-Qi

【异名】培土生金(中国中医药学主题词表)

【定义】治法。运用具有补益脾肺作用的方药，使脾肺之气旺、适用于脾肺两虚证的治疗方法。（中华人民共和国国家标准中医临床诊疗术语－治法）

补泻无过其度 bu xie wu guo qi du

【英文名】Tonification and Purgation should be Moderate

【定义】针灸学术语。运用补泻手法，当适可而止，不可超过一定限度。（汉英针灸辞典）

灵台穴 ling tai xue

【英文名】Lingtai Point

【异名】DU10（中华人民共和国国家标准－经穴部位）；CV10（针灸穴名国际标准化手册）；肺底（汉英针灸辞典）

【定义】腧穴。属督脉。在背部，当后正中线上，第六胸椎棘突下凹陷中。（中华人民共和国国家标准－经穴部位）

灵宝穴 ling bao xue

【英文名】Lingbao Point

【定义】腧穴。经外奇穴。位于大腿外侧，腘横纹外侧端上 6 寸处。左右计二穴。（实用针灸辞典）

灵道穴 ling dao xue

【英文名】Lingdao Point

【异名】HT4（中华人民共和国国家标准－经穴部位）；H4（针灸穴名国际标准化手册）

【定义】腧穴。属手少阴心经。在前臂掌侧，当尺侧腕屈肌腱的桡侧缘，腕横纹上 1.5 寸。（中华人民共和国国家标准－经穴部位）

灵墟穴 ling xu xue

【英文名】Lingxu Point

【异名】KI24（中华人民共和国国家标准－经穴部位）；K24（针灸穴名国际标准化手册）

【定义】腧穴。属足少阴肾经。在胸部，当第三肋间隙，前正中线旁开 2 寸。（中华人民共和国国家标准－经穴部位）

灵慧功 ling hui gong

【英文名】Linghui Qigong

【定义】气功功法名。由动功、灵慧带动功、开目功、灵慧诊病功四部组成的一门动静结合的气功。（中国当代气功全书）

灵龟八法 ling gui ba fa

【英文名】Eight Methods of Intelligent Turtle

【异名】灵龟飞腾（汉英双解针灸大辞典）；奇经纳甲法（普通高等教育中医药类规划教材）

【定义】针灸学名词。指运用古代哲学的八卦九宫学说，结合人体奇经八脉气血的会合，取其与奇经八脉相通的八个经穴，按照日时干支的推演数字变化，采用相加、相除的方法，作出按时取穴的一种针刺法。（普通高等教育中医药类规划教材）

尾闾关 wei lü guan

【英文名】Door of Water Wheel; Weilü Pass

【异名】河车门（汉英双解中医大辞典）；禁门（汉英双解中医大辞典）

【定义】气功术语。指内气运行所经过的背后三关的第一关。位于骶尾的最下段，肛门的后上方，是内气运行时难于通过的部位之一。（汉英双解中医大辞典）

尾穷骨穴 wei qiong gu xue

【英文名】Weiqionggu Point

【定义】腧穴。经外奇穴。位于臀裂下端，尾骨直上 1 寸处一穴，其水平旁开 1 寸处二穴。计三穴。（实用针灸辞典）

局部叩刺 ju bu kou ci

【英文名】Local Knock Needling

【定义】针刺方法。属叩刺法。指由患处周围向中心叩刺。（汉英针灸辞典）

局部选穴 ju bu xuan xue

【英文名】Local Point Selection

【异名】局部近取（汉英英汉双解针灸大辞典）

【定义】针灸学术语。指按患病所在部位选取治疗穴位的方法。在患病局部选取穴位也必须考虑分经辨证法则，而以选取本经或邻经穴位为主。（实用针灸辞典）

局部望诊 ju bu wang zhen

【英文名】Inspection of one Part of the Whole Body

【定义】中医诊断学术语。指在全身望诊的基础上，再根据病情和诊断的需要，对病人的某些局部进行深入细致的观察。（中医诊断学）

尿血穴 niao xue xue

【英文名】Niaoxue Point

【定义】腧穴。经外奇穴。位于第七胸椎棘突旁开 5 寸处。（汉英针灸辞典）

尿道耳穴 niao dao er xue

【英文名】Urethra Point（Ear）

【异名】HX_3（中华人民共和国国家标准－耳穴名称与部位）

【定义】腧穴。耳穴名。尿道在直肠上方的耳轮处，即耳轮 3 区。（中华人民共和国国家标准－耳穴名称与部位）

忌口 ji kou

【英文名】Dietetic Restraint

【定义】中医学术语。指根据病情和治疗需要，要求病人忌食某些食物。（汉英双解中医大辞典）

阿是穴 a shi xue

【英文名】Ashi Point; Oh-Yes-Point

【异名】天应穴（中医大辞典）；不定穴（中医大辞典）；

压痛点(汉英双解针灸大辞典)

【定义】腧穴。经外奇穴。①凡以压痛点或其它病理反应点作穴治病,这个穴则称阿是穴。(中医大辞典)②指一类没有固定部位和名称的以压痛敏感点为刺激部位的腧穴。(普通高等教育中医药类规划教材)

附子灸 fu zi jiu

【英文名】Monkshood Moxibustion

【异名】隔附子灸(汉英双解针灸大辞典)

【定义】灸法。以附子片或附子饼(将附子切细研末,以黄酒调和作饼,厚约0.5厘米,直径约2厘米)做间隔,上置艾炷灸之。(普通高等教育中医药类规划教材)

附子饼 fu zi bing

【英文名】Monkshood Cake

【定义】药名。灸用药饼的一种。用附子研为细末,以温水调和作成饼状,厚2～3分,中间可穿刺数孔,以利施灸。(汉英双解针灸大辞典)

附分穴 fu fen xue

【英文名】Fufen Point

【异名】BL41(中华人民共和国国家标准－经穴部位);B41(针灸穴名国际标准化手册)

【定义】腧穴。属足太阳膀胱经。在背部,当第二胸椎棘突下,旁开3寸。(中华人民共和国国家标准－经穴部位)

附加条件法 fu jia tiao jian fa

【英文名】Naming Disease according to Additive Conditions

【定义】中医诊断学名词。以能反映传染性;病程的新旧缓急,发病条件为基础来命名疾病的方法。(中医诊断学)

妙觉 miao jue

【英文名】Feeling Well

【定义】佛家气功用语。见到《四教仪》。通过习练气功,神形放松,静寂生慧,意识活动保持较长时间的稳定。(汉英中医辞海)

妊娠诊法 ren shen zhen fa

【英文名】Diagnostic Technique of Women During Pregnancy

【定义】中医诊断学名词。通过四诊以诊察妊娠妇人的疾病状况的特殊诊法。(普通高等教育中医药类规划教材)

努法 nu fa

【英文名】Flicking

【定义】针灸学各词。指用拇、食指捏住针柄,中指按压拨动针身,可控制针下感应向单向扩散的方法。(普通高等教育中医药类规划教材)

鸡子灸 ji zi jiu

【英文名】Moxibustion with Egg Covering the Swelling

【定义】灸法。间接灸的一种,即以熟鸡蛋半个去黄,覆盖肿毒上用艾施灸。(新编针灸大辞典)

驱虫 qu chong

【英文名】Expel Intestinal Parasites; Expel Worms

【定义】治法。属病症防治。治疗人体寄生虫病的方法。(中国中医药学主题词表)

驱蛔杀虫 qu hui sha chong

【英文名】Relieving Colic Caused by Ascaris and Killing Worm

【定义】治法。指具有驱杀蛔虫作用,适用于虫积肠道证的治疗方法。(中华人民共和国国家标准中医临床诊疗术语－治法)

纯艾条 chun ai tiao

【英文名】Pure Mugwort Sticks

【定义】针灸学术语。指仅用艾绒卷成,不掺其他药物的艾条。(汉英针灸辞典)

纳干法 na gan fa

【英文名】Nagan Method

【定义】针灸学术语。指运用天干配脏腑的一种按时开穴的子午流注针法。推算是从日上起时,日配经,时配穴。(汉英针灸辞典)

纳支法 na zhi fa

【英文名】Nazhi Method

【异名】纳子法(汉英针灸辞典)

【定义】针灸学名词。指以一天十二时辰配合脏腑按时开穴,临床上有两种运用方法,一种是补母泻子,一种是一日六十六穴。(汉英针灸辞典)

纳气法 na qi fa

【英文名】Qi-Receiving Method

【异名】中气法(汉英双解针灸辞典)

【定义】针刺手法。"纳"指按纳。其法与抽添法类似。先用紧按慢提九数或紧提慢按六数。得气后,将针头斜对病痛处,使气上行,随后将针直起,向下按纳,不使气回流。用于行气、除积。(汉英双解针灸辞典)

纳支补泻 na zhi bu xie

【英文名】Reinforcing and Reducing according to Nazhi Method

【定义】针灸学术语。指以十二经脉纳支时刻为基础的针刺补泻方法。(普通高等教育中医药类规划教材)

纳气平喘 na qi ping chuan

【英文名】Helping Inspiration to Relieve Asthma

【异名】补肾益肺(中华人民共和国国家标准中医临床诊疗术语－治法)

【定义】治法。指通过补益肺肾之气,以纳气平喘的治疗方法,适用于肺肾气虚所致喘咳等病证。(中华人民共和国国家标准中医临床诊疗术语－治法)

纵横交错 zong heng jiao cuo

【英文名】Arranged in a Crisscross

【定义】针灸学术语。经络分布的特点。十二经脉及其络脉在身体的分布纵横交错,入里出表,通上达下,相互络属于脏腑组织器官。(中医基础理论)

纹沉 wen chen

【英文名】Poor Visibility of the Superficial Venule of the Index Finger

【定义】中医诊断学名词。食指掌面外侧浅表小静脉外观深沉,一般是病邪在里的表现。(汉英中医辞典)

纹浮 wen fu

【英文名】Clear Appearance of the Superficial Venule of the Index Finger

【定义】中医诊断学名词。食指掌面外侧浅表小静脉浮现。一般是外感外邪的征象。(汉英中医辞典)

纹淡 wen dan

【英文名】Pale Colour of the Superficial Venule of the Index Finger

【定义】中医诊断学名词。食指掌面外侧浅表小静脉颜色浅淡。多属体质虚弱、气血不足。淡红为虚寒;淡青为体虚夹风邪;淡紫为体虚有热。(汉英中医辞典)

纹滞 wen zhi

【英文名】Congestion of the Superficial Venule of the Index Finger

【定义】中医诊断学名词。食指掌面外侧浅表小静脉郁滞,血液回流不畅,通常是病邪稽留,营卫运行不畅所致,多属实证。(汉英中医辞典)

八画

环门穴 huan men xue

【英文名】Huanmen Point

【定义】腧穴。经外奇穴。位于肛门中央两侧的赤白肉际分界处。左右计二穴。主治脱肛。(中国针灸大辞典)

环中穴 huan zhong xue

【英文名】Huanzhong Point

【定义】腧穴。经外奇穴。位于臀部,环跳穴与腰俞穴连线的中点。左右计二穴。(实用针灸辞典)

环冈穴 huan gang xue

【英文名】Huangang Point

【异名】团岗(实用针灸辞典)

【定义】腧穴。经外奇穴。位于骶部,第二、三骶椎棘突间旁开1.5寸处。左右计二穴。(实用针灸辞典)

环边穴 huan bian xue

【英文名】Huanbian Point

【定义】腧穴。经外奇穴。位于髋部,肩胛骨脊柱缘线向下与髂骨上缘相交处,再外开三寸处。左右计二穴。主治腰痛、偏瘫、髋关节炎、下肢麻痹。(中国针灸大辞典)

环岗穴 huan gang xue

【英文名】Huangang Point

【定义】腧穴。经外奇穴。位于小肠俞下2寸处。主治腰脊强痛、尿潴留。直刺0.5寸;艾条灸3～7分钟。(汉英针灸辞典)

环跳穴 huan tiao xue

【英文名】Huantiao Point

【异名】GB30(中华人民共和国国家标准－经穴部位);G30(针灸穴名国际标准化手册);分中(实用针灸辞典);环谷(实用针灸辞典);枢中(实用针灸辞典);枢合中(实用针灸辞典);髀枢(实用针灸辞典);髀厌(实用针灸辞典);髋骨(实用针灸辞典);髌骨(实用针灸辞典)

【定义】腧穴。属足少阳胆经。仰卧或侧卧,在股外侧部,侧卧屈股,当股骨大转子最凸点与骶管裂孔连线的外1/3与中1/3交点处。(中华人民共和国国家标准－经穴部位)

环跳1穴 huan tiao yi xue

【英文名】Huantiao Point One

【定义】腧穴。经外奇穴。位于臀部,从臀裂上二横指至股骨大转子高点,近大转子1/3点内上1寸处。左右计二穴。主治小儿麻痹后遗症、坐骨神经痛、腿痛。(中国针灸大辞典)

环跳2穴 huan tiao er xue

【英文名】Huantiao Point Two

【定义】腧穴。经外奇穴。位于臀部,从臀裂上二横指至大转子高点为三等分,中外1/3点内上1寸之点,再向稍下方1寸2分处。左右计二穴。主治遗尿、尿崩症、糖尿病、尿潴留、膀胱炎、痛经。(中国针灸大辞典)

现代诊断技术 xian dai zhen duan ji shu

【英文名】Modern Diagnostic Methods according to TCM

【定义】中医学名词。在中医理论指导下,用于诊断疾病的新技术和新方法。(中医诊断学)

青灵穴 qing ling xue

【英文名】Qingling Point

【异名】HT2(中华人民共和国国家标准－经穴部位);H2(针灸穴名国际标准化手册);青灵泉(实用针灸

辞典）

【定义】腧穴。属手少阴心经。在臂内侧，当极泉与少海的连线上，肘横纹上3寸，肱二头肌的内侧沟中。（中华人民共和国国家标准－经穴部位）

青龙探爪 qing long tan zhao

【英文名】Black Dragon Outstretches its Paws

【定义】气功功法名。动功。出《易筋经》。作法："肩背用力，平掌探出，至地围收，两目注平。"两手握拳置于两腰，上体偏转，一手沿胸壁伸向对侧，五指伸开，掌心向上，再旋臂翻掌，上体前俯，掌绕过膝，握拳回收至腰际。能锻炼掌间肌及指力。（中国气功辞典）

青龙摆尾法 qing long bai wei fa

【英文名】Black Dragon Waves its Tail

【定义】针刺手法。将针斜向浅刺，或先深后浅，针尖刺向病所，得气后，再将针柄缓缓摆动，好像手扶船舵或左或右以正航向一样，以推动经气向远端传导。（普通高等教育中医药类规划教材）

表四灵穴 biao si ling xue

【英文名】Biaosiling Point

【定义】腧穴。经外奇穴。与滑肉门和大巨穴同位。主治肺炎。（汉英针灸辞典）

表里分消 biao li fen xiao

【英文名】Relieve Infectious Swelling through the Exterior and Interior

【定义】治法。通过发汗解表和清泄里实，使病邪从表里分消而达到愈病目的的治疗方法。（中华人民共和国国家标准中医临床诊疗术语－治法）

表里双解 biao li shuang jie

【英文名】Simultaneous Relief of Pathogenic Factors from the Exterior and Interior

【定义】治法。泛指具有解除表邪和里邪作用，适用于表里同病的治疗方法。（中华人民共和国国家标准中医临床诊疗术语－治法）

表里刺之 biao li ci zhi

【英文名】Puncture both Meridians which have Exterior-Interior Relationship

【定义】针灸学名词。指针刺相表里的两条经脉。（汉英针灸辞典）

表里治法 biao li zhi fa

【英文名】Exterior-Interior Therapeutic Methods

【定义】治法。指按照表里辨证确定的治法。（普通高等教育中医药类规划教材）

表里辨证 biao li bian zheng

【英文名】Differentiation of Exterior or Interior Syndrome

【定义】诊法。辨别疾病病位的方法。（中医诊断学）

表证辨证 biao zheng bian zheng

【英文名】Differentiation of Exterior Syndromes

【定义】诊法。辨别疾病是否为表证的方法。（中医诊断学）

表里配穴法 biao li pei xue fa

【英文名】Exterior-Interior Point Prescription

【定义】针灸学名词。配穴法。指按照十二经脉阳经与阴经的表里关系来配穴。（汉英双解针灸大辞典）

表里阴阳经脉相互透刺 biao li yin yang jing mai xiang hu tou ci

【英文名】Penetrating Needling at Yin-Yang and Outer-Inner Meridians

【定义】针刺方法。此刺法多为直刺、深刺，如昆仑透太溪，这种刺激量较大，针感强烈，可调和阴阳，调节表里，对于改善全身症状和远端病症效果较好。（普通高等教育中医药类规划教材）

武术 wu shu

【英文名】Martial Arts; Wushu

【定义】气功术语。此为一种由带有攻、防性质的基本动作，按照一定的结构与动力连结而成的拳术套路、器械套路及有关的锻炼方法所组成的锻炼身体的方法。（中国气功大全）

武当养生气功 wu dang yang sheng qi gong

【英文名】Wudang Health Preservation Qigong

【定义】气功功法名。本功法源于武当山，为武当山道教所传，练习时宜取面南、背北方向，以顺应地磁场的一种传统功法。（中国当代气功全书）

规范腹诊区域划分法 gui fan fu zhen qu yu hua fen fa

【英文名】Standardized Region Division of Abdominal Palpation Diagnosis

【定义】中医学名词。通过规范腹诊区域的划分，有利于对腹症表现部位的描述和内属病变进行判断的方法。（普通高等教育中医药类规划教材）

其来不可逢 qi lai bu ke feng

【英文名】Avoid the Coming Evil

【定义】针灸学术语。①指针刺时，不要在邪气最盛的时候用泻法。（汉英针灸辞典）②指邪气盛时不可以用补法，以免邪闭于内。（汉英针灸辞典）

其往不可追 qi wang bu ke zhui

【英文名】Purgation cannot be Used when the Evil is Gone

【定义】针灸学术语。指针刺时，邪气已去，不可再用泻法，以免损伤真气。（汉英针灸辞典）

取穴 qu xue

【英文名】Point Selection

【定义】针灸学名词。医者为了达到一定的治疗目的，对于病情进行有针对的选取穴位的方法。（普通高等教育中医药类规划教材）

取天河水 qu tian he shui

【英文名】Fetching Water from Tianhe

【定义】推拿手法。小儿推拿操作法。蘸冷水由洪池(尺泽)推至劳宫。功能清热,主治热病。(汉英双解中医大辞典)

取如发机 qu ru fa ji

【英文名】Using Purgation at Right Time Makes the Treatment Easy

【定义】针灸学术语。指掌握了用针泻邪的时机,就象拨动弩机一样迅捷。(汉英针灸辞典)

取嚏疗法 qu ti liao fa

【英文名】Assuming Sneeze Therapy

【异名】抹入取嚏疗法(中国中医独特疗法大全);取嚏开窍疗法(中华人民共和国国家标准中医临床诊疗术语－治法);催嚏疗法(中华人民共和国国家标准中医临床诊疗术语－治法)

【定义】治法。外治法。将芳香辛窜之药末吹入患者鼻腔,通过药物对鼻粘膜的刺激,使之引起喷嚏反射,从而达到祛除病邪、治疗疾病的一种方法。多用于神昏厥脱、头面部疾病,也可用于癃闭、感冒等。(中华人民共和国国家标准中医临床诊疗术语－治法)

苦温平燥 ku wen ping zao

【英文名】Treating Dryness-Syndrome with Drugs of Bitter Taste and Warm Nature

【定义】治法。用性味苦温宣肺透表的药物,治疗外感凉燥表证的方法。(汉英中医辞典)

苦温燥湿 ku wen zao shi

【英文名】Drying the Wetness-Evil with Bitter and Warm-Natured Drugs

【定义】治法。用味苦性温的药物,祛除中焦寒湿的方法。(汉英中医辞典)

苦寒攻下 ku han gong xia

【英文名】Catharsis with Drugs Bitter and Cold in Nature

【异名】苦寒通下(中华人民共和国国家标准中医临床诊疗术语－治法)

【定义】治法。清热药与攻下药同用,适用于大肠热结证的治疗方法。(中华人民共和国国家标准中医临床诊疗术语－治法)

苦寒清气 ku han qing qi

【英文名】Dispelling Heat from the Qi System by Using Herbs Bitter in Taste and Cold in Nature

【定义】治法。指应用性味苦寒的药物所组成的方剂清除病人气分热邪的治疗方法。(汉英双解中医大辞典)

苦寒清热 ku han qing re

【英文名】Clear away the Internal Heat with Drugs of Bitter Flavour and Cold Nature;Dissipate Heat with Bitter and Cold Drugs

【异名】苦寒泄火(中华人民共和国国家标准中医临床诊疗术语－治法)

【定义】治法。运用性寒味苦的方药,具有清除火热的作用,适用于火热炽盛证的治疗方法。(中华人民共和国国家标准中医临床诊疗术语－治法)

苦寒燥湿 ku han zao shi

【英文名】Dry the Wetness-Evil with Drugs of Bitter Taste and Cold Nature

【定义】治法。指应用味苦性寒的药物祛除湿热病邪的治疗方法。(汉英双解中医大辞典)

苔垢 tai gou

【英文名】Grimy Tongue Fur

【定义】舌象。指舌苔混杂污垢。多见于宿食不化或湿浊内停的病人。(汉英双解中医大辞典)

苔润 tai run

【英文名】Moist Tongue Fur

【定义】舌象。指舌苔润泽,干湿适中,为正常舌象,也可见于虽病而津液未伤的病人。在温病热入营血时,舌苔反润,是阳邪蒸动阴气的表现。(汉英双解中医大辞典)

苔滑 tai hua

【英文名】Moist and Glossy Tongue Fur

【定义】舌象。指舌苔水分过多,湿而滑利,甚则伸舌涎流欲滴。可见于寒湿痰饮内停的病人。是因阳气不足,水湿不化,聚为痰饮,上泛于舌面所致。(汉英双解中医大辞典)

直寸 zhi cun

【英文名】Vertical Cun

【定义】针灸学名词。沿人体垂直方向测量人体各部长短、大小的骨度分寸。(汉英针灸辞典)

直刺 zhi ci

【英文名】Perpendicular Insertion

【定义】针刺方法。即针身与皮肤表面呈90°角,垂直刺入腧穴。直刺法适用于针刺大部分腧穴,尤其是肌肉丰厚部的腧穴。(普通高等教育中医药类规划教材)

直透 zhi tou

【英文名】Direct Piercing

【定义】针刺方法。透穴针法。指透刺四肢内外侧或前后侧相对穴位的针法。(汉英针灸辞典)

直立穴 zhi li xue

【英文名】Zhili Point

【定义】腧穴。经外奇穴。位于大腿屈侧,委中穴上4.5寸,偏内侧0.5寸处。左右计二穴。(实用针灸辞典)

直针刺 zhi zhen ci

【英文名】Perpendicular Insertion; Straight Puncture

【异名】沿皮刺(普通高等教育中医药类规划教材);横刺(普通高等教育中医药类规划教材)

【定义】针刺方法。十二刺法之一。“直针刺者,引皮乃刺之,以治寒气之浅也”,先挟持捏起穴位处皮肤,然后将针沿皮下刺之,“直”是直对病所的意思,近代多称沿皮刺或横刺。这种刺法,进针较浅。适用于治疗浅表络脉等部位的病证。(普通高等教育中医药类规划教材)

直骨穴 zhi gu xue

【英文名】Zhigu Point

【定义】腧穴。经外奇穴。位于胸部,乳头下一横指处。左右计二穴。(实用针灸辞典)

直推法 zhi tui fa

【英文名】Straight-Pushing Manipulation

【定义】推拿手法。用拇指桡侧缘或食、中指罗纹面在一定的部位或穴位上作单方向直线移动的手法。(中国推拿手法学)

直接灸 zhi jie jiu

【英文名】Direct Moxibustion

【异名】明灸(汉英双解针灸大辞典);着肤灸(汉英双解针灸大辞典);着肉灸(汉英双解针灸大辞典)

【定义】灸法。将艾炷直接放在皮肤上施灸的方法。根据灸后有无烧伤化脓,分为化脓灸和非化脓灸。(普通高等教育中医药类规划教材)

直阳之脉 zhi yang zhi mai

【英文名】Direct-Yang Channel

【定义】经络名。即督脉。督脉总督一身之阳,贯脊直上,故名。(汉英双解中医大辞典)

直肠耳穴 zhi chang er xue

【英文名】Rectum Point (Ear)

【异名】HX_2(中华人民共和国国家标准-耳穴名称与部位)

【定义】腧穴。耳穴名。在耳轮脚棘前上方的耳轮处,即耳轮2区。(中华人民共和国国家标准-耳穴名称与部位)

直接贴敷法 zhi jie tie fu fa

【英文名】Directly Application Method

【定义】治法。穴位磁疗法。直接贴敷法用胶布或伤湿止痛膏将直径5～20mm、厚3～4mm的磁铁片,直接贴敷在穴位或痛点上,磁铁片表面的磁场强度约为数百至2000Gs,或用磁珠贴敷于耳穴。根据治疗部位不同,贴敷时可采用单置法、对置法或并置法。(普通高等教育中医药类规划教材)

直腰旋转扳法 zhi yao xuan zhuan ban fa

【英文名】Rotating-Pulling Manipulation in an Upright-Waist Position

【定义】推拿手法。患者取坐位,腰椎伸直,医者与其相对而立,用双腿夹住患者一侧下肢,一手抓住患者近医者侧的肩后部,另一手从患者另一侧腋下伸入,并抓住其肩前部,两手同时用力作相反方向扳动,使腰椎旋转到最大限度时,再作一个稍微增大幅度的、有控制的突发性扳动。(中国推拿手法学)

直指一指禅推法 zhi zhi yi zhi chan tui fa

【英文名】Pushing Manipulation with Straight Thumb

【定义】推拿手法。以拇指指峰为着力点,以前臂摆动带动腕,指作小幅度一指禅推法的手法。(中国推拿手法学)

林白穴 lin bai xue

【英文名】Linbai Point

【定义】腧穴。经外奇穴。位于小腿远端伸侧,内外踝连线与胫骨前肌腱外缘之交点上四分处。左右计二穴。主治下肢瘫痪。(中国针灸大辞典)

枢 shu

【英文名】Axis

【定义】针灸学名词。“枢”则是经脉相对的处于表、里之间,具有枢纽作用。(实用针灸辞典)

枢儒 shu ru

【英文名】Shuru

【定义】针灸学名词。比喻少阴经络脉的作用,作少阴皮部的名称。(汉英针灸辞典)

枢边穴 shu bian xue

【英文名】Shubian Point

【定义】腧穴。经外奇穴。位于背部,第十、十一胸椎棘突间点旁开1寸处。左右计二穴。(实用针灸辞典)

板门穴 ban men xue

【英文名】Banmen Point; Banmen

【异名】版门(汉英双解中医大辞典)

【定义】①腧穴。经外奇穴。位于手掌部,鱼际穴内侧1寸处。左右计二穴。(实用针灸辞典)②小儿推拿特定穴。又名版门。位置有二:一在手掌大鱼际顶面;一在手掌面拇指节下5分处。操作时多用拇指端揉,或运等。有健脾理气,消食导滞之功效。(汉英双解中医大辞典)

板门推向横纹 ban men tui xiang heng wen

【英文名】Pushing from Banmen to Hengwen

【定义】推拿手法。指用拇指由板门向腕横纹方向直推。功能止泻。主要用于腹泻之症。(汉英双解中医大辞典)

松弛穴 song chi xue

【英文名】Songchi Point

【定义】腧穴。经外奇穴。位于足背第二、第三跖骨小

头之后缘凹陷稍近胫侧处。左右计二穴。(中国针灸大辞典)

松痛穴 song tong xue

【英文名】Songtong Point

【定义】腧穴。经外奇穴。位于鼻部鼻骨之下缘,鼻唇沟上端尽处之上内方0.3厘米处。左右计二穴。为腹部手术按摩麻醉穴。(中国针灸大辞典)

松静功 song jing gong

【英文名】Relaxation-Static Qigong

【定义】气功功法名。略同"放松功"。以意领气,呼气时默念"松"字,吸气时默念"静"字。适用于纠正气功偏差和治疗多种虚损性疾病。(汉英双解中医大辞典)

松静自然 song jing zi ran

【英文名】Natural Relaxation and Tranquility

【定义】气功术语。练功要领。松,指全身肌肉和精神意念放松;静,指排除杂念,使大脑处于安静状态。总之,指气功锻炼时,须使身体放松,情绪安定。(汉英双解中医大辞典)

松肌点耳穴 song ji dian er xue

【英文名】Muscle-Relaxing Point (Ear)

【定义】腧穴。耳穴名。位于胃穴的外侧,肝穴、脾穴、胃穴之间。在针麻手术中,本穴有一定的松弛肌肉的作用。(汉英针灸辞典)

枕耳穴 zhen er xue

【英文名】Occiput Point (Ear)

【异名】AT_3(中华人民共和国国家标准－耳穴名称与部位)

【定义】腧穴。耳穴名。在对耳屏外侧部的后面,即对耳屏3区。(中华人民共和国国家标准－耳穴名称与部位)

枕下旁线 zhen xia pang xian

【英文名】Lower-Lateral Line of Occiput

【异名】MS14(针灸穴名国际标准化手册)

【定义】头针刺激区。为枕外粗隆两侧向下的垂线,属足太阳膀胱经。自玉枕穴向下,沿皮刺2寸。主治动作失衡等小脑病证。(普通高等教育中医药类规划教材)

枕上旁线 zhen shang pang xian

【英文名】Upper-Lateral Line of Occiput

【异名】MS13(针灸穴名国际标准化手册)

【定义】头针刺激区。在枕上正中线旁开0.5寸,与枕上正中线平行,属足太阳膀胱经。主治皮层性视力障碍、白内障和近视眼等病。(普通高等教育中医药类规划教材)

枕上正中线 zhen shang zheng zhong xian

【英文名】Upper-Middle Line of Occiput

【异名】MS12(针灸穴名国际标准化手册)

【定义】头针刺激区。为枕外粗隆上方正中的垂直线,属督脉。自强间穴向下,沿皮刺1.5寸,达脑户穴。主治眼病等。(普通高等教育中医药类规划教材)

枕小神经耳穴 zhen xiao shen jing er xue

【英文名】Nervus Occipitalis Minor Point (Ear)

【定义】腧穴。耳穴名。位于耳轮结节上缘约0.2厘米处的内侧面。主治脑血管痉挛、脑外伤后遗症等。(汉英针灸辞典)

刺卫 ci wei

【英文名】Puncture of Wei

【定义】针灸学名词。三变刺法之一。指刺卫时应疏通卫气。(汉英针灸辞典)

刺手 ci shou

【英文名】Needle-Holding Hand

【定义】针灸学名词。毫针操作时,一般将医者持针的右手称为"刺手"。(普通高等教育中医药类规划教材)

刺法 ci fa

【英文名】Needling Method

【异名】针法(普通高等教育中医药类规划教材)

【定义】中医学名词。又称针法,而刺法的意义较广。指采用针具或非针具,刺激人体的一定部位(腧穴),并运用各种手法以调整阴阳、防治疾病的方法。(普通高等教育中医药类规划教材)

刺络 ci luo

【英文名】Collateral Pricking

【定义】针刺手法。用三棱针或皮肤针等在浅表络脉上点刺或散刺以放出适量血液。可用治疗急性扁桃体炎、急性结膜炎、急性扭伤、中暑、中风昏迷、丹毒、急性胃肠炎、头痛、高血压、肺水肿等。(汉英双解中医大辞典)

刺烙 ci luo

【英文名】Cauterized Puncture

【定义】治法。外治法。将三棱针在火上加热,使其尖端1.5厘米烧红,蘸香油,趁热刺入喉瘤体或乳蛾体。根据蛾体大小,深度可达0.15～0.4厘米,或停针1～2秒钟,或旋即出针。(汉英双解中医大辞典)

刺营 ci ying

【英文名】Puncture of Ying

【定义】针灸学名词。三变刺法之一。指刺营时应刺出血。(汉英针灸辞典)

刺痛 ci tong

【英文名】Stabbing Pain

【异名】快痛(汉英针灸辞典);第一痛(汉英针灸辞典)

【定义】针灸学名词。其特点是感觉鲜明,定位明确,

感觉迅速产生又迅速消失,引起较弱的情绪变化。(汉英针灸辞典)

刺禁 ci jin

【英文名】Contraindications of Needling; Prohibitions of Acupuncture

【定义】针灸学名词。指针刺的禁忌,包括禁忌部位(重要脏器、大血管、脑脊髓)和禁刺时机(如过饥、过饱、过度疲劳、情绪激烈变动等)。(汉英双解针灸大辞典)

刺之反 ci zhi fan

【英文名】Improper Ways of Acupuncture

【定义】针灸学术语。指运用针刺方法不适当。(汉英针灸辞典)

刺针法 ci zhen fa

【英文名】Needle-Thrusting Technique

【定义】中医学名词。指针刺方法。进针时右手(或左手)的拇指、食指、中指,三指持针柄,左手(或右手)辅助进针,一边按压,一边稍加捻转,使针尖迅速穿透皮肤,再向下进入皮下。(汉英双解中医大辞典)

刺寒痹 ci han bi

【英文名】Puncture of Cold Bi-Syndrome

【定义】针灸学术语。三变刺法之一。指刺寒痹症,应温通经络,使热气内入。(汉英针灸辞典)

刺激区 ci ji qu

【英文名】Areas for Stimulation

【定义】针灸学名词。与刺激点比较而言,其刺激的部位是一个面或一条线,而不是一个点。如皮肤针、头针等刺法,即将人体划分为若干刺激区。(汉英双解针灸大辞典)

刺激点 ci ji dian

【英文名】Stimulation Point

【异名】针灸治疗刺激点(汉英双解针灸大辞典)

【定义】针灸学名词。近代对针灸腧穴的一种称谓,或称为针灸治疗刺激点。因穴位都具有治疗疾病的作用,故名。(汉英双解针灸大辞典)

刺激量 ci ji liang

【英文名】Quantity of Stimulus

【定义】针灸学名词。指针灸治疗时给予患者的刺激强度。通常分强、中、弱三种。针刺刺激量以针的粗细、操作方法、刺激形式或持续时间来区别;灸法刺激量则由艾柱的大小和壮数或艾卷熏灸时间决定。一般机体反应与刺激量大小成正比,但患者的反应还与体质强弱,敏感程度有关。(汉英双解中医大辞典)

刺有三变 ci you san bian

【英文名】Three Variations of Puncture

【定义】针灸学术语。指三种不同的刺法。即刺卫、刺营、刺寒痹三法。(汉英针灸辞典)

刺有大约 ci you da yue

【英文名】Acupuncture has its Basic Law

【定义】针灸学术语。指针刺有原则大法。(汉英针灸辞典)

刺有五节 ci you wu jie

【英文名】Five Variant Techniques of Acupuncture

【定义】针灸学术语。指五种重要的针刺方法。即振埃、发蒙、去爪、彻衣、解惑五法。(汉英针灸辞典)

刺有五夺 ci you wu duo

【英文名】Reducing Method does not Apply under Five Conditions

【定义】针灸学术语。对于五种大虚的病症,针刺时不可用泻法。(汉英针灸辞典)

刺有五过 ci you wu guo

【英文名】Acupuncture has Five Excesses

【定义】针灸学术语。指针刺时,有五种补泻过其常度的情况。(汉英针灸辞典)

刺有五逆 ci you wu ni

【英文名】Acupuncture has Five Contraindications

【定义】针灸学术语。指在五种疾病脉症相反时,不宜针刺。(汉英针灸辞典)

刺有五禁 ci you wu jin

【英文名】Acupuncture has Five Prohibitions

【定义】针灸学术语。指在五个特定时日,对某些部位,应避免针刺。(汉英针灸辞典)

刺有逆从 ci you ni cong

【英文名】Two Opposite Treatments in Acupuncture

【定义】针灸学术语。指刺法有逆治、从治的不同。(汉英针灸辞典)

刺血疗法 ci xue liao fa

【英文名】Blood-Letting Therapy

【异名】放血疗法(汉英双解针灸大辞典);刺络疗法(汉英双解针灸大辞典)

【定义】治法。用三棱针、小眉刀、皮肤针等器具刺破人体上的一些浅表血管,放出适量血液以治疗疾病的一种方法。适用于治疗扁桃体炎、神经性皮炎、过敏性皮炎、急性扭伤、中暑、痢疖、发热、头痛、鼻炎、急性结膜炎、急性角膜炎、丹毒、湿疹、淋巴管炎、静脉炎、痔疮等。(汉英双解针灸大辞典)

刺针必肃 ci zhen bi su

【英文名】Needling with Serious Attitude

【定义】针灸学术语。指针刺时必须采用严肃的态度。(汉英针灸辞典)

刺肿摇针 ci zhong yao zhen

【英文名】Puncturing Abscess with Shaking Needle

【定义】针刺手法。刺脓肿病,须摇大针孔,以出脓血。

（汉英针灸辞典）

刺激强度 ci ji qiang du

【英文名】Stimulation Intensity

【定义】针灸学名词。指针灸刺激的强弱程度，分强刺激、中刺激、弱刺激三种。大致由手法的轻重，针刺的深浅，针的粗细，针数的多少，刺激频率的快慢和持续时间的久暂等方面组成。（汉英双解针灸大辞典）

刺卫无伤营 ci wei wu shang ying

【英文名】Avoid Affecting Yingqi while Treating Weifen Syndrome

【定义】针灸学术语。治卫分病时，应卧针浅刺，以免损伤营气。（汉英针灸辞典）

刺血拔罐法 ci xue ba guan fa

【英文名】Bleeding before Cupping

【异名】刺络拔罐法（普通高等教育中医药类规划教材）

【定义】治法。先用三棱针或陶瓷片、粗毫针、小眉刀、皮肤针、滚刺筒等，按病变部位的大小和出血量要求或按刺血法要求，刺破小血管，然后拔以火罐，以此可加强刺血法的疗效。（普通高等教育中医药类规划教材）

刺法灸法学 ci fa jiu fa xue

【英文名】Techniques of Acupuncture and Moxibustion

【定义】学科名。指研究各种以防治疾病为目的的刺法、灸法的具体应用方法、操作技术及其基本原理的一门学科。（普通高等教育中医药类规划教材）

刺营无伤卫 ci ying wu shang wei

【英文名】Avoid Affecting Weiqi while Treating Yingfen Syndrome

【定义】针灸学术语。治营分病时，应按应刺的穴位，使局部卫气散开，然后将针刺入，以免损伤卫气。（汉英针灸辞典）

刺阳者浅疾取 ci yang zhe qian ji qu

【英文名】Administer a Shallow and Quick Puncture to Treat Yang-Syndrome

【定义】针灸学术语。治疗阳证，应浅刺疾出针以待其气即至。（汉英针灸辞典）

刺阴者深留之 ci yin zhe shen liu zhi

【英文名】Insert Deeply and Retain the Needle to Treat Yin-Syndrome

【定义】针灸学术语。治疗阴证，应深刺久留以待气至。（汉英针灸辞典）

刺实者刺其来 ci shi zhe ci qi lai

【英文名】Puncture against the Direction to which the Meridian Circulates to Treat Sthenia-Syndrome

【定义】针灸学术语。指治疗实证，当使针尖迎着经脉循行的方向而刺。（汉英针灸辞典）

刺实者须其虚 ci shi zhe xu qi xu

【英文名】Treat Sthenia-Syndrome with Purgation Technique

【定义】针灸学术语。针刺治疗实证，须用泻法，祛除病邪。（汉英针灸辞典）

刺虚者刺其去 ci xu zhe ci qi qu

【英文名】Puncture along the Direction to which the Meridian Circulates to Treat Asthenia-Syndrome

【定义】针灸学术语。指治疗虚证，当使针尖顺着经脉循行的方向而刺。（汉英针灸辞典）

刺虚者须其实 ci xu zhe xu qi shi

【英文名】Treat Asthenia-Syndrome with Tonification Technique

【定义】针灸学术语。针刺治疗虚证，须用补法，使正气来复。（汉英针灸辞典）

刺淋巴结疗法 ci lin ba jie liao fa

【英文名】Therapy of Stabbing Lymph Node

【异名】零号疗法（新编针灸大辞典）

【定义】治法。指以热针、冷针、注射、刮髓、穿线等方法刺激淋巴结，增强机体的抵抗力，从而起到消炎、抗感染等作用的一种疗法。（新编针灸大辞典）

郁中穴 yu zhong xue

【英文名】Yuzhong Point

【定义】腧穴。经外奇穴。位于颞部，耳轮棘前缘一穴，耳垂下缘相平一穴。左右计四穴。（实用针灸辞典）

矽肺点耳穴 xi fei dian er xue

【英文名】Sillicosis Point (Ear)

【定义】腧穴。耳穴名。心穴与胃穴连线的上、中 1/3 交界处，为上矽肺点；由此向下引一垂线，再由下结核点引一水平线，二线相交处为下矽肺点。用于诊断和治疗矽肺。（汉英针灸辞典）

奇经八脉 qi jing ba mai

【英文名】Eight Extra Channels; Eight Extra Meridians

【定义】经络名。指十二经脉以外的八条经脉，是相对于十二正经而言，包括任脉、督脉、冲脉、带脉、阴跷脉、阳跷脉、阴维脉和阳维脉。（新编针灸大辞典）

奇经纳甲法 qi jing na jia fa

【英文名】Day-Prescriptions of Extra Meridians

【异名】飞腾八法（汉英双解针灸大辞典）

【定义】①中医学术语。按时配穴法的一种，又称飞腾八法。是以八脉八穴配八卦，按每日每个时辰的天干推算开穴的方法。（汉英双解针灸大辞典）②书名。（汉英双解针灸大辞典）

奇经八脉病症辨证 qi jing ba mai bing zheng bian zheng

【英文名】Differentiation of Syndromes according to Eight

Extra Meridians
【定义】中医诊断学名词。指根据奇经八脉理论，收集病情资料，归纳证型。（中医诊断学）

奇斋经脉真气循行功 qi zhai jing mai zhen qi xun xing gong
【英文名】Qizhai' s Qigong of Channel- Circulation of Genuine Qi
【定义】气功功法名。指一种通过引导真气沿着经脉循行方向运行全身，最后回到丹田的气功。（中国当代气功全书）

顶上穴 ding shang xue
【英文名】Dingshang Point
【定义】腧穴。经外奇穴。位于大腿远端伸侧，髌骨外缘直上，髌骨中线上四寸处。左右计二穴。主治膝关节痛、下肢瘫痪。（中国针灸大辞典）

顶天穴 ding tian xue
【英文名】Dingtian Point
【定义】腧穴。经外奇穴。位于后头部，入后发际一寸，正中线旁开五分处。左右计二穴。主治精神病。（中国针灸大辞典）

顶中线 ding zhong xian
【英文名】Middle Line of Vertex
【异名】MS5（针灸穴名国际标准化手册）
【定义】头针刺激区。在顶部正中，属督脉。自前顶穴向百会穴，沿皮刺 1.5 寸。主治腰、腿、足的瘫痪、麻木和疼痛等病症。（普通高等教育中医药类规划教材）

顶耳穴 ding er xue
【英文名】Vertex Point (Ear)
【定义】腧穴。耳穴名。位于枕穴下方约 0.15 厘米处。主治头昏、头晕、头痛。（汉英针灸辞典）

顶椎穴 ding zhui xue
【英文名】Dingzhui Point
【定义】腧穴。经外奇穴。位于颈后部正中线，第七颈椎棘突之高点。左右计二穴。主治消渴。（中国针灸大辞典）

顶旁一线 ding pang yi xian
【英文名】Line One Lateral to Vertex
【异名】MS8（针灸穴名国际标准化手册）
【定义】头针刺激区。在顶正中线旁开 1.5 寸，属足太阳膀胱经，自通天穴沿皮向后针刺 1.5 寸。主治腰腿的瘫痪、麻木和疼痛等病证。（普通高等教育中医药类规划教材）

顶旁二线 ding pang er xian
【英文名】Line Two Lateral to Vertex
【异名】MS9（针灸穴名国际标准化手册）
【定义】头针刺激区。在顶旁一线的外侧，顶中线旁开 2.25 寸处，属足少阳胆经。自正营穴沿皮向后针刺 1.5 寸。主治肩、臂、手的瘫痪、麻木和疼痛等病证。（普通高等教育中医药类规划教材）

顶上迴毛穴 ding shang jiong mao xue
【英文名】Dingshangjiongmao Point
【定义】腧穴。经外奇穴。位于头顶迴发正中点。（中国针灸大辞典）

顶颞后斜线 ding nie hou xie xian
【英文名】Posterior Oblique Line of Vertex-Temporal
【异名】MS7（针灸穴名国际标准化手册）
【定义】头针刺激区。从顶中线的百会穴，沿皮刺向颞部的曲鬓穴，贯穿督脉、足太阳膀胱经、足少阳胆经、足阳明胃经、手少阳三焦经。由上至下，分别主治下肢、上肢及头面部的感觉异常。（普通高等教育中医药类规划教材）

顶颞前斜线 ding nie qian xie xian
【英文名】Anterior Oblique Line of Vertex-Temporal
【异名】MS6（针灸穴名国际标准化手册）
【定义】头针刺激区。从顶中线的前神聪穴，沿皮刺向颞部的悬厘穴，贯穿督脉、足太阳膀胱经、足少阳胆经、足阳明胃经、手少阳三焦经。由上至下，分别主治下肢、上肢及头面部的瘫痪。（普通高等教育中医药类规划教材）

抹法 mo fa
【英文名】Wiping Manipulation
【定义】推拿手法。用单手或双手拇指罗纹面紧贴皮肤，作上下或左右往返移动。（汉英双解中医大辞典）

抹额 mo e
【英文名】Wiping Forehead
【定义】推拿手法。自我推拿手法。以两手食指屈成弓状，第二指节的内侧面紧贴印堂，由眉间向前额两侧抹，约 40 次左右。主治失眠、多梦、健忘。（汉英双解中医大辞典）

抹颞 mo nie
【英文名】Wiping Temples
【定义】推拿手法。自我推拿手法。以两手拇指罗纹面，紧按两侧鬓发处，由前向后往返用力抹，约 30 次左右，以酸胀为宜。功能安神。主治失眠、多梦、健忘。（汉英双解中医大辞典）

拢法 long fa
【英文名】Holding-Together Manipulation
【定义】推拿手法。用两手掌尺侧面相对夹住治疗部位的肌肉，一夹一放，反复操作。也可将肌肉夹起后摇动几下再放。多用于腹部。功能消积导滞。主治食积、腕腹胀满、便秘。（汉英双解中医大辞典）

拔伸 ba shen

【英文名】Pulling Reduction

【异名】拉法(汉英双解中医大辞典)

【定义】治法。正骨手法。即牵引。是在患肢远端,沿其纵轴进行稳而有力的拔拉牵引,以对抗肌肉的收缩力,使移位的断骨或脱臼的关节恢复正常位置。适用于患肢重叠移位的矫正。(汉英双解中医大辞典)

拔法 ba fa

【英文名】Pulling out the Needle

【异名】抻法(汉英中医辞海);拔络法(汉英中医辞海);弹拔法(汉英中医辞海)

【定义】针刺手法。单式针刺手法。针尖已退至皮下,松活不滞涩,如拔毫毛一样,将针拔出,以避免出针时疼痛。(普通高等教育中医药类规划教材)

拔伸法 ba shen fa

【英文名】Traction and Counter-Traction

【定义】推拿手法。拔伸即牵拉、牵引的意思。是固定肢体或关节的一端,牵拉另一端的方法。应用于头颈部、肩关节、腕关节、指间关节。常用于关节错位、伤筋。对扭错的肌腱和移位的关节有整复作用。主治关节错位、伤筋。(汉英双解中医大辞典)

拔原法 ba yuan fa

【英文名】Selection of Yuan(Primary) Points

【定义】针灸学名词。取穴法。指各经之病选用其原穴进行治疗。(汉英双解针灸大辞典)

拔罐法 ba guan fa

【英文名】Cupping

【异名】角法(普通高等教育中医药类规划教材);吸杯法(汉英双解针灸大辞典);吸筒法(汉英双解针灸大辞典);拔筒法(汉英双解针灸大辞典)

【定义】治法。系应用各种方法排除杯罐内空气形成负压,使其紧吸在体表上来治疗疾病。通过吸拔,引起局部充血或瘀血,能起到活血、行气、止痛、消肿等作用。临床又分火罐法、水罐法、抽气拔罐法等多种。用于治疗咳嗽、肺炎、哮喘、头痛、胸胁痛、风湿痹痛、扭伤、腰痛、胃痛、疮疖痈肿及毒蛇咬伤等。(汉英双解针灸大辞典)

拔伸扳拉法 ba shen ban la fa

【英文名】Extending-Pulling Reduction

【定义】治法。是髋关节中心性脱位的一种治疗手法。适用于较轻的患者。患者仰卧,一助手固定骨盆,一助手持下腿下段,纵向拔伸,持续约5分钟,然后术者以两手交叉持大腿上段向外扳拉,使内陷的股骨头拉出而复位。复位后用皮肤牵引或胫骨结节牵引,牵引重量4~6公斤,维持4~6周左右,然后扶伤下床,不负重活动锻炼。(汉英双解中医大辞典)

拔伸足蹬法 ba shen zu deng fa

【英文名】Pulling-Pedaling Reduction

【定义】治法。是肩关节脱位的一种治疗手法。患者仰卧于床上,术者立于患侧,两手握住患肢腕部,并用近于患者的一足抵于腋窝内(即右侧脱位术者用右足,左侧用左足),在肩外旋,稍外展位置沿患肢纵轴方向,用力缓缓拔伸,继而徐徐将患肢内收、内旋,利用足跟为支点的杠杆作用,将肱骨头挤入关节盂内,当有入臼声响,复位即为成功。(汉英双解中医大辞典)

拔伸拖入法 ba shen tuo ru fa

【英文名】Pulling-Holding Reduction

【定义】治法。是肩关节脱位的一种治疗方法。患者正坐,术者站于患者外侧,以两手拇指压住其肩峰,其余四指插入腋窝把住肱骨上端内侧。一助手站于患者健侧身后,两手斜向环抱固定患者,另一助手握住患肢外展外旋,由轻到重地向前外方向拔伸牵引。此时,术者则用双手将肱骨头向外上方提托,在持续拔伸下,助手逐渐将患肢内收内旋,肱骨头即回复于关节盂内。(汉英双解中医大辞典)

拔伸牵引法 ba shen qian yin fa

【英文名】Pulling-Extending Traction

【定义】治法。正骨基本手法。主要是用手或器械在患者一定部位进行拔拉牵引,以利于骨折和脱臼的整复。有克服肌肉拉力,矫正骨折重叠移位,恢复肢体长度的作用。(汉英双解中医大辞典)

担截法 dan jie fa

【英文名】Lifting and Pressing Method

【定义】针灸学名词。杨氏把担截法解释为提法和按法。当针分三部刺入地部后,"再推进一豆,谓之按,为截,为随也"。当针分三部退出至天部后,"退针一豆,谓之提,为担,为迎也"。"担"与"截",见于《马丹阳天星十二穴杂病歌》中。《针灸问对》说:"截者,截穴,用一穴也;担者两穴,或手与足二穴,或两手两足各一穴也。一说右手提引谓之担,左手推按谓之截;担则气来,截则气去"。杨氏所取两说中的后一说。(普通高等教育中医药类规划教材)

押手 ya shou

【英文名】Pressing Hand

【异名】压手(普通高等教育中医药类规划教材)

【定义】推拿学名词。毫针操作时,一般将按压穴位局部的左手称为"押手"。(普通高等教育中医药类规划教材)

押手法 ya shou fa

【英文名】Ways of Using the Pressing Hand

【定义】推拿手法。指如何使用押手以协助刺手进针

的方法。(汉英针灸辞典)

抽气法 chou qi fa

【英文名】Cupping by Extracting Air

【定义】针灸学名词。吸拔方法。抽气法指先将备好的抽气罐紧扣在需拔罐的部位上,用抽气筒将罐内的空气抽出,使之产生所需负压,即能吸住,此法适用于任何部位拔罐。(普通高等教育中医药类规划教材)

抽添法 chou tian fa

【英文名】Lifting-Pushing Method

【定义】针刺方法。治病八法之一。抽,意为上提;添,意为按纳。其法与纳气法类似。先紧按慢提九数,得气后,多用提按(或当呼气时按纳,吸气时上提),使气到病痛部位,再直起针向下按纳。适用于治疗瘫痪、半身不遂。(汉英双解针灸大辞典)

抽气拔罐法 chou qi ba guan fa

【英文名】Air-Pumping Cupping Method

【定义】针灸学名词。拔罐法的一种。用特制的罐,罐底有橡皮活塞,接通吸引器抽成负压,使罐吸着于皮肤上以治疗病痛,吸附力较强,并可随时调节或测量负压的大小。(汉英双解针灸大辞典)

拍法 pai fa

【英文名】Patting Manipulation

【定义】推拿手法。用虚掌拍打体表。操作时手指自然并拢,掌指关节微屈,平稳而有节奏地拍打患部。功能舒筋活血。主治风湿酸痛,局部感觉迟钝及肌肉痉挛。(汉英双解中医大辞典)

拍胸 pai xiong

【英文名】Patting Chest

【定义】推拿手法。自我推拿方法。以一手虚掌,五指张开,用掌拍击胸部(在拍击时切勿屏气),约 10 次左右。功能宽胸理气。(汉英双解中医大辞典)

拍击下肢 pai ji xia zhi

【英文名】Patting Lower Limbs

【定义】推拿手法。自我推拿方法。以两手掌心或掌根,紧贴下肢,相对用力,由上而下拍击,约 20 次左右。适用于下肢保健。(汉英双解中医大辞典)

拍击头顶 pai ji tou ding

【英文名】Patting Vertex

【定义】推拿手法。自我推拿方法。人正坐,眼睛睁开前视,牙齿咬紧,用手掌心在囟门处作有节律的拍击动作,约 10 次左右。功能安神。主治失眠、多梦、健忘。(汉英双解中医大辞典)

拍击疗法 pai ji liao fa

【英文名】Patting Therapeutics

【定义】推拿学名词。指在人体体表进行拍打或捶击以防治疾病的一种推拿方法,有行气活血、舒筋和络、消除疲劳和解痉镇痛等作用。(中国中医独特疗法大全)

拍击脏腑法 pai ji zang fu fa

【英文名】Viscera-Patting Method

【定义】气功功法名。取站式以掌拳拍击身体各个部位。全套 8 节:拍胃脘、拍气海、拍大小肠、拍左肺、拍右肺、拍左肋、拍右肋、拍肝脾。每个部位约拍 7 下。初练时,可用掌轻拍,以后逐渐改为用空拳拍击,但用力要适中,以免损伤脏腑。本功法可增强脏腑功能,适合于无病者健身强体之用。(汉英双解中医大辞典)

抵法 di fa

【英文名】Resisting Manipulation

【定义】推拿手法。用两手指或两手掌相对用力进行按压的手法。适用于对称性的穴位,如太阳、风池等及下肢部。(汉英双解中医大辞典)

势头穴 shi tou xue

【英文名】Shitou Point

【定义】腧穴。经外奇穴。位于男性阴茎尿道外口上方。主治阴缩、卒癫痫。(中国针灸大辞典)

抱朴子养生功 bao pu zi yang sheng gong

【英文名】Baopuzi's Health Preservation Qigong

【定义】气功功法名。此功法是以葛洪"众术合修"为宗旨,遵循医典、《易》理、丹道,根据祖传宝图口诀发掘整理出来,并结合现代医学科技而有所创新和改进的一套修炼方法。包括气法、练神法、练精气法、导引法、存思法、守窍法以及服食药饵摄养、房中等法。(中国当代气功全书)

拧法 ning fa

【英文名】Wringing Manipulation

【异名】扯法(汉英双解中医大辞典);揪法(汉英双解中医大辞典)

【定义】推拿手法。用屈曲的食指和中指(或用拇指和屈曲的食指)张开如钳形,挟住治疗部位的肌肤,一拉一放,直到被拧的部位出现红紫色斑痕为度。功能祛风散寒,退热止痛。治疗中暑、外感风寒及晕车晕船。(汉英双解中医大辞典)

拂法 fu fa

【英文名】Whisking Manipulation

【定义】推拿手法。手指自然伸直,轻快地掠擦治疗部位的肌肤,如拂弹尘灰状。在背上操作,功能导引、疏通、安神。治疗肝阳上亢、失眠。(汉英双解中医大辞典)

拨法 bo fa

【英文名】Poking Manipulation

【异名】指拨法(推拿手法学);拨络法(推拿手法学)

【定义】推拿手法。用手指按于穴位上或一定部位上,

适当用力下压至病人有酸痛感时，再作与肌纤维或垂直方向的来回拨动。作用松解软组织粘连，解痉止痛。（汉英双解中医大辞典）

拨揉法 bo rou fa

【英文名】Plucking and Twiddling

【定义】推拿手法。拨法与揉法相互配合运用的手法。（中国推拿手法学）

抬杠法 tai gang fa

【英文名】Stout-Pole-Carrying Reduction

【定义】治法。正骨手法。用于肩关节脱位的整复方法。患者正坐，助手一人站于患者背后，持木杠放于患侧腋窝内，并使后端稍高于患肩。前端由医者一手握住向上抬起，同时令患肢屈肘成直角，另一手紧握患肘向外下方牵引，至杠两端抬平，并将木杠外展，同时内收患侧肘关节，可感到复位的响声，整复即成功。（汉英双解中医大辞典）

抬肩穴 tai jian xue

【英文名】Taijian Point

【定义】腧穴。经外奇穴。位于肩部，肩峰前下 1.5 寸处。左右计二穴。（实用针灸辞典）

抬腿点穴 tai tui dian xue

【英文名】Taituidian Point

【定义】腧穴。经外奇穴。位于大腿伸侧近端，在股动脉搏动处，腹股沟下 1.5 寸，再外开 0.4 寸。左右计二穴。主治小儿麻痹后遗症。（中国针灸大辞典）

拇指点法 mu zhi dian fa

【英文名】Pushing-Pressing Manipulation with Thumb

【定义】推拿手法。点法。是用拇指端点压体表的点法。功能开通闭塞，活血止痛，调整脏腑功能。（汉英双解中医大辞典）

拇指平推法 mu zhi ping tui fa

【英文名】Flat-Pushing Manipulation with Thumb

【定义】推拿手法。以拇指指纹紧按已转化为“不痛点”的原“痛点”，用轻揉、均匀指力，作向外、向下方向为主的平行推动法。功能解痉止痛。（汉英双解中医大辞典）

拇指同身寸 mu zhi tong shen cun

【英文名】Individual Cun Defined by Thumb; Thumb-Cun

【定义】针灸学术语。指寸定位法。拇指同身寸即令患者伸直拇指，以拇指指骨关节横纹两端之间的距离作为一寸。（普通高等教育中医药类规划教材）

拇指定位法 mu zhi ding wei fa

【英文名】Locating by Thumb Cun

【定义】针灸学术语。以患者拇指的指间关节的宽度作为一寸的定位方法。（针灸大辞典）

拇趾里横纹穴 mu zhi li heng wen xue

【英文名】Muzhilihengwen Point

【异名】大趾下理（实用针灸辞典）；大趾下横纹（实用针灸辞典）

【定义】腧穴。经外奇穴。位于足底部，拇趾趾关节横纹中点。左右计二穴。（实用针灸辞典）

拇趾表横纹穴 mu zhi biao heng wen xue

【英文名】Muzhibiaohengwen Point

【定义】腧穴。经外奇穴。位于足拇趾背侧，趾关节横纹中点。左右计二穴。（实用针灸辞典）

转豆脉 zhuan dou mai

【英文名】Bean-Rotating Pulse; Pea-Rolling Pulse

【定义】脉象。脉象特点为脉来如豆旋转，为心死之脉。（中国针灸大辞典）

转谷穴 zhuan gu xue

【英文名】Zhuangu Point

【定义】腧穴。经外奇穴。位于胸侧部，腋前皱襞直下，第三、四肋间处。左右计二穴。（实用针灸辞典）

转筋于阳治其阳 zhuan jin yu yang zhi qi yang

【英文名】Puncture Yang to Treat Muscular Spasm in Yang Area

【定义】针灸学名词。转筋的部位在外侧的，当取用三阳经的穴位进行治疗。（汉英针灸辞典）

转筋于阴治其阴 zhuan jin yu yin zhi qi yin

【英文名】Puncture Yin to Treat Muscular Spasm in Yin Area

【定义】针灸学名词。转筋的部位在内侧的，当取用三阴经的穴位进行治疗。（汉英针灸辞典）

轮 1 耳穴 lun yi er xue

【英文名】Helix One Point (Ear)

【异名】HX_9（中华人民共和国国家标准－耳穴名称与部位）

【定义】腧穴。耳穴名。在耳轮结节下方的耳轮处，即耳轮 9 区。（中华人民共和国国家标准－耳穴名称与部位）

轮 2 耳穴 lun er er xue

【英文名】Helix Two Point (Ear)

【异名】HX_{10}（中华人民共和国国家标准－耳穴名称与部位）

【定义】腧穴。耳穴名。在轮 1 区下方的耳轮处，即耳轮 10 区。（中华人民共和国国家标准－耳穴名称与部位）

轮 3 耳穴 lun san er xue

【英文名】Helix Three Point (Ear)

【异名】HX_{11}（中华人民共和国国家标准－耳穴名称与部位）

【定义】腧穴。耳穴名。在轮 2 区下方的耳轮处，即耳轮 11 区。（中华人民共和国国家标准－耳穴名称

与部位)

轮4耳穴 lun si er xue

【英文名】Helix Four Point (Ear)

【异名】HX_{12}(中华人民共和国国家标准-耳穴名称与部位)

【定义】腧穴。耳穴名。在轮3区下方的耳轮处,即耳轮12区。(中华人民共和国国家标准-耳穴名称与部位)

轮5耳穴 lun wu er xue

【英文名】Helix Five Point (Ear)

【定义】腧穴。耳穴名。位于耳轮结节外下缘与耳垂中部下缘的弧形连线上,当该连线的上4/5与下1/5交界处。具有消炎、退热、消肿、降血压等作用。(汉英针灸辞典)

轮6耳穴 lun liu er xue

【英文名】Helix Six Point (Ear)

【定义】腧穴。耳穴名。位于耳垂中部下缘。具有消炎、退热、消炎、退热、消肿、降血压等作用。(汉英针灸辞典)

软坚 ruan jian

【英文名】Soften Hard Masses; Soften Lumps; Soften the Hard Lumps

【定义】治法。属病症防治。治疗浊痰瘀血等结聚而形成结块诸证的方法,或用芒硝之类攻除燥结的粪便。(中国中医药学主题词表)

软坚润燥 ruan jian run zao

【英文名】Soften Hardness and Moisten Dryness

【定义】治法。具有软化坚硬、滋润燥结作用。适用于津亏燥结病证的治疗方法。(中华人民共和国国家标准中医临床诊疗术语-治法)

软坚散结 ruan jian san jie

【英文名】Resolve Hard Lumps; Resolve Hard Masses; Soften and Resolve Hard Masses

【异名】软坚消瘿(中华人民共和国国家标准中医临床诊疗术语-治法);软坚消癥(中华人民共和国国家标准中医临床诊疗术语-治法);软坚消肿(中华人民共和国国家标准中医临床诊疗术语-治法)

【定义】治法。具有行气活血、软坚散结作用。适用于气血瘀滞所致瘿瘤、肿块、癥积等的治疗方法。(中华人民共和国国家标准中医临床诊疗术语-治法)

卧式 wo shi

【英文名】Lying Posture

【异名】睡功(汉英双解中医大辞典)

【定义】气功术语。气功调身法。即身体躺卧练功,有仰卧式、侧卧式、三接式等多种。本类练功姿势较坐式、站式、走式省力,适宜于久病,重病身体衰弱的病人,以及心脏病、偏瘫等患者练功时采用。(汉英双解中医大辞典)

卧位颈椎摇法 wo wei jing zhui yao fa

【英文名】Rotating Manipulation of Nape in Lying Position

【定义】推拿手法。患者仰卧,头部放松,医者站于其头侧,以一手上肢前臂背侧托住患者头部,并扶住对侧肩部,另一手扶住其头顶部,然后利用前臂的摆动,带动头部作顺时针环转摇动。(普通高等教育中医药类规划教材)

卧位杠杆整复法 wo wei gang gan zheng fu fa

【英文名】Clinostatic Lever Reduction

【定义】治法。是陈旧性肩关节脱位的一种治疗方法。复位前,先作肩外展牵引一周左右,成人用尺骨鹰嘴突牵引,儿童选皮肤牵引。必要时可配合推拿按摩和中药熏洗。在全身麻醉下,患者取仰卧位,选助手三人,一助手用宽皮带套住患者胸部向健侧牵引;另一助手扶住竖立在手术台旁的木棍,第三助手牵引患肢,外展120°左右。术者双手握住肱骨上端,在同时用力后,令第三助手牵引患臂徐徐内收,利用木棍为杠杆的支点,迫使肱骨头复位。(汉英双解中医大辞典)

歧伯灸穴 qi bo jiu xue

【英文名】Qibojiu Point

【定义】腧穴。经外奇穴。位于脐下6寸,旁开1.6寸处。(汉英针灸辞典)

齿脉 chi mai

【英文名】Tooth Meridian

【定义】经络名。早期经脉名。即手阳明经。(新编针灸大辞典)

虎口 hu kou

【英文名】Hukou

【定义】①中医学解剖部位名。指两手拇指与食指之间的部位。(汉英双解中医大辞典)②腧穴。参见虎口穴。(汉英双解中医大辞典)

虎戏 hu xi

【英文名】Mimic-Tiger Boxing

【定义】气功学名词。见《云笈七签·内丹》:"虎戏者,四肢距地,前三掷,却二掷,长引腰乍起,仰天即返,距行前却,各七过也。"即华佗五禽戏之一。(中国气功辞典)

虎口穴 hu kou xue

【英文名】Hukou Point

【异名】合谷穴(汉英双解中医大辞典)

【定义】①腧穴。合谷穴别名。参见合谷穴。(汉英双解中医大辞典)②腧穴。经外奇穴。位于手背部,大指与食指指蹼之间,将手握起,从第一掌骨小头高点至第二掌骨小头高点连线的中点处。左右计

二穴。(中国针灸大辞典)

虎边穴 hu bian xue

【英文名】Hubian Point

【定义】腧穴。经外奇穴。位于手背部,第二掌骨桡侧缘,第二掌骨中点稍前方,距掌指关节约一寸五分处。左右计二穴。主治精神分裂症、癫痫、癔病。(中国针灸大辞典)

虎金寸穴 hu jin cun xue

【英文名】Hujincun Point

【定义】腧穴。经外奇穴。位于手背,拇指掌指关节的中点。左右计二穴。主治扭伤、风湿性关节炎。(中国针灸大辞典)

虎口托颈拔伸法 hu kou tuo jing ba shen fa

【英文名】Traction and Counter-Traction of Cervical Vertebra by Holding Neck with Hukou

【定义】推拿手法。患者取坐位,头部呈中立位或稍前倾位,医者站于患者后方,拇指与其余四指分开,用双手拇指顶住患者枕骨后方,其余四指托住患者两侧下颌骨,前臂搁在患者肩背部,然后逐渐运劲向上拔伸颈椎。(普通高等教育中医药类规划教材)

非化脓灸 fei hua nong jiu

【英文名】Non-Festering Moxibustion

【定义】灸法。近代对灸法的应用,有以达到温烫为主,不致透发成灸疮,称为非化脓灸。其方法是,先将施灸部位涂以少量凡士林,然后将小艾炷放在穴位上,并将之点燃,不等艾火烧到皮肤,当患者感到灼痛时,即用镊子将艾柱夹去或压灭,再换艾柱再灸,连续灸 3～7 壮,以局部皮肤出现轻度红晕为度。本法适用于虚寒轻证。(普通高等教育中医药类规划教材)

肾经 shen jing

【英文名】Kidney Meridian

【定义】经络名。十二经脉之一。是循行于下肢部内侧及胸腹部的属肾络膀胱的阴经。(实用针灸辞典)

肾点 shen dian

【英文名】Kidney Point (Hand)

【异名】夜尿点(普通高等教育中医药类规划教材)

【定义】手针穴位名。在掌面,小指第二指关节横纹中点处,主治夜尿、尿频。(普通高等教育中医药类规划教材)

肾街 shen jie

【英文名】Passage of Renal Qi

【定义】中医学名词。指肾气通行的道路。(汉英针灸辞典)

肾区穴 shen qu xue

【英文名】Shenqu Point

【定义】腧穴。经外奇穴。位于足跖部,第二、三趾跟之间点至足跟后缘连线为足趾正中线,正中线前 1/4 点是穴。左右计二穴。为足针麻醉穴。(中国针灸大辞典)

肾水穴 shen shui xue

【英文名】Shenshui Point

【定义】腧穴。经外奇穴。位于男性下腹部,阴茎根中点直上二寸二分,旁开二寸处。左右计二穴。主治小儿腹股沟疝。(中国针灸大辞典)

肾耳穴 shen er xue

【英文名】Kidney Point (Ear)

【异名】CO_{10}(中华人民共和国国家标准－耳穴名称与部位)

【定义】腧穴。耳穴名。对耳轮下脚下方后部,即耳甲 10 区。(中华人民共和国国家标准－耳穴名称与部位)

肾系穴 shen xi xue

【英文名】Shenxi Point

【定义】腧穴。经外奇穴。位于大腿伸侧,伏兔穴下 1 寸处。左右计二穴。(实用针灸辞典)

肾纹穴 shen wen xue

【英文名】Shenwen Point

【定义】推拿穴位名。位于手掌面,小指近端指间关节横纹处。操作时用揉法。功能祛风明目,散热结。常用于治疗目赤、鹅口疮、热毒内陷等症。(汉英双解中医大辞典)

肾顶穴 shen ding xue

【英文名】Shending Point

【定义】推拿穴位名。位于小指顶端。操作时用揉法。有收敛元气,固表止汗的功效,常用于治疗自汗、盗汗、解颅等症。(汉英双解中医大辞典)

肾炎穴 shen yan xue

【英文名】Shenyan Point

【定义】腧穴。经外奇穴。位于腰部,第二、三腰椎棘突之间点上一寸,旁开一寸五分处。左右计二穴。主治急性肾小球肾炎。(中国针灸大辞典)

肾俞穴 shen shu xue

【英文名】Shenshu Point

【异名】BL23(中华人民共和国国家标准－经穴部位);B23(针灸穴名国际标准化手册);高盖(实用针灸辞典)

【定义】腧穴。属足太阳膀胱经。在腰部,当第二腰椎棘突下,旁开 1.5 寸。(中华人民共和国国家标准－经穴部位)

肾热穴 shen re xue

【英文名】Shenre Point

【异名】定喘(中国针灸大辞典)

【定义】腧穴。经外奇穴。位于背部，第七、八胸椎棘突间点旁开0.5寸处。左右计二穴。（实用针灸辞典）

肾脊穴 shen ji xue

【英文名】Shenji Point

【定义】腧穴。经外奇穴。位于腰部，第二、三棘突间点旁0.5寸处。左右计二穴。（实用针灸辞典）

肾合膀胱 shen he pang guang

【英文名】Kidney and the Urinary Bladder Being Interior-Exteriorly Related

【定义】中医学术语。脏腑相合之一。足少阴肾经与足太阳膀胱经经脉相互络属，一脏一腑，阴阳表里相应。肾与膀胱在生理上相互配合，在病理上相互影响。（中医大辞典）

肾经穴位 shen jing xue wei

【英文名】Kidney Meridian Points

【定义】针灸学名词。足少阴肾经穴位，共有27个，分别为涌泉、然谷、太溪、大钟、水泉、照海、复溜、交信、筑宾、阴谷、横骨、大赫、气穴、四满、中注、肓俞、商曲、石关、阴都、腹通谷、幽门、步廊、神封、灵墟、神藏、彧中、俞府。（普通高等教育中医药类规划教材）

肾胞耳穴 shen bao er xue

【英文名】Shenbao Point (Ear)

【定义】腧穴。耳穴名。位于胃肠穴与阳合穴连线的上、中1/3交界处。主治神经衰弱、哮喘、肠炎等。（汉英针灸辞典）

肾病治法 shen bing zhi fa

【英文名】Therapeutic Methods for Kidney Disease

【定义】治法。根据中医理论中脏腑辨证的原则，适用于治疗肾脏疾病的方法。（普通高等教育中医药类规划教材）

肾病辨证 shen bing bian zheng

【英文名】Syndrome Differentiation of Kidney Disease

【定义】诊法。以肾脏理论为基础，判断疾病是否为肾病证候的方法。（中医诊断学）

肾疾点穴 shen ji dian xue

【英文名】Shenjidian Point

【定义】腧穴。经外奇穴。位于鼻内，鼻前庭外侧壁，皮肤与粘膜移行部，右侧相当于时钟三点（左侧取与右侧相对应之部位）距鼻前孔0.5厘米处，左右计二穴。（中国针灸大辞典）

肾上腺耳穴 shen shang xian er xue

【英文名】Adrenal Gland Point (Ear)

【异名】TG_{2p}（中华人民共和国国家标准－耳穴名称与部位）

【定义】腧穴。耳穴名。在耳屏游离缘上部尖端，即耳屏2区后缘处。（中华人民共和国国家标准－耳穴名称与部位）

肾炎点耳穴 shen yan dian er xue

【英文名】Nephritis Point (Ear)

【定义】腧穴。耳穴名。位于耳舟的下部，锁骨穴外下方，偏耳轮处。用于诊断和治疗肾盂肾炎、肾小球肾炎。（汉英针灸辞典）

肾俞五十七穴 shen shu wu shi qi xue

【英文名】Fifty-Seven Kidney-Shu Points

【定义】针灸学名词。古代治疗水病的五十七个主要穴位。即脊中、悬枢、命门、腰俞、长强、大肠俞、小肠俞、膀胱俞、中膂俞、白环俞、胃仓、肓门、志室、胞肓、秩边、中注、四满、气穴、大赫、横骨、外陵、大巨、水道、归来、气冲、太冲、复溜、阴谷、照海、交信、筑宾等，左右共五十七穴。（汉英针灸辞典）

昆仑穴 kun lun xue

【英文名】Kunlun Point

【异名】BL60（中华人民共和国国家标准－经穴部位）；B60（针灸穴名国际标准化手册）；下昆仑（实用针灸辞典）

【定义】腧穴。属足太阳膀胱经。在足部外踝后方，当外踝尖与跟腱之间的凹陷处。（中华人民共和国国家标准－经穴部位）

昌阴之脉 chang yin zhi mai

【英文名】Yin Heel Vessel

【定义】经络名。指阴跷脉。（汉英针灸辞典）

明目 ming mu

【英文名】Improve the Visual Acuity

【定义】治法。泛指通过祛风、清热、凉血、化瘀、养血、益气、滋阴、健脾、补肝肾等方法，以祛邪扶正，达到提高视力目的的治疗方法。主要适用于视物不清的内外障眼病。（中华人民共和国国家标准中医临床诊疗术语－治法）

明堂 ming tang

【英文名】Mingtang; Bright Hall; Obvious Part; Acpuncture Diagram and Model

【异名】上星（汉英双解针灸大辞典）

【定义】中医学名词。①部位名。指鼻部，也指鼻尖。（汉英双解针灸大辞典）②古代帝王宣政之堂。（汉英双解针灸大辞典）③指针灸经穴图书及经穴模型。（汉英双解针灸大辞典）

明目法 ming mu fa

【英文名】Method of Improving Eyesight

【定义】气功功法名。静功。出《抱朴子内篇·杂应》。作法：引三焦之升景，召大火于南离。即正坐调节呼吸，平顺三焦之气，然后意想南方之火照耀全身，自觉通身温暖。久行之可明目去翳。（中国气功辞

典)

明堂穴 ming tang xue

【英文名】Mingtang Point

【定义】腧穴。经外奇穴。位于项部正中线上,入后发际约 0.7 寸处,即哑门与风府穴之间。计一穴。(实用针灸辞典)

明耳目法 ming er mu fa

【英文名】Method in Improving Eyesight and Hearing

【定义】气功功法名。即用手按两眉后小穴 27 次;用手心和手指摩两眼和颧骨上,再向后揉耳,共 30 次;最后用手自耳向额至眉中和发际按摩 27 次。同时要吞咽唾液。常做可使耳聪目明。(汉英双解中医大辞典)

明目健身功 ming mu jian shen gong

【英文名】Improving-Eyesight Gymnastic Qigong

【定义】气功功法名。此功法是由天泉洗眼、神仙八抓、扶正祛邪、压球复原、周天运化、通椎点穴、运目观真、阴平阳秘八部分组成的一套以防治眼睛疾病的功法。(中国当代气功全书)

易练功 yi lian gong

【英文名】Easy-Practising Qigong

【定义】气功功法名。此功法是动功、静功相结合,动作幅度小,动作舒适柔和的功法。(中国当代气功全书)

易筋经 yi jin jing

【英文名】Yijinjing

【定义】气功功法名。以导引为主的综合类功法。曾传为"达摩"所创,但经考证,实为明末天台紫凝道人所编。"易"为变易、改换或脱换之意;"筋"指筋骨、筋膜、经筋、经络等;"经"指经历、过程、途径、常规、方法之类。"易筋经"就是变换筋骨的方法。(中华气功大全)

易筋经内功 yi jin jing nei gong

【英文名】Internal Exercise of Yijinjing

【定义】气功功法名。用于内练精气神的易筋经功法之一。(中国气功大全)

易筋经外功 yi jin jing wai gong

【英文名】External Exercise of Yijinjing

【定义】气功功法名。易筋经之一,用于外练筋骨皮。(中国气功大全)

易学自控养生功 yi xue zi kong yang sheng gong

【英文名】Easy-Learning Self-Control Health Preservation Qigong

【定义】气功功法名。本功法是运用医易相通的原理和中医理论指导练功,调节人体的自身阴阳平衡,疏通经络,以达治病强身,养生长寿和开发潜能的目的的一种功法。(中国当代气功全书)

呼吸耳穴 hu xi er xue

【英文名】Respiration Point (Ear)

【定义】腧穴。耳穴名。位于三角窝底边中点,便秘点与坐骨神经穴之间。可用于配合抢救呼吸衰竭、休克。(汉英针灸辞典)

呼吸补泻 hu xi bu xie

【英文名】Reinforcing or Reducing by means of Coordinating Needling Manipulation with Respiration

【定义】针灸学名词。指在用针刺手法时,配合患者的呼吸以区分补泻的方法。即当患者吸气时进针、转针,呼气时退针、出针为泻法;反之,当患者呼气时进针、转针,吸气时退针、出针为补法。(普通高等教育中医药类规划教材)

呼吸定息 hu xi ding xi

【英文名】Respiration Determining Pulse Rate

【定义】中医诊断学术语。指医者以自身呼吸频率来测定患者脉跳次数。是一种诊脉方法。(汉英双解中医大辞典)

呼吸行气法 hu xi xing qi fa

【英文名】Qi-Promoting due to Cooperation of Respiration

【定义】针灸学名词。针刺时配合患者呼吸来控制针感传导方向的方法。(普通高等教育中医药类规划教材)

呼吸导引功 hu xi dao yin gong

【英文名】Breath Conducting Gong

【定义】气功功法名。呼吸导引功的特点是呼吸导引锻炼,在练功时结合胸腹部起伏运动,对呼吸系统和消化系统能起到增强作用。(推拿功法学)

鸣天鼓 ming tian gu

【英文名】Beating Tiangu

【定义】推拿名词。十二段锦之一。先将两手摩耳轮数下,然后以掌心紧掩两耳。食、中、环三指并拢弹拍头后枕骨部 30~40 次。功能补肾降火。防治耳鸣、耳聋。(中医大辞典)

固表 gu biao

【英文名】Consolidate the Superficial Resistance; Strengthen the Body's Surface Resistance

【定义】治法。属表里治法。用于卫气不固的治法。(中国中医药学主题词表)

固齿 gu chi

【英文名】Consolidate the Teeth

【定义】治法。泛指通过祛邪扶正,以达牙齿健固、牙龈充润目的的治疗方法。(中华人民共和国国家标准中医临床诊疗术语-治法)

固涩法 gu se fa

【英文名】Astringent Method; Consolidation Method

【定义】治法。运用具有固涩作用的药物,治疗脱证的

方法。(普通高等教育中医药类规划教材)

固气摄血 gu qi she xue

【英文名】Consolidate Qi to Control the Blood Circulation

【定义】治法。通过益气固涩,达到止血目的,适用于气不摄血证的治疗方法。(中华人民共和国国家标准中医临床诊疗术语-治法)

固冲止血 gu chong zhi xue

【英文名】Invigorate the Chong and Ren Channels to Stop Bleeding

【异名】固冲摄血(中华人民共和国国家标准中医临床诊疗术语-治法)

【定义】治法。通过收敛固护冲脉,达到止血固经目的的治疗方法,适用于冲任不固所致崩漏或月经量多的病症。(中华人民共和国国家标准中医临床诊疗术语-治法)

固冲止带 gu chong zhi dai

【英文名】Invigorate the Chong and Ren Meridians to Stop Leukorrhagia

【异名】固肾止带(中华人民共和国国家标准中医临床诊疗术语-治法);固涩止带(中华人民共和国国家标准中医临床诊疗术语-治法)

【定义】治法。通过补肾固护冲任以止带下,适用于肾虚冲任不固所致带下的治疗方法。(中华人民共和国国家标准中医临床诊疗术语-治法)

固阴回阳 gu yin hui yang

【英文名】Protecting Yin for Reviving Yang

【定义】治法。用具有大补阴阳、收敛固脱作用的方药,适用于阴竭阳脱证的治疗方法。(中华人民共和国国家标准中医临床诊疗术语-治法)

固护阴液 gu hu yin ye

【英文名】Build up the Yin Essence

【异名】敛阴固脱(中华人民共和国国家标准中医临床诊疗术语-治法)

【定义】治法。用收敛固涩和滋阴增液的方药,适用于阴液欲脱所见证候的治疗方法。(中华人民共和国国家标准中医临床诊疗术语-治法)

固表止汗 gu biao zhi han

【英文名】Consolidate the Superficial Resistance and Arrest Sweating

【异名】固表敛汗(中华人民共和国国家标准中医临床诊疗术语-治法);敛汗固表(中华人民共和国国家标准中医临床诊疗术语-治法)

【定义】治法。通过收敛固表以止汗,适用于表虚卫气不固而以自汗为主症的治疗方法。(中华人民共和国国家标准中医临床诊疗术语-治法)

固肾安胎 gu shen an tai

【英文名】Reinforce the Kidney to Prevent Abortion

【定义】治法。通过补益肾气以安胎,适用于肾虚所致胎动不安的治疗方法。(中华人民共和国国家标准中医临床诊疗术语-治法)

固肾涩精 gu shen se jing

【英文名】Strengthening Kidney to Stop Emission

【定义】治法。治疗肾虚失藏、精关不固的方法。(中国中医药学主题词表)

固肾摄精 gu shen she jing

【英文名】Reinforce the Kidney and Control Nocturnal Emission

【定义】治法。通过补益肾气达到固精止遗目的,适用于肾气不固所致遗精为主症的治疗方法。(普通高等教育中医药类规划教材)

固涩敛乳 gu se lian ru

【英文名】Astringe to stop Lactation

【异名】补气敛乳(中华人民共和国国家标准中医临床诊疗术语-治法);补气摄乳(中华人民共和国国家标准中医临床诊疗术语-治法);固涩摄乳(中华人民共和国国家标准中医临床诊疗术语-治法);

【定义】治法。运用具有补气收敛作用的方药,适用于气虚不能敛乳而乳汁自出的治疗方法。(中华人民共和国国家标准中医临床诊疗术语-治法)

固崩止血 gu beng zhi xue

【英文名】Astringe to Cure Metrorrhagia

【异名】固崩止漏(中华人民共和国国家标准中医临床诊疗术语-治法)

【定义】治法。通过收敛固涩,达到止血固经目的的治疗方法。适用月经淋漓或崩漏等病症。(中华人民共和国国家标准中医临床诊疗术语-治法)

固崩止带 gu beng zhi dai

【英文名】Cure Metrorrhagia and Leukorrhagia; Stop Metrorrhagia and Leukorrhagia

【定义】治法。通过收敛固涩,达到止带固经的治疗方法,适用于带下不止,崩漏的治疗方法。(普通高等教育中医药类规划教材)

固脬止遗 gu pao zhi yi

【英文名】Reinforce the Urinary Bladder to Arrest Enuresis

【异名】补气固脬(中华人民共和国国家标准中医临床诊疗术语-治法);固脬止尿(中华人民共和国国家标准中医临床诊疗术语-治法);固脬止淋(中华人民共和国国家标准中医临床诊疗术语-治法)

【定义】治法。通过补益肾气,以固护膀胱,适用于肾气不固所致遗尿、小便失禁等病症的治疗方法。(中华人民共和国国家标准中医临床诊疗术语-治法)

固摄止血 gu she zhi xue

【英文名】Consolidating to Stop Bleeding

【异名】摄血止血(中华人民共和国国家标准中医临床诊疗术语-治法)
【定义】治法。通过收敛固涩,达到止血目的的治疗方法,适用于气不摄血所致出血的病症。(中华人民共和国国家标准中医临床诊疗术语-治法)

固摄敛泪 gu she lian lei
【英文名】Stop Tears with Astringents
【异名】收敛止泪(中华人民共和国国家标准中医临床诊疗术语-治法)
【定义】治法。具有补气收敛作用,适用于气虚不能收敛泪液所致流泪症的治疗方法。(中华人民共和国国家标准中医临床诊疗术语-治法)

固精止遗 gu jing zhi yi
【英文名】Arrest Emission; Control Nocturnal Emission and Arrest Enuresis
【定义】治法。通过收敛固涩,达到涩精止遗的目的,适用于遗精、滑精证的治疗方法。(普通高等教育中医药类规划教材)

忠阳穴 zhong yang xue
【英文名】Zhongyang Point
【定义】腧穴。经外奇穴。位于背部,第五胸椎棘突下凹陷两侧旁开一横指。位于督脉"神道"穴位上方两侧约一横指。左右计二穴。主治哮喘、咳喘。(中国针灸大辞典)

岩池穴 yan chi xue
【英文名】Yanchi Point
【定义】腧穴。经外奇穴。位于颞部,颞骨乳突高点水平线与发际相交处。左右计二穴。(实用针灸辞典)

罗络 luo luo
【英文名】Luoluo
【定义】针灸学名词。喻罗网状的络脉。指附着于脾之大络(大包)周围的络脉。(汉英针灸辞典)

罗汉针 luo han zhen
【英文名】Arhat Needles
【定义】针具。指嵌有18支针的皮肤针。(汉英针灸辞典)

贮药罐 zhu yao guan
【英文名】Cup with Medicinal Liquid Stored inside
【定义】针灸学名词。在抽气罐内事先盛贮适量的药液,常用的有辣椒水、两面针酊、生姜汁、根据病情所配置药液等,然后按抽气罐的操作法拔罐。(普通高等教育中医药类规划教材)

贮药罐法 zhu yao guan fa
【英文名】Cupping with Medicinal Liquid inside
【定义】治法。拔罐法之一。指在抽气罐内贮一定药液,然后再按抽气法使罐吸拔于皮肤上。(汉英针灸辞典)

制狂区穴 zhi kuang qu xue
【英文名】Zhikuangqu Point
【定义】腧穴。经外奇穴。位于头枕部正中线上,从枕外粗隆至第二颈椎棘突之一段正中线为该区。计一穴区。有控制精神狂燥的作用。(中国针灸大辞典)

制高俞穴 zhi gao shu xue
【英文名】Zhigaoshu Point
【定义】腧穴。经外奇穴。位于背部正中线,左右旁开各1.5寸。具体位置根据损伤脊椎部位而定。此穴位于伤位上两椎上缘,向两侧旁开1.5寸处。左右计二穴。主治瘫痪。(中国针灸大辞典)

知热感度变化 zhi re gan du bian hua
【英文名】Variation of Heat Sensitivity
【定义】针灸学名词。脏腑病变时相应经脉的经穴或原穴对热的敏感度发生变化,称为知热感度变化。(实验针灸学)

垂前耳穴 chui qian er xue
【英文名】Anterior Ear Lobe Point (Ear)
【异名】LO_4(中华人民共和国国家标准-耳穴名称与部位)
【定义】腧穴。耳穴名。在耳垂正面前中部,即耳垂4区。(中华人民共和国国家标准-耳穴名称与部位)

垂直用力手法 chui zhi yong li shou fa
【英文名】Perpendicular Exerting Manipulation
【定义】推拿手法。以指、掌或肢体的其他部位,垂直按压患者患侧肢体的手法。(普通高等教育中医药类规划教材)

刮法 gua fa
【英文名】Scraping; Scraping Manipulation
【定义】①针灸学术语。针刺辅助手法。指毫针刺入一定深度后,经气未至,以拇指或食指的指腹,抵住针尾,用拇指、食指或中指指甲,由下而上频频刮动针柄,促使得气。(普通高等教育中医类规划教材)②推拿手法。以拇指桡侧面或食、中指面蘸水后直接在体表上着力作快速推动,用力较推法为重。(汉英双解中医大辞典)③治法。用瓷匙,瓷碗或铜钱边缘,蘸油或水轻刮病者皮肤,至其皮肤局部发生紫色斑块为止。(普通高等教育中医药类规划教材)

刮天柱 gua tian zhu
【英文名】Scraping Tianzhu
【定义】推拿手法。即用汤匙或酒盅的边缘蘸水在天柱骨穴上自上向下刮。功能降逆止呕、祛风散寒。主治外感发热、咽喉肿痛等症。(汉英双解中医大

辞典)

刮眼眶 gua yan kuang

【英文名】Scraping Orbits

【定义】推拿手法。自我推拿方法。以左右手食指屈成弓状。以第二指节的内侧面紧贴上眼眶,自内而外,先上后下刮眼眶,重复进行,酸胀为宜。功能明目。适用于眼保健。(汉英双解中医大辞典)

刮痧疗法 gua sha liao fa

【英文名】Toxin-Scraping Method

【异名】刮搓疗法(实用外治临床大全)

【定义】治法。外治法。指用边缘光滑的嫩竹板、瓷器片、小汤匙、硬币、纽扣等工具,蘸食油或清水在体表部位进行反复刮动,用以治疗疾病的一种方法。主要用于"痧症"及中暑、感冒、喉痛、腹痛、呕泻、头昏脑胀等病症。(中华人民共和国国家标准中医临床诊疗术语-治法)

刮舌涂片检查 gua she tu pian jian cha

【英文名】Inspection of Tissue Scraped from Tongue

【定义】诊法。用玻片刮取舌苔并作组织生化检查,以了解舌细胞的状况并推测体内各种物质代谢的变化。(中医诊断学)

和肝 he gan

【英文名】Reconcile the Liver; Regulate the Liver-Energy

【定义】治法。滋阴药和疏肝药合用,以使肝气和畅。(中国中医药学主题词表)

和法 he fa

【英文名】Harmonizing Methods; Mediation Method

【异名】合法(汉英双解中医大辞典);和解法(汉英双解中医大辞典)

【定义】①治法。八法之一。又名和解法。用疏通调和的药物,解除少阳(半表半里)病邪和调和脏腑气血的方法。包括和解少阳、疏肝解郁、调和肝脾、调和肝胃等。(汉英双解中医大辞典)②推拿手法。即合法。是医生用两手拇指由两个经穴向中间合拢,其起点和止点多在穴位上。常用于小儿推拿。(汉英双解中医大辞典)

和胃 he wei

【英文名】Regulating Stomach-Energy

【异名】和中(汉英中医辞典)

【定义】治法。用于治疗胃气不和。症见腹部胀闷、嗳气、吐酸、厌食、舌淡白等。(汉英中医辞典)

和络 he luo

【英文名】Easing Collaterals

【定义】治法。用针灸、推拿、外治或方药等达到调和经络的目的。适用于络脉不调所致病症的治疗方法。(普通高等教育中医药类规划教材)

和阴阳 he yin yang

【英文名】Meeting Yin and Yang

【异名】合阴阳(汉英双解中医大辞典);合二气(汉英双解中医大辞典)

【定义】治法。儿科推拿手法。指用拇指由小儿腕横纹两端向中间合推。有和气血、消痰涎的作用。(汉英双解中医大辞典)

和髎穴 he liao xue

【英文名】Heliao Point

【异名】SJ22(普通高等教育中医药类规划教材);TE22(针灸穴名国际标准化手册);耳和髎(针灸大辞典)

【定义】腧穴。属手少阳三焦经。在头侧部,当鬓发后缘,平耳廓根之前方,颞浅动脉的后缘。(普通高等教育中医药类规划教材)

和中安神 he zhong an shen

【英文名】Regulating Middle Jiao and Calm the Mind

【异名】和胃安神(中华人民共和国国家标准中医临床诊疗术语-治法)

【定义】治法。通过消食和胃以安神,适用于胃不和则卧不安而失眠等症的治疗方法。(中华人民共和国国家标准中医临床诊疗术语-治法)

和中缓急 he zhong huan ji

【英文名】Regulate the Middle-Warmer to Relieve the Pain

【定义】治法。运用具有缓急止痛和中作用的方药,适用于中焦气机不和而挛急所致疼痛等病症的治疗方法。(中华人民共和国国家标准中医临床诊疗术语-治法)

和血安胎 he xue an tai

【英文名】Regulate the Blood and Prevent Miscarriage

【定义】治法。通过活血理气以达安胎目的,适用于气血不和所致胎动不安的治疗方法。(中华人民共和国国家标准中医临床诊疗术语-治法)

和血熄风 he xue xi feng

【英文名】Regulating the Blood to Calm the Evil Wind

【定义】治法。指应用具有滋阴养血、平肝熄风作用的方剂,治疗肝风内动的方法。适用于热病后期耗伤阴血,阴血亏虚筋脉失养所致的肝风内动。(汉英双解中医大辞典)

和合四象 he he si xiang

【英文名】Special Requirements for Eye, Ear, Nose and Tongue in Qigong Dirigation

【定义】气功术语。指在练功时,对眼、耳、鼻、舌的特定要求。要求目垂帘内视,微露一线之光;要求耳忘声返听,不为外界声响所吸引;要求鼻气息调柔细匀,呼吸绵绵;要求舌轻顶上颚,息舌宁心。(汉英双解中医大辞典)

和胃理气 he wei li qi

【英文名】Regulating Stomach and Qi

【定义】治法。指应用具有理气健脾作用的方剂治疗胃腑气滞的方法。适用于因气、痰、食、湿等病邪阻滞中脘所致的胃腑气滞、胃失和降。(汉英双解中医大辞典)

和络止血 he luo zhi xue

【英文名】Easing Collateral to Arrest Bleeding

【定义】治法。通过外治或内治,以和调脉络,达到止血目的的治疗方法,适用于以出血为主证的病症。(中华人民共和国国家标准中医临床诊疗术语－治法)

和营止痛 he ying zhi tong

【英文名】Promoting Blood Circulation to Relieve Pain

【定义】治法。通过调和营血而达到止痛目的的治疗方法,适用于营血运行不调所致疼痛。(中华人民共和国国家标准中医临床诊疗术语－治法)

和营生新 he ying sheng xin

【英文名】Regulate the Ying System to Produce New

【定义】治法。通过调和营血、疏通血行,以促进新血化生,或促进新肉生长、创面愈合的治疗方法。适用于因血行不畅而影响新血化生或创面愈合的病症。(中华人民共和国国家标准中医临床诊疗术语－治法)

和营托毒 he ying tuo du

【英文名】Regulating Ying and Detoxication

【定义】治法。运用调血和营的方药,使经络疏通、血脉调和流畅,达到托邪外出目的的治疗方法。(中华人民共和国国家标准中医临床诊疗术语－治法)

和营行瘀 he ying xing yu

【英文名】Promoting the Circulation of Blood by Regulating the Ying System

【异名】和营活血(中华人民共和国国家标准中医临床诊疗术语－治法)

【定义】治法。养血和营药与活血化瘀药并用,适用于血虚挟瘀证的治疗方法。(中华人民共和国国家标准中医临床诊疗术语－治法)

和营通络 he ying tong luo

【英文名】Harmonize the Ying System and Dredge Collaterals

【定义】治法。通过推拿、外治或方药等,达到调和营气、疏通经络的目的。适用于营气不调、经络不利所致病症的治疗方法。(中华人民共和国国家标准中医临床诊疗术语－治法)

和解少阳 he jie shao yang

【英文名】Relieve Symptoms in the Shaoyang Channels; Treat Shaoyang Disease by Mediation

【定义】治法。①运用具有解表和里作用的方药,适用于少阳半表半里证的治疗方法。(中华人民共和国国家标准中医临床诊疗术语－治法)②指应用具有调节少阳枢机不利作用的方剂治疗少阳病的方法。适用于外感热病邪在半表半里的少阳病证。(汉英双解中医大辞典)

和解表里 he jie biao li

【英文名】Harmonize the Superficies and Interior

【定义】治法。运用药性平和的方药以调理表里,适用于表里同病而较轻证候的治疗方法。(中华人民共和国国家标准中医临床诊疗术语－治法)

和解透表 he jie tou biao

【英文名】Reconciliate to Dispel Evil through the Exterior

【异名】和解祛邪(中华人民共和国国家标准中医临床诊疗术语－治法)

【定义】治法。运用具有调和气机、发表透邪作用的方药,使邪气自里向表透达而愈病的治疗方法。(中华人民共和国国家标准中医临床诊疗术语－治法)

和胃健脾功 he wei jian pi gong

【英文名】Qigong for Regulating the Functions of the Spleen and Stomach

【定义】气功功法名。和胃健脾功是一套全身性运动气功,对腰腹活动尤为突出。适合消化系统疾病患者选用。功法包括:扣齿咽津、摘星换斗、霸王举鼎、大鹏压嗉、金刚揉球、捶扣三里、迎风摆捶和白鹤亮翅。(中国气功大全)

委下穴 wei xia xue

【英文名】Weixia Point

【异名】腓肠(实用针灸辞典)

【定义】腧穴。经外奇穴。位于小腿屈侧,委中穴下4寸外开1.5寸处。一说位于委中穴下3.5寸外开1.5寸处。左右计二穴。(实用针灸辞典)

委上穴 wei shang xue

【英文名】Weishang Point

【异名】上合阳(实用针灸辞典)

【定义】腧穴。经外奇穴。位于大腿屈侧,委中穴上2寸处。一说位于委中穴上3寸处。左右计二穴。(实用针灸辞典)

委中穴 wei zhong xue

【英文名】Weizhong Point

【异名】BL40(中华人民共和国国家标准－经穴部位);B40(针灸穴名国际标准化手册);中郄(实用针灸辞典);血郄(实用针灸辞典);曲瞅内(实用针灸辞典);委中央(汉英双解针灸大辞典);郄中(实用针灸辞典);腿凹(实用针灸辞典)

【定义】腧穴。属足太阳膀胱经。在腘横纹中点,当股二头肌腱与半腱肌肌腱的中间。(中华人民共和国国家标准－经穴部位)

委阳穴 wei yang xue

【英文名】Weiyang Point

【异名】BL39(中华人民共和国国家标准－经穴部位)；B39(针灸穴名国际标准化手册)；郄阳(汉英双解针灸大辞典)

【定义】腧穴。属足太阳膀胱经。在腘横纹外侧端，当股二头肌腱的内侧。(中华人民共和国国家标准－经穴部位)

委委穴 wei wei xue

【英文名】Weiwei Point

【定义】腧穴。经外奇穴。位于大腿屈侧正中线，腘窝横纹中点直上4寸。左右计二穴。主治下肢瘫痪。(中国针灸大辞典)

委而得之 wei er de zhi

【英文名】Bending the Knees to Locate Points

【定义】针灸学名词。即采取屈膝的姿势取穴。(汉英针灸辞典)

季夏刺输 ji xia ci shu

【英文名】Puncture the Shu-Points in Late Summer

【定义】针灸学术语。季夏多脾病，故宜选用五腧穴中的输穴治疗。(汉英针灸辞典)

秉风穴 bing feng xue

【英文名】Bingfeng Point

【异名】SI12(中华人民共和国国家标准－经穴部位)

【定义】腧穴。属手太阳小肠经。在肩胛部，冈上窝中央，天宗直上，举臂有凹陷处。(中华人民共和国国家标准－经穴部位)

侠白穴 xia bai xue

【英文名】Xiabai Point

【异名】LU4(中华人民共和国国家标准－经穴部位)；L4(针灸穴名国际标准化手册)；夹白(汉英双解针灸大辞典)

【定义】腧穴。属手太阴肺经。在臂内侧面，肱二头肌桡侧缘，腋前纹头下4寸，或肘横纹上5寸处。(中华人民共和国国家标准－经穴部位)

侠溪穴 xia xi xue

【英文名】Xiaxi Point

【异名】GB43(中华人民共和国国家标准－经穴部位)；G43(针灸穴名国际标准化手册)

【定义】腧穴。属足少阳胆经。在足背外侧，当第四、五趾间，趾蹼缘后方赤白肉际。(中华人民共和国国家标准－经穴部位)

侠上星穴 xia shang xing xue

【英文名】Xiashangxing Point

【定义】腧穴。经外奇穴。位于鼻直上入发际1寸，旁开3寸处。(汉英双解针灸大辞典)

侠承浆穴 xia cheng jiang xue

【英文名】Xiachengjiang Point

【定义】腧穴。经外奇穴。在下颌部，承浆穴外开1寸，当颏孔处。(汉英双解针灸大辞典)

侧击法 ce ji fa

【英文名】Lateral-Striking Manipulation

【异名】小鱼际击法(汉英双解中医大辞典)

【定义】推拿手法。击法的操作法。手指自然伸直，腕略背屈，用单手或双手小鱼际部击打体表。(汉英双解中医大辞典)

侧擦法 ce ca fa

【英文名】Lateral-Scrubbing Manipulation

【定义】推拿手法。擦法。手掌伸直，用小鱼际部紧贴皮肤，作直线来回摩擦。功能温经散寒、祛风活血、温肾壮阳。治疗腰背风湿痹痛、筋脉拘急以及脾阳虚等症。(汉英双解中医大辞典)

侧牵复位法 ce qian fu wei fa

【英文名】Lateral-Pulling Reduction

【定义】治法。是髋关节前下方脱位的一种治疗方法。患者仰卧，一助手以两手按压两髂前上棘处，以固定骨盆；一助手用一布带穿过患腿上端内侧，向外上方牵拉；术者一手持患者膝部，一手持踝部，连续伸屈患肢，在伸屈过程中，慢慢使患肢内收内旋，即感腿突然弹动，同时可听到复位声响，即告复位。(汉英双解中医大辞典)

侧柏叶蒸气灸 ce bai ye zheng qi jiu

【英文名】Cacumen-Platycladi-Steam Moxibustion

【定义】灸法。用鲜侧柏叶200～300克，加水煮沸后对准患处用蒸气熏灸。适用于治疗鹅掌风。(普通高等教育中医药类规划教材)

侧卧提牵摇摆复位法 ce wo ti qian yao bai fu wei fa

【英文名】Lateral-Position Lifting-Pulling-Rocking Reduction

【定义】治法。是陈旧性髋关节脱位的一种治疗方法。患者侧卧位，健肢在下，患肢在上，一助手持膝关节，使髋关节屈曲90°，向前提拉，并同时作徐缓的髋关节伸屈、摇摆活动；另一助手用宽布带绕大腿根部，向后作反牵拉；术者一手推扳髂前上棘部向后，另一手掌推按脱出的股骨头向前，这样反复操作，直至股骨头滑入髋臼。(汉英双解中医大辞典)

所生病 suo sheng bing

【英文名】Diseases Involved in the Channel

【定义】针灸学术语。经脉病候的一类。出《灵枢·经脉》。指经脉所属脏腑本身的病症以及脏腑病反映在经脉循行线上的病症。(汉英中医辞海)

所入为合 suo ru wei he

【英文名】He Being the Sea

【定义】针灸学术语。“合”穴多位于肘、膝关节附近，喻作江河水流汇入湖海，是经气由此深入，进而会合于脏腑的部位，即“所入为合”。(普通高等教育

中医药类规划教材）

所出为井 suo chu wei jing

【英文名】Jing Being the Source

【定义】针灸学术语。“井”穴多位于手足之端，喻作水的源头，是经气所出的部位。（普通高等教育中医药类规划教材）

所行为经 suo xing wei jing

【英文名】Jing Being the River

【定义】针灸学术语。“经”穴多位于腕踝关节以上，喻作水流变大，畅通无阻，是经气正盛运行经过的部位，即“所行为经”。（普通高等教育中医药类规划教材）

所注为输 suo zhu wei shu

【英文名】Shu Being the Pooling of Streams

【定义】针灸学术语。“输”穴多位于掌指或跖趾关节之后，喻作水流由小而大，由浅注深，是经气渐盛，由此注彼的部位，即“所注为输”。（普通高等教育中医药类规划教材）

所溜为荥 suo liu wei xing

【英文名】Xing Being the Spring

【定义】针灸学术语。“荥”穴多位于掌指或跖趾关节之前，喻作水流尚微，萦迂未成大流，是经气流行的部位，即“所溜为荥”。（普通高等教育中医药类规划教材）

舍证从脉 she zheng cong mai

【英文名】Based on the Patient's Pulse rather than Syndrome to Diagnose a Disease

【定义】中医诊断学名词。辨证过程中，当脉证表现不一致时，经过分析，认为脉象才能反映病机的本质，而症状只是一种现象，即以脉象作为治疗的依据。（中国针灸大辞典）

舍脉从证 she mai cong zheng

【英文名】Based on the Patient's Syndrome rather than Pulse to Diagnose a Disease

【定义】中医诊断学名词。辨证过程中，当脉证表现不一致时，经过分析，认为症状是以作为审定病机，确立治疗方案的依据，而脉象未能反映病机，当舍脉从证治。（中国针灸大辞典）

舍脉从症 she mai cong zheng

【英文名】Diagnosis according to Symptoms and Signs rather than Pulse Condition

【定义】中医诊断学术语。指在症真脉假的情况下，舍去脉象，以症作为诊断的依据。（汉英针灸辞典）

舍症从脉 she zheng cong mai

【英文名】Diagnosis according to Pulse Condition rather than Symptoms and Signs

【定义】中医诊断学术语。指在症假脉真的情况下，舍去假症，以脉象作为诊断的依据。（汉英针灸辞典）

金针 jin zhen

【英文名】Gold Needle

【定义】针具。用金制成的针具。（汉英针灸辞典）

金门穴 jin men xue

【英文名】Jinmen Point

【异名】BL63（中华人民共和国国家标准－经穴部位）；B63（针灸穴名国际标准化手册）；关梁（实用针灸辞典）；梁关（实用针灸辞典）

【定义】腧穴。①属足太阳膀胱经。在足外侧，当外踝前缘直下，骰骨下缘处。（中华人民共和国国家标准－经穴部位）②经外奇穴。位于前臂屈侧正中线上，腕横纹上3.5寸处。（实用针灸辞典）③经外奇穴。位于男性会阴部，阴囊与肛门之中央处。（中国针灸大辞典）

金河穴 jin he xue

【英文名】Jinhe Point

【定义】腧穴。经外奇穴。位于下腹部，脐下一寸五分，旁开五分处。左右计二穴。主治小儿腹股沟疝。（中国针灸大辞典）

金津穴 jin jin xue

【英文名】Jinjin Point

【异名】EX-HN12（中华人民共和国国家标准－经穴部位）

【定义】腧穴。经外奇穴。在口腔内，当舌下系带左侧静脉上。（中华人民共和国国家标准－经穴部位）

金水相生 jin shui xiang sheng

【英文名】Mutual Generation of Metal and Water

【异名】肺肾相生（汉英双解中医大辞典）；肺肾同治（汉英双解中医大辞典）

【定义】治法。因肺属金，肾属水，肺与肾是母子关系。金水相生是根据五行相生规律确立的滋养肺肾阴虚的一种治疗方法。适用于肺虚不能输布津液以滋肾，或肾阴不足，精气不能上滋于肺，而致肺肾阴虚者。（汉英双解中医大辞典）

金龙戏水 jin long xi shui

【英文名】Golden Dragon Playing with Water

【定义】气功功法名。取立位，两上肢伸直，手掌贴于大腿前，顺腿下滑，躬腰；手至足尖时翘掌，将臂上举至前平举位，目视指尖；然后掌心向面，收至耳侧，再顺鬓旁下压，复至原位。用于治疗腰部疾患。（汉英双解中医大辞典）

金刚力功 jin gang li gong

【英文名】Diamond Power Qigong

【定义】气功功法名。这一套由初、中、高三个阶段，七个练功套路组成，以达到活筋骨、通经络、平血脉，治病强身，以气发力技击目的的功法。（中国当代

气功全书)

金郁泄之 jin yu xie zhi

【英文名】Purging the Stagnant Gold

【定义】治则。出《素问·六元正记大论》。金郁,肺气不利;泄,宣泄。如因肺气不利,不能通调水道,以致咳嗽气喘而水肿,须用宣通水道法;如风寒袭肺,肺失肃降,鼻塞喉痒,咳嗽痰多,须用宣肺化痰法。(汉英中医辞海)

金津玉液穴 jin jin yu ye xue

【英文名】Jinjinyuye Point

【定义】腧穴。经外奇穴。位于舌系带两旁的静脉上。左称金津,右称玉液。主治舌强、消渴、呕吐。浅刺出血。(汉英针灸辞典)

金针拨障疗法 jin zhen bo zhang liao fa

【英文名】Cataractopiesis with Gold Needle

【定义】治法。就是通过针拨手术将白内障拔离瞳孔以恢复视力的一种方法。(中国中医独特疗法大全)

命门穴 ming men xue

【英文名】Mingmen Point

【异名】CV4(针灸穴名国际标准化手册);DU4(中华人民共和国国家标准-经穴部位);竹杖(实用针灸辞典);命手(中国针灸大辞典);属累(实用针灸辞典);精宫(实用针灸辞典)

【定义】腧穴。①属督脉。在腰部,当后正中线上,第二腰椎棘突下凹陷中。(普通高等教育中医药类规划教材)②经外奇穴。位于手小指掌侧,近侧指节横纹之中央点。左右计二穴。(中国针灸大辞典)③经外奇穴。位于腰部,第二腰椎棘突旁开五分处。左右计二穴。(中国针灸大辞典)

命门点 ming men dian

【英文名】Gate of Life Point (Hand); Mingmen Point (Hand)

【定义】手针穴位名。在掌面,小指第一指关节横纹中点,主治生殖系统疾病。(普通高等教育中医药类规划教材)

命关穴 ming guan xue

【英文名】Mingguan Point

【异名】食窦穴(中国针灸大辞典)

【定义】①腧穴。经穴别名。食窦穴的别名。(中国针灸大辞典)②腧穴。经外奇穴。位于左右侧胸侧部,以中脘穴至乳中穴之线为一边向外作一等边三角形,其外下角是穴。(中国针灸大辞典)③推拿穴位。小儿按摩、诊断用穴,食指末节的掌侧横纹部。(汉英双解针灸大辞典)

念盈药条 nian ying yao tiao

【英文名】Medicinal Mugwort Stick of Nianying

【定义】针灸学术语。艾条名。有药艾条之一。所含药物以桂枝、川乌、雄黄、广皮等为主。(汉英针灸辞典)

采药 cai yao

【英文名】Gather Medical Herbs

【定义】气功术语。①指行动中,神行的稳定状态。(中国气功辞典)②指午时,阴阳平秘,或相交。(中国气功辞典)③指习炼气功为采药。(中国气功辞典)④指气随意动。(中国气功辞典)

采日精法 cai ri jing fa

【英文名】Qigong of Gathering Sun Essence

【定义】气功功法名。静功。作法:择风和日丽的日子,寅卯时刻,太阳出后,在庭园、河滨,林木茂盛,日光能照射处,东向坐(或立)定,双肩微耸,身体放松,不可前俯后仰,弯腰驼背,亦不可硬劲强直。调整胸部,使与练太极拳时的"含胸拔背"相似。两掌相叠,右掌放左掌上,掌心都向上,两大拇指尖微微接触,略向掌心内收,放于脐腹前。凝神片刻,双目垂帘,似开似闭,以眼前呈现一片金黄色为度。光影浮动,定之使住,一心专注,使神与光合。然后面部微仰,鼻孔向日如迎风状,日光凝于鼻端,微有暖意,调匀呼吸,缓缓吸气,将光热吸入中丹田。十五分钟后,觉中宫渐温。练功一周,胸脘寒意全消。练功一月,中脘有暖意,脾胃健运,饮食增加。其后,逐渐以意运热气入腹,使少腹温暖如沐温泉之浴。日久功深,热聚丹成,可减少采光时间与次数,仅于月初行之,或每旬采光二三日以温养之,持之以恒。采光时,舌下津涌,可频频吞咽入腹,以口中津液温润补水,以防火热太过。本法对阴虚火旺患者不宜用。(中国气功大全)

采药之法 cai yáo zhi fa

【英文名】Gathering Medical Herbs Method

【定义】气功术语。见《灵宝毕法》:"采药之法,含津握固以压心,使真气不散"。指习炼气功,咽津握固,控制意识思维活动,蓄炼精气。(中国气功辞典)

采日精月华 cai ri jing yue hua

【英文名】Gathering Sun Essence and Moon Cream

【定义】气功术语。见《金丹问答》:"采日精月华何如?答曰:非外之日月也,采心中之真液,肾中之真气也。"日为心,月为肾,指采心之真液,肾之真气。(中国气功辞典)

采精饮露功 cai jing yin lu gong

【英文名】Collecting Essence and Drinking Dew Qigong

【定义】气功功法名。此为一种通过采集早晨甘露进行滋补的一种功法。(中国当代气功全书)

采日精月华功 cai ri jing yue hua gong

【英文名】Qigong for Gathering Sun Essence and Moon

Cream

【定义】气功功法名。日精乃太阳之气；月华乃太阴之气。二气交融，是生万物。采咽日精月华久则得清阳之气，能使愚浊潜消，清灵畅达，疾病不染，神气日增，其益无量。采咽之法，分采法与咽法。采法又名太极纳气法。为初级功，多站式，主要是以两手劳宫穴的开合，采纳日月之精华；咽法又名山根纳气法。取坐式(盘腿坐)，主要是以两眉之间的山根穴，行纳日月之精华。(中国气功大全)

乳下穴 ru xia xue

【英文名】Ruxia Point

【定义】腧穴。经外奇穴。位于胸部，乳头直下 1 寸处。左右计二穴。(实用针灸辞典)

乳上穴 ru shang xue

【英文名】Rushang Point

【定义】腧穴。经外奇穴。位于胸部，膺窗穴外开 1.8 寸处。左右计二穴。(实用针灸辞典)

乳中穴 ru zhong xue

【英文名】Ruzhong Point

【异名】ST17(中华人民共和国国家标准－经穴部位)；S17(针灸穴名国际标准化手册)

【定义】腧穴。属足阳明胃经。在胸部，当第四肋间隙，乳头中央，距前正中线 4 寸。(中华人民共和国国家标准－经穴部位)

乳泉穴 ru quan xue

【英文名】Ruquan Point

【定义】腧穴。经外奇穴。位于背部，从胸部正中线两乳头之间点，向两侧平开 18 寸(以前臂之长度折作 12 寸)。左右计二穴。主治缺乳症。(中国针灸大辞典)

乳根穴 ru gen xue

【英文名】Rugen Point

【异名】ST18(中华人民共和国国家标准－经穴部位)；S18(针灸穴名国际标准化手册)

【定义】腧穴。属足阳明胃经。在胸部，当乳头直下，乳房根部，第五肋间隙，距前正中线 4 寸。(中华人民共和国国家标准－经穴部位)

乳旁穴 ru pang xue

【英文名】Rupang Point

【定义】腧穴。经外奇穴。位于胸部，乳头旁外侧二分处。左右计二穴。(中国针灸大辞典)

乳海穴 ru hai xue

【英文名】Ruhai Point

【定义】腧穴。经外奇穴。位于胸部，乳头直下 6 寸(相当于前臂长度之半)处。左右计二穴。主治缺乳症。(中国针灸大辞典)

乳源穴 ru yuan xue

【英文名】Ruyuan Point

【定义】腧穴。经外奇穴。位于背部，从胸部正中线两乳头之间点，向两侧平开 12 寸(相当于前臂之长度)处。左右计二穴。主治缺乳症。(中国针灸大辞典)

乳腺耳穴 ru xian er xue

【英文名】Mammary Gland Point (Ear)

【定义】腧穴。耳穴名。位于胸椎穴上方，左右两穴与胸椎穴呈等边三角形。主治乳腺炎、缺乳等。(汉英针灸辞典)

乳腺炎穴 ru xian yan xue

【英文名】Ruxianyan Point

【定义】腧穴。经外奇穴。位于背部，第六、七胸椎棘突之间，旁开 1.5 厘米处。左右计二穴。主治急性乳腺炎。(中国针灸大辞典)

郄穴 xi xue

【英文名】Xi Point；Cleft Point

【定义】针灸学名词。经脉气血深聚之处的腧穴称郄穴。大多分布在四肢肘、膝关节以下。(普通高等教育中医药类规划教材)

郄门穴 xi men xue

【英文名】Ximen Point

【异名】PC4(中华人民共和国国家标准－经穴部位)；P4(针灸穴名国际标准化手册)

【定义】腧穴。属手厥阴心包经。在前臂掌侧，当曲泽与大陵连线上，腕横纹上 5 寸。(中华人民共和国国家标准－经穴部位)

郄会配穴法 xi hui pei xue fa

【英文名】Association of Xi-Cleft Points and Eight Influential Points

【定义】针灸学名词。配穴法。指同时选取某经的郄穴和一定的八会穴配合应用。(汉英针灸辞典)

贫血灵穴 pin xue ling xue

【英文名】Pinxueling Point

【定义】腧穴。经外奇穴。位于骶部正中线上，第五骶椎棘突上。计一穴。(实用针灸辞典)

肺经 fei jing

【英文名】Lung Meridian

【定义】①经络名。肺经属手三阴经及太阴经，十二经脉之一，是循行于上肢臂内桡侧的属肺络大肠的一条阴经。(实用针灸辞典)②推拿部位名。位于无名指远端指节的腹面。(汉英双解中医大辞典)

肺点 fei dian

【英文名】Lung Point (Hand)

【定义】手针穴位名。在掌面，无名指第二指关节横纹中点，主治呼吸系统疾病。(普通高等教育中医药类规划教材)

肺耳穴 fei er xue

【英文名】Lung Point (Ear)

【异名】CO_{14}(中华人民共和国国家标准－耳穴名称与部位)

【定义】腧穴。耳穴名。在心、气管区周围处,即耳甲14区。(中华人民共和国国家标准－耳穴名称与部位)

肺俞穴 fei shu xue

【英文名】Feishu Point

【异名】BL13(中华人民共和国国家标准－经穴部位);B13(针灸穴名国际标准化手册)

【定义】腧穴。属足太阳膀胱经。在背部,当第三胸椎棘突下,旁开1.5寸。(中华人民共和国国家标准－经穴部位)

肺募穴 fei mu xue

【英文名】Feimu Point

【定义】腧穴。经外奇穴。位于胸部,第二、三肋间,胸骨正中线旁开1.5寸处。左右计二穴。(实用针灸辞典)

肺平耳穴 fei ping er xue

【英文名】Feiping Point (Ear)

【定义】腧穴。耳穴名。位于腰痛穴内上方,与耳轮脚后沟末端相平处。主治哮喘、气管炎等。(汉英针灸辞典)

肺合大肠 fei he da chang

【英文名】Lung and the Large Intestine are Interior-Exteriorly Related

【定义】中医学术语。脏腑相合之一。手太阴肺经与手阳明大肠经经脉相互络属,一脏一腑,阴阳表里相应。肺与大肠在生理上相互配合,在病理上相互影响。(中医大辞典)

肺肾同治 fei shen tong zhi

【英文名】Treating the Lung and Kidney Simultaneously

【定义】治法。治疗疾病从肺肾论治的方法。适用于肺肾两病的病症。(普通高等教育中医药类规划教材)

肺经穴位 fei jing xue wei

【英文名】Lung Meridian Points

【定义】针灸学名词。手太阴肺经穴位,共有11个,分别为中府、云门、天府、侠白、尺泽、孔最、列缺、经渠、太渊、鱼际、少商。(普通高等教育中医药类规划教材)

肺点耳穴 fei dian er xue

【英文名】Feidian Point (Ear)

【定义】腧穴。耳穴名。对耳屏内壁的底部后方。主治哮喘、皮肤病。(汉英针灸辞典)

肺病治法 fei bing zhi fa

【英文名】Therapeutic Methods for Lung Disease

【定义】治法。运用中医理论中脏腑辨证的原理,治疗肺病的方法。(普通高等教育中医药类规划教材)

肺病辨证 fei bing bian zheng

【英文名】Differentiating Syndromes of Lung Disease

【定义】诊法。以肺脏理论为依据,判断疾病是否为肺病证候的方法。(中医诊断学)

肺肾气虚证辨证 fei shen qi xu zheng bian zheng

【英文名】Differentiating Syndromes of Deficiency of Qi of Lung and Kidney

【定义】诊法。判断疾病证候是否为肺肾气虚证的方法。(中医诊断学)

肺肾阴虚证辨证 fei shen yin xu zheng bian zheng

【英文名】Differentiating Syndromes of Yin-Deficiency of Lung and Kidney

【定义】诊法。判断疾病证候是否为肺肾阴虚证的方法。(中医诊断学)

肱中穴 gong zhong xue

【英文名】Gongzhong Point

【异名】练忠(中国针灸大辞典)

【定义】腧穴。经外奇穴。位于臂屈侧正中线,腋前皱裂下四寸五分处。左右计二穴。主治上肢瘫痪、抬肩困难、腕下垂。(中国针灸大辞典)

肱肌运动点穴 gong ji yun dong dian xue

【英文名】Gongjiyundongdian Point

【定义】腧穴。经外奇穴。位于上臂远端屈侧桡侧线,肘横纹上约一寸五分或二横指宽处。左右计二穴。主治小儿麻痹后遗症。(中国针灸大辞典)

肱桡肌运动点穴 gong rao ji yun dong dian xue

【英文名】Gongraojiyundongdian Points

【定义】腧穴。经外奇穴。位于前臂屈侧桡侧线,肘横纹下三横指一穴;肘横纹下五横指一穴。每侧两穴,左右计四穴。主治小儿麻痹后遗症。(中国针灸大辞典)

肱二头肌运动点穴 gong er tou ji yun dong dian xue

【英文名】Gongertoujiyundongdian Points

【定义】腧穴。经外奇穴。位于上臂伸侧,从肱二头肌肌腹隆起内缘之中点斜向外下方取三点,每点约相距一寸。左右计六穴。主治小儿麻痹后遗症。(中国针灸大辞典)

肱二头肌恢复点穴 gu er tou ji hui fu dian xue

【英文名】Guertoujihuifudian Point

【定义】腧穴。经外奇穴。位于上臂屈侧正中线,肘横纹上二寸处。左右计二穴。主治瘫痪。(中国针灸大辞典)

肿瘤特异区1耳穴 zhong liu te yi qu yi er xue

【英文名】Special Zone One for Tumor Diagnosis (Ear)

【定义】腧穴。耳穴名。指从轮4至轮6之间的一条弧线。诊断癌肿的参考穴。(汉英针灸辞典)

肿瘤特异区 2 耳穴 zhong liu te yi qu er er xue
【英文名】Special Zone Two for Tumor Diagnosis (Ear)
【定义】腧穴。耳穴名。位于耳轮边缘的中上端。诊断癌肿的参考穴。(汉英针灸辞典)

胀取三阳 zhang qu san yang
【英文名】Puncture the Points of Three Yang Meridians to Treat Distention
【定义】针灸学名词。治疗腹胀满的病症,可取足三阳经的腧穴。(汉英针灸辞典)

股里穴 gu li xue
【英文名】Guli Point
【定义】腧穴。经外奇穴。位于口角外方约五分处。左右计二穴。(中国针灸大辞典)

股点穴 gu dian xue
【英文名】Gudian Point
【定义】腧穴。经外奇穴。位于颊部,当耳垂下缘与下颌角连线的上、中 1/3 交界处。左右计二穴。(中国针灸大辞典)

股内收穴 gu nei shou xue
【英文名】Guneishou Point
【定义】腧穴。经外奇穴。位于大腿胫侧近端,耻骨结节稍下方,内收大肌内侧缘。左右计二穴。(中国针灸大辞典)

股关耳穴 gu guan er xue
【英文名】Guguan Point (Ear)
【定义】腧穴。耳穴名。位于三角窝下缘、对耳轮下脚上缘,与坐骨神经穴、臀穴成三角形。主治大腿疾患。(汉英针灸辞典)

股内肌运动点穴 gu nei ji yun dong dian xue
【英文名】Guneijiyundongdian Point
【定义】腧穴。经外奇穴。位于大腿伸侧,髌骨内缘与耻骨结节连线的下 1/4 点。左右计二穴。主治小儿麻痹后遗症。(中国针灸大辞典)

股外肌运动点穴 gu wai ji yun dong dian xue
【英文名】Guwaijiyundongdian Point
【定义】腧穴。经外奇穴。位于大腿伸侧,髂前上棘和髌骨上缘中点连线下 1/3 点,外开 1 寸 5 分。左右计二穴。主治小儿麻痹后遗症。(中国针灸大辞典)

股直肌运动点穴 gu zhi ji yun dong dian xue
【英文名】Guzhijiyundongdian Point
【定义】腧穴。经外奇穴。位于大腿伸侧,腹股沟中点与髌骨上缘连线之中点。左右计二穴。(中国针灸大辞典)

股薄肌运动点穴 gu bo ji yun dong dian xue
【英文名】Gubojiyundongdian Point
【定义】腧穴。经外奇穴。位于大腿胫侧,缝匠肌中点内侧一寸五分(二横指)处。左右计二穴。主治小儿麻痹后遗症。(中国针灸大辞典)

股二头肌运动点穴 gu er tou ji yun dong dian xue
【英文名】Guertoujiyundongdian Point
【定义】腧穴。经外奇穴。位于大腿屈侧,有二穴:一穴位于屈侧正中线,臀下皱襞下约三横指处;另一穴位于大腿屈侧近腓侧缘,腘窝横纹上四寸三分处。左右计四穴。主治小儿麻痹后遗症。(中国针灸大辞典)

服气 fu qi
【英文名】Swallowing Qi
【定义】气功术语。道家练功方法。是通过吸气、咽气等进行的练功方法。(汉英双解中医大辞典)

服雾法 fu wu fa
【英文名】Method of Taking Mist
【定义】气功功法名。静功。见《真诰》:服雾之法,当以平旦,于寂静之中,坐卧任己。作法:先闭目内视,仿佛使入见五脏,毕。口呼出气二十四过,使自见五色之气,相绕绕在面上,意引五色之气入口内。此引五色五气五十过,毕,咽液六十过,毕。(中国气功辞典)

服三气法 fu san qi fa
【英文名】Method of Taking Three Qi
【定义】气功功法名。静功。见《云笈七签·内丹》。作法:常存青、白、赤三气如綖,从东方日下来,直入口中,挹之九十过,自饱便止。服之十年,身中自生三色光气。每日早为之,可健目益视力。(中国气功辞典)

服元气法 fu yuan qi fa
【英文名】Method of Taking Pneuma
【定义】气功功法名。静功。出《元气论》。作法:端身正坐,咽气,合口作意,如咽食一般,咽液咽气,皆如咽食。存想入肾,再入命门穴,循脊流上,泝入脑宫。又既脐下至五星,五脏相逢,内外相应,各有元气,管系连带。元气流行,无处不到。若身有疾病,以意存金、木、水、火、土五色相克相生,以意注之,无不立愈。如:金(肺)病,意想火(心),火克金;再想土(脾),土生金。(中国气功辞典)

服日气法 fu ri qi fa
【英文名】Method of Taking Sun Qi
【定义】气功功法名。静功。见《遵生八笺》。作法:坐或站式均可。早晨日出东方之时,面对日象。坐(或站)定后,平定精神与呼吸。先叩齿九通。意想日魂,轻念曰:"珠景照韬,绿映回霞,赤童玄炎飙象"。念毕,瞑目握固。意想日中五色流霞从天而来,与身相接,从下至两足上达头顶。之后,又意念导引"光霞中有紫气如目童,累数十重,与五色俱来入口吞之。咽气四十五次,又咽液九过,叩齿九通。"微祝曰(默念):"赤炉丹气,圆天育精。刚从受柔,炎水阴英。日辰元景,号曰大明。九阳齐化,二烟俱生。凝魂和魄,五气之精。中生五脏,乘光御形"。祝毕,起身活动肢节,运动关节,任意为之。有调节阴阳、补阳益气安神、疏通经络、强壮形体的作用。(中国气功辞典)

服气吞霞 fu qi tun xia

【英文名】Taking Qi and Swallowing Glow Rosy Clouds

【定义】气功术语。习炼气功的一种方法,服气即食气。吞霞为意引霞光吞入口内。(中国气功辞典)

服月气法 fu yue qi fa

【英文名】Method of Taking Moon Qi

【定义】气功功法名。静功。见《遵生八笺》。作法:坐或站式均可。晚间月初出之时,面对月象。坐(或站)定后,放松形体,稳定精神。平和呼吸后,叩齿十通。意想月魂,轻念曰:"暧萧芬韫,翳廖婉虚。灵芝郁毕,结翘淳金。清莹灵容台标。"念毕,瞑目握固,意想月中五色流精,从天而来,与身相接。从下至足上达头顶。而后又意念导引"光精中有黄气如目童,累数十重,与五色俱来,入口吞之。咽气五十次,又咽液十过,叩齿十通。"微祝(默念)曰:"黄青玄晖,元阴上气。散蔚寒飙,涤灵敛胃。灵波兰颖,挺濯渟器。月精夜景,玄宫上贵。五脏之宫,各保母位。赤子飞入,婴儿续至。回阴三合,光玄万方。和魂制魄,五胎流通。乘霞飞精,逸虚于东"。祝毕,起身任意活动肢体,运动关节。本法育阴生津,补脑安神。有调节阴阳,健康形体的作用。(中国气功辞典)

胁肋穴 xie lei xue

【英文名】Xielei Point

【定义】推拿穴位名。位于两腋下至天枢穴处。操作时多用搓摩法。有顺气,化痰,除胸闷,开积聚的功效。主治胸闷、咳喘、痞积及肝脾肿大等症。(汉英双解中医大辞典)

胁堂穴 xie tang xue

【英文名】Xietang Point

【定义】腧穴。经外奇穴。位于腋中线上,腋窝下 2 寸处。左右计二穴。(实用针灸辞典)

胁痛治法 xie tong zhi fa

【英文名】Method to Treat Costalgia

【定义】气功功法名。动静相兼功。作法:突然左胁痛,念:"肝为青龙,左目中魂神,将五营兵,千乘万骑,从甲寅直符吏,入左胁下取病。"用意念导气至左胁下以取病;若右胁痛,念:"肺为白虎,右目中魂神,将五营兵,千乘万骑,从甲申直符吏,入右胁下取病。"用意念导气至右胁下以取病。同时侧身卧,展手臂,伸直脚,鼻吸气,口出气,行气七息;正坐伸腰,右看视月,口吸气咽三十次;举两手交叉放颈后紧握。(中国气功辞典)

周记 zhou ji

【英文名】Zhouji

【定义】针灸学名词。经脉运行都有一定规律和交会之所。(汉英针灸辞典)

周天功 zhou tian gong

【英文名】Zhoutian Qigong

【定义】气功功法名。道教气功内丹术的基础功法,是练气运气,使丹田真气循环流注于经脉,并周而复始归于丹田的一种功法。(中国气功功法大全)

周天剑 zhou tian jian

【英文名】Heavenly Circuit Sword

【异名】滚头周天剑法(中国当代气功全书)

【定义】气功功法名。它吸收了真气运行法、武当气功精髓和少林通背棍纯阳鞭之精华,是一种旺盛真气的导引方法,属于内家功法。该功法按人体脏腑经络生理功能的特性,通过呼吸配合各种剑式,练习后,可以使周身真气运行,经络畅通,从而达到祛病延年、御敌强身的目的。(中国当代气功全书)

周荣穴 zhou rong xue

【英文名】Zhourong Point

【异名】SP20(中华人民共和国国家标准-经穴部位);S20(针灸穴名国际标准化手册);周营(汉英双解针灸大辞典)

【定义】腧穴。属足太阴脾经。在胸外侧部,当第二肋间隙,距前正中线 6 寸。(中华人民共和国国家标准-经穴部位)

鱼络 yu luo

【英文名】Collaterals Located at the Thenar Eminence

【定义】中医学名词。鱼络指手拇指内侧鱼际部(拇指本节近掌心部的肌肉,相当于解剖上的拇短展肌和拇对掌肌)的络脉。(实用针灸辞典)

鱼上穴 yu shang xue

【英文名】Yushang Point

【定义】腧穴。经外奇穴。位于额部,眉弓中心点直上五分。左右计二穴。主治近视。(中国针灸大辞典)

鱼尾穴 yu wei xue

【英文名】Yuwei Point

【异名】内瞳子髎(实用针灸辞典)

【定义】腧穴。经外奇穴。位于眼部,眼外眦外方约 0.1 寸处。左右计二穴。(实用针灸辞典)

鱼际穴 yu ji xue

【英文名】Yuji Point

【异名】LU10(中华人民共和国国家标准-经穴部

位);L10(针灸穴名国际标准化手册)

【定义】腧穴。属手太阴肺经。在手拇指本节(第一掌指关节)后凹陷处,约当第一掌骨中点桡侧,赤白肉际处。(中华人民共和国国家标准－经穴部位)

鱼翔脉 yu xiang mai

【英文名】Fish-Swimming Pulse

【定义】脉象。脉在皮肤,头定而尾摇,似有似无,如鱼在水中游动。此为三阴寒极,阳亡于外之候。(普通高等教育中医药类规划教材)

鱼腰穴 yu yao xue

【英文名】Yuyao Point

【异名】EX-HN4(中华人民共和国国家标准－经穴部位);印堂(实用针灸辞典);眉中(实用针灸辞典)

【定义】腧穴。经外奇穴。在额部,瞳孔直上,眉毛中。(中华人民共和国国家标准－经穴部位)

鱼腹穴 yu fu xue

【英文名】Yufu Point

【定义】腧穴。经外奇穴。位于手掌鱼际部,第一掌骨掌侧之中点。左右计二穴。主治支气管喘息、肺结核、肠结核。(中国针灸大辞典)

鱼尾1穴 yu wei yi xue

【英文名】Yuwei One Point

【定义】腧穴。经外奇穴。位于眼区,眉外端与眼外眦连线之中点外方三分处。左右计二穴。主治眼痛、头痛、急性泪腺炎、急性结膜炎、麦粒肿、巩膜炎、角膜炎。(中国针灸大辞典)

鱼际擦法 yu ji ca fa

【英文名】Scrubbing Manipulation with Thenar

【定义】推拿手法。擦法。掌指并拢,微屈成虚掌,用大鱼际及掌根部紧贴皮肤,作直线往返摩擦。功能温经活血,消瘀止痛。治疗四肢伤筋、软组织肿痛及关节活动不利等。(汉英双解中医大辞典)

京门穴 jing men xue

【英文名】Jingmen Point

【异名】GB25(中华人民共和国国家标准－经穴部位);G25(针灸穴名国际标准化手册);气府(汉英双解针灸大辞典);气俞(汉英双解针灸大辞典);肾募(汉英针灸辞典)

【定义】腧穴。属足少阳胆经。在侧腰部,章门后1.8寸,当第十二肋骨游离端的下方。(中华人民共和国国家标准－经穴部位)

京骨穴 jing gu xue

【英文名】Jinggu Point

【异名】BL64(中华人民共和国国家标准－经穴部位);B64(针灸穴名国际标准化手册);大骨穴(汉英双解针灸大辞典)

【定义】腧穴。属足太阳膀胱经。在足外侧,第五跖骨粗隆下方,赤白肉际处。(中华人民共和国国家标准－经穴部位)

夜尿穴 ye niao xue

【英文名】Yeniao Point

【定义】腧穴。经外奇穴。位于下腹部,下中极穴旁开1寸处。左右计二穴。(实用针灸辞典)

夜尿点 ye niao dian

【英文名】Nycturia Point (Hand)

【异名】肾穴(中国针灸大辞典)

【定义】手针穴位名。在掌面,小指第二指关节横纹中点处,主治夜尿、尿频。(普通高等教育中医药类规划教材)

夜静穴 ye jing xue

【英文名】Yejing Point

【定义】腧穴。经外奇穴。位于足小趾远侧趾节横纹腓侧端。左右计二穴。主治夜尿、夜盲、眼睛胀痛。(中国针灸大辞典)

府会 fu hui

【英文名】Fuhui

【定义】针灸学名词。八会穴之一。指太仓,即任脉中脘穴。凡治腑病可酌情取用。(汉英双解中医大辞典)

府舍穴 fu she xue

【英文名】Fushe Point

【异名】SP13(中华人民共和国国家标准－经穴部位)

【定义】腧穴。属足太阴脾经。在下腹部,当脐中下4寸,冲门上方0.7寸,距前正中线4寸。(中华人民共和国国家标准－经穴部位)

卒腹痛穴 cu fu tong xue

【英文名】Cufutong Point

【定义】腧穴。经外奇穴。位于脐上下左右各0.5寸处。计四穴。主治腹痛。(汉英针灸辞典)

疟门穴 nüe men xue

【英文名】Nüemen Point

【定义】腧穴。经外奇穴。位于手背侧,中指与无名指之间,指蹼缘稍后之赤白肉际处。主治疟疾。(汉英针灸辞典)

疟疾点 nüe ji dian

【英文名】Impaludism Point (Hand)

【定义】手针穴位名。在第一掌骨与腕关节结合处,大鱼际桡侧缘,主治疟疾。(普通高等教育中医药类规划教材)

疟区耳穴 nüe qu er xue

【英文名】Malaria Point (Ear)

【定义】腧穴。耳穴名。指肺穴与贲门穴连线中点向外延伸约0.4厘米的一个区域。用于诊断、治疗和预防疟疾。(汉英针灸辞典)

肓肠穴 mang chang xue
【英文名】Mangchang Point
【定义】腧穴。经外奇穴。位于右髂前上棘与脐连线的中点。主治腹痛、泄泻。(汉英针灸辞典)

育门穴 yu men xue
【英文名】Yumen Point
【定义】腧穴。经外奇穴。位于腹股沟下部,脐下7寸旁开3.5寸处。左右计二穴。(实用针灸辞典)

放法 fang fa
【英文名】Release the Muscles Rapidly after Kneading
【定义】推拿手法。提捏起肌肤后,再予放松。在捏、弹、拿等手法中,都有放的动作。(汉英中医辞海)

放松功 fang song gong
【英文名】Psychosomatic Relaxation Qigong
【定义】气功功法名。先安心静意,闭目2～3分钟,然后随呼吸全身逐步放松。默想从头部开始放松,特别注意两眉间(印堂穴),逐渐放至两肩、两手、胸廓、腹部、两腿、两足。再从后脑开始,逐步放松至背、腰、臀、大腿后侧、足底。如是反复多次,达到全身轻松舒适。然后停止反复,在呼气时默念"松"字,使"松"字随呼气遍放全身。(汉英中医辞海)

放痧法 fang sha fa
【英文名】Bloodletting Therapy to Treat Eruptive Disease
【异名】刺痧法(汉英中医辞海)
【定义】治法。是治疗实热痧毒深入血肉之中的方法。一般有青筋、紫筋现于肘弯、腿弯。用消毒三棱针于肘弯曲泽穴、腿弯委中穴点刺放出紫黑血,泄出痧毒。(汉英中医辞海)

育阴潜阳 yu yin qian yang
【英文名】Nourishing Yin and Suppressing Excessive Yang
【定义】治法。指应用滋阴和潜阳的方剂治疗肝阳上亢的方法。适用于因肝肾阴虚、水不涵木所致的肝阳偏亢等证。(汉英双解中医大辞典)

性命功 xing ming gong
【英文名】Xingming Qigong
【定义】气功功法名。此功是任阳泰受王子度、纪民二师所传口诀,经数十年研习度练的实践,吸取了释、道、儒、医诸家奥秘,依据性命学说创建而成的一门气功。(中国当代气功全书)

性别深浅法 xing bie shen qian fa
【英文名】Deep or Shallow Acupuncture Therapy according to Different Sex
【定义】针灸学术语。《难经》提出:假如针刺未能得气,男子可用浅提法候气于卫分,女子可用深插法候气于营分,如果久候而仍不得气,是营气衰竭的象征。(普通高等教育中医药类规划教材)

闸门学说 zha men xue shuo
【英文名】Gate-Control Theory
【定义】中医学名词。外周神经的传入冲动进入脊髓后,被引进三个系统,一旦T细胞的传出活动达到或超过一个临界水平时,便能触发作用系统,由此产生痛觉和一系列躯体自主反应。(汉英针灸辞典)

炉底三针穴 lu di san zhen xue
【英文名】Ludisanzhen Points
【定义】腧穴。经外奇穴。位于足跖部,由外踝高点与跟腱之间点引线与足跖正中线之交点前一寸五分(或二横指)一穴,及左右旁开五分二穴。一侧计三穴,左右计六穴。主治高烧、头痛、耳鸣、胃痛、肝脾痛、便秘、鼓胀、肠炎、痢疾、腹水、浮肿、乳腺炎、瘫痪。(中国针灸大辞典)

单诊法 dan zhen fa
【英文名】Feeling Pulse with only one Finger
【定义】诊断学名词。指用一个手指诊察某一部脉象的方法。(中医诊断学)

单罐法 dan guan fa
【英文名】Method of a Single Cup
【定义】治法。外治法。单罐法适用于病变范围较小部位或压痛点,可按病变或压痛范围大小,选择适当口径的火罐。(普通高等教育中医药类规划教材)

单凤朝阳 dan feng chao yang
【英文名】Single Phoenix Facing towards the Sun
【定义】气功功法名。两手屈肘,仰掌置于两腰,一手旋臂转为俯掌,经对侧胸前,缓缓外展成平举状,再收回于腰部,两手交替进行。(汉英中医辞海)

单式手法 dan shi shou fa
【英文名】Simple Manipulation
【定义】针灸学名词。是指能够独立存在的,动作单一的手法,在临床上可单独应用,也可与其他手法结合运用的手法。(中国推拿手法学)

单屈髋法 dan qu kuan fa
【英文名】Bending Manipulation of Single Hip
【定义】治法。正骨手法。患者仰卧位,医者站于患肢侧方,用一手握住患肢的下端(距小腿关节的上方),另一手捏住其足跟部,使患肢屈膝屈髋,然后医者两手同时用力,使其髋、膝、距小腿关节同时屈曲,并尽量使患肢大腿贴近其腹部。(普通高等教育中医药类规划教材)

单手进针法 dan shou jin zhen fa
【英文名】Inserting Needle with Single Hand
【定义】针刺手法。指用刺手的拇、食指持针,中指指端紧靠穴位,中指指腹抵住针身下段,当拇、食指用

力向下按压时，中指随势屈曲将针刺入，直刺至所要求的深度。（普通高等教育中医药类规划教材）

单纯结扎法 dan chun jie za fa

【英文名】Pure Ligation Method

【定义】治法。结扎疗法。适用于二、三期内痔。方法：肛门部消毒、局麻后，将内痔拉出肛外，以丝线在痔根处结扎，然后置凡士林纱条于肛内。术后服用麻仁丸。（汉英中医辞海）

单掌拉金环 dan zhang la jin huan

【英文名】Pulling Golden Ring with Single Hand

【定义】气功功法名。单掌用力向前伸出，旋臂翻掌握拳后，徐徐拉回至胁旁。两手交替进行。（汉英中医辞海）

单式针刺手法 dan shi zhen ci shou fa

【英文名】Simple Needling Methods

【定义】针灸学名词。针刺中比较简洁的单式手法。（普通高等教育中医药类规划教材）

单式补泻手法 dan shi bu xie shou fa

【英文名】Reinforcing and Reducing with Simple Method

【定义】针灸学名词。用一种补泻手法进行行针的方法。（普通高等教育中医药类规划教材）

浅刺 qian ci

【英文名】Shallow Needling

【定义】针刺方法。针刺时，针体进入组织较浅或仅及皮肤的程度。（普通高等教育中医药类规划教材）

浅而留之 qian er liu zhi

【英文名】Puncture Superficially and Retain the Needle

【定义】针灸学名词。对于初针或有畏惧心理的病人，要用浅刺留针的方法。（汉英针灸辞典）

浅则欲疾 qian ze yu ji

【英文名】Puncture Superficially and not Retain the Needle for the Weak People

【定义】针灸学名词。针刺身体虚弱的患者，应浅刺，不宜久留。（汉英针灸辞典）

泄卫透热 xie wei tou re

【英文名】Dispelling Heat by Mild Diaphoresis

【定义】治法。指用辛凉解表以透热外出的方法。是温病邪在卫分、气分之间，表现为身热，微恶风寒，心烦，口渴，无汗，苔黄白等。治以辛凉透达，令病人微有汗出（泄卫），从而使气分的热邪得以向外透散（透热）。（汉英双解中医大辞典）

泄肝和胃 xie gan he wei

【英文名】Disperse the Liver and Regulate the Stomach

【定义】治法。通过清肝理气而使胃气和调，适用于肝热气滞、胃失和降所致病症的治疗方法。（中华人民共和国国家标准中医临床诊疗术语－治法）

河口穴 he kou xue

【英文名】Hekou Point

【定义】腧穴。经外奇穴。位于手背腕横纹桡侧端鼻烟窝中。左右计二穴。主治狂走惊痫。（中国针灸大辞典）

河车搬运 he che ban yun

【英文名】Finishing Transportation by Water Wheel

【定义】气功术语。泛指气功锻炼中内运真气的过程。一般指真气在任督二脉运行。（汉英双解中医大辞典）

油捻灸 you nian jiu

【英文名】Burning Oil Wick Moxibustion

【定义】针灸学名词。以纸捻蘸植物油点燃后，在穴位外进行熏灸。适用于治疗疥癣等证。（普通高等教育中医药类规划教材）

油剂滴鼻疗法 you ji di bi liao fa

【英文名】Dropping into the Nose with Oils

【定义】治法。将具有养阴润燥作用的药物制成油剂，滴入鼻窍，以滋养肌膜，治疗鼻槁的一种方法。（中华人民共和国国家标准中医临床诊疗术语－治法）

沿皮刺 yan pi ci

【英文名】Puncture along Surface Skin

【异名】平刺（普通高等教育中医药类规划教材）；横刺（普通高等教育中医药类规划教材）

【定义】针刺方法。指针身与皮肤表面呈 15°角左右，横向刺入腧穴。适用于皮薄肉少处的腧穴。（普通高等教育中医药类规划教材）

注 zhu

【英文名】Pour

【定义】针灸学名词。注即经穴或合穴。（实用针灸辞典）

注夏穴 zhu xia xue

【英文名】Zhuxia Point

【定义】腧穴。经外奇穴。位于第二掌骨中点的桡侧缘。（汉英针灸辞典）

泻子 xie zi

【英文名】Reduce the Son-Organ

【定义】中医学名词。泻子是根据五行相生规律确定的治疗原则和方法，主要是用于母子关系失调的实证，可通过治疗其“子”来达到治疗疾病的目的。（普通高等教育中医药类规划教材）

泻火 xie huo

【英文名】Purge Fire；Purge Intense Heat

【定义】治法。具有清热泻火的作用，适用于火热内盛证的治疗方法。（普通高等教育中医药类规划教材）

泻肝 xie gan

【英文名】Purging the Liver Fire

【异名】泻青（汉英中医辞海）

【定义】治法。运用苦寒的药物以清泄肝火,适用于肝火内盛证、肝火上炎证。(普通高等教育中医药类规划教材)

泻肺 xie fei

【英文名】Purge the Lung-Fire

【异名】泻白(汉英中医辞海)

【定义】治法。运用清热药或祛痰药,适用于肺内蕴热证、痰阻胸膈证的治疗方法。(普通高等教育中医药类规划教材)

泻实 xie shi

【英文名】Reducing Excess

【定义】治法。具有祛除病邪作用,适用于实证的治疗方法。(普通高等教育中医药类规划教材)

泻热 xie re

【英文名】Clear Heat

【定义】治法。具有清泄里热的作用,适用于里热证的治疗方法。(普通高等教育中医药类规划教材)

泻心火 xie xin huo

【英文名】Purging the Heart of Pathogenic Fire

【定义】治法。具有清泄心火的作用,适用于心火内盛证的治疗方法。(普通高等教育中医药类规划教材)

泻胃火 xie wei huo

【英文名】Purge Stomach-Fire

【定义】治法。具有清胃泻火的作用,适用于胃火内盛证的治疗方法。(普通高等教育中医药类规划教材)

泻腹点 xie fu dian

【英文名】Diarrhea Point (Hand)

【定义】手针穴位名。在手背第三、四掌骨关节间上1寸。主治腹泻。(普通高等教育中医药类规划教材)

泻下逐水 xie xia zhu shui

【英文名】Purging and Expelling Fluid-Retention

【异名】攻下逐水(中华人民共和国国家标准中医临床诊疗术语-治法);攻逐水饮(中华人民共和国国家标准中医临床诊疗术语-治法)

【定义】治法。通过攻下以消除水饮,适用于水饮内停所致病症的治疗方法。(中华人民共和国国家标准中医临床诊疗术语-治法)

泻方补圆 xie fang bu yuan

【英文名】Reducing Square and Reinforcing Round

【定义】针灸学名词。针刺必须等候气血盛衰之时而施补泻。(普通高等教育中医药类规划教材)

泻火养阴 xie huo yang yin

【英文名】Clear Heat and Nourish Yin

【定义】治法。清热药与养阴药并用,适用于热盛阴伤证。(普通高等教育中医药类规划教材)

泻火涤痰 xie huo di tan

【英文名】Clear away Fire and Eliminate Phlegm

【异名】泻火化痰(中华人民共和国国家标准中医临床诊疗术语-治法);清火涤痰(中华人民共和国国家标准中医临床诊疗术语-治法);清火化痰(中华人民共和国国家标准中医临床诊疗术语-治法)

【定义】治法。清热降火药与祛痰药并用,适用于痰热内扰证的治疗方法。(中华人民共和国国家标准中医临床诊疗术语-治法)

泻火解毒 xie huo jie du

【英文名】Purge Intense Heat and Detoxication; Purge Pathogenic Fire and Toxin

【异名】清火解毒(中华人民共和国国家标准中医临床诊疗术语-治法);清泻火毒(中华人民共和国国家标准中医临床诊疗术语-治法);清热解毒(中华人民共和国国家标准中医临床诊疗术语-治法)

【定义】治法。通过清泻火热,达到解毒的目的,适用于火(热)毒证、火毒流窜证、火毒入络证的治疗方法。(中华人民共和国国家标准中医临床诊疗术语-治法)

泻火熄风 xie huo xi feng

【英文名】Purging Fire-Evil to Stop the Wind-Syndrome

【定义】治法。运用苦寒清热泻火和镇痉熄风药,治疗热极生风的方法。(汉英中医辞典)

泻肝清耳 xie gan qing er

【英文名】Purge the Liver Fire to Treat Ear Disease

【异名】泻胆清耳(中华人民共和国国家标准中医临床诊疗术语-治法)

【定义】治法。运用具有苦寒清泻肝胆火热作用的方药,适用于肝胆火毒壅滞于耳所致耳病的治疗方法。(中华人民共和国国家标准中医临床诊疗术语-治法)

泻肝清胃 xie gan qing wei

【英文名】Clearing away Heat from the Liver and the Stomach

【定义】治法。具有清泻肝胃火热作用,适用于肝火犯胃证、肝胃热盛证的治疗方法。(中华人民共和国国家标准中医临床诊疗术语-治法)

泻肝清肺 xie gan qing fei

【英文名】Clear away the Heat in the Liver and Lung

【定义】治法。具有清泻肝肺火热作用,适用于肝火犯肺证、肝肺热盛证的治疗方法。(中华人民共和国国家标准中医临床诊疗术语-治法)

泻肺平喘 xie fei ping chuan

【英文名】Eliminating Pathogen from the Lung for Relieving Asthma

【定义】治法。通过宣泻肺气而达平喘目的，适用于邪气壅滞，肺气不宣所致气喘的治疗方法。（中华人民共和国国家标准中医临床诊疗术语－治法）

泻肺逐饮 xie fei zhu yin

【英文名】Eliminating Pathogen from the Lung and Expelling Fluid-Retention

【定义】治法。化饮药与泻下药并用，适用于饮邪客肺证的治疗方法。（中华人民共和国国家标准中医临床诊疗术语－治法）

泻南补北 xie nan bu bei

【英文名】Purging South and Reinforcing North；Reducing South and Reinforcing North

【异名】泻水补火法（汉英双解中医大辞典）；滋阴降火法（汉英双解中医大辞典）

【定义】①治法。即泻心火、补肾阴两法相结合的治法。因心主火，火属南方；肾属水，水属北方，故名。适用于肾阴不足，心火偏旺，水火不济，心肾不交之证。（汉英双解中医大辞典）②针灸学术语。配穴法。此法根据五行生克关系，提出对肝实肺虚而脾土无恙的病症，要用泻心火、补肾水的方法来治疗，东方（肝）实，西方（肺）虚，泻南方（心），补北方（肾）。（汉英双解针灸大辞典）

泻结行滞 xie jie xing zhi

【英文名】Eliminating the Accumulation of Pathogen and Removing Stagnation

【定义】治法。攻下药与行气药并用，适用于热盛气滞腑实证的治疗方法。（中华人民共和国国家标准中医临床诊疗术语－治法）

泻热破瘀 xie re po yu

【英文名】Purging Heat and Removing Blood Stasis

【定义】治法。泻热药与活血化瘀药并用，适用于血瘀化热证，血热淤滞证的治疗方法。（普通高等教育中医药类规划教材）

泻热逐水 xie re zhu shui

【英文名】Purging Heat and Expelling Water Retention

【定义】治法。运用具有清热、攻下、逐水作用的方药，适用于热结水停所致病症的治疗方法。（中华人民共和国国家标准中医临床诊疗术语－治法）

泻圆补方 xie yuan bu fang

【英文名】Reducing Round and Reinforcing Square

【定义】针灸学名词。泻法有如圆规，多用旋转，有利于驱邪；补法犹如角尺，端端正正，不多转动，有利于扶正。（普通高等教育中医药类规划教材）

泻虚补实 xie xu bu shi

【英文名】Purgation for Deficiency and Tonification for Excess

【定义】治则。用泻法治虚证，用补法治实证。为误治。（汉英针灸辞典）

泻阳补阴经 xie yang bu yin jing

【英文名】Purgation for Yang Meridians and Tonification for Yin Meridians

【定义】针灸学名词。针刺治疗厥痹，病在阳经用泻法，病在阴经用补法。（汉英针灸辞典）

泻肝胆实火 xie gan dan shi huo

【英文名】Remove Sthenic-Fire from the Liver and Gallbladder

【定义】治法。具有清泻肝胆实火作用，适用于肝胆火旺证的治疗方法。（普通高等教育中医药类规划教材）

泽下穴 ze xia xue

【英文名】Zexia Point

【定义】腧穴。经外奇穴。位于前臂屈侧桡侧缘，肘横纹下二寸，肱桡肌外侧缘。伸肘取之。左右计二穴。主治牙痛、手臂疔疮、前臂痛、痔疾。（中国针灸大辞典）

泽中穴 ze zhong xue

【英文名】Zezhong Point

【定义】腧穴。经外奇穴。位于肘横纹上，肱骨内外上髁连线的中点。主治大骨节病、肘关节疼痛强直。（中国针灸大辞典）

泽田穴 ze tian xue

【英文名】Zetian Point

【定义】腧穴。经外奇穴。位于前臂伸侧桡侧线，肘横纹平线下一寸处。左右计二穴。主治发烧、牛皮癣、过敏性鼻炎。（中国针灸大辞典）

泽前穴 ze qian xue

【英文名】Zeqian Point

【定义】腧穴。经外奇穴。位于肘横纹桡侧端下1寸，正对中指。左右计二穴。主治甲状腺肿大、上肢麻痹、前臂痉挛。（中国针灸大辞典）

治本 zhi ben

【英文名】Radical Therapy

【定义】治则。针对疾病的本质进行治疗的治则。（普通高等教育中医药类规划教材）

治则 zhi ze

【英文名】Therapeutic Principles

【定义】中医学名词。指治疗疾病的原则。治则的确立，是在整体观念和辨证论治精神指导下，对疾病进行周密分析的基础上确立的治疗总则，以指导具体的立法、处方、用药。（汉英双解中医大辞典）

治法 zhi fa

【英文名】Remedy；Therapeutic Methods；Treating Techniques

【定义】中医学名词。指治疗疾病的方法。（普通高等

教育中医类规划教材）

治标 zhi biao

【英文名】Symptomatic Therapy

【定义】治则。针对疾病的表面现象及症状采用的应急性治则。（普通高等教育中医药类规划教材）

治肝穴 zhi gan xue

【英文名】Zhigan Point

【定义】腧穴。经外奇穴。位于腹部，乳头直下肋弓缘下方二分处。左右计二穴。主治肝、胆、胰、脾病。（中国针灸大辞典）

治便穴 zhi bian xue

【英文名】Zhibian Point

【定义】腧穴。经外奇穴。位于尾骶部，尾骨尖旁开五分。左右计二穴。主治大小便失禁。（中国针灸大辞典）

治疮穴 zhi chuang xue

【英文名】Zhichuang Point

【定义】腧穴。经外奇穴。位于肩部背侧，直对上臂伸侧正中线，肩峰下 2 寸。左右计二穴。（中国针灸大辞典）

治痒穴 zhi yang xue

【英文名】Zhiyang Point

【定义】腧穴。经外奇穴。位于上臂外侧近端，肩峰直下，与腋前皱襞相平处。左右计二穴。主治湿疹、荨麻疹、过敏性皮炎。（中国针灸大辞典）

治喘穴 zhi chuan xue

【英文名】Zhichuan Point

【异名】定喘穴（汉英双解针灸大辞典）

【定义】腧穴。经外奇穴。参见定喘穴。（汉英双解针灸大辞典）

治五官法 zhi wu guan fa

【英文名】Treatment for Five-Sense Organs

【定义】治法。指治疗五官疾病的方法。（普通高等教育中医类规划教材）

治风化痰 zhi feng hua tan

【英文名】Calming Wind and Eliminating Phlegm

【定义】治法。即治疗风痰的方法。适用于风邪外束、肺气不宣及肝风挟痰上扰清窍所致的风痰。（汉英双解中医大辞典）

治血三法 zhi xue san fa

【英文名】Three Methods to Treat Blood Troubles

【定义】治法。指治疗各种血证的三大方法。即血虚证宜用补法（补血养血），血瘀证宜用通法（活血化瘀），血热证宜用清法（清热凉血）。（汉英双解中医大辞典）

治求其属 zhi qiu qi shu

【英文名】Treating the Disease according to its Nature

【定义】中医学名词。在治疗时要辨别病人的一系列症状属于哪一个脏腑的病变，从而确定治法。（汉英中医辞典）

治肝实脾 zhi gan shi pi

【英文名】Nourishing Spleen for Curing the Liver

【定义】治法。泛指治疗肝脏病变时，运用健脾药实脾，以防止肝病传脾的治疗方法。（普通高等教育中医药类规划教材）

治转筋穴 zhi zhuan jin xue

【英文名】Zhizhuanjin Point

【异名】脾脉（实用针灸辞典）

【定义】腧穴。经外奇穴。位于踝部，内踝上缘中点处。左右计二穴。（实用针灸辞典）

治病求本 zhi bing qiu ben

【英文名】Searching for Primary Cause of Disease in Treatment

【定义】治则。指在错综复杂的临床表现中，探求疾病的根本原因，并针对病因进行治疗的原则。（汉英双解中医大辞典）

治脑 1 穴 zhi nao yi xue

【英文名】Zhinao Point One

【定义】腧穴。经外奇穴。位于项部正中线。第二、三颈椎棘突之间点。计一穴。主治大脑发育障碍。（中国针灸大辞典）

治脑 2 穴 zhi nao er xue

【英文名】Zhinao Point Two

【定义】腧穴。经外奇穴。位于项部正中线。第三、四颈椎棘突之间点。计一穴。主治大脑发育障碍。（中国针灸大辞典）

治脑 3 穴 zhi nao san xue

【英文名】Zhinao Point Three

【定义】腧穴。经外奇穴。位于项部正中线。第四、五颈椎棘突之间点。计一穴。主治大脑发育障碍。（中国针灸大辞典）

治聋 3 穴 zhi long san xue

【英文名】Zhilong Point Three

【定义】腧穴。经外奇穴。位于颞部，耳门穴与听宫穴连线中点处。一说位于耳门穴与听宫穴连线中点，靠后 0.2 厘米处。左右计二穴。（实用针灸辞典）

治聋 4 穴 zhi long si xue

【英文名】Zhilong Point Four

【定义】腧穴。经外奇穴。位于颞部，与耳垂下缘相平之面颊处。左右计二穴。主治耳聋。（中国针灸大辞典）

治崩三法 zhi beng san fa

【英文名】Three Treatments for Metrorrhagia

【定义】中医学术语。指治疗血崩病初期、中期、末期

的三种方法。初期宜用止血法,以塞其流;中期宜用清热凉血法,以澄其源;末期宜用补血法,以复其旧。(汉英双解中医大辞典)

治鼻1穴 zhi bi yi xue

【英文名】Zhibi Point One

【定义】腧穴。经外奇穴。位于面鼻部,鼻翼向外最隆突之点,旁开三分。左右计二穴。主治慢性鼻炎、过敏性鼻炎。(中国针灸大辞典)

治鼻2穴 zhi bi er xue

【英文名】Zhibi Point Two

【定义】腧穴。经外奇穴。位于鼻腔、中鼻道的中段处。左右计二穴。主治慢性鼻炎、过敏性鼻炎。(中国针灸大辞典)

治鼻3穴 zhi bi san xue

【英文名】Zhibi Point Three

【定义】腧穴。经外奇穴。位于颧部,颧骨体与颧骨弓交界下缘处。左右计二穴。主治慢性鼻炎、过敏性鼻炎。(中国针灸大辞典)

治瘫1穴 zhi tan yi xue

【英文名】Zhitan Point One

【定义】腧穴。经外奇穴。位于肩部,肩锁关节,锁骨头下方凹陷处。左右计二穴。主治瘫痪。(中国针灸大辞典)

治瘫6穴 zhi tan liu xue

【英文名】Zhitan Point Six

【定义】腧穴。经外奇穴。位于小腿腓侧,髌骨中线下六寸五分,胫骨与腓骨之间。左右计二穴。主治足外翻。(中国针灸大辞典)

治喉四要法 zhi hou si yao fa

【英文名】Four Main Principles for Throat Trouble

【定义】治法。指治疗烂喉丹痧的四种重要方法。即刺以泄毒,漱喉以去痰,刮后颈以散毒,通大便以泄火。(汉英双解中医大辞典)

治脏者治其俞 zhi zang zhe zhi qi shu

【英文名】Selecting Related Shu Points to Treat Diseases of Zang Organs

【定义】针灸学名词。《内经》取穴法则。指治疗五脏病症应取该经五腧穴中的输穴。(汉英双解针灸大辞典)

治脑纵线要穴 zhi nao zong xian yao xue

【英文名】Zhinaozongxianyao Points

【定义】腧穴。经外奇穴。位于项背部正中线,入后发际五分处一穴;第二、三颈椎棘突之间点一穴;第三、四,第四、五,第五、六,第六、七颈椎棘突之间点各一穴;第七颈椎与第一胸椎棘突之间点一穴;第一、二胸椎棘突之间点一穴。计八穴。主治大脑发育障碍。(中国针灸大辞典)

治病必求于本 zhi bing bi qiu yu ben

【英文名】Treatment must Aim at the Root Cause of the Disease

【定义】中医学名词。治病时必须追究疾病的根本原因,也就是审查疾病的阴阳逆从,才能确定治法。(中国针灸大辞典)

治腑者治其合 zhi fu zhe zhi qi he

【英文名】Selecting Related Sea Points to Treat Diseases of Fu Organs

【定义】针灸学名词。《内经》取穴法则。指治疗六腑病应取其位在足三阳经上的合穴。(汉英双解针灸大辞典)

治痿独取阳明 zhi wei du qu yang ming

【英文名】Selecting Yangming to Treat Flaccidity

【定义】治则。痿证多因阳明经脉不足,使宗筋松弛所致。阳明属胃,主受纳水谷,化生气血,营养全身,滋养宗筋。阳明经脉总会于宗筋,宗筋起约束骨节而使关节滑利的作用,故治痿独取阳明。(汉英双解中医大辞典)

宗脉 zong mai

【英文名】Assembled Meridians; Assembled Channels

【定义】针灸学名词。泛指经脉汇聚之处。(汉英双解中医大辞典)

定风 ding feng

【英文名】Calming Endopathic Wind

【定义】治法。指应用具有滋阴熄风作用的方剂治疗虚风内动的方法。适用于温病后期,阴血不足,筋脉失养所致的虚风内动。(汉英双解中医大辞典)

定志穴 ding zhi xue

【英文名】Dingzhi Point

【定义】腧穴。经外奇穴。位于背部,第七颈椎与第一胸椎棘突之间,旁开2.5寸处。(中国针灸大辞典)

定神穴 ding shen xue

【英文名】Dingshen Point

【定义】腧穴。经外奇穴。位于面部,人中沟中下1/3交界处。计一穴。(实用针灸辞典)

定晕穴 ding yun xue

【英文名】Dingyun Point

【定义】腧穴。经外奇穴。位于后头部,枕骨下际项部肌肉隆起外缘的凹陷上1寸处。左右计二穴。主治眩晕。(中国针灸大辞典)

定惊点 ding jing dian

【英文名】Arresting Convulsion Point (Hand)

【定义】手针穴位名。在手掌侧大小鱼际交接处中点。主治高热惊厥。(普通高等教育中医药类规划教材)

定喘穴 ding chuan xue

【英文名】Dingchuan Point

【异名】EX-B1(中华人民共和国国家标准－经穴部位);治喘(实用针灸辞典);喘息(实用针灸辞典)
【定义】腧穴。经外奇穴。①在背部,当第七颈椎棘突下,旁开0.5寸。(中华人民共和国国家标准－经穴部位)②位于颈后部,第七颈椎棘突旁开0.5～1寸,点压酸胀明显处。左右计二穴。(实用针灸辞典)

定喘1穴 ding chuan yi xue
【英文名】Dingchuan Point One
【定义】腧穴。经外奇穴。位于颈后部,第七颈椎棘突左右旁开各2寸处。左右计二穴。主治咳嗽、哮喘。(中国针灸大辞典)

定喘七灵术穴 ding chuan qi ling shu xue
【英文名】Dingchuanqilingshu Point
【定义】腧穴。经外奇穴。由督脉之腰俞、腰阳关穴和二穴之间的腰、骶椎棘突间所组成。共七穴。主治气管炎、支气管喘息、风湿性腰痛。(中国针灸大辞典)

官针 guan zhen
【英文名】Official Acupuncture
【定义】①针具名。指按法定规格制成的针具。(汉英针灸辞典)②《灵枢经》篇名。本篇所论针具针法均系官方所定,故名。主要论述正确使用九针的重要性,九针的不同性能、适应症、随症选用和各种不同的针刺手法等内容。(汉英中医辞海)

审机 shen ji
【英文名】Knowing the Chance
【定义】中医学术语。眼科金针开内障八法之一。指术前准备和审视病情。(汉英中医辞海)

审因论治 shen yin lun zhi
【英文名】Causal Treatment
【定义】治则。根据疾病的病因确定相应的治疗原则。(中医基础理论)

空劲气功 kong jin qi gong
【英文名】Hollow Strength Qigong
【定义】气功功法名。属导引派功法。本法以外气内收、内气外放为特点,并以发放外气为最终目的。对中气虚弱、肾气亏损、失眠、哮喘、肠胃病及某些疑难病症均有一定疗效,对肿瘤也有一定的辅助治疗作用。(中华气功大全)

空气动力学诊断法 kong qi dong li xue zhen duan fa
【英文名】Aerodynamics Diagnosis
【定义】诊法。利用空气动力学检测仪了解空气压力与声门阻力两个相互作用产生声音的实际过程。(中医诊法学)

实按灸 shi an jiu
【英文名】Pressing Moxibustion
【定义】灸法。①施灸时,先在施灸腧穴或患处垫上布或纸数层,然后将药物艾卷的一端点燃,趁热按到施术部位上,使热力透达深部。(普通高等教育中医药类规划教材)②将艾条(通常用药艾条)燃着一端,隔布或棉纸数层,紧按在穴位上施灸,使热气透入皮肉,待火灭热减后,再重新点火按灸,每穴可按灸几次至几十次。常用于风湿痹症。(新编针灸大辞典)

实以虚治 shi yi xu zhi
【英文名】Treating Excess Syndrome with Methods for Deficiency
【定义】中医学术语。指实证用补法的错误治疗。(汉英双解中医大辞典)

实则泻之 shi ze xie zhi
【英文名】Treatment of Excess Syndrome with Purgation and Reduction
【定义】治则。指凡是实证,均可用泻法祛邪。如燥屎、痰饮、瘀血、食滞、寒积等,可分别选用寒下、祛痰、消导、温下等方法,包括针刺治疗的泻法。(汉英双解中医大辞典)

实则泻腑 shi ze xie fu
【英文名】Discharge the Hollow Viscera to Cure Excess Syndrome
【定义】治则。五脏六腑病变的实证可泻其相合之腑,而令邪有出路,达到治疗实证的目的。(中医基础理论)

实证辨证 shi zheng bian zheng
【英文名】Differentiation of Excess Syndromes
【定义】中医诊断学术语。辨别疾病是否为实证的方法。(中医诊断学)

实则泻其子 shi ze xie qi zi
【英文名】Treating Excess Syndrome by Reducing Son-organ
【定义】治则。指治疗一脏之实证不仅须泻除本脏之实邪,同时还可依五行相生的次序,泻其子脏,有助于泻除其母脏的实邪。如肝火炽盛时,因心是肝之子脏,故可采用泻心火之法,则有助于肝脏的治疗。在针灸疗法方面,凡是实证,可泻其所属的子经或子穴。如肝实证,可取心经荥穴(火穴)少府,或本经荥穴(火穴)行间,进行治疗。(汉英双解中医大辞典)

实寒证辨证 shi han zheng bian zheng
【英文名】Differentiation of Exess-Cold Syndrome
【定义】中医诊断学术语。判断疾病的证候性质是否为实寒证的方法。(中医诊断学)

试针 shi zhen
【英文名】a Trial Acupuncture

【定义】针灸学名词。施行针麻术前选择患者的一个至数个穴位进行针刺，称为试针。（汉英针灸辞典）

试探法辨证 shi tan fa bian zheng

【英文名】Differentiation of Syndromes with Tentative Method

【定义】中医学名词。通过治疗而肯定或否定某证的思维方法。（中医诊断学）

郎阴穴 lang yin xue

【英文名】Langyin Point

【定义】腧穴。经外奇穴。位于臀部、平第二骶椎棘突的两旁3寸处。左右计二穴。主治吐血不止、腰神经痛、股神经痛、腹坚急、二便闭等。（中国针灸大辞典）

肩点 jian dian

【英文名】Shoulder Point (Hand)

【定义】手针穴位名。在食指掌指关节桡侧赤白肉际，主治肩痛。（普通高等教育中医药类规划教材）

肩脉 jian mai

【英文名】Shoulder Meridian

【定义】经脉名。即手太阳经。（新编针灸大辞典）

肩上穴 jian shang xue

【英文名】Jianshang Point

【定义】腧穴。经外奇穴。位于背部，第一胸椎棘突旁开1.5寸处。左右计二穴。（实用针灸辞典）

肩井穴 jian jing xue

【英文名】Jianjing Point

【异名】GB21（中华人民共和国国家标准－经穴部位）；G21（针灸穴名国际标准化手册）；膊井（实用针灸辞典）

【定义】腧穴。属足少阳胆经。在肩上，前直乳中，当大椎与肩峰端连线的中点上。（中华人民共和国国家标准－经穴部位）

肩头穴 jian tou xue

【英文名】Jiantou Point

【异名】肩尖（实用针灸辞典）

【定义】腧穴。经外奇穴。位于肩部，肩锁关节凹陷中。左右计二穴。（实用针灸辞典）

肩耳穴 jian er xue

【英文名】Shoulder Point (Ear)

【异名】$SF_{4,5}$（中华人民共和国国家标准－耳穴名称与部位）

【定义】腧穴。耳穴名。在肘区的下方处，即耳舟4、5区。（中华人民共和国国家标准－耳穴名称与部位）

肩贞穴 jian zhen xue

【英文名】Jianzhen Point

【异名】SI9（中华人民共和国国家标准－经穴部位）

【定义】腧穴。属手太阳小肠经。在肩关节后下方，臂内收时，腋后纹头上1寸（指寸）。（中华人民共和国国家标准－经穴部位）

肩后穴 jian hou xue

【英文名】Jianhou Point

【定义】腧穴。经外奇穴。位于腋后皱襞头上1.5寸。（汉英针灸辞典）

肩背穴 jain bei xue

【英文名】Jianbei Point

【定义】腧穴。经外奇穴。位于侧颈部，锁骨上窝中央约2寸，斜方肌上缘中部。左右计二穴。主治肩背神经痛、肩胛风湿症、项背部肌肉疼痛及痉挛、疟疾。（中国针灸大辞典）

肩俞穴 jian shu xue

【英文名】Jianshu Point

【定义】腧穴。经外奇穴。位于肩部，肩峰与肩胛骨喙突内侧凹陷连线的中点。左右计二穴。（实用针灸辞典）

肩前穴 jian qian xue

【英文名】Jianqian Point

【定义】腧穴。经外奇穴。位于肩前部，腋前皱襞直上1.5寸处。左右计二穴。主治肩臂痛、上肢关节痛、瘫痪。（中国针灸大辞典）

肩根穴 jian gen xue

【英文名】Jiangen Point

【定义】腧穴。经外奇穴。位于肩部，腋前皱襞直上一寸，再外开1寸处。左右计二穴。主治上肢瘫痪、小儿麻痹、上肢麻木、末梢神经炎、肩肘关节痛。（中国针灸大辞典）

肩颈穴 jian jing xue

【英文名】Jianjing Point

【定义】腧穴。经外奇穴。一名肩尖。位于肩部肩锁关节凹陷中，即手阳明大肠经肩髃穴内上外方。左右计二穴。主治皮癣、齿痛、三角肌麻痹、肩关节抬举不利、上肢麻痹或疼痛等病症。（中国针灸大辞典）

肩痛弧 jian tong hu

【英文名】Omalgia in Certain Angle

【定义】诊法。患者站立，外展上肢超过45°时开始出现疼痛，80～110°时疼痛最重，超过160°时疼痛消失。常见于冈上肌肌腱炎等疾患的诊断。（汉英双解中医大辞典）

肩髃穴 jian yu xue

【英文名】Jianyu Point

【异名】LU15（中华人民共和国国家标准－经穴部位）；LI15（针灸穴名国际标准化手册）；中肩井（实用针灸辞典）；中肩中（实用针灸辞典）；肩骨（实用

针灸辞典);肩核骨(实用针灸辞典);肩尖(实用针灸辞典);扁肩(实用针灸辞典);扁骨(实用针灸辞典);偏肩(实用针灸辞典);偏骨(实用针灸辞典);颙肩(实用针灸辞典);颙骨(实用针灸辞典)

【定义】腧穴。属手阳明大肠经。在肩部,三角肌上,臂外展或向前平伸时,当肩峰前下方凹陷处。(中华人民共和国国家标准-经穴部位)

肩髎穴 jian liao xue

【英文名】Jianliao Point

【异名】SJ14(中华人民共和国国家标准-经穴部位);TE14(针灸穴名国际标准化手册)

【定义】腧穴。属手少阳三焦经。在肩部,肩髃后方,当臂外展时,于肩峰后下方呈现凹陷处。(中华人民共和国国家标准-经穴部位)

肩三针穴 jian san zhen xue

【英文名】Jiansanzhen Points

【定义】腧穴。经外奇穴。位于肩部,肩髃穴及腋前皱襞尽头上 1 寸、腋后皱襞尽头上 1.5 寸处。计三穴。肩后一穴,一说位于腋后皱襞尽头上 1 寸处。(实用针灸辞典)

肩中俞穴 jian zhong shu xue

【英文名】Jianzhongshu Point

【异名】SI15(中华人民共和国国家标准-经穴部位)

【定义】腧穴。属手太阳小肠经。在背部,当第七颈椎棘突下,旁开 2 寸。(中华人民共和国国家标准-经穴部位)

肩内俞穴 jian nei shu xue

【英文名】Jianneishu Point

【定义】腧穴。经外奇穴。位于肩前部,肩俞穴下 1 寸处。左右计二穴。(实用针灸辞典)

肩内陵穴 jian nei ling xue

【英文名】Jianneiling Point

【异名】肩前(实用针灸辞典)

【定义】腧穴。经外奇穴。位于肩前部,腋前皱襞尽头与肩髃穴连线的中点。左右计二穴。(实用针灸辞典)

肩内髃穴 jian nei yu xue

【英文名】Jianneiyu Point

【定义】腧穴。经外奇穴。位于肩前部,中府穴外开 0.5 寸处。左右计二穴。(实用针灸辞典)

肩外俞穴 jian wai shu xue

【英文名】Jianwaishu Point

【异名】SI14(中华人民共和国国家标准-经穴部位)

【定义】腧穴。属手太阳小肠经。在背部,当第一胸椎棘突下,旁开 3 寸。(中华人民共和国国家标准-经穴部位)

肩头掮法 jian tou qian fa

【英文名】Shoulder-Carrying Reduction

【定义】治法。用于肩关节脱位的整复手法。患者立于低处,医者双手紧握患肢手腕上部,将肩头置于患侧腋下,用力徐徐背起,并向前弯腰,利用肩头的力量使肱骨头复原,如有滑动感,即已复位。(汉英双解中医大辞典)

肩柱骨穴 jian zhu gu xue

【英文名】Jianzhugu Point

【定义】腧穴。经外奇穴。位于肩部,肩胛骨肩峰的高点处。左右计二穴。(实用针灸辞典)

肩痛 1 穴 jian tong yi xue

【英文名】Jiantong Point One

【定义】腧穴。经外奇穴。位于肩部,肩胛骨内上角上方的斜方肌处。左右计二穴。主治肩背痛。(中国针灸大辞典)

肩痛 2 穴 jian tong er xue

【英文名】Jiantong Point Two

【定义】腧穴。经外奇穴。位于肩部,肩胛骨冈上窝,近内侧端,内上角的下方与肩胛冈之间。左右计二穴。主治肩背痛。(中国针灸大辞典)

肩痛 3 穴 jian tong san xue

【英文名】Jiantong Point Three

【定义】腧穴。经外奇穴。位于肩部,肩胛骨近脊柱缘处,肩胛骨下角直上方,下角与肩胛冈连线的上 1/4 点。左右计二穴。主治肩背痛。(中国针灸大辞典)

肩痛 4 穴 jian tong si xue

【英文名】Jiantong Point Four

【定义】腧穴。经外奇穴。位于肩部,肩胛骨近脊柱缘处,肩胛骨下角直上方,下角与肩胛冈连线的中点。左右计二穴。主治肩背痛。(中国针灸大辞典)

肩痛 5 穴 jian tong wu xue

【英文名】Jiantong Point Five

【定义】腧穴。经外奇穴。位于肩部,肩胛骨下角稍上方约 1 寸处。左右计二穴。主治肩背痛。(中国针灸大辞典)

肩痛耳穴 jian tong er xue

【英文名】Omalgia Point (Ear)

【定义】腧穴。耳穴名。位于肩穴的内下方,腋下穴下方。主治肩周炎、肩背疼痛。(汉英针灸辞典)

肩痛点穴 jian tong dian xue

【英文名】Jiantongdian Point

【定义】腧穴。经外奇穴。位于肩胛部,肩胛骨外缘中点处。左右计二穴。(实用针灸辞典)

肩关节扳法 jian guan jie ban fa

【英文名】Pulling Manipulation of Shoulder Joint

【定义】推拿手法。扳法在肩关节的操作法。病人坐位,患者手搭在医者肩后,肘搁在医者上臂部,医者

两手抱住患者肩部。以上举、内收、后伸、外展四种动作扳肩关节。(汉英双解中医大辞典)

肩关节摇法 jian guan jie yao fa

【英文名】Rotating Manipulation of Shoulder Joint

【定义】推拿手法。摇法的局部操作法。用一手扶住患者肩部,另一手握住腕部或托住肘部,作环转摇动。功能滑利关节,增强关节活动功能。主治肩关节强硬、屈伸不利。(汉英双解中医大辞典)

肩抬复位法 jian tai fu wei fa

【英文名】Shoulder-Carrying Reduction

【定义】治法。用于髋关节脱位的整复手法。以左髋关节为例:在麻醉下,患者仰卧,将臀部置于床的一端。一助手双手固定骨盆不动,另一助手抬平健肢不动,医者弯腰分腿面对患者,以右肩填于患侧腘窝下,抬起患肢,双手紧抱患肢大腿根部。另一助手在医者背后双手固定患肢小腿不动。此时医者用力直腿伸腰抬起患肢,与按压骨盆的助手对抗牵引。如感到股骨头滑动时,配合双手向远端牵引,感到复位的声响,即已复位。(汉英双解中医大辞典)

肩上举拔伸法 jian shang ju ba shen fa

【英文名】Traction and Counter-Traction of Shoulder Joint

【定义】推拿手法。患者坐于低凳上,患者放松,医者站于其侧后方,双手握住其腕部,慢慢向上作上举运动,至最大限度时,作持续性向上牵拉肩部运动。(中国推拿手法学)

肩关节拔伸法 jian guan jie ba shen fa

【英文名】Traction and Counter-Traction of Shoulder Joint

【定义】推拿手法。拔伸法在肩关节的操作法。患者坐位。医生用两手握住其腕或肘部,逐渐用力牵拉,嘱患者身体向另一侧倾斜,与牵拉之力对抗。(汉英双解中医大辞典)

肩关节上举扳法 jian guan jie shang ju ban fa

【英文名】Pulling Manipulation of Flexed Shoulder Joint

【定义】推拿手法。指在患者肩关节作被动上举运动达一定限度时再对其作稍大幅度的扳动的手法。(普通高等教育中医药类规划教材)

肩关节内收扳法 jian guan jie nei shou ban fa

【英文名】Pulling Manipulation of Adducted Shoulder Joint

【定义】推拿手法。令患者肩关节向内收方向扳动的扳法。(普通高等教育中医药类规划教材)

肩关节外展扳法 jian guan jie wai zhan ban fa

【英文名】Pulling Manipulation of Abducted Shoulder Joint

【定义】推拿手法。令患者肩关节向外展方向扳动的扳法。(普通高等教育中医药类规划教材)

肩关节后伸扳法 jian guan jie hou shen ban fa

【英文名】Pulling Manipulation of Extended Shoulder Joint

【定义】推拿手法。指在患者肩关节作被动后伸运动达一定限度时,再对其作幅度稍增大的扳动的手法。(普通高等教育中医药类规划教材)

肩关节手牵足蹬拔伸法 jian guan jie shou qian zu deng ba shen fa

【英文名】Traction and Counter-Traction of Shoulder by Hand-Pulling and Foot-Treading

【定义】推拿手法。患者仰卧位,医者半坐于患侧边,将一足跟置于患者腋下,或用屈曲之膝部抵住患肩腋下,使身体稳定,双手握住患肢腕关节,然后缓缓拔伸,足跟同时用力顶住腋窝部与之对抗,拔伸持续1~2分钟后,逐渐将患肢作内收,旋内运动,即可复位。(中国推拿手法学)

肩关节外展对抗拔伸法 jian guan jie wai zhan dui kang ba shen fa

【英文名】Counter-Traction of Abducted Shoulder Joint

【定义】推拿手法。患者取坐位,患者放松,外展成90度,医者用双手握住其腕部或肘部,逐渐用力牵拉。同时令患者身体向另一侧倾斜,与拔伸力对抗。(普通高等教育中医药类规划教材)

视区 shi qu

【英文名】Optic Area

【定义】头针刺激区。在前后正中线的后点旁开1厘米处的枕外粗隆水平线上,向上引平行于前后正中线的4厘米长直线。主治皮层性视力障碍。(汉英双解针灸大辞典)

建里穴 jian li xue

【英文名】Jianli Point

【异名】RN11(中华人民共和国国家标准-经穴部位)

【定义】腧穴。属任脉。在上腹部,前正中线上,当脐中上3寸。(中华人民共和国国家标准-经穴部位)

建胃穴 jian wei xue

【英文名】Jianwei Point

【异名】治瘫5(中国针灸大辞典)

【定义】腧穴。经外奇穴。位于小腿腓侧,髌骨中线下6寸,胫骨与腓骨之间。左右计二穴。主治瘫痪所致的抬腿困难,消化系统疾患,胃下垂,急、慢性阑尾炎。(中国针灸大辞典)

居髎穴 ju liao xue

【英文名】Juliao Point

【异名】GB29(中华人民共和国国家标准-经穴部位)

【定义】腧穴。属足少阳胆经。在髋部，当髂前上棘与股骨大转子最凸点连线的中点处。（中华人民共和国国家标准－经穴部位）

屈法 qu fa

【英文名】Flection Method

【定义】推拿手法。指帮助活动障碍关节屈曲的一类手法。多用于上、下肢关节。（汉英中医辞海）

屈膝法 qu xi fa

【英文名】Bending Manipulation of Knee

【定义】推拿手法。患者坐于床头，腘窝紧靠床边，术者以一手固定其膝关节近端，另一手握其踝屈曲膝关节至最大角度，反复操作 3～5 次。（中华推拿大成）

屈而得之 qu er de zhi

【英文名】Bend the Elbows or Knees to Locate Points

【定义】针灸学术语。指采取屈肘或屈膝的姿势取穴。（汉英针灸辞典）

屈阳委穴 qu yang wei xue

【英文名】Quyangwei Point

【定义】腧穴。经外奇穴。位于上肢肘关节部，肘横纹之外方，肱骨外上髁内方凹陷中。左右计二穴。主治精神病。（中国针灸大辞典）

屈指点法 qu zhi dian fa

【英文名】Pushing-Pressing Manipulation with Flexed Finger

【定义】推拿手法。点法。屈拇指，用拇指指间关节桡侧点压体表；或屈食指，用食指近侧指间关节点压体表。功能开通闭塞，活血止痛，调整脏腑功能。（汉英双解中医大辞典）

屈指推法 qu zhi tui fa

【英文名】Pushing Manipulation with Flexed Finger

【定义】推拿手法。用拇指指间关节着力进行的推法。功能增高肌肉的兴奋性，促进血液循环，并有舒筋活血的作用。（汉英双解中医大辞典）

屈肘托颈拔伸法 qu zhou tuo jing ba shen fa

【英文名】Traction and Counter-Traction Manipulation of Cervical Vertebrae by Bending Elbow to Hold Neck

【定义】治法。患者取坐位，头呈中立位或稍前倾位，医者站于患者后方或侧方，一手从颈前部穿过，用肘弯部托住患者的下颌部，另一手掌扶住患者枕部，然后两手同时运劲向上，使颈椎受到拔伸。（普通高等教育中医药类规划教材）

屈肘反背翻掌通臂 qu zhou fan bei fan zhang tong bi

【英文名】Bend the Elbow, Turn the Palm and Touch the Back to Smooth the Arm's Movement

【定义】推拿手法。医者一手按于患者肩部，一手握住腕部，使患者上肢向后，屈肘翻手于背部。适用于肩凝症。（汉英中医辞海）

屈拇长肌运动点穴 qu mu chang ji yun dong dian xue

【英文名】Qumuchangjiyundongdian Point

【定义】腧穴。经外奇穴。位于前臂屈侧近桡侧线，腕横纹上约 3 寸或四横指处。左右计二穴。主治小儿麻痹后遗症。（中国针灸大辞典）

屈拇短肌运动点穴 qu mu duan ji yun dong dian xue

【英文名】Qumuduanjiyundong dian Point

【定义】腧穴。经外奇穴。位于手掌部，鱼际上缘。左右计二穴。主治小儿麻痹后遗症。（中国针灸大辞典）

屈指浅肌运动点穴 qu zhi qian ji yun dong dian xue

【英文名】Quzhiqianjiyundongdian Point

【定义】腧穴。经外奇穴。位于前臂屈侧近桡侧线，腕横纹上 4 寸，或前臂中、下 1/3 交点处。左右计二穴。主治小儿麻痹后遗症。（中国针灸大辞典）

屈指深肌运动点穴 qu zhi shen ji yun dong dian xue

【英文名】Quzhishenjiyundongdian Point

【定义】腧穴。经外奇穴。位于前臂屈侧正中线之尺侧，肘横纹下约 6 寸或八横指宽处。左右计二穴。主治小儿麻痹后遗症。（中国针灸大辞典）

屈趾长肌运动点穴 qu zhi chang ji yun dong dian xue

【英文名】Quzhichangjiyundongdian Point

【定义】腧穴。经外奇穴。位于小腿屈侧远端，内踝后上方约 1.5 寸分（或二横指）处。左右计二穴。主治小儿麻痹后遗症。（中国针灸大辞典）

降气 jiang qi

【英文名】Descending Qi

【定义】治法。运用具降气作用的药物治疗气逆证的方法。（普通高等教育中医药类规划教材）

降法 jiang fa

【英文名】Descending Method

【定义】推拿手法。见《外伤中医按摩疗法》。向下拉或向深部用力按压的一类手法，使凸出的病变恢复原状。（汉英中医辞海）

降气化痰 jiang qi hua tan

【英文名】Lowering the Adverse-Rising Qi and Dispelling Phlegm

【异名】降逆化痰（中华人民共和国国家标准中医临床诊疗术语－治法）

【定义】治法。降气行滞药与祛痰药并用，适用于痰阻气逆所见证候的治疗方法。（中华人民共和国国家标准中医临床诊疗术语－治法）

降火固齿 jiang huo gu chi

【英文名】Purge Fire to Consolidate the Teeth

【异名】清热固齿（中华人民共和国国家标准中医临床诊疗术语－治法）

【定义】治法。运用具有清热泻火、生津润燥作用的方药,适用于火热炽盛、耗伤津液、齿龈失润所致口齿病症的治疗方法。(中华人民共和国国家标准中医临床诊疗术语-治法)

降火清耳 jiang huo qing er

【英文名】Remove Fire to Treat Ear Disease

【定义】治法。运用具有苦寒清热、泻火解毒作用的方药,适用于火毒上攻耳窍所致耳病的治疗方法。(中华人民共和国国家标准中医临床诊疗术语-治法)

降龙伏虎 xiang long fu hu

【英文名】Controlling Dragon and Tiger; Regulating Cardiac Spirit

【定义】气功学术语。见《性命圭旨全书·降龙说》:"离日为汞,中有己土,强名曰龙","降之者,制其心中之真火,火性不飞则龙可制,而有得铅之时"。"坎月为铅,铅中有戊土,强名曰虎","伏之者,伏身中真水。水源至清,则虎可伏"。指精神内守,心火下降而济水,为伏虎。(中国气功辞典)

降逆下气 jiang ni xia qi

【英文名】Checking Upwardly Adverse Flow of Qi

【定义】治法。指应用具有镇降理气作用的方剂治疗气逆上冲的方法,主要适用于肺胃气逆上冲的病人。(汉英双解中医大辞典)

降逆止呃 jiang ni zhi e

【英文名】Sending Down the Adversely Rising Qi to Relieve Hiccup

【定义】治法。通过行气和胃以降逆,适用于胃气上逆所致呃逆的治疗方法。(中华人民共和国国家标准中医临床诊疗术语-治法)

降逆止呕 jiang ni zhi ou

【英文名】Descending Adverse Flow of Qi to Stop Vomiting

【异名】和胃止呕(中华人民共和国国家标准中医临床诊疗术语-治法)

【定义】治法。通过行气和胃以降逆,适用于胃气上逆所致呕吐、呃逆的治疗方法。(中华人民共和国国家标准中医临床诊疗术语-治法)

降逆平喘 jiang ni ping chuan

【英文名】Lowering the Adverse Qi to Relieve Asthma

【异名】下气平喘(中华人民共和国国家标准中医临床诊疗术语-治法)

【定义】治法。通过宣肺降逆而达平喘目的,适用于邪气阻滞,肺气上逆所致气喘的治疗方法。(中华人民共和国国家标准中医临床诊疗术语-治法)

降逆消痞 jiang ni xiao pi

【英文名】Lowering the Adverse Liver and Stomach-Qi to Relieve Oppression and Stuffiness in the Epigastrium

【定义】治法。通过行气降逆以消除痞满,适用于肝胃气滞所致痞满的治疗方法。(中华人民共和国国家标准中医临床诊疗术语-治法)

降压沟耳穴 jiang ya gou er xue

【英文名】Groove for Lowering Blood Pressure (Ear)

【定义】腧穴。耳穴名。在对耳轮沟和对耳轮上、下脚沟处。(中华人民共和国国家标准-耳穴名称与部位)

降压点耳穴 jiang ya dian er xue

【英文名】Lowering Blood Pressure Point (Ear)

【定义】腧穴。耳穴名。位于三角窝内上角,对耳轮末端的下缘。主治高血压、头昏。(汉英针灸辞典)

降血压点穴 jiang xue ya dian xue

【英文名】Jiangxueyadian Point

【定义】腧穴。经外奇穴。位于鼻部,鼻中隔小柱中点(前)1/3 交界处。计一穴。主治高血压。(中国针灸大辞典)

始素穴 shi su xue

【英文名】Shisu Point

【定义】腧穴。经外奇穴。位于腋窝正中稍前方,腋窝下 2 寸处。主治胁痛。(汉英针灸辞典)

线香灸 xian xiang jiu

【英文名】Joss-Stick Moxibustion

【定义】灸法。是用线香点燃后,快速按在穴位上进行焠烫的一种方法。适用于治疗哮喘、肝硬化腹水、毛囊炎等证。(普通高等教育中医药类规划教材)

练功 lian gong

【英文名】Qigong Exercises

【定义】气功术语。通过某种特定姿势、动作的锻炼调整机体气机,以达到增强体质防治疾病的目的。(汉英中医辞海)

练气化神 lian qi hua shen

【英文名】Training Qi to Transform it into Vitality

【异名】大周天(汉英双解中医大辞典)

【定义】气功功法名。此功法是在小周天练精化气的基础上进行的,为内功法的第二阶段。此阶段内气可沿其中的几条经脉运行。本功法可使神气结合,健身延年。(汉英双解中医大辞典)

练功偏差 lian gong pian cha

【英文名】Deviation in Qigong Practice

【定义】气功术语。是指练功者在练功中,由于选择功法不当,或操作时未掌握要领,而引起的一些如乱动不止、气感乱行、气感冲头等严重的异常反应。(汉英双解中医大辞典)

细脉 xi mai

【英文名】Thready Pulse

【定义】脉象。脉细而软,状如丝线,但应指清晰,稍显于微脉。主气血两虚、诸虚劳损及湿证。(汉英双解中医大辞典)

细辛灸 xi xin jiu

【英文名】Asarum Moxibustion

【定义】灸法。取细辛适量,研成细末,加醋少许调成膏状,敷于穴位上,外覆油纸,胶布固定,敷涌泉穴或神阙穴治疗小儿口腔炎。(新编针灸大辞典)

经气 jing qi

【英文名】Channel Qi

【定义】中医学名词。①指经络的功能活动。主要表现在沟通表里上下,联系脏腑器官;通行气血,濡养脏腑组织;感应传导及调节人体各部分机能等方面。(汉英双解中医大辞典)②指运行于经脉中之气。又名脉气。(汉英双解中医大辞典)

经水 jing shui

【英文名】Jingshui; Meridian Waters

【异名】十二经水(汉英双解针灸大辞典)

【定义】①针灸学名词。出《灵枢·经水》。又称十二经水。指当时大地上的清、渭、海、湖、汝、渑、淮、江、河、济、漳等十二条河流,用水流来比喻十二经脉气血运行的情况。(汉英双解针灸大辞典)②中医学名词。月经的别称。(汉英双解中医大辞典)

经别 jing bie

【英文名】Branches of Regular Channels

【定义】经络名。指别行的正经。即从十二经脉别出而循行在身体较深部的分支。阳经的经别从本经别出循行体内后,仍回到本经;阴经的经别从本经别出循行体内后,却与相为表里的阳经相合。其作用主要是加强十二经脉中相为表里的两经之间的联系。另外,由于它通达某些正经未循行到的器官和形体部位,故能补充、完善正经之不足。(汉英双解中医大辞典)

经刺 jing ci

【英文名】Meridian Needling

【定义】针刺方法。九刺法之一。"经刺者,刺大经之结络经分也",是刺经脉所过部位中气血瘀滞不通有结聚现象的地方(如瘀血、硬结、压痛等)。这种刺法主要治疗经脉本身的病变,并单独取用病经的腧穴治疗,故称经刺。(普通高等教育中医药类规划教材)

经治 jing zhi

【英文名】Treatment according to the Corresponding Meridian

【定义】针灸学名词。指随本经取穴治疗的方法。(汉英针灸辞典)

经俞 jing shu

【英文名】Jingshu

【定义】腧穴。1.指经穴。2.指五输穴中的经穴和输穴。(汉英针灸辞典)

经络 jing luo

【英文名】Meridians and Collaterals

【定义】中医学名词。经脉和络脉的统称,是人体运行气血、联络脏腑、沟通内外、贯串上下的通路。(中医药学名词2004)

经脉 jing mai

【英文名】Meridians

【定义】针灸学名词。是运行气血的主要通道。"经"有路径的意思,是经络系统中大的、纵行的主干道,其部位多循行于深部,包括十二经脉与奇经八脉等。(汉英双解针灸大辞典)

经筋 jing jin

【英文名】Tendons

【定义】①针灸学名词。经筋是十二经筋之简称。(汉英双解针灸大辞典)②针灸学名词。经筋各起于四肢末端,结聚于关节和骨骼部,有的进入胸腹腔,但不象经脉那样属络脏腑。(普通高等教育中医药类规划教材)③中医学名词。《灵枢经》篇名。(中医大辞典)

经隧 jing sui

【英文名】Channel Tunnel

【定义】针灸学名词。指潜布于体表以下运行气血的经络通道。(针灸大辞典)

经中穴 jing zhong xue

【英文名】Jingzhong Point

【异名】阴都(实用针灸辞典)

【定义】腧穴。经外奇穴。位于腹部,气海穴旁开3寸处。左右计二穴。(实用针灸辞典)

经六穴 jing liu xue

【英文名】Jingliu Points

【异名】经门之六穴(针灸大辞典)

【定义】腧穴。经外奇穴。第九胸椎棘突的高点旁开0.5寸处二穴,此二穴上下相去0.5寸处又四穴。主治肺结核、支气管炎。(汉英针灸辞典)

经外穴 jing wai xue

【英文名】Extra Point

【异名】经外奇穴(汉英双解针灸大辞典);奇穴(汉英双解针灸大辞典);奇输(汉英双解针灸大辞典)

【定义】腧穴分类名。系尚未纳入十四经系统,但其临床有奇效的穴位。又称经外奇穴,简称奇穴,或称奇输。是在"阿是穴"的基础上发展而来的。(汉英双解针灸大辞典)

经络学 jing luo xue

【英文名】Science of Meridians and Collaterals

【定义】针灸学名词。经络学是中医基础理论的重要组成部分,同针灸的关系最为密切。它主要以腧穴的临床运用为依据,阐述人体各部之间的联系通道。即体表之间、内脏之间以及体表与内脏之间,由于经络系统的联系而构成的一个有机的整体。(普通高等教育中医药类规划教材)

经络带 jing luo dai

【英文名】Meridian Sensitive Zones

【定义】针灸学名词。比喻经络交叉联系,围绕一周,如带状。(中国中医药学主题词表)

经渠穴 jing qu xue

【英文名】Jingqu Point

【异名】LU8(中华人民共和国国家标准-经穴部位);L8(针灸穴名国际标准化手册)

【定义】腧穴。属手太阴肺经。在前臂掌面桡侧,桡骨茎突与桡动脉之间凹陷处,腕横纹上1寸。(中华人民共和国国家标准-经穴部位)

经门四花穴 jing men si hua xue

【英文名】Jingmensihua Points

【异名】四花(汉英双解针灸大辞典)

【定义】针灸学名词。组合穴名。见《医学入门》。即足太阳膀胱经的胆俞、膈俞四穴。(汉英双解针灸大辞典)

经气不次 jing qi bu ci

【英文名】Circulation of Meridian Qi out of Order

【定义】针灸学名词。在疾病过程中,经气不能循序周流全身。(汉英针灸辞典)

经穴(五输)jing xue (wu shu)

【英文名】Jing-River Points (Five Shu)

【定义】针灸学名词。①五输穴之一。多位于腕踝关节以上,经气所经的五输穴。(中医药基本名词术语规划化研究)②十二经各有一穴,即经渠(肺)、阳溪(大肠)、解溪(胃)、商丘(脾)、灵道(心)、阳谷(小肠)、昆仑(膀胱)、复溜(肾)、间使(心包)、支沟(三焦)、阳辅(胆)、中封(肝)。(中华人民共和国国家标准-经穴部位)

经穴测定 jing xue ce ding

【英文名】Acupoint Electrometry

【定义】针灸学名词。近代从皮肤的电现象研究,发现穴位部的皮肤电阻一般较低,利用经穴测定仪可测定穴位的导电量,分析各经代表性穴位的导电量高低,可以推断各经气血的盛衰现象。其代表穴位多采用原穴或井穴、郄穴及背俞穴等。测定须在安静的情况下进行,注意避免各种干扰因素,根据测定的结果,分析左右两侧经穴导电量的高低和差数。一般高出其他穴位1/3者为高数,低出1/3者为低数。高数多表示病情属实,低数表示属虚,左右两侧同名经穴相差数在一倍以上者,表示该经有病变。此法仍应参合四诊八纲进行综合分析,才能得出比较正确的结论。(汉英双解针灸大辞典)

经有常色 jing you chang se

【英文名】Colour of a Meridian should always be the Same

【定义】针灸学名词。指经脉在正常状态下的本来颜色。(汉英针灸辞典)

经刺勿摇 jing ci wu yao

【英文名】Puncturing Meridian Diseases without Shaking

【定义】针灸学名词。刺经脉病,不须摇针,以防泄气。(汉英针灸辞典)

经络之气 jing luo zhi qi

【英文名】Qi of Meridians

【异名】脉气(中医大辞典)

【定义】针灸学名词。指运行于经脉中的气,亦称脉气。(中医大辞典)

经络之海 jing luo zhi hai

【英文名】Sea of Channels and Collaterals

【定义】中医学名词。即冲脉和任脉。(汉英双解中医大辞典)

经络分布 jing luo fen bu

【英文名】Channel Distribution

【定义】针灸学名词。指十二经脉在体表的循行部位。在头面部,阳明经行于面额部,太阳经行于面颊、头顶及头后,少阳经行于头侧;四肢部,阴经分布在内侧,阳经分布在外侧;躯干部,手三阳经行于肩胛部,足阳明经行于前,太阳经在背,少阳在侧;手三阴从腋下走出,足三阴行于腹面。(中医基础理论)

经络功能 jing luo gong neng

【英文名】Function of the Meridians and Collaterals

【定义】针灸学名词。有三方面的功能:在生理方面,有运行气血、协调阴阳的功能;在病理方面,有抵御病邪、反映症候的功能;在防治疾病方面,有传导感应、调整虚实的功能。(普通高等教育中医药类规划教材)

经络生理 jing luo sheng li

【英文名】Physiology of Meridians

【定义】中医学名词。指经络的生理状态。(中国中医药学主题词表)

经络交接 jing luo jiao jie

【英文名】Joint of Channels

【定义】针灸学名词。指十二经脉首尾相互交接,构成一个阴阳相贯,如环无端的循环径路。(中医基础理论)

经络观点 jing luo guan dian

【英文名】Viewpoints about the Function of the Channels and Collaterals

【定义】针灸学名词。针灸作用途径观点之一。这一

观点的实验依据是循经感传的效应性和同位素示踪技术所显示的经、穴与脏腑之间的相对特异性联系。(中国针灸大辞典)

经络走向 jing luo zou xiang

【英文名】Course of Channels

【定义】中医学名词。主要指十二经脉气血的循行方向。这种走向是有一定规律的,即手三阴经从胸腔走向手指末端;手三阳经从手指末端走向头面部;足三阳经从头面部走向足趾末端;足三阴经从足趾走向胸腔腹腔。(汉英双解中医大辞典)

经络系统 jing luo xi tong

【英文名】System of Meridians and Collaterals

【定义】针灸学名词。指由经、络及其附属结构所组成的人体内行气血、营阴阳的通道系统。(汉英针灸辞典)

经络现象 jing luo xian xiang

【英文名】Meridian Phenomenon

【异名】经络感传现象(汉英双解针灸大辞典)

【定义】针灸学名词。机体由于某种原因引起沿经络循行线出现的各种生理、病理现象,如循经感传、循经抽搐和某些皮肤反映—红线、白线、丘疹、脱毛等。(新编针灸大辞典)

经络学说 jing luo xue shuo

【英文名】Theory of Channels and Collaterals

【定义】中医学名词。是研究经络系统的生理功能、病理变化及其脏腑之间关系的理论。对指导临床各科,特别是对针灸、推拿等治疗方法的运用,具有十分重要的意义。其内容包括经络系统各组成部分的循行部位、与脏腑的关系、生理功能、病理变化及其表现、经络中气血的运行与自然界的关系、经脉循行路线上的穴位及其功能主治等。(汉英双解中医大辞典)

经络治法 jing luo zhi fa

【英文名】Meridian Therapeutic Methods

【定义】针灸学名词。根据经络的循行走向及生理功能来治疗疾病的方法。(普通高等教育中医药类规划教材)

经络实质 jing luo shi zhi

【英文名】Essence of Channels and Collaterals

【定义】中医学名词。经络是人体内部客观存在的结构,是有物质基础的。但对经络的实质,目前还存在不同的见解。有经络-内脏-皮层相关说;经络与神经、体液调节机能相关说;类传导假说;人体内生物电通路说;经络与血管系、淋巴系相关说等。这些假说,使经络学说有了新的发展。(汉英双解中医大辞典)

经络研究 jing luo yan jiu

【英文名】Research on Meridians

【定义】针灸学名词。研究经络的生理、病理以及经络学说在临床应用的诸方面。(中国中医药学主题词表)

经络显示 jing luo xian shi

【英文名】Demonstration of Meridians

【定义】针灸学名词。用仪器或其它方法显示出来的经络传导现象。(中国中医药学主题词表)

经络起源 jing luo qi yuan

【英文名】Origin of Meridian

【定义】针灸学名词。经络运行流注次序的起点。(中国中医药学主题词表)

经络病机 jing luo bing ji

【英文名】Pathogenesis of Channels and Collaterals

【定义】中医学名词。指致病因素直接或间接作用于经络系统而引起的病理变化。主要表现为经络气血的偏盛偏衰、运行逆乱、运行阻滞,甚则衰竭等方面。(汉英双解中医大辞典)

经络循行 jing luo xun xing

【英文名】Travelling of Channels and Collaterals

【定义】针灸学名词。指经脉行走的路径以及经络中气血运行出现的各种生理现象。(中国中医药学主题词表)

经络感传 jing luo gan chuan

【英文名】Channel Transmission

【异名】感应传导(汉英双解中医大辞典)

【定义】中医学名词。是指经络系统对于针刺或其他刺激的感觉传递和通导作用。针刺中的"得气"现象和"行气"现象就是经络传导感应作用的表现。(汉英双解中医大辞典)

经络腧穴 jing luo shu xue

【英文名】Meridians and Acupoints

【定义】针灸学名词。经络和腧穴的总称。(针灸学)

经络辨证 jing luo bian zheng

【英文名】Syndromes Differentiation by Theory of Meridian

【定义】针灸学名词。以经络学说为基础,对病人的症状、体征进行分析综合,以判断病位、病因、病性及病机的方法。(中医诊断学)

经脉之海 jing mai zhi hai

【英文名】Sea of Channels

【定义】中医学名词。指冲脉。因其上至于头,下至于足,贯串全身,成为气血的要冲,能调节十二经的气血,故称。(汉英双解中医大辞典)

经脉为记 jing mai wei ji

【英文名】Meridians Constitute a Circulatory System

【定义】针灸学名词。指十二经脉是人体气血流注的循环系统。(汉英针灸辞典)

经脉为始 jing mai wei shi

【英文名】Knowledge of the Circulatory System of Meridians is of Primary Importance

【定义】针灸学名词。指掌握针刺治病的原理，首先应熟悉经脉。（汉英针灸辞典）

经验取穴 jing yan qu xue

【英文名】Empirical Selection of Points

【定义】针灸学名词。取穴法。根据临床实践经验而选取有效穴位。多选取奇穴。（汉英双解针灸大辞典）

经气导引功 jing qi dao yin gong

【英文名】Channel Qi Directing Qigong

【定义】气功功法名。此为一种通过调动全身经气而达到治疗疾病目的的功法。（中国当代气功全书）

经穴诊断法 jing xue zhen duan fa

【英文名】Diagnosis by Examining the Meridians and Points

【定义】诊法。以经络、穴位的检查诊断病症，其方法可包括体表按诊、皮肤电测定及知热感度测定等。（新编针灸大辞典）

经络之相贯 jing luo zhi xiang guan

【英文名】Linkage of Meridians and their Collateral Meridians

【定义】针灸学名词。指经络之间的相互贯通。（汉英针灸辞典）

经络肌肉论 jing luo ji rou lun

【英文名】Theory on the Muscle-Property of Meridians and Collaterals

【定义】针灸学名词。为经络实质假说的一种。这一假说设想十四经线在肌肉中而非神经。日本的矶部文雄认为经络是运动肌物理性运动器官系统（生物量子学）。藤田六郎认为，经络是肌肉运动主因性流体波动通路系，虽还有待进一步证明，但考虑肌肉是值得注意的。（新编针灸大辞典）

经络导引功 jing luo dao yin gong

【英文名】Channels and Collaterals Daoyin Qigong

【定义】气功功法名。此为一种以疏通全身经络而祛除病邪的一种功法。（中国当代气功全书）

经络线检测 jing luo xian jian ce

【英文名】Meridian Line Detection

【异名】经络线测定（中医诊断学）

【定义】中医学名词。通过测定人体皮肤电阻的变化，了解经络循行情况的方法。（中国中医药学主题词表）

经络敏感人 jing luo min gan ren

【英文名】Person with Sensitive Meridian

【定义】针灸学名词。指对外界刺激容易产生经络反应的人。（汉英针灸辞典）

经主喘咳寒热 jing zhu chuan ke han re

【英文名】Jing Points are Responsible for Dyspnea, Cough, Chill and Fever

【定义】针灸学名词。五输穴中的经穴可治喘咳、恶寒发热的病症。（汉英针灸辞典）

经穴磁珠疗法 jing xue ci zhu liao fa

【英文名】Magnetic Ball Therapy of the Point

【异名】磁穴疗法（汉英针灸辞典）

【定义】治法。指运用磁场作用于人体的经络穴位来治疗疾病的一种方法。（汉英针灸辞典）

经络失衡测定 jing luo shi heng ce ding

【英文名】Meridian Imbalance Test

【定义】诊法。利用经络失衡进行诊断疾病的方法。（普通高等教育中医药类规划教材）

经络穴位探测 jing luo xue wei tan ce

【英文名】Meridian Acupoint Detection

【定义】针灸学名词。用经络探测仪测定穴位的导电量，分析各经代表穴位的导电量的高低，从而推断各经气血的盛衰的方法。（中医诊断学）

经络传导现象 jing luo chuan dao xian xiang

【英文名】Phenomena of the Propagation along the Meridian

【定义】针灸学名词。指沿经络传导的针刺感应和异常感觉，以及循经出现的各种线状反应和皮肤病症现象。（汉英针灸辞典）

经络吸收现象 jing luo xi shou xian xiang

【英文名】Phenomena of the Absorption of the Meridians

【定义】针灸学名词。针刺穴位后，能改善炎症病灶的血液循环状态，使其对磷$_{32}$吸收加快。（汉英针灸辞典）

经络脏腑传变 jing luo zang fu chuan bian

【英文名】Meridian-Viscera Mutual Transmission

【定义】中医学名词。指疾病时，或可由经脉传至脏腑，或可由脏腑传至经脉。（中医基础理论）

经络敏感现象 jing luo min gan xian xiang

【英文名】Phenomenon of the Sensitivity of the Meridian

【定义】针灸学名词。指经络受到外界刺激后，容易产生感传、皮疹等经络反应的现象。（汉英针灸辞典）

经络感传现象 jing luo gan chuan xian xiang

【英文名】Meridian Transmission Phenomenon

【异名】针灸感应现象（汉英双解针灸大辞典）；经络现象（汉英双解针灸大辞典）；经络敏感现象（汉英双解针灸大辞典）

【定义】针灸学名词。指感觉沿经络循行路线传导或循经出现的各种皮肤病症。这种现象在某些人身上可因针刺、艾灸、通电、按压等刺激穴位或在气功练功过程中产生,其感觉因刺激原和个体之不同而有所差异。如针刺多感酸、胀、重、麻;艾灸则现热气感;低频脉冲电可有电麻感;按压可有胀、麻感等。感传一般呈带状、线状或放射状,其路线与经络主干的分布基本相符,有的还出现表里经之间,手足同名经之间的互传现象。经络感传现象的另一种表现,有沿经抽搐、皮疹、脱毛和引起皮肤出现红线、白线、皮丘带、过敏带、麻木带等特异现象。(汉英双解针灸大辞典)

经络感传性质 jing luo gan chuan xing zhi

【英文名】Properties of the Propagating Sensations along the Meridians

【定义】针灸学名词。随刺激的性质和个体的不同而出现的酸、麻、抽、胀感及流水感、虫跳蠕动感、热气感等。(汉英针灸辞典)

经脉流行不止 jing mai liu xing bu zhi

【英文名】Qi and Blood in Meridians Flow Unceasingly

【定义】中医学名词。指经脉中的气血在人体内是流行不止的。(汉英针灸辞典)

经皮穴位电刺激 jing pi xue wei dian ci ji

【英文名】Transcutaneous Electrical Point Stimulation

【定义】针灸学名词。经皮穴位电刺激疗法,是通过皮肤将特定的低频脉冲电流输入人体以治疗疼痛的方法。(普通高等教育中医药类规划教材)

经络穴区带疗法 jing luo xue qu dai liao fa

【英文名】Therapeutics of Meridians' Acupuncture Zone

【定义】治法。经络穴区带指疾病反映于体表的敏感带和区域,其部位与经络穴位相符而较宽广。临床上可在相关的穴区带内查找敏感点(穴)进行针灸等法治疗,故称经络穴区带疗法。(汉英双解针灸大辞典)

经络穴位压诊法 jing luo xue wei ya zhen fa

【英文名】Meridian Acupoint Pressing Diagnosis

【定义】诊法。通过触压经络的特定穴位寻找压痛点来推测诊断疾病的方法。(中医诊断学)

经络穴位诊断仪 jing luo xue wei zhen duan yi

【英文名】Diagnostic Apparatus of Collaterals and Acupoints

【定义】针灸学名词。根据经络穴位的病理变化来诊断内部病变的仪器。(中医诊断学)

经络经穴探测仪 jing luo jing xue tan ce yi

【英文名】Detector of Meridians and Points

【定义】针灸学名词。一种通过测定皮肤电阻以观察脏腑经络功能变化和腧穴位置的仪器。(汉英针灸辞典)

经络控制论假说 jing luo kong zhi lun jia shuo

【英文名】Cybernetic Hypothesis on Meridian

【定义】针灸学名词。是有关经络实质的一种假说。此说将人体看作是一个自动控制系统,经络相当于"传导道",穴位相当于"发生器",针灸刺激相当于"信息源"。经络在控制系统与控制对象之间传递着控制信号与反馈信号等。(新编针灸大辞典)

经络植物神经论 jing luo zhi wu shen jing lun

【英文名】Autonomic Nerve Theory on Meridian

【定义】针灸学名词。为经络实质的一种假说,认为经络活动是植物神经的活动,尤其是交感神经的活动。(新编针灸大辞典)

经络吸收干扰现象 jing luo xi shou gan rao xian xiang

【英文名】Phenomena of the Interference with the Absorption of the Meridians

【定义】针灸学名词。即在实验中出现吸收现象的抑制或脱抑制。(汉英针灸辞典)

经络吸收封闭现象 jing luo xi shou feng bi xian xiang

【英文名】Phenomena of the Block with the Absorption of the Meridians

【定义】针灸学名词。即通过用生理盐水能对原"经络吸收现象"起封闭作用。(汉英针灸辞典)

经满络虚灸阳刺阴 jing man luo xu jiu yang ci yin

【英文名】Treat Fullness of the Meridians and Deficiency of the Collateral Meridians with Moxibustion of Yang and Puncturing of Yin

【定义】针灸学名词。对经满络虚的病症,用灸法补阳,用刺法泻阴。(汉英针灸辞典)

经络穴位诊断客观化 jing luo xue wei zhen duan ke guan hua

【英文名】Objectifying the Diagnosis of Meridian and Acupoint

【定义】针灸学名词。运用现代经络穴位探测技术,使经络穴位的诊断客观化,避免医生的主观臆测。(中医诊断学)

经络神经节段相关论 jing luo shen jing jie duan xiang guan lun

【英文名】Meridian-Ganglion Correlation Theory

【定义】针灸学名词。为经络实质的一种假说,认为经络是神经或从属于神经的某种组织结构。(新编针灸大辞典)

经络综合发生系统论 jing luo zong he fa sheng xi tong lun

【英文名】System Theory on the Synthetic Genesis of Meridians

【定义】针灸学名词。关于经络实质的一种假说。日本人石井陶泊认为经络是人体的综合发生系统,人体内的肌肉、骨骼、内脏、血管、神经等以浑然一体的姿态在维持着生命。经络就是综合这一切解剖

系统来经管生活的综合系统，是从生物初生起即有的系统。（新编针灸大辞典）

承山穴 cheng shan xue

【英文名】Chengshan Point

【异名】BL57（中华人民共和国国家标准－经穴部位）；B57（针灸穴名国际标准化手册）；内柽（实用针灸辞典）；伤山（实用针灸辞典）；肉柱（实用针灸辞典）；肠山（实用针灸辞典）；鱼腹（实用针灸辞典）；鱼腰（实用针灸辞典）

【定义】腧穴。属足太阳膀胱经。在小腿后面正中，委中与昆仑之间，当伸直小腿或足跟上提时腓肠肌肌腹下出现尖角凹陷处。（中华人民共和国国家标准－经穴部位）

承光穴 cheng guang xue

【英文名】Chengguang Point

【异名】BL6（中华人民共和国国家标准－经穴部位）；B6（针灸穴名国际标准化手册）

【定义】腧穴。属足太阳膀胱经。在头部，当前发际正中直上2.5寸，旁开1.5寸。（中华人民共和国国家标准－经穴部位）

承扶穴 cheng fu xue

【英文名】Chengfu Point

【异名】BL36（中华人民共和国国家标准－经穴部位）；B36（针灸穴名国际标准化手册）；皮郄（实用针灸辞典）；皮部肉郄（实用针灸辞典）；肉郄（实用针灸辞典）；阴关（实用针灸辞典）；扶承（实用针灸辞典）；承扶皮部（实用针灸辞典）

【定义】腧穴。属足太阳膀胱经。在大腿后面，臀下横纹的中点。（中华人民共和国国家标准－经穴部位）

承肛穴 cheng gang xue

【英文名】Chenggang Point

【定义】腧穴。经外奇穴。位于肛门左右侧旁开各约1厘米处。计二穴。主治痔核。（中国针灸大辞典）

承间穴 cheng jian xue

【英文名】Chengjian Point

【定义】腧穴。经外奇穴。位于小腿屈侧正中线上，腘横纹下6寸处。左右计二穴。（实用针灸辞典）

承灵穴 cheng ling xue

【英文名】Chengling Point

【异名】GB18（中华人民共和国国家标准－经穴部位）；G18（针灸穴名国际标准化手册）

【定义】腧穴。属足少阳胆经。在头部，当前发际上4寸，头正中线旁开2.25寸。（中华人民共和国国家标准－经穴部位）

承命穴 cheng ming xue

【英文名】Chengming Point

【定义】腧穴。经外奇穴。位于小腿内侧，太溪穴上3寸处。左右计二穴。（实用针灸辞典）

承泣穴 cheng qi xue

【英文名】Chengqi Point

【异名】ST1（中华人民共和国国家标准－经穴部位）；S1（针灸穴名国际标准化手册）；面髎（实用针灸辞典）；溪穴（实用针灸辞典）；兼泣（实用针灸辞典）；鼷穴（实用针灸辞典）

【定义】腧穴。属足阳明胃经。在面部，瞳孔直下，当眼球与眶下缘之间。（中华人民共和国国家标准－经穴部位）

承浆穴 cheng jiang xue

【英文名】Chengjiang Point

【异名】RN24（中华人民共和国国家标准－经穴部位）；CV24（针灸穴名国际标准化手册）；天池（实用针灸辞典）；天地（实用针灸辞典）；鬼市（实用针灸辞典）；垂浆（实用针灸辞典）；重浆（实用针灸辞典）；悬浆（实用针灸辞典）

【定义】腧穴。属任脉。在面部，当颏唇沟的正中凹陷处。（中华人民共和国国家标准－经穴部位）

承筋穴 cheng jin xue

【英文名】Chengjin Point

【异名】BL56（中华人民共和国国家标准－经穴部位）；B56（针灸穴名国际标准化手册）；直肠（实用针灸辞典）；直阳（实用针灸辞典）

【定义】腧穴。属足太阳膀胱经。在小腿后面，当委中与承山连线上，腓肠肌肌腹中央，委中下5寸。（中华人民共和国国家标准－经穴部位）

承满穴 cheng man xue

【英文名】Chengman Point

【异名】ST20（中华人民共和国国家标准－经穴部位）；S20（针灸穴名国际标准化手册）

【定义】腧穴。属足阳明胃经。在上腹部，当脐中上5寸，距前正中线2寸。（中华人民共和国国家标准－经穴部位）

承踪穴 cheng zong xue

【英文名】Chengzong Point

【定义】腧穴。经外奇穴。位于小腿屈侧，外踝与跟腱之间点直上4寸，向后开1寸。左右计二穴。主治足跖痛。（中国针灸大辞典）

孤雁游飞 gu yan you fei

【英文名】Single Wild Goose Flying Freely

【定义】推拿手法。小儿推拿操作法。左手大指自“脾经”推起，经“胃、三关、六腑、劳宫”等穴，还转至“脾经”止。功能和气血。（汉英双解中医大辞典）

贯法 guan fa

【英文名】Knocking Manipulation with Empty Fist

【定义】推拿手法。手握空拳,间接着力捶叩施治部位的手法。(普通高等教育中医药类规划教材)

九画

毒证辨证 du zheng bian zheng

【英文名】Differentiation of Syndrome of Poison

【定义】中医诊断学名词。判断疾病证候的性质是否为毒证的方法。(中医诊断学)

毒药攻邪 du yao gong xie

【英文名】Attacking Pathogenic Factor with Poison

【定义】中医学名词。指应用具有毒性的药物以祛邪治病。(汉英双解中医大辞典)

封闭疗法 feng bi liao fa

【英文名】Block Therapy

【定义】治法。用药物在患处进行麻痹以治疗疾病的一种方法。(实用外科临床大全)

项针 xiang zhen

【英文名】Nape-Needle Therapy

【定义】针灸学术语。取项枕部腧穴,治疗目前国内外中西医都无法治疗的延髓麻痹,具有特效而被称为是针灸绝招。适用于治疗延髓麻痹、近视眼、枕神经痛、共济失调等证。(普通高等教育中医药类规划教材)

项太阳 xiang tai yang

【英文名】Part of Nape in which Urinary Bladder Channel of Foot-Taiyang Circulate

【定义】针灸学名词。足太阳膀胱经循行于颈项的部分。若头部出现症状时,可先于项部的足太阳膀胱经取穴治之。(汉英中医辞海)

项强穴 xiang qiang xue

【英文名】Xiangqiang Point

【定义】腧穴。经外奇穴。位于手背第二、三掌骨小头向后方之凹陷处。(汉英中医辞海)

项与手争 xiang yu shou zheng

【英文名】Struggle between Nape and Hands

【定义】气功术语。动功。先跳跃运动,平息后坐正,两手在项后相叉仰视抬头,左右摇动,使项与手争。稍闭气不息,以取太冲之气相接。然后左右分别作牵拉弓箭之状。持之以恒,能使气血流通,却病延年。(汉英中医辞海)

贲门耳穴 ben men er xue

【英文名】Cardia Point (Ear)

【异名】CO_3(中华人民共和国国家标准－耳穴名称与部位)

【定义】腧穴。耳穴名。在耳轮脚下方后1/3处,即耳甲3区。(中华人民共和国国家标准－耳穴名称与部位)

甚者从治 shen zhe cong zhi

【英文名】Serious Illness should be Treated contrary to the Routine

【定义】治则。出《素问·至真要大论》。病症复杂危重时,病机与外现的症候表现往往不一致,这些症象一般都属于假象,治疗时则药性与外表症象相一致,仍是治病求本的具体体现。(汉英中医辞海)

革脉 ge mai

【英文名】Tympanic Pulse

【定义】脉象。脉浮而搏指,中空外坚,如按鼓皮。主亡血失精。(汉英中医辞海)

荆芥穗灸 jing jie sui jiu

【英文名】Spica of Fineleaf Schizonepeta Moxibustion

【定义】灸法。取荆芥穗适量,揉碎后炒热,迅速装入布带内,敷于患处。适用于荨麻疹等证。(普通高等教育中医药类规划教材)

荆防蒸气灸 jing fang zheng qi jiu

【英文名】Steaming Moxibustion with Schizonepeta and Saposhnikovia

【定义】灸法。取荆芥、防风、大蒜(去皮)、艾叶各等分,水煎后倒入桶中,对准患处熏灸。适用于治疗风湿性关节、坐骨神经痛等证。(普通高等教育中医药类规划教材)

带脉 dai mai

【英文名】Dai Channel

【定义】经络名。奇经八脉之一。其脉起于季胁下,围绕腰腹一周。(汉英双解中医大辞典)

带脉穴 dai mai xue

【英文名】Daimai Point

【异名】GB26(中华人民共和国国家标准－经穴部位);G26(针灸穴名国际标准化手册)

【定义】腧穴。属足少阳胆经。侧卧。在侧腹部,章门下1.8寸,当第十一肋骨游离端下方垂线与脐水平线的交点上。(中华人民共和国国家标准－经穴部位)

带下病诊法 dai xia bing zhen fa

【英文名】Diagnostic Technique for Morbid Leukorrhea

【定义】诊法。带下病的诊法,主要是通过四诊,了解带下量之多寡,色之变化,质之稀稠,气味之腥臭、腐秽,结合全身症状,明脏腑,察寒热,辨虚实。(普通高等教育中医药类规划教材)

荡腿 dang tui

【英文名】Swing Legs

【定义】治法。取立位,手扶台或椅,将同侧下肢提起,作前后摆荡,逐渐增大幅度和力量。适用于髋腿疾患。(汉英中医辞海)

荡臂 dang bi

【英文名】Swing Arms

【定义】治法。两上肢放松，作前后摆荡，幅度由小渐大。适用于治疗肩部疾患。（汉英中医辞海）

荣枯老嫩 rong ku lao nen

【英文名】Moist or Dry, Tough or Delicate of the Tongue Body

【定义】中医诊断学名词。望舌质的基本内容。荣枯是辨别津液和舌神。荣，舌有光彩，红活鲜明，润泽而有血色，活动灵敏，为津足有神，预后良好；枯，舌无光彩，枯晦干涩，活动迟滞，为津亏失神，预后较差。老嫩是辨别疾病的虚实。老是指舌质纹理粗糙苍老，多属实；嫩，舌质纹理浮胖娇嫩，多属虚。（汉英中医辞海）

荣卫补泻法 rong wei bu xie fa

【英文名】Rong-Wei Reinforcing-Reducing Therapy

【定义】针刺方法。荣卫补泻法是针刺补泻法之古称。《难经·七十六难》说："当补之时，从卫取气；当泻之时，从荣置气。"卫行脉外在浅表，荣行脉中在内里，故"从卫取气"则指进针于浅表部位，候其气至，如气不至，即运用各种催气之法，促其气至，气至后则守气，然后缓慢出针，急按闭针孔，不使气泄，谓之补；若进针于内里深部，亦当候其气至，守气后急速出针，不按闭针孔，使其邪气得出，谓之泻。（实用针灸辞典）

荥穴（五输）ying xue (wu shu)

【英文名】Ying(Spring) Points

【定义】针灸学名词。五输穴之一。①多位于掌指或跖趾关节之前，喻作水流尚微，萦迂未成大流，是经气流行的部位，即"所溜为荥"。（普通高等教育中医药类规划教材）②体内十二经各有一荥穴：即鱼际穴（肺经）、二间穴（大肠经）、内庭穴（胃经）、大都穴（脾经）、少府穴（心经）、前谷穴（小肠经）、足通谷穴（膀胱经）、然谷穴（肾经）、劳宫穴（心包经）、液门穴（三焦经）、侠溪穴（胆经）、行间穴（肝经）。（汉英双解中医大辞典）

荥输治外经 ying shu zhi wai jing

【英文名】Selecting Ying and Shu Points for Treating Meridian Disorder

【定义】针灸学名词。《内经》取穴法则。指各经的荥穴和输穴，主治脏腑外行的经脉病候。（汉英双解针灸大辞典）

药枕 yao zhen

【英文名】Medical-Herb Stuffed Pillows

【定义】治法。是将一定的药物装入布袋内作枕头以治疗疾病的方法。（实用外治临床大全）

药烘 yao hong

【英文名】Therapy rapy of Dried Herb Application

【定义】治法。外治法。用微火加热，烘干药物贴于患处以治疗疾病的一种方法。（实用外治临床大全）

药熨 yao yun

【英文名】Medical Ironing

【定义】治法。外治法。用药末或药物粗粒炒热布包外熨，用以治疗冷寒湿痹，脘腹冷痛等症。（汉英中医辞海）

药艾条 yao ai tiao

【英文名】Herbal Moxa Cigar; Herb-Mixed Moxa Roll

【定义】针灸学名词。指艾绒中掺有药末的艾条。一般每支艾条中含肉桂、干姜、丁香、木香、独活、细辛、白芷、雄黄、苍术、没药、乳香、川椒等混合药末6克。古代的太乙神针、雷火神针，亦属药艾条一类。（汉英双解中医大辞典）

药捻灸 yao nian jiu

【英文名】Medicated-Stick Moxibustion

【定义】灸法。用棉纸紧裹药末捻成细条，剪成小段，贴于穴位上施灸。（汉英双解针灸大辞典）

药筒法 yao tong fa

【英文名】Medicinal Cupping Method

【异名】煮药拔罐法（汉英双解针灸大辞典）

【定义】治法。拔罐法的一种。以竹罐与中药液同煮后，即行拔罐的方法。（汉英双解针灸大辞典）

药锭灸 yao ding jiu

【英文名】Ingot-Shaped Tablet Moxibustion

【定义】灸法。将多种药物研末，和硫磺熔化在一起，制成药锭，置于穴位上燃施灸。（英汉双解针灸大辞典）

药熨灸 yao yun jiu

【英文名】Medicine-Ironing Moxibustion

【定义】灸法。根据病情配置药物，将药物粉碎后，水煮或酒蒸布包置于患处，用熨斗熨灸的方法。适用于治疗寒痹等证。（普通高等教育中医药类规划教材）

药饭疗法 yao fan liao fa

【英文名】Medicated Rice Therapy

【定义】治法。饮食疗法。是将谷物和某些食物与药物一起制作成饭、糕、饼、包子、馒头等食品，用以防治疾病的一种方法。可用于各种慢性疾病的辅助治疗，以及对年老体弱、病后、产后、手术后起到保健强身的作用。（中华人民共和国国家标准中医临床诊疗术语－治法）

药物艾卷 yao wu ai juan

【英文名】Moxa Rolls with Medicinal Powder

【定义】针灸学名词。指含有药末的艾卷。如太乙神针、雷火神针、念盈药条等。（汉英双解针灸大辞典）

药线引流 yao xian yin liu
【英文名】Drainage with Medicated Thread
【异名】纸捻(汉英双解中医大辞典)
【定义】治法。外治法。即用吸水性较强的纸(古时多用桑皮纸)搓成纸捻,外贴或内裹去腐药,插入窦道、瘘管或较深的脓腔中,引流去腐,促其疮口愈合。此外尚能探查疮孔之深浅长短,以及有否死骨存在。(汉英双解中医大辞典)

药线疗法 yao xian liao fa
【英文名】Medicated Thread Therapy
【异名】药捻疗法(中华人民共和国国家标准中医临床诊疗术语-治法)
【定义】治法。外治法。用桑皮纸、丝绵纸或拷贝纸蘸药或内裹药物后,插入病变部位,用以治疗疾病的一种方法。主要用于痈疽疮疡、流痰、瘤瘤等的治疗。(中华人民共和国国家标准中医临床诊疗术语-治法)

药茶疗法 yao cha liao fa
【英文名】Medicated Tea Therapy
【定义】治法。饮食疗法。应用某些中药或具有药效的食物,经加工制成茶剂以及汤、饮、乳、汁、露、浆等饮剂,用以防治相关疾病的一种方法。可作为多种疾病的辅助疗法,以及用于年老体弱者保健强身。(中华人民共和国国家标准中医临床诊疗术语-治法)

药栓疗法 yao shuan liao fa
【英文名】Medicinal Strip Therapy
【定义】治法。外治法。将药物研成粉末,加入适当的赋形剂制成长圆形固体剂型,通过插入肛门或阴道给药,以治疗疾病的一种方法。多用于治疗肛门与肠道疾患、阴道与胞宫疾患。(中华人民共和国国家标准中医临床诊疗术语-治法)

药酒疗法 yao jiu liao fa
【英文名】Medicated Wine Therapy
【定义】治法。饮食疗法。将药物浸泡于酒中制成药酒,通过内服或外用,以防治有关疾病的一种方法。多用于风湿痹痛、中风偏瘫,以及作为强身保健、延缓衰老的补品服用;外用药酒则用于疥癣顽疮、跌打损伤、风湿痹痛等病症。(中华人民共和国国家标准中医临床诊疗术语-治法)

药粥疗法 yao zhou liao fa
【英文名】Medicated Gruel Therapy
【定义】治法。饮食疗法。将中药和谷物同煮为粥,食用药粥以防治疾病的方法。可用于各种慢性疾病的辅助治疗,以及对老年体弱、病后、产后、手术后起到保健强身的作用。(中华人民共和国国家标准中医临床诊疗术语-治法)

药膏疗法 yao gao liao fa
【英文名】Medical Ointment Treatment
【定义】治法。外治法。将外用药膏敷贴于肌肤,药膏通过皮肤、粘膜的吸收,起到行气活血、疏通经络、祛邪外出的治疗作用。主要用于损伤、骨折、局部感染等。(中华人民共和国国家标准中医临床诊疗术语-治法)

药膳疗法 yao shan liao fa
【英文名】Medicated Diet Treatment
【定义】治法。饮食疗法。是指应用具有药性的食物及药物,经过烹调成菜肴以防治疾病的一种治疗方法。(中国中医独特疗法大全)

药糖疗法 yao tang liao fa
【英文名】Medicated Sugar Treatment
【定义】治法。饮食疗法。指应用某些药物或具有药性的食物,与糖一起制成药糖以防治疾病的一种治疗方法。(中国中医独特疗法大全)

药物发泡灸 yao wu fa pao jiu
【英文名】Medicinal Blister-Causing Moxibustion
【异名】药物发泡疗法(汉英双解针灸大辞典)
【定义】灸法。即天灸。指利用某些对皮肤有刺激作用的药物外敷于穴位上,使其发疱以起到类似艾条灸法的效果。(汉英双解针灸大辞典)

药熏蒸气灸 yao xun zheng qi jiu
【英文名】Moxibustion by Steaming with Herbal Medicine
【定义】灸法。见《五十二病方》。是利用药液蒸气熏灸经络穴位,而达到治疗目的的一种灸法。临床上因药物处方及熏灸部位不同,适应证也有所区别。(英汉双解针灸大辞典)

药末吹耳疗法 yao mo chui er liao fa
【英文名】Therapy of Blowing Medicinal Powder into the Ear
【异名】药末喷耳疗法(中华人民共和国国家标准中医临床诊疗术语-治法)
【定义】治法。外治法。将具有清热消肿、解毒收敛等作用的药物研成极细粉末,用喷吹的方法,使药粉布于耳道等处,以治疗耳部疾病的一种方法。多用于耳疮、旋耳疮、脓耳等病。(中华人民共和国国家标准中医临床诊疗术语-治法)

药液拭口疗法 yao ye shi kou liao fa
【英文名】Rubbing Oral Cavity with Drug Decoction Method
【定义】治法。外治法。用干净纱布蘸药汁或淡盐水拭抹口腔,以达清洁患部的一种治疗方法。适用于小儿鹅口疮及神昏患者等。(中华人民共和国国家标准中医临床诊疗术语-治法)

药液滴鼻疗法 yao ye di bi liao fa
【英文名】Dropping into the Nose Therapy

【定义】治法。外治法。将具有芳香通窍、收敛止涕、凉血止血等作用的药物制成水剂、乳剂或油剂等,将药液滴入鼻内,以治疗各种鼻病的方法。常用于伤风鼻塞、鼻窒、鼻渊、鼻槁、鼻衄等。(中华人民共和国国家标准中医临床诊疗术语-治法)

胡椒灸 hu jiao jiu

【英文名】Pepper Moxibustion

【定义】灸法。以白胡椒末适量,加面粉和水制成厚约0.5cm,直径约2cm圆饼,中央呈凹型。置适量药末(如丁香、麝香、肉桂)于内填平,上置艾炷灸之。(普通高等教育中医药类规划教材)

标本 biao ben

【英文名】Branch and Root

【定义】针灸学名词。十二经脉以头面、躯干为标,以四肢为本。(汉英针灸辞典)

标本论治 biao ben lun zhi

【英文名】Radical-Symptomatic Differentiation and Treatment

【定义】中医学名词。对疾病的标和本进行辨证治疗的过程。(普通高等教育中医药类规划教材)

标本兼治 biao ben jian zhi

【英文名】Origin and Superficiality are Treated at the same time; Treat the Symptoms and Cause at the same time

【异名】标本同治(汉英双解中医大辞典)

【定义】治则。指在病之标与本同时急剧,或标本均不太急的情况下,则应标本兼顾。(汉英双解中医大辞典)

枯痔疗法 ku zhi liao fa

【英文名】Necrotizing Therapy for Hemorrhoids

【定义】治法。是以腐蚀枯脱、燥湿收敛等作用的药物所制成的散剂,涂搽于内痔核,使痔核发生凝固性坏死、萎缩、脱落而治愈疾病的一种方法。(中国中医独特疗法大全)

枯痔钉疗法 ku zhi ding liao fa

【英文名】Hemorrhoid-Sclerosing Nail Therapy

【定义】治法。用具有燥湿收敛、腐蚀坏死作用的药物制成"钉"状,插入痔核,使痔核干枯、坏死、脱落而痊愈,是用于治疗内痔的一种方法。(中国中医独特疗法大全)

枸杞根蒸气灸 gou qi gen zheng qi jiu

【英文名】Steam Moxibustion Therapy Using the Root of Barbary Wolfberry

【定义】灸法。药物蒸气灸法。取枸杞根适量,捣烂后水煎,倒入盆中或杯中,对准患处用蒸气熏蒸。适用于治疗痔疮等证。(普通高等教育中医药类规划教材)

咸寒清热 xian han qing re

【英文名】Clearing Heat with Briny and Cold Drugs

【定义】治法。运用性寒味咸的药物,以清除邪热,适用于阴虚内热等证的治疗方法。(中华人民共和国国家标准中医临床诊疗术语-治法)

威灵仙灸 wei ling xian jiu

【英文名】Radix-Clematidis Moxibustion

【定义】灸法。取威灵仙叶捣成糊状,加入少量红糖搅拌匀,敷贴在穴位上。适用于治疗痔疮出血,急性结膜炎,百日咳,扁桃腺炎。(普通高等教育中医药类规划教材)

歪斜舌 wai xie she

【英文名】Crooked Tongue

【定义】中医诊断学术语。指舌体偏于一侧。(汉英针灸辞典)

厚苔 hou tai

【英文名】Thick Coating

【定义】中医诊断学术语。舌苔的一种。不能透过舌苔见到舌体。(汉英针灸辞典)

研子穴 yan zi xue

【英文名】Yanzi Point

【定义】腧穴。经外奇穴。位于尺骨茎突的高点处。主治手腕疮疖。艾条灸3~5分钟。(汉英针灸辞典)

砖功 zhuan gong

【英文名】Brick Qigong

【定义】气功功法名。本功法是通过砖的重量,增加内气和体力,使人强身壮体、防病祛病、延年益寿的一种功法。(中国当代气功全书)

砭石 bian shi

【英文名】Stone Needle

【异名】砭针(汉英中医辞海)

【定义】针具名。为一种楔形石块,约起源于新石器时代,用于砭刺患部,以治疗各种疼痛和排脓放血等。后来随着社会生产力的提高,这种医疗工具逐渐被金属的九针所代替。(汉英双解中医大辞典)

砭法 bian fa

【英文名】Flint Acupuncture; Stone Needling

【异名】砭镰法(汉英双解针灸大辞典);飞针(汉英双解针灸大辞典)

【定义】针灸方法。用砭石为针刺工具,砭刺患处治疗各种疼痛和排脓放血等。(普通高等教育中医药类规划教材)

砭镰疗法 bian lian liao fa

【英文名】Flint Stone Needling

【定义】治法。外治法。用三棱针、小刀锋或带有细刺的龙须草、灯心草等在病变处浅刺或擦洗,使之少

量出血，以使蕴阻之邪热随血外泄的一种疗法。适用于下肢丹毒及红线疔等。（普通高等教育中医药类规划教材）

面功 mian gong

【英文名】Face Qigong

【定义】气功功法名。动功。两手相摩使热，随向面上高低处揩之，定要周到，再以口中津液于掌中，擦热揩面多次。两手相摩时宜闭口鼻之气。（汉英中医辞海）

面针 mian zhen

【英文名】Face Needle；Face Acupuncture

【异名】面针疗法（汉英双解中医大辞典）

【定义】针刺方法。针刺面部的特定穴位，以治疗疾病。常用于各种胃肠疾患、缺乳及各种痛症等。（普通高等教育中医药类规划教材）

面壁 mian bi

【英文名】Sitting Qigong；Facing the Wall；Sit in Meditation

【异名】坐禅（汉英中医辞海）

【定义】气功术语。泛指习练气功。（汉英中医辞海）

面岩穴 mian yan xue

【英文名】Mianyan Point

【定义】腧穴。经外奇穴。位于面部，鼻翼凸出处平行两侧，上直对眶下缘外 1/4 与内 3/4 交界处。左右计二穴。（实用针灸辞典）

面八邪穴 mian ba xie xue

【英文名】Mianbaxie Points

【定义】腧穴。经外奇穴。与左右承光、攒竹、禾髎、人迎八穴同位。主治疠风。浅刺出血。（汉英针灸辞典）

面针麻醉 mian zhen ma zui

【英文名】Face Acupuncture Anesthesia

【定义】针灸学名词。针刺麻醉法。以针刺面部特定穴位达到镇痛效果以进行手术的方法。临床可根据手术部位及所涉及的内脏选取相应的刺激点，并可根据“肺主皮毛”、“心主神明”的理论，选用肺点止切皮痛，用心点以镇静安神。（汉英双解中医大辞典）

面颊耳穴 mian jia er xue

【英文名】Cheek Point (Ear)

【异名】$LO_{5、6i}$（中华人民共和国国家标准－耳穴名称与部位）

【定义】腧穴。耳穴名。在耳垂正面眼区与内耳区之间，即耳垂 5、6 区交界处。（中华人民共和国国家标准－耳穴名称与部位）

牵正穴 qian zheng xue

【英文名】Qianzheng Point

【定义】腧穴。经外奇穴。位于面部，耳垂前 0.5～1 寸处，与耳垂中点相平，指压局部酸沉明显处。左右计二穴。（实用针灸辞典）

牵抖法 qian dou fa

【英文名】Pulling-Shaking Manipulation

【定义】推拿手法。是牵引和抖动相结合的手法。病人俯卧，双手用力抓住床头。医生两手分别握住其两踝上部，渐渐用力向后牵拉。持续 1～2 分钟后放松作左右摆动，病人腰部放松时，突然上下抖颤数次。然后再用力牵拉，重复操作数次。功能理筋复位、止痛。治疗急性腰扭伤及腰椎间盘突出等。（汉英双解中医大辞典）

牵涉痛 qian she tong

【英文名】Referred Pain

【定义】中医学名词。即当某一内脏器官有病变，患者除感觉患病器官的局部不适或疼痛外，尚可在远离该器官的体表某部皮肤或深部组织发生疼痛感觉过敏，这种现象称为牵涉痛。（实验针灸学）

牵推法 qian tui fa

【英文名】Pulling-Pushing Technique for Rdeuction

【异名】手托法（汉英中医辞海）

【定义】治法。下颌关节脱臼整复法。一人以手指牵其颐，以渐推之，则复入矣。（汉英中医辞海）

牵拉复位 qian la fu wei

【英文名】Pulling Reduction

【定义】治法。主要用于关节脱位，一般是关节重叠变位。个别肢体延长，也是关节头被嵌顿，不能回复原位，因此向远端或某一方向牵引，加上筋肉的挤压力，即可使关节头回复原位。在向远端的牵引过程中，应先顺畸形方向牵拉，然后再逐步牵至所需要的位置，用力要稳、缓，逐渐加大牵引力，切忌强扭猛拉。（汉英双解中医大辞典）

牵引回旋法 qian yin hui xuan fa

【英文名】Pulling-Rotating Reduction

【定义】治法。是肩关节脱位的一种治疗方法。患者取坐位或卧位，术者站于患侧，以右肩关节前脱位为例。术者用右手把住患肢肘部，左手握住手腕。右手徐徐向下牵引，同时外展、外旋上臂，以松开胸大肌的紧张，使肱骨头回到关节盂的前上缘。在上臂外旋牵引位下，逐渐内收其肘部，使之于前下胸壁相接。此时肱骨头已由关节盂的前上缘向外移动，关节囊的破口逐渐张开。在上臂高度内收下，迅速内旋上臂，肱骨头便可通过扩大的关节破口滑入关节盂内，并可闻及入臼声响。（汉英双解中医大辞典）

牵抖复位法 qian dou fu wei fa

【英文名】Pulling-Shaking Reduction

【定义】治法。是用于治疗桡骨远端伸直型骨折、骨折线未进入关节、骨折段完整者的一种治疗手法。患者取坐位,老年患者则取平卧位,患肢外展,肘部屈曲 90°,前臂中立位。一助手握住上臂下段,术者用两手紧握手掌,两拇指并列置于骨折远端背侧,其余四指置于其腕掌部,扣紧大小鱼际肌,先顺势拔伸 2～3 分钟,待重叠移位完全矫正后,将远端旋前,并利用牵引力,顺纵轴方向骤然猛抖,同时迅速尺偏掌屈,使之复位。(汉英双解中医大辞典)

牵推复位法 qian tui fu wei fa

【英文名】Pulling-Pushing Reduction

【定义】治法。用于肘关节半脱位的整复手法。患者侧卧,患侧向上,屈曲肩、肘关节,一助手立于患者胸前,双手紧握患腕上部,沿前臂纵轴方向牵拉,医者双手拇指顶住鹰嘴部,余指环勾住肱骨远端,配合助手对抗牵引,如有滑动感,即已复位。(汉英双解中医大辞典)

牵拉肘复位法 qian la zhou fu wei fa

【英文名】Reduction for Subluxation of Capitulum Radii

【定义】治法。用于牵拉肘的整复手法。以左肘为例:医者以右手拇指置于患肘桡骨小头部,余指对握肘内侧;左手拇指置于患腕背侧,余指对握掌侧。当左手持患臂作旋后同时牵引伸肘动作时,右手拇指下压桡骨小头,即可感到复位的滑动感,再做 2～3 次伸屈肘关节的活动即可。(汉英双解中医大辞典)

牵拉屈肘复位法 qian la qu zhou fu wei fa

【英文名】Elbow Pulling-Flexing Reduction

【定义】治法。是肘关节后脱位的一种治疗手法。助手用双手握患肢上臂,术者用一手握住患肢腕部,另一手握持肘关节,在对抗牵引的同时,握持肘关节前方的拇指,扣住肱骨下端,向后上方用力推按,置于肘后鹰嘴突部的其余四指,向前下方用力端托,在持续加大牵引力量下,当听到或触诊到关节复位弹响感觉时,使肘关节逐渐屈曲至 90°～135°,复位即成功。(汉英双解中医大辞典)

拭法 shi fa

【英文名】Pulling-Rubbing Manipulation

【定义】推拿手法。用手掌或指腹附着在治疗部位上作直线或螺旋形的推进。功能舒气、活血、止痛。治疗脘腹胀痛、胸闷胁痛、便秘泄泻及外伤性软组织红肿疼痛等。(汉英双解中医大辞典)

挂线法 gua xian fa

【英文名】Ligation Therapy

【定义】治法。采用丝线,药线或橡皮筋等挂断瘘管或窦道的治疗方法。将探针由甲孔进去从乙口出来,丝线系在从乙口出来的探针头部,后接橡皮筋,使探针从甲口拉出,将橡皮筋两头提起,在根部用丝线结扎,打手术结。注意:发现橡皮筋松时,及时拉紧,重新在根部结扎。仔细探道,防止形成假道。利用线的紧力,阻绝气血,使肌肤坏死,达到切开目的。适用于瘘管、窦道,疮口生于血络处,不宜切开者。(汉英双解中医大辞典)

持续牵引 chi xu qian yin

【英文名】Continuous Traction

【定义】治法。持续牵引是用适当重量的牵引力和自身体重的反牵引力;或用机械的支撑力,克服肌肉的收缩力,矫正重叠移位和肢体挛缩,使骨折、脱位得到整复,并防止再移位的牵引方法。适用于严重错位或不稳定骨折,以及用夹板固定后断端仍不稳定的骨折。(汉英双解中医大辞典)

持续运针法 chi xu yun zhen fa

【英文名】Continuous Needle Manipulation

【定义】针灸学名词。针刺得气后不断地进行捻转或提插等运针操作,使患者一直保持明显的针刺感应,持续时间视病情而定。(普通高等教育中医药类规划教材)

挑刺 tiao ci

【英文名】Blood-Letting Puncture

【异名】砭镰(汉英双解中医大辞典)

【定义】治法。用三棱针或刀锋在疮疡患处,浅刺皮肤或粘膜,从而放出少量血液,促使内蕴热毒随血外泄的一种治疗方法。现代多用于丹毒和红丝疔。(汉英双解中医大辞典)

挑治法 tiao zhi fa

【英文名】Pricking Therapy

【异名】针挑(汉英双解中医大辞典);挑针(汉英双解中医大辞典);挑草子(汉英双解针灸大辞典)

【定义】治法。是指在一定的穴位或部位上用针具(三棱针、圆利针、大号注射针头等)挑断皮下白色纤维组织,或挑刺挤压出血以治疗某些疾病的方法。一般以背俞为主作定点挑治,亦可以痛点、疹点或穴位为点挑刺。(普通高等教育中医药类规划教材)

挑痔疗法 tiao zhi liao fa

【英文名】Hemorrhoid-Pricking Therapy

【定义】治法。指在腰骶部及上唇系带处挑治以治疗痔疮的方法。(普通高等教育中医药类规划教材)

挑筋灸癖法 tiao jin jiu pi fa

【英文名】Pricking-Tendon and Moxibustion Therapy for Hypochondriac Nodes

【定义】治法。用灸法和挑治法相结合治疗癖证的方法。(普通高等教育中医药类规划教材)

指针 zhi zhen

【英文名】Finger-Needle

【定义】针灸学名词。即以手指代针，如用手指施行按、压、掐、切或揉动等。（汉英双解中医大辞典）

指拔 zhi ba

【英文名】Finger Pulling

【定义】针刺方法。指出针之时，将针提至皮下，待针气缓不觉沉紧时再拔针的方法。（汉英双解针灸大辞典）

指法 zhi fa

【英文名】Technique of Fingers when Taking Pulse

【定义】中医诊断学名词。医生诊脉的操作方法。（中医诊断学）

指留 zhi liu

【英文名】Finger Retaining

【定义】针刺方法。见《针灸大成》。指在出针时不立即将针拔出，而将针提至天部在皮下停留一段时间，使荣卫之气疏散，不致随针外逸的一种方法。（汉英双解针灸大辞典）

指捻 zhi nian

【英文名】Finger Twirling

【定义】针刺手法。见《针灸大成》。针刺时以捻转为基础，目的在于行气的一种手法。可在通过关节时配合应用。（汉英双解针灸大辞典）

指搓 zhi cuo

【英文名】Finger Rotating

【定义】针刺手法。见《针灸大成》。指针刺后的捻转方法，如搓线状。（汉英双解针灸大辞典）

指循 zhi xun

【英文名】Finger Pressing

【定义】针刺手法。见《针灸大成》。指针刺而气不至，可用指循导气法来催动经气的方法。（汉英双解针灸大辞典）

指三关 zhi san guan

【英文名】Three Guan of Fingers

【异名】小三关（汉英双解中医大辞典）

【定义】中医学名词。①小儿指诊部位名。即风关、气关、命关的合称。（汉英双解中医大辞典）②推拿部位名。又名小三关。即食指三节指骨的腹面，近端指节为风关，中段指节为气关，远端指节为命关。推之具有通血气发汗之作用。（汉英双解中医大辞典）

指寸法 zhi cun fa

【英文名】Finger-Cun Measurement

【异名】同身寸（普通高等教育中医药类规划教材）；指寸定位法（普通高等教育中医药类规划教材）

【定义】针灸学名词。取穴法。即以本人手指不同部位折作不同长度量取穴位的一种方法。其法有三：即拇指同身寸、中指同身寸和一夫法。（汉英双解中医大辞典）

指击法 zhi ji fa

【英文名】Tapping Manipulation with Finger

【定义】推拿手法。以手指击打体表治疗部位的手法。（普通高等教育中医药类规划教材）

指耳穴 zhi er xue

【英文名】Finger Point (Ear)

【异名】SF_1（中华人民共和国国家标准－耳穴名称与部位）

【定义】腧穴。耳穴名。在耳舟上方处，即耳舟1区。（中华人民共和国国家标准－耳穴名称与部位）

指拨法 zhi bo fa

【英文名】Finger Plucking

【定义】针刺方法。针刺时用手指拨动针柄以增强针感的方法。其法用拇、食指捏持针柄，以中指轻轻拨动针体，以增强针感。（汉英双解针灸大辞典）

指持法 zhi chi fa

【英文名】Finger-Holding Method

【定义】针刺手法。右手持针，将针尖对准欲针的穴位准备进针，如《针灸大成·三衢杨氏补泻》："指持者，凡下针，以右手持针，于穴位上方着力旋插，直至腠理"。（普通高等教育中医药类规划教材）

指按法 zhi an fa

【英文名】Finger-Pressing Manipulation

【定义】推拿手法。按法。用拇指端或指腹按压体表。功能放松肌肉，开通闭塞，活血止痛。治疗胃脘痛、头痛、肢体酸痛麻木等。（汉英双解中医大辞典）

指振法 zhi zhen fa

【英文名】Finger-Vibrating Manipulation

【定义】推拿手法。振法。用手指着力振动，操作时力量集中于手指上。（汉英双解中医大辞典）

指根穴 zhi gen xue

【英文名】Zhigen Point

【异名】下四缝（汉英双解针灸大辞典）

【定义】腧穴。经外奇穴。位于第二、三、四、五指指掌横纹之中点处，左右计八穴。主治手部疔疮，五指尽痛，腹痛呕吐，发热。三棱针点刺出血。（汉英双解针灸大辞典）

指揉法 zhi rou fa

【英文名】Finger-Kneading Manipulation

【定义】推拿手法。揉法。医者用手指的罗纹面着力于治疗部位或穴位，作轻柔缓和的环旋运动并带动该处的皮下组织一起揉动的手法。（中国推拿手法学）

指摩法 zhi mo fa

【英文名】Finger-Rubbing Manipulation

【定义】推拿手法。摩法。用指面进行的摩法。用食、中、无名指附着于一定的部位上,以腕关节为中心,连同掌、指作节律性的环旋运动。功能和中理气,消积导滞,调节胃肠蠕动。主治脘腹疼痛,食积胀满,气滞及胸胁迸伤等。(汉英双解中医大辞典)

指切进针 zhi qie jin zhen

【英文名】Finger-Pressing Insertion

【异名】爪切进针(汉英双解针灸大辞典)

【定义】针刺方法。进针法。其法两手配合,用左手拇指或食指的指甲压切穴位,右手持针沿着指甲旁迅速刺入。适用于短针的进针。指(爪)切能固定穴位,帮助进针,减轻疼痛并可增强针感。(汉英双解针灸大辞典)

指压麻醉 zhi ya ma zui

【英文名】Anesthesia with Finger-Pressing

【定义】中医学名词。用手指按压穴位来达到镇痛、镇静的作用,以便进行手术的方法。常用于拔牙、甲状腺切除、骨折复位、关节脱位复位等手术。(普通高等教育中医药类规划教材)

指尖击法 zhi jian ji fa

【英文名】Tapping Manipulation with Finger-Tip

【定义】推拿手法。击法。用指尖轻轻打击体表,如雨点下落。(汉英双解中医大辞典)

指针疗法 zhi zhen liao fa

【英文名】Finger-Acupuncture Therapy

【异名】指压疗法(汉英双解中医大辞典);点穴疗法(汉英双解中医大辞典)

【定义】治法。是用手指在穴位处紧按揉压的治疗方法。操作时,一般用拇、食两指捏住中指末节,以中指尖按揉穴位,指力由轻至重,至局部有酸麻胀感,时间长短应酌情而定。有舒筋活络,疏通瘀滞,开窍止痛,益气宁神等作用。适用于休克、晕厥、中暑、癫痫、癔病、胃病及牙痛等。(汉英双解中医大辞典)

指拨疗法 zhi bo liao fa

【英文名】Finger Poking Therapy

【异名】指拨法(中国中医独特疗法大全)

【定义】推拿治法。依照"以痛为腧,不痛用力"的原则,在穴位上进行手指平推和拨法(简称指拨法),以治疗伤痛病症的一种治疗方法。(中国中医独特疗法大全)

指切押手法 zhi qie ya shou fa

【英文名】Finger Pressing

【异名】爪切押手法(汉英双解中医大辞典)

【定义】针刺方法。针刺押手法。操作时,用左手拇指指甲切压穴位,右手将所持之针紧靠甲面刺入。本法常用于短针进针。(汉英双解中医大辞典)

指压行气法 zhi ya xing qi fa

【英文名】Qi-Promoting Method by Finger Pressing

【异名】按压行气法(汉英双解中医大辞典)

【定义】针刺方法。针刺行气法。是用手指按压针刺穴位的前后来控制针感传导的方法。即要使针感向上,可用手指按压针刺穴位的下方;要使针感向下,可用手指按压针刺穴位的上方。(汉英双解中医大辞典)

指压进针法 zhi ya jin zhen fa

【英文名】Inserting the Needle under Pressure of Finger

【定义】针刺方法。进针法。其法:右手持针,拇、食指捏住针根部,以中指或无名指直抵穴位,针身紧靠指旁,然后运用拇、食指的压力,将针迅速刺入穴位,本法适用于短针的进针,可单手操作,不须左手按压。(汉英双解针灸大辞典)

指压－指感趋势图 zhi ya zhi gan qu shi tu

【英文名】Trendgraph of Finger Pressure and Finger Feeling in Pulse Diagnosis

【定义】中医诊断学名词。以指压为横坐标,指感为纵坐标,坐标上的趋势曲线表示随着切脉的压力由轻到重,脉动应指力量相应变化的过程,可反映脉位的深浅,脉力的大小和趋势的变化。(中医诊断学)

指间关节拔伸法 zhi jian guan jie ba shen fa

【英文名】Traction and Counter-Traction of Interphalangeal Joints

【定义】推拿手法。拔伸法在指间关节的操作法。用一手捏住被拔伸关节的近侧端,另一手捏住其远侧端,两手同时反方向用力牵引。功能舒筋复位。主治关节错位、伤筋等。(汉英双解中医大辞典)

指间骨关节滚法 zhi jian gu guan jie gun fa

【英文名】Rolling Manipulation with Interphalangeal Joints

【定义】推拿手法。用指间关节作为着力点进行滚动的手法。(推拿手法学)

垫膝屈膝法 dian xi qu xi fa

【英文名】Knee-Bending Manipulation by Padding Knee Joint

【定义】推拿手法。患者取卧位,医者站于患肢侧方,用一手臂垫置于膝关节后侧,另一手握住患肢距小腿关节上部,然后作屈膝屈髋运动,达到限度时,垫置膝后之手向前推压膝关节,另一手用力下压小腿,作膝关节屈曲动作。(普通高等教育中医药类规划教材)

挤法 ji fa

【英文名】Squeezing Manipulation

【定义】推拿手法。用单手或双手在治疗部位上作对称用力向当中挤压。功能消散筋结,治疗腱鞘囊肿。(汉英双解中医大辞典)

挤压类手法 ji ya lei shou fa

【英文名】Squeezing-Pressing Manipulation

【定义】推拿手法。用指、掌或肢体其他部分按压或对称性挤压体表。包括按法、点法等。(汉英双解中医大辞典)

按诊 an zhen

【英文名】Pressing for Diagnosis

【异名】触诊(汉英双解针灸大辞典)

【定义】诊法。用手对病人体表进行触摸按压,以获得诊断印象的一种诊察方法。包括按肌表、按手足、按胸腹、按颈部、按经脉、按腧穴等。(汉英双解针灸大辞典)

按法 an fa

【英文名】Pressing; Pressing Manipulation; Perssing with Fingers for Pulse Feeling

【定义】①针刺手法。单式针刺手法。将针下插少许,促使感应增强。(普通高等教育中医药类规划教材)②针灸学名词。指针刺前用手指按压穴位。(汉英双解针灸大辞典)③推拿手法。用手指、手掌或屈曲的指关节突起部按压体表。功能放松肌肉,开通闭塞,活血止痛。(汉英双解中医大辞典)④诊法。探索脉象的手法(举按寻)之一。手指用力较重,甚至按到筋骨以体察脉象。(中医诊断学)

按摩 an mo

【英文名】Massage

【异名】按摩疗法(中国中医独特疗法大全);推拿疗法(中国中医独特疗法大全)

【定义】中医学名词。指医者以手、腕、肘、前臂、脚、膝、头等部位,按照一定的要求施加于患者的身体,从而实现其防治疾病目的的一种中医疗法。(普通高等教育中医药类规划教材)

按牙关 an ya guan

【英文名】Pressing Yaguan

【定义】推拿手法。即在牙关穴用指端按压。功能通关开窍,疏风活络。常用于治疗牙关紧闭,口眼歪斜等。(汉英双解中医大辞典)

按手足 an shou zu

【英文名】Palpating the Hands and Feet

【定义】诊法。通过触摸病人手足部位的寒热,来判断疾病的寒热虚实及表里内外顺逆。(中医诊断学)

按压法 an ya fa

【英文名】Pressing Method

【定义】推拿手法。即用拇指、食指、中指指腹按压患者体表一些穴位以治疗疾病的方法。(普通高等教育中医药类规划教材)

按肌肤 an ji fu

【英文名】Palpating the Muscle and Skin

【定义】诊法。触摸某些部位的肌肤,通过肌肤的寒热、润燥、滑涩、疼痛、肿胀、疮疡等不同情况,以分析疾病的寒热虚实及气血阴阳盛衰的诊断方法。(中医诊断学)

按胸胁 an xiong xie

【英文名】Palpating the Chest and Hypochondrium

【定义】诊法。指根据病情的需要,有目的地对前胸和胁肋部进行触摸按压或扣击,以了解局部及内脏病变的情况。按胸胁主要候心、肺、肝的病变。(中医诊断学)

按脘腹 an wan fu

【英文名】Palpating the Stomach and Abdomen

【定义】诊法。通过触按胃脘部及腹部,以辨别不同脏腑组织的发病及证之寒热虚实的诊断疗法。(中医诊断学)

按揉法 an rou fa

【英文名】Pressing-Kneading Method

【定义】推拿手法。按与揉相互配合应用的手法。(推拿手法学)

按睛明 an jing ming

【英文名】Pressing Jingming

【定义】推拿手法。自我推拿方法。以左手或右手的拇、食二指罗纹面,按在目内眦角上方1分陷凹中,先向下按,然后向上挤,一挤一按,重复进行,酸胀为宜。适用于眼保健。(汉英双解中医大辞典)

按腰俞 an yao shu

【英文名】Pressing Yaoshu

【定义】推拿手法。即用指端按腰俞穴。功能通经活络。主要用于治疗腰痛,下肢瘫痪等。(汉英双解中医大辞典)

按腧穴 an shu xue

【英文名】Palpating the Acupoints

【定义】诊法。通过触摸病人手足部位的冷热,来判断疾病的寒热虚实及表里内外顺逆。(中医诊断学)

按截法 an jie fa

【英文名】Needling Method of Palpating and Truncating

【定义】针刺手法。行气法。针刺得气后,右手握住针柄,左手按压针穴的上方,然后施以捻转、提插等手法,可使经气下行;反之,按压经穴下方,可使经气上行。(普通高等教育中医药类规划教材)

按而收之 an er shou zhi

【英文名】Suppress and Subdue Evil

【定义】治则。指对剧烈的邪气,要采取抑制、制伏的方法,以挫其锐气,控制其发展。(汉英双解中医大辞典)

按利尿穴 an li niao xue

【英文名】Pressing Liniao Point

【定义】推拿手法。即用指端按揉利尿穴。(普通高等教育中医药类规范教材)

按弦搓摩 an xian cuo mo

【英文名】Pressing String and Foulaging-Rubbing

【异名】按弦走搓摩(汉英双解中医大辞典)

【定义】小儿推拿手法。用双掌在儿胁上搓摩,从上至下多次。功能理气化痰。主治咳嗽、哮喘、痰积。(汉英双解中医大辞典)

按揉四白 an rou si bai

【英文名】Pressing-Kneading Sibai

【定义】推拿手法。自我推拿方法。以左右手食指罗纹面,分别按在目下1寸处,持续按揉,酸胀为宜。适用于眼保健。(汉英双解中医大辞典)

按揉肩髃 an rou jian yu

【英文名】Pressing-Kneading Jianyu

【定义】推拿手法。自我推拿方法。以一手中指罗纹面,紧贴肩端前面的陷凹处,用力持续按揉,酸胀为宜。适用于上肢、肩部保健。(汉英双解中医大辞典)

按压抖动法 an ya dou dong fa

【英文名】Pressing-Shaking Reduction

【定义】治法。是治疗腰椎间盘突出症、腰椎后关节错缝的一种治疗手法。以双掌重叠压患椎部,用力向下按压后,迅速放松,使腰部上下振动,医者手部不离开皮肤,连续按压抖动数十次,力量由轻到重,频率由慢到快,协调而有节奏。重者,在按压时一助手在腋部固定,另一助手握双踝向远侧牵引,并将双下肢抬高,抖动或左右摆动。(汉英双解中医大辞典)

按肌群取穴 an ji qun qu xue

【英文名】Selection of Points according to Muscle Groups

【定义】针灸学名词。取穴法。在病变所在的肌肉或肌群处选取穴位。常用于肌肉瘫痪、萎缩等症。(汉英双解针灸大辞典)

按时取穴法 an shi qu xue fa

【英文名】Points Selection according to the Time of a Day

【定义】针灸学名词。取穴法。根据不同的时刻选取不同的穴位的取穴方法。(普通高等教育中医药类规范教材)

按经配穴法 an jing pei xue fa

【英文名】Combination of Certain Meridian Points

【定义】针灸学名词。配穴法。根据病情的需要选取特定的经脉的穴位的配穴法。(汉英双解针灸大辞典)

按科分类法 an ke fen lei fa

【英文名】Classifying Diseases according to Different Medical Department of Traditional Chinese Medicine

【定义】中医学名词。以历史形成的医学分科为基础,对疾病进行分类的方法。(中医诊断学)

按神经取穴 an shen jing qu xue

【英文名】Selection of Points according to the Distribution of Nerves

【定义】针灸学名词。取穴法。指按照神经的分布选取有关的穴位,多数选用与脊神经相应的夹脊穴和某些分布在神经丛或神经干通路上的穴位。(汉英双解针灸大辞典)

按部配穴法 an bu pei xue fa

【英文名】Combination of Points in Certain Parts of the Body

【定义】针灸学名词。配穴法。是结合身体的一定部位进行配穴的一种方法。具体可分上下配穴法、前后配穴法、左右配穴法、三部配穴法。(普通高等教育中医药类规划教材)

按揉足三里 an rou zu san li

【英文名】Pressing-Kneading Zusanli

【定义】推拿手法。以一手中指罗纹面,紧贴足三里处,用力持续按揉,酸胀为宜。(普通高等教育中医药类规范教材)

按摩推拿法 an mo tui na fa

【英文名】Pressing and Rubbing

【定义】治法。正骨八法之一。即按患部的肌肉走向,双手先由上而下,再由下而上,徐徐按摩,顺骨捋筋。本法可调理骨折周围的软组织,使扭转错位的肌肉、肌腱,随着骨折的复位而舒畅通达,不但可以促进骨折愈合,而且能防止关节僵直。适用于各种骨折、脱位及伤筋。(汉英双解中医大辞典)

挪法 nuo fa

【英文名】Forward-Moving Manipulation

【定义】推拿手法。把手掌平放在治疗部位上,随即满把将该部肌肉拿住,稍停,再放手前移,拿住前方肌肉。如此不断向前移动。适用于背、腹部。功能活血散瘀,消除积聚。主治局部软组织损伤、脘腹胀满、食积、腹痛。(汉英双解中医大辞典)

挪手腕法 nuo shou wan fa

【英文名】Wrist-Moving Reduction

【定义】治法。用于腕关节脱臼的整复手法。以右腕为例:患者正坐仰掌,医者以左手托捏伤臂固定不动,再以右手握其掌部,用力拔伸,有滑动感时即已复位。(汉英双解中医大辞典)

挪脚踝骨入臼手法 nuo jiao huai gu ru jiu shou fa

【英文名】Ankle-Moving Reduction

【定义】治法。用于踝关节脱位的整复手法。以足内翻、外翻突出的脱位为例,医者环握足部向远端牵引,同时拇指压腓骨下端,余指外翻足部以复其位,再使关节屈

伸活动数次即可。(汉英双解中医大辞典)

轻重 qing zhong

【英文名】Feeling Pulse with Light or Heavy Pressure

【定义】中医诊断学名词。脉诊的手法之一。指切脉时指力的轻按、重按。(汉英中医辞海)

轻可去实 qing ke qu shi

【英文名】Relieving Exterior Syndrome of Excess by Mild Herbs

【定义】治法。用轻清疏解的药物,以治疗风温初起的表实证。如头痛身热、微恶风寒、无汗、咳嗽、苔白、脉浮数等。(汉英中医辞海)

轻宣肺气 qing xuan fei qi

【英文名】Opening the Inhibited Lung-Qi with Drugs of Mild Action

【定义】治法。即用轻剂宣通肺气,清解表热的治法。(汉英中医辞海)

轻宣凉燥 qing xuan liang zao

【英文名】Disperse Cool-Dryness Evil

【定义】治法。具有宣散寒邪、增液润燥作用,适用于凉燥证、凉燥袭肺证的治疗方法。(中华人民共和国国家标准中医临床诊疗术语－治法)

轻宣润燥 qing xuan run zao

【英文名】Open the Inhibited Lung-Qi by Moisturizing Dryness;Moistening Dryness with Light Drugs

【异名】轻宣外燥(中华人民共和国国家标准中医临床诊疗术语－治法)

【定义】治法。具有轻宣散邪、增液润燥作用,适用于外燥袭表所致病症方法。(中华人民共和国国家标准中医临床诊疗术语－治法)

轻清宣化 qing qing xuan hua

【英文名】Dispersing Dampness with Drugs of Mild Action

【异名】轻清芳化(中华人民共和国国家标准中医临床诊疗术语－治法)

【定义】治法。用轻清芳香之品以宣化湿浊,适用于湿邪阻滞证的治疗方法。(中华人民共和国国家标准中医临床诊疗术语－治法)

轻清疏解 qing qing shu jie

【英文名】Expel the Evil Factor with Drugs of Mild Action;Dredging and Relieving with Light Drugs

【定义】治法。用轻清上浮、疏解泻热的方药,以治疗上焦风热病症的方法。(汉英中医辞海)

鸦胆子灸 ya dan zi jiu

【英文名】Fructus-Bruceae Moxibustion

【定义】灸法。取鸦胆子适量,捣烂如泥膏状,敷于患处,胶布固定,不可将药物敷于正常皮肤上。适用于治疗扁平疣。(普通高等教育中医药类规划教材)

背功 bei gong

【英文名】Back-Qigong

【定义】气功功法名。动功。作法:两手据床,缩身曲背,拱背向上十三举。可祛除心肝之邪。(汉英中医辞海)

背法 bei fa

【英文名】Backing Manipulation

【定义】推拿手法。医者和患者背靠背站立,医生两肘套住患者肘弯部,然后弯腰屈膝挺臀,将患者反背起,使其双脚离地,以牵引患者腰及脊柱,再作快速伸膝挺臀动作,同时以臀部着力颤动或摇动患者腰部。功能舒筋止痛,促进复位。治疗腰部扭闪疼痛及腰椎间盘突出等。(汉英双解中医大辞典)

背俞穴 bei shu xue

【英文名】Back-Shu Points

【定义】腧穴。特定穴之一。五脏六腑之气输注于背腰部的腧穴。(普通高等教育中医药类规划教材)

背监穴 bei jian xue

【英文名】Beijian Point

【定义】腧穴。经外奇穴。位于第七颈椎棘突高点微下方。主治疟疾。待疟疾将发作时灸之。(汉英针灸辞典)

背缝穴 bei feng xue

【英文名】Beifeng Point

【定义】腧穴。经外奇穴。位于肩胛部,腋后纹头直上,与第四胸椎棘突相平处。(汉英中医辞海)

背正中线 bei zheng zhong xian

【英文名】Dorsimeson

【异名】后正中线(汉英中医辞海)

【定义】针灸学名词。经穴定位线。为督脉经过处,布有大椎、陶道、身柱、神道、至阳、筋缩、中枢、脊中、悬枢、命门、阳关、腰俞、长强等穴。(汉英中医辞海)

背胛中间穴 bei jia zhong jian xue

【英文名】Beijiazhongjian Point

【定义】腧穴。经外奇穴。位于肩胛骨外、上、下三角之中点处。主治癫狂。艾炷灸三壮。(汉英针灸辞典)

背第一侧线 bei di yi ce xian

【英文名】First Lateral Line of the Back

【定义】针灸学名词。经穴定位线。距离背正中线1.5寸,为足太阳膀胱经经过处。分布大杼、风门、肺俞、厥阴俞、心俞、督俞、膈俞、肝俞、胆俞、脾俞、胃俞、三焦俞、肾俞、气海俞、大肠俞、关元俞、小肠俞、膀胱俞、中膂俞、白环俞等穴。(汉英中医辞海)

背第二侧线 bei di er ce xian

【英文名】Second Lateral Line of the Back

【定义】针灸学名词。经穴定位线。距离背正中线3寸，为足太阳膀胱经经过处。分布附分、魄户、膏肓俞、神堂、譩譆、膈关、魂门、阳纲、意舍、胃仓、肓门、志室、胞肓、秩边等穴。（汉英中医辞海）

点刺 dian ci

【英文名】Pricking Needling; Prickling Acupuncture; Quick Insertion; Swift Pricking

【定义】针刺方法。即速刺法。以左手捏紧皮肤，右手持针迅速刺入皮下浅层静脉，立即出针，然后挤出数滴血液的一种针刺方法。（英汉中医辞典）

点法 dian fa

【英文名】Digit-Pressing Manipulation; Tipping; the Tipping Manipulation

【定义】推拿手法。①作用面积小而用力较重的按压穴位的手法。功能散寒祛风，通畅经络。治疗脘腹挛痛、腰腿痛等。（英汉双解中医大词典）②用食指或中指指尖对准穴位，朝一定方向迅速用力冲击几下。（新编针灸大词典）

点穴法 dian xue fa

【英文名】Manipulation of Attacking the Acupoints

【定义】推拿方法。运用手指点压、扣击穴位来治疗疾病的方法。常用于颈、肩、腰腿痛，扭挫伤，头痛，牙痛，腹痛，消化不良，瘫痪等症。（汉英中医辞海）

点脊法 dian ji fa

【英文名】Backbone-Pressing Massage Treatment

【定义】推拿手法。以拇指和食指端在患者脊柱或脊柱两侧进行点按的一种治疗方法。一般用于治疗内脏疾病与小儿疳积、腹泻等。（汉英中医辞海）

点眼法 dian yan fa

【英文名】Eye Dripping Method

【定义】治法。外治法。是用药物制成水、散等剂型，将其点入眼角，以治疗疾病的一种方法，是眼科常用的外治法。（实用外治临床大全）

点穴麻醉 dian xue ma zui

【英文名】Point-Pressing Anaesthesia

【定义】中医学名词。即指压麻醉。见该条。（汉英中医辞海）

点刺疗法 dian ci liao fa

【英文名】Pricking Method; Spot Pricking

【定义】针刺方法。用锋利的针，在人体皮肤表面或关节周围，脊椎两旁进行轻刺、点刺、快刺，以治疗疾病，多用于实热证，如高热、牙痛、咽痛、疮疡肿毒等。（普通高等教育中医药类规划教材）

省眠 xing mian

【英文名】Little Sleep or Sleeplessness

【定义】气功术语。即少睡眠，或不睡眠。道家习练气功时，要省眠，以免睡梦中神意驰走。（汉英中医辞海）

显著型 xian zhu xing

【英文名】Sensitivity Pattern

【异名】敏感型（实验针灸学）

【定义】针灸学名词。指刺激井穴（或原穴）时有六条以上的经脉感传能通过全程，其余经脉的感传能超过肩、髋关节，但不能抵达终点者。（实验针灸学）

哑穴 ya xue

【英文名】Ya Points

【异名】哑点（实用针灸辞典）；哑门新穴（实用针灸辞典）

【定义】腧穴。经外奇穴。颈前二穴，位于人迎穴与水突穴之间，稍向外斜0.2寸，胸锁乳突肌前缘处；颈后二穴，位于风池穴上0.4寸处。前后计四穴。（实用针灸辞典）

哑门穴 ya men xue

【英文名】Yamen Point

【异名】DU15（中华人民共和国国家标准－经穴部位）；GV15（针灸穴名国际标准化手册）；舌横（实用针灸辞典）；舌厌（实用针灸辞典）；舌根（实用针灸辞典）；舌肿（实用针灸辞典）；压舌（实用针灸辞典）；喑门（实用针灸辞典）；横舌（实用针灸辞典）

【定义】腧穴。属督脉。在项部，当后发际正中直上0.5寸，第一颈椎下。（中华人民共和国国家标准－经穴部位）

咽喉点 yan hou dian

【英文名】Pharynx and Larynx Point (Hand)

【定义】手针穴位名。在指背面，第三、四掌指关节间，近第三掌指关节处，主治扁桃体炎、咽炎、三叉神经痛。（普通高等教育中医药类规划教材）

咽喉耳穴 yan hou er xue

【英文名】Pharynx and Larynx Point (Ear)

【异名】TG_3（中华人民共和国国家标准－耳穴名称与部位）

【定义】腧穴。耳穴名。在耳屏内侧面上1/2处，即耳屏3区。（中华人民共和国国家标准－耳穴名称与部位）

哈字诀 ha zi jue

【英文名】Ha-Character Formula

【定义】气功口诀。在练功中身上过热时，可应用退火法，念“哈”字诀。方法：张口平舌默念“哈”字，音要缓长柔细，同时呼气外出，把意念与真气相偕下降，可使身热减退，以念后感到清凉舒适为度。（汉英双解中医大辞典）

咳喘点 ke chuan dian

【英文名】Cough and Dyspnea Point (Hand)

【定义】手针穴位名。在掌面食指掌指关节尺侧处，主

治咳嗽、哮喘、神经性头痛。(普通高等教育中医药类规划教材)

胃区 wei qu

【英文名】Gastric Area;Stomach Area

【定义】头针刺激区。从瞳孔直上发际处为起点,向上行平行于前后正中线2厘米长直线。主治胃炎、胃溃疡等引起的胃痛、上腹部不适。(汉英双解针灸大辞典)

胃经 wei jing

【英文名】Stomach Meridian; the Stomach Channel

【定义】经络名。属足三阳经及阳明经,十二经脉之一,是循行于下肢前面及胸腹部头面部的属胃络脾的阳经。(实用针灸辞典)

胃脉 wei mai

【英文名】Stomach Pulse;Stomach Channel

【定义】①中医学名词。足阳明胃经的简称。(汉英双解中医大辞典)②中医诊断学名词。有胃气之脉。脉象不浮不沉,不急不徐,从容和缓,节律一致。(汉英中医辞海)

胃上穴 wei shang xue

【英文名】Weishang Point

【异名】升胃(实用针灸辞典);胃上1(实用针灸辞典);提垂(实用针灸辞典)

【定义】腧穴。经外奇穴。位于腹部,下脘穴旁开4寸处。左右计二穴。(实用针灸辞典)

胃仓穴 wei cang xue

【英文名】Weicang Point

【异名】BL50(中华人民共和国国家标准-经穴部位);B50(针灸穴名国际标准化手册)

【定义】腧穴。属足太阳膀胱经。在背部,当第十二胸椎棘突下,旁开3寸。(中华人民共和国国家标准-经穴部位)

胃耳穴 wei er xue

【英文名】Stomach Point (Ear)

【异名】CO_4(中华人民共和国国家标准-耳穴名称与部位)

【定义】腧穴。耳穴名。在耳轮脚消失处,即耳甲4区。(中华人民共和国国家标准-耳穴名称与部位)

胃肠点 wei chang dian

【英文名】Stomach-Intestine Point (Hand)

【定义】手针穴位名。在劳宫穴与大陵穴连线的中点处,主治胃炎、溃疡病、胆道蛔虫症、消化不良。(普通高等教育中医药类规划教材)

胃俞穴 wei shu xue

【英文名】Weishu Point

【异名】BL21(中华人民共和国国家标准-经穴部位);B21(针灸穴名国际标准化手册)

【定义】腧穴。属足太阳膀胱经。在背部,当第十二胸椎棘突下,旁开1.5寸。(中华人民共和国国家标准-经穴部位)

胃神根 wei shen gen

【英文名】Stomach,Spirit and Root

【定义】中医诊断学名词。指平脉的三个特点。胃,指脉象不浮不沉、不快不慢、节律一致;神,指脉的形态柔和有利;根,指沉取尺脉,应指有力。(汉英针灸辞典)

胃舒穴 wei shu xue

【英文名】Weishu Point

【定义】腧穴。经外奇穴。位于腰部,第十二肋骨和骶棘肌交界处,相当于第二腰椎棘突旁开4.5寸处。左右计二穴。(实用针灸辞典)

胃之大络 wei zhi da luo

【英文名】Large Collateral Meridian of the Stomach

【定义】经络名。由胃直接分出的大络脉。其循行路线是:自胃上行,通过横膈,络肺,出于左乳下的虚里部(相当于心尖搏动处)。(汉英针灸辞典)

胃经穴位 wei jing xue wei

【英文名】Stomach Meridian Points

【定义】针灸学名词。足阳明胃经穴位,共有45个,分别为承泣、四白、巨髎、地仓、大迎、颊车、下关、头维、人迎、水突、气舍、缺盆、气户、库房、屋翳、膺窗、乳中、乳根、不容、承满、梁门、关门、太乙、滑肉门、天枢、外陵、大巨、水道、归来、气冲、髀关、伏兔、阴市、梁丘、犊鼻、足三里、上巨虚、条口、下巨虚、丰隆、解溪、冲阳、陷谷、内庭、厉兑。(普通高等教育中医药类规划教材)

胃病治法 wei bing zhi fa

【英文名】Therapeutic Method for Stomach Disease

【定义】中医学名词。根据中医理论中脏腑辨证的原则。适用于胃病的治疗方法。(普通高等教育中医药类规划教材)

胃肠病辨证 wei chang bing bian zheng

【英文名】Differentiating Syndromes of Stomach and Intestine

【定义】中医诊断学名词。以胃肠生理与病理为基础,判断疾病是否为胃肠病变的方法。(中医诊断学)

胃脘下俞穴 wei wan xia shu xue

【英文名】Weiwanxiashu Point

【异名】EX-B3(中华人民共和国国家标准-经穴部位);胰俞(汉英双解针灸大辞典);胃管下俞(汉英双解中医大辞典);八俞(汉英中医辞海)

【定义】腧穴。经外奇穴。在背部,当第八胸椎棘突下,旁开1.5寸。(中华人民共和国国家标准-经

穴部位)

胃足阳明之脉 wei zu yang ming zhi mai

【英文名】Stomach Vessel of Foot-Yangming

【定义】中医学名词。足阳明胃经的原称。(汉英双解针灸大辞典)

贵一 gui yi

【英文名】Gui Yi

【定义】气功术语。以生命为贵。因一生二,一中含阴阳两方面,是万物生发之母。(汉英中医辞海)

贵生 gui sheng

【英文名】Value the Life

【定义】气功术语。以生命为贵。亦指养生,气功中讲究耳鼻目口,不得擅行,必有所制。返璞归真,顺应自然。(汉英中医辞海)

思维经脉循行法 si wei jing mai xun xing fa

【英文名】Thought-Induced Qi-Circulation along Channels

【定义】气功功法名。此功法是通过用自己的思维来诱导和调动自身的气血,使之在人体自身的经脉轨道中运行的功法。(中国当代气功全书)

虾游脉 xia you mai

【英文名】Shrimp-Swimming Pulse

【定义】中医诊断学名词。指脉在皮肤,时而跃然而去,须臾又来的脉象。(汉英针灸辞典)

蚁行感 yi xing gan

【英文名】Creeping Sensation; Myrmeciasis; Formication

【定义】气功术语。练功的正常反应之一。即练功中,在体表的某些部位出现一种细微虫行感,其运动方向不定,长度从几厘米到十几厘米,时间从几秒钟到十几秒钟,并有一种沿运动路线向两侧弥漫的,使皮肤有轻松舒适的愉快感。(汉英双解中医大辞典)

骨会 gu hui

【英文名】Guhui; Confluence of Bones

【定义】针灸学名词。八会穴之一。指大杼穴。大杼为膀胱经穴位,凡骨病可酌情取用。(汉英中医辞海)

骨针 gu zhen

【英文名】Needle made of Bone

【定义】针具。以兽骨制成的原始针具。(汉英中医辞海)

骨空 gu kong

【英文名】Gukong

【定义】针灸学名词。指骨间空隙,多为穴位所在之处。(汉英针灸辞典)

骨度 gu du

【英文名】Measurement of Skeleton

【定义】中医学术语。①五度之一。古人测定正常成人全身骨骼长短、宽窄、大小的一般数值,作为确定经脉长短的尺度及循经定穴的依据。(汉英中医辞海)②《灵枢》篇名。(汉英中医辞海)

骨会大杼 gu hui da zhu

【英文名】Dazhu being the Focus of Bones; Dazhu is the Influential Point of Bones

【定义】针灸学术语。骨之精气聚会于大杼穴。(汉英针灸辞典)

骨髓运气功 gu sui yun qi gong

【英文名】Marrow Qi-Conducting Qigong

【定义】气功功法名。此功法是一种外纳天地之精气,内练精髓之真气,至高级阶段能开发人体多种特异功能的气功。(中国当代气功全书)

骨度折量定位法 gu du zhe liang ding wei fa

【英文名】Bone Proportional Measurement

【异名】骨度法(中医诊断学)

【定义】针灸学术语。这是指以体表骨节为主要标志,设定尺寸,用以确定腧穴位置的方法。(普通高等教育中医药类规划教材)

幽门穴 you men xue

【英文名】Youmen Point

【异名】KI21(中华人民共和国国家标准-经穴部位);K21(针灸穴名国际标准化手册);上门(实用针灸辞典);上关(实用针灸辞典)

【定义】腧穴。属足少阴肾经。在上腹部,当脐中上6寸,前正中线旁开0.5寸。(中华人民共和国国家标准-经穴部位)

钟离仙聪耳法 zhong li xian cong er fa

【英文名】Method of Acute Hearing by Immortal Zhong Li

【定义】气功功法名。动静相兼功。作法:端坐,咬牙闭息,两手掩两耳,击天鼓三十六通。存想精气神入泥丸。主治头晕痛,耳疾。注意事项:咬牙、掩耳时动作要轻,不能用力。(汉英中医辞海)

钩割法 gou ge fa

【英文名】Teasing with Needle Method

【定义】治法。是眼科的手术方法。见《外台秘要》卷二十一。包括钩与割两个步骤,"钩者,钩起之谓;割,割去也"(《证治准绳·杂病》)。此法常用于钩割攀睛胬肉或眼部赘生物等。(中医大辞典)

拜而取之 bai er qu zhi

【英文名】Bend the Knees to Locate Points

【定义】针灸学术语。指采取屈膝的姿势取穴。(汉英针灸辞典)

选穴法 xuan xue fa

【英文名】Method of Choosing Acupoints

【异名】取穴法(汉英双解针灸大辞典)

【定义】针灸学名词。是临症选取穴位的方法。一般有局部近取、临近选穴、循经远取和辨证选穴四种选穴方法。(汉英双解针灸大辞典)

秋令导引法 qiu ling dao yin fa

【英文名】Guilding Method in Autumn

【定义】气功功法名。动功。作法:用嘶字导引,可正坐,以两手据地,缩身曲背向上三举,又当反手捶背上,左右各三度。为之良久,闭目咽液,叩齿而起。可去肺家风邪积劳,去胸臆间风毒闭气。(汉英中医辞海)

秋分八月中坐功 qiu fen ba yue zhong zuo gong

【英文名】Autumnal Equinox Sitting Qigong

【定义】气功功法名。动功。作法:每日丑寅时(1～5时),盘足而坐,两手掩耳,左右反侧,各三、五次,叩齿、吐纳、咽液。(汉英中医辞海)

重镇 zhong zhen

【英文名】Strong-Effect Tranquilization

【定义】治法。属病症防治。用矿物类、金属类及介壳类质重药物治疗癫狂、烦燥等病症的方法。(中国中医药学主题词表)

重提轻插 zhong ti qing cha

【英文名】Lift the Needle Heavily and Thrust it Gently

【定义】针刺手法。即紧提慢按,指急提慢插的针法。紧提刺激重,慢按刺激较轻,故也称重提轻插。(汉英中医辞海)

重插轻提 zhong cha qing ti

【英文名】Thrust the Needle Heavily and Lift it Gently

【定义】针刺手法。即紧按慢提,指急插慢提的针法。紧按刺激重,慢提刺激较轻,故也称重插轻提。(汉英中医辞海)

重镇安神 zhong zhen an shen

【英文名】Tranquilize the Mind with Mineral Drugs; Tranquilization with Heavy Material

【异名】潜镇安神(中华人民共和国国家标准中医临床诊疗术语－治法)

【定义】治法。用重镇潜阳之品,以安神定志,适用于阳亢神旺而失眠等病症的治疗方法。(中华人民共和国国家标准中医临床诊疗术语－治法)

重舌导引法 chong she dao yin fa

【英文名】Double Tongue Guiding Method

【定义】气功功法名。动功。见《世医得效方》。作法:用手指从舌下筋脉上(舌下静脉)到舌尖揉擦至舌根,揉擦项后凹窝处,可消肿去重舌。(汉英中医辞海)

复溜穴 fu liu xue

【英文名】Fuliu Point

【异名】KI7(中华人民共和国国家标准－经穴部位);K7(针灸穴名国际标准化手册);外命(实用针灸辞典);伏臼(实用针灸辞典);伏白(实用针灸辞典);伏日(实用针灸辞典);伏留(实用针灸辞典);昌阳(实用针灸辞典);复留(实用针灸辞典)

【定义】腧穴。属足少阴肾经。在小腿内侧,太溪直上2寸,跟腱的前方。(中华人民共和国国家标准－经穴部位)

复式手法 fu shi shou fa

【英文名】Compound Manipulation; Compound Chirismus

【定义】推拿学名词。指两种以上不同类型的手法复合而成的治疗手法。(中国推拿手法学)

复式补泻法 fu shi bu xie fa

【英文名】Reinforcing and Reducing with Compound Methods

【定义】针灸学名词。针刺得气后,运用多种针刺补泻手法进行行针的手法。(普通高等教育中医药类规划教材)

复式操作法 fu shi cao zuo fa

【英文名】Applying Several Manipulations Simultaneously

【定义】推拿学名词。推拿操作方法的一类。用几种手法在穴位或部位上操作,如小儿推拿手法中的二龙戏珠,龙入虎口等。(汉英双解中医大辞典)

复方公丁香灸 fu fang gong ding xiang jiu

【英文名】Compound-Father-Clove Moxibustion

【定义】灸法。取公丁香、肉桂、苍耳子、白芥子、半夏等药物研末,并倒入患者脐内,将药粉填满,用胶布盖住。适用于治疗支气管炎。(普通高等教育中医药类规划教材)

复式针刺手法 fu shi zhen ci shou fa

【英文名】Compound Needling Methods

【定义】针灸学名词。由两个以上的单式针刺手法组合成的具有特定作用的针刺方法。(普通高等教育中医药类规划教材)

顺法 shun fa

【英文名】Shun Fa

【定义】推拿手法。于患者肢体的内侧面,由远端推向近端。有理顺筋脉的作用。(汉英中医辞海)

顺水推舟 shun shui tui zhou

【英文名】Push the Boat along with the Current

【定义】气功术语。练功方法。两手伸掌置于两腰,掌心朝上,用力徐徐向前推出,边推边旋臂使掌根朝外,虎口朝下,两手指尖相对,似环之形,再慢慢将掌收回至两腰部。(汉英中医辞海)

顺运内八卦 shun yun nei ba gua

【英文名】Clockwise-Arc-Pushing Neibagua

【定义】推拿手法。即在内八卦穴作顺时针方向推运。具有宽胸利膈,理气化痰,行滞消食的功效,常用于

治疗咳喘、腹泻、厌食等症。(汉英双解中医大辞典)

顺腹式呼吸 shun fu shi hu xi

【英文名】Orthodromic Abdominal Respiration

【定义】气功术语。气功调息法。为练气功常用的呼吸法之一。即吸气时,腹部凸出,呼气时,腹部凹进。此法适应于年老体虚者使用。(汉英双解中医大辞典)

修持功 xiu chi gong

【英文名】Cultivating Qigong

【定义】气功功法名。此功法分发放外气功法和保健功法两种。发放外气功法包括三射功、小佛功、大佛功、山鹰展翅功、虎蹬功及12种补助法,保健功法包括坐桩功、站桩功、卧功、走功。(中国当代气功全书)

保健灸 bao jian jiu

【英文名】Moxibustion for Health Protection

【定义】灸法。指以增强人体抗病能力而达到强身保健为目的的灸法。(普通高等教育中医药类规划教材)

保健气功 bao jian qi gong

【英文名】Health Care Qigong

【定义】气功功法名。本功法的主要特点是:动静相间;口鼻呼吸任其自然,只注意守窍(穴)。本功法中主要有三个穴位:中丹田、夹脊、命门。(中国当代气功全书)

保健推拿 bao jian tui na

【英文名】Massage for Health Care

【定义】中医学名词。是指运用推、拿、按、摩、揉、捏、搓、擦等各种推拿手法来防治疾病的一种治疗方法。(中国中医独特疗法大全)

促脉 cu mai

【英文名】Abrupt Pulse

【定义】中医诊断学名词。指脉来数而时一止,止无定数的脉象。(汉英针灸辞典)

泉阴穴 quan yin xue

【英文名】Quanyin Point

【异名】冲间(实用针灸辞典);泉隆(实用针灸辞典);健瘫(实用针灸辞典);强冲(实用针灸辞典)

【定义】腧穴。经外奇穴。位于腹股沟部,耻骨联合上缘旁开3寸处。左右计二穴。(实用针灸辞典)

鬼门穴 gui men xue

【英文名】Guimen Point

【定义】腧穴。经外奇穴。位于乳头下0.2寸处。主治癫痫。艾条灸5~7分钟。(汉英针灸辞典)

鬼当穴 gui dang xue

【英文名】Guidang Point

【定义】腧穴。经外奇穴。位于拇指尺侧,当指关节横纹头赤白肉际处。主治小儿肠胃病、结膜炎等。直刺0.1~0.2寸;可灸。(汉英针灸辞典)

鬼床穴 gui chuang xue

【英文名】Guichuang Point

【定义】腧穴。①经外奇穴。位于颊车穴上0.5寸处。主治中风、耳病、牙龈炎。直刺0.3~0.5寸。可灸。(汉英针灸辞典)②颊车穴别名。参见颊车穴。(汉英针灸辞典)

鬼堂穴 gui tang xue

【英文名】Guitang Point

【定义】腧穴。①经外奇穴。位于手、足大指(趾)桡侧(胫侧)爪甲角处,左右共4穴。(汉英中医辞海)②腰眼穴别名。参见腰眼穴。(汉英中医辞海)

泉生足穴 quan sheng zu xue

【英文名】Quanshengzu Point

【定义】腧穴。经外奇穴。位于足跟部,跟骨上缘正中大筋上。左右计二穴。(实用针灸辞典)

俞穴 shu xue

【英文名】Shu Point

【定义】针灸学名词。俞通输、腧。①古医籍中泛指腧穴。(汉英双解中医大辞典)②现在又专指背俞穴。(汉英双解中医大辞典)

俞府穴 shu fu xue

【英文名】Shufu Point

【异名】KI27(中华人民共和国国家标准－经穴部位);K27(针灸穴名国际标准化手册);输府(实用针灸辞典)

【定义】腧穴。属足少阴肾经。在胸部,当锁骨下缘,前正中线旁开2寸。(中华人民共和国国家标准－经穴部位)

俞募配穴法 shu mu pei xue fa

【英文名】Combination of the Back-Shu and the Front-Mu Points

【定义】针灸学名词。配穴法。俞募配穴法是将募穴与相应背俞穴联用,用以治疗本脏腑及其有关疾病的方法。(普通高等教育中医药类规划教材)

剑巨穴 jian ju xue

【英文名】Jianju Point

【定义】腧穴。经外奇穴。位于掌长肌腱与桡侧腕屈肌腱之间,腕横纹上3.2寸处。主治淋巴结核。艾炷灸15~20壮。(汉英针灸辞典)

食气 shi qi

【英文名】Shi Qi

【定义】气功术语。①指习练气功,纳气于内,以气为食。(汉英中医辞海)②指调节呼吸。(汉英中医辞海)

食疗 shi liao

【英文名】Dietetic Treatment

【异名】食物疗法(中国中医独特疗法大全);食治(汉英中医辞海)

【定义】中医学术语。是用具有药理作用的食物防治疾病的一种方法。(中国中医独特疗法大全)

食养 shi yang

【英文名】Keeping a Man's Body with Diet

【定义】中医学术语。指饮食调养。(汉英中医辞海)

食仓穴 shi cang xue

【英文名】Shicang Point

【异名】血门(实用针灸辞典)

【定义】腧穴。经外奇穴。位于上腹部,中脘穴旁开3寸处。左右计二穴。(实用针灸辞典)

食关穴 shi guan xue

【英文名】Shiguan Point

【定义】腧穴。经外奇穴。位于脐上4寸,旁开1.5寸处。主治胃炎、肠炎。直刺0.5寸;艾条灸3分钟。(汉英针灸辞典)

食窦穴 shi dou xue

【英文名】Shidou Point

【异名】SP17(中华人民共和国国家标准-经穴部位)

【定义】腧穴。属足太阴脾经。在胸外侧部,当第五肋间隙,距前正中线6寸。(中华人民共和国国家标准-经穴部位)

食气补泻 shi qi bu xie

【英文名】Reinforce and Reduce with Shi Qi

【定义】气功治法。以口出气,鼻纳气者,为泻;闭口温气咽之者,为补。(汉英中医辞海)

食道耳穴 shi dao er xue

【英文名】Esophagus Point (Ear)

【异名】CO_2(中华人民共和国国家标准-耳穴名称与部位)

【定义】腧穴。耳穴名。在耳轮脚下方中1/3处。即耳甲2区。(中华人民共和国国家标准-耳穴名称与部位)

食日月精法 shi ri yue jing fa

【英文名】Lunar and Solar Essence Absorbing Technique

【定义】气功术语。①日初、日中、或日入之时,正立向日,展两手,闭气九遍,仰视月光,咽之九度,可益精气,令人强壮不老。(汉英中医辞海)②月初、月正中、或月入之时,正立向月,展两手,闭气九遍,仰视月光,咽之九度。令人阴气盛,妇人有子。(汉英中医辞海)

食积证辨证 shi ji zheng bian zheng

【英文名】Differentiation of Syndrome of Food-Retention

【定义】中医诊断学名词。判断疾病的证候的性质是否为食积证的方法。(中医诊断学)

食指络脉诊法 shi zhi luo mai zhen fa

【英文名】Therapeutic Method of Observing the Small Vessels of the Index Finger

【定义】诊法。望诊。指医生观察三岁内小儿食指络脉形色的变化。(汉英针灸辞典)

盆腔耳穴 pen qiang er xue

【英文名】Pelvis Point (Ear)

【异名】TF_5(中华人民共和国国家标准-耳穴名称与部位)

【定义】腧穴。耳穴名。在三角窝后1/3下部,即三角窝5区。(中华人民共和国国家标准-耳穴名称与部位)

胆经 dan jing

【英文名】Gallbladder Meridian

【定义】经络名。属足三阳经及少阳经。十二经脉之一。是循行于头、颈、躯干及下肢外侧的属胆络肝的阳经。(实用针灸辞典)

胆俞穴 dan shu xue

【英文名】Danshu Point

【异名】BL19(中华人民共和国国家标准-经穴部位);B19(针灸穴名国际标准化手册)

【定义】腧穴。属足太阳膀胱经。在背部,当第十胸椎棘突下,旁开1.5寸。(中华人民共和国国家标准-经穴部位)

胆囊穴 dan nang xue

【英文名】Dannang Point

【异名】EX-LE6(中华人民共和国国家标准-经穴部位)

【定义】腧穴。经外奇穴。在小腿外侧上部,当腓骨小头前下方凹陷处(阳陵泉)直下2寸。(中华人民共和国国家标准-经穴部位)

胆经穴位 dan jing xue wei

【英文名】Gallbladder Meridian Points

【定义】针灸学名词。足少阳胆经穴位,共有44个,分别为瞳子髎、听会、上关、颔厌、悬颅、悬厘、曲鬓、率谷、天冲、浮白、头窍阴、完骨、本神、阳白、头临泣、目窗、正营、承灵、脑空、风池、肩井、渊腋、辄筋、日月、京门、带脉、五枢、维道、居髎、环跳、风市、中渎、膝阳关、阳陵泉、阳交、外丘、光明、阳辅、悬钟、丘墟、足临泣、地五会、侠溪、足窍阴。(普通高等教育中医药类规划教材)

胆病治法 dan bing zhi fa

【英文名】Therapeutic Methods for Gallbladder Diseases

【定义】中医学名词。根据中医理论和胆的生理病理特性,治疗胆腑疾病的方法。(普通高等教育中医药类规划教材)

胆病辨证 dan bing bian zheng
【英文名】Differentiating Syndromes of Gallbladder Disease
【定义】诊法。以胆病理论为基础,判断疾病性质是否为胆病证候的方法。(中医诊断学)

胛缝穴 jia feng xue
【英文名】Jiafeng Points
【异名】EX-B(汉英双解针灸大辞典)
【定义】腧穴。经外奇穴。在背部,当肩胛骨内缘上下尽处。左右共四穴。(汉英双解针灸大辞典)

胞络 bao luo
【英文名】Baoluo
【异名】心胞(汉英中医辞海);包络(汉英中医辞海);胞脉(汉英中医辞海)
【定义】①推拿部位名。位于无名指近端指节的腹面。(汉英双解中医大辞典)②中医学名词。即胞脉。(汉英双解中医大辞典)

胞脉 bao mai
【英文名】Uterine Channels
【定义】中医学名词。指分布在胞宫(子宫)上的脉络,其中包括冲脉和任脉。胞脉的主要作用是主女子月经和妊育胞胎。(汉英双解中医大辞典)

胞肓穴 bao huang xue
【英文名】Baohuang Point
【异名】BL53(中华人民共和国国家标准－经穴部位);B53(针灸穴名国际标准化手册)
【定义】腧穴。属足太阳膀胱经。在臀部,平第二骶后孔,骶正中嵴旁开 3 寸。(中华人民共和国国家标准－经穴部位)

胞门子户穴 bao men zi hu xue
【英文名】Baomenzihu Point
【定义】腧穴。经外奇穴。位于脐下 3 寸,旁开 2 寸处。左为胞门,右为子户。主治不孕、难产。直刺 0.5~0.8 寸;艾条灸 3~7 分钟。(汉英针灸辞典)

脉 mai
【英文名】Blood Vessels
【定义】中医学名词。奇恒之府之一。指血液运行的通道。(汉英针灸辞典)

脉气 mai qi
【英文名】Vessel-Qi
【定义】中医学名词。指经络之气。分称经气、络气。(汉英双解针灸大辞典)

脉会 mai hui
【英文名】Maihui;Confluence of Pulses
【定义】针灸学名词。八会穴之一。即太渊穴。因太渊是手太阴肺经原穴,当寸口动脉处,肺朝百脉,故称。(汉英双解中医大辞典)

脉诊 mai zhen
【英文名】Pulse-Making; Pulse Feeling; Pulse Taking; Pulse Diagnosis
【异名】切脉(简明中医辞典);诊脉(简明中医辞典);按脉(简明中医辞典);持脉(简明中医辞典)
【定义】中医诊断学名词。医生用手指切按患者动脉,根据脉动应指的形象,以了解病情,辨别病证的诊察方法。(中医诊断学)

脉度 mai du
【英文名】Measurement of Meridians;Condition of Pulse
【定义】中医诊断学名词。①测量经脉长短的度数。(汉英中医辞海)②辨别脉象的大小、浮沉、滑涩,别其左右、上下、前后,以求五脏四时逆从。(汉英中医辞海)③《灵枢》篇名。主要说明经脉的长度。(汉英中医辞海)

脉象 mai xiang
【英文名】Type of Pulse
【定义】中医诊断学名词。脉动应指的形象,包括频率、节律、充盈度、通畅的情况、动势的和缓、波动的幅度等。(汉英中医辞海)

脉静 mai jing
【英文名】Calm Pulse
【定义】中医诊断学名词。脉来和缓平静。如伤寒表证,脉象和缓平静,为不传经。(汉英中医辞海)

脉长图 mai chang tu
【英文名】Picture of Pulse-Length
【定义】中医诊断学名词。表述脉动应指的轴向范围,即指与寸关尺三部的关系。(中医诊断学)

脉诊仪 mai zhen yi
【英文名】Instruments of Pulse-Feeling
【定义】中医诊断学名词。运用现代物理学技术研制的用来辅助医生诊脉的仪器。(中医诊断学)

脉波图 mai bo tu
【英文名】Picture of Pulse-Wave
【定义】中医诊断学名词。用脉象记录仪直接测绘的脉搏搏动的轨迹。(中医诊断学)

脉根穴 mai gen xue
【英文名】Maigen Point
【定义】腧穴。经外奇穴。位于臀部,第二骶椎棘突旁开 3 寸,直下 0.5 寸处。左右计二穴。(实用针灸辞典)

脉宽图 mai kuan tu
【英文名】Picture of Pulse-Width
【定义】中医诊断学名词。用横坐标示脉形宽度,纵坐标示指感大小。可描述脉动应指的径向范围。(中

医诊断学)

脉象仪 mai xiang yi

【英文名】Instruments of Pulse Condition; Electro-Pulsograph

【定义】中医诊断学名词。运用现代物理学技术用来描记脉象的仪器。(中医诊断学)

脉象图 mai xiang tu

【英文名】Picture of Pulse Condition

【定义】中医诊断学名词。用图象示意方法来表述各种脉象的方法。(中医诊断学)

脉数急 mai shuo ji

【英文名】Taut and Rapid Pulse

【定义】中医诊断学名词。即弦数脉。太阳表证,脉弦数,有躁烦、恶心症状者,为病传少阳之候。(汉英中医辞海)

脉之大会 mai zhi da hui

【英文名】Grand Convergence of the Twelve Regular Meridians

【定义】针灸学名词。指寸口部是十二经脉之气聚会之处。(汉英针灸辞典)

脉之度数 mai zhi du shu

【英文名】Length of Meridian

【定义】针灸学名词。即脉的长度。(汉英针灸辞典)

脉无胃气 mai wu wei qi

【英文名】Pulse without Stomach-Qi

【定义】诊法。指脉搏失去从容和缓的形象和正常的节律,或表现为弦劲绷急,坚硬搏指,或表现为浮散无根,杂乱不匀,以上皆为胃气将绝之象,属病危。(汉英双解中医大辞典)

脉有阴阳 mai you yin yang

【英文名】Mai is Divided into Yin and Yang

【定义】中医学名词。①经脉有阴经阳经之分。(汉英针灸辞典)②脉象有阴阳之分。(汉英针灸辞典)

脉有经纪 mai you jing ji

【英文名】Distribution of Meridians and Their Collateral Meridians is in Regular Order

【定义】针灸学术语。指络脉的分布纵横有序。(汉英针灸辞典)

脉会太渊 mai hui tai yuan

【英文名】Taiyuan being the Focus of Pulses; Taiyuan is the Influential Point of Pulses

【定义】针灸学名词。诸脉之气聚会于太渊穴。(汉英针灸辞典)

脉应四时 mai ying si shi

【英文名】Pulse Varying with the Change of Seasons

【异名】脉从四时(汉英中医辞海)

【定义】中医诊断学名词。指脉象随着四时气候的变化而变化的生理现象。(汉英中医辞海)

脉证合参 mai zheng he can

【英文名】Combining Pulse Condition and Symptoms Observed to Make a Diagnosis

【定义】中医诊断学名词。辨证过程中,把脉象和证候互相参照,以推断病情的方法。一般来说,脉证一致为顺,相反为逆。(汉英中医辞海)

脉诊方法 mai zhen fang fa

【英文名】Technique of Pulse-Feeling

【定义】中医诊断学名词。诊断病人脉搏的正确方法。(中医诊断学)

脉诊时间 mai zhen shi jian

【英文名】Time of Pulse-Feeling

【定义】中医诊断学名词。诊脉的时间最好是清晨,《素问·脉要精微论》指出:"诊法常以平旦,阴气未动,阳气未散,饮食未进,经脉未盛,络脉调匀,气血未乱,故乃可诊有过之脉。"但也不是说其它时间就不能诊脉,总的来说,诊脉时要求有一个安静的内外环境。在特殊情况下,应随时随地诊察病人,不必拘泥于这些条件。(中医诊断学)

脉诊体位 mai zhen ti wei

【英文名】Patient's Body Pose when Feeling Pulse

【定义】中医诊断学名词。脉诊时病人的正确体位是:正坐或仰卧,前臂自然向前平展,与心脏置与同一水平,手腕伸直,手掌向上,手指微曲,在腕关节下面垫一松软的脉枕,使寸口部位充分伸展。(中医诊断学)

脉诊部位 mai zhen bu wei

【英文名】Parts for Pulse-Taking

【定义】中医诊断学名词。关于脉诊的部位,有遍诊法、三部诊法和寸口诊法三种。(中医诊断学)

脉逆四时 mai ni si shi

【英文名】Pulse Failing to Vary with the Change of Seasons

【定义】中医诊断学名词。脉象不能随着四时气候变化而相应变化,属病脉。(汉英中医辞海)

脉象分析 mai xiang fen xi

【英文名】Analyse Pulse Condition

【定义】中医诊断学名词。根据脉诊理论分析测得的脉象,从而推知病人的生理病理状况。(中医诊断学)

脉象主病 mai xiang zhu bing

【英文名】Pulse as an Indicator of Diseases

【定义】中医诊断学名词。脉象主要提示的病证。如浮脉主表证,沉脉主里证,迟脉主寒证,数脉主热证

等。(汉英中医辞海)

脉位分类法 mai wei fen lei fa

【英文名】Method of Classifying Pulse-Condition according to Location of Pulse

【定义】中医诊断学名词。按照脉位的深浅将脉象分为浮脉和沉脉的方法。(中医诊断学)

脉诊客观化 mai zhen ke guan hua

【英文名】Objectifying Pulse-Feeling Diagnosis

【定义】中医诊断学名词。运用脉诊仪、脉象图等使脉诊的诊断客观化,避免医生主观臆测。(中医诊断学)

脉率分类法 mai lü fen lei fa

【英文名】Method of Classifying Pulse according to the Rate of Pulse

【定义】中医诊断学名词。按照脉搏跳动的快慢将脉象分为迟脉和数脉的方法。(中医诊断学)

脉力度分类法 mai li du fen lei fa

【英文名】Pulse Classification according to the Strength of Pulse

【定义】中医诊断学名词。根据脉动应指的力度将脉象分为实脉和虚脉。(中医诊断学)

脉以胃气为本 mai yi wei qi wei ben

【英文名】Basis of Pulse being the Stomach Qi

【定义】中医诊断学名词。脉诊上用以推断疾病预后的依据之一。平人之常气禀于胃,五脏四时之脉,皆以胃气为本。有胃气之脉,不浮不沉,不疾不徐,从容和缓,节律一致;在病脉则不论浮、沉、迟、数,皆不失冲和之象。(汉英中医辞海)

脉冲电针疗法 mai chong dian zhen liao fa

【英文名】Impulse Electric Needle Therapy

【定义】针刺方法。在针刺的基础上,应用各种脉冲电针仪在刺入人体有关穴位的毫针上导入脉冲电流,以加强得气感觉,从而提高针刺疗效的一种方法,其适用范围与体针疗法相似。(中华人民共和国国家标准中医临床诊疗术语－治法)

脉诊现代研究 mai zhen xian dai yan jiu

【英文名】Modern Research on Pulse-Feeling

【定义】中医诊断学名词。主要包括脉象的客观检测和脉图的分析。(中医诊断学)

脉宽度分类法 mai kuan du fen lei fa

【英文名】Method of Classifying Pulse-Condition according to the Width of Pulse

【定义】中医诊断学名词。按照脉动应指的宽度将脉象分为长脉和短脉的方法。(中医诊断学)

脉紧张度分类法 mai jin zhang du fen lei fa

【英文名】Method of Classifying Pulse-Condition according to the Tensity of Pulse

【定义】中医诊断学名词。根据脉动应指的紧张度将脉象分为弦脉和濡脉的方法。(中医诊断学)

脉流利度分类法 mai liu li du fen lei fa

【英文名】Method of Classifying Pulse-Condition according to the Degree of Pulse Fluency

【定义】中医诊断学名词。根据脉动应指的流利度将脉象分为滑脉和涩脉。(中医诊断学)

胫下穴 jing xia xue

【英文名】Jingxia Point

【定义】腧穴。经外奇穴。位于小腿伸侧,踝关节前横纹中点上 3 寸,胫骨外缘旁开 1 寸处。左右计二穴。(实用针灸辞典)

胫气有街 jing qi you jie

【英文名】Passage of Shin Qi

【定义】针灸学术语。足胫部有气血所聚集的通道。(汉英针灸辞典)

胎圆 tai yuan

【英文名】Perfect Mental and Physical State

【定义】气功术语。见《道藏·金丹正宗》。指经过一定时间的气功锻炼,力到功深,神形和调,达到某种理想境界。(汉英中医辞海)

胎息 tai xi

【英文名】Fetal Breathing

【定义】气功术语。①指丹田呼吸。丹田是呼吸之气出入的枢机,口鼻只是呼吸之气出入的通道。(中国气功辞典)②指深长的呼吸,即呼吸之气下沉丹田,一呼一吸的周期延长。(中国气功辞典)③指守真一之道,即神息相依,神凝气定。(中国气功辞典)④指如胎儿在母体之息,母呼亦呼,母吸亦吸。(中国气功辞典)⑤指调节自身阴阳,使之平秘为胎息。(中国气功辞典)

胎息法 tai xi fa

【英文名】Method of Naval Breathing

【定义】气功功法名。是锻炼呼吸,使之极度静细缓慢柔和的气功功法,以致看不到口鼻呼吸,而是想象脐部在呼吸。(汉英双解中医大辞典)

独阴穴 du yin xue

【英文名】Duyin Point

【异名】EX-LE11(中华人民共和国国家标准－经穴部位);独会(实用针灸辞典)

【定义】腧穴。经外奇穴。在足第二趾的跖侧缘远侧趾间关节的中点。(中华人民共和国国家标准－经穴部位)

急下 ji xia

【英文名】Timely Purgation

【异名】急下存阴法(汉英双解中医大辞典)

【定义】治法。指急用大承气汤之类泻下剂泻热行气、

润燥通便，以保存阴津的治法。本法用于阳明腑实证。症见眼珠转动不灵活，视物不清，或出汗较多者。（汉英双解中医大辞典）

急温 ji wen

【英文名】Therapy of Acute Warming

【定义】治法。指速用温里剂回阳救逆的方法。适于精神萎靡，手足厥冷，下利清谷，小便清长，脉微欲绝等阳衰阴盛重证。（汉英双解中医大辞典）

急脉穴 ji mai xue

【英文名】Jimai Point

【异名】LR12（中华人民共和国国家标准－经穴部位）；Liv12（针灸穴名国际标准化手册）

【定义】腧穴。属足厥阴肝经。在耻骨结节的外侧，当气冲外下方腹股沟股动脉搏动处，前正中线旁2.5寸。（中华人民共和国国家标准－经穴部位）

急救点 ji jiu dian

【英文名】First Aid Point (Hand)

【定义】手针穴位名。在中指甲距指甲缘0.2寸许，主治昏迷。（普通高等教育中医药类规划教材）

急下存阴 ji xia cun yin

【英文名】Timely Purgation to Preserve Yin

【定义】治法。指应用苦寒泻下的方剂迅速通便泻热，清除燥结，以保存阴液的方法，有釜底抽薪之意。适用于急性热病的里实热证，症见壮热烦渴、腹胀满痛、大便秘结、舌红、苔黄燥或焦黑起刺、脉沉实有力等。（汉英双解中医大辞典）

急则治标 ji ze zhi biao

【英文名】Treating Symptoms in Emergency Cases

【定义】治则。指当病人的某些症状（标）紧急时，应先采取对症治疗。待病情缓解后，再从根本上进行治疗。（汉英双解中医大辞典）

弯针 wan zhen

【英文名】Bending of Needle

【定义】针灸学名词。弯针是指针柄改变了进针时刺入的方向和角度，使提插、捻转和出针均感困难，患者感到针处疼痛。（普通高等教育中医药类规划教材）

弯腰旋转扳法 wan yao xuan zhuan ban fa

【英文名】Rotating-Pulling Maneuver of Bended Waist

【定义】推拿手法。腰部旋转扳法。患者坐位，腰前屈到某一需要角度后，一助手帮助固定患者下肢及骨盆。医生用一手拇指按住需扳动的脊椎的棘突，另一手勾扶住患者项背部，使其腰部在前屈位时再向患侧旋转。旋转至最大限度时，再使其腰部向健侧侧弯方向扳动。（汉英双解中医大辞典）

亭头穴 ting tou xue

【英文名】Tingtou Point

【定义】腧穴。经外奇穴。位于下腹部，大赫下0.5寸处。左右计二穴。（实用针灸辞典）

疫喉宜表 yi hou yi biao

【英文名】Using Sweating Therapy when Acute Epidemic Laryngopathy is Beginning

【定义】治法。疫喉痧治法。温疫之邪，郁之深而发之暴，不能自出于表，以至上窜咽喉，非开毛窍，不能泄其毒杀其势。即使自汗出者，仍须汗之。临床上，本法只用于疫喉痧毒邪未透的初期阶段，若痧已露者，则宜随其病机辨症施治，不宜误用发表之药。（汉英中医辞海）

疫喉初起三禁 yi hou chu qi san jin

【英文名】Three Contraindications in the Beginning of Acute Epidemic Laryngopathy

【定义】治则。指疫喉初起在治疗上的三个禁忌原则：1、切忌辛温发表。2、切忌应用大剂苦寒药，以防暴遏热邪，更伤正气，导致邪气内陷。3、切忌早用泻下法。（汉英中医辞海）

疥候导引法 jie hou dao yin fa

【英文名】Physical and Breathing Method for Scabies

【定义】气功功法名。静功。出《诸病源候论》卷三十五。作法：坐或站立，低头向下看，闭气不息，至极限时慢慢呼出，作十二遍。可清热解毒，凉血消肿。治疥疮、疮肿。（汉英中医辞海）

疮疡灸法 chuang yang jiu fa

【英文名】Moxibustion of Sores

【定义】治法。疮疡治法。用艾绒直接放置疮疡之上，或隔药燃灸，或用药艾卷隔适当距离灸之，借其热力及药物作用疏通经络，开结拔毒。凡疮疡不论阴证、阳证，初期均可先用此法。（汉英中医辞海）

疮疡补法 chuang yang bu fa

【英文名】Reinforcement for Sores

【定义】治法。疮疡治法。凡疮疡溃后，毒势已去，元气虚弱，精神衰疲，脓水清稀，疮口难敛者，可用补法。如气虚者用四君子汤，血虚者用当归补血汤等。但疮疡溃后，毒邪未尽者，宜托不宜补。（汉英中医辞海）

疮疡诊法 chuang yang zhen fa

【英文名】Diagnostic Technique of Sores

【定义】诊法。运用四诊诊察疮疡，并结合其他兼症以辨其寒热虚实的方法。（中医诊断学）

疮疡治法 chuang yang zhi fa

【英文名】Treatment for Sores

【定义】治法。运用具有治疗疮疡作用的方药或其他疗法来治疗疮疡病证。（普通高等教育中医药类规划教材）

疮疡辨脓 chuang yang bian nong

【英文名】Differentiation of Pus in Sores

【定义】诊法。鉴别疮疡脓成与否及性质的方法。凡疮疡脉紧而数或迟,不引手者为脓未成;脉数,局部发热,按之疼痛,引手为脓已成。(汉英中医辞海)

疮疡辨痒 chuang yang bian yang

【英文名】Differentiation of Itching of Sores

【定义】诊法。见《医宗金鉴》卷六十一。疮疡作痒有以下几种情况:1、凡肿疡初起,皮肤作痒,为风热相搏;2、溃后作痒,轻者为脓沤,甚者为疮口感受风邪;3、抓破之后作痒流津水为脾湿;流津血为脾燥;4、将敛作痒为气血渐充,肌肉生长,痒如虫行者为善。(汉英中医辞海)

疮疡辨痛 chuang yang bian tong

【英文名】Differentiation of Pain of Sores

【定义】诊法。见《外科启玄》卷一。判断疮疡深浅、轻重、虚实的方法。(汉英中医辞海)

疮疡止痛法 chuang yang zhi tong fa

【英文名】Relieving Pain Method for Treating Sores

【定义】治法。疮疡证候不同,寒热虚实皆能为痛,临床须辨证施治。(汉英中医辞海)

疮疡内托法 chuang yang nei tuo fa

【英文名】Expelling Sores from Within

【定义】治法。疮疡治法。见《外科精义》。疮疡初起内消未成,正虚毒盛,溃脓难敛者,其治当以补益气血为主,佐以活血解毒之剂,托毒外出,谓之内托法。方如托里消毒散。(汉英中医辞海)

疮疡内消法 chuang yang nei xiao fa

【英文名】Resolving Sores from Within

【定义】治法。化脓性感染治法。见《外科精义》。凡疮疡初起尚未成脓,用内服药,促其消散,为疮疡内消法。(汉英中医辞海)

疮疡行气法 chuang yang xing qi fa

【英文名】Promoting Circulation of Qi for Sores

【定义】治法。疮疡治法。疮疡初起多因气滞血瘀所致。根据气为血帅,血随气行的机理,临证时本法常与他法配合使用,或以行气为主配合他法,或以他法为主配合行气。(汉英中医辞海)

疮疡和营法 chuang yang he ying fa

【英文名】Regulating Nutrient Qi for Sores

【定义】治法。疮疡治法。即用调营血的药物,使经络疏通,血脉调和通畅,以达到止痛消肿的目的。常与他法合用,常用方如活血散瘀汤。(汉英中医辞海)

疮疡通里法 chang yang tong li fa

【英文名】Purgative Therapy for Treating Sores

【定义】治法。疮疡治法。即应用泻下药物,使蓄于脏腑的毒邪得以疏通排泄,促使疮疡治愈的方法。疮疡初、中期,内蕴热毒较盛者,内疏黄连汤主之。若阴虚火旺,肠胃失于濡润者,润肠汤主之。年迈体弱及孕妇慎用。(汉英中医辞海)

疮疡清热法 chuang yang qing re fa

【英文名】Clearing away Heat-Evil for Treating Sores

【定义】治法。疮疡治法。凡疮疡阳症多与热毒有关,故不论其初起、成脓、溃后,凡具有实热火毒之症,均可应用寒凉药物以清之。(汉英中医辞海)

疮疡温通法 chuang yang wen tong fa

【英文名】Therapy by Warming Channels to Promote Flow of Qi for Sores

【定义】治法。指用补益阳气,温通经络的药物,补益人体的阳气,促使阴寒凝滞之邪消散的方法。适用于疮疡阴证。(汉英双解中医大辞典)

疮疡解表法 chuang yang jie biao fa

【英文名】Relieving Exterior Syndrome of Sores

【定义】治法。指应用解表药,使毒邪随汗出而外解,疮疡得以消散的方法。适用于疮疡初期,兼有表证,尚未成脓,正气未衰者。如防风通圣散。(汉英双解中医大辞典)

疮疡随经用药 chuang yang sui jing yong yao

【英文名】Using Guiding Drugs according to the Meridian where the sore Locates in

【定义】治法。疮疡治法。根据疮疡所生部位属何经络,加用引经药物的方法。(汉英双解中医大辞典)

疮疡辨阳证法 chuang yang bian yang zheng fa

【英文名】Differentiating Yang Syndrome of Sores

【定义】诊法。疮疡阳证的辨识方法。疮疡阳证起病急,患处高肿局限,热赤疼痛,色红活润泽,七日内肿不消则成脓,溃后脓稠色润,易消、易溃、易敛,病程短,常伴有恶寒发热、口渴、便秘、溲赤、脉洪数有力等。患者一般精神、饮食尚可,预后多佳。(汉英双解中医大辞典)

疮疡辨阴证法 chuang yang bian yin zheng fa

【英文名】Differentiating Yin Syndrome of Sores

【定义】诊法。疮疡阴证的辨识方法。疮疡阴证的特点:局部疮形平塌散漫,不痛或隐痛,抽痛,皮色不变或紫黑而暗,不热或微热,难消、难溃、难敛,病程长,溃后脓水清晰。全身疲乏倦怠,面白无华,汗多,食少,脉沉细无力,呈气血两虚的证候。(汉英双解中医大辞典)

疮疡辨经络法 chuang yang bian jing luo fa

【英文名】Differentiating Channels and Collaterals of Sores

【定义】诊法。根据病发部位及经络的循行分布,以推断疮疡属何经络的诊法。以此测知疮疡的轻重顺逆及所应选用的药物。(汉英双解中医大辞典)

疮疡辨半阴半阳法 chuan yang bian ban yin ban yang fa

【英文名】Differentiating Half Yin and Half Yang of Sores

【定义】诊法。疮疡半阴半阳证的辨识方法。疮疡半阴半阳证,疮疡漫肿不高,似阳而不甚热赤肿痛,似阴而不甚木硬平塌;微红,微热;痛而无脓,肿不易消,不易溃脓;溃脓后仍痛,疮口闭合迟缓。(汉英双解中医大辞典)

恢刺 hui ci

【英文名】Relaxing Needling

【定义】针刺方法。十二刺法之一。这种刺法是专对筋肉拘急痹痛部位的四周针刺。先从傍刺入,得气后,令患者作关节功能活动,不断更换针刺方向,以疏通经气,舒缓筋急。(普通高等教育中医药类规划教材)

闻诊 wen zhen

【英文名】Hearing and Smelling

【定义】诊法。通过听声音和嗅气味来诊断疾病的方法。(中医诊断学)

闾上穴 lü shang xue

【英文名】Lüshang Point

【定义】腧穴。经外奇穴。位于尾骨尖端直上一中指处一穴,此穴左右旁开二分之一中指长度处各一穴,共3穴。(汉英中医辞海)

阁门穴 ge men xue

【英文名】Gemen Point

【定义】腧穴。经外奇穴。位于耻骨下缘中点,阴茎旁开3寸处。(汉英中医辞海)

炼己 lian ji

【英文名】Training Ji

【定义】气功术语。指在练功时,集中意念练功,并不断地排除杂念,从而达到入静的目的。因"己"为"十天干"之一,可代表意念,故集中意念练功又称为"炼己"。(汉英双解中医大辞典)

炼气 lian qi

【英文名】Training Qi

【定义】气功术语。道家运用呼吸吐纳,以求长生的方法。(汉英中医辞海)

炼形 lian xing

【英文名】Training Physique

【定义】气功术语。①道家养生法。传说老子有九丹、八石、引气炼形的方法。(汉英中医辞海)②即通过导引,行气等气功锻炼方法,练好身体。(汉英双解中医大辞典)

炼药 lian yao

【英文名】Training Essence Qi

【定义】气功术语。指对采来的精气,运用意念和调节呼吸,使之在任督二脉循环周转,并加以调练,使其更加充益的过程。(汉英双解中医大辞典)

炼意 lian yi

【英文名】Training Mindwill; Exerting Mindwill

【异名】用意(汉英双解中医大辞典)

【定义】气功术语。是指练功者在气功锻炼中,正确掌握运用意念。(汉英双解中医大辞典)

炼津化精 lian jin hua jing

【英文名】Training Saliva to Transform into Essence

【定义】气功功法名。为内丹功初级功法内容之一,即通过练功使口中津液(唾液)增多,此津液具有丰富的营养成分,不可吐出,待口中津满,要徐徐咽下,并闭目以意念送入丹田,可使丹田内精气旺盛,称为"炼津化精"。(汉英双解中医大辞典)

炼精化气 lian jing hua qi

【英文名】Training Essence into Qi

【异名】小周天功法(汉英双解中医大辞典)

【定义】气功功法名。内丹术功法的初级阶段,即小周天功法。核心内容是通过入静和意守丹田,使下腹部产生温热感,使后天之精旺盛并变为先天精气,沿任督二脉循环运行,故称为"炼精化气"或"小周天",具有祛病强身的效果。(汉英双解中医大辞典)

姜椒蒸气灸 jiang jiao zheng qi jiu

【英文名】Steaming with a Decoction of Ginger and Chili

【定义】灸法。药物蒸气灸法。取生姜、辣椒各等份,水煎后用蒸气熏灸患部,候水温后再洗患部。适于冻伤。(汉英双解针灸大辞典)

养生 yang sheng

【英文名】Conserve Health; Health Care; Health Preserving; Keep in Good Health

【定义】中医学名词。保养生命之义。(中医基础理论)

养老穴 yang lao xue

【英文名】Yanglao Point

【异名】SI6(中华人民共和国国家标准-经穴部位)

【定义】腧穴。属手太阳小肠经。在前臂背面尺侧,当尺骨小头近端桡侧凹陷中。(中华人民共和国国家标准-经穴部位)

养心安神 yang xin an shen

【英文名】Nourish the Heart to Calm the Mind; Nourish the Heart to Tranquilize the Mind

【异名】补心安神(中华人民共和国国家标准中医临床诊疗术语-治法)

【定义】治法。具有补心养血作用,适用于心虚神怯所见惊悸、失眠、多梦、健忘、胆怯等症的治疗方法。(中华人民共和国国家标准中医临床诊疗术语-治法)

养血止血 yang xue zhi xue

【英文名】Nourish the Blood and Arrest Bleeding; Nourish the Blood and Stop Bleeding

【定义】治法。补血药与止血药并用，适用于出血而血虚病症的治疗方法。（中华人民共和国国家标准中医临床诊疗术语－治法）

养血止痒 yang xue zhi yang

【英文名】Nourish the Blood to Relieve Itching

【定义】治法。通过补血而达到止痒的目的，适用于血虚风燥证的治疗方法。（中华人民共和国国家标准中医临床诊疗术语－治法）

养血止痛 yang xue zhi tong

【英文名】Enrich the Blood for Relieving Pain

【定义】治法。通过补血而达到止痛的目的，适用血虚所致疼痛的治疗方法。（中华人民共和国国家标准中医临床诊疗术语－治法）

养血平肝 yang xue ping gan

【英文名】Enrich the Blood to Suppress the Hyperactive Liver

【异名】养血柔肝（中华人民共和国国家标准中医临床诊疗术语－治法）

【定义】治法。具有养血柔肝作用，适用于肝血虚而风阳偏亢所致病症的治疗方法。（中华人民共和国国家标准中医临床诊疗术语－治法）

养血生发 yang xue sheng fa

【英文名】Enriching Blood to Nourish Hair

【定义】治法。通过补血以助头发生长，适用于血虚而头发枯萎脱落的治疗方法。（中华人民共和国国家标准中医临床诊疗术语－治法）

养血生肌 yang xue sheng ji

【英文名】Nourishing Blood and Promoting Tissue Regeneration

【定义】治法。运用具有养血作用的方药，达到促进新肉生长，加速疮口愈合目的的治疗方法。（中华人民共和国国家标准中医临床诊疗术语－治法）

养血生津 yang xue sheng jin

【英文名】Nourish the Blood and Promote Production of the Body Fluid

【定义】治法。补血药与生津药并用，适用于血虚津亏证的治疗方法。（中华人民共和国国家标准中医临床诊疗术语－治法）

养血安胎 yang xue an tai

【英文名】Enrich the Blood to Prevent Abortion

【定义】治法。通过补血而达到安胎的目的，适用于血虚所致胎动不安的治疗方法。（中华人民共和国国家标准中医临床诊疗术语－治法）

养血安神 yang xue an shen

【英文名】Enrich the Blood and Tranquilize the Mind

【定义】治法。具有补血养心作用，适用于心血虚证所见惊悸、失眠、多梦、健忘、胆怯等症的治疗方法。（中华人民共和国国家标准中医临床诊疗术语－治法）

养血明目 yang xue ming mu

【英文名】Nourish the Blood to Improve Acuity of Vision

【异名】养肝明目（中华人民共和国国家标准中医临床诊疗术语－治法）

【定义】治法。用当归、首乌、阿胶等具有补血养肝作用的方药，达到补益肝血而明目目的的治疗方法。（中华人民共和国国家标准中医临床诊疗术语－治法）

养血和络 yang xue he luo

【英文名】Nourishing Blood and Easing Collaterals

【定义】治法。补血药与活血通络药并用，适用于血虚络脉不和所致病症的治疗方法。（中华人民共和国国家标准中医临床诊疗术语－治法）

养血复脉 yang xue fu mai

【英文名】Enrich the Blood to Restore Normal Pulse

【异名】养血通脉（中华人民共和国国家标准中医临床诊疗术语－治法）

【定义】治法。通过养血而达到复脉的目的，适用于血虚所致脉微欲绝的治疗方法。（中华人民共和国国家标准中医临床诊疗术语－治法）

养血活血 yang xue huo xue

【英文名】Nourishing and Activating Blood Circulation

【定义】治法。补血药与活血药并用，适用于血虚且运行不畅所致病症的治疗方法。（普通高等教育中医药类规划教材）

养血宣痹 yang xue xuan bi

【英文名】Nourish the Blood to Cure Arthralgia

【定义】治法。通过补血而宣通痹阻，适用于痹病属于血虚证的治疗方法。（中华人民共和国国家标准中医临床诊疗术语－治法）

养血祛风 yang xue qu feng

【英文名】Nourish the Blood to Expel Wind

【定义】治法。补血药与祛风药并用，适用于血虚风袭证的治疗方法。（中华人民共和国国家标准中医临床诊疗术语－治法）

养血祛邪 yang xue qu xie

【英文名】Enrich the Blood to Eliminate Pathogenic Factors

【定义】治法。通过养血扶正，以祛邪外出，适用于血虚邪恋证的治疗方法。（中华人民共和国国家标准中医临床诊疗术语－治法）

养血祛痰 yang xue qu tan

【英文名】Enriching Blood and Expelling Phlegm

【定义】治法。养血药与祛痰药并用，适用于血虚挟痰证的治疗方法。（中华人民共和国国家标准中医临

床诊疗术语－治法）

养血润肠 yang xue run chang

【英文名】Enrich the Blood and Moisturize the Intestine

【异名】养血通便（中华人民共和国国家标准中医临床诊疗术语－治法）

【定义】治法。通过养血而达到润肠通便的目的，适用于血虚肠燥证的治疗方法。（中华人民共和国国家标准中医临床诊疗术语－治法）

养血润肤 yang xue run fu

【英文名】Enrich the Blood and Moisturize the Skin

【定义】治法。具有补血增液、润燥止痒作用，适用于血虚风燥证等的治疗方法。（中华人民共和国国家标准中医临床诊疗术语－治法）

养血润燥 yang xue run zao

【英文名】Enrich the Blood and Moisten the Dryness; Moisturize Dryness by Nourishing the Blood

【定义】治法。具有补血、增液润燥作用，适用于阴虚血燥证、血虚风燥证的治疗方法。（中华人民共和国国家标准中医临床诊疗术语－治法）

养血调血 yang xue tiao xue

【英文名】Norishing Blood and Regulating Circulation of Blood

【异名】养血和血（中华人民共和国国家标准中医临床诊疗术语－治法）

【定义】治法。补血药与活血药并用，适用于血虚且血运行不畅所致病症的治疗方法。（中华人民共和国国家标准中医临床诊疗术语－治法）

养血调经 yang xue tiao jing

【英文名】Enrich Blood to Regulate Menstruation; Nourish the Blood to Restore Normal Menstruation

【定义】治法。通过补血而达到调理月经的目的，适用于血虚所致月经不调的治疗方法。（中华人民共和国国家标准中医临床诊疗术语－治法）

养血清肝 yang xue qing gan

【英文名】Nourishing Blood and Clearing away Liver-Heat

【定义】治法。补血药与清肝药并用，适用于血虚肝热所致病症的治疗方法。（中华人民共和国国家标准中医临床诊疗术语－治法）

养血清热 yang xue qing re

【英文名】Enrich the Blood and Clear away Pathogenic Heat

【异名】养血退热（中华人民共和国国家标准中医临床诊疗术语－治法）

【定义】治法。养血药与清热药并用，适用于血虚内热证的治疗方法。（中华人民共和国国家标准中医临床诊疗术语－治法）

养血舒肝 yang xue shu gan

【英文名】Nourishing Blood and Dispersing the Stagnated Liver-Qi

【异名】养血疏肝（中华人民共和国国家标准中医临床诊疗术语－治法）

【定义】治法。补血药与舒肝理气药并用，适用于肝郁血虚证的治疗方法。（中华人民共和国国家标准中医临床诊疗术语－治法）

养血舒筋 yang xue shu jin

【英文名】Nourish Blood for Relaxing Muscles and Tendons

【定义】治法。通过补血而使筋脉舒柔，适用于血虚所致筋脉挛急或萎弱无力等病症的治疗方法。（中华人民共和国国家标准中医临床诊疗术语－治法）

养血解表 yang xue jie biao

【英文名】Enrich the Blood and Induce Diaphoresis; Nourish the Blood and Expel the Superficial Evil Factors

【定义】治法。解表药与补血药并用，适用于血虚外感证的治疗方法。（中华人民共和国国家标准中医临床诊疗术语－治法）

养血熄风 yang xue xi feng

【英文名】Nourish the Blood to Stop Endogenous Wind

【异名】和血熄风（中华人民共和国国家标准中医临床诊疗术语－治法）

【定义】治法。通过补养肝血而止痉熄风，适用于血虚动风证的治疗方法。（中华人民共和国国家标准中医临床诊疗术语－治法）

养阴生肌 yang yin sheng ji

【英文名】Nourish Yin to Promote Granulation

【定义】治法。运用具有滋养阴液作用的方药，达到促进新肉生长，加速疮口愈合目的的治疗方法。（中华人民共和国国家标准中医临床诊疗术语－治法）

养胃和中 yang wei he zhong

【英文名】Nourish the Stomach and Regulate the Middle-Warmer

【定义】治法。通过调补胃气而使中焦和健，适用于胃虚气滞所致病症的治疗方法。（中华人民共和国国家标准中医临床诊疗术语－治法）

养营润燥 yang ying run zao

【英文名】Nourish Ying and Moisten the Dryness

【定义】治法。具有养营补血润燥作用，适用于营血亏虚所致病症的治疗方法。（中华人民共和国国家标准中医临床诊疗术语－治法）

养生神明法 yang sheng shen ming fa

【英文名】Mind Health-Preservation Qigong

【定义】气功功法名。是一种能把涣散的意念集中起来，练后可使精神放松的养生气功。（中国当代气功全书）

类比法辨证 lei bi fa bian zheng

【英文名】Differentiation of Syndromes with Analogism

【定义】中医诊断学名词。将患者的临床症状和已知的常见证进行比较,若二者主要特证相吻合,此证的诊断便可成立。(中医诊断学)

前头点 qian tou dian

【英文名】Anterior Head Point (Hand)

【定义】手针穴位名。在食指第一指关节桡侧赤白肉际处,主治胃肠痛、阑尾炎、膝关节痛、踝趾关节痛、前头痛。(普通高等教育中医药类规划教材)

前谷穴 qian gu xue

【英文名】Qiangu Point

【异名】SI2(中华人民共和国国家标准-经穴部位)

【定义】腧穴。属手太阳小肠经。在手尺侧,微握拳,当小指本节(第五掌指关节)前的掌指横纹头赤白肉际处。(中华人民共和国国家标准-经穴部位)

前顶穴 qian ding xue

【英文名】Qianding Point

【异名】DU21(中华人民共和国国家标准-经穴部位);GV21(针灸穴名国际标准化手册)

【定义】腧穴。属督脉。在头部,当前发际正中直上3.5寸(百会前1.5寸)。(中华人民共和国国家标准-经穴部位)

前风市穴 qian feng shi xue

【英文名】Qianfengshi Point

【定义】腧穴。经外奇穴。位于大腿外侧,风市穴前2寸处。左右计二穴。(实用针灸辞典)

前发际穴 qian fa ji xue

【英文名】Qianfaji Point

【定义】腧穴。经外奇穴。位于头正中线上,前发际的中点处。计一穴。(实用针灸辞典)

前肩髃穴 qian jian yu xue

【英文名】Qianjianyu Point

【定义】腧穴。经外奇穴。位于肩部,肩峰向内1寸处。左右计二穴。(实用针灸辞典)

前承山穴 qian cheng shan xue

【英文名】Qianchengshan Point

【定义】腧穴。经外奇穴。位于小腿伸侧,胫骨前嵴上,外髁上缘上8寸处。左右计二穴。(实用针灸辞典)

前神聪穴 qian shen cong xue

【英文名】Qianshencong Point

【定义】腧穴。经外奇穴。位于百会穴前一寸处。主治中风、头痛等症。沿皮刺0.3~0.5寸;可灸。(汉英针灸辞典)

前后正中线 qian hou zheng zhong xian

【英文名】Anterior-Posterior Median Line; Anterior-Posterior Midline

【定义】针灸学名词。头针标定线之一。是从两眉间中点(正中线前点)至枕外粗隆尖端下缘(正中线后点)经过头顶的连线。(汉英双解针灸大辞典)

前后配穴法 qian hou pei xue fa

【英文名】Combination of Anterior-Posterior Points

【异名】腹背阴阳配穴法(普通高等教育中医药类规划教材)

【定义】针灸学名词。按部配穴法之一。是以身体前后部位所在腧穴相互配伍的方法。在《灵枢·官针》中称为"偶刺"。(普通高等教育中医药类规划教材)

前后隐珠穴 qian hou yin zhu xue

【英文名】Qianhouyinzhu Points

【定义】腧穴。经外奇穴。位于足底部,涌泉穴后各0.5寸处。左右计四穴。(实用针灸辞典)

首功 shou gong

【英文名】Head Qigong

【定义】气功功法名。动功。见《内功图说》。作法:两手掩耳,食指压中指,用食指弹脑后枕骨作响,谓之鸣天鼓。两手扭项左右反顾,肩膊随转24次。两手交叉,抱项后面仰视,使手与项争力。第一功可祛风池邪气,第二功可除脾胃积邪,第三功可去肩痛目昏。(汉英中医辞海)

逆从 ni cong

【英文名】Routine and Contrary to the Routine

【定义】中医学名词。①见《医门法律》。正、反两大治则的别称。用药逆症而治则为逆,从症而治则为从。(汉英中医辞海)②出《素问·标本病传论》。标本的不同治法。逆者,病在本而求之于标,病在标而求之于本;从者,病在本而求之于本,病在标而求之于标。(汉英中医辞海)

逆灸 ni jiu

【英文名】Reverse Moxibustion

【定义】针灸学名词。指无病而灸,以期增强人体的抗病能力。(汉英双解针灸大辞典)

逆取 ni qu

【英文名】Contrary Get

【定义】治法。出《素问·标本病传论》。即逆治、正治。(汉英中医辞海)

逆顺 ni shun

【英文名】Adverse or Favorable

【定义】中医学术语。①出《灵枢·营气》。指经脉的上下往来。(汉英中医辞海)②出《灵枢·阴阳二十五人》。指逆症和顺症。(汉英中医辞海)③出《灵枢·根结》。指形气的相称与不相称及治疗的当否。(汉英中医辞海)④《灵枢经》篇名。主要论述针刺治疗前必须明辨人体气行的逆顺,脉象的盛衰,以及掌握病机的可刺、尚未可刺与已不可刺等上、中、下三种情况。因本篇着重指出针刺大法。须明逆顺,故名。(汉英中医辞海)

逆针灸 ni zhen jiu

【英文名】Reverse Acupuncture and Moxibustion

【定义】针灸学名词。指对健康人施用针灸。见《千金要方》,没有病而施行针灸曰逆。(汉英双解针灸大辞典)

逆治法 ni zhi fa

【英文名】Routine Treatment Method

【异名】正治法(中华人民共和国国家标准中医临床诊疗术语-治法)

【定义】治则。为常规的治法。指针对疾病的本质,从正面进行治疗,亦即逆病性而施治。如用寒以治热、用热以治寒、实证用攻、虚证用补等。(中华人民共和国国家标准中医临床诊疗术语-治法)

逆流挽舟 ni liu wan zhou

【英文名】Boating up the Stream

【定义】治法。对外感挟湿痢疾的治法。本症除有痢疾主症外,兼有恶寒、发热、头痛、身痛、无汗等表证。(汉英中医辞海)

逆运内八卦 ni yun nei ba gua

【英文名】Anticlockwise-Arc-Pushing Neibagua

【定义】推拿手法。即在内八卦作逆时针方向推运,功能降逆。主要用于治疗呕吐、哮喘、厌食等症。(汉英双解中医大辞典)

逆腹式呼吸 ni fu shi hu xi

【英文名】Counter-Abdominal Respiration

【定义】气功术语。气功调息法。即吸气时,腹部凹进(收缩),呼气时,腹部突出(舒张)。此呼吸法比顺腹式呼吸的力度较大,故年老体虚及有高血压、心脏病者慎用或不用。(汉英双解中医大辞典)

逆气候导引法 ni qi hou dao yin fa

【英文名】Method of Physical and Breathing Exercises contrary to Qi Flow

【定义】气功功法名。静功。出《诸病源候论》卷十三。作法:左脚跟勾住右脚拇趾,用鼻呼气,至极限时慢慢吸出,作七息。功能理气散结,治逆气痞块。(汉英中医辞海)

总按法 zong an fa

【英文名】Pressing with Three Fingers for Pulse Feeling

【定义】中医诊断学名词。指部位取准之后,三指平布同时用力按脉的方法。(中医诊断学)

举法 ju fa

【英文名】Touching with Fingers Gently for Pulse Feeling

【定义】中医诊断学名词。医生的手指用较轻的力按在寸口脉跳动部位,以体察脉象。(中医诊断学)

举臂穴 ju bi xue

【英文名】Jubi Point

【定义】腧穴。经外奇穴。位于肩前部,抬肩穴下2寸处。左右计二穴。(实用针灸辞典)

举臂取之 ju bi qu zhi

【英文名】Raise the Arm Horizontally to Locate Points

【定义】针灸学术语。即采取平举手臂的姿势取穴。(汉英针灸辞典)

洪音穴 hong yin xue

【英文名】Hongyin Point

【定义】腧穴。经外奇穴。位于颈部,甲状软骨切迹上凹陷两侧旁开0.5寸处。左右计二穴。(实用针灸辞典)

浊浴穴 zhuo yu xue

【英文名】Zhuoyu Point

【定义】腧穴。经外奇穴。位于背部,第十、十一胸椎棘突间点旁开2.5寸处。左右计二穴。(实用针灸辞典)

洗耳疗法 xi er liao fa

【英文名】Washing the Ear Therapy

【定义】治法。是用药液冲洗外耳道的一种外治方法。(中国中医独特疗法大全)

活血 huo xue

【英文名】Activate Blood Flow; Activate Blood Circulation; Promote Blood Circulation

【定义】治法。泛指运用具有活血作用的中药来治疗血瘀证的方法。(普通高等教育中医药类规划教材)

活血止痛 huo xue zhi tong

【英文名】Activate Blood Circulation to Relieve Pain

【异名】通络止痛(中华人民共和国国家标准中医临床诊疗术语-治法)

【定义】治法。通过活血通络以达止痛目的,适用于血瘀所致疼痛的治疗方法。(中华人民共和国国家标准中医临床诊疗术语-治法)

活血行滞 huo xue xing zhi

【英文名】Activiate Qi and Blood Circulation

【异名】活血行气(中华人民共和国国家标准中医临床诊疗术语-治法)

【定义】治法。活血化瘀药与理气行滞药并用,适用于血瘀气滞证、气滞血瘀证的治疗方法。(中华人民共和国国家标准中医临床诊疗术语-治法)

活血养血 huo xue yang xue

【英文名】Promote Blood Circulation and Nourish the Blood

【异名】和血养血(中华人民共和国国家标准中医临床

诊疗术语－治法）
【定义】治法。活血祛瘀药与补血药并用，适用于血虚挟瘀证的治疗方法。（中华人民共和国国家标准中医临床诊疗术语－治法）

活血祛风 huo xue qu feng

【英文名】Activate Blood and Dispel Wind
【异名】活血搜风（中华人民共和国国家标准中医临床诊疗术语－治法）
【定义】治法。活血化瘀药与祛风通络药并用，适用于血瘀风燥证或血瘀风痹所致病症的方法。（中华人民共和国国家标准中医临床诊疗术语－治法）

活血祛瘀 huo xue qu yu

【英文名】Promote Blood Circulation to Remove Blood Stasis
【定义】治法。运用活血化瘀药治疗瘀血证的治疗方法。（普通高等教育中医药类规划教材）

活血祛腐 huo xue qu fu

【英文名】Promote Blood Circulation to Remove Putrid Tissues
【定义】治法。运用具有活血化瘀作用的方药，以排出疮疡内蓄的毒邪，使腐肉脱落的治疗方法。（中华人民共和国国家标准中医临床诊疗术语－治法）

活血消积 huo xue xiao ji

【英文名】Promote Blood Circulation to Remove Stagnancy
【异名】活血消癥（中华人民共和国国家标准中医临床诊疗术语－治法）
【定义】治法。通过活血化瘀以消除癥块，适用于血瘀所致癥积肿块的治疗方法。（中华人民共和国国家标准中医临床诊疗术语－治法）

活血消痈 huo xue xiao yong

【英文名】Activate Blood Stasis and Resolve Carbuncle
【定义】治法。运用具有活血化瘀作用的方药及其他疗法，达到消散痈疡目的的治疗方法。（中华人民共和国国家标准中医临床诊疗术语－治法）

活血调经 huo xue tiao jing

【英文名】Promote the Blood Flow to Regulate Menstruation
【异名】和血调经（中华人民共和国国家标准中医临床诊疗术语－治法）
【定义】治法。通过活血理气以达调理月经目的，适用于气血不和所致月经不调的治疗方法。（中华人民共和国国家标准中医临床诊疗术语－治法）

活血通络 huo xue tong luo

【英文名】Promote Blood Circulation to Remove Obstruction in the Channels; Promote Blood Circulation to Remove Obstruction in the Meridians
【定义】治法。运用活血化瘀药以通经活络，适用于血瘀阻络证的治疗方法。（普通高等教育中医药类规划教材）

活血通痹 huo xue tong bi

【英文名】Promote Blood Circulation to Relieve Bi-Syndrome
【异名】化瘀通痹（中华人民共和国国家标准中医临床诊疗术语－治法）
【定义】治法。通过活血化瘀，达到宣通痹阻的目的，适用于血瘀所致痹病类疾病的治疗方法。（中华人民共和国国家标准中医临床诊疗术语－治法）

活血散结 huo xue san jie

【英文名】Promote Blood Circulation to Resolve Masses
【异名】化瘀散结（中华人民共和国国家标准中医临床诊疗术语－治法）
【定义】治法。通过活血化瘀以消散结聚，适用于血瘀气滞证的治疗方法。（中华人民共和国国家标准中医临床诊疗术语－治法）

活血散瘀 huo xue san yu

【英文名】Promote Blood Circulation to Dissipate Blood Stasis
【异名】活血化瘀（中华人民共和国国家标准中医临床诊疗术语－治法）；活血祛瘀（中华人民共和国国家标准中医临床诊疗术语－治法）
【定义】治法。泛指具有活血化瘀作用，适用于血瘀证的治疗方法。（中华人民共和国国家标准中医临床诊疗术语－治法）

活血舒筋 huo xue shu jin

【英文名】Activate Blood Circulation for Relaxing Muscles and Tendons
【异名】祛瘀舒筋（中华人民共和国国家标准中医临床诊疗术语－治法）
【定义】治法。运用活血化瘀药与舒筋通络药，治疗血瘀筋脉不利所致病症的方法。（中华人民共和国国家标准中医临床诊疗术语－治法）

活血解毒 huo xue jie du

【英文名】Promote Blood Circulation and Remove Toxic Substance
【异名】散血解毒（中华人民共和国国家标准中医临床诊疗术语－治法）；解毒化瘀（中华人民共和国国家标准中医临床诊疗术语－治法）；解毒通络（中华人民共和国国家标准中医临床诊疗术语－治法）
【定义】治法。运用活血化瘀、和营通络的方药及其他疗法，达到祛除毒邪目的的治疗方法。（中华人民共和国国家标准中医临床诊疗术语－治法）

津液辨证 jin ye bian zheng

【英文名】Differentiation of Syndromes according to Body

Fluid

【定义】中医诊断学名词。分析判断疾病中是否有津液亏虚或水液停聚证候的存在。(中医诊断学)

宣肺 xuan fei

【英文名】Facilitate the Flow of the Lung-Qi

【定义】治法。具有宣通肺气的作用,适用于肺气不宣证的治疗方法。(普通高等教育中医药类规划教材)

宣化寒湿 xuan hua han shi

【英文名】Disperse and Eliminate the Cold-Dampness Evil

【定义】治法。具有辛香祛寒化湿作用,适用于寒湿蕴结所致病症的治疗方法。(中华人民共和国国家标准中医临床诊疗术语－治法)

宣肺开音 xuan fei kai yin

【英文名】Disperse Lung and Ease-up the Voice

【定义】治法。运用具有疏风解表宣肺作用的方药,适用于风邪犯肺,咽喉不利而致声音嘶哑的治疗方法。(中华人民共和国国家标准中医临床诊疗术语－治法)

宣肺止咳 xuan fei zhi ke

【英文名】Promote the Dispersing Function of the Lung to Relieve Cough; Ventilate the Lung to Arrest Cough

【定义】治法。通过宣肺降逆而达止咳目的,适用于邪气阻滞,肺气上逆所致咳嗽的治疗方法。(中华人民共和国国家标准中医临床诊疗术语－治法)

宣肺化饮 xuan fei hua yin

【英文名】Ventilate the Lung and Resolve Phlegm Retention

【定义】治法。通过化饮祛痰以宣通肺气,适用于饮邪客肺证的治疗方法。(中华人民共和国国家标准中医临床诊疗术语－治法)

宣肺化痰 xuan fei hua tan

【英文名】Ventilate the Lung and Resolve Phlegm

【异名】宣肺祛痰(中华人民共和国国家标准中医临床诊疗术语－治法)

【定义】治法。通过祛除痰浊以宣肺,适用于痰浊阻肺证的治疗方法。(中华人民共和国国家标准中医临床诊疗术语－治法)

宣肺平喘 xuan fei ping chuan

【英文名】Ventilate the Lung to Relieve Asthma

【定义】治法。通过理气宣肺而达到平喘目的,适用于邪气阻滞,肺气不宣所致气喘的治疗方法。(中华人民共和国国家标准中医临床诊疗术语－治法)

宣肺利水 xuan fei li shui

【英文名】Clear the Lung and Induce Diuresis; Ventilate the Lung to Induce Diuresis

【异名】泻肺行水(中华人民共和国国家标准中医临床诊疗术语－治法);泻肺利水(中华人民共和国国家标准中医临床诊疗术语－治法);宣肺行水(中华人民共和国国家标准中医临床诊疗术语－治法)

【定义】治法。通过宣通肺气,使上窍开而下窍泄,适用于肺失宣降所致皮水、风水等病的治疗方法。(中华人民共和国国家标准中医临床诊疗术语－治法)

宣肺降气 xuan fei jiang qi

【英文名】Disperse and Lower the Qi of the Lung

【定义】治法。泛指具有理气行滞、宣肺降气作用,适用于邪气阻滞,肺失宣降所致病症的治疗方法。(中华人民共和国国家标准中医临床诊疗术语－治法)

宣肺降逆 xuan fei jiang ni

【英文名】Disperse Lung-Qi and Lower the Adverse Flow of Qi

【定义】治法。通过祛邪而达宣肺降气作用,适用于邪气阻肺,肺气上逆所致病症的治疗方法。(中华人民共和国国家标准中医临床诊疗术语－治法)

宣肺通气 xuan fei tong qi

【英文名】Facilitate the Flow of the Pulmonary Qi

【定义】治法。具有理气行滞宣肺作用,适用于邪气阻滞,肺气不宣所致病症的治疗方法。(中华人民共和国国家标准中医临床诊疗术语－治法)

宣肺解郁 xuan fei jie yu

【英文名】Mobilize Lung-Qi and Remove Stagnation

【定义】治法。具有理气解郁、宣畅肺气作用,适用于气郁伤肺或肺气郁滞证的治疗方法。(中华人民共和国国家标准中医临床诊疗术语－治法)

宣泄血毒 xuan xie xue du

【英文名】Remove Toxic Substances from the Blood

【定义】治法。运用具有宣通、开泄作用的方药,达到清解血分邪毒目的的治疗方法。(中华人民共和国国家标准中医临床诊疗术语－治法)

宣通三焦 xuan tong san jiao

【英文名】Dredging the Three Jiao

【定义】治法。通过理气祛邪、疏通气机,使三焦得以通利的治疗方法,适用于邪阻气滞而三焦不利的证候。(中华人民共和国国家标准中医临床诊疗术语－治法)

宣通气机 xuan tong qi ji

【英文名】Relieving the Inhibited Functional Activities of Qi

【异名】宣畅气机(中华人民共和国国家标准中医临床诊疗术语－治法)

【定义】治法。具有调理宣通气机作用,适用于气机郁滞证的治疗方法。(中华人民共和国国家标准中医

临床诊疗术语－治法）

宣散湿邪 xuan san shi xie

【英文名】Dispel away Dampness

【异名】宣散湿浊（中华人民共和国国家标准中医临床诊疗术语－治法）

【定义】治法。用芳香辛散之品，宣化湿浊，适用于湿郁卫表证的治疗方法。（中华人民共和国国家标准中医临床诊疗术语－治法）

宣湿化痰 xuan shi hua tan

【英文名】Disperse Dampness and Eliminate Phlegm

【定义】治法。辛香化湿药与化痰药并用，适用于湿痰证的治疗方法。（普通高等教育中医药类规划教材）

宣痹止痛 xuan bi zhi tong

【英文名】Disperse the Blocked Meridians to Relieve Pain

【定义】治法。通过祛邪宣通痹阻而达到止痛目的的治疗方法，主要适用于因邪气阻痹所致的疼痛。（中华人民共和国国家标准中医临床诊疗术语－治法）

宣痹和络 xuan bi he luo

【英文名】Disperse the Blocked Meridians and Promote Blood Circulation

【异名】通痹和络（中华人民共和国国家标准中医临床诊疗术语－治法）

【定义】治法。通过推拿、外治或方药等达到宣通痹阻、调和经络的目的，适用于邪气阻痹、经络不利所致病症的治疗方法。（中华人民共和国国家标准中医临床诊疗术语－治法）

宣肺清热化饮 xuan fei qing re hua yin

【英文名】Clear away Heat and Eliminate Fluid-Retention to Ventilate the Lung

【定义】治法。通过清热、化饮以宣通肺气，适用于肺热饮停证的治疗方法。（中华人民共和国国家标准中医临床诊疗术语－治法）

穿刺针埋线法 chuan ci zhen mai xian fa

【英文名】Catgut Implantation with Transfixion Pin

【定义】针灸学名词。穴位埋线法。常规消毒局部皮肤，镊取一段约1～2cm长已消毒的羊肠线，放置在腰椎穿刺针针管的前端，后接针芯，左手拇食指绷紧或捏起进针部位皮肤，右手持针，刺入到所需深度；当出现针感后，边推针芯，边退针管，将羊肠线埋植在穴位皮下组织或肌层内，针孔处敷盖消毒纱布。（普通高等教育中医药类规划教材）

扁桃体穴 bian tao ti xue

【英文名】Biantaoti Point

【异名】发音（实用针灸辞典）；扁桃安（实用针灸辞典）；扁桃腺（实用针灸辞典）

【定义】腧穴。经外奇穴。位于颈部，下颌角直下0.5寸处。左右计二穴。（实用针灸辞典）

扁桃体点 bian tao ti dian

【英文名】Tonsil Point (Hand)

【定义】手针穴位名。在掌面第一掌骨尺侧中点，主治扁桃体炎、喉炎。（普通高等教育中医药类规划教材）

扁桃体耳穴 bian tao ti er xue

【英文名】Tonsil Point (Ear)

【异名】$LO_{7、8、9}$（中华人民共和国国家标准－耳穴名称与部位）

【定义】腧穴。耳穴名。在耳垂正面前下部，即耳垂7、8、9区。（中华人民共和国国家标准－耳穴名称与部位）

祛风 qu feng

【英文名】Eliminate the Wind; Relieve Rheumatic Pains and Colds; Expel Wind Evil

【定义】治法。具有疏散外风或平息内风的作用，适用于风证的治疗方法。（普通高等教育中医药类规划教材）

祛邪 qu xie

【英文名】Eliminate Pathogenic Factors; Eliminate the Evils; Eliminate Evil Factors

【定义】治则。对于邪气实的病证，应采取以消除病邪为主，使邪去而正安或正复的治疗原则。（普通高等教育中医药类规划教材）

祛暑 qu shu

【英文名】Eliminate Summer-Heat

【定义】治法。具有祛除暑邪的作用，适用于暑病的治疗方法。（普通高等教育中医药类规划教材）

祛湿 qu shi

【英文名】Eliminate Wetness-Evil in the Body; Eliminate Dampness

【定义】治法。具有化湿利水、通淋泻浊作用，适用于治疗水湿内停证的治疗方法。（普通高等教育中医药类规划教材）

祛寒 qu han

【英文名】Dispel Cold; Dispel Pathogenic Cold; Relieve the Cold

【定义】治法。运用具有温热特性的药物，治疗寒证的治疗方法。（普通高等教育中医药类规划教材）

祛瘀 qu yu

【英文名】Dispel Blood Stasis; Eliminate Stagnation; Remove Blood Stasis

【定义】治法。具有活血化瘀作用，适用于瘀血证的治疗方法。（普通高等教育中医药类规划教材）

祛痰 qu tan
【英文名】Clear Sputum; Eliminate Sputum; Expel Phlegm
【定义】治法。具有消除痰饮作用,适用于痰证与饮证的治疗方法。(普通高等教育中医药类规划教材)

祛风止痛 qu feng zhi tong
【英文名】Expel Wind and Relieve Pain
【异名】疏风止痛(中华人民共和国国家标准中医临床诊疗术语-治法)
【定义】治法。通过疏散风邪达到止痛目的,适用于因风邪侵袭所致疼痛的治疗方法。(中华人民共和国国家标准中医临床诊疗术语-治法)

祛风化痰 qu feng hua tan
【英文名】Dispel Wind and Phlegm; Dispel Wind and Resolve Phlegm; Dispel Pathogenic Wind and Eliminate Phlegm
【异名】治风化痰(中华人民共和国国家标准中医临床诊疗术语-治法)
【定义】治法。疏风药与祛痰药并用,适用于风痰证的治疗方法。(中华人民共和国国家标准中医临床诊疗术语-治法)

祛风生发 qu feng sheng fa
【英文名】Expel Wind and Nourish Hair
【定义】治法。通过疏散风邪而促进头发生长,适用于因风邪所致脱发的治疗方法。(中华人民共和国国家标准中医临床诊疗术语-治法)

祛风杀虫 qu feng sha chong
【英文名】Dispel the Wind and Kill the Worm
【定义】治法。具有祛风杀虫作用,适用于虫毒、风毒蕴结肌肤所致病症的治疗方法。(中华人民共和国国家标准中医临床诊疗术语-治法)

祛风扶正 qu feng fu zheng
【英文名】Dispelling Wind-Evil and Supporting Healthy Energy
【定义】治则。针对邪实而正稍虚的病情,以驱邪为主,扶正为辅的治则。取邪去正安之意。(汉英中医辞海)

祛风明目 qu feng ming mu
【英文名】Dispel the Wind and Improve the Visual Acuity
【异名】搜风明目(中华人民共和国国家标准中医临床诊疗术语-治法);疏风明目(中华人民共和国国家标准中医临床诊疗术语-治法)
【定义】治法。用银花、桑叶、菊花,或荆芥、防风、细辛等药物,祛散风邪,提高视力,主要适用于风邪犯眼所致的眼病。(中华人民共和国国家标准中医临床诊疗术语-治法)

祛风胜湿 qu feng sheng shi
【英文名】Expel Wind and Eliminate Wetness; Expel Wind and Eliminate Dampness
【定义】治法。具有祛风燥湿作用,适用于风湿侵袭所致病症的治疗方法。(普通高等教育中医药类规划教材)

祛风宣痹 qu feng xuan bi
【英文名】Dispel the Wind and Remove Bi-Syndrome
【定义】治法。具有疏散风邪,宣通痹阻作用,适用于风胜行痹证的治疗方法。(中华人民共和国国家标准中医临床诊疗术语-治法)

祛风润燥 qu feng run zao
【英文名】Expel Wind and Moisten the Dryness
【异名】疏风润燥(中华人民共和国国家标准中医临床诊疗术语-治法)
【定义】治法。具有疏风散邪、增液润燥作用,适用于风燥袭表所致病症的治疗方法。(中华人民共和国国家标准中医临床诊疗术语-治法)

祛风通络 qu feng tong luo
【英文名】Dispel Wind and Remove Obstruction in the Channels; Dispel Pathogenic Wind and Remove Obstruction in the Meridians; Expel Wind-Evil and Dredge Channels
【异名】疏风通络(中华人民共和国国家标准中医临床诊疗术语-治法);搜风通络(中华人民共和国国家标准中医临床诊疗术语-治法)
【定义】治法。具有疏散风邪、活血通络作用,适用于风邪袭络证、风毒入络证的治疗方法。(中华人民共和国国家标准中医临床诊疗术语-治法)

祛风解痉 qu feng jie jing
【英文名】Expel Wind to Relieve Spasm; Expel Wind Evil to Relieve Spasms
【异名】祛风止痉(中华人民共和国国家标准中医临床诊疗术语-治法);祛风镇痉(中华人民共和国国家标准中医临床诊疗术语-治法)
【定义】治法。具有祛散风邪、止痉熄风作用,适用于风中经络证、风毒入络证等的治疗方法。(中华人民共和国国家标准中医临床诊疗术语-治法)

祛风燥湿 qu feng zao shi
【英文名】Dispel Pathogenic Wind and Remove Dampness
【异名】祛风化湿(中华人民共和国国家标准中医临床诊疗术语-治法);疏风化湿(中华人民共和国国家标准中医临床诊疗术语-治法);疏风燥湿(中华人民共和国国家标准中医临床诊疗术语-治法)
【定义】治法。具有祛风燥湿作用,适用于风湿侵袭所致病症的治疗方法。(中华人民共和国国家标准中医临床诊疗术语-治法)

祛邪扶正 qu xie fu zheng
【英文名】Eliminate Evil Factors and Support Healthy

Energy

【异名】祛邪安正(中华人民共和国国家标准中医临床诊疗术语－治法)

【定义】治则。对于邪气实而正气偏虚的病证,应采取以消除病邪为主,扶助正气为辅,使邪去而正安或正复的治疗原则。(中华人民共和国国家标准中医临床诊疗术语－治法)

祛邪截疟 qu xie jie nüe

【英文名】Remove the Evil and Prevent the Attack of Malaria

【异名】驱邪截疟(中华人民共和国国家标准中医临床诊疗术语－治法)

【定义】治法。具有驱除疟邪作用,以控制疟疾发作的治疗方法。(中华人民共和国国家标准中医临床诊疗术语－治法)

祛暑开闭 qu shu kai bi

【英文名】Remove Summer-Heat and Cure the Qi-Blockage

【定义】治法。清热祛暑药与行气开闭药并用,适用于暑闭气机证的治疗方法。(中华人民共和国国家标准中医临床诊疗术语－治法)

祛暑开窍 qu shu kai qiao

【英文名】Eliminate Summer-Heat and Promote Resuscitation

【定义】治法。通过清热祛暑以开窍醒神,适用于暑热闭神证的治疗方法。(中华人民共和国国家标准中医临床诊疗术语－治法)

祛暑利湿 qu shu li shi

【英文名】Dispel Summer-Heat and Dampness; Eliminate Summer-Heat and Remove Dampness

【异名】祛暑化湿(中华人民共和国国家标准中医临床诊疗术语－治法);清暑利湿(中华人民共和国国家标准中医临床诊疗术语－治法);清暑化湿(中华人民共和国国家标准中医临床诊疗术语－治法)

【定义】治法。清热祛暑药与化湿药并用,适用于暑湿内蕴证的治疗方法。(中华人民共和国国家标准中医临床诊疗术语－治法)

祛暑清热 qu shu qing re

【英文名】Dispel Summer-Heat and Clear away Heat

【异名】涤暑清热(中华人民共和国国家标准中医临床诊疗术语－治法)

【定义】治法。具有清热解暑作用,适用于暑热证的治疗方法。(中华人民共和国国家标准中医临床诊疗术语－治法)

祛暑解表 qu shu jie biao

【英文名】Remove Summer-Heat from Superficies of the Body by Means of Diaphoresis

【定义】治法。清热解暑药与解表药并用,适用于暑湿袭表证的治疗方法。(中华人民共和国国家标准中医临床诊疗术语－治法)

祛湿止泻 qu shi zhi xie

【英文名】Eliminate Dampness to Stop Diarrhea; Eliminate Wetness Evil to Stop Diarrhea; Eliminate Wet Pathogen to Stop Diarrhea

【异名】化湿止泻(中华人民共和国国家标准中医临床诊疗术语－治法);渗湿止泻(中华人民共和国国家标准中医临床诊疗术语－治法)

【定义】治法。通过祛除湿邪以止泄泻,适用于湿阻肠道所致泄泻的治疗方法。(中华人民共和国国家标准中医临床诊疗术语－治法)

祛湿止痢 qu shi zhi li

【英文名】Eliminate Dampness to Stop Dysentery; Eliminate Wetness Evil to Stop Dysentery

【定义】治法。通过祛除湿邪以止痢,适用于湿阻肠道所致痢疾的治疗方法。(中华人民共和国国家标准中医临床诊疗术语－治法)

祛湿利齿 qu shi li chi

【英文名】Eliminate Damp to Consolidate the Teeth

【异名】化浊利齿(中华人民共和国国家标准中医临床诊疗术语－治法);祛痰利齿(中华人民共和国国家标准中医临床诊疗术语－治法)

【定义】治法。运用具有祛痰、除湿、化浊作用的方药,适用于痰浊湿邪停聚于齿所致口齿病症的治疗方法。(中华人民共和国国家标准中医临床诊疗术语－治法)

祛湿宣痹 qu shi xuan bi

【英文名】Eliminate Damp and Relieve Bi-Syndrome

【异名】化湿宣痹(中华人民共和国国家标准中医临床诊疗术语－治法)

【定义】治法。用祛湿或化湿的方药或外治法,以宣通痹阻,主要适用于以湿为主的湿胜著痹证的治疗方法。(中华人民共和国国家标准中医临床诊疗术语－治法)

祛湿除满 qu shi chu man

【英文名】Eliminate Damp and Relieve Fullness

【异名】祛湿散痞(中华人民共和国国家标准中医临床诊疗术语－治法);祛湿除痞(中华人民共和国国家标准中医临床诊疗术语－治法);燥湿除痞(中华人民共和国国家标准中医临床诊疗术语－治法);燥湿除满(中华人民共和国国家标准中医临床诊疗术语－治法);燥湿散痞(中华人民共和国国家标准中医临床诊疗术语－治法)

【定义】治法。通过祛除湿邪以消痞除满,适用于湿阻气滞所致痞满的治疗方法。(中华人民共和国国家标准中医临床诊疗术语－治法)

祛湿消肿 qu shi xiao zhong

【英文名】Eliminate Damp and Promote the Subsidence of

Swelling

【定义】治法。通过祛除湿邪以消除水肿,适用于水湿内停所致水肿的治疗方法。(中华人民共和国国家标准中医临床诊疗术语-治法)

祛湿解表 qu shi jie biao

【英文名】Eliminate Damp from Body Surface

【定义】治法。具有解散表邪、芳香化湿作用,适用于风湿袭表证的治疗方法。(中华人民共和国国家标准中医临床诊疗术语-治法)

祛湿解毒 qu shi jie du

【英文名】Eliminate Dampness and Detoxication

【定义】治法。具有芳香祛湿、化浊解毒作用,适用于湿毒证的治疗方法。(中华人民共和国国家标准中医临床诊疗术语-治法)

祛寒化痰 qu han hua tan

【英文名】Expel Cold and Eliminate Phlegm

【定义】治法。化痰法。治疗寒痰的方法。用于脾胃阳虚,寒饮内停,吐痰清稀、怕冷、手足不温、舌淡苔滑者。(汉英中医辞海)

祛瘀下胎 qu yu xia tai

【英文名】Remove Blood Stasis for Promoting Accouchement

【异名】化瘀下胎(中华人民共和国国家标准中医临床诊疗术语-治法);化瘀催产(中华人民共和国国家标准中医临床诊疗术语-治法);祛瘀催产(中华人民共和国国家标准中医临床诊疗术语-治法)

【定义】治法。通过活血化瘀以催产下胎,适用于血瘀气滞所致胎儿不下的治疗方法。(中华人民共和国国家标准中医临床诊疗术语-治法)

祛瘀开音 qu yu kai yin

【英文名】Remove Blood Stasis to Ease-up the Voice

【异名】活血开音(中华人民共和国国家标准中医临床诊疗术语-治法);逐瘀开音(中华人民共和国国家标准中医临床诊疗术语-治法)

【定义】治法。运用具有活血散瘀作用的方药,适用于瘀血阻遏咽喉而致声音嘶哑的治疗方法。(中华人民共和国国家标准中医临床诊疗术语-治法)

祛瘀止血 qu yu zhi xue

【英文名】Remove Blood Stasis to Stop Bleeding

【定义】治法。止血法。去瘀以止血的方法。(汉英中医辞海)

祛瘀活血 qu yu huo xue

【英文名】Promote Blood Circulation by Removing Blood Stasis

【异名】化瘀行血(汉英中医辞海);祛瘀生新(汉英中医辞海);活血生新(汉英中医辞海)

【定义】治法。是祛除瘀血、流通血脉的方法。(汉英中医辞海)

祛瘀通络 qu yu tong luo

【英文名】Remove Blood Stasis to Dredge Channels

【异名】化瘀通络(中华人民共和国国家标准中医临床诊疗术语-治法);行瘀通络(中华人民共和国国家标准中医临床诊疗术语-治法)

【定义】治法。具有活血化瘀、疏通经络作用,适用于血瘀阻络证的治疗方法。(中华人民共和国国家标准中医临床诊疗术语-治法)

祛瘀通鼻 qu yu tong bi

【英文名】Remove Blood Stasis to Ventilate the Nose

【定义】治法。运用具有活血化瘀、行气通窍作用的方药,适用于瘀血阻滞鼻窍所致鼻病的治疗方法。(中华人民共和国国家标准中医临床诊疗术语-治法)

祛瘀排脓 qu yu pai nong

【英文名】Remove Blood Stasis to Expel the Putrefied Materials and Pus

【异名】逐瘀排脓(中华人民共和国国家标准中医临床诊疗术语-治法);散瘀排脓(中华人民共和国国家标准中医临床诊疗术语-治法)

【定义】治法。运用具有活血祛瘀作用的方药,使脉通血畅,以达到排除脓液目的的治疗方法。(中华人民共和国国家标准中医临床诊疗术语-治法)

祛痰开音 qu tan kai yin

【英文名】Expel Phlegm to Ease-up the Voice

【定义】治法。运用具有祛除痰浊作用的方药,适用于痰浊凝滞咽喉而致声音嘶哑的治疗方法。(中华人民共和国国家标准中医临床诊疗术语-治法)

祛痰化浊 qu tan hua zhuo

【英文名】Dispel Phlegm and Remove Turbidity

【定义】治法。泛指具有祛痰化浊作用,适用于痰证的治疗方法。(中华人民共和国国家标准中医临床诊疗术语-治法)

祛痰化瘀 qu tan hua yu

【英文名】Expel Phlegm and Remove Blood Stasis

【定义】治法。祛痰药与化瘀药并用,适用于痰瘀互结证的治疗方法。(中华人民共和国国家标准中医临床诊疗术语-治法)

祛痰平喘 qu tan ping chuan

【英文名】Expel Phlegm and Relieve Asthma

【定义】治法。运用祛除痰浊的方药以平喘,适用于痰浊内盛所致的气喘等症状。(普通高等教育中医药类规划教材)

祛痰杀虫 qu tan sha chong

【英文名】Expel Phlegm and Kill Worms

【定义】治法。祛痰药与杀虫药并用,适用于痰虫互结

证的治疗方法。(中华人民共和国国家标准中医临床诊疗术语-治法)

祛痰利耳 qu tan li er

【英文名】Expel Phlegm and Treat Ear Disease

【异名】祛痰通耳(中华人民共和国国家标准中医临床诊疗术语-治法)

【定义】治法。运用具有除湿化痰作用的方药,适用于痰湿凝滞,耳窍壅滞所致耳病的治疗方法。(中华人民共和国国家标准中医临床诊疗术语-治法)

祛痰利咽 qu tan li yan

【英文名】Expel Phlegm and Soothe the Throat

【异名】祛痰利喉(中华人民共和国国家标准中医临床诊疗术语-治法)

【定义】治法。运用具有祛痰化浊作用的方药,适用于痰浊凝滞咽喉,咽喉不利所致咽喉病变的治疗方法。(中华人民共和国国家标准中医临床诊疗术语-治法)

祛痰宣痹 qu tan xuan bi

【英文名】Expel Phlegm and Dredge the Blocked Meridians

【定义】治法。用祛除痰浊的方药,以宣通痹阻,适用于痰浊阻痹所致病症的治疗方法。(中华人民共和国国家标准中医临床诊疗术语-治法)

祛腐生肌 qu fu sheng ji

【英文名】Remove Putrefaction to Promote Granulation

【异名】去腐生肌(中华人民共和国国家标准中医临床诊疗术语-治法)

【定义】治法。运用具有祛腐作用的方药及其他疗法,使腐肉脱落,达到促进新肉生长,以加速疮口愈合目的的治疗方法。(中华人民共和国国家标准中医临床诊疗术语-治法)

祛腐泄毒 qu fu xie du

【英文名】Expel the Putrefied Materials and Remove Toxic Substances

【定义】治法。运用具有祛腐作用的方药及其他疗法,以排出疮疡内蓄邪毒的治疗方法。(中华人民共和国国家标准中医临床诊疗术语-治法)

祛腐消肿 qu fu xiao zhong

【英文名】Remove Putrefaction and Promote the Subsidence of Swelling

【异名】去腐消肿(中华人民共和国国家标准中医临床诊疗术语-治法)

【定义】治法。运用具有提脓祛腐作用的方药及其他疗法,达到消退疮肿目的的治疗方法。(中华人民共和国国家标准中医临床诊疗术语-治法)

祛痰化湿开窍 qu tan hua shi kai qiao

【英文名】Dispel Phlegm and Dampness to Promote Resuscitation

【定义】治法。通过祛痰化湿以宣闭开窍,适用于痰湿闭神证的治疗方法。(中华人民共和国国家标准中医临床诊疗术语-治法)

祛痰化瘀宣肺 qu tan hua yu xuan fei

【英文名】Expel Phlegm and Remove Blood Stasis for Dispersing Lung-Qi

【定义】治法。祛痰药与化瘀药并用,适用于痰瘀阻肺证的治疗方法。(中华人民共和国国家标准中医临床诊疗术语-治法)

祛痰化瘀宽心 qu tan hua yu kuan xin

【英文名】Expel Phlegm and Remove Blood Stasis for Easing Heart

【定义】治法。祛痰药与化瘀药并用,适用于痰瘀阻心证的治疗方法。(中华人民共和国国家标准中医临床诊疗术语-治法)

祛痰化瘀宽膈 qu tan hua yu kuan ge

【英文名】Expel Phlegm and Remove Blood Stasis for Relieving Stuffiness in Chest

【定义】治法。祛痰药与活血化瘀药并用,适用于痰瘀阻膈证的治疗方法。(中华人民共和国国家标准中医临床诊疗术语-治法)

祛痰理气宽膈 qu tan li qi kuan ge

【英文名】Expel Phlegm and Activate Qi for Easing Diaphragm

【定义】治法。祛痰药与理气行滞药并用,适用于痰气阻膈证的治疗方法。(中华人民共和国国家标准中医临床诊疗术语-治法)

祛痰理气解毒 qu tan li qi jie du

【英文名】Expel Phlegm and Regulate Qi for Detoxication; Expel Phlegm and Activate Qi with Removing Toxin

【定义】治法。祛痰、行气、解毒药并用,适用于痰结毒滞证的治疗方法。(中华人民共和国国家标准中医临床诊疗术语-治法)

祖气 zu qi

【英文名】Genetic Factor

【定义】气功术语。见《性命圭旨全书·死生说》。禀受先天父母之气。(汉英中医辞海)

祖窍 zu qiao

【英文名】Congenital Orifice

【定义】气功术语。见《性命圭旨全书·安神祖窍翕聚先天》。位于心与脐之正中。(汉英中医辞海)

神迁 shen qian

【英文名】Mind-Move

【定义】气功学术语。指妄念引起的精神失调。(汉英中医辞海)

神迹 shen ji
【英文名】Spirit Trace; Mysterious Manifestation
【定义】气功术语。气功后出现的特异功能。(汉英中医辞海)

神宫 shen gong
【英文名】Spirit Palace
【定义】气功术语。见《灵剑子导引子午记》。神居之所。如上丹田为泥丸宫,中丹田为绛宫,下丹田为气宫。(汉英中医辞海)

神根 shen gen
【英文名】Spirit Root
【定义】中医学名词。根,性也。即人的精神意识思维活动的本性。(汉英中医辞海)

神盖 shen gai
【英文名】Spirit Cover
【定义】中医学名词。出《黄庭内景经·上清章》。即眉。(汉英中医辞海)

神游 shen you
【英文名】Wandering of Spirit
【定义】气功术语。见《列子》。即形体不动,神已外驰其处。(汉英中医辞海)

神门穴 shen men xue
【英文名】Shenmen Point
【异名】HT7(中华人民共和国国家标准-经穴部位);H7(针灸穴名国际标准化手册);中都(实用针灸辞典);兑冲(实用针灸辞典);兑骨(实用针灸辞典);锐中(实用针灸辞典)
【定义】腧穴。属手少阴心经。在腕部,腕掌侧横纹尺侧端,尺侧腕屈肌腱的桡侧凹陷处。(中华人民共和国国家标准-经穴部位)

神门脉 shen men mai
【英文名】Shenmen Pulse
【定义】中医学术语。三部九候诊法诊脉部位。手少阴心经神门穴处动脉。位于掌后锐骨端陷中的动脉处。(汉英中医辞海)

神针火 shen zhen huo
【英文名】Magical Fire-Needle
【异名】桃枝灸(汉英双解针灸大辞典)
【定义】灸法。见《本草纲目》。用桃树枝蘸麻油点火后,吹灭,乘热垫棉纸熨灸患处。用以治疗心腹冷痛、风寒湿痹。(汉英双解针灸大辞典)

神府穴 shen fu xue
【英文名】Shenfu Point
【定义】腧穴。经外奇穴。位于腹正中线上,中庭穴下0.3寸处。计一穴。(实用针灸辞典)

神封穴 shen feng xue
【英文名】Shenfeng Point
【异名】KI23(中华人民共和国国家标准-经穴部位);K23(针灸穴名国际标准化手册)
【定义】腧穴。属足少阴肾经。在胸部,当第四肋间隙,前正中线旁开2寸。(中华人民共和国国家标准-经穴部位)

神庭穴 shen ting xue
【英文名】Shenting Point
【异名】DU24(中华人民共和国国家标准-经穴部位);GV24(针灸穴名国际标准化手册);发际(实用针灸辞典)
【定义】腧穴。属督脉。在头部,当前发际正中直上0.5寸。(中华人民共和国国家标准-经穴部位)

神堂穴 shen tang xue
【英文名】Shentang Point
【异名】BL44(中华人民共和国国家标准-经穴部位);B44(针灸穴名国际标准化手册)
【定义】腧穴。属足太阳膀胱经。在背部,当第五胸椎棘突下,旁开3寸。(中华人民共和国国家标准-经穴部位)

神道穴 shen dao xue
【英文名】Shendao Point
【异名】DU11(中华人民共和国国家标准-经穴部位);GV11(针灸穴名国际标准化手册);冲道(实用针灸辞典);脏俞(实用针灸辞典)
【定义】腧穴。属督脉。在背部,当后正中线上,第五胸椎棘突下凹陷中。(中华人民共和国国家标准-经穴部位)

神阙穴 shen que xue
【英文名】Shenque Point
【异名】RN8(中华人民共和国国家标准-经穴部位);CV8(针灸穴名国际标准化手册);气舍(实用针灸辞典);气合(实用针灸辞典);命蒂(实用针灸辞典);脐中(实用针灸辞典);维会(实用针灸辞典)
【定义】腧穴。属任脉。在腹中部,脐中央。(中华人民共和国国家标准-经穴部位)

神聪穴 shen cong xue
【英文名】Shencong Point
【异名】EX-HN1(汉英中医辞海);四神聪(汉英中医辞海)
【定义】腧穴。经外奇穴。见《针灸资生经》。又名四神聪。位于头顶部,当百会前后左右各1寸。共四穴。(汉英中医辞海)

神藏穴 shen cang xue
【英文名】Shencang Point
【异名】KI25(中华人民共和国国家标准-经穴部位);K25(针灸穴名国际标准化手册)
【定义】腧穴。属足少阴肾经。在胸部,当第二肋间

隙,前正中线旁开 2 寸。(中华人民共和国国家标准-经穴部位)

神门耳穴 shen men er xue

【英文名】Shenmen Point (Ear)

【异名】TF_4(中华人民共和国国家标准-耳穴名称与部位);EP-I1(针灸穴名国际标准化手册)

【定义】腧穴。耳穴名。在三角窝后 1/3 上部,即三角窝 4 区。(中华人民共和国国家标准-耳穴名称与部位)

神灯照疗法 shen deng zhao liao fa

【英文名】Magical Light Illumination Therapy

【异名】神火照疗法(中国中医独特疗法大全)

【定义】治法。是在患病部位,用药物蘸油燃烧后,通过烟气上薰,借助于药力、热与光照的作用,以治疗疾病的一种方法。(中国中医独特疗法大全)

神奇外治法 shen qi wai zhi fa

【英文名】Miraculous External Treatment

【定义】治法。小儿病的外治法。出《幼幼集成》。包括疏表法、清理法、解烦法、开闭法、引痰法、纳气法、通脉法和定痛法等。(汉英中医辞海)

误诊 wu zhen

【英文名】Misdiagnosis

【定义】诊断学名词。错误地诊断疾病或诊断疾病的方法不正确。(普通高等教育中医药类规划教材)

诱导期 you dao qi

【英文名】Period of Inducement

【定义】针灸学名词。在实行针麻手术之前,对选定的穴位进行针刺刺激,至镇痛效果达到可以进行手术的这段时间。(实验针灸学)

退火 tui huo

【英文名】Weakening Mindwill in Qigong Practice

【定义】气功术语。①指练功者以意念收敛真气,使之复归于下丹田。(汉英双解中医大辞典)②在练内丹术功法时,练功者以意念减弱呼吸称为退火。(汉英双解中医大辞典)

退针 tui zhen

【英文名】Needle Withdrawing

【定义】针灸学名词。①即出针。将针从刺入的穴位内拔出。(汉英双解中医大辞典)②指针在穴位内由深处向浅部抽提。可单纯外抽或和捻转结合进行,退针快慢据病情而定,一般急退为泻,缓退为补。(汉英双解中医大辞典)

退法 tui fa

【英文名】Withdrawing Technique

【定义】①针刺方法。指退针的方法。目前退针的方法,宜从深部缓缓退至皮下,留置片刻以待气缓,当针下不觉沉紧时随即拔出。(汉英双解中医大辞典)②推拿手法。指方向向后或向下的平推法。(汉英双解中医大辞典)

退烧 tui shao

【英文名】Allay Fever;Bring Down a Fever;Reduce Fever

【异名】退热(普通高等教育中医药类规划教材)

【定义】治法。泛指运用药物治疗发热的方法。(普通高等教育中医药类规划教材)

退黄 tui huang

【英文名】Treat Jaundice;Cure Jaundice

【定义】治法。祛除黄疸的治疗方法。(普通高等教育中医药类规划教材)

退翳 tui yi

【英文名】Remove Nebula

【定义】治法。泛指运用药物治疗翳障的方法。(普通高等教育中医药类规划教材)

退六腑 tui liu fu

【英文名】Withdrawing from Liufu

【定义】推拿手法。即在六腑穴作由肘向腕方向的直推。有清热、凉血、解毒的功效。主要用于治疗里实热证。(汉英双解中医大辞典)

退阴符 tui yin fu

【英文名】Weakening Yinfu

【定义】气功术语。练周天功时,从午时(11~13 时)开始减弱呼吸,使真气沿任脉下降,归入丹田,称为退阴符。(汉英双解中医大辞典)

退热点 tui re dian

【英文名】Pyretolysis Point (Hand);Defervescence Point (Hand)

【定义】手针穴位名。在手背中指桡侧指蹼处,主治发热、目疾。(普通高等教育中医药类规划教材)

退翳明目 tui yi ming mu

【英文名】Remove Nebula to Improve Visual Acuity

【定义】治法。用蝉蜕、蛇蜕、蒙花等退翳药与辛散、滋阴、活血等药物配合,治疗黑睛宿翳,使之缩小或变薄,从而起到提高视力作用的治疗方法。(中华人民共和国国家标准中医临床诊疗术语-治法)

屋漏脉 wu lou mai

【英文名】Water-Leaking Pulse

【定义】中医诊断学名词。指脉在筋肉之间,搏动极迟慢无力的脉象。(汉英针灸辞典)

屋翳穴 wu yi xue

【英文名】Wuyi Point

【异名】ST15(中华人民共和国国家标准-经穴部位);S15(针灸穴名国际标准化手册)

【定义】腧穴。属足阳明胃经。在胸部,当第二肋间隙,距前正中线 4 寸。(中华人民共和国国家标准-经穴部位)

屏尖耳穴 ping jian er xue
【英文名】Apex of Tragus Point (Ear)
【异名】TG_{1p}(中华人民共和国国家标准－耳穴名称与部位)
【定义】腧穴。耳穴名。在耳屏游离缘上部尖端，即耳屏1区后缘处。(中华人民共和国国家标准－耳穴名称与部位)

屏间后耳穴 ping jian hou er xue
【英文名】Posterior Intertragal Notch (Ear)
【异名】AT_{11}(中华人民共和国国家标准－耳穴名称与部位)
【定义】腧穴。耳穴名。在屏尖切迹后方耳屏前下部，即对耳屏1区下缘处。(中华人民共和国国家标准－耳穴名称与部位)

屏间前耳穴 ping jian qian er xue
【英文名】Anterior Intertragal Notch (Ear)
【异名】TG_{2l}(中华人民共和国国家标准－耳穴名称与部位)
【定义】腧穴。耳穴名。屏间切迹前方耳屏最下部，即耳屏2区下缘处。(中华人民共和国国家标准－耳穴名称与部位)

眉冲穴 mei chong xue
【英文名】Meichong Point
【异名】BL3(中华人民共和国国家标准－经穴部位)；B3(针灸穴名国际标准化手册)；小竹(新编针灸大辞典)
【定义】腧穴。属足太阳膀胱经。在头部，当攒竹直上入发际0.5寸，神庭与曲差连线之间。(中华人民共和国国家标准－经穴部位)

眉枕线 mei zhen xian
【英文名】Eyebrow-Occiput Line
【定义】针灸学名词。头针标定线之一。是从眉中点上缘和枕外粗隆尖端的头侧面连线。(汉英双解中医大辞典)

除烦恼禅 chu fan nao chan
【英文名】Buddhist Way of Rmoving the Trouble
【定义】佛家气功用语。入静坐禅，能消除一切烦恼。(汉英中医辞海)

除秽去累 chu hui qu lei
【英文名】Getting Rid of Distractive Thoughts
【定义】气功术语。出《淮南子·精神训》。排除杂念，精神内守而专一，则返朴归真而明敏。(汉英中医辞海)

除湿止带 chu shi zhi dai
【英文名】Eliminating Dampness and Relieving Leukorrhagia
【异名】祛湿止带(中华人民共和国国家标准中医临床诊疗术语－治法)
【定义】治法。通过祛除湿邪以止带下，适用于湿浊下注所致带下的治疗方法。(中华人民共和国国家标准中医临床诊疗术语－治法)

除湿止痒 chu shi zhi yang
【英文名】Eliminating Dampness and Relieving Itching
【异名】祛湿止痒(中华人民共和国国家标准中医临床诊疗术语－治法)；燥湿止痒(中华人民共和国国家标准中医临床诊疗术语－治法)
【定义】治法。通过祛湿杀虫以止痒，适用于湿毒蕴肤证所致瘙痒的治疗方法。(中华人民共和国国家标准中医临床诊疗术语－治法)

除湿止痛 chu shi zhi tong
【英文名】Eliminating Dampness and Alleviating Pain
【异名】祛湿止痛(中华人民共和国国家标准中医临床诊疗术语－治法)
【定义】治法。通过祛除湿邪以止痛，适用于湿邪阻滞所致疼痛的治疗方法。(中华人民共和国国家标准中医临床诊疗术语－治法)

除湿利耳 chu shi li er
【英文名】Remove Dampness to Treat Ear Disease
【异名】除湿通耳(中华人民共和国国家标准中医临床诊疗术语－治法)；祛湿利耳(中华人民共和国国家标准中医临床诊疗术语－治法)
【定义】治法。运用具有利水渗湿作用的方药，适用于因湿邪外侵，或湿浊内停泛溢耳窍所致耳病的治疗方法。(中华人民共和国国家标准中医临床诊疗术语－治法)

除湿利鼻 chu shi li bi
【英文名】Purge Dampness to Ventilate the Nose
【异名】化浊通鼻(中华人民共和国国家标准中医临床诊疗术语－治法)；化浊利鼻(中华人民共和国国家标准中医临床诊疗术语－治法)；除湿通鼻(中华人民共和国国家标准中医临床诊疗术语－治法)
【定义】治法。运用具有祛除湿浊作用的方药，适用于湿浊停聚鼻窍所致鼻病的治疗方法。(中华人民共和国国家标准中医临床诊疗术语－治法)

除湿通络 chu shi tong luo
【英文名】Removing Dampness to Dredge Collaterals
【异名】祛湿通络(中华人民共和国国家标准中医临床诊疗术语－治法)
【定义】治法。温阳祛湿药与活血通络药并用，适用于寒湿阻络证的治疗方法。(中华人民共和国国家标准中医临床诊疗术语－治法)

柔肝 rou gan
【英文名】Nourish the Liver；Soften the Liver
【定义】治法。运用柔肝养肝的方药，治疗肝阴虚、肝

血虚证的治疗方法。(普通高等教育中医药类规划教材)

柔腹功 rou fu gong

【英文名】Massaging Abdomen Qigong

【定义】气功功法名。一种医学气功,通过揉按腹部来促进脾胃运化,可用来治疗脾胃气滞证。(中国气功功法大全)

柔肝熄风 rou gan xi feng

【英文名】Soften the Liver and Calm Wind

【定义】治法。通过滋阴养血柔肝而止痉熄风,适用于肝阴血虚动风证的治疗方法。(中华人民共和国国家标准中医临床诊疗术语－治法)

结丹 jie dan

【英文名】Vitally Combined Dan

【定义】气功术语。见《金丹真传·结丹》。指采外来之药,与真气相聚,结而成丹。(汉英中医辞海)

结代 jie dai

【英文名】Knotted and Intermittent Pulse

【定义】中医诊断学名词。出《灵枢·岁露论》。结脉、代脉的总称。泛指缓而不整的脉象。(汉英中医辞海)

结脉 jie mai

【英文名】Knotted Pulse

【定义】脉象。见《脉经》卷一。脉来迟缓而呈不规则间歇。主阴盛气结、气壅痰滞、积聚癥瘕。(汉英中医辞海)

结络 jie luo

【英文名】Jieluo

【定义】针灸学名词。筋有系结和联络,合称为结络。(汉英针灸辞典)

结核穴 jie he xue

【英文名】Jiehe Point

【定义】腧穴。经外奇穴。位于大椎穴旁开3.5寸处。左右计二穴。一说位于第二胸椎棘突及第三胸椎棘突旁开0.5寸处。计四穴。(实用针灸辞典)

结扎疗法 jie za liao fa

【英文名】Ligation Method

【异名】缠扎疗法(中国中医独特疗法大全)

【定义】治法。外治法。是用“线”结扎或缠扎,使病变部位经络阻塞,气血不畅,渐至坏死脱落,再经创面组织之修复,而达到治疗目的的一种方法。(中国中医独特疗法大全)

结节耳穴 jie jie er xue

【英文名】Node Point (Ear)

【异名】HX_8(中华人民共和国国家标准－耳穴名称与部位)

【定义】腧穴。耳穴名。在耳轮结节处,即耳轮8区。(中华人民共和国国家标准－耳穴名称与部位)

结扎切除疗法 jie za qie chu liao fa

【英文名】Ligation and Cutting-off Method

【定义】治法。外治法。将外痔切除,内痔结扎的一种治痔方法。多适用于混合痔。(中华人民共和国国家标准中医临床诊疗术语－治法)

结气候导引法 jie qi hou dao yin fa

【英文名】Method of Physical and Breathing Exercises to Treat Stagnation of Qi

【定义】气功功法名。动功。出《诸病源候论》卷十三。作法:1、正坐,伸直腰,左手上举,手掌上仰,右手下垂向后,手掌向下,用鼻吸气至极限时慢慢呼出,作七息。呼吸时,右手稍顿。活血通经络。治两臂背痛,结气。2、正坐。伸直腰,左手上举,手掌向上。右手托右胁,用鼻吸气,至极限时慢慢吐出,作七息。功能疏肝理气。治结气。3、两手托肘头支在地上,尽力鼓腹,待觉大闷时放松,恢复原状。作三十五次。宽中理气、舒筋活络。治背脊疼痛、关节屈伸不利、腹内积气。(汉英中医辞海)

绝粒 jue li

【英文名】Fast

【定义】气功术语。即辟谷不食。(汉英中医辞海)

绝孕穴 jue yun xue

【英文名】Jueyun Point

【定义】腧穴。经外奇穴。位于下腹部正中线上,脐中下2.3寸处。计一穴。(实用针灸辞典)

绝谷行气法 jue gu xing qi fa

【英文名】Method of Promoting the Circulation of Qi without Eating Anything

【定义】气功功法名。静功。出《圣济总录》。作法:每日减食一口,十日后可不食。不食二日,腹中或辘辘苦肌,取好枣九枚,方寸术饼九枚食之,一日一夜,不过此也。不念食,即勿啖之。每日可饮水3~5升,勿绝之。口中常含枣核。可益气,且生津液。(汉英中医辞海)

络 luo

【英文名】Luo(Collateral Meridians)

【定义】针灸学名词。络脉的简称。是网络的意思。(汉英针灸辞典)

络气 luo qi

【英文名】Collateral Qi

【定义】针灸学名词。指行于络脉的气,与经气相对而言。(汉英双解针灸大辞典)

络穴 luo xue

【英文名】Luo(Connecting) Points

【定义】针灸学名词。络脉在由经脉别出的部位各有一个腧穴,称为络穴。它具有联络表里两经的作

用。十二经的络穴皆位于肘膝关节以下,加上任脉、督脉及脾之大络穴,共计十五穴。故称为“十五络穴”。(汉英双解针灸大词典)

络刺 luo ci

【英文名】Collateral-Pricking; Collateral Puncture

【定义】针刺方法。古刺法。九刺法之一。“络刺者,刺小络之血脉也”,是浅刺体表瘀血细小络脉使其出血的一种方法。(普通高等教育中医药类规划教材)

络俞 luo shu

【英文名】Collateral Shu

【定义】经络名。指见于皮肤间的脉络之俞。(汉英双解针灸大辞典)

络脉 luo mai

【英文名】Collateral Branch of the Large Meridian; Superficial Venules

【定义】经络名。出《灵枢·脉度》。指由经脉分出的网络全身的分支。络脉以十五络为主体,也包括孙络、血络、浮络等,有沟通经脉、运行气血、反映和治疗疾病的作用。(汉英双解针灸大词典)

络属 luo shu

【英文名】Connecting

【定义】中医学名词。十二经脉中每一经都分别属于本脏或本腑,联络相关的脏腑,从而加强了相为表里的一脏一腑之间的联系。(中医基础理论)

络却穴 luo que xue

【英文名】Luoque Point

【异名】BL8(中华人民共和国国家标准-经穴部位);B8(针灸穴名国际标准化手册);脑盖(汉英中医辞海);强阳(汉英中医辞海);络郄(汉英中医辞海)

【定义】腧穴。属足太阳膀胱经。在头部,当前发际正中直上 5.5 寸,旁开 1.5 寸。(中华人民共和国国家标准-经穴部位)

络脉十五 luo mai shi wu

【英文名】Luomai Shiwu

【定义】针灸学名词。即十五络脉。(汉英针灸辞典)

绞肠痧治法 jiao chang sha zhi fa

【英文名】Therapy of Treating Dry Cholera

【定义】气功功法名。动静相兼功。出《动功按摩秘诀》。作法:侧坐,以两手抱膝齐胸,左右足各蹬板九次,数息二十九口。凡绞肠痧,以腹着地,脚手着力朝上,运气十二口,手脚左右摇动,复坐定,如上法,行功十四次。主治绞肠痧。(汉英中医辞海)

骈指押手法 pian zhi ya shou fa

【英文名】Method of Parallel Finger-Tip Pressing

【定义】针刺手法。押手法。左手五指相骈,手掌平伸,按放于施针部位,使穴位适当食、中二指缝间,针由缝间进入的押手方法。多用于长针进针或腰背臀部的穴位。(汉英中医辞海)

十画

泰功 tai gong

【英文名】Tai Qigong

【定义】气功功法名。泰功是由形意动功、自发动功、静功组成的一套动静相兼的功法。(中国当代气功全书)

珠顶耳穴 zhu ding er xue

【英文名】Zhuding Point (Ear)

【异名】MA-T2(汉英双解针灸大辞典);屏尖(汉英双解针灸大辞典)

【定义】腧穴。耳穴名。位于耳部,耳屏的尖端处。左右计二穴。(实用针灸辞典)

素髎穴 su liao xue

【英文名】Suliao Point

【异名】DU25(中华人民共和国国家标准-经穴部位);GV25(针灸穴名国际标准化手册);面王(实用针灸辞典);面正(实用针灸辞典);鼻准(实用针灸辞典);准头(实用针灸辞典)

【定义】腧穴。属督脉。在面部,鼻尖正中央。(中华人民共和国国家标准-经穴部位)

起火 qi huo

【英文名】Starting Qigong Practice

【定义】气功术语。道家内丹术功法中,“火”指心神、意念,“起火”是指开始用意念来加强和运用呼吸进行练功。(汉英双解中医大辞典)

起罐 qi guan

【英文名】Removing the Cup

【定义】针灸学名词。指拔罐后,将火罐从皮肤取下。(汉英针灸辞典)

埋针 mai zhen

【英文名】Implant the Needle

【定义】针刺方法。是用特制的皮内针刺入皮内,固定留置一定时间,利用其持续的刺激作用治疗疾病的方法。(新编针灸大辞典)

埋线针 mai xian zhen

【英文名】Catgut-Embedding Needle

【定义】针具。指用于埋线的特制金属钩针。针尖呈三角形,底部有一缺口。(汉英针灸辞典)

埋线法 mai xian fa

【英文名】Catgut Implantation Therapy; Suture-Embedding Therapy

【定义】针刺方法。是将铬制羊肠线埋植在穴位内,利用羊肠线对穴位的持续性刺激作用,而治疗疾病的

一种方法。(实用针灸辞典)

埋药疗法 mai yao liao fa

【英文名】Acupoint Intradermal Embedding of Medicine

【定义】针刺方法。是指在穴位皮下埋留药物以治疗疾病的一种方法。(新编针灸大辞典)

恶念 e nian

【英文名】Evil Thoughts

【定义】气功术语。指练功时出现杂念,想到一些令人气愤、忧愁、恐惧、沮丧的事物和问题,可使练功者产生不良情绪,心神不宁,不但影响练功,而且容易出偏差,所以,一旦产生恶念,应立即停止做功,做一些适当的活动,待排除不良情绪后再行练功。(汉英双解中医大辞典)

真性 zhen xing

【英文名】Natural Instincts of Life

【定义】中医学名词。①人体生命的自然本性。(汉英双解中医大辞典)②也有称脑神为"真性"的。(汉英双解中医大辞典)

真脏脉 zhen zang mai

【英文名】Genuine Pulse; Critical Pulse Condition

【异名】真脉(汉英双解中医大辞典)

【定义】脉象。指五脏真气败露的脉象。可见于疾病的危重阶段。(汉英双解中医大辞典)

真气运行法 zhen qi yun xing fa

【英文名】Way of Circulating Genuine Qi

【定义】气功术语。真气运行的方法和真气对人体的作用。(中国气功功法大全)

真气运行法-太极铃 zhen qi yun xing fa tai ji ling

【英文名】Genuine Qi Circulation Qigong-Taiji Bell

【定义】气功功法名。此功法由握铃势、摆铃势、开合势、展铃势、左右旋铃、左右推抛、飞踢势、俯仰势、双铃飘舞、左右轮铃十节功法组成的一套运转全身真气的功法。(中国当代气功全书)

真法防治近视眼简明功 zhen fa fang zhi jin shi yan jian ming gong

【英文名】A Concise Qigong of Prevention and Cure for Myopia

【定义】气功功法名。此为一种在气功运行真气的状态下对视力下降进行防治的功法。(中国当代气功全书)

桂术散灸 gui zhu san jiu

【英文名】Zhu-Gui-Powder Moxibustion; Moxibustion with Powder of Cassiabarktree Bark and Rhizome of Swordlike Atractylodes

【定义】灸法。取肉桂、苍术各等份研末,用唾液调和封脐。适用于治疗脾虚型的小儿泄泻。(普通高等教育中医药类规划教材)

桃仁灸 tao ren jiu

【英文名】Peach-Seed Moxibustion

【定义】灸法。取桃仁、栀仁、麝香上药共研末,用白酒调和如膏状,贴敷于劳宫穴,外以胶布固定。适用于治疗中风。(普通高等教育中医药类规划教材)

桃枝灸 tao zhi jiu

【英文名】Peach-Twig Moxibustion

【异名】神针火(实用针灸辞典)

【定义】灸法。用桃枝作为施灸材料的灸法。适用于治疗心腹冷痛、风寒湿痹、附骨阴疽等证。(普通高等教育中医药类规划教材)

根 gen

【英文名】Source

【定义】腧穴。即井穴。(实用针灸辞典)

根结 gen jie

【英文名】Genjie

【定义】针灸学名词。经脉以四肢末端为根,以头面、胸、腹为结。说明四肢与头面、躯干间的联系。(汉英针灸辞典)

根溜注入 gen liu zhu ru

【英文名】Origin, Flow, Infusion, Convergence

【定义】针灸学术语。指六阳经脉之气流行出入的部位。(汉英针灸辞典)

配穴方法 pei xue fang fa

【英文名】Points Prescription

【定义】针灸学名词。是按照辨证论治法则,根据经络腧穴的特性,在临床应用中穴位配伍的一般规律。(实用针灸辞典)

速刺法 su ci fa

【英文名】Rapid Insertion Needling

【定义】针刺手法。用针尖抵住腧穴皮肤上,运用指力快速刺透皮肤,针入皮下的方法。适用于四肢腧穴和耳穴。(普通高等教育中医药类规划教材)

彧中穴 yu zhong xue

【英文名】Yuzhong Point

【异名】KI26(中华人民共和国国家标准-经穴部位);K26(针灸穴名国际标准化手册);或中(实用针灸辞典);域中(实用针灸辞典)

【定义】腧穴。属足少阴肾经。在胸部,当第一肋间隙,前正中线旁开2寸。(中华人民共和国国家标准-经穴部位)

唇里穴 chun li xue

【英文名】Chunli Point

【异名】下颐(实用针灸辞典);髓空(实用针灸辞典)

【定义】腧穴。经外奇穴。位于口腔前庭部,下唇粘膜上,与齿龈接近的唇沟中,外对承浆穴。计一穴。(实用针灸辞典)

夏刺荥 xia ci ying
【英文名】Puncture the Ying (Spring) Points in Summer
【定义】针灸学名词。夏多心病，荥穴属火，故宜选用荥穴治疗。（汉英针灸辞典）

夏取分腠 xia qu fen cou
【英文名】Select Points Between Fenrou and Couli
【定义】针灸学名词。夏季针刺时，当多取分肉与腠理间的穴位。（汉英针灸辞典）

破气 po qi
【英文名】Dispelling the Stagnated Qi; Relieve the Stagnation of Vital Energy with Potent Drugs
【定义】治法。运用具有较强理气作用的中药治疗气滞重证的方法。（普通高等教育中医药类规划教材）

破血 po xue
【英文名】Removing Blood Stasis
【定义】治法。泛指运用具有较强的活血作用的药物治疗血瘀重证的方法。（普通高等教育中医药类规划教材）

破气消瘀 po qi xiao yu
【英文名】Expelling the Stagnated Qi and Removing the Stagnated Blood for Resolving Mass
【定义】治法。具有破气活血化瘀作用，适用于气滞血瘀所致积聚、瘿瘤的治疗方法。（普通高等教育中医药类规划教材）

破气散结 po qi san jie
【英文名】Dispelling the Stagnated Qi to Resolve Mass
【定义】治法。具有较强的行气散结作用，适用于气滞所致肿块、瘿瘤等病症的治疗方法。（普通高等教育中医药类规划教材）

破血下瘀 po xue xia yu
【英文名】Removing and Purging Blood Stasis; Remove Blood Stasis with Potent Drugs
【定义】治法。活血化瘀药与攻下药并用。适用于血瘀重证的治疗方法。（普通高等教育中医药类规划教材）

破血行瘀 po xue xing yu
【英文名】Removing Blood Stasis
【异名】破血逐瘀（中华人民共和国国家标准中医临床诊疗术语－治法）
【定义】治法。运用虫类等峻猛的方药破血化瘀，适用于血瘀重证的治疗方法。（中华人民共和国国家标准中医临床诊疗术语－治法）

破积逐水 po ji zhu shui
【英文名】Expelling the Stasis and Removing Water-Retention by Diuresis and Purgation
【定义】治法。运用具有破瘀散结、攻下逐水作用的方药，适用于水饮积聚所致病症的治疗方法。（中华人民共和国国家标准中医临床诊疗术语－治法）

破瘀散结 po yu san jie
【英文名】Removing Blood Stasis and Resolving Mass
【异名】祛瘀散结（中华人民共和国国家标准中医临床诊疗术语－治法）；破瘀软坚（中华人民共和国国家标准中医临床诊疗术语－治法）
【定义】治法。用虫类等峻猛方药破血化瘀，以消除积聚，适用于血瘀所致积聚的治疗方法。（中华人民共和国国家标准中医临床诊疗术语－治法）

原穴 yuan xue
【英文名】Yuan(Primary) Point
【定义】针灸学名词。脏腑原气经过和留止的腧穴，称原穴。（普通高等教育中医药类规划教材）

原络配穴法 yuan luo pei xue fa
【英文名】Combined Selection of the Yuan Point and the Luo Point
【定义】针灸学名词。配穴法。指以本经原穴与其表里经的络穴配合使用，治疗表里经同病或本经疾病的方法。（汉英双解针灸大辞典）

套扎疗法 tao za liao fa
【英文名】Ligation Method
【定义】治法。是通过内痔套扎器将小乳胶圈套入痔核根部，利用胶圈的紧箍力阻止血供，促使痔核缺血，坏死脱落，进而治愈内痔的一种方法。（中国中医独特疗法大全）

逐水 zhu shui
【英文名】Eliminating Excess-Fluid; Purgation with Hydragogue
【定义】治法。泛指运用具有较强的利水作用的中药治疗水肿重证的方法。（普通高等教育中医药类规划教材）

逐瘀安胎 zhu yu an tai
【英文名】Remove Blood Stasis to Prevent Abortion
【定义】治法。运用活血化瘀的方法以安胎，适用于瘀血内阻胞宫所致的胎动不安等的治疗方法。（普通高等教育中医药类规划教材）

逐瘀利咽 zhu yu li yan
【英文名】Remove Blood Stasis to Relieve the Sore-Throat
【异名】活血利咽（中华人民共和国国家标准中医临床诊疗术语－治法）
【定义】治法。运用具有活血化瘀作用的方药，适用于瘀血阻滞咽喉所致咽喉病变的治疗方法。（中华人民共和国国家标准中医临床诊疗术语－治法）

逐瘀通耳 zhu yu tong er
【英文名】Remove Blood Stasis to Treat Ear Disease
【定义】治法。运用具有活血通络、化瘀通窍作用的方

药，适用于血行不畅、瘀滞耳窍所致耳病的治疗方法。（中华人民共和国国家标准中医临床诊疗术语－治法）

逐瘀消龈肿 zhu yu xiao yin zhong

【英文名】Remove Blood Stasis to Relieve Swelling of the Gingiva

【定义】治法。运用具有活血化瘀、散结消肿作用的方药，适用于瘀血阻痹齿龈所致口齿病症的治疗方法。（中华人民共和国国家标准中医临床诊疗术语－治法）

振耳 zhen er

【英文名】Vibrating Ear

【定义】推拿手法。自我推拿手法。两手掌心紧按两耳，然后作快速有节律地鼓动，约30次左右。功能安神。主治失眠、多梦。（汉英双解中医大辞典）

振法 zhen fa

【英文名】Vibration Manipulation

【定义】推拿手法。用手指或手掌着力在体表、前臂和手部的肌肉强力地静止性用力，产生振颤动作。振动的频率较高，着力稍重。功能祛瘀消积、和中理气、消食导滞、调节肠胃。主治胸腹胀满、消化不良等病。（汉英双解中医大辞典）

振埃 zhen ai

【英文名】Shaking off Dust

【定义】针刺手法。五节刺之一。指以针刺循行于四肢体表的经脉，治疗阳病的方法。如呃逆喘息，取天容、廉泉等穴，即属此法。（汉英中医辞海）

振动法 zhen dong fa

【英文名】Vibration Manipulation

【定义】推拿手法。以一手掌面平按在治疗部位上，另一手握成空拳在其掌背上进行有节奏的轻快的捶击，使病人局部有被振动的感觉。功能行气活血。治疗胸肋轻度外伤。（汉英双解中医大辞典）

振动类手法 zhen dong lei shou fa

【英文名】Vibration Manipulations

【定义】推拿手法的一类。以较高频率的节律性轻重交替刺激，持续作用于人体。包括抖法、振法等。（汉英双解中医大辞典）

振动养生益智功 zhen dong yang sheng yi zhi gong

【英文名】Vibrative Wisdom-Improvement and Health-Preservation Qigong

【定义】气功功法名。此为一种动静结合的修炼意念的气功。（中国当代气功全书）

捏法 nie fa

【英文名】Kneading Manipulation; Pinching Manipulation

【定义】推拿手法。用于骨折、脱位及软组织损伤的治疗手法。医者用单手或双手的拇指及其余四指在患部相对紧捏，并酌情配合上挺、下抠等力。（汉英双解中医大辞典）

捏脊 nie ji

【英文名】Kneading Spine Manipulation; Knead or Massage the Muscles along the Spine

【异名】捏脊法（中华人民共和国国家标准中医临床诊疗术语－治法）；捏积（汉英双解中医大辞典）

【定义】推拿手法。①用捏法施于脊柱部以防治疾病，称为捏脊法。（普通高等教育中医药类规划教材）②令小儿俯伏母膝或俯卧床上，术者两食指屈成90°，从小儿长强穴起，将腰椎部的皮肤肌肉往上推，然后以两拇指交替往下压捏，食拇二指互相配合，沿督脉不断向上推捏，至大椎穴止，捏六遍。有调整阴阳、通理经络、促进气血运行、改善脏腑功能等作用。常用于治疗食欲不振、消化不良、腹泻、失眠及小儿疳积等。（汉英双解中医大辞典）

损脉 sun mai

【英文名】Injurious Pulse

【定义】脉象。虚损之脉。一呼一吸脉搏跳动在一次以内。（汉英双解中医大辞典）

损其有余 sun qi you yu

【英文名】Purge what is Excessive

【异名】损其偏盛（中医基础理论）

【定义】治则。指阳或阴的一方偏盛有余的病证应当用实则泻之的方法来治疗。（中医基础理论）

损益兼用 sun yi jian yong

【英文名】Purgation and Replenishment are both Used

【定义】治则。在阴阳偏盛的病变中常会引起对方的偏衰，因而在治疗中应损其有余兼顾补其不足。（中医基础理论）

捋法 lü fa

【英文名】Stroking Manipulation

【定义】推拿手法。用手掌紧贴病人肢体，由近端逐渐推压至远端，使血聚指末，即迅速松开，反复进行。有增加末梢循环的作用。（汉英中医辞海）

挼法 ruo fa

【英文名】Foulaging Manipulation

【定义】推拿手法。用手掌轻按在治疗部位上作短促的揉摩。功能通利关节。（汉英中医辞海）

捣法 dao fa

【英文名】Continuous Lifting-Thrusting Technique; Pounding Manipulation

【定义】①针刺手法。针刺达到一定深度后，右手捏持针柄，作较大幅度的连续提插动作。其目的是为了加强针感。（普通高等教育中医药类规划教

材）②推拿手法。操作时用中指中节或指端扣击穴位。主要用于小天心穴上。（汉英双解中医大辞典）

捣小天心 dao xiao tian xin

【英文名】Pounding Xiaotianxin

【定义】推拿手法。即用中指指端或中节击捣小天心穴。功能镇静安神。主要用于治疗小儿惊证、夜啼、小便赤涩等。（汉英双解中医大辞典）

热灸 re jiu

【英文名】Heat Moxibustion

【定义】灸法。利用各种灸源进行灸疗的方法。如艾灸、灯火灸等。（普通高等教育中医药类规划教材）

热敷 re fu

【英文名】Hot Application

【定义】治法。是将加热的含有水湿成份较大的药物，以及具有一定温度的含有药物煎液的湿热布巾，敷于病变和特定部位，以治疗疾病的方法。（实用外治临床大全）

热府穴 re fu xue

【英文名】Refu Point

【定义】腧穴。①经外奇穴。位于第二、三胸椎棘突之间点旁开 1.5 寸处。主治黄疸。直刺 0.1～0.2 寸；艾条灸 3～5 分钟。（汉英针灸辞典）②风门穴别名。参见风门穴。（汉英针灸辞典）

热因热用 re yin re yong

【英文名】Hot-Drugs Treating Pseudo-Heat

【定义】治则。用温热药物治疗真寒假热证的方法。（中华人民共和国国家标准中医临床诊疗术语－治法）

热因寒用 re yin han yong

【英文名】Using Medicine of Warm Nature to Treat Pseudo-Heat

【定义】治则。反治法。指用温热药治寒证，反佐以寒而发挥作用。例如阴寒证格热于外，服温热药常发生格拒现象，佐以少量寒药或热药凉服则可避免这种现象的发生。（汉英中医辞海）

热证辨证 re zheng bian zheng

【英文名】Syndrome Differentiation of Febrile Diseases

【定义】中医诊断学术语。辨别疾病病性是否为热证的方法。（中医诊断学）

热者疾之 re zhe ji zhi

【英文名】Puncture Quickly to Treat Hot-Natured Diseases

【定义】针刺方法。针刺治疗热性病，应快速刺之。（汉英针灸辞典）

热者寒之 re zhe han zhi

【英文名】Heat Syndrome Should be Treated with Drugs of Cold or Cool Nature

【定义】治则。指病证属热者，要用寒凉的方药治疗。（汉英中医辞海）

热者寒治 re zhe han zhi

【英文名】Treat Heat Syndromes with Cold Drugs or Compositions

【定义】治则。对于热性的病证，使用寒凉的方药进行治疗。即寒凉清热。（普通高等教育中医药类规划教材）

顿灸 dun jiu

【英文名】Draught of Moxibustion

【定义】灸法。一次灸完规定的壮数，与报灸对称。适用于治疗脚气等证。（普通高等教育中医药类规划教材）

紧按慢提法 jin an man ti fa

【英文名】Heavy-Pressing and Light-Lifting

【定义】针刺手法。针刺得气后，疾插缓提的方法。（普通高等教育中医药类规划教材）

紧提慢按法 jin ti man an fa

【英文名】Heavy-Lifting and Light-Pressing

【定义】针刺手法。针刺得气后，进行疾提缓插的方法。（普通高等教育中医药类规划教材）

晕针 yun zhen

【英文名】Fainting During Acupuncture

【定义】针灸学名词。针刺过程中发生晕厥的现象。轻度晕针，表现为精神疲倦、头晕目眩、恶心呕吐；重度晕针，表现为心慌气短、面色苍白、出冷汗、脉象细弱，甚则神志昏迷、唇甲青紫、血压下降、二便失禁、脉微欲绝等症状。（普通高等教育中医药类规划教材）

晕灸 yun jiu

【英文名】Faint due to Moxibustion

【定义】针灸学名词。指施灸过程中突然发生的晕厥现象。多因体质虚弱、精神紧张和艾灸过量所引起。其表现和处理方法与晕针类似。（汉英中医辞海）

晕听区 yun ting qu

【英文名】Vertigo-Auditory Area

【定义】头针刺激区。从耳尖直上 1.5 厘米处，向前及向后各引 2 厘米的水平线。主治眩晕、耳鸣、听力降低。（汉英双解针灸大辞典）

圆针 yuan zhen

【英文名】Ovoid-Tip Needle

【异名】员针（汉英针灸辞典）；圆头针（汉英中医辞海）

【定义】针具。古代九针之一。后人又称之为圆头针。其针头为卵形，可用之按摩体表。适用于治疗筋肉

疼痛等。(汉英中医辞海)

圆利针 yuan li zhen

【英文名】Round-Sharp Needle

【异名】员利针(汉英针灸辞典)

【定义】针具。古代九针之一。针长 1 寸 6 分,针头微大,针身反细小,圆而且利。临床适用于刺痛肿痹。(汉英中医辞海)

圆明功 yuan ming gong

【英文名】Yuanming Qigong

【定义】气功功法名。此功法是把调息与圆运动关系结合起来,从八卦圆入手,以两眼呼吸,依照八卦圆、四象圆、两仪圆、太极圆、无极圆,周而复始,回光返照,摄取 5 个圆的不同物质层次,翕聚性光,返回圆明的一种功法。(中国当代气功全书)

圆能功 yuan neng gong

【英文名】Circularity Energy Qigong

【定义】气功功法名。圆能功是一种适合男女老少学练,不会出偏,易于使人进入功态,有利于开发人体潜能,有益于防病治病和强身健体,站坐卧练均可的功法。(中国当代气功全书)

圆利针刺法 yuan li zhen ci fa

【英文名】Round-Sharp Needle Therapy

【定义】针刺手法。是用特制的圆利针而治疗疾病的方法,借助于手腕的反弹动作来点刺放血,破痈疡或施以较强的刺激,以治疗中暑、高烧昏迷、抽风、惊厥、癫痫、痈肿、痹证等。(普通高等教育中医药类规划教材)

峨嵋十二桩 e mei shi er zhuang

【英文名】Emei Twelve Zhuang

【定义】气功学术语。起源于南宋时期,因源于四川峨嵋山金顶临济宗中,又有十二套完整的功法,故名。(中国气功大全)

峨嵋外气功法 e mei wai qi gong fa

【英文名】Emei Exterior Qigong

【定义】气功功法名。此为峨嵋气功的一种,主要通过在功态下向外释放真气来调节身心和治疗疾病。(中国当代气功全书)

峨嵋临济气功 e mei lin ji qi gong

【英文名】Emei Linji Qigong

【定义】气功功法名。该功法为一套集医、释、道、武功于一炉,寓内功导引、按跷术、点穴、布气、针灸于功法中,融养生、医疗、技击、开发智能为一体的古代气功。(中国当代气功全书)

钱孔穴 qian kong xue

【英文名】Qiankong Point

【定义】腧穴。经外奇穴。位于脐上 5 寸,旁开 2.5 寸处。主治黄疸。艾炷灸 3～5 壮。(汉英针灸辞典)

缺盆穴 que pen xue

【英文名】Quepen Point

【异名】ST12(中华人民共和国国家标准 - 经穴部位);尺盖(实用针灸辞典);天盖(实用针灸辞典)

【定义】腧穴。属足阳明胃经。在锁骨上窝中央,距前正中线 4 寸。(中华人民共和国国家标准 - 经穴部位)

缺盆为之道 que pen wei zhi dao

【英文名】Quepen(the Supraclavicular Fossa) is the Common Passage of Yang Meridians

【定义】针灸学术语。手足三阳经经脉(除足太阳经外)皆通过缺盆,故曰。(汉英针灸辞典)

积粉苔 ji fen tai

【英文名】Powder-like Coating

【定义】舌诊。指舌苔上满布白苔,如白粉堆积,扪之不燥。(汉英针灸辞典)

积精累气 ji jing lei qi

【英文名】Accumulating Essence and Gathering Qi

【定义】气功术语。即积蓄元精元气。二者为内丹功法修炼内丹的重要物质,必须通过不断地练功,使之积蓄、充实,并结合起来,才能达到祛病强身、延年益寿的目的。(汉英中医辞海)

秩边穴 zhi bian xue

【英文名】Zhibian Point

【异名】BL54(中华人民共和国国家标准 - 经穴部位)

【定义】腧穴。属足太阳膀胱经。在臀部,平第四骶后孔,骶正中嵴旁开 3 寸。(中华人民共和国国家标准 - 经穴部位)

秘宗梨子功 mi zong li zi gong

【英文名】Mizong Lizi Qigong; Esoteric Pear Qigong

【定义】气功功法名。该功法为来源于古籍《男女种子法与炁功》的一种治疗生殖系疾病的气功。(中国当代气功全书)

透穴 tou xue

【英文名】Point-Penetration

【定义】针刺手法。施针时,根据病情将针按一定方向透达某穴。(汉英中医辞海)

透针 tou zhen

【英文名】Penetrating Needling

【定义】针刺手法。将针按一定方向透达某穴或某部,在四肢内外侧或前后侧相对穴位间可直透,各部上下方或前后方相邻穴位可斜透或沿皮透。(普通高等教育中医药类规划教材)

透疹 tou zhen

【英文名】Promoting Exanthema; Letting out Skin Eruptions

【定义】治法。运用具有解毒或透发作用的中药或外治法，达到透疹目的的治疗方法。适用于麻疹、风疹等疾病。（普通高等教育中医药类规划教材）

透斑 tou ban

【英文名】Letting out of Skin Rashes

【定义】治法。是应用清营透热药物使斑发出的方法。（汉英中医辞海）

透天凉 tou tian liang

【英文名】Thorough Heavenly Cool；Sky Cooling Manipulation

【定义】针刺手法。针刺入后直插深层，依穴位可刺的深度，分作浅、中、深三层或浅、深两层操作。针刺先深后浅，依次在每一层（部）中各施紧提慢按（或用捻转）法六数（一进三退二次，或一进二退三次），称为一度。如此反复施术数度，使之产生凉感。（普通高等教育中医药类规划教材）

透穴针法 tou xue zhen fa

【英文名】Point Penetration Method

【定义】针刺方法。指采用不同的方向、角度和深度，以同一针作用于两个或两个以上穴位来增加针刺强度的针法。（汉英针灸辞典）

透穴刺法 tou xue ci fa

【英文名】Penetrating Needling

【定义】针刺手法。透穴刺法是继《内经》以后，毫针应用的一种新的特殊的刺法。它是用卧针沿皮刺或直立深刺，让毫针从一穴刺入，使针尖到达另一穴的部位，达到一针二穴或一针多穴的目的。（普通高等教育中医药类规划教材）

透邪解郁 tou xie jie yu

【英文名】Expelling Pathogenic Factors from the Exterior and Removing Stagnation

【定义】治法。通过宣透邪气以解除郁滞，适用于邪郁气滞所致病症的治疗方法。（中华人民共和国国家标准中医临床诊疗术语－治法）

透表清热 tou biao qing re

【英文名】Expelling Pathogenic Factors from the Exterior and Clearing Heat

【定义】治法。具有发表清热作用，适用于卫气同病证的治疗方法。（中华人民共和国国家标准中医临床诊疗术语－治法）

透骨草灸 tou gu cao jiu

【英文名】Moxibustion with Tuberculate Speranskia Herb

【定义】灸法。取鲜透骨草适量，捣烂如泥膏状，敷于患处，油纸敷盖，胶布固定。如起泡者，效果较佳。避免感染。适用于治疗风湿性关节炎。（普通高等教育中医药类规划教材）

透脓生肌 tou nong sheng ji

【英文名】Draining Pus and Promoting Tissue Regeneration

【定义】治法。运用具有透脓作用的方药，达到促进新肉生长，加速疮口愈合目的的治疗方法。（中华人民共和国国家标准中医临床诊疗术语－治法）

透营转气 tou ying zhuan qi

【英文名】Expelling the Heat of Ying Phase to Qi Phase

【定义】治法。具有清热凉营作用，并使热邪通过气分透达，适应于气营两燔证、营分证初期的治疗方法。（中华人民共和国国家标准中医临床诊疗术语－治法）

透风于热外 tou feng yu re wai

【英文名】Dissipating Wind to Let Heat outside

【定义】治法。风温一般须用辛凉药物散风，使风邪外透。若病者既有里热，又有外感风邪，即应用辛凉药物解表透邪，里热才能随之而除。但实际临床上多解表清里并用。（汉英中医辞海）

透刺临近经脉 tou ci lin jin jing mai

【英文名】Penetrating Needling Toward Near Meridians

【定义】针灸学名词。此多为同一平面的横向透刺，如印堂透攒竹等，增强局部经气的作用，对于改善局部症状效果明显。（普通高等教育中医药类规划教材）

透骨草蒸气灸 tou gu cao zheng qi jiu

【英文名】Herba Speranskiae Tuberculatae-Steam Moxibustion

【定义】灸法。用透骨草、防风、荆芥、红花、艾叶、灵仙，上药水煎后对准患处熏灸，待水降温后再洗患处。适用于治疗类风湿性关节炎。（普通高等教育中医药类规划教材）

透刺同一经脉穴位 tou ci tong yi jing mai xue wei

【英文名】Penetrating Needling Point in the Same Meridian

【定义】针刺方法。透刺在同一经脉上的穴位，可增强疏通本经气的作用，这对于提高经脉疾病的疗效有好处。（普通高等教育中医药类规划教材）

特定穴 te ding xue

【英文名】Specific Point

【定义】针灸学名词。经穴分类名，指十四经中具有特殊治疗作用，并有特殊称号的腧穴。（汉英双解针灸大辞典）

特征组合法 te zheng zu he fa

【英文名】Naming Disease according to the Combination of Some Natures of Disease

【定义】中医学名词。将几种疾病的本质属性组合而进行命名疾病的方法。（中医诊断学）

特定穴配穴法 te ding xue pei xue fa

【英文名】Combination of Certain Points

【定义】针灸学名词。配穴法。根据病情的需要选取特定穴的配穴法。(汉英双解针灸大辞典)

特定操作手法 te ding cao zuo shou fa

【英文名】Special Manipulation

【定义】推拿手法。一种或几种单式手法与某一穴位或部位结合在一起而成的在技术操作和功能主治等方面具有其特殊性的一类推拿手法。(中国推拿手法学)

特定组织针刺疗法 te ding zu zhi zhen ci liao fa

【英文名】Specific Tissue Acupuncture

【定义】针刺方法。运用针刺在特定组织上治疗的方法。(普通高等教育中医药类规划教材)

特定部位针刺疗法 te ding bu wei zhen ci liao fa

【英文名】Specific Region Acupuncture

【定义】针刺方法。在人体特定的部位用针刺治疗疾病的方法。(普通高等教育中医药类规划教材)

笑颜内功 xiao yan nei gong

【英文名】Smiling Face Qigong

【定义】气功功法名。一种具有舒肝理气缓解紧张情绪的气功。(中国气功词典)

倒吊法 dao diao fa

【英文名】Reverse Hanging Reduction

【定义】治法。髋关节脱臼复位手法。即用软棉绳从脚缚倒吊起,用手整骨节从上坠下,自然复位。(汉英中医辞海)

候气 hou qi

【英文名】Waiting for Qi

【异名】待气(汉英双解针灸大辞典)

【定义】①针刺术语。指针刺时于适当深度候取感应,又称待气。其法主要是停针以待气至,如仍不得气,则可改变针刺深度和方向,并适当用提插等法。又可分为浅部候气和深部候气。(汉英双解针灸大辞典)②针灸学术语。指针刺须候四时八正之气。(汉英双解针灸大辞典)③针灸学术语。指脉诊候气。(汉英双解针灸大辞典)

候气法 hou qi fa

【英文名】Method of Waiting for the Normal Sensation during Acupunture Treatment

【定义】针刺方法。促使得气的方法。当针下不得气时,需取留针候气的方法等待气至。亦可采用间歇运针,施以提插、捻转等手法,以待气至。(普通高等教育中医药类规划教材)

候呼纳针 hou hu na zhen

【英文名】Inserting the Needle when Exhaling

【定义】针灸学术语。待患者呼气时进针。为补法。(汉英针灸辞典)

俯卧位扳腿法 fu wo wei ban tui fa

【英文名】Prone Leg-Pulling Reduction

【定义】推拿手法。用于治疗腰椎间盘突出症、腰椎后关节错缝等病。患者俯卧位,术者以掌根或拇指推压患椎棘突部作为支点,另一手抱托痛侧大腿,膝部拔伸,并向正后方或斜后方扳拉或旋转大腿,使腰部受到后伸、旋转应力。扳3~5次后,一手仍按压腰部,另一手肘臂部托住患者双大腿,作后伸、左右摇摆,旋转环绕大腿和腰部等动作。(汉英中医辞海)

俯卧位抬肩扳胸法 fu wo wei tai jian ban xiong fa

【英文名】Prone Shoulder-Lifting and Chest-Pulling Reduction

【定义】推拿手法。患者俯卧位,上身放松,医者站于患侧,以一手掌根抵住偏歪之棘突,另一手从对侧肩腋下穿入扶住其肩的前部,并向上抬起,使胸椎旋转至有阻力时,然后两手协同用力,作相反方向运动,再作一个有控制的稍增大幅度的突发性扳动,使之复位。(中国推拿手法学)

俯卧位提骨盆扳胸法 fu wo wei ti gu pen ban xiong fa

【英文名】Pulling Manipulation of Chest by Lifting Pelvis in a Prone Posture

【定义】推拿手法。患者取俯卧位,全身放松,医者站于患侧,一手掌根抵住偏歪的棘突,另一手抓住对侧髂前上棘部位,逐渐上提,使脊柱扭转至最大限度时,然后两手协同用力,作相反方向运动,再作一个有控制的稍增大幅度的突发性扳动。(中国推拿手法学)

健脾 jian pi

【英文名】Activate the Function of the Spleen

【定义】治法。具有健脾的作用,适用于脾失健运的治疗方法。(普通高等教育中医药类规划教材)

健明穴 jian ming xue

【英文名】Jianming Point

【异名】见阳(实用针灸辞典);内明(实用针灸辞典);视明(实用针灸辞典);眼1(实用针灸辞典)

【定义】腧穴。经外奇穴。位于眼部,眼内眦角下0.4寸稍外,眶下缘内方,或眶下缘内1/4与外3/4交界处。左右计二穴。(实用针灸辞典)

健胯穴 jian kua xue

【英文名】Jiankua Point

【定义】腧穴。经外奇穴。位于臀部,髂嵴最高点与大转子高点连线的中点处。左右计二穴。(实用针灸辞典)

健膝穴 jian xi xue

【英文名】Jianxi Point

【异名】为农(实用针灸辞典);治瘫4(实用针灸辞典);膝上(实用针灸辞典)

【定义】腧穴。经外奇穴。位于大腿伸侧,髌骨上缘直上寸处。左右计二穴。(实用针灸辞典)

健明 1 穴 jian ming yi xue
【英文名】Jianming Point one
【异名】见阳 1(实用针灸辞典);眼 2(实用针灸辞典)
【定义】腧穴。经外奇穴。位于眼部,眶下缘内方,眶下缘内 3/8 与外 5/8 交界处,即承泣穴与健明穴之间。左右计二穴。(实用针灸辞典)

健明 2 穴 jian ming er xue
【英文名】Jianming Point two
【异名】见阳 2(实用针灸辞典);眼 3(实用针灸辞典)
【定义】腧穴。经外奇穴。位于眼部,眶下缘内方,眶下缘内 5/8 与外 3/8 交界处,即承泣穴与球后穴之间。左右计二穴。(实用针灸辞典)

健明 3 穴 jian ming san xue
【英文名】Jianming Point three
【异名】见阳 3(实用针灸辞典);眼 4(实用针灸辞典)
【定义】腧穴。经外奇穴。位于眼部,眶外侧缘内方,球后穴外上 0.3 寸处。左右计二穴。(实用针灸辞典)

健明 4 穴 jian ming si xue
【英文名】Jianming Point four
【异名】上睛明(实用针灸辞典);见阳 4(实用针灸辞典);眼 5(实用针灸辞典)
【定义】腧穴。经外奇穴。位于眼部,眶上缘内上角凹陷处,眼内眦角上约 0.5 寸处。左右计二穴。(实用针灸辞典)

健美气功 jian mei qi gong
【英文名】Strong and Handsome Qigong
【定义】气功功法名。此功法创编于 20 世纪 80 年代,是一种可健美治病,增智益寿,易学易练,不出偏差,老少皆宜,兼西洋健美运动和中国古典气功特征的气功。(中国当代气功全书)

健脾止带 jian pi zhi dai
【英文名】Invigorating the Spleen and Arresting Morbid Leukorrhea
【定义】治法。通过补脾益气化湿,以止带下,适用于脾虚湿盛所致带下的治疗方法。(中华人民共和国国家标准中医临床诊疗术语-治法)

健脾化湿 jian pi hua shi
【英文名】Invigorating the Spleen to Clear away Dampness; Reinforce the Function of the Spleen to Remove Dampness
【异名】扶脾化湿(中华人民共和国国家标准中医临床诊疗术语-治法);健脾祛湿(中华人民共和国国家标准中医临床诊疗术语-治法)
【定义】治法。通过补益脾气,使脾气旺而能祛湿化浊,适用于脾虚湿困证的治疗方法。(中华人民共和国国家标准中医临床诊疗术语-治法)

健脾利水 jian pi li shui
【英文名】Invigorate the Spleen and Promote Diuresis; Strengthen the Spleen to Induce Diuresis
【异名】健脾制水(中华人民共和国国家标准中医临床诊疗术语-治法);温脾制水(中华人民共和国国家标准中医临床诊疗术语-治法);温脾利水(中华人民共和国国家标准中医临床诊疗术语-治法)
【定义】治法。补脾益气药与利水渗湿药并用,适用于脾虚水泛证的治疗方法。(中华人民共和国国家标准中医临床诊疗术语-治法)

健脾驱虫 jian pi qu chong
【英文名】Invigorating the Spleen and Eliminating Worms
【定义】治法。通过补脾益气以消除蛔虫,或补脾药与驱虫药并用,适用于脾虚虫积证的治疗方法。(中华人民共和国国家标准中医临床诊疗术语-治法)

健脾和胃 jian pi he wei
【英文名】Strengthen the Spleen and Regulate the Stomach
【异名】补脾和胃(中华人民共和国国家标准中医临床诊疗术语-治法);健中和胃(中华人民共和国国家标准中医临床诊疗术语-治法)
【定义】治法。通过调补脾胃之气而使脾胃和健,适用于脾胃不和证的治疗方法。(中华人民共和国国家标准中医临床诊疗术语-治法)

健脾渗湿 jian pi shen shi
【英文名】Invigorating the Spleen for Eliminating Dampness
【异名】健脾利湿(中华人民共和国国家标准中医临床诊疗术语-治法)
【定义】治法。渗湿化浊药与健脾益气药并用,适用于脾虚湿困证、湿困脾胃证的治疗方法。(中华人民共和国国家标准中医临床诊疗术语-治法)

息火 xi huo
【英文名】Maintaining Moderate Breathing
【定义】气功术语。在练周天功时,当子时(23~1 时),开始运用意念加强呼吸,称为进阳火。午时(11~13 时)开始减弱呼吸,称为退阴符,而在其间的卯时(5~7 时),酉时(17~19 时)维持自然呼吸,称为“息火”。(汉英中医辞海)

衄血穴 nü xue xue
【英文名】Nüxue Point
【定义】腧穴。经外奇穴。位于项部正中线上,后发际中点处。计一穴。(实用针灸辞典)

徐入徐出 xu ru xu chu
【英文名】Slow Insertion and Slow Pulling out of the Needle
【定义】针刺方法。指徐缓地进针,徐缓地出针。为导气的一种针法。(汉英针灸辞典)

徐疾补泻 xu ji bu xie

【英文名】Slow-Rapid Reinforcing-Reducing Method

【定义】针刺手法。是掌握毫针进针、出针以及行针的快慢为补泻的针刺手法。缓慢地进针,快速地出针,为补法;反之,快速地进针,缓慢地出针,为泻法。(普通高等教育中医药类规划教材)

徐出针而疾按之 xu chu zhen er ji an zhi

【英文名】Slowly Withdraw and Quickly Close the Puncture Hole

【定义】针刺手法。指徐徐将针起出,出针后迅速按闭针孔,为补。(汉英针灸辞典)

股上穴 yin shang xue

【英文名】Yinshang Point

【定义】腧穴。经外奇穴。位于大腿屈侧正中线上,股门穴上 2 寸处。左右计二穴。(实用针灸辞典)

股门穴 yin men xue

【英文名】Yinmen Point

【异名】BL37(中华人民共和国国家标准-经穴部位)

【定义】腧穴。属足太阳膀胱经。在大腿后面,当承扶与委中连线上,承扶下 6 寸。(中华人民共和国国家标准-经穴部位)

拿法 na fa

【英文名】Grasping Manipulation

【定义】推拿手法。用大拇指和食、中两指,或用大拇指和其余四指相对用力,在一定的部位和穴位上进行节律性的提捏。捏而提起谓之拿。功能祛风散寒、开窍止痛、舒筋通络。主治痹证、软组织损伤、局部疼痛。(汉英双解中医大辞典)

拿小腿 na xiao tui

【英文名】Grasping Shank

【定义】推拿手法。自我推拿方法。以一手拇、食、中指指端,提拿腓肠肌,自上而下,用力柔和,酸胀为宜。适用于下肢保健。(汉英双解中医大辞典)

拿风池 na feng chi

【英文名】Grasping Fengchi

【定义】推拿手法。即用拇、食二指对称捏拿风池穴。功能发汗解表、祛风散寒。常用于治疗感冒、发热、头项强痛等。(汉英双解中医大辞典)

拿血海 na xue hai

【英文名】Grasping Xuehai

【定义】推拿手法。用拿法作用于血海穴。(普通高等教育中医药类规划教材)

拿肚角 na du jiao

【英文名】Grasping Dujiao

【定义】推拿手法。用拇、食、中三指提拿肚角穴处的大筋。具有良好的止腹痛功效。常用于治疗腹痛、腹胀等症。(汉英双解中医大辞典)

拿肩井 na jian jing

【英文名】Grasping Jianjing

【异名】总收法(汉英双解中医大辞典)

【定义】推拿手法。其操作方法有二:1、用拇指与食、中二指对称用力提拿肩筋。2、用一手食指掐按肩井,另一手捏住其食指和无名指摇动数次。功能宣通气血、发汗解表。常用于治疗上肢麻木、肩臂疼痛等。因本法一般多作为推拿治疗的结束手法,故称总收法。(汉英双解中医大辞典)

拿胸肌 na xiong ji

【英文名】Grasping Muscles of Thorax

【定义】推拿手法。自我推拿方法。一手拇指紧贴胸前,食、中两指紧贴腋下相对用力提拿,一呼一吸,一提一拿,慢慢由里向外松之,约 5 次左右。功能宽胸理气。主治胸闷、胸痹。(汉英双解中医大辞典)

拿揉法 na rou fa

【英文名】Grasping and Twiddling

【定义】推拿手法。拿法和揉法结合运用的手法。(中国推拿手法学)

豹文刺 bao wen ci

【英文名】Leopard-Spot Puncture

【定义】针刺方法。以穴位为中心,进行散刺出血的刺法,因其针刺出血点多,形如豹文,故名。治疗红肿热痛等证。(普通高等教育中医药类规划教材)

脊三穴 ji san xue

【英文名】Jisan Points

【定义】腧穴。经外奇穴。位于脊柱正中线上,后发际中点直下 1 寸处一穴,第一胸椎棘突下一穴,第一腰椎棘突下一穴。计三穴。一说为哑门穴下 1 寸旁开 0.5 寸,第二胸椎棘突旁 0.5 寸,第五腰椎棘突旁开 0.5 寸。计六穴。(实用针灸辞典)

脊中穴 ji zhong xue

【英文名】Jizhong Point

【异名】DU6(中华人民共和国国家标准-经穴部位);神宗(实用针灸辞典);脊俞(汉英双解针灸大辞典);脊柱(实用针灸辞典)

【定义】腧穴。属督脉。在背部,当后正中线上,第十一胸椎棘突下凹陷中。(中华人民共和国国家标准-经穴部位)

脊柱点 ji zhu dian

【英文名】Spinal Column Point (Hand)

【定义】手针穴位名。在小指掌指关节尺侧尺白肉际处,主治棘间韧带扭伤、椎间盘脱出、腰痛、尾骨痛、耳鸣、鼻塞。(普通高等教育中医药类规划教材)

脊缝穴 ji feng xue

【英文名】Jifeng Points

【定义】腧穴。经外奇穴。第一胸椎棘突下，至第五腰椎棘突下，每椎棘突下旁开4.5寸处。左右计三十四穴。(实用针灸辞典)

脊柱耳穴 ji zhu er xue

【英文名】Spinal Column Point (Ear)

【定义】腧穴。耳穴名。位于耳舟后隆起偏外侧与上耳部穴相平处。主治脊柱病变。(汉英针灸辞典)

脊背五穴 ji bei wu xue

【英文名】Jibeiwu Points

【定义】腧穴。经外奇穴。第二胸椎棘突的高点一穴；骶骨尖端一穴；第十二胸椎棘突与第一腰椎之间点一穴；第三腰椎棘突旁开4寸处各一穴。计五穴。主治癫痫、小儿痉挛。艾条灸3～7分钟。(汉英针灸辞典)

脊背针疗法 ji bei zhen liao fa

【英文名】Back-Needle Therapy

【定义】针灸学名词。用特定的粗针在背部正中线及其他部位上沿皮下针刺，以治疗疾病，可用于疔疮等。(普通高等教育中医药类规划教材)

胰胆耳穴 yi dan er xue

【英文名】Pancreas and Gallbladder Point (Ear)

【异名】CO_{11}(中华人民共和国国家标准－耳穴名称与部位)

【定义】腧穴。耳穴名。在耳甲艇的后上部，即耳甲11区。(中华人民共和国国家标准－耳穴名称与部位)

胸乡穴 xiong xiang xue

【英文名】Xiongxiang Point

【异名】SP19(中华人民共和国国家标准－经穴部位)

【定义】腧穴。属足太阴脾经。在胸外侧部，当第三肋间隙，距前正中线6寸。(中华人民共和国国家标准－经穴部位)

胸耳穴 xiong er xue

【英文名】Chest Point (Ear)

【异名】AH_{10}(中华人民共和国国家标准－耳穴名称与部位)

【定义】腧穴。耳穴名。在对耳轮体前部中2/5处，即对耳轮10区。(中华人民共和国国家标准－耳穴名称与部位)

胸堂穴 xiong tang xue

【英文名】Xiongtang Point

【定义】腧穴。经外奇穴。出《针灸孔穴及其疗法便览》。在胸部，当两乳之间，胸骨之两缘。主治：咳嗽、噎膈、咳血、心悸、乳少、乳汁不通等。(汉英双解针灸大辞典)

胸腔区 xiong qiang qu

【英文名】Thoracic Cavity Area

【定义】头针刺激区。在胃区与前后正中线之间，发际上下各引2厘米长直线。主治支气管哮喘、胸部不适等症。(汉英双解针灸大辞典)

胸痛点 xiong tong dian

【英文名】Chest Pain Point (Hand)

【定义】手针穴位名。在拇指指关节桡侧赤白肉际，主治胸痛、吐泻、癫痫。(普通高等教育中医药类规划教材)

胸气有街 xiong qi you jie

【英文名】Passage of Chest Qi

【定义】针灸学术语。胸部有气血所聚集的通道。(汉英针灸辞典)

胸通谷穴 xiong tong gu xue

【英文名】Xiongtonggu Point

【定义】腧穴。经外奇穴。位于胸部，乳头直下2寸处。左右计二穴。(实用针灸辞典)

胸椎耳穴 xiong zhui er xue

【英文名】Thoracic Vertebrae Point (Ear)

【异名】AH_{11}(中华人民共和国国家标准－耳穴名称与部位)

【定义】腧穴。耳穴名。在胸区后方，即对耳轮11区。(中华人民共和国国家标准－耳穴名称与部位)

胸椎扳法 xiong zhui ban fa

【英文名】Pulling Manipulation of Thoracic Vertebrae

【定义】推拿手法。作用于胸椎上的扳法。(中国推拿手法学)

胸俞十二穴 xiong shu shi er xue

【英文名】Twelve Chest-Shu Points

【定义】针灸学名词。即俞府、彧中、神藏、灵墟、神封、步廊。左右共十二穴。(汉英针灸辞典)

胸椎对抗扳法 xiong zhui dui kang ban fa

【英文名】Counter-Pulling Manipulation of Thoracic Vertebrae

【定义】推拿手法。患者取坐位，双上肢上举挺胸。医者站于其侧后方，一手上肢环抱其上臂的下端，另一手拇指顶压偏歪的棘突，两手协调用力作胸椎伸屈运动，当胸椎后伸到有阻力时，两手协同用力，作相反方向运动，扳动胸椎，使其复位。(中国推拿手法学)

胸椎侧弯扳法 xiong zhui ce wan ban fa

【英文名】Pulling Manipulation of Thoracic Vertebrae in Lateral Curvature

【定义】推拿手法。患者侧卧位，胸椎棘突偏歪侧向上。医者站于其前面，以一手托住颈椎根部，使之向上侧屈，另一手掌根部向后下按压偏歪的棘突，并用胸部紧靠患者肩部，使之稳定，当侧屈至极限后，再作一个有控制的稍增大幅度的突发性扳动，

按压棘突的掌根,也同时推压之,使之复位。(中国推拿手法学)

胸椎对抗复位扳法 xiong zhui dui kang fu wei ban fa

【英文名】Counter-Reduction Pulling Manipulation of Thoracic Vertebrae

【定义】推拿手法。患者取坐位,双手交叉扣置于脑后项部,身体部略前倾。医者站于其后,用一侧膝部顶住患部,用双手从患者腰部伸入其上臂之前,前臂之后,并握住前臂下段,然后嘱患者作前俯后仰运动。数次之后,再作后伸运动时,医者两手同时向上、向后牵拉,膝部同时将患椎向前、向下方顶按,上下协调动作,对抗用力,使其胸椎扳动。(中国推拿手法学)

脏会 zang hui

【英文名】Zanghui;Confluence of Zang-Organs

【定义】针灸学名词。八会穴之一。指章门,为脏之会。(汉英双解中医大辞典)

脏俞穴 zang shu xue

【英文名】Zangshu Point

【定义】腧穴。经外奇穴。位于第五胸椎棘突高点处。主治癔病。艾条灸 5~15 分钟。(汉英针灸辞典)

脏会季胁 zang hui ji xie

【英文名】Jixie(Zhangmen) being the Focus of Zang-Organs;Jixie(Zhangmen) is the Influential Point of Zang-Organs

【定义】针灸学名词。季胁,此处指章门穴。五脏之精气聚会于章门穴。(汉英针灸辞典)

脏病取原 zang bing qu yuan

【英文名】Selecting Yuan Points for Diseases of Zang Organs

【定义】针灸学名词。指五脏有病取其原穴治疗。(汉英双解针灸大辞典)

脏病治腑 zang bing zhi fu

【英文名】Treat the Hollow Viscera for the Disease of the Solid Viscera

【定义】治则。如果脏有病变可通过治疗与其相合之腑而令邪有出路,达到治疗疾病的目的。(中医基础理论)

脏病辨证 zang bing bian zheng

【英文名】Differentiating Syndromes of Zang Organ Diseases

【定义】中医诊断学术语。以五脏理论为基础,判断疾病是否为五脏病变的方法。(中医诊断学)

脏腑治法 zang fu zhi fa

【英文名】Therapeutic Methods for Diseases Involving Zang and Fu Organs

【定义】中医治疗学名词。运用中医理论,治疗脏腑疾病的方法。(普通高等教育中医药类规划教材)

脏腑辨证 zang fu bian zheng

【英文名】Determine the Pathogenesis of Visceral Disease Based on the Differentiation of Symptoms and Signs; Differentiating Syndromes in terms of Zang-Fu System

【定义】中医诊断学术语。以脏腑为纲对疾病进行辨证。(中医诊断学)

脏器疗法 zang qi liao fa

【英文名】Eating Animal's Internal Organs to Treat Corresponding Visceral Diseases

【定义】治法。用某些动物内脏和组织器官入药或食用,治疗人体相应的内脏和组织器官疾病的一种方法。(中国中医独特疗法大全)

脏腑兼治法 zang fu jian zhi fa

【英文名】Simultaneous Treatment of Zang and Fu Organs

【定义】中医治疗学名词。既治疗脏病又治疗腑病的方法。(普通高等教育中医类规划教材)

脏腑兼病辨证 zang fu jian bing bian zheng

【英文名】Differentiating Syndromes of Concurrent Disease of Zang-Organ and Fu-Organ

【定义】中医诊断学术语。辨别疾病是否为两个或两个以上脏腑同时发病。(中医诊断学)

脏腑经穴推拿疗法 zang fu jing xue tui na liao fa

【英文名】Massage Therapy by Points of Meridians of Zang and Fu Organs

【定义】推拿治法。根据脏腑经络学说,在体表经穴(多以腹部穴位为主,也可针对不同疾病选用背部,四肢及头面的穴位)施以按、摩、推、揉等推拿手法,从而对脏腑疾病进行辨证施术的推拿疗法。(中国推拿手法学)

脐上下穴 qi shang xia xue

【英文名】Qishangxia Point

【定义】腧穴。经外奇穴。位于腹部正中线,脐上 1.5 寸与脐下 1.5 寸处。上下计二穴。主治黄疸、胃痛。直刺 0.5 寸;可灸。(汉英针灸辞典)

脐下六一穴 qi xia liu yi xue

【英文名】Qixialiuyi Point

【定义】腧穴。经外奇穴。位于脐下 6 寸,旁开 1 寸处。主治疝气、膀胱炎、睾丸炎。艾条灸 3~5 分钟。(汉英针灸辞典)

脐中四边穴 qi zhong si bian xue

【英文名】Qizhongsibian Points

【定义】腧穴。经外奇穴。位于神阙穴上、下、左、右各开1 寸处。主治小儿痫证、慢性肠炎。直刺 0.5 寸,脐中不针;艾条灸 3~7 分钟。(汉英针灸辞典)

脐上下五分穴 qi shang xia wu fen xue

【英文名】Qishangxiawufen Point

【定义】腧穴。经外奇穴。位于脐上下各0.5寸处。主治下利、水肿等症。直刺0.5～1寸;可灸。(汉英针灸辞典)

脑 nao

【英文名】Brain

【定义】中医学名词。奇恒之府之一。居颅内,由髓汇集而成。主思维、感觉等。(汉英针灸辞典)

脑户穴 nao hu xue

【英文名】Naohu Point

【异名】DU17(中华人民共和国国家标准－经穴部位);合颅(实用针灸辞典);西风(实用针灸辞典);会额(实用针灸辞典)

【定义】腧穴。属督脉穴。在头部,当后发际正中直上2.5寸,风府上1.5寸,枕外隆凸的上缘凹陷处。(中华人民共和国国家标准－经穴部位)

脑空穴 nao kong xue

【英文名】Naokong Point

【异名】GB19(中华人民共和国国家标准－经穴部位);颞颥(实用六解穴位辞典)

【定义】腧穴。属足少阳胆经。在头部,当枕外隆凸的上缘外侧,头正中线旁2.25寸,平脑户。(中华人民共和国国家标准－经穴部位)

脑清穴 nao qing xue

【英文名】Naoqing Point

【异名】上解溪(实用针灸辞典);足下垂点(实用针灸辞典)

【定义】腧穴。经外奇穴。位于小腿伸侧,解溪穴上2寸,胫骨外缘处。左右计二穴。(实用针灸辞典)

脑干耳穴 nao gan er xue

【英文名】Brainstem Point (Ear)

【异名】$AT_{3,4i}$(中华人民共和国国家标准－耳穴名称与部位)

【定义】腧穴。耳穴名。在轮屏切迹处,即对耳屏3、4区之间。(中华人民共和国国家标准－耳穴名称与部位)

脑点耳穴 nao dian er xue

【英文名】Naodian Point (Ear);Brain Point (Ear)

【定义】腧穴。耳穴名。位于平喘穴和脑干穴之间。主治遗尿、失眠。(汉英针灸辞典)

脓证辨证 nong zheng bian zheng

【英文名】Differentiation of Syndromes of Purulent Sores

【定义】诊断术语。判断疾病的证候性质是否为脓证的方法。(中医诊断学)

留针 liu zhen

【英文名】Retention of the Needle

【异名】置针(汉英双解针灸大辞典)

【定义】针灸学名词。①当退针外出,针尖到达皮下时,留针片刻方出针,避免出针太猛太快损伤组织。(普通高等教育中医药类规划教材)②针刺穴位后一般需留置适当的时间,其长短依病情和刺法的特点而定。(汉英双解针灸大辞典)

留法 liu fa

【英文名】Retaining the Needle for a while under the Skin before Withdrawing Needle

【定义】针灸学名词。当退针外出,针尖到达皮下时,留针片刻方出针,避免出针太猛太快损伤组织。(普通高等教育中医药类规划教材)

留气法 liu qi fa

【英文名】Qi-Moving Method;Retaining-Qi Method

【定义】针刺手法。留气法由徐疾和提插法组合而成。进针后刺入中层(七分),得气后施行补法,如紧按慢提九数,然后将针直插至深层,再提针回原处,使气留针下而消积聚。(普通高等教育中医药类规划教材)

留针法 liu zhen fa

【英文名】Retention of Needle

【定义】针灸学名词。当毫针刺入腧穴,行针得气并施以或补或泻手法后,将针留置在穴内者称为留针。留针法主要有静留针法和动留针法两种。(普通高等教育中医药类规划教材)

留罐法 liu guan fa

【英文名】Method of Retaining the Cup;Retention of the Cupping

【异名】坐罐法(普通高等教育中医药类规划教材)

【定义】治法。是根据病情需要将已拔在皮肤上的罐留置原处一段时间的方法。一般要10～15分钟。(新编针灸大辞典)

留针补泻 liu zhen bu xie

【英文名】Reinforcing and Reducing when Retaining the Needle

【定义】针灸学名词。留针时采取不同的操作,来施行补泻的方法。(普通高等教育中医药类规划教材)

留针拔罐法 liu zhen ba guan fa

【英文名】Cupping with Retention of Needle

【定义】治法。拔罐法。其法将针留于穴内,针柄上捻裹酒精棉球,先将棉球点燃,火罐利用火焰热力排去空气,使罐内产生负压,将罐吸着皮肤。(汉英双解中医大辞典)

高骨穴 gao gu xue

【英文名】Gaogu Point

【定义】腧穴。经外奇穴。位于桡骨茎突部。(汉英针灸辞典)

高峰期 gao feng qi

【英文名】Peak Period

【定义】针灸学名词。高峰期是指针灸效应维持在高水平的一段时间，它反映了针灸刺激信号在体内发挥了最大的调动能力。(实验针灸学)

高盖穴 gao gai xue

【英文名】Gaogai Point

【定义】腧穴。督俞穴别名。参见督俞穴。(汉英针灸辞典)

高者抑之 gao zhe yi zhi

【英文名】Treating Rush-Upward Symptoms with Depressive Therapy

【定义】治法。指应用降逆抑制的方药治疗向上冲逆为主症的疾病的一种治法。(汉英双解实用中医词汇)

高血压下点穴 gao xue ya xia dian xue

【英文名】Gaoxueyaxiadian Point

【定义】腧穴。经外奇穴。位于鼻尖的稍下方处。计一穴。(中国针灸大辞典)

高血压点耳穴 gao xue ya dian er xue

【英文名】Hypertension Point (Ear)

【定义】腧穴。耳穴名。位于肾上腺穴与目1穴的中点偏前处。(汉英针灸辞典)

高血压七灵术穴 gao xue ya qi ling shu xue

【英文名】Gaoxueyaqilingshu Points

【定义】腧穴。经外奇穴。通天针。计一针。由督脉的神庭穴、上星穴、囟会穴、前顶穴、百会穴组成。(中国针灸大辞典)

郭林新气功 guo lin xin qi gong

【英文名】Guolin's New Qigong

【定义】气功功法名。该功法原名"自电疗法"，"自我控制疗法"，"新气功疗法"，为郭林创编的由意念导引、呼吸导引、势子导引、吐音导引、按摩导引五种导引组成的一套功法。(中国当代气功全书)

离经脉 li jing mai

【英文名】Abnormal Pulse

【定义】脉象。指妇女临产之脉象。(汉英双解中医大辞典)

站式 zhan shi

【英文名】Standing Posture

【定义】气功调身法。指全身放松，两脚分立，与肩同宽，两膝微屈，松腰，直背，竖顶，下颌微收，口齿微闭，舌抵上腭。结合呼吸练功，可治疗许多慢性病。(汉英双解中医大辞典)

站桩功 zhan zhuang gong

【英文名】Zhanzhuang Qigong

【定义】气功功法名。即练功者取站立姿势，外表不动，内心要静。持久锻炼可使人自有"内气"活动，遍及全身。此功可保健治病。(汉英双解中医大辞典)

旁谷穴 pang gu xue

【英文名】Panggu Point

【定义】腧穴。经外奇穴。位于足背部，第三、四趾缝上1寸处。左右计二穴。(实用针灸辞典)

旁庭穴 pang ting xue

【英文名】Pangting Point

【异名】注布(实用针灸辞典)

【定义】腧穴。经外奇穴。位于腋中线上，第四、五肋间处。左右计二穴。(实用针灸辞典)

疳湿疮穴 gan shi chuang xue

【英文名】Ganshichuang Point

【定义】腧穴。经外奇穴。位于腰部，第三腰椎棘突旁开0.2寸处。左右计二穴。(实用针灸辞典)

病因辨证 bing yin bian zheng

【英文名】Categorical Differentiation in terms of Cause of Disease

【定义】中医诊断学术语。辨别导致疾病当前证候的原因，也就是对证候性质的判断。(中医诊断学)

病名诊断 bing ming zhen duan

【英文名】Diagnose Disease according to TCM

【定义】中医诊断学术语。根据病人的病情资料在中医学理论的指导下进行分析、综合，对照有关病的定义，确定病人所患病种的过程。(中医诊断学)

病症防治 bing zheng fang zhi

【英文名】Disease Prevention and Cure

【定义】中医学术语。研究疾病预防和治疗的方法。(普通高等教育中医药类规划教材)

病位分类法 bing wei fen lei fa

【英文名】Classifying Diseases according to the Location of Ill Focus

【定义】中医诊断学术语。以疾病所在的脏器，形体组织或部位作为分类疾病的主要依据。(中医诊断学)

病状分类法 bing zhuang fen lei fa

【英文名】Classifying Diseases according to the Symptoms

【定义】中医诊断学术语。以疾病的突出症状或体征作为分类疾病的依据。(中医诊断学)

病性分类法 bing xing fen lei fa

【英文名】Classifying Diseases according to the Nature of Disease

【定义】中医诊断学术语。以疾病的病理性质作为分类疾病的主要依据。(中医诊断学)

病在上者下取之 bing zai shang zhe xia qu zhi

【英文名】Selecting Points in the Lower Part of the Body to Treat the Diseased Upper Part

【定义】针灸学术语。循经远刺法。病在上部的，可取

用下部的穴位治疗。(汉英针灸辞典)

病在下者高取之 bing zai xia zhe gao qu zhi

【英文名】Selecting Points in the Upper Part of the Body to Treat the Diseased Lower Part

【定义】针灸学术语。循经远刺法。病在下部的,可取用上部的穴位治疗。(汉英针灸辞典)

病在头者取之足 bing zai tou zhe qu zhi zu

【英文名】Selecting Points in the Foot to Treat the Diseased Head

【定义】针灸学术语。循经远刺法。病在头部的,可取用足部的穴位治疗。(汉英针灸辞典)

病在腰者取之腘 bing zai yao zhe qu zhi guo

【英文名】Selecting Points in the Popliteal Fossa to Treat the Diseased Waist

【定义】针灸学术语。循经远刺法。病在腰部的,可取用膝腘窝的穴位治疗。(汉英针灸辞典)

疾脉 ji mai

【英文名】Swift Pulse

【定义】脉象。指脉来急速,较数脉尤甚,成人一息七、八至。主阳极阴竭、元气将脱。见于急性热病、虚损劳伤者,多是危重证候。(汉英双解中医大辞典)

疾徐补泻 ji xu bu xie

【英文名】Slow-Rapid Reinforcing-Reducing Method

【定义】针刺手法。是掌握毫针进针、出针以及行针的快慢以行补泻的针刺手法。(普通高等教育中医药类规划教材)

疾病分类法 ji bing fen lei fa

【英文名】Method of Classifying Diseases

【定义】中医学术语。根据一定的标准将疾病分类的方法。(中医诊断学)

疾病诊断法 ji bing zhen duan fa

【英文名】Diagnosis of Disease

【定义】诊断术语。包括病名诊断和证名诊断。(中医诊断学)

疾病命名法 ji bing ming ming fa

【英文名】Method of Naming Disease

【定义】中医学术语。以中医学理论为基础,科学地命名疾病的方法。(中医诊断学)

痄灵穴 zha ling xue

【英文名】Zhaling Point

【定义】腧穴。经外奇穴。颈部,廉泉穴与天突穴连线中点的两侧,胸锁乳突肌后缘处。左右计二穴。(实用针灸辞典)

疰市穴 zhu shi xue

【英文名】Zhushi Point

【定义】腧穴。经外奇穴。位于腋中线上,第七、八肋间处。左右计二穴。(实用针灸辞典)

烧针 shao zhen

【英文名】Burnt Needle

【定义】针刺方法。将针身烧红,刺入穴位。适用于里虚寒证。(汉英双解中医大辞典)

烧山火 shao shan huo

【英文名】Mountain Burning Manipulation

【定义】针刺手法。与透天凉相对,为针刺补法的综合运用。其法分浅、中、深三部,先浅后深,每部行紧按慢提(或用捻转)九数,深部操作完后称第一度,再退至浅部,反复施行,使之能产生热感。适用于寒证。(汉英双解中医大辞典)

烧灼灸 shao zhuo jiu

【英文名】Burning Moxibustion

【定义】灸法。指使患者产生烧灼感的灸法。(汉英针灸辞典)

烧蚀疗法 shao shi liao fa

【英文名】Cauterization Therapy

【异名】点灼疗法(中华人民共和国国家标准中医临床诊疗术语－治法)

【定义】治法。用具有腐蚀性的药物点敷或点滴在病变部位上,以治疗疾病的一种方法。适用于皮肤上的疣、痣、瘤、鸡眼等。(中华人民共和国国家标准中医临床诊疗术语－治法)

烟熏 yan xun

【英文名】Fumigation

【定义】治法。是用药物燃烧生烟,熏于鼻、耳、口等孔窍,以治疗某些疾病的方法。(实用外治临床大全)

烟草灸 yan cao jiu

【英文名】Baccy Moxibustion

【定义】灸法。在没有艾卷的情况下,用香烟代替艾条施灸,有温经散寒的作用。适用于治疗风湿寒痹。(普通高等教育中医药类规划教材)

烟熏灸 yan xun jiu

【英文名】Fumigating Moxibustion

【定义】灸法。艾熏灸。是将艾绒放在杯子内点燃,使热烟熏灸一定部位的灸治法。(实用针灸辞典)

烙法 lao fa

【英文名】Cauterization

【定义】治法。是应用针和烙器,在火上加热后,进行手术操作的一种方法。分为火针烙法和烙铁烙法。火针烙法适用于附骨疽、流痰等肉厚脓深,脓成未溃或虽溃而疮口过小,脓出不畅者。烙铁烙法适用于创伤大络裂断,大量出血,以及赘疣、息肉突出,不易内消等证。(汉英双解中医大辞典)

拳击法 quan ji fa

【英文名】Fist-Hitting Manipulation

【定义】推拿手法。握拳叩击体表的手法。(普通高等

教育中医药类规划教材)

拳尖穴 quan jian xue

【英文名】Quanjian Point

【定义】腧穴。经外奇穴。位于手背第三掌骨小头高点。握拳取穴。主治目赤肿痛。艾炷灸3～5壮。(汉英针灸辞典)

拳顶法 quan ding fa

【英文名】Fist-Pressing Manipulation

【定义】推拿手法。手握实拳,用各指近端的指间关节的背面着力按压穴位或部位,并作小范围的推压或拨动。功能活血理筋,缓解经脉挛急。治疗肩背酸痛及腰腿痛等。(汉英双解中医大辞典)

拳心击法 quan xin ji fa

【英文名】Hitting with Palm-Heel Manipulation

【定义】推拿手法。用拳心叩击体表的手法。(普通高等教育中医药类规划教材)

拳平推法 quan ping tui fa

【英文名】Fist Flat-Pushing Manipulation

【定义】推拿手法。推法。握拳,以食、中、无名、小四指间关节突起处着力进行的推法。功能活血解痉、祛风除湿、止痛。治疗腰背及四肢部劳损、宿伤及风湿痹痛而又感觉迟钝者。(汉英双解中医大辞典)

拳背击法 quan bei ji fa

【英文名】Hitting with Back of Fist Manipulation

【定义】推拿手法。用拳背叩击体表的手法。(普通高等教育中医药类规划教材)

拳眼击法 quan yan ji fa

【英文名】Thumping Manipulation

【定义】推拿手法。五指屈曲,以下拳眼击打治疗部位的手法。(普通高等教育中医药类规划教材)

益胃 yi wei

【英文名】Reinforcing Stomach; Benefit the Stomach

【定义】治法。具有益气养胃的作用,适用于胃虚证的治疗方法。(普通高等教育中医药类规划教材)

益气法 yi qi fa

【英文名】Invigorate Qi; Invigorate the Vital Energy

【定义】针刺手法。促使得气的方法。对于少数机体虚弱、正气不足而致针刺不易得气的患者,可根据其具体情况,在其他已得气的腧穴(多用具有强身保健的腧穴,如足三里、气海、关元等)上加强补的手法;或在未得气的腧穴上施以温针灸法、艾灸法以温经益气;或加服适当的补益药物,使机体正气渐复,经气充实,促使针刺得气。(普通高等教育中医药类规划教材)

益气下胎 yi qi xia tai

【英文名】Complement Qi for Promoting Accouchement; Invigorating Qi to Facilitate Parturition

【异名】益气催产(中华人民共和国国家标准中医临床诊疗术语－治法)

【定义】治法。通过补气扶正,以催产下胎,适用于气虚无力所致难产的治疗方法。(中华人民共和国国家标准中医临床诊疗术语－治法)

益气开音 yi qi kai yin

【英文名】Invigorate Qi to Ease-up the Voice

【定义】治法。运用具有补益脾肺之气作用的方药,适用于脾肺气虚,声带失养而致声音嘶哑的治疗方法。(中华人民共和国国家标准中医临床诊疗术语－治法)

益气五法 yi qi wu fa

【英文名】Five Manipulations for Improving Life-Span

【异名】益寿五法(中国当代气功全书)

【定义】气功功法名。此功法以中医脏象学说为基础,融合了道、佛、儒、拳、医和现代诸家功法的部分精华,通过反复实践,逐渐完善,于1984年4月正式向社会公开传授的一套养生气功。(中国当代气功全书)

益气升阳 yi qi sheng yang

【英文名】Reinforcing Qi and Ascending Spleen-Yang; Reinforcing Qi and Elevating Yang

【定义】治法。①补气药与升脾阳药并用,适用于气虚脾阳下陷证的治疗方法。(汉英中医药分类大辞典)②具有补益阳气的作用,适用于气虚清阳不升证的治疗方法。(普通高等教育中医药类规划教材)

益气生肌 yi qi sheng ji

【英文名】Reinforcing Vital Qi and Promote Granulation

【定义】治法。运用具有补气作用的方药,达到促进新肉生长,加速疮口愈合目的的治疗方法。(中华人民共和国国家标准中医临床诊疗术语－治法)

益气生脉 yi qi sheng mai

【英文名】Reinforcing Qi and Promoting the Production of Body Fluid to Resume Normal Pulse; Replenish Qi and Restore Pulse

【定义】治法。具有补气增液作用,适用于气虚欲脱而脉微细的治疗方法。(中华人民共和国国家标准中医临床诊疗术语－治法)

益气生津 yi qi sheng jin

【英文名】Reinforcing Qi and Promoting the Production of Fluid

【定义】治法。具有益气生津的作用,适用于气阴两虚证的治疗方法。(普通高等教育中医药类规划教材)

益气安神 yi qi an shen

【英文名】Benefiting Vital Qi for Tranquillizing

【异名】益气定神(中华人民共和国国家标准中医临床诊疗术语－治法)
【定义】治法。通过补气养心以安神,适用于心气虚所致心神不安的治疗方法。(中华人民共和国国家标准中医临床诊疗术语－治法)

益气利咽 yi qi li yan
【英文名】Invigorate Qi to Soothe the Throat
【异名】益气健喉(中华人民共和国国家标准中医临床诊疗术语－治法)
【定义】治法。运用具有补益中气作用的方药,适用于脾胃气虚,咽喉失煦所致咽喉病变的治疗方法。(中华人民共和国国家标准中医临床诊疗术语－治法)

益气固表 yi qi gu biao
【英文名】Reinforcing Qi and Strengthening Superficial Resistance
【异名】补气固表(中华人民共和国国家标准中医临床诊疗术语－治法)
【定义】治法。通过补气益卫而达到止汗目的的治疗方法,适用于气虚卫表不固的证候。(中华人民共和国国家标准中医临床诊疗术语－治法)

益气固齿 yi qi gu chi
【英文名】Invigorate Qi to Consolidate the Teeth; Reinforcing Qi to Consolidate the Teeth
【定义】治法。运用具有补脾益气作用的方药,适用于气虚齿牙疏豁等口齿病症的治疗方法。(中华人民共和国国家标准中医临床诊疗术语－治法)

益气养阴 yi qi yang yin
【英文名】Reinforcing Qi and Nourishing Yin; Supplement the Vital Energy and Nourish Yin
【异名】益气滋阴(中华人民共和国国家标准中医临床诊疗术语－治法)
【定义】治法。具有滋阴益气作用,适用于气阴两虚证的治疗方法。(中华人民共和国国家标准中医临床诊疗术语－治法)

益气养营 yi qi yang ying
【英文名】Invigorate Qi and Nourish Ying
【定义】治法。具有补气养营作用,适用于营气亏虚证、脾虚营亏证的治疗方法。(中华人民共和国国家标准中医临床诊疗术语－治法)

益气活血 yi qi huo xue
【英文名】Reinforcing Qi and Activating Blood Circulation
【定义】治法。益气药与活血药并用,适用于气虚血滞证的治疗方法。(普通高等教育中医药类规划教材)

益气祛瘀 yi qi qu yu
【英文名】Reinforcing Qi and Removing Blood Stasis; Strengthening Qi and Removing Blood Stasis
【定义】治法。补气药与活血化瘀药并用,适用于气虚血瘀证的治疗方法。(普通高等教育中医药类规划教材)

益气健脾 yi qi jian pi
【英文名】Reinforcing Qi to Strengthen Spleen
【定义】治法。具有健脾益气的作用,适用于脾虚证运化功能减弱的治疗方法。(普通高等教育中医药类规划教材)

益气通下 yi qi tong xia
【英文名】Invigorating Qi to Induce Defecation
【异名】益气通便(中华人民共和国国家标准中医临床诊疗术语－治法)
【定义】治法。通过补气而达到通便作用,适用于气虚所致便秘的治疗方法。(中华人民共和国国家标准中医临床诊疗术语－治法)

益气通耳 yi qi tong er
【英文名】Invigorating Qi to Treat Ear Disease
【定义】治法。运用具有健脾益气、温中升阳作用的方药,适用于脾胃虚弱、中气下陷、耳窍失煦所致耳病的治疗方法。(中华人民共和国国家标准中医临床诊疗术语－治法)

益气摄精 yi qi she jing
【英文名】Benefiting Qi to Control Seminal Emission; Invigorate Qi to Astringe the Semen
【定义】治法。通过补益脾肾之气,达到固精止遗目的,适用于气虚不固所致遗精为主症的治疗方法。(中华人民共和国国家标准中医临床诊疗术语－治法)

益气煦鼻 yi qi xu bi
【英文名】Invigorate Qi to Warm and Ventilate the Nose
【异名】补气通鼻(中华人民共和国国家标准中医临床诊疗术语－治法);补气煦鼻(中华人民共和国国家标准中医临床诊疗术语－治法);益气通鼻(中华人民共和国国家标准中医临床诊疗术语－治法)
【定义】治法。运用具有补益脾肺之气作用的方药,适用于脾肺气虚、中气下陷、鼻窍失煦所致鼻病的治疗方法。(中华人民共和国国家标准中医临床诊疗术语－治法)

益气解表 yi qi jie biao
【英文名】Reinforcing Qi to Relieve Exterior-Syndrome; Supplement Qi and Expel the Pathogenic Factor from the Body Surface
【定义】治法。解表药与补气药并用,适用于气虚外感证的治疗方法。(中华人民共和国国家标准中医临床诊疗术语－治法)

益火补土 yi huo bu tu
【英文名】Invigorate the Kidney-Yang to Enrich the

Spleen-Yang; Replenishing Fire to Generate Earth
【异名】温补脾肾法(中医基础理论);温肾健脾(中医基础理论)
【定义】治法。是温肾阳以补脾阳的一种方法。适用于肾阳衰微而致脾阳不振之证。(中医基础理论)

益火消阴 yi huo xiao yin
【英文名】Invigorate the Origin of the Fire to Extinguish the Excessive Yin
【异名】壮阳消阴(中华人民共和国国家标准中医临床诊疗术语-治法)
【定义】治法。采用温补阳气为主,使阳气旺而能消散阴寒的治疗方法,适用于因阳虚而阴寒偏盛的证候。(中华人民共和国国家标准中医临床诊疗术语-治法)

益肾宁神 yi shen ning shen
【英文名】Benefiting the Kidney for Tranquilizing
【定义】治法。具有补肾益精作用。适用于恐伤神气证或肾虚心肾不交所致惊悸、失眠等症的治疗方法。(中华人民共和国国家标准中医临床诊疗术语-治法)

益胃生津 yi wei sheng jin
【英文名】Supplementing Stomach and Promoting Fluid Production
【异名】养胃生津(中华人民共和国国家标准中医临床诊疗术语-治法)
【定义】治法。具有滋阴生津、益气养胃的作用,适用于胃津气亏虚证、胃气阴两虚证、胃燥津伤证的治疗方法。(中华人民共和国国家标准中医临床诊疗术语-治法)

益火培土法 yi huo pei tu fa
【英文名】Supplementing Fire to Strengthen Earth
【定义】治法。指温肾阳以补脾阳的方法。(汉英针灸辞典)

益气补血熄风 yi qi bu xue xi feng
【英文名】Benefiting Vital Qi for Enriching Blood and Calming Wind
【定义】治法。通过益气补血以熄风止痉,适用于气血两虚动风证的治疗方法。(中华人民共和国国家标准中医临床诊疗术语-治法)

益火之源,以消阴翳 yi huo zhi yuan,yi xiao yin yi
【英文名】Treatment of Yin Hyperactivity by Supplementing Source of Fire
【定义】治则。后人简称为益火消阴或扶阳退阴。即用扶阳益火之法,以消退阴盛之证。适用于因阳虚不能制阴而致阴寒偏盛,最终导致肾阳虚损的病症。(汉英双解中医大辞典)

凉开 liang kai
【英文名】Cool Resuscitation; Wake up the Patient from Unconsciousness by Clearing away Heat
【定义】治法。运用寒凉开窍药物治疗热闭心神所致神昏的方法。(普通高等教育中医药类规划教材)

凉血 liang xue
【英文名】Removing Heat from Blood; Cool the Blood
【定义】治法。泛指具有凉血作用,适用于热入血分证的治疗方法。(普通高等教育中医药类规划教材)

凉泻法 liang xie fa
【英文名】Cool Reducing Method
【定义】针刺手法。医者左手食指或拇指紧按针穴,右手将针刺入穴内,候其气至,左手减轻压力,右手拇指向后连续捻提3~5次,候针下沉紧,提退1分左右,针尖向着有感应的部位,连续轻插重提3~5次。拇指向后再连续捻提针3~5次,针尖拉着产生感觉的部位守气,使针下松滑,产生凉感。根据病情留针后,急速将针拔出,不扪针孔。适用于实热证。(普通高等教育中医药类规划教材)

凉血止血 liang xue zhi xue
【英文名】Cooling Blood for Arresting Bleeding; Remove Heat from the Blood to Stop Bleeding
【定义】治法。具有清热凉血止血作用,适用于血热动血证的治疗方法。(中华人民共和国国家标准中医临床诊疗术语-治法)

凉血止痢 liang xue zhi li
【英文名】Clearing Heat from Blood and Checking Dysentery; Eliminate Pathogenic Heat from the Blood and Treat Diarrhea
【定义】治法。具有清热凉血止痢的作用,适用于血热所致痢疾下血病症的治疗方法。(中华人民共和国国家标准中医临床诊疗术语-治法)

凉血化斑 liang xue hua ban
【英文名】Cooling Blood and Dissipating Rashes
【异名】凉营化斑(中华人民共和国国家标准中医临床诊疗术语-治法)
【定义】治法。具有清营凉血、解毒化斑的作用,适用于热入营血证所致斑疹。(中华人民共和国国家标准中医临床诊疗术语-治法)

凉血化瘀 liang xue hua yu
【英文名】Cooling Blood and Dissipating Blood Stasis
【异名】凉血破瘀(中华人民共和国国家标准中医临床诊疗术语-治法);凉血散瘀(中华人民共和国国家标准中医临床诊疗术语-治法)
【定义】治法。具有清热凉血、活血化瘀作用,适用于血热瘀滞证的治疗方法。(中华人民共和国国家标准中医临床诊疗术语-治法)

凉血明目 liang xue ming mu
【英文名】Cool the Blood to Treat Eye Disease

【定义】治法。用生地、丹皮、赤芍、玄参、紫草、茅根等具有清热凉血、止血作用的方药，起到凉血止血、祛邪明目作用的治疗方法。主要适用于热入营血所致的眼病。(中华人民共和国国家标准中医临床诊疗术语－治法)

凉血养阴 liang xue yang yin

【英文名】Clearing Heat from the Blood and Nourishing Yin

【定义】治法。具有清热凉血滋阴作用，适用于血热伤阴证的治疗方法。(中华人民共和国国家标准中医临床诊疗术语－治法)

凉血润燥 liang xue run zao

【英文名】Cooling Heat and Moistening for Dryness

【定义】治法。清热凉血药与增液润燥药并用，适用于血热化燥证的治疗方法。(中华人民共和国国家标准中医临床诊疗术语－治法)

凉血清热 liang xue qing re

【英文名】Cooling Blood and Clearing Heat

【异名】凉血泻火(中华人民共和国国家标准中医临床诊疗术语－治法)

【定义】治法。具有清热凉血泻火作用，适用于血分火热证的治疗方法。(中华人民共和国国家标准中医临床诊疗术语－治法)

凉血解毒 liang xue jie du

【英文名】Remove Pathogenic Heat from the Blood and Toxic Material from the Body

【定义】治法。具有清解血分热毒作用，适用于毒入营血证的治疗方法。(中华人民共和国国家标准中医临床诊疗术语－治法)

凉血熄风 liang xue xi feng

【英文名】Cooling Blood and Calming Wind

【定义】治法。通过清热凉血而止痉熄风，适用于血热动风证的治疗方法。(中华人民共和国国家标准中医临床诊疗术语－治法)

凉营开窍 liang ying kai qiao

【英文名】Cool the Ying System and Promote Resuscitation

【定义】治法。通过清热凉营以开窍醒神，适用于热入心营所致神昏谵语等的治疗方法。(中华人民共和国国家标准中医临床诊疗术语－治法)

凉燥温润 liang zao wen run

【英文名】Cool-Dryness Syndrome should be Treated by Warm Damp Drugs

【定义】治法。指用辛温药物解表宣肺，甘润药物滋阴润燥的一种治法。适用于凉燥病邪在肺卫。(汉英双解中医大辞典)

消导 xiao dao

【英文名】Promoting Digestion; Remove Food Retention and Promote Digestion

【定义】治法。具有消食导滞作用。适用于饮食积滞证的治疗方法。(普通高等教育中医药类规划教材)

消炎 xiao yan

【英文名】Anti-Inflammation; Diminish Inflammation

【定义】治法。消除炎症的治疗方法。(普通高等教育中医药类规划教材)

消法 xiao fa

【英文名】Resolving Method

【定义】治法。具有消食导滞和消坚散结作用。适用于积聚等有形之结的治疗方法。(普通高等教育中医药类规划教材)

消肿 xiao zhong

【英文名】Subsiding Swelling

【定义】治法。运用具有消肿作用的方药，达到消散肿块的治疗方法。(普通高等教育中医药类规划教材)

消散 xiao san

【英文名】Dissipation; Relieve Infectious Swelling or Mass

【定义】治法。通过消坚散结作用，对气、血、痰、食、水、虫等积聚而成的有形之结，使之渐消缓散的一种治法。(普通高等教育中医药类规划教材)

消痞 xiao pi

【英文名】Dispersing Abdominal Masses; Relieving Distention and Fullness

【定义】治法。具有消痞散结作用。适用于痞满证的治疗方法。(普通高等教育中医药类规划教材)

消瘀 xiao yu

【英文名】Dispersing Blood Stasis

【定义】治法。通过活血化瘀以散结消肿。适用于血肿之类病症的治疗方法。(普通高等教育中医药类规划教材)

消痰 xiao tan

【英文名】Dissolving Phlegm; Disperse the Phlegm

【定义】治法。攻伐浊痰留滞的治疗方法。(普通高等教育中医药类规划教材)

消泺穴 xiao luo xue

【英文名】Xiaoluo Point

【异名】SJ12(中华人民共和国国家标准－经穴部位)；TE12(针灸穴名国际标准化手册)

【定义】腧穴。属手少阳三焦经。在臂外侧，当清冷渊与臑会连线的中点处。(中华人民共和国国家标准－经穴部位)

消疬穴 xiao li xue

【英文名】Xiaoli Point

【定义】腧穴。经外奇穴。位于腰部，第二腰椎棘突下

缘旁开1寸处。左右计二穴。(实用针灸辞典)

消石开闭 xiao shi kai bi

【英文名】Dispel Stone to Cure the Blockage

【定义】治法。具有消石行气开闭作用,适用于石闭气机证的治疗方法。(中华人民共和国国家标准中医临床诊疗术语-治法)

消导化积 xiao dao hua ji

【英文名】Promote Digestion and Remove Stagnancy

【定义】治法。具有消食导滞、化积消癥的作用,适用于食积痞块、癥瘕积聚的治疗方法。(普通高等教育中医药类规划教材)

消肿开音 xiao zhong kai yin

【英文名】Relieve Swelling to Ease-up the Voice

【定义】治法。运用具有解毒消肿与利水消肿作用的方药,适用于火毒壅遏咽喉而致喉部肌膜肿胀,声音不扬或嘶哑的治疗方法。(中华人民共和国国家标准中医临床诊疗术语-治法)

消肿止痛 xiao zhong zhi tong

【英文名】Detumescence for Alleviating Pain; Subdue Swelling and Pain

【定义】治法。运用具有消肿作用的方药或其他疗法,达到止痛目的的治疗方法。(中华人民共和国国家标准中医临床诊疗术语-治法)

消肿生肌 xiao zhong sheng ji

【英文名】Detumescence for Promoting Tissue Regeneration

【定义】治法。运用具有消散疮肿作用的方药,达到促进新肉生长,加速疮口愈合目的的治疗方法。(中华人民共和国国家标准中医临床诊疗术语-治法)

消肿软坚 xiao zhong ruan jian

【英文名】Detumescence for Softening the Hard Mass

【异名】消肿溃坚(中华人民共和国国家标准中医临床诊疗术语-治法)

【定义】治法。运用软坚散结之类方药,达到消散肿块目的的治疗方法。(中华人民共和国国家标准中医临床诊疗术语-治法)

消肿和络 xiao zhong he luo

【英文名】Reducing Swelling and Dredging Collaterals

【定义】治法。通过推拿、外治或方药等,达到消除肿胀、通经活络作用的治疗方法。适用于局部肿胀、经络不利的病症。(中华人民共和国国家标准中医临床诊疗术语-治法)

消肿散疖 xiao zhong san jie

【英文名】Diminishing Swelling and Softening Furuncles

【定义】治法。运用具有消散肿块的方药达到消散痈疖的目的。(普通高等教育中医药类规划教材)

消肿散结 xiao zhong san jie

【英文名】Diminishing Swelling and Softening Indurated Mass; Subdue Swelling and Remove Masses

【定义】治法。运用具有散结消肿作用的方药,达到消散肿块目的的治疗方法。(中华人民共和国国家标准中医临床诊疗术语-治法)

消食导滞 xiao shi dao zhi

【英文名】Promote Digestion and Remove Stagnant Food; Remove Food Stagnancy

【异名】消食化滞(中华人民共和国国家标准中医临床诊疗术语-治法)

【定义】治法。具有消食行滞作用,适用于食积病证的治疗方法。(中华人民共和国国家标准中医临床诊疗术语-治法)

消食解毒 xiao shi jie du

【英文名】Promoting Digestion and Detoxication

【定义】治法。具有消食导滞解毒作用,适用于食毒证的治疗方法。(中华人民共和国国家标准中医临床诊疗术语-治法)

消积止痛 xiao ji zhi tong

【英文名】Reduce Mass to Cure Pain

【异名】活血止痛(中华人民共和国国家标准中医临床诊疗术语-治法)

【定义】治法。通过活血化瘀,以消除疼痛。适用于血瘀所致疼痛的治疗方法。(普通高等教育中医药类规划教材)

消痈散疖 xiao yong san jie

【英文名】Treat Boils and Disperse Furuncles

【定义】治法。运用具有消散作用的方药及其他疗法,达到消肿解毒,促进疮疡消散目的的治疗方法。(中华人民共和国国家标准中医临床诊疗术语-治法)

消散疔疮 xiao san ding chuang

【英文名】Dispersing the Furuncle

【定义】治法。运用具有消散作用的方药及其他疗法,达到消肿解毒,促进疮疡消散目的的治疗方法。(中华人民共和国国家标准中医临床诊疗术语-治法)

消散瘀血 xiao san yu xue

【英文名】Activating Blood Circulation to Reduce Swelling; Remove Blood Stasis

【定义】治法。通过活血化瘀以消结散肿,适用于血肿之类病症的治疗方法。(中华人民共和国国家标准中医临床诊疗术语-治法)

消痞化积 xiao pi hua ji

【英文名】Disintegrate Mass and Remove Stagnancy

【定义】治则。具有行滞消痞化积作用,适用于食积气滞所致痞胀等病证的治疗方法。(中华人民共和国国家标准中医临床诊疗术语-治法)

海底 hai di
【英文名】Sea Bottom
【定义】气功术语。指前阴与肛门之间的部位，相当于会阴穴处。（汉英双解中医大辞典）

海泉穴 hai quan xue
【英文名】Haiquan Point
【异名】EX-HN11（中华人民共和国国家标准－经穴部位）
【定义】腧穴。经外奇穴。在口腔内，当舌下系带中点处。（中华人民共和国国家标准－经穴部位）

海桐皮蒸气灸 hai tong pi zheng qi jiu
【英文名】Cortex-Erythrinae-Steam Moxibustion
【定义】灸法。取海桐皮、透骨草、乳香、没药、川椒、红花、甘草、白芷、川芎、丹皮等药物，上药水煎后倒入盆中对准患处熏灸。适用于治疗骨结核。（普通高等教育中医药类规划教材）

海螵蛸摩擦疗法 hai piao xiao mo ca liao fa
【英文名】Rubbing with the Cuttlebone Therapy
【定义】治法。是用海螵蛸搓擦患部至有分泌物渗出，再以膏药外敷以治疗风湿顽疾的外治法。（中国中医独特疗法大全）

浮取 fu qu
【英文名】Gently Feeling the Pulse
【定义】中医诊断学名词。举按寻之一。指用轻指力按在皮肤上，为举。（汉英针灸辞典）

浮刺 fu ci
【英文名】Superficial Needling; Superficial Puncture
【定义】针刺手法。浮刺是斜针浅刺的一种方法，故名浮刺，浅刺勿深以治肌肉寒急。（普通高等教育中医药类规划教材）

浮脉 fu mai
【英文名】Floating Pulse
【定义】脉象。脉位浮浅，轻取即得，重按脉力稍减，但不空虚。主病在表，浮而有力为表实；浮而无力为表虚。久病阳气虚损者，也可见浮大无力的脉象。（汉英双解中医大辞典）

浮络 fu luo
【英文名】Superficial Collaterals
【定义】经络名。指浮现于体表的络脉。（汉英针灸辞典）

浮白穴 fu bai xue
【英文名】Fubai Point
【异名】GB10（中华人民共和国国家标准－经穴部位）
【定义】腧穴。属足少阳胆经。在头部，当耳后乳突的后上方，天冲与完骨的弧形连线的中 1/3 与上 1/3 交点处。（中华人民共和国国家标准－经穴部位）

浮郄穴 fu xi xue
【英文名】Fuxi Point
【异名】BL38（中华人民共和国国家标准－经穴部位）
【定义】腧穴。属足太阳膀胱经。在腘横纹外侧端，委阳上 1 寸，股二头肌腱的内侧。（中华人民共和国国家标准－经穴部位）

涤痰熄风 di tan xi feng
【英文名】Subduing Wind Syndrome by Clearing away Phlegm
【异名】化痰熄风（中华人民共和国国家标准中医临床诊疗术语－治法）；豁痰熄风（中华人民共和国国家标准中医临床诊疗术语－治法）
【定义】治法。通过祛痰化浊开窍而止痉熄风，适用于风痰所致痫病等的治疗方法。（中华人民共和国国家标准中医临床诊疗术语－治法）

润下 run xia
【英文名】Lubricant Laxation
【定义】治法。滋阴润燥药与攻下药并用治疗疾病的方法。（普通高等教育中医药类规划教材）

润肺 run fei
【英文名】Moisturizing Lung; Nourish the Lung
【定义】治法。具有润肺的功效，适用于肺燥证的治疗方法。（普通高等教育中医药类规划教材）

润燥 run zao
【英文名】Moisturizing Dryness; Release Dryness of the Body
【定义】治法。运用具有润燥作用的药物治疗燥证的方法。（普通高等教育中医药类规划教材）

润肠泻热 run chang xie re
【英文名】Loosing the Bowel to Purge Heat
【定义】治法。滋阴润燥药与通下药并用，适用于热结肠燥证的治疗方法。（中华人民共和国国家标准中医临床诊疗术语－治法）

润肠通便 run chang tong bian
【英文名】Moisten the Bowel to Relieve Constipation
【异名】润燥通便（中华人民共和国国家标准中医临床诊疗术语－治法）；滋阴通便（中华人民共和国国家标准中医临床诊疗术语－治法）；增液通下（中华人民共和国国家标准中医临床诊疗术语－治法）
【定义】治法。增液润燥药与通下药并用，适用于肠燥津亏证、阴虚肠燥证的治疗方法。（中华人民共和国国家标准中医临床诊疗术语－治法）

润肤止痒 run fu zhi yang
【英文名】Moistening the Skin for Relieving Itching
【异名】润燥止痒（中华人民共和国国家标准中医临床诊疗术语－治法）
【定义】治法。通过补血养阴、祛风润燥等以止痒，适用于血虚风燥证等的治疗方法。（中华人民共和国国家标准中医临床诊疗术语－治法）

润肺生津 run fei sheng jin

【英文名】Moistening the Lung and Producing Body Fluid

【定义】治法。具有生津养阴润肺作用,适用于阴虚肺燥证的治疗方法。(中华人民共和国国家标准中医临床诊疗术语-治法)

润燥开音 run zao kai yin

【英文名】Moisturize Dryness to Ease-up the Voice

【定义】治法。运用具有清热生津濡润作用的方药,适用于燥热或热病伤津,咽喉失濡而致声音嘶哑的治疗方法。(中华人民共和国国家标准中医临床诊疗术语-治法)

润燥止咳 run zao zhi ke

【英文名】Moistening Dryness and Relieving Cough

【异名】润肺止咳(中华人民共和国国家标准中医临床诊疗术语-治法)

【定义】治法。通过滋阴润燥以止咳,适用于阴虚肺燥证所致咳嗽的治疗方法。(中华人民共和国国家标准中医临床诊疗术语-治法)

润燥止渴 run zao zhi ke

【英文名】Moistening Dryness and Quenching Thirst

【定义】治法。通过滋阴增液润燥以止渴,适用于阴虚津亏证的治疗方法。(中华人民共和国国家标准中医临床诊疗术语-治法)

润燥化痰 run zao hua tan

【英文名】Moistening for Dryness and Eliminating Phlegm

【定义】治法。具有增液润燥化痰作用,适用于燥痰证、燥痰结肺证的治疗方法。(中华人民共和国国家标准中医临床诊疗术语-治法)

润燥解毒 run zao jie du

【英文名】Moistening Dryness for Detoxication; Moistening for Dryness and Detoxication

【定义】治法。具有滋阴、润燥、解毒作用,适用于燥毒证的治疗方法。(中华人民共和国国家标准中医临床诊疗术语-治法)

浸洗疗法 jin xi liao fa

【英文名】Maceration Therapy

【定义】治法。是将患部浸泡于药液中以治疗疾病的一种疗法。(中国中医独特疗法大全)

涩肠止泻 se chang zhi xie

【英文名】Anti-Diarrhea with Astringents; Stop Diarrhea with Astringents

【异名】固肠止泻(中华人民共和国国家标准中医临床诊疗术语-治法)

【定义】治法。通过收敛固涩肠道,达到止泻目的的治疗方法,适用于久泻不止的病症。(中华人民共和国国家标准中医临床诊疗术语-治法)

涩肠止痢 se chang zhi li

【英文名】Astringing Intestines to Stop Dysentery

【异名】固涩止痢(中华人民共和国国家标准中医临床诊疗术语-治法)

【定义】治法。通过收敛固涩肠道,达到止痢目的的治疗方法,适用于痢疾日久不止的病症。(中华人民共和国国家标准中医临床诊疗术语-治法)

涩肠固脱 se chang gu tuo

【英文名】Astringe to Treat Collapse; Astringe to Prevent Collapse

【定义】治法。通过收敛固涩肠道,达到控制泄泻以防正气虚脱,适用于泻痢不止,正气欲脱的治疗方法。(中华人民共和国国家标准中医临床诊疗术语-治法)

涩精止遗 se jing zhi yi

【英文名】Astringe the Semen and Stop Nocturnal Emission

【定义】治法。通过收敛固涩,达到涩精止遗目的,适用于遗精滑精的治疗方法。(中华人民共和国国家标准中医临床诊疗术语-治法)

涌泉穴 yong quan xue

【英文名】Yongquan Point

【异名】KI1(中华人民共和国国家标准-经穴部位);地冲(实用针灸辞典);蹶心(实用针灸辞典)

【定义】腧穴。属足少阴肾经。在足底部,卷足时足前部凹陷处,约当足底二、三趾趾缝纹头端与足跟连线的前1/3与后2/3交点上。(中华人民共和国国家标准-经穴部位)

涌吐风痰 yong tu feng tan

【英文名】Cause Vomiting Endopathic Wind-Phlegm

【定义】治法。通过催吐而达到祛除痰涎作用,适用于风痰壅盛证的治疗方法。(中华人民共和国国家标准中医临床诊疗术语-治法)

涌吐宿食 yong tu su shi

【英文名】Cause Vomiting Undigested Food

【定义】治法。通过催吐而达到祛除宿食作用,适用于食积证的治疗方法。(中华人民共和国国家标准中医临床诊疗术语-治法)

涌吐痰食 yong tu tan shi

【英文名】Cause Vomiting Phlegm and Food Stagnancy

【定义】治法。通过催吐而达到祛除痰食作用,适用于痰食互结证的治疗方法。(中华人民共和国国家标准中医临床诊疗术语-治法)

涌吐痰涎 yong tu tan xian

【英文名】Cause Vomiting Thin Phlegm

【定义】治法。通过催吐而达到祛除痰涎作用,适用于痰浊壅盛而病位偏上的病症的治疗方法。(中华人民共和国国家标准中医临床诊疗术语-治法)

宽中利湿 kuan zhong li shi

【英文名】Alleviating Distention in Middle-Jiao and Elimi-

nating Dampness
【异名】宽中化湿(中华人民共和国国家标准中医临床诊疗术语－治法)
【定义】治法。通过祛湿化浊,以健脾和胃,适用于湿困脾胃证的治疗方法。(中华人民共和国国家标准中医临床诊疗术语－治法)

宽胸利膈 kuan xiong li ge
【英文名】Relieve Stuffiness in Chest
【定义】治法。通过祛邪理气,或升阳降浊,使胸膈得以舒畅的治疗方法,适用于胸膈痞闷、胀满、梗塞的病症。(中华人民共和国国家标准中医临床诊疗术语－治法)

宽胸散结 kuan xiong san jie
【英文名】Relieve Stuffiness of the Chest and Reduce Mass
【定义】治法。用温阳散寒、祛痰降浊、化瘀理气之类方药或其他治法,起到宣痹通阳、宽胸散结作用的治疗方法。主要适用于胸痹心痛等病症。(中华人民共和国国家标准中医临床诊疗术语－治法)

窍阴穴 qiao yin xue
【英文名】Qiaoyin Point
【定义】腧穴。属足少阳胆经。有头窍阴与足窍阴之分。(汉英双解中医大辞典)

容后穴 rong hou xue
【英文名】Ronghou Point
【异名】止痛穴(实用针灸辞典);治聋新5号(实用针灸辞典)
【定义】腧穴。经外奇穴。位于颈部,下颌角后方,翳风穴直下1.5寸处。左右计二穴。(实用针灸辞典)

诸阳之会 zhu yang zhi hui
【英文名】Confluence of all the Yang Meridians
【定义】针灸学名词。指头面部。诸阳经皆会聚于头面,故称之。(汉英针灸辞典)

调心 tiao xin
【英文名】Regulation of Mind
【定义】气功术语。指练功时,对意念的调节运用。通过调心,可排除杂念,心神宁静,达到入静状态。(汉英双解中医大辞典)

调气 tiao qi
【英文名】Induce Qi;Regulating Qi
【定义】针刺手法。在取得针感的基础上适当调节其感应,以起到调整机体功能,增强人体抗病能力的作用。(普通高等教育中医药类规划教材)

调身 tiao shen
【英文名】Regulation of Posture
【定义】气功术语。指调整身体的姿势。可分为坐式、卧式、站式、行式4种。练功者的身体姿势在行立坐卧之时,都应举止安祥,有一股威仪。这样才能够有利于调动身体内的真气。(汉英双解中医大辞典)

调经 tiao jing
【英文名】Normalize Menstruation; Regulate Menses
【定义】治法。泛指运用中药或其他疗法调理经期。适用于月经紊乱证的治疗方法。(普通高等教育中医药类规划教材)

调中和胃 tiao zhong he wei
【英文名】Normalize the Function of the Stomach and Regulate Qi of the Middle-Warmer
【定义】治法。通过调理中焦气机而使脾胃和健,适用于脾胃不和证的治疗方法。(中华人民共和国国家标准中医临床诊疗术语－治法)

调气和营 tiao qi he ying
【英文名】Regulate Qi and the Nutrient Qi
【定义】治法。运用具有理气和营作用的方药,治疗营气不和所致病症的方法。(中华人民共和国国家标准中医临床诊疗术语－治法)

调肝利肺 tiao gan li fei
【英文名】Regulating Qi of the Liver and Lung
【定义】治法。通过调理肝肺气机而使肝肺气机调和。适用于肝气犯肺证的治疗方法。(普通高等教育中医药类规划教材)

调补气血 tiao bu qi xue
【英文名】Regulating and Nourishing Blood and Qi
【异名】调养气血(中华人民共和国国家标准中医临床诊疗术语－治法)
【定义】治法。具有补气理气、养血活血作用,适用于气血两虚且不调和所见病症的治疗方法。(中华人民共和国国家标准中医临床诊疗术语－治法)

调和气血 tiao he qi xue
【英文名】Regulating Circulation of Qi and Blood
【异名】调理气血(中华人民共和国国家标准中医临床诊疗术语－治法)
【定义】治法。运用具有理气活血作用的方药,治疗气血不和所致病症的治疗方法。(中华人民共和国国家标准中医临床诊疗术语－治法)

调和肝胃 tiao he gan wei
【英文名】Regulate the Liver and Stomach
【定义】治法。通过调理肝胃气机使肝胃协调,适用于肝胃不和证的治疗方法。(普通高等教育中医类规划教材)

调和肝脾 tiao he gan pi
【英文名】Harmonizing the Liver and Spleen
【异名】调理肝脾(中华人民共和国国家标准中医临床

诊疗术语－治法）
【定义】治法。通过疏肝健脾、调理气机，使肝脾协调，适用于肝郁脾虚证、肝旺脾虚证的治疗方法。（中华人民共和国国家标准中医临床诊疗术语－治法）

调和肠胃 tiao he chang wei
【英文名】Regulate the Functional Relation of the Stomach and Intestines
【异名】调理肠胃（中华人民共和国国家标准中医临床诊疗术语－治法）
【定义】治法。通过调和肠胃气机而使肠胃和健，适用于胃肠气滞证的治疗方法。（中华人民共和国国家标准中医临床诊疗术语－治法）

调和营卫 tiao he ying wei
【英文名】Keep the Functions of Nutriment（Ying） and Defence Energy（Weiqi） in Balance
【定义】治法。通过解散风邪以治卫气，收敛益阴以治营气，使营卫恢复正常协调状态。适用于营卫不和证的治疗方法。（普通高等教育中医药类规划教材）

调理心肾 tiao li xin shen
【英文名】Regulating the Heart and Kidney
【定义】治法。通过调理心肾气机而使心肾相交，相互制约。适用于心肾不交证的治疗方法。（普通高等教育中医药类规划教材）

调理冲任 tiao li chong ren
【英文名】Regulating Chong and Ren Vessels
【异名】调摄冲任（中华人民共和国国家标准中医临床诊疗术语－治法）
【定义】治法。运用具有调理冲任气血作用的方药，适用于冲任不调所致病症的治疗方法。（中华人民共和国国家标准中医临床诊疗术语－治法）

调理肠胃 tiao li chang wei
【英文名】Harmonizing Intestine and Stomach
【异名】调和肠胃（中华人民共和国国家标准中医临床诊疗术语－治法）
【定义】治法。通过调理肠胃气机而使肠胃和健，适用于胃肠气滞证的治疗方法。（中华人民共和国国家标准中医临床诊疗术语－治法）

调理脏腑 tiao li zang fu
【英文名】Regulate the Zang and Fu Organs
【定义】治法。对脏腑的气血阴阳进行调理达到治疗疾病的目的。（普通高等教育中医药类规划教材）

调理脾胃 tiao li pi wei
【英文名】Harmonize the Spleen and Stomach；Regulating Spleen and Stomach
【异名】调和脾胃（中华人民共和国国家标准中医临床诊疗术语－治法）
【定义】治法。通过调补脾胃之气而使脾胃和健，适用于脾胃不和证的治疗方法。（中华人民共和国国家标准中医临床诊疗术语－治法）

调整阴阳 tiao zheng yin yang
【英文名】Harmonize Yin and Yang
【异名】调平阴阳（中华人民共和国国家标准中医临床诊疗术语－治法）；调理阴阳（中华人民共和国国家标准中医临床诊疗术语－治法）
【定义】治则。利用药物或食物气味性能的偏胜，或情志的属性，或针灸补泻作用等，以纠正阴阳的偏胜偏衰，使之恢复相对平衡协调的治疗原则。（中华人民共和国国家标准中医临床诊疗术语－治法）

调气圭臬法 tiao qi gui nie fa
【英文名】Basic Breath Exercise
【定义】气功功法名。是一套由吐纳、导引与自我拍打相结合的功法，具有内壮脏腑、外强筋骨的功效。（推拿功法学）

调息筑基功 tiao xi zhu ji gong
【英文名】Regulating Breath and Strengthening Base Qigong
【定义】气功术语。是传统功法锻炼中三调（调神、调息、调心）的主要方法，是人类强身健体的必要的基础运动。（中国当代气功大全）

调节机能平衡 tiao jie ji neng ping heng
【英文名】Regulate the Equilibrium of the Body Function
【定义】针灸学术语。经络生理功能。经络运行气血，使人体活动保持相对的平衡。当人体发生疾病时，出现气血不和及阴阳偏胜偏衰的证候，可用针灸等治法以激发经络的调节作用。（中医基础理论）

被动运动手法 bei dong yun dong shou fa
【英文名】Passive Manipulations
【定义】推拿手法。指使肢体、关节作被动运动的一类手法。（普通高等教育中医药类规划教材）

弱刺激 ruo ci ji
【英文名】Weak Stimulation
【定义】针灸学名词。指较小量的针灸刺激强度。（汉英针灸辞典）

陵下穴 ling xia xue
【英文名】Lingxia Point
【定义】腧穴。经外奇穴。位于小腿外侧，阳陵泉下2寸处。左右计二穴。（实用针灸辞典）

陵后穴 ling hou xue
【英文名】Linghou Point
【定义】腧穴。经外奇穴。位于小腿外侧，腓骨小头后缘，按取皮下有条索状，压之有酸麻感处。左右计二穴。（实用针灸辞典）

陵后下穴 ling hou xia xue
【英文名】Linghouxia Point

【定义】腧穴。经外奇穴。位于小腿外侧，陵后穴下0.5寸处。左右计二穴。（实用针灸辞典）

陶罐 tao guan

【英文名】Pottery Cup

【定义】拔罐法器具。以陶土烧制成的罐具。（汉英针灸辞典）

陶道穴 tao dao xue

【英文名】Taodao Point

【异名】DU13（中华人民共和国国家标准－经穴部位）

【定义】腧穴。属督脉。在背部，当后正中线上，第1胸椎棘突下凹陷中。（中华人民共和国国家标准－经穴部位）

陶针疗法 tao zhen liao fa

【英文名】Pottery Needle Therapy

【定义】治法。采用消毒的陶瓷片，在人体不同部位，运用不同手法施行刺激，以防治疾病。可应用于泄泻、霍乱、尿闭等。（中华人民共和国国家标准中医临床诊疗术语－治法）

陷谷穴 xian gu xue

【英文名】Xiangu Point

【异名】ST43（中华人民共和国国家标准－经穴部位）

【定义】腧穴。属足阳明胃经。在足背，当第二、三跖骨结合部前方凹陷中。（中华人民共和国国家标准－经穴部位）

陷下则灸之 xian xia ze jiu zhi

【英文名】Use Moxibustion to Treat Descent of Qi

【定义】治则。对于阳气内衰、气虚下陷者宜用灸法治疗。（汉英针灸辞典）

通耳 tong er

【英文名】Clear the Ear

【定义】治法。泛指通过祛邪扶正以通利耳窍的治疗方法。（普通高等教育中医药类规划教材）

通阳 tong yang

【英文名】Activating Yang

【定义】治法。治疗寒湿阻遏、痰凝瘀阻等导致阳气不通的方法。（普通高等教育中医药类规划教材）

通利 tong li

【英文名】Dredging the Stasis

【定义】治法。泛指运用药物使闭阻的状态达到通畅的治疗方法。（普通高等教育中医药类规划教材）

通便 tong bian

【英文名】Relaxing the Bowels

【定义】治法。泛指运用通下药治疗大便不通的方法。（普通高等教育中医药类规划教材）

通络 tong luo

【英文名】Dredging Collaterals

【定义】治法。运用通经活络的方法治疗邪阻经络的方法。（普通高等教育中医药类规划教材）

通痹 tong bi

【英文名】Dredging the Blocked Meridians

【定义】治法。运用活血行气药物治疗痹证的方法。（普通高等教育中医药类规划教材）

通鼻 tong bi

【英文名】Clear the Nasal Passage

【定义】治法。泛指通过祛邪扶正，以通利鼻窍的治疗方法。（中华人民共和国国家标准中医临床诊疗术语－治法）

通八脉 tong ba mai

【英文名】Getting through Eight Extra Channels

【定义】气功术语。内丹术认为人出生后奇经八脉即已关闭，要通过炼精化气小周天打通任督二脉，然后，再通过炼气化神大周天打通其他六条经脉。（汉英双解中医大辞典）

通三关 tong san guan

【英文名】Getting through Three Passes

【定义】气功术语。源于道家内丹术周天功法。“三关”指尾闾、夹脊、玉枕三处，是精气沿督脉运行难于通过的部位。“通三关”即运精气通过上述三个部位。（汉英双解中医大辞典）

通天穴 tong tian xue

【英文名】Tongtian Point

【异名】BL7（中华人民共和国国家标准－经穴部位）；天白（实用针灸辞典）；天伯（实用针灸辞典）；天臼（实用针灸辞典）；天旧（实用针灸辞典）

【定义】腧穴。属足太阳膀胱经。在头部，当前发际正中直上4寸，旁开1.5寸。（中华人民共和国国家标准－经穴部位）

通里穴 tong li xue

【英文名】Tongli Point

【异名】HT5（中华人民共和国国家标准－经穴部位）

【定义】腧穴。属手太阳小肠经。在前臂掌侧，当尺侧腕屈肌腱的桡侧缘，腕横纹上1寸。（中华人民共和国国家标准－经穴部位）

通谷穴 tong gu xue

【英文名】Tonggu Point

【定义】腧穴。经穴名。有二：一属肾经，在腹；一属膀胱经，在足。为便于区分，《针灸大成》称前者为腹通谷，后者为足通谷。（汉英双解中医大辞典）

通便穴 tong bian xue

【英文名】Tongbian Point

【定义】腧穴。经外奇穴。位于腹部脐中央旁开3寸处。左右计二穴。（实用针灸辞典）

通小周天 tong xiao zhou tian

【英文名】Getting through Small Heavenly Circuit

【异名】通任督(汉英双解中医大辞典)
【定义】气功术语。在内丹功的炼精化气阶段,通过练功,下丹田会有明显的热感出现,数日后变为热气流,从下丹田冲出直达会阴,沿督脉上行至头顶百会穴处,复从百会穴沿任脉下行至下丹田,使真气在任、督内运转,称为通小周天,具有祛病健身、延年益寿的作用。(汉英双解中医大辞典)

通而取之 tong er qu zhi
【英文名】Clearing Qi and Conducting Tonification or Purgation
【定义】针刺方法。进针后,必使其气通,然后施用补泻手法,以治疗疾病。(汉英针灸辞典)

通因通用 tong yin tong yong
【英文名】Purgatives Treating Diarrhea; Treat the Diarrhetic Diseases with Cathartics
【定义】治则。用通利的方药,治疗因邪实所致呕泻崩漏等病症的方法。(中华人民共和国国家标准中医临床诊疗术语-治法)

通行气血 tong xing qi xue
【英文名】Promote the Functional Activities of Qi and Blood
【定义】中医学名词。经络生理功能。气血要赖于经络才能通达全身,发挥其营养脏腑组织器官,抗御外邪,保卫机体的作用。(中医基础理论)

通阳理气 tong yang li qi
【英文名】Activating Yang and Regulating Qi
【定义】治法。温阳药与理气行滞药并用,适用于寒凝气滞证的治疗方法。(中华人民共和国国家标准中医临床诊疗术语-治法)

通阳散结 tong yang san jie
【英文名】Activating Yang and Dispersing Knot
【定义】治法。具有温通心阳、祛寒散结的作用。适用于胸痹证的治疗方法。(普通高等教育中医药类规划教材)

通乳消痈 tong ru xiao yong
【英文名】Promoting Lactation and Treating Boils
【定义】治法。运用具有疏通乳络作用的方药,达到消散乳痈目的的治疗方法。(中华人民共和国国家标准中医临床诊疗术语-治法)

通乳散结 tong ru san jie
【英文名】Promote Lactation and Reduce Mass
【定义】治法。用疏通乳络、通下乳汁的方药或针刺、外治法等,起到散结消痈作用的治疗方法。主要适用于乳痈初起等病症。(中华人民共和国国家标准中医临床诊疗术语-治法)

通经止痒 tong jing zhi yang
【英文名】Activating Qi and Blood in the Collaterals to Relieve Itching
【定义】治法。运用具有通经活络和血作用的方药或其他疗法,达到止痒目的。适用于经气阻痹所致瘙痒病症的治疗方法。(中华人民共和国国家标准中医临床诊疗术语-治法)

通经止痛 tong jing zhi tong
【英文名】Dredging Collaterals to Relieve Pain
【定义】治法。通过疏通经络而达到止痛目的的治疗方法,主要适用于经气阻痹不通所致的疼痛。(中华人民共和国国家标准中医临床诊疗术语-治法)

通络下乳 tong luo xia ru
【英文名】Dredging Collaterals to Promote Lactation
【定义】治法。通过活血通络以达催乳目的,适用于血瘀所致乳汁不行的治疗方法。(中华人民共和国国家标准中医临床诊疗术语-治法)

通腑排脓 tong fu pai nong
【英文名】Purging the Bowels to Evacuate Pus
【定义】治法。运用具有泻下作用的方药,使蓄积在脏腑内的毒邪得以排出,达到排除脓液、消散疮疡目的的治疗方法。(中华人民共和国国家标准中医临床诊疗术语-治法)

通腑解毒消痈 tong fu jie du xiao yong
【英文名】Purging the Bowels and Removing Toxic Substances for Treating Boils
【定义】治法。运用具有通腑解毒作用的方药,达到消散痈疡目的的治疗方法。(中华人民共和国国家标准中医临床诊疗术语-治法)

桑枝灸 sang zhi jiu
【英文名】Mulberry-Twig Moxibustion
【异名】桑木灸(实用针灸辞典)
【定义】灸法。选用新桑木(或桑枝)长21cm,劈指大,燃着,吹熄火焰,以火头灸患处,火尽再换。此法有温阳祛寒、拔毒止痛、祛腐生肌作用,主治一切疮疡肿毒、瘰疬、流注、臁疮、顽疮。(普通高等教育中医药类规划教材)

预测法辨证 yu ce fa bian zheng
【英文名】Differentiation of Syndromes with Forecasting Method
【定义】中医学名词。根据疾病发生发展的一般规律,判断或预测新的证型的思维方法。(中医诊断学)

验齿 yan chi
【英文名】Inspecting Teeth
【定义】诊法。温病诊断的独特方法。指通过观察牙齿润燥、齿缝流血、齿龈结瓣、齿垢等情况,来判断热邪之轻重、津液之存亡、预后之良恶等的诊断方法。(汉英双解中医大辞典)

十一画

理中 li zhong

【英文名】Regulating Middle-Energizer's Function

【定义】治法。指调理中焦脾胃的治疗方法。即用温中祛寒的药物治疗脾胃虚寒证。(汉英双解中医大辞典)

理气 li qi

【英文名】Regulating Qi

【定义】治法。泛指运用具有理气作用的中药治疗气证的方法。(普通高等教育中医药类规划教材)

理血 li xue

【英文名】Treating Blood Disorders

【定义】治法。泛指运用具有理血作用的药物治疗血证的方法。(普通高等教育中医药类规划教材)

理法 li fa

【英文名】Regulating Manipulation

【异名】握法(汉英双解中医大辞典);缕法(汉英双解中医大辞典)

【定义】推拿手法。用手握住肢体,然后一松一紧自上而下循序反复移动。(汉英双解中医大辞典)

理筋 li jin

【英文名】Soothing Tendon

【定义】推拿手法。用手指顺着筋脉缓缓地进行按压推移,反复多次。(中医名词术语精华辞典)

理中穴 li zhong xue

【英文名】Lizhong Point

【定义】腧穴。经外奇穴。位于小腿伸侧,胫骨粗隆下三寸(或髌骨中线下六寸),胫骨前嵴外开一寸。左右计二穴。(中国针灸大辞典)

理法类 li fa lei

【英文名】Kinds of Regulation Manipulation

【定义】推拿手法。常在其它手法之后应用,有理顺整理或疏导作用。(汉英双解中医大辞典)

理便穴 li bian xue

【英文名】Libian Point

【定义】腧穴。经外奇穴。位于臀部,尾骨尖端旁开1寸处。左右计二穴。(实用针灸辞典)

理气止痛 li qi zhi tong

【英文名】Regulating the Flow of Qi for Relieving Pain

【异名】行气止痛(中华人民共和国国家标准中医临床诊疗术语-治法)

【定义】治法。通过理气行滞以止痛,适用于气滞所致疼痛的治疗方法。(中华人民共和国国家标准中医临床诊疗术语-治法)

理气化瘀 li qi hua yu

【英文名】Regulating the Flow of Qi and Removing Blood Stasis

【异名】行气化瘀(中华人民共和国国家标准中医临床诊疗术语-治法);理气祛瘀(中华人民共和国国家标准中医临床诊疗术语-治法)

【定义】治法。理气行滞药与活血化瘀药并用,适用于气滞血瘀证的治疗方法。(中华人民共和国国家标准中医临床诊疗术语-治法)

理气化痰 li qi hua tan

【英文名】Regulating the Flow of Qi to Eliminate Phlegm

【异名】行气化痰(中华人民共和国国家标准中医临床诊疗术语-治法);理气祛痰(中华人民共和国国家标准中医临床诊疗术语-治法)

【定义】治法。理气行滞药与祛痰药并用,适用于气滞痰凝证、痰气互结证的治疗方法。(中华人民共和国国家标准中医临床诊疗术语-治法)

理气行滞 li qi xing zhi

【英文名】Regulating Qi to Alleivate the Stagnated Qi

【异名】理气导滞(中华人民共和国国家标准中医临床诊疗术语-治法)

【定义】治法。泛指具有调理气机、疏通阻滞作用,适用于气滞证的治疗方法。(中华人民共和国国家标准中医临床诊疗术语-治法)

理气安胎 li qi an tai

【英文名】Regulating Qi for Miscarriage Prevention; Regulating the Flow of Qi for Miscarriage Prevention

【异名】行气安胎(中华人民共和国国家标准中医临床诊疗术语-治法);调气安胎(中华人民共和国国家标准中医临床诊疗术语-治法)

【定义】治法。通过调理气机以安胎,适用于气滞所致胎动不安的治疗方法。(中华人民共和国国家标准中医临床诊疗术语-治法)

理气利咽 li qi li yan

【英文名】Regulate Qi to Soothe the Throat

【定义】治法。运用具有疏肝理气、行滞利咽作用的方药。适用于肝郁气滞、咽喉不利所致咽喉病变的治疗方法。(中华人民共和国国家标准中医临床诊疗术语-治法)

理气和胃 li qi he wei

【英文名】Regulating Qi and Easing Stomach-Qi

【异名】行气和胃(中华人民共和国国家标准中医临床诊疗术语-治法)

【定义】治法。通过理气行滞而达和胃宽中目的,适用于胃失和降、胃气停滞证的治疗方法。(中华人民共和国国家标准中医临床诊疗术语-治法)

理气破积 li qi po ji

【英文名】Regulating Qi for Resolving Mass

【异名】行气消积(中华人民共和国国家标准中医临床诊疗术语-治法);理气消积(中华人民共和国国家标准中医临床诊疗术语-治法)

【定义】治法。通过理气行滞以消除积聚,适用于气滞日久所致病症的治疗方法。(中华人民共和国国家标准中医临床诊疗术语-治法)

理气健脾 li qi jian pi

【英文名】Regulating Qi and Promoting the Function of Spleen

【定义】治法。理气行滞药与健脾药并用,适用于脾失健运所见脾气郁结证、脾虚气滞证、思伤脾气证、脾气虚证等的治疗方法。(中华人民共和国国家标准中医临床诊疗术语-治法)

理气消肿 li qi xiao zhong

【英文名】Regulating Qi to Dissipate the Swelling

【异名】行气消肿(中华人民共和国国家标准中医临床诊疗术语-治法)

【定义】治法。通过理气行滞以消除肿满,适用于气滞所致肿胀病症的治疗方法。(中华人民共和国国家标准中医临床诊疗术语-治法)

理气消痞 li qi xiao pi

【英文名】Promoting Qi to Eliminating Mass and Relieving Fullness

【异名】行气散结(中华人民共和国国家标准中医临床诊疗术语-治法)

【定义】治法。通过理气行滞以消除痞满,适用于肝胃气滞所致痞满的治疗方法。(中华人民共和国国家标准中医临床诊疗术语-治法)

理气调经 li qi tiao jing

【英文名】Regulating Qi for Regulating Menstruation

【异名】行气调经(中华人民共和国国家标准中医临床诊疗术语-治法)

【定义】治法。通过理气行滞以调理月经,适用于气滞所致月经不调证的治疗方法。(中华人民共和国国家标准中医临床诊疗术语-治法)

理气通耳 li qi tong er

【英文名】Regulate Qi to Treat Ear Disease

【定义】治法。运用具有疏肝解郁、理气通窍作用的方药。适用于肝郁气滞、耳窍壅滞所致耳病的治疗方法。(普通高等教育中医药类规划教材)

理气通络 li qi tong luo

【英文名】Regulating the Flow of Qi and Dredging Collaterals

【异名】行气和络(中华人民共和国国家标准中医临床诊疗术语-治法)

【定义】治法。以理气行滞为主,兼以活血通络,适用于气滞兼有血瘀证的治疗方法。(中华人民共和国国家标准中医临床诊疗术语-治法)

理气解表 li qi jie biao

【英文名】Regulating Qi and Relieving the Exterior Syndrome

【定义】治法。发散解表药与调理气机药并用,适用于外有表邪、内有气滞证候的治疗方法。(中华人民共和国国家标准中医临床诊疗术语-治法)

理气解郁 li qi jie yu

【英文名】Regulating the Flow of Qi to Alleviate Depression

【异名】行气开郁(中华人民共和国国家标准中医临床诊疗术语-治法);行气解郁(中华人民共和国国家标准中医临床诊疗术语-治法)

【定义】治法。具有理气行滞解郁作用,适用于气机郁滞证所致病症的治疗方法。(中华人民共和国国家标准中医临床诊疗术语-治法)

理筋手法 li jin shou fa

【英文名】Soft-Tissue-Injury Manipulation

【定义】推拿手法。主要是运用于推拿按摩法对伤筋进行矫治。(汉英双解中医大辞典)

理想刺点穴 li xiang ci dian xue

【英文名】Lixiangcidian Point

【定义】腧穴。经外奇穴。位于颈侧部之正中点,从甲状软骨之结喉向两侧划一平线,与胸锁乳突肌后缘交点处。左右计二穴。(中国针灸大辞典)

球后穴 qiu hou xue

【英文名】Qiuhou Point

【异名】EX-HN7(中华人民共和国国家标准-经穴部位)

【定义】腧穴。经外奇穴。在面部,当眶下缘外 1/4 与内 3/4 交界处。(中华人民共和国国家标准-经穴部位)

培土 pei tu

【英文名】Building up the Earth

【异名】培补脾土(中医名词术语精华辞典)

【定义】治法。用补益脾气的药物,以增强或恢复脾胃运化功能的方法。(中医名词术语精华辞典)

培土生金 pei tu sheng jin

【英文名】Reinforce the Earth to Generate the Metal

【定义】治法。根据五行相生的理论用补脾益气的方药补益肺气的方法。(汉英双解中医大辞典)

培土抑木 pei tu yi mu

【英文名】Reinforce Earth to Check Wood

【异名】健脾舒肝(汉英双解中医大辞典)

【定义】治法。用健脾舒肝药以治疗肝旺脾虚的方法。(汉英双解中医大辞典)

培土制水 pei tu zhi shui

【英文名】Strengthening Earth to Restrain Water

【异名】敦土利水法(汉英双解中医大辞典);温肾健脾法(汉英双解中医大辞典)

【定义】治法。是用温运脾阳或温肾健脾药以治疗水湿停聚为病的一种方法。适用于脾虚不运，水湿泛滥而致水肿胀满之证。(汉英双解中医大辞典)

著艾 zhuo ai

【英文名】Placing Mugwort Cone

【定义】灸法。将艾炷直接(或间接)放置于皮肤上。(汉英针灸辞典)

黄庭 huang ting

【英文名】Yellow Court

【定义】气功术语。①指人体中央的部位。(汉英双解中医大辞典)②指上丹田,即脑中泥丸宫。(汉英双解中医大辞典)

黄土灸 huang tu jiu

【英文名】Loess-Cake-Separated Moxibustion

【定义】灸法。隔饼灸。是用黄土和水为泥,捏成饼作间隔施灸的方法。(实用针灸辞典)

黄蜡灸 huang la jiu

【英文名】Yellow-Cere Moxibustion

【异名】黄腊灸(普通高等教育中医药类规划教材)

【定义】灸法。先以湿面粉沿着肿根围成一圈,高约3厘米,圈外围布数层,圈内铺蜡10～13毫米厚,随后以铜勺盛碳火在蜡上烘烤,使受热融化,蜡凉凝结后,再添蜡烘灸,以添到周围满为度,灸完喷冷水少许于蜡上,候冷起蜡,此法有拔毒消肿的作用。适用于痈疽、疔疮外证。(普通高等教育中医药类规划教材)

黄蜂入洞 huang feng ru dong

【英文名】Wasps Flying into Hole

【定义】推拿手法。小儿推拿操作法。用食、中指指端在儿两鼻孔揉动。(汉英双解中医大辞典)

黄蜂出洞 huang feng chu dong

【英文名】Wasps Flying Out of Hole

【定义】推拿手法。小儿推拿操作法。先掐内劳宫、总筋,再分阴阳,然后以两大指在总筋穴处一撮一上至内关处,最后掐坎宫、离宫。功能除大热。主治发热无汗。(汉英双解中医大辞典)

菀陈则除之 yun chen ze chu zhi

【英文名】Purge the Prolonged Stagnation

【定义】中医学术语。凡外伤瘀积、丹毒以及其他原因引起的瘀血凝滞等病症,可用针刺或三棱针放血或刺络拔罐法等治疗。(中国针灸大辞典)

营池穴 ying chi xue

【英文名】Yingchi Point

【定义】腧穴。经外奇穴。位于足踝部,内踝下缘前后的凹陷处。左右计四穴。(实用针灸辞典)

营卫四穴 ying wei si xue

【英文名】Yingweisi Points

【定义】腧穴。经外奇穴。位于脊中线旁开2寸,分别与第一、二、三、四骶骨后孔相平处。一侧计四穴。(汉英针灸辞典)

营卫治法 ying wei zhi fa

【英文名】Ying-Wei Treatment

【定义】治法。治疗营卫疾病的方法。(中医温病学)

营卫深浅法 ying wei shen qian fa

【英文名】Ying-Wei Deep and Shallow Needling Method

【定义】针刺方法。《内经》主张刺营者宜深,刺卫者宜浅。(普通高等教育中医药类规划教材)

营分证辨证 ying fen zheng bian zheng

【英文名】Differentiaton of Syndromes of Ying-Fen System

【定义】中医诊断学名词。辨别疾病是否属于营分病证的方法。(中医诊断学)

勒法 le fa

【英文名】Tying Manipulation

【定义】推拿手法。用手指夹住患指,相对用力,作急速滑拉动作的手法。(普通高等教育中医药类规划教材)

梅花穴 mei hua xue

【英文名】Meihua Points

【定义】腧穴。经外奇穴。胸剑联合与脐中连线中点一穴;腹部正中线旁开0.5寸,胸剑联合下3.5寸处二穴;腹部正中线旁开0.5寸,脐上3.5寸二穴。计五穴。(汉英针灸辞典)

梅花针 mei hua zhen

【英文名】Plum-Blossom Needle

【定义】针具。皮肤针的一种,针头由五枚细针组成,用以扣刺浅表皮肤。(汉英双解针灸大辞典)

梅花三针穴 mei hua san zhen xue

【英文名】Meihuasanzhen Points

【定义】腧穴。经外奇穴。护宫(奇穴)穴:位于脐下一寸五分,旁开二寸六分处。左右计二穴。关元(属任脉)穴:位于脐下三寸处。计一穴。(中国针灸大辞典)

梅花针疗法 mei hua zhen liao fa

【英文名】Plum Blossom Needle Therapy

【定义】针刺方法。指用梅花针叩刺人体穴位或患部,以治疗疾病的方法。(汉英针灸辞典)

梳法 shu fa
【英文名】Combing Manipulation
【定义】推拿手法。五指微曲，自然展开，以指面接触体表治疗部位，作轻轻的单方向滑动梳理。功能疏通积滞。（汉英双解中医大辞典）

豉饼灸 chi bing jiu
【英文名】Moxibustion with Black Curd Bean Cake
【异名】豆豉灸（中医名词术语精华辞典）
【定义】灸法。隔饼灸。将淡豆豉粉末用黄酒调和，制成6毫米厚的药饼，用细针穿刺数孔，上置艾炷施灸。适用于痈疽发背溃后不收口，疮色黑暗者，可促使疮口愈合。（中医名词术语精华辞典）

聋穴 long xue
【英文名】Long Point
【定义】腧穴。经外奇穴。位于耳前，耳屏前方与耳屏切迹前方之间。左右计二穴。（中国针灸大辞典）

聋7穴 long qi xue
【英文名】Long Point Seven
【异名】二号（耳）（中国针灸大辞典）
【定义】腧穴。经外奇穴。位于耳壳上根部中央略后处。左右计二穴。（中国针灸大辞典）

聋通穴 long tong xue
【英文名】Longtong Point
【定义】腧穴。经外奇穴。位于头颞部，颞骨乳突下一横指之点，再向后移一横指处是穴。（中国针灸大辞典）

盛者泻之 sheng zhe xie zhi
【英文名】Purgation is Used to Treat Excess
【定义】治则。治疗邪气盛的病证，用泻法。（汉英针灸辞典）

捺正 na zheng
【英文名】Correcting Reduction
【定义】治法。正骨手法。医者一手或双手在拔伸的基础上将骨折断端或关节脱位外突之骨按回原位，从而使骨折端的分离、重叠、成角畸形、侧方移位及关节脱位得到矫正。适用于有侧方移位的骨折及脱位。（汉英双解中医大辞典）

排阳 pai yang
【英文名】Expel Yang
【定义】针刺手法。针刺泻法。方法是出针时摇大针孔以泻出邪气。（中国针灸大辞典）

排阳出针 pai yang chu zhen
【英文名】Pulling out the Needle with Shaking
【定义】针刺手法。指出针时摇大针孔。（汉英针灸辞典）

排脓托毒 pai nong tuo du
【英文名】Drain Pus for Discharging Toxin
【异名】排脓解毒（中华人民共和国国家标准中医临床诊疗术语－治法）
【定义】治法。运用具有排除脓液作用的方药及其他疗法，达到托毒外出、祛除毒邪目的的治疗方法。（中华人民共和国国家标准中医临床诊疗术语－治法）

排脓消肿 pai nong xiao zhong
【英文名】Promoting Pus Discharge for Detumescence
【定义】治法。运用具有祛除脓液作用的方药及其他疗法，达到消散肿块目的的治疗方法。（中华人民共和国国家标准中医临床诊疗术语－治法）

推手 tui shou
【英文名】Co-Pushing with Hand
【定义】中医学术语。是两人徒手粘连相搭，互相缠绕伸缩做圆形屈伸粘随的运动。（推拿功法学）

推引 tui yin
【英文名】Pushing and Pulling.
【定义】推拿手法。推，指进；引，指退。后人用于说明对针感传导的控制。（普通高等教育中医药类规划教材）

推寻 tui xun
【英文名】Side to Side of the Finger during Pulse Feeling
【定义】诊法。脉诊时适当移动指位，左右寻找，以了解脉搏变化的一种方法。（汉英双解实用中医词汇）

推针 tui zhen
【英文名】Pushing Needle
【定义】针刺手法。边捻转边将针由浅入深推进。（汉英针灸辞典）

推法 tui fa
【英文名】Pushing Manipulation; Siding the Fingers Side-to-Side during Feeling Pulse
【定义】①中医诊断学术语。指手对准脉脊后，顺应脉搏的动势，左右内外微微推动，以体会脉搏的强弱，脉率的快慢。（中医诊断学）②推拿手法。医者用指、掌、或肘部着力于一定的部位上进行单方向的直线移动。有疏通经络、行气消瘀等作用。（汉英双解中医大辞典）

推背 tui bei
【英文名】Pushing Back
【定义】推拿手法。用食、中二指面自上而下作直推。（普通高等教育中医药类规划教材）

推拿 tui na
【英文名】Massage

【异名】按摩(汉英双解中医大辞典);乔摩(汉英双解中医大辞典);按跷(汉英双解中医大辞典)

【定义】中医学名词。属中医外治法范畴。是在人体一定部位上,运用各种手法以调节机体的生理、病理状况,达到治疗效果。(汉英双解中医大辞典)

推罐 tui guan

【英文名】Cupping by Pushing the Cup

【异名】走罐法(汉英英汉双解针灸大辞典);拉罐法(汉英英汉双解针灸大辞典)

【定义】治法。于火罐吸着后,将罐推拉移动以扩大其作用面而达到治疗疾病的目的。(汉英双解针灸大辞典)

推七节 tui qi jie

【英文名】Pushing Qijie

【定义】推拿手法。用拇指桡侧面或食、中二指面自下向上或自上向下作直推。(普通高等教育中医药类规范教材)

推三关 tui san guan

【英文名】Pushing Sanguan

【定义】推拿手法。用拇指桡侧面或食、中指面自腕推向肘。(普通高等教育中医药类规划教材)

推五经 tui wu jing

【英文名】Pushing Wujing

【定义】推拿手法。患儿俯掌五指收拢,医者拇指放在患儿掌背,另四指并拢向指端作推法。(普通高等教育中医药类规划教材)

推气法 tui qi fa

【英文名】Pushing-Qi Maneuver

【定义】针刺方法。得气后,若气行不远时,可用拇、食指将针由得气处轻轻提起,使针尖朝向意欲行气的方向,拇指向前均匀而有力的推捻针柄,当拇指推至指腹后横纹时,即轻轻退合,然后再用力向前推第二次。如此反复施术,直至针下之气至病所。(普通高等教育中医药类规划教材)

推六腑 tui liu fu

【英文名】Pushing Liufu

【定义】推拿手法。用拇指面或食、中指面自肘推向腕。(普通高等教育中医药类规划教材)

推坎宫 tui kan gong

【英文名】Pushing Kangong

【定义】推拿手法。两拇指自眉心向眉梢作分推。(推拿手法学)

推扳法 tui ban fa

【英文名】Massage

【定义】推拿手法。用手指紧按住肌肉作与肌纤维成垂直方向的向前推压或向后扳拉的手法。(中国推拿手法学)

推弩法 tui nu fa

【英文名】Pushing Cross-Bow Maneuver

【定义】针刺方法。即将针尖顶住有感应的部位,推弩针柄,或用拇指向前或向后捻住针柄,不使针尖脱离经气感应处,稍待 3~5 分钟,以保持感应时间。(普通高等教育中医药类规划教材)

推桥弓 tui qiao gong

【英文名】Pushing Qiaogong

【定义】推拿手法。用拇指罗纹面自翳风穴垂直向下推至缺盆穴的手法。(中国推拿手法学)

推拿学 tui na xue

【英文名】Science of Chinese Massage

【定义】中医学名词。研究推拿手法的操作、基本作用以及推拿对每个具体疾病的治疗方法的一门医疗学科。(汉英双解中医大辞典)

推摩法 tui mo fa

【英文名】Pushing-Rubbing Manipulation

【定义】推拿手法。由一指禅偏峰推法和指摩法相互结合而成的一种复式手法。(中国推拿手法学)

推膻中 tui dan zhong

【英文名】Pushing Danzhong

【定义】推拿手法。用食、中指从胸骨切迹向下推至剑突。(普通高等教育中医药类规划教材)

推天河水 tui tian he shui

【英文名】Grasping Tianheshui

【定义】推拿手法。用食、中两指面自腕推向肘。(普通高等教育中医药类规划教材)

推内进搓 tui nei jin cuo

【英文名】Pushing Inward and Twisting the Needle

【定义】针刺手法。针刺入表皮后,分几个阶段由浅入深地向内推进,叫推内;进针后连做几个搓针(捻转)的动作叫进搓。(中国针灸大辞典)

推而按之 tui er an zhi

【英文名】Smooth the Needle Road by Rubbing

【定义】针刺方法。用手指揉按穴位周围的肌肤,使针道流利。(汉英针灸辞典)

推板疗法 tui ban liao fa

【英文名】Finger-Pushing Massage

【定义】推拿手法。指在体表压痛点的位置上作与肌纤维相垂直的推扳手法。(中国中医独特疗法大全)

推拿手法 tui na shou fa

【英文名】Massage Manipulations

【定义】推拿学名词。用手或肢体其他部分,按各种特定的技巧动作,在体表操作的方法。手法要求持久、有力、均匀、柔和,达到“深透”的地步。手法分数类,如摆动类、摩擦类等。可选择一种或几种综合应用于各科疾病的防治。(汉英双解中医大辞典)

推挤提按复位法 tui ji ti an fu wei fa

【英文名】Pushing-Squeezing-Lifting-Pressing Reduction

【定义】治法。骨折或脱位在重叠移位矫正后仍有侧方移位者,先用手掌或拇指从两侧推挤正侧方移位,若还有前后移位时,再用一手托骨折凹陷端,一手按翘起端,利用提按矫正前后移位。适用于有侧方移位的骨折及脱位。(汉英双解中医大辞典)

推膝盖骨归原法 tui xi gai gu gui yuan fa

【英文名】Knee-Pushing Reduction

【定义】治法。用于髌骨脱位的整复。患膝呈半屈曲位,用推挤手法使离位的髌骨复归原位,再用抱膝圈固定。(汉英双解中医大辞典)

捻针 nian zhen

【英文名】Twirling of the Needle

【定义】针刺手法。针刺入穴位后,捻动针柄,使针体左右转动。(汉英针灸辞典)

捻法 nian fa

【英文名】Twisting Manipulation

【定义】①针刺手法。将针来回反复捻转,加大刺激量,促使得气,增强感应。(普通高等教育中医药类规划教材)②推拿手法。用拇、食指罗纹面捏住一定部位,两指相对作搓揉动作。(汉英双解中医大辞典)

捻指 nian zhi

【英文名】Twisting Finger

【定义】推拿手法。自我推拿方法。以一手拇、食二指,捏一手指,捻动指节,自上而下,轮换交替进行。适用于上肢手部保健。(汉英双解中医大辞典)

捻入法 nian ru fa

【英文名】Inserting the Needle by Twirling

【定义】针刺手法。针尖抵于腧穴皮肤上,运用指力稍加捻动将针尖刺入皮下的手法。(普通高等教育中医药类规划教材)

捻转法 nian zhuan fa

【英文名】Twirling the Acupuncture Needle

【异名】捻法(中医名词术语精华辞典)

【定义】针刺手法。即将针刺入腧穴一定深度后,施以向前向后捻转动作的操作手法。这种使针在腧穴内反复前后来回的旋转行针手法,即为捻转法。(普通高等教育中医药类规划教材)

捻转行气 nian zhuan xing qi

【英文名】Moving Qi by Twirling the Needle

【定义】针刺手法。指用捻转的手法来控制针感传导方向的方法。(汉英针灸辞典)

捻转补泻 nian zhuan bu xie

【英文名】Reinforcing and Reducing through Twisting the Needle

【异名】子午补泻(汉英双解中医大辞典)

【定义】针刺手法。指在针下气至基础上,以大指和食指末节的指腹部来回转针,有进有退,从用力轻重、角度大小、速度快慢、左转右转为主的不同手法而区分补泻。左捻针,即拇指向前,次指向后为补;右捻针,即拇指向后,次指向前为泻。(普通高等教育中医药类规划教材)

掐法 qia fa

【英文名】Finger-Nail Pressing; Nipping Manipulation

【异名】爪法(汉英双解中医大辞典);切法(汉英双解中医大辞典);指针法(汉英双解中医大辞典)

【定义】①针刺手法。以指甲按压穴位或经脉循行部位的方法。(普通高等教育中医药类规划教材)②推拿手法。用指甲按压穴位。功能开窍解痉,治疗晕厥、中风。(汉英双解中医大辞典)

掐十王 qia shi wang

【英文名】Nipping Shiwang

【定义】推拿手法。用掐法掐十指尖指甲内赤白肉际。(普通高等教育中医药类规划教材)

掐总筋 qia zong jin

【英文名】Nipping Zongjin

【定义】推拿手法。用拇指指甲掐总筋穴。(普通高等教育中医药类规划教材)

掐揉法 qia rou fa

【英文名】Nipping-Kneading

【定义】推拿手法。掐揉相互配合运用的手法。(中国推拿手法学)

接法 jie fa

【英文名】Reuniting Reduction

【定义】治法。正骨手法。即运用手法或借助器械,使断骨续,陷者复起,碎者复完,突者复平的方法。适用于各种骨折。(汉英双解中医大辞典)

接经法 jie jing fa

【英文名】Method of Connecting Points in the Same Meridian

【定义】针灸学术语。是将本经脉相连穴位相配,以使经气衔接的配穴法。(实用针灸辞典)

接骨穴 jie gu xue

【英文名】Jiegu Point

【异名】接脊(中医名词术语精华辞典)

【定义】腧穴。经外奇穴。位于背部正中线上,第十二胸椎棘突下凹陷中。计一穴。(实用针灸辞典)

接经行气法 jie jing xing qi fa
【英文名】Joining-Meridian and Qi-Promoting Method
【异名】循经接气法(新编针灸大辞典)
【定义】针刺方法。按照经脉循行方向在其穴位上依次针刺,以使针感向一定部位传导的方法。(普通高等教育中医药类规划教材)

接经取穴法 jie jing qu xue fa
【英文名】Selection of Points on Connected Meridian
【异名】同名经取穴(汉英英汉双解针灸大辞典)
【定义】针刺方法。对一经脉的病变,可取与其相连接的手经或足经上的穴位来进行治疗。(汉英双解针灸大辞典)

掷背法 zhi bei fa
【英文名】Pounding Backside Manipulation
【定义】推拿手法。指左右手反复掷捶背后。(中国推拿手法学)

探吐 tan tu
【英文名】Inducing Vomiting
【定义】治法。用羽毛刺激咽部,引起呕吐,以排除上消化道毒物或食滞的方法。(汉英双解实用中医词汇)

掘进 1 穴 jue jin yi xue
【英文名】Juejin Point One
【定义】腧穴。经外奇穴。位于腰部,第一、二腰椎棘突之间,左右旁开各 4 寸处。左右计二穴。(中国针灸大辞典)

掘进 3 穴 jue jin san xue
【英文名】Juejin Point Three
【定义】腧穴。经外奇穴。位于腰部,第三、四腰椎棘突之间,左右旁开各 4 寸处。左右计二穴。(中国针灸大辞典)

掘进 4 穴 jue jin si xue
【英文名】Juejin Point Four
【定义】腧穴。经外奇穴。位于腰部,第四、五腰椎棘突之间,左右旁开各 4 寸处。左右计二穴。(中国针灸大辞典)

辄筋穴 zhe jin xue
【英文名】Zhejin Point
【异名】GB23(中华人民共和国国家标准－经穴部位);神光(新编针灸大辞典);胆募(新编针灸大辞典)
【定义】腧穴。属足少阳胆经。在侧胸部,渊腋前 1 寸,平乳头,第四肋间隙中。(中华人民共和国国家标准－经穴部位)

辅助手法 fu zhu shou fa
【英文名】Auxiliary Techniques
【定义】治法。在施行基本手法后,为了加强针刺感应,再施行辅助作用的手法。(汉英针灸辞典)

辅助用药 fu zhu yong yao
【英文名】Supplementary Administration of Drugs
【定义】针灸学术语。为了提高针麻效果,使患者处于最安全和有利的条件下进行手术,在针麻过程中常加用少量的镇静、镇痛和抗胆碱药物。(汉英针灸辞典)

救苦丹灸 jiu ku dan jiu
【英文名】Jiukudan Moxibustion
【定义】灸法。根据病情制成药物,将药物安放在患处,以灯火点燃进行施灸的方法。适用于风痹、跌仆、痈疽初起等证。(普通高等教育中医药类规划教材)

颅息穴 lu xi xue
【英文名】Luxi Point
【异名】SJ19(中华人民共和国国家标准－经穴部位);颅囟(新编针灸大辞典)
【定义】腧穴。属手少阳三焦经。在头部,当角孙至翳风之间,沿耳轮连线的上、中 1/3 的交点处。(中华人民共和国国家标准－经穴部位)

虚里穴 xu li xue
【英文名】Xuli Point
【定义】经络名。十六别络之一。为"胃之大络"。位于左乳下心尖搏动之处。(汉英双解中医大辞典)

虚不当刺 xu bu dang ci
【英文名】Weakness is a Contraindication of Acupuncture
【定义】针灸学名词。正气非常虚弱时,不宜用针刺治疗。(汉英针灸辞典)

虚则补之 xu ze bu zhi
【英文名】Treat Deficiency by Tonifying
【异名】虚者补之(汉英双解实用中医词汇)
【定义】治则。对于虚弱性的病证,使用补益的方药进行治疗。(中华人民共和国国家标准中医临床诊疗术语－治法)

虚则补脏 xu ze bu zang
【英文名】Tonify the Solid Viscera to Cure Insufficient Sydrome
【定义】治则。脏腑之虚证可运用调补脾肾之方法达到治疗的目的。(中医基础理论)

虚证辨证 xu zheng bian zheng
【英文名】Differentiation of Syndrome of Deficiency
【定义】中医诊断学名词。辨别疾病是否为虚证的方法。(中医诊断学)

虚实治法 xu shi zhi fa
【英文名】Therapeutic Methods to Treat Deficiency or Excess Syndrome
【定义】治则。运用补虚泻实的方法治疗虚证或实证的方法。(普通高等教育中医药类规划教材)

虚实辨证 xu shi bian zheng

【英文名】Differentiating Excess and Deficiency Syndromes

【定义】中医诊断学术语。辨别疾病邪正盛衰的方法。(中医诊断学)

虚者补其母 xu zhe bu qi mu

【英文名】Treating the Asthenia-Syndrome of the Child-Organ by means of Reinforcing the Mother-Organ

【定义】治则。运用五行相生和五脏母子关系的理论,治疗五脏的虚弱性疾病。(汉英双解实用中医词汇)

雀啄灸 que zhuo jiu

【英文名】Bird-Pecking Moxibustion

【定义】灸法。雀啄灸施灸时,艾卷点燃的一端与施灸部位的皮肤并不固定在一定的距离,而是象鸟雀啄食一样,一上一下地移动。(普通高等教育中医药类规划教材)

雀啄法 que zhuo fa

【英文名】Bird-Pecking Needling

【定义】针刺手法。进针后做浅而频数的垂直点刺,类似捣法而较轻。(普通高等教育中医药类规划教材)

雀啄脉 que zhuo mai

【英文名】Bird-Pecking Pulse

【定义】脉象。反复出现的急速而节律不整的脉象。(汉英双解实用中医词汇)

眼功 yan gong

【英文名】Eye Qigong

【定义】气功功法名。保健功内容。轻闭两眼,拇指微曲,用两侧拇指关节处,轻擦两眼皮各 18 次,再轻擦眼眉各 18 次,眼球左右旋转各 18 次,按摩眼区穴位收功。(汉英双解中医大辞典)

眼针 yan zhen

【英文名】Eye Needle

【定义】针灸学名词。指针刺眼眶边缘的穴区以治疗疾病的方法。(普通高等教育中医药类规划教材)

眼点 yan dian

【英文名】Eye Point (Hand)

【定义】手针穴位名。拇指指关节尺侧赤白肉际,主治眼病。(普通高等教育中医药类规划教材)

眼心穴 yan xin xue

【英文名】Yanxin Point

【定义】腧穴。经外奇穴。位于足底部,具体部位根据鸡眼部位而定。鸡眼的中心黑点是穴。(中国针灸大辞典)

眼耳穴 yan er xue

【英文名】Eye Point (Ear)

【异名】LO_5(中华人民共和国国家标准-耳穴名称与部位)

【定义】腧穴。耳穴名。在耳垂正面中央部,即耳垂 5 区。(中华人民共和国国家标准-耳穴名称与部位)

眼疾点穴 yan ji dian xue

【英文名】Yanjidian Point

【定义】腧穴。经外奇穴。位于鼻内,鼻前庭上壁,皮肤与粘膜移行部,右侧相当于时钟十二点(左侧取与右侧相对应的部位)距前鼻孔 0.5 公分处。左右计二穴。(中国针灸大辞典)

眼保健推拿疗法 yan bao jian tui na liao fa

【英文名】Healthcare Massage of Eyes

【定义】推拿学名词。保护视力、预防近视的一种自我推拿疗法。(普通高等教育中医药类规划教材)

悬枢穴 xuan shu xue

【英文名】Xuanshu Point

【异名】DU5(中华人民共和国国家标准-经穴部位)

【定义】腧穴。属督脉。在腰部,当后正中线上,第一腰椎棘突下凹陷中。(中华人民共和国国家标准-经穴部位)

悬命穴 xuan ming xue

【英文名】Xuanming Point

【定义】腧穴。经外奇穴。位于口腔前庭,上唇内侧,上唇系带中央处。计一穴。(实用针灸辞典)

悬厘穴 xuan li xue

【英文名】Xuanli Point

【异名】GB6(中华人民共和国国家标准-经穴部位)

【定义】腧穴。属足少阳胆经。在头部鬓发上,当头维与曲鬓弧形连线的上 3/4 与 1/4 交点处。(中华人民共和国国家标准-经穴部位)

悬钟穴 xuan zhong xue

【英文名】Xuanzhong Point

【异名】GB39(中华人民共和国国家标准-经穴部位);绝骨(汉英双解中医大辞典)

【定义】腧穴。属足少阳胆经。在小腿外侧,外踝尖上 3 寸,腓骨前缘。(中华人民共和国国家标准-经穴部位)

悬起灸 xuan qi jiu

【英文名】Suspended Moxibustion

【定义】灸法。悬起灸是将点燃的艾条悬于施灸部位之上的一种灸法。一般艾火距皮肤 3cm,灸 10~20min,以灸至皮肤温热红晕,而又不致烧伤皮肤为度。(普通高等教育中医药类规划教材)

悬颅穴 xuan lu xue

【英文名】Xuanlu Point

【异名】GB5(中华人民共和国国家标准-经穴部位)

【定义】腧穴。属足少阳胆经。在头部鬓发上,当头维与曲鬓弧形连线的中点处。(中华人民共和国国家标准－经穴部位)

啄法 zhuo fa

【英文名】Pecking Manipulation

【定义】推拿手法。五指端聚拢成梅花状,啄击治疗部位的手法。(普通高等教育中医药类规划教材)

趺阳脉 fu yang mai

【英文名】Fuyang Pulse

【定义】脉象。三部九候诊法切脉部位之一。位在足背胫前动脉搏动处,属足阳明胃经,用以候胃气的盛衰。(汉英双解中医大辞典)

趺阳诊法 fu yang zhen fa

【英文名】Fuyang Diagnosis

【定义】诊法。切按足背动脉处。(中国中医药学主题词表)

距小腿关节扳法 ju xiao tui guan jie ban fa

【英文名】Pulling Manipulation of Subastragalar Joint

【定义】治法。患者取仰卧位,医者站于患者足跟后方,一手托住其足跟部,另一手握住其跖趾部先作拔伸,在此基础上,再作距小腿关节的屈伸扳法以及内、外翻扳法。(普通高等教育中医药类规划教材)

距小腿关节摇法 ju xiao tui guan jie yao fa

【英文名】Rotating Manipulation of Subastragalar Joint

【定义】治法。患者取仰卧位,或取坐位,下肢伸直。医者站于其足后,一手托住其足跟,另一手握住其足趾部,稍用力作牵引拔伸距小腿关节,并在此基础上作距小腿关节的环转运动。(普通高等教育中医药类规划教材)

距小腿关节拔伸法 ju xiao tui guan jie ba shen fa

【英文名】Traction and Counter-Traction of Subastragalar Joint

【定义】治法。患者俯卧位,医者用一手托住患肢足跟部,另一手握住患肢的五趾端,两手同时运动,向后用力,逐渐牵拉,拔伸距小腿关节。(中国推拿手法学)

趾平穴 zhi ping xue

【英文名】Zhiping Point

【定义】腧穴。经外奇穴。位于足背部,五趾趾跖关节背侧中点处。左右计十穴。(实用针灸辞典)

趾耳穴 zhi er xue

【英文名】Toe Point (Ear)

【异名】AH_2(中华人民共和国国家标准－耳穴名称与部位)

【定义】腧穴。耳穴名。在耳尖下方的对耳轮上脚后上部,即对耳轮2区。(中华人民共和国国家标准－耳穴名称与部位)

唾血候导引法 tuo xue hou dao yin fa

【英文名】Physical Breathing Exercises for the Treatment of Spitting Blood

【定义】气功功法名。动功。出《诸病源候论·卷二十七》。作法:1、正坐。伸展下肢,两手指放在两足趾上,舒展腰部筋脉。治腰扭伤不能前俯,唾血久疼。2、正坐。长伸两脚,两手握足五趾七遍。舒展腰部经脉,祛瘀生新。治腰扭伤不能俯仰,吐血久痛,血病。久炼,身体弯曲灵便。(中国气功辞典)

蚯蚓灸 qiu yin jiu

【英文名】Earthworm Moxibustion

【定义】灸法。隔饼灸。是将蚯蚓捣泥作饼置于艾炷之下的灸法。(实用针灸辞典)

蛇行蛹动 she xing yong dong

【英文名】Snake Crawling and Pupa Moving

【定义】气功术语。指在练功中,全身各关节肌肉要放松,动作要柔若无骨。(汉英双解中医大辞典)

崇骨穴 chong gu xue

【英文名】Chonggu Point

【定义】腧穴。经外奇穴。位于项部正中线上,第六、七颈椎棘突间凹陷中。计一穴。(实用针灸辞典)

铜罐 tong guan

【英文名】Copper Cup

【定义】拔罐法器具。用铜制成的罐具。(汉英针灸辞典)

铜钟气功 tong zhong qi gong

【英文名】Cupreous Bell Qigong

【定义】气功功法名。此功法是由铜钟太极桩法、十字补气益神法、五息周天导引法三部功法组成的一门气功。(中国当代气功全书)

铝灸 lü jiu

【英文名】Aluminium Moxibustion

【定义】灸法。用治某种病的中药细粉、升汞、花椒面、氯化钠、水、甘油调匀制成软膏,施灸前把灸膏涂在一定规格的铝纸上,然后按施灸部位贴敷。适用于治疗风寒湿痹、风寒咳嗽、肺虚气喘、脾胃虚弱、月经不调等证。(普通高等教育中医药类规划教材)

银针 yin zhen

【英文名】Silver Needle

【定义】针具。用银制成的针具。(汉英针灸辞典)

银口穴 yin kou xue

【英文名】Yinkou Point

【定义】腧穴。经外奇穴。位于肩胛部,肩胛骨下角处。左右计二穴。(实用针灸辞典)

矫灵穴 jiao ling xue

【英文名】Jiaoling Point

【定义】腧穴。经外奇穴。位于大腿伸侧，五里穴下 3 寸处。左右计二穴。(实用针灸辞典)

移指 yi zhi

【英文名】Finger Shifting

【定义】诊法。诊脉方法。即适当移动食指、中指及无名指的位置，以进一步了解寸、关、尺三部脉象的变化。(汉英双解实用中医词汇)

第三平衡系统 di san ping heng xi tong

【英文名】Third Equilibration System

【定义】针灸学名词。是经络实质的一种假说。认为经络系统是调节体表内脏之间的一个系统，这个系统在现代医学中是没有的，经络活动要和神经、内分泌系统共同完成全身的平衡调节作用。(新编针灸大辞典)

第二十二椎两旁穴 di er shi er zhui liang pang xue

【英文名】Dierhierzhuiliangpang Point

【定义】腧穴。经外奇穴。位于第五腰椎棘突旁开 1.5 寸处。(汉英针灸辞典)

第二掌骨全息穴位诊断 di er zhang gu quan xi xue wei zhen duan

【英文名】Diagnosis by Holographic Acupoints at the Second Metacarpus

【定义】诊法。第二掌骨侧存在一个有序的全息穴位群，探测此处的压痛点可推知内脏病变的方法。(中医诊断学)

偃刀脉 yan dao mai

【英文名】Knife-Edge Pulse

【定义】脉象。十怪脉之一。(汉英双解中医大辞典)

偶刺 ou ci

【英文名】Mated Needling

【异名】阴阳刺(中医大辞典)

【定义】针刺手法。十二刺法之一。此法以一手按前心，相当胸部募穴等处，一手按其后背，相当于相应的背俞处，当前后有压痛处进针。这种一前一后，阴阳对偶的针法，称为偶刺，又称"阴阳刺"。(普通高等教育中医药类规划教材)

偏绝 pian jue

【英文名】Obliqueness and Exhaustion

【定义】脉象。脉象一手全无为偏，二手全无为绝。(汉英双解中医大辞典)

偏历穴 pian li xue

【英文名】Pianli Point

【异名】LI6(中华人民共和国国家标准－经穴部位)

【定义】腧穴。属手阳明大肠经。屈肘，在前臂背面桡侧，当阳溪与曲池连线上，腕横纹上 3 寸。(中华人民共和国国家标准－经穴部位)

偏头点 pian tou dian

【英文名】Side of Head Point (Hand)

【定义】手针穴位名。在无名指第一指关节尺侧赤白肉际，主治偏头痛、胸胁痛、肝痛、胆绞痛、肋间神经痛。(普通高等教育中医药类规划教材)

偏盲区穴 pian mang qu xue

【英文名】Pianmangqu Point

【定义】腧穴。经外奇穴。位于耳尖直上一公分向后二公分之点，再向后平划四公分之长度为本区。左右计二穴区。(中国针灸大辞典)

偏峰推法 pian feng tui fa

【英文名】Pushing Manipulation with Lateral Edge of Thumb

【定义】推拿手法。推法。用拇指桡侧缘着力进行的推法。(汉英双解中医大辞典)

假反 jia fan

【英文名】Pseudo-Contrary Therapy

【定义】治法。反治法。使用寒凉药以治疗真热假寒证，或使用温热药以治疗真寒假热证，称假反。以其治疗假象，实质上仍属正治法，故称。(中国针灸大辞典)

假巨穴 jia ju xue

【英文名】Jiaju Point

【定义】腧穴。经外奇穴。位于胸部，锁骨内 1/3 点下缘。左右计二穴。(中国针灸大辞典)

假借诱导法 jia jie you dao fa

【英文名】Inducement through Imagination

【定义】气功术语。指通过假想身外事物以集中意念，达到入静和放松的一种方法。(汉英双解中医大辞典)

得气 de qi

【英文名】Arrival of Qi

【定义】针灸学术语。①受针者的针灸部位有酸、麻、重、胀的感觉；行针者感觉针下有沉紧感。(中国中医药学主题词表)②进针后通过一定的手法操作，医生持针的手有沉紧滞涩的感觉，同时病人有酸麻胀痛的感觉，针刺必须在得气的基础上施行适当的补泻手法，才能获得满意的疗效。(普通高等教育中医药类规划教材)

盘法 pan fa

【英文名】Circling

【定义】针刺手法。①针浅刺入皮肤后，斜倒针身，将针柄做圆圈行盘转，左盘按针为补，右盘提针为泻。(普通高等教育中医药类规划教材)②将针做圆形盘转，可加大刺激量，促使得气，增强感应。(普通高等教育中医药类规划教材)

盘坐式 pan zuo shi

【英文名】Leg-Crossed Sitting Posture

【定义】气功术语。气功调身法。来源于佛教坐禅，现

今可分自然盘、单盘、双盘之分。(汉英双解中医大辞典)

盘旋法 pan xuan fa

【英文名】Circling Method

【定义】针刺手法。指将针作圆周形盘转。(汉英针灸辞典)

斜刺 xie ci

【英文名】Oblique Insertion; Oblique Needling

【定义】针刺方法。针身于皮肤表面呈 45 度角,倾斜刺入腧穴。适用于针刺皮肉较为浅薄处。(普通高等教育中医药类规划教材)

斜飞脉 xie fei mai

【英文名】Slantly Located Radial Artery

【定义】脉象。一种生理性变异的脉位。即桡动脉从尺部斜向桡骨茎突背外侧,向合谷方向伸延。(汉英双解中医大辞典)

斜扳法 xie ban fa

【英文名】Obliguely-Pulling Manipulation

【异名】斜搬法(汉英双解中医大辞典)

【定义】推拿手法。患者侧卧,上肢屈曲,下腿伸直。医者用一手扶住其肩前部,另一手扶住臀部,两手同时用力作相反方向推动,使其腰椎扭转,当听到"咔嗒"响声时即可。(汉英双解中医大辞典)

斜差穴 xie cha xue

【英文名】Xiecha Point

【定义】腧穴。经外奇穴。与左肝俞穴,右脾俞穴同位。(汉英针灸辞典)

敛阴 lian yin

【英文名】Retaining Yin with Astringents

【定义】治法。用酸涩收敛的药物,收敛阴气的治法。(汉英双解实用中医词汇)

敛肺 lian fei

【英文名】Astringing Lung

【定义】治法。具有收敛肺气的作用。适用于久咳肺虚等证的治疗方法。(普通高等教育中医药类规划教材)

敛汗固表 lian han gu biao

【英文名】Relieving Excessive Sweat and Strengthening the Superficies

【定义】治法。通过收敛固表以止汗,适用于表虚卫气不固而以自汗为主症的治疗方法。(中华人民共和国国家标准中医临床诊疗术语－治法)

敛汗固脱 lian han gu tuo

【英文名】Arresting Sweating to Cure Collapse-Syndrome; Arrest Sweating to Treat Collapse

【定义】治法。通过固表敛汗而达到固脱目的的治疗方法。适用于绝汗正气欲脱的证候。(中华人民共和国国家标准中医临床诊疗术语－治法)

敛阴固表 lian yin gu biao

【英文名】Astringe Yin and Strengthen the Superficies; Astringing Yin-Fluid to Consolidate Defensive Qi

【异名】敛阴止汗(中华人民共和国国家标准中医临床诊疗术语－治法)

【定义】治法。通过滋补阴液而达到固表止汗目的,适用于阴虚卫表不固证的治疗方法。(中华人民共和国国家标准中医临床诊疗术语－治法)

敛肺止咳 lian fei zhi ke

【英文名】Astringe the Lung to Stop Cough

【定义】治法。通过补益收敛肺气而达到止咳目的,适用于肺气亏虚而以咳嗽为主症的治疗方法。(中华人民共和国国家标准中医临床诊疗术语－治法)

敛肺平喘 lian fei ping chuan

【英文名】Astringe for Relieving Asthma; Astringing Lung Qi for Relieving Asthma

【定义】治法。通过补益收敛肺气而达到平喘目的,适用于肺气亏虚而以气喘为主症的治疗方法。(中华人民共和国国家标准中医临床诊疗术语－治法)

敛疮止痛 lian chuang zhi tong

【英文名】Healing up Sores and Relieving Pain

【定义】治法。运用具有敛疮和止痛作用的方药,达到减轻疼痛、促进疮口愈合的治疗方法。(中华人民共和国国家标准中医临床诊疗术语－治法)

脚后跟穴 jiao hou gen xue

【英文名】Jiaohougen Point

【定义】腧穴。经外奇穴。位于足跟后正中线下缘,足跖后缘处。左右计二穴。(中国针灸大辞典)

脚底检查法 jiao di jian cha fa

【英文名】Plantar Examination

【定义】诊法。足的长轴与两踝连线相交的正常角度是 95°,即前脚(跖部)长轴向胫侧(内侧)倾斜 5°左右。若两线相交成直角时,则为前脚外展畸形。(汉英双解中医大辞典)

脚气八处灸穴 jiao qi ba chu jiu xue

【英文名】Jiaoqibachujiu Points

【定义】腧穴。经外奇穴。与风市、伏兔、犊鼻、内膝眼、足三里、上巨虚、下巨虚、悬钟穴同位。(汉英针灸辞典)

猪胆汁导法 zhu dan zhi dao fa

【英文名】Pig-Bile Enema

【定义】治法。导便法。用猪胆汁加适量醋和匀,灌入肛门内,达到通便目的。一般适用于里热重、大便干结难解之证。(汉英双解实用中医词汇)

毫针 hao zhen

【英文名】Filiform Needle

【定义】针具。①多用不锈钢制成,坚韧锋利,方便耐用。亦有用金、银或其他合金制成者。其结构分针尖、针身、针根、针柄、针尾五部分。(汉英双解中医大辞典)②古代九针之一。(汉英双解中医大辞典)

毫针刺法 hao zhen ci fa

【英文名】Techniques of Filiform Needle Acupuncture

【定义】针刺方法。毫针刺法,是泛指毫针的持针法、进针法、行针法、补泻法、留针法、出针法等完整的针刺方法。(普通高等教育中医药类规划教材)

麻叶灸 ma ye jiu

【英文名】Hemp-Leaf Moxibustion

【定义】灸法。把大麻叶和花捣碎做炷,放在患处,类似艾炷的操作方法。本法有消肿散结、生肌敛疮的作用。适用于治疗疮疡、瘰疬、漏疮等。(普通高等教育中医药类规划教材)

痔疮穴 zhi chuang xue

【英文名】Zhichuang Point

【定义】腧穴。经外奇穴。位于腰部正中线上,第三、四腰椎棘突中点微上方处。计一穴。(实用针灸辞典)

痔核点耳穴 zhi he dian er xue

【英文名】Hemorrhoids Point (Ear)

【定义】腧穴。耳穴名。位于耳尖穴内侧与子宫穴相平的耳轮处。(汉英针灸辞典)

痔漏外敷法 zhi lou wai fu fa

【英文名】Application of Hemorrhoid Complicated by Anal Fistula

【定义】治法。指用药物敷于痔疮局部的治疗方法。适用于内痔初期或身体虚弱不能适应结扎、手术或枯痔疗法的痔漏;或伴有炎性肿痛的外痔患者。分敷药、塞药两种。(汉英双解中医大辞典)

痔漏熏洗法 zhi lou xun xi fa

【英文名】Fumigation and Steaming Method for Hemorrhoid Complicated by Anal Fistula

【定义】治法。是借助药力和热力治疗痔漏的一种方法。适用于嵌顿性内痔、血栓性外痔、炎性外痔、肛裂、脱肛、肛漏、早期肛周脓肿等病。(汉英双解中医大辞典)

痔核硬化疗法 zhi he ying hua liao fa

【英文名】Hemorrhoid-Sclerosing Therapy

【定义】治法。是用硬化萎缩剂或坏死脱落剂注入痔核内,使内痔硬化萎缩,或坏死脱落而获治愈的一种治疗方法。(中国中医独特疗法大全)

痏穴 wei xue

【英文名】Wei Point

【定义】中医学名词。指腧穴。(汉英针灸辞典)

旋刮 xuan gua

【英文名】Technique of Scraping around the Needle Handle

【定义】针刺方法。辅助手法。用拇、食两指从下向上轻刮针柄的方法。(汉英针灸辞典)

旋推法 xuan tui fa

【英文名】Rotating-Pushing Manipulation

【定义】推拿手法。用拇指罗纹面在穴位上作螺旋形推动。(普通高等教育中医药类规划教材)

旋转屈伸 xuan zhuan qu shen

【英文名】Rotating-Flexing-Extending Reduction

【定义】治法。正骨手法。应用旋转、屈伸与外展、内收等方法,目的是矫正骨折断端间的旋转及成角移位。接近躯体的近侧骨折段位置不易改变,而远侧骨折段因已失去连续,故可移位。在牵引下将骨折的远段或旋转或屈伸,使其与近侧骨折段方向一致,用远端对近端;将骨折的远近两端恢复到正常轴线上,成角畸形才能矫正,重叠移位也易于克服。(汉英双解中医大辞典)

旋撬复位 xuan qiao fu wei

【英文名】Rotating-Prizing Reduction

【定义】治法。固定近端,牵拉端提旋转远端,根据解剖特点(如肌肉的拉力、关节盂缘的解剖形态)应用杠杆原理使远端滑向近侧端,直至复位。用于治疗关节脱位的一种方法。(汉英双解中医大辞典)

旋转复位法 xuan zhuan fu wei fa

【英文名】Rotating Reduction

【定义】治法。患者仰卧,一助手按压两髂前上棘以固定骨盆,医者一手持患肢踝关节上部,另一手持膝部,顺势使膝关节尽量屈曲至腹壁,然后逐渐外旋外展伸直患肢,当伸直达100°左右时,即可听到复位的弹响声,逐渐伸直患肢即可。是髋关节后上方脱位的一种治疗方法。(汉英双解中医大辞典)

旋转磁疗机 xuan zhuan ci liao ji

【英文名】Rotary Machine of Magnetotherapy

【定义】理疗仪器。指一种能形成一个交变磁场或脉动磁场的治疗工具。(汉英针灸辞典)

旋转定位扳法 xuan zhuan ding wei ban fa

【英文名】Rotating-Localizing-Pulling Manipulation

【定义】推拿手法。扳法在颈项部的操作法。(汉英双解中医大辞典)

章门穴 zhang men xue

【英文名】Zhangmen Point

【异名】LR13(中华人民共和国国家标准－经穴部位);季胁(新编针灸大辞典)

【定义】腧穴。属足厥阴肝经。在侧腹部,当第十一肋游离端的下方。(中华人民共和国国家标准－经穴部位)

商丘穴 shang qiu xue

【英文名】Shangqiu Point

【异名】SP5(中华人民共和国国家标准－经穴部位)
【定义】腧穴。属足太阴脾经。在足内踝前下方凹陷中,当舟骨结节与内踝尖连线的中点处。(中华人民共和国国家标准－经穴部位)

商曲穴 shang qu xue
【英文名】Shangqu Point
【异名】KI17(中华人民共和国国家标准－经穴部位);商谷穴(汉英针灸辞典)
【定义】腧穴。属足少阴肾经。在上腹部,当脐中上2寸,前正中线旁开0.5寸。(中华人民共和国国家标准－经穴部位)

商阳穴 shang yang xue
【英文名】Shangyang Point
【异名】LI1(中华人民共和国国家标准－经穴部位);绝阳(新编针灸大辞典)
【定义】腧穴。属手阳明大肠经。在手食指末节桡侧,距指甲角0.1寸(指寸)。(中华人民共和国国家标准－经穴部位)

望目 wang mu
【英文名】Observation of the Eyes
【定义】诊法。望诊。指医生观察病人眼睛的形色变化。(汉英针灸辞典)

望舌 wang she
【英文名】Observation of the Tongue
【定义】诊法。望诊。指医生观察病人舌质和舌苔的形色变化。(汉英针灸辞典)

望诊 wang zhen
【英文名】Inspection
【定义】诊法。观察病人的神色形态、局部表现、舌象、分泌物和排泄物色质的变化来诊断病情的方法。(中医诊断学)

望齿 wang chi
【英文名】Teeth Observation
【定义】诊法。望诊。包括望牙齿与牙龈两部分。(汉英双解中医大辞典)

望二阴 wang er yin
【英文名】Inspection of the External Urethral Orifice and the Anus
【定义】诊法。观察前后二阴的形态、色泽异常来诊察病变。(中医诊断学)

望大便 wang da bian
【英文名】Examination of Defecation
【定义】诊法。观察大便的形、色、质、量的异常变化来诊察病情的方法。(中医诊断学)

望小便 wang xiao bian
【英文名】Examination of Urine
【定义】诊法。观察小便的色、质、量的异常变化来诊察肾、膀胱、肺、脾、三焦的病变的方法。(中医诊断学)

望五官 wang wu guan
【英文名】Inspection of Five Sense Organs
【定义】诊法。通过观察病人五官色泽、形态、动态的异常来诊察脏腑精气的盛衰。(中医诊断学)

望气色 wang qi se
【英文名】Inspection of Skin's Complexion
【定义】诊法。通过观察病人全身皮肤(主要是面部皮肤)的色泽变化来诊察病情的方法。(中医诊断学)

望爪甲 wang zhao jia
【英文名】Inspection of Nails
【定义】诊法。观察爪甲形态及爪甲下血络色泽的变化来诊察病情的方法。(中医诊断学)

望四肢 wang si zhi
【英文名】Inspection of Four Limbs
【定义】诊法。观察四肢的形态变化和动态异常来诊察五脏病变和循行于四肢的经脉病变。(中医诊断学)

望头面 wang tou mian
【英文名】Inspection of Head and Face
【定义】诊法。通过观察病人头颅、囟门的形态变化,头发的形色变化,头部动态异常,面部色泽形态和神情表现来诊察脏腑精气的盛衰。(中医诊断学)

望皮肤 wang pi fu
【英文名】Inspection of the Skin
【定义】诊法。观察皮肤形态的异常和表现于皮肤的病症来诊察脏腑的虚实、气血的盛衰。(中医诊断学)

望舌色 wang she se
【英文名】Examination of the Tongue Color
【定义】诊法。观察舌体的颜色来诊察脏腑虚实及气血盛衰的方法。(中医诊断学)

望舌体 wang she ti
【英文名】Inspection of the Tongue Body
【定义】诊法。望舌体主要包括观察舌色、舌的性质、动态以及舌下络脉。(中医诊断学)

望舌苔 wang she tai
【英文名】Inspection of the Tongue Fur
【定义】诊法。包括望苔质和望苔色。(中医诊断学)

望形体 wang xing ti
【英文名】Inspection of the Body Statue
【定义】诊法。观察病人形体的强弱胖瘦、体质形态和异常表现等来诊察病情的方法。(中医诊断学)

望形态 wang xing tai
【英文名】Observation of Physical Condition and Behavior
【定义】诊法。望诊。指通过观察患者的形体和动态

来诊查疾病的方法。(汉英双解中医大辞典)

望纹理 wang wen li

【英文名】Inspection of Forefinger's Collateral of Children

【定义】诊法。观察小儿食指掌侧前缘浅表络脉的形色变化来诊察病情的方法。(中医诊断学)

望苔色 wang tai se

【英文名】Examination of Color of Tongue Fur

【定义】诊法。观察舌苔颜色的变化来诊察病情的方法。(中医诊断学)

望苔质 wang tai zhi

【英文名】Inspection of Quality and Shape of the Tongue Fur

【定义】诊法。观察舌苔的质地和形态的变化来诊察病情的方法。(中医诊断学)

望面色 wang mian se

【英文名】Observation of the Face

【定义】诊法。望诊。指医生观察病人面部颜色和光泽。(汉英针灸辞典)

望指纹 wang zhi wen

【英文名】Inspection of the Venule of Finger

【定义】诊法。儿科望诊内容。仅用于三岁以下小儿。观察食指掌缘表浅静脉的伸展及颜色可作为诊断的参考依据。(汉英双解中医小辞典)

望姿态 wang zi tai

【英文名】Inspection of the Body Movements

【定义】诊法。观察病人的动静姿态和肢体的异常动作来诊察病情的方法。(中医诊断学)

望神态 wang shen tai

【英文名】Observation of Expression

【定义】诊法。通过观察人体生命活动的整体表现来判断病情的方法。(中医诊断学)

望躯体 wang qu ti

【英文名】Inspection of the Body Trunk

【定义】诊法。通过观察颈项、胸胁、腹部和腰背部形态的异常来诊察相关脏腑经络的病变。(中医诊断学)

望痰涎 wang tan xian

【英文名】Inspection of Sputum and Phlegm

【定义】诊法。观察痰、涎的色、质、量的变化来诊察病情的方法。(中医诊断学)

望舌动态 wang she dong tai

【英文名】Inspection of Tongue Action

【定义】诊法。观察舌体的动态变化来诊察脏腑虚实及气血盛衰的方法。(中医诊断学)

望呕吐物 wang ou tu wu

【英文名】Inspection of Vomited Matters

【定义】诊法。观察呕吐物的色、质、量的变化来诊察病情的方法。(中医诊断学)

望闻问切 wang wen wen qie

【英文名】Observation, Listening and Smelling, Inquiring, Pulse Feeling and Palpation

【定义】诊法。即望诊、闻诊、问诊、切诊的合称。(汉英双解中医大辞典)

望排出物 wang pai chu wu

【英文名】Examination of Discharges

【定义】诊法。观察病人的分泌物、排泄物和某些排出体外的病理产物的形、色、质、量的变化来诊察病情的方法。(中医诊断学)

望眼辨伤 wang yan bian shang

【英文名】Inspecting Eyes to Differentiate Injury

【定义】诊法。是根据观察眼中白睛络脉的改变以及瘀点的所在,确定受伤部位和性质的诊断方法。(汉英双解中医大辞典)

望舌下络脉 wang she xia luo mai

【英文名】Inspection of Collateral at the Sublingual Area

【定义】诊法。观察舌下络脉的长度、形态、颜色、粗细来诊察病情的方法。(中医诊断学)

望舌体形质 wang she ti xing zhi

【英文名】Inspection of the Tongue Shape and Quality

【定义】诊法。观察舌体的形质来诊察脏腑虚实及气血盛衰的方法。(中医诊断学)

望鱼际络脉 wang yu ji luo mai

【英文名】Examination of Collateral in Thenar Eminence

【定义】诊法。观察手拇指本节后内侧肌肉丰满处浅表脉络的色泽变化来诊察病情的方法。(中医诊断学)

率谷穴 shuai gu xue

【英文名】Shuaigu Point

【异名】GB8(中华人民共和国国家标准－经穴部位);率骨穴(汉英针灸辞典)

【定义】腧穴。属足少阳胆经。在头部,当耳尖直上人发际 1.5 寸,角孙直上方。(中华人民共和国国家标准－经穴部位)

焫 ruo

【英文名】Stimulation Therapy with Warm Needle

【定义】针刺方法。古代用火针、温针或石针加热,以刺激体表局部的一种治疗方法。(汉英双解实用中医词汇)

着意 zhuo yi

【英文名】Over-Concentrated Mindwill

【定义】气功术语。练功时应避免的一种倾向。即练功时意守的部位过于明确,硬要守住那个部位,而且意守的时间过长。这样做可能引起前额发紧、头部胀痛或身体不适等副作用。(汉英双解中医大辞

典)

粗针疗法 cu zhen liao fa

【英文名】Wide-Needle Therapy

【定义】针刺方法。用粗针作为针刺工具进行针刺治疗疾病的方法。适用于皮肤疾患、神经系统疾病、泌尿系统疾病、眼科疾病等证。(普通高等教育中医药类规划教材)

断产 duan chan

【英文名】Pregnancy Cessation

【定义】中医学名词。绝育。(普通高等教育中医药类规划教材)

断红穴 duan hong xue

【英文名】Duanhong Point

【定义】腧穴。经外奇穴。位于手背第二、三指掌关节间向前1寸处,当指蹼缘上。(汉英双解中医大辞典)

清气 qing qi

【英文名】Clear Qi

【定义】①中医学名词。指水谷精华的轻清部分。(汉英双解中医大辞典)②指秋令清肃之气。(汉英双解中医大辞典)③治法。即清气分热。(汉英双解中医大辞典)

清心 qing xin

【英文名】Clearing Heart-Fire

【异名】清心涤热(汉英双解中医大辞典);清宫(汉英双解中医大辞典)

【定义】治法。是治疗热性病、邪人心包的方法。适用于神昏谵语、高热、烦躁不安、舌绛、脉细数等症。(汉英双解中医大辞典)

清阳 qing yang

【英文名】Lucid Yang

【定义】中医学名词。阳气的轻清部分,运行于心、肺、头部、肌表与四肢。(汉英双解实用中医词汇)

清肺 qing fei

【英文名】Clearing Lung

【定义】治法。运用清热药来治疗肺热证的治疗方法。(普通高等教育中医药类规划教材)

清法 qing fa

【英文名】Heat-Clearing Method

【定义】治法。指用寒凉药物以清解火热证的一类治疗方法。(汉英双解中医大辞典)

清胃 qing wei

【英文名】Clearing away the Stomach-Heat

【定义】治法。治疗学术语。是通过清解胃腑热邪,治疗胃热证的治法或方药功效。(汉英双解中医小辞典)

清热 qing re

【英文名】Clearing Heat;Reducing Fever

【异名】泻热(中华人民共和国国家标准中医临床诊疗术语－治法)

【定义】治法。运用寒凉的药物治疗热性疾病的方法。(普通高等教育中医药类规划教材)

清营 qing ying

【英文名】Clear away the Heat of Ying-Fen

【异名】清营泄热(汉英双解中医大辞典)

【定义】治法。是清除温病营分热邪的治疗方法。(汉英双解中医大辞典)

清肺热 qing fei re

【英文名】Clearing away Lung-Heat

【定义】治法。是通过清解肺脏蕴热,治疗肺热证的治法或方药功效。(汉英双解中医小辞典)

清胃热 qing wei re

【英文名】Clearing the Stomach-Heat

【定义】治法。运用清热药治疗胃热证的治疗方法。(普通高等教育中医药类规划教材)

清虚热 qing xu re

【英文名】Clearing away Heat Syndrome Caused by Deficiency of Yang; Clearing away Asthenia-Heat

【定义】治法。是通过清虚热,治疗阴虚内热证的治法或方药功效。(汉英双解中医小辞典)

清上温中 qing shang wen zhong

【英文名】Clear away the Heat of the Upper Warmer and Warm the Middle-Warmer

【定义】治法。清泄上焦热邪与温补脾胃阳气的方药并用,适用于上热下寒证的治疗方法。(中华人民共和国国家标准中医临床诊疗术语－治法)

清气分热 qing qi fen re

【英文名】Clearing away Heat in Qi System

【定义】治法。指用味辛性凉或味苦性寒的药物清泄气分热邪的治疗方法,适用于热在气分的病证。(汉英双解中医大辞典)

清化湿浊 qing hua shi zhuo

【英文名】Clearing away Dampness

【定义】治法。用轻清芳香之品宣化湿浊,佐以清热,适用于湿邪阻滞而湿重于热证的治疗方法。(中华人民共和国国家标准中医临床诊疗术语－治法)

清心开窍 qing xin kai qiao

【英文名】Waking up the Patient from Unconsciousness by Clearing away the Heat-Evil

【定义】治法。通过清热泻火以开窍醒神,适用于热闭心包证的治疗方法。(中华人民共和国国家标准中医临床诊疗术语－治法)

清心安神 qing xin an shen

【英文名】Clearing Heat from the Heart and Tranquilization;Clearing Heart and Tranquilizing

【定义】治法。具有清心泻火宁神作用,适用于热扰心神证的治疗方法。(中华人民共和国国家标准中医临床诊疗术语-治法)

清心导赤 qing xin dao chi

【英文名】Clearing away Heart-Fire and Promoting Urination

【定义】治法。具有清心泻火、导热下行作用,适用于心火炽盛证、小肠实热证(心移热膀胱证)的治疗方法。(中华人民共和国国家标准中医临床诊疗术语-治法)

清心利湿 qing xin li shi

【英文名】Clearing the Heart-Fire and Eliminating Dampness

【异名】清心利水(中华人民共和国国家标准中医临床诊疗术语-治法)

【定义】治法。清心泻火药与淡渗利湿药并用,导心火下泄,适用于心火炽盛证的治疗方法。(中华人民共和国国家标准中医临床诊疗术语-治法)

清心泻火 qing xin xie huo

【英文名】Clearing away the Heart-Fire

【异名】清心泄热(中华人民共和国国家标准中医临床诊疗术语-治法)

【定义】治法。具有清心泻火作用,适用于心火炽盛证的治疗方法。(中华人民共和国国家标准中医临床诊疗术语-治法)

清心泻肝 qing xin xie gan

【英文名】Clear away Heat in the Heart and Liver

【定义】治法。具有清泻心肝火热作用,适用于心肝火旺证的治疗方法。(中华人民共和国国家标准中医临床诊疗术语-治法)

清心泻肾 qing xin xie shen

【英文名】Clear away Heat in the Heart and Kidney

【定义】治法。具有清泻心肾火热作用,适用于心肾火热证的治疗方法。(中华人民共和国国家标准中医临床诊疗术语-治法)

清心泻肺 qing xin xie fei

【英文名】Clear away Heat in the Heart and Lung

【定义】治法。具有清泻心肺火热作用,适用于心肺热盛证的治疗方法。(中华人民共和国国家标准中医临床诊疗术语-治法)

清心泻脾 qing xin xie pi

【英文名】Clear away Heat in the Heart and Spleen

【定义】治法。具有清泻心脾火热作用,适用于心脾积热证的治疗方法。(中华人民共和国国家标准中医临床诊疗术语-治法)

清心养阴 qing xin yang yin

【英文名】Clearing away Heat from the Heart and Nourishing Yin;Clearing Heart and Nourishing Yin

【定义】治法。具有清心泻火滋阴作用,适用于心热阴虚证、心阴虚火旺证的治疗方法。(中华人民共和国国家标准中医临床诊疗术语-治法)

清心凉血 qing xin liang xue

【英文名】Clearing Heat from Heart and Cooling Blood

【定义】治法。具有清心泻火凉血作用,适用于血热扰神证的治疗方法。(中华人民共和国国家标准中医临床诊疗术语-治法)

清心凉营 qing xin liang ying

【英文名】Clearing Heat from Heart and Cooling Ying-Fen

【定义】治法。具有清心泻火凉营作用,适用于热入心营证的治疗方法。(中华人民共和国国家标准中医临床诊疗术语-治法)

清心涤暑 qing xin di shu

【英文名】Dispelling Summer-Heat and Clearing away Heart-Fire

【定义】治法。具有清心解暑作用,适用于暑热闭神证的治疗方法。(中华人民共和国国家标准中医临床诊疗术语-治法)

清心解毒 qing xin jie du

【英文名】Clearing Heat from Heart and Detoxication

【定义】治法。具有清热泄火解毒作用,适用于热毒扰心所致病症的治疗方法。(中华人民共和国国家标准中医临床诊疗术语-治法)

清心豁痰 qing xin huo tan

【英文名】Clearing away Heart-Fire and Eliminating Phlegm

【定义】治法。清热药与祛痰药并用,适用于痰火扰神证的治疗方法。(中华人民共和国国家标准中医临床诊疗术语-治法)

清利三焦 qing li san jiao

【英文名】Clearing away Damp-Heat from Triple Warmer

【异名】清化三焦(中华人民共和国国家标准中医临床诊疗术语-治法)

【定义】治法。清热药与祛湿药并用,适用于湿热弥漫三焦证的治疗方法。(中华人民共和国国家标准中医临床诊疗术语-治法)

清利下焦 qing li xia jiao

【英文名】Clearing away Damp-Heat from the Lower-Jiao

【异名】清利下焦湿热(中华人民共和国国家标准中医临床诊疗术语-治法)

【定义】治法。清热药与利湿药并用,适用于下焦湿热证的治疗方法。(中华人民共和国国家标准中医临床诊疗术语-治法)

清利中焦 qing li zhong jiao

【英文名】Clearing away Damp-Heat from the Middle-Jiao

【定义】治法。清热药与利湿药同用,适用于中焦湿热证的治疗方法。(中华人民共和国国家标准中医临床诊疗术语-治法)

清利头目 qing li tou mu

【英文名】Clear away Heat to Ease up Head and Eyes

【定义】治法。通过清热泻火、潜阳降逆,而使头目清利的治疗方法。适用于火热上扰、阳亢气逆而使头目疼痛、眩晕之类病症。(中华人民共和国国家标准中医临床诊疗术语-治法)

清利肝经 qing li gan jing

【英文名】Removing Damp-Heat from Liver Meridian

【异名】清利肝经湿热(中华人民共和国国家标准中医临床诊疗术语-治法)

【定义】治法。清热药与祛湿药并用,适用于肝经湿热证的治疗方法。(中华人民共和国国家标准中医临床诊疗术语-治法)

清利肝胆 qing li gan dan

【英文名】Removing Damp-heat from Liver and Gallbladder

【异名】清利肝胆湿热(中华人民共和国国家标准中医临床诊疗术语-治法)

【定义】治法。清热药与祛湿药并用,适用于肝胆湿热证的治疗方法。(中华人民共和国国家标准中医临床诊疗术语-治法)

清利肠道 qing li chang dao

【英文名】Clearing away Intestineal Damp-Heat

【异名】清利肠道湿热(中华人民共和国国家标准中医临床诊疗术语-治法)

【定义】治法。清热药与祛湿药并用,适用于肠道湿热证的治疗方法。(中华人民共和国国家标准中医临床诊疗术语-治法)

清利脾经 qing li pi jing

【英文名】Removing Damp-Heat from Spleen Meridian

【异名】清利脾经湿热(中华人民共和国国家标准中医临床诊疗术语-治法)

【定义】治法。清热药与祛湿药并用,适用于湿热蕴脾证的治疗方法。(中华人民共和国国家标准中医临床诊疗术语-治法)

清利脾胃 qing li pi wei

【英文名】Clearing away Damp-Heat in spleen and Stomach

【异名】清利脾胃湿热(中华人民共和国国家标准中医临床诊疗术语-治法)

【定义】治法。清热药与祛湿药并用,适用于脾胃湿热证的治疗方法。(中华人民共和国国家标准中医临床诊疗术语-治法)

清利湿浊 qing li shi zhuo

【英文名】Clearing and Eliminating Turbid Dampness-Evil

【定义】治法。通过清热利小便以化湿泄浊,适用于湿热蕴结而湿重于热证的治疗方法。(中华人民共和国国家标准中医临床诊疗术语-治法)

清利膀胱 qing li pang guang

【英文名】Clearing away Damp-Heat in Urinary Bladder

【异名】清利膀胱湿热(中华人民共和国国家标准中医临床诊疗术语-治法)

【定义】治法。清热药与利尿药并用,适用于膀胱湿热证的治疗方法。(中华人民共和国国家标准中医临床诊疗术语-治法)

清肝化瘀 qing gan hua yu

【英文名】Clear away Liver-Heat and Dissolve Blood Stasis

【定义】治法。清热药与活血化瘀药并用,适用于肝热血瘀证、肝瘀化热证的治疗方法。(中华人民共和国国家标准中医临床诊疗术语-治法)

清肝泻火 qing gan xie huo

【英文名】Clearing Liver to Reduce Fire

【异名】清肝泻热(中华人民共和国国家标准中医临床诊疗术语-治法)

【定义】治法。具有清泻肝经火热作用,适用于肝经火旺证、肝火炽盛证、肝火上炎证的治疗方法。(中华人民共和国国家标准中医临床诊疗术语-治法)

清肝养阴 qing gan yang yin

【英文名】Clear away Liver Heat and Nourish Yin

【定义】治法。清热药与滋阴养肝药并用,适用于肝热阴虚证的治疗方法。(中华人民共和国国家标准中医临床诊疗术语-治法)

清肝理气 qing gan li qi

【英文名】Clear away Liver Heat and Disperse the Depressed Liver-Energy

【定义】治法。清热药与理气行滞药并用,适用于肝热气滞证的治疗方法。(中华人民共和国国家标准中医临床诊疗术语-治法)

清肝解毒 qing gan jie du

【英文名】Clear away Liver Heat and Remove the Poisonous Substance

【异名】泻肝解毒(中华人民共和国国家标准中医临床诊疗术语-治法)

【定义】治法。具有清肝泻火解毒作用,适用于热毒瘀肝证的治疗方法。(中华人民共和国国家标准中医临床诊疗术语-治法)

清肝熄风 qing gan xi feng

【英文名】Clearing Heat from the Liver and Calming Wind

【异名】凉肝熄风(中华人民共和国国家标准中医临床诊疗术语-治法)

【定义】治法。通过清肝泻火而平熄风阳,适用于肝热

动风证、肝阳化风证的治疗方法。(中华人民共和国国家标准中医临床诊疗术语－治法)

清肠止血 qing chang zhi xue

【英文名】Clearing Heat from the Intestines and Arresting the Blood

【定义】治法。具有清肠凉血止血作用,适用于肠道热盛所致便血的治疗方法。(中华人民共和国国家标准中医临床诊疗术语－治法)

清肠止泻 qing chang zhi xie

【英文名】Clearing Heat from the Intestines and Checking Diarrhea

【异名】清热止泻(中华人民共和国国家标准中医临床诊疗术语－治法)

【定义】治法。通过清肠泻火达到止泻的目的,适用于热滞肠道所致泄泻的治疗方法。(中华人民共和国国家标准中医临床诊疗术语－治法)

清肠止痢 qing chang zhi li

【英文名】Clearing Heat from the Intestines and Checking Dysentery

【异名】清热止痢(中华人民共和国国家标准中医临床诊疗术语－治法)

【定义】治法。通过清肠泻火达到止痢的目的,适用于热滞肠道证所致痢疾的治疗方法。(中华人民共和国国家标准中医临床诊疗术语－治法)

清肠润燥 qing chang run zao

【英文名】Clearing Intestine to Moisten Dryness

【定义】治法。润燥法。是治疗因肠胃积热,腑气不通,伤津化燥所致的大肠燥热便秘的方法。适用于大便干结、口臭唇疮、面赤、小便短赤、苔黄燥、脉滑实等。(汉英双解中医大辞典)

清肠解毒 qing chang jie du

【英文名】Clearing Heat from Intestines and Detoxication

【定义】治法。具有清肠泻火解毒作用,适用于热毒蕴肠证的治疗方法。(中华人民共和国国家标准中医临床诊疗术语－治法)

清冷渊穴 qing leng yuan xue

【英文名】Qinglengyuan Point

【异名】SJ11(中华人民共和国国家标准－经穴部位);清冷泉穴(汉英针灸辞典)

【定义】腧穴。属手少阳三焦经。在臂外侧,屈肘,当肘尖直上 2 寸,即天井上 1 寸。(中华人民共和国国家标准－经穴部位)

清补并用 qing bu bing yong

【英文名】Simultaneous Application of Clearing and Tonifying Therapy

【定义】治法。清热、补阴药或穴位合用的治法。具有滋阴退热的作用。(中国针灸大辞典)

清者温之 qing zhe wen zhi

【英文名】Warming Cool Disease

【定义】治则。即偏于寒性的病证,可用温性的方药治疗。(中国针灸大辞典)

清肺止血 qing fei zhi xue

【英文名】Clearing Heat from the Lung and Arresting the Blood

【定义】治法。具有清泻肺热、凉血止血作用,适用于肺热炽盛所致鼻衄、咳血等病症的治疗方法。(中华人民共和国国家标准中医临床诊疗术语－治法)

清肺止咳 qing fei zhi ke

【英文名】Clearing away Lung-Heat to Relieve Cough

【异名】清热止咳(中华人民共和国国家标准中医临床诊疗术语－治法)

【定义】治法。具有清肺泻火作用,适用于肺热炽盛所致咳嗽的治疗方法。(中华人民共和国国家标准中医临床诊疗术语－治法)

清肺化痰 qing fei hua tan

【英文名】Clearing away Lung-Fire and Eliminating Phlegm

【异名】清金化痰(中华人民共和国国家标准中医临床诊疗术语－治法)

【定义】治法。清热药与祛痰药并用,适用于痰热壅肺证的治疗方法。(中华人民共和国国家标准中医临床诊疗术语－治法)

清肺化瘀 qing fei hua yu

【英文名】Clearing Heat from the Lung and Removing Blood Stasis

【定义】治法。清热药与化瘀药并用,适用于肺热血瘀证的治疗方法。(中华人民共和国国家标准中医临床诊疗术语－治法)

清肺平喘 qing fei ping chuan

【英文名】Clearing Heat from the Lung and Subduing Asthma

【异名】清热平喘(中华人民共和国国家标准中医临床诊疗术语－治法)

【定义】治法。具有清肺泻火作用,适用于肺热炽盛所致气喘的治疗方法。(中华人民共和国国家标准中医临床诊疗术语－治法)

清肺泻肠 qing fei xie chang

【英文名】Clearing Lung-Heat and Purging Intestines

【定义】治法。具有清肺泻热导下作用,适用于肺热移肠证、肺热肠燥证的治疗方法。(中华人民共和国国家标准中医临床诊疗术语－治法)

清肺润燥 qing fei run zao

【英文名】Clearing the Lung and Moistening for Dryness

【定义】治法。具有清热宣肺、增液润燥作用,适用于

燥邪犯肺证、肺热阴虚证、肺燥郁热证等的治疗方法。(中华人民共和国国家标准中医临床诊疗术语－治法)

清肺解毒 qing fei jie du

【英文名】Clearing Heat from the Lung and Detoxication

【异名】宣肺解毒(中华人民共和国国家标准中医临床诊疗术语－治法)

【定义】治法。具有清热宣肺、泻火解毒作用，适用于热毒壅肺所致病症的治疗方法。(中华人民共和国国家标准中医临床诊疗术语－治法)

清泄少阳 qing xie shao yang

【英文名】Clearing Shaoyang

【定义】治法。治疗热性病，邪在半表半里的一种方法。(汉英双解实用中医词汇)

清泄里热 qing xie li re

【英文名】Clearing away Inner Heat

【异名】清泄脏腑(中华人民共和国国家标准中医临床诊疗术语－治法)

【定义】治法。具有清泄内脏邪热作用，适用于脏腑实热证的治疗方法。(中华人民共和国国家标准中医临床诊疗术语－治法)

清泄胆热 qing xie dan re

【英文名】Purge Gallbladder-Fire

【异名】清泄胆火(中华人民共和国国家标准中医临床诊疗术语－治法)

【定义】治法。具有清泻胆经火热作用，适用于胆经郁热证的治疗方法。(中华人民共和国国家标准中医临床诊疗术语－治法)

清泄虚热 qing xie xu re

【英文名】Clearing away Deficiency-Heat

【定义】治法。具有清热滋阴作用，适用于阴虚内热证的治疗方法。(中华人民共和国国家标准中医临床诊疗术语－治法)

清泄湿热 qing xie shi re

【英文名】Clearing away Damp-Heat

【定义】治法。通过分利二便以清热祛湿，适用于湿热蕴结证的治疗方法。(中华人民共和国国家标准中医临床诊疗术语－治法)

清泄膈热 qing xie ge re

【英文名】Clearing away Heat from the Diaphragm

【定义】治法。具有清热凉膈作用，适用于热扰胸膈证的治疗方法。(中华人民共和国国家标准中医临床诊疗术语－治法)

清泻肝胆 qing xie gan dan

【英文名】Clear away Pathogenic Fire in the Liver and Gallbladder

【异名】清泄肝胆(中华人民共和国国家标准中医临床诊疗术语－治法)

【定义】治法。具有清泻肝胆火热作用，适用于肝胆火旺证的治疗方法。(中华人民共和国国家标准中医临床诊疗术语－治法)

清泻肠热 qing xie chang re

【英文名】Clearing away the Bowel-Heat

【定义】治法。具有清泻肠道火热作用，适用于肠道实热证的治疗方法。(中华人民共和国国家标准中医临床诊疗术语－治法)

清泻肺胃 qing xie fei wei

【英文名】Clearing away Heat from Lung and the Stomach

【定义】治法。具有清泻肺胃火热作用，适用于肺胃热盛证的治疗方法。(中华人民共和国国家标准中医临床诊疗术语－治法)

清泻相火 qing xie xiang huo

【英文名】Clearing away the Kidney-Fire

【定义】治法。具有清热泻相火作用，适用于相火偏旺证的治疗方法。(中华人民共和国国家标准中医临床诊疗术语－治法)

清肃肺气 qing su fei qi

【英文名】Keeping the Lung-Qi Pure and Descendant

【异名】清金降火(汉英双解实用中医词汇)

【定义】治法。治疗肺气上逆的方法，适用于热邪迫肺所致的喘咳气急、咯黄痰、口干、发热、苔黄、脉浮数等。(汉英双解实用中医词汇)

清胃行滞 qing wei xing zhi

【英文名】Clear away Stomach-Heat and Promote the Flow of Qi

【定义】治法。清热药与理气行滞药并用，适用于胃热气滞证的治疗方法。(中华人民共和国国家标准中医临床诊疗术语－治法)

清胃利咽 qing wei li yan

【英文名】Clear away Stomach-Fire to Soothe the Throat

【异名】清胃利喉(中华人民共和国国家标准中医临床诊疗术语－治法)

【定义】治法。运用具有清泻胃火、解毒消肿作用的方药，适用于胃火上炎、燔灼咽喉所致咽喉病变的治疗方法。(中华人民共和国国家标准中医临床诊疗术语－治法)

清胃泄热 qing wei xie re

【英文名】Clearing Stomach and Purging Fire

【异名】清胃泄火(中华人民共和国国家标准中医临床诊疗术语－治法)；清胃降火(中华人民共和国国家标准中医临床诊疗术语－治法)

【定义】治法。具有清胃泻火作用，适用于胃火炽盛证的治疗方法。(中华人民共和国国家标准中医临床

诊疗术语－治法）

清胃降逆 qing wei jiang ni

【英文名】Clear away Stomach-Heat and Descend Rebellious Qi

【定义】治法。通过清泄胃热以降逆，适用于胃热气逆证的治疗方法。（中华人民共和国国家标准中医临床诊疗术语－治法）

清胃凉血 qing wei liang xue

【英文名】Clear away Stomach-Heat and Cool Blood; Clearing Stomach-Heat and Cooling Blood

【异名】清胃止血（中华人民共和国国家标准中医临床诊疗术语－治法）

【定义】治法。具有清热凉血止血作用，适用于胃火炽盛所致的呕血等病症的治疗方法。（中华人民共和国国家标准中医临床诊疗术语－治法）

清胃滋阴 qing wei zi yin

【英文名】Clear away Stomach-Heat and Nourish Yin; Clearing Stomach-Heat and Nourishing Yin

【异名】清胃养阴（中华人民共和国国家标准中医临床诊疗术语－治法）

【定义】治法。具有清泄胃热、滋养胃阴作用，适用于胃热阴虚证的治疗方法。（中华人民共和国国家标准中医临床诊疗术语－治法）

清胃解毒 qing wei jie du

【英文名】Clearing away Stomach-Heat and Detoxication; Clearing Heat from the Stomach and Detoxication

【异名】泻胃解毒（中华人民共和国国家标准中医临床诊疗术语－治法）

【定义】治法。具有清胃泻火解毒作用，适用于热毒壅滞于胃所致病症的治疗方法。（中华人民共和国国家标准中医临床诊疗术语－治法）

清胆利湿 qing dan li shi

【英文名】Clearing the Gallbladder and Eliminating Dampness

【定义】治法。清热药与利湿药并用，适用于湿热阻滞胆腑所致病症的治疗方法。（中华人民共和国国家标准中医临床诊疗术语－治法）

清胆利鼻 qing dan li bi

【英文名】Clear away Gallbladder-Fire to Ventilate the Nose

【定义】治法。运用具有清泄胆热、利湿通窍作用的方药，适用于胆热上炎，搏结鼻窍所致鼻病的治疗方法。（中华人民共和国国家标准中医临床诊疗术语－治法）

清宣上焦 qing xuan shang jiao

【英文名】Clearing away Damp-Heat from the Upper-Jiao

【定义】治法。清热药与芳香化湿药并用，适用于上焦湿热证的治疗方法。（普通高等教育中医药类规划教材）

清宣郁热 qing xuan yu re

【英文名】Clearing and Dispersing the Stagnated Heat

【异名】清宣郁火（中华人民共和国国家标准中医临床诊疗术语－治法）；清泄郁热（中华人民共和国国家标准中医临床诊疗术语－治法）；清泄郁火（中华人民共和国国家标准中医临床诊疗术语－治法）

【定义】治法。具有清热泻火，理气解郁除烦作用，适用于气郁化火证、热扰心神证的治疗方法。（中华人民共和国国家标准中医临床诊疗术语－治法）

清宣温燥 qing xuan wen zao

【英文名】Clearing and Dispersing Warm-Dryness Evil

【定义】治法。具有清宣热邪、增液润燥作用，适用于温燥证、温燥袭肺证的治疗方法。（中华人民共和国国家标准中医临床诊疗术语－治法）

清络保阴 qing luo bao yin

【英文名】Clearing away Heat in Lung Collaterals and Retaining the Lung-Yin

【定义】治法。即清肺络之热邪以保肺阴之法。适用于暑温病主要症状已消退，但肺络仍有热邪、肺阴受伤。症见咳嗽无痰或咯血，鼻衄等（汉英双解实用中医词汇）

清热开音 qing re kai yin

【英文名】Clear away Heat to Ease-up the Voice

【定义】治法。运用具有清热解毒作用的方药，适用于邪热壅遏咽喉而致声音嘶哑的治疗方法。（中华人民共和国国家标准中医临床诊疗术语－治法）

清热开窍 qing re kai qiao

【英文名】Clearing away Heat for Resuscitation

【异名】泄热开窍（中华人民共和国国家标准中医临床诊疗术语－治法）

【定义】治法。通过清热泻火以开窍醒神，适用于热闭心神证的治疗方法。（中华人民共和国国家标准中医临床诊疗术语－治法）

清热止血 qing re zhi xue

【英文名】Clearing Heat and Arresting Bleeding

【异名】泻火止血（中华人民共和国国家标准中医临床诊疗术语－治法）

【定义】治法。具有清热凉血止血作用，适用于热盛动血证、血热动血证的治疗方法。（中华人民共和国国家标准中医临床诊疗术语－治法）

清热止呕 qing re zhi ou

【英文名】Clear away Heat to Stop Vomiting

【定义】治法。通过清泻胃热达到止呕目的，适用于胃热所致的呕吐的治疗方法。（中华人民共和国国家标准中医临床诊疗术语－治法）

清热止带 qing re zhi dai

【英文名】Clearing Heat and Arresting Morbid Leucorrhea

【定义】治法。通过清热泻火，起到止带作用，适用于血热所致带下臭秽等症的治疗方法。（中华人民共和国国家标准中医临床诊疗术语－治法）

清热止痛 qing re zhi tong

【英文名】Clearing Heat to Relieve Pain

【定义】治法。通过清热泻火而达到止痛目的的治疗方法。主要适用于火热燔灼所致的疼痛。（中华人民共和国国家标准中医临床诊疗术语－治法）

清热止渴 qing re zhi ke

【英文名】Clearing Heat to Quench Thirst

【异名】泻火止渴（中华人民共和国国家标准中医临床诊疗术语－治法）

【定义】治法。通过清热泻火，以减少对阴液的耗伤，达到止渴目的的治疗方法。适用于热盛津伤所致的口渴。（中华人民共和国国家标准中医临床诊疗术语－治法）

清热化斑 qing re hua ban

【英文名】Clearing Heat and Dissipating Rashes; Clearing Heat and Eliminating Purpura

【定义】治法。具有清热解毒化斑作用，适用于热盛动血证所致斑疹的治疗方法。（中华人民共和国国家标准中医临床诊疗术语－治法）

清热化湿 qing re hua shi

【英文名】Clearing Heat and Removing Dampness

【定义】治法。清热药与化湿药并用，适用于湿热蕴结证的治疗方法。（中华人民共和国国家标准中医临床诊疗术语－治法）

清热化痰 qing re hua tan

【英文名】Clearing Heat and Resolving Phlegm

【异名】清热祛痰（中华人民共和国国家标准中医临床诊疗术语－治法）

【定义】治法。运用清热化痰药，或清热药与祛痰药并用，适用于热痰证的治疗方法。（中华人民共和国国家标准中医临床诊疗术语－治法）

清热生津 qing re sheng jin

【英文名】Clearing Heat and Promoting Production of Body Fluid; Clearing Heat and Producing Fluid

【异名】甘凉清热（中华人民共和国国家标准中医临床诊疗术语－治法）；泄热生津（中华人民共和国国家标准中医临床诊疗术语－治法）；泄热存津（中华人民共和国国家标准中医临床诊疗术语－治法）

【定义】治法。味甘性凉的清热药与生津药并用，适用于火热伤津证、阴虚内热证的治疗方法。（中华人民共和国国家标准中医临床诊疗术语－治法）

清热行滞 qing re xing zhi

【英文名】Clearing Heat and Regulating Qi to Dissipate Qi Stagnation

【定义】治法。清热药与理气行滞药并用，适用于气滞热壅证的治疗方法。（中华人民共和国国家标准中医临床诊疗术语－治法）

清热安胎 qing re an tai

【英文名】Clearing Heat and Calming Fetus

【定义】治法。通过清泻火热达到安胎目的，适用于热扰胞宫所致胎动不安的治疗方法。（中华人民共和国国家标准中医临床诊疗术语－治法）

清热安蛔 qing re an hui

【英文名】Clearing away Heat and Relieving Colic Caused by Ascaris

【定义】治法。通过清热以安蛔止痛，适用于热扰虫窜所致病症的治疗方法。（中华人民共和国国家标准中医临床诊疗术语－治法）

清热攻下 qing re gong xia

【英文名】Clearing away Heat and Purging; Clearing away Heat and Relaxing Bowels

【异名】泻火攻下（中华人民共和国国家标准中医临床诊疗术语－治法）；泻火通便（中华人民共和国国家标准中医临床诊疗术语－治法）；泻火通腑（中华人民共和国国家标准中医临床诊疗术语－治法）；清热通便（中华人民共和国国家标准中医临床诊疗术语－治法）；清热通腑（中华人民共和国国家标准中医临床诊疗术语－治法）；峻下热结（中华人民共和国国家标准中医临床诊疗术语－治法）

【定义】治法。清热药与攻下药并用，适用于大肠热结证的治疗方法。（中华人民共和国国家标准中医临床诊疗术语－治法）

清热利尿 qing re li niao

【英文名】Clearing Heat and Promoting Diuresis

【定义】治法。清热药和利尿药同用，适用于湿热蕴于下焦所致的热淋等证。（中华人民共和国国家标准中医临床诊疗术语－治法）

清热利湿 qing re li shi

【英文名】Clearing away Heat to Drain Dampness

【定义】治法。清热药与利湿药并用，适用于湿热蕴结证的治疗方法。（中华人民共和国国家标准中医临床诊疗术语——治法）

清热明目 qing re ming mu

【英文名】Clear away Liver-Fire to Treat Eye Disease

【异名】泻火明目（中华人民共和国国家标准中医临床诊疗术语－治法）；泄热明目（中华人民共和国国家标准中医临床诊疗术语－治法）；清肝明目（中华人民共和国国家标准中医临床诊疗术语－治法）

【定义】治法。用龙胆草、栀子、黄连、黄芩、紫花地丁、蒲公英等具有清热泻火、解毒作用的方药，起到祛

邪明目作用的治疗方法。主要适用于热性眼病。(中华人民共和国国家标准中医临床诊疗术语－治法)

清热和胃 qing re he wei

【英文名】Clear away Pathogenic Heat and Regulate the Function of the Stomach

【异名】清热和中(中华人民共和国国家标准中医临床诊疗术语－治法)

【定义】治法。通过清热泻火以和中宽胃,适用于胃火炽盛证的治疗方法。(中华人民共和国国家标准中医临床诊疗术语－治法)

清热泻肺 qing re xie fei

【英文名】Clearing away the Lung-Heat

【定义】治法。具有清泻肺热作用,适用于肺热炽盛证的治疗方法。(中华人民共和国国家标准中医临床诊疗术语－治法)

清热降火 qing re jiang huo

【英文名】Clearing Heat and Descending Fire

【异名】清热泻火(中华人民共和国国家标准中医临床诊疗术语－治法)

【定义】治法。运用性寒味苦的方药,具有清除火热作用,适用于火热炽盛证的治疗方法。(中华人民共和国国家标准中医临床诊疗术语－治法)

清热宣肺 qing re xuan fei

【英文名】Clearing away Heat and Dispersing Lung-Qi

【定义】治法。具有清热泻火宣肺作用,适用于肺热炽盛证、风热闭肺证的治疗方法。(中华人民共和国国家标准中医临床诊疗术语－治法)

清热宣痹 qing re xuan bi

【英文名】Clearing Heat and Dispersing Obstruction of Bi-Symdrome

【定义】治法。运用清热祛邪的方药或外治法,达到宣通痹阻目的的治疗方法。主要适用于热邪痹阻为主的病证。(中华人民共和国国家标准中医临床诊疗术语－治法)

清热祛邪 qing re qu xie

【英文名】Clearing Heat and Eliminating Pathogens

【定义】治法。泛指具有清泻邪热作用,适用于火热炽盛证的治疗方法。(中华人民共和国国家标准中医临床诊疗术语－治法)

清热祛湿 qing re qu shi

【英文名】Clear away Heat and Dispel Dampness

【定义】治法。清热药与祛湿药并用,适用于湿热蕴结证的治疗方法。(中华人民共和国国家标准中医临床诊疗术语－治法)

清热祛腐 qing re qu fu

【英文名】Clearing Heat and Removing the Necrotic Tissue

【定义】治法。运用清热解毒之类方药,使疮疡内蕴之热毒排出,脓腐脱落的治疗方法。(中华人民共和国国家标准中医临床诊疗术语－治法)

清热除蒸 qing re chu zheng

【英文名】Clearing Heat and Removing Hectic Fever

【定义】治法。具有清热降火、透热除蒸作用,适用于虚火内伏所致蒸蒸发热的治疗方法。(中华人民共和国国家标准中医临床诊疗术语－治法)

清热透邪 qing re tou xie

【英文名】Clearing Heat and Eliminating Pathogens

【定义】治法。运用辛凉之品,引邪热向外透达,适用于卫气同病证或气分证的治疗方法。(中华人民共和国国家标准中医临床诊疗术语－治法)

清热透疹 qing re tou zhen

【英文名】Clearing Heat and Letting out Skin Eruption

【异名】凉营透疹(中华人民共和国国家标准中医临床诊疗术语－治法)

【定义】治法。通过清热凉营,起到透疹作用,适用于热盛而疹透不畅病症的治疗方法。(中华人民共和国国家标准中医临床诊疗术语－治法)

清热凉血 qing re liang xue

【英文名】Clearing Heat and Cooling Blood

【异名】泻热凉血(中华人民共和国国家标准中医临床诊疗术语－治法)

【定义】治法。运用具有凉血清热作用的方药,适用于血分证、血热炽盛证的治疗方法。(中华人民共和国国家标准中医临床诊疗术语－治法)

清热凉营 qing re liang ying

【英文名】Clearing Heat and Cooling Ying-Fen

【定义】治法。具有清热凉营作用,并使热邪通过气分透达,适用于气营两燔证的治疗方法。(中华人民共和国国家标准中医临床诊疗术语－治法)

清热消肿 qing re xiao zhong

【英文名】Clearing Heat and Detumescence .

【异名】泻火消肿(中华人民共和国国家标准中医临床诊疗术语－治法)

【定义】治法。具有清热泻火、散结消肿的作用,适用于火热所致痈肿等病症的治疗方法。(中华人民共和国国家标准中医临床诊疗术语－治法)

清热润燥 qing re run zao

【英文名】Clearing Heat and Moistening for Dryness

【定义】治法。具有清热增液润燥作用,适用于温燥证的治疗方法。(中华人民共和国国家标准中医临床诊疗术语－治法)

清热调经 qing re tiao jing

【英文名】Clearing Heat and Regulating Menstruation

【定义】治法。通过清热泻火起到调经作用，适用于血热所致经行先期、量多等月经不调的治疗方法。（中华人民共和国国家标准中医临床诊疗术语－治法）

清热通淋 qing re tong lin

【英文名】Clearing Heat and Removing Stranguria

【异名】泻火通淋（中华人民共和国国家标准中医临床诊疗术语－治法）

【定义】治法。通过清泻膀胱火热达到通淋的目的，适用于热淋、膀胱蓄热证的治疗方法。（中华人民共和国国家标准中医临床诊疗术语－治法）

清热排脓 qing re pai nong

【英文名】Clearing away Heat and Draining Pus

【定义】治法。运用具有清热解毒作用的方药，达到清解疮疡内蕴之热毒，排除脓液目的的治疗方法。（中华人民共和国国家标准中医临床诊疗术语－治法）

清热解表 qing re jie biao

【英文名】Clearing away Heat and Relieving Exterior Syndrome

【定义】治法。属表里双解法，是治疗里热较重而表证较轻病证的方法。此法适用于高热、心烦口渴、微恶风寒、少汗或无汗、便秘、尿黄、苔黄白而干、脉滑数等症。（汉英双解中医大辞典）

清热解毒 qing re jie du

【英文名】Clearing Heat and Detoxication

【异名】泻热败毒（中华人民共和国国家标准中医临床诊疗术语－治法）；泄热败毒（中华人民共和国国家标准中医临床诊疗术语－治法）；泄热解毒（中华人民共和国国家标准中医临床诊疗术语－治法）；清热败毒（中华人民共和国国家标准中医临床诊疗术语－治法）

【定义】治法。通过清热泻火达到解毒的目的，适用于火毒证、火毒流窜证、火毒入络证的治疗方法。（中华人民共和国国家标准中医临床诊疗术语－治法）

清热解暑 qing re jie shu

【英文名】Clearing away Summer-Heat

【定义】治法。用清热药结合解暑药，治疗外感暑热的方法。（汉英双解实用中医词汇）

清热熄风 qing re xi feng

【英文名】Clearing Heat and Calming Wind

【异名】泻火熄风（中华人民共和国国家标准中医临床诊疗术语－治法）

【定义】治法。通过清热泻火而止痉熄风，适用于热极动风证的治疗方法。（中华人民共和国国家标准中医临床诊疗术语－治法）

清热燥湿 qing re zao shi

【英文名】Clearing Heat and Drying Dampness

【定义】治法。清热药和燥湿药并用，适用于湿热蕴结的治疗方法。（普通高等教育中医药类规划教材）

清脏腑热 qing zang fu re

【英文名】Clearing Visceral Heat

【定义】治法。具有清泄脏腑火热的作用，适用于心火炽盛证的治疗方法。（普通高等教育中医药类规划教材）

清营泻热 qing ying xie re

【英文名】Clearing Ying-Fen to Expel Heat

【异名】凉营泻热（中华人民共和国国家标准中医临床诊疗术语－治法）

【定义】治法。具有清除营分邪热的作用，适用于热入营血证的治疗方法。（普通高等教育中医药类规划教材）

清营透热 qing ying tou re

【英文名】Clearing Heat of Ying Phase from Qi Phase；Eliminating Heat of Ying Phase through Qi Phase

【异名】透热转气

【定义】治法。具有清热凉营作用，并使热邪通过气分透达，适用于气营两燔证、营分证初期的治疗方法。（中华人民共和国国家标准中医临床诊疗术语－治法）

清营透疹 qing ying tou zhen

【英文名】Clearing away Heat in Ying Phase and Letting Eruptions Out

【定义】治法。是清营泄热并结合宣肺透疹的治疗方法，适用于热入营分、肺气不宣、皮疹隐隐的病证。（汉英双解中医大辞典）

清营凉血 qing ying liang xue

【英文名】Clearing Ying and Cooling Blood

【定义】治法。具有清热凉血作用，适用于热入营血证的治疗方法。（中华人民共和国国家标准中医临床诊疗术语－治法）

清营解毒 qing ying jie du

【英文名】Clearing Heat from Ying and Detoxication；Clearing away Heat in Ying System and Removing Toxic Substances；Clearing Heat from Ying-Yin and Detoxication

【定义】治法。具有清解营分热毒作用，适用于热毒入营证的治疗方法。（中华人民共和国国家标准中医临床诊疗术语－治法）

清暑利湿 qing shu li shi

【英文名】Clearing away Summer-Heat and Removing Dampness by Diuresis

【定义】治法。是清暑泄热兼利湿邪的治疗方法。适用于夏季暑病兼湿的病证。（汉英双解中医大辞典）

清暑宣肺 qing shu xuan fei

【英文名】Dispelling Summer-Heat and Dispersing Lung-Qi

【定义】治法。通过清热祛暑以宣降肺气,适用于暑伤肺络证所致烦渴、咳嗽、咳血等症的治疗方法。(中华人民共和国国家标准中医临床诊疗术语－治法)

清暑益气 qing shu yi qi

【英文名】Dispelling Summer-Heat and Benefiting Vital Qi

【定义】治法。清热解暑药与益气生津药并用,适用于暑伤津气证的治疗方法。(中华人民共和国国家标准中医临床诊疗术语－治法)

清暑解毒 qing shu jie du

【英文名】Clearing away Summer-Heat and Detoxication; Dispelling Summer-Heat and Dampness with Detoxication

【定义】治法。具有清暑化湿解毒作用,适用于暑湿毒蕴证的治疗方法。(中华人民共和国国家标准中医临床诊疗术语－治法)

清脾泄热 qing pi xie re

【英文名】Clear away Spleen-Heat

【异名】清脾泻火(中华人民共和国国家标准中医临床诊疗术语－治法)

【定义】治法。具有清泻脾胃火热作用,适用于脾胃实热证的治疗方法。(中华人民共和国国家标准中医临床诊疗术语－治法)

清解余毒 qing jie yu du

【英文名】Remove the Remaining Toxic Substance

【定义】治法。运用具有清热解毒作用的方药,达到消除余毒目的的治疗方法。(普通高等教育中医药类规划教材)

清燥润鼻 qing zao run bi

【英文名】Clear away Dryness to Moisturize the Nose

【定义】治法。运用具有清宣燥热、润肺生津作用的方药,适用于燥伤肺津、肺燥阴虚、鼻窍失濡所致鼻病的治疗方法。(中华人民共和国国家标准中医临床诊疗术语－治法)

清静归一法 qing jing gui yi fa

【英文名】Concentrating Mindwill on Space between Knees

【定义】气功功法名。静功。采取坐式练功,全身放松,自然呼吸,集中意念,透过眼帘默观两膝之间,该处可见到有白光发生。三十分钟后,自然收功。(汉英双解中医大辞典)

清胆化痰宁神 qing dan hua tan ning shen

【英文名】Clearing away Gallbladder-Heat and Eliminating Phlegm for Tranquilizing; Clear the Gallbladder and Eliminate Phlegm to Calm the Mind

【定义】治法。清热药与化痰药并用,以清胆宁神,适用于胆热痰扰证的治疗方法。(中华人民共和国国家标准中医临床诊疗术语－治法)

清热化湿行滞 qing re hua shi xing zhi

【英文名】Clearing Heat, Eliminating Dampness and Removing Stagnation

【定义】治法。具有清热、化湿、理气行滞作用,适用于湿热气滞证的治疗方法。(中华人民共和国国家标准中医临床诊疗术语－治法)

清热化湿通络 qing re hua shi tong luo

【英文名】Clearing Heat, Eliminating Dampness and Dredging Collaterals

【定义】治法。清热化湿药与活血通络药并用,适用于湿热阻络证的治疗方法。(中华人民共和国国家标准中医临床诊疗术语－治法)

清热化湿解毒 qing re hua shi jie du

【英文名】Clearing Heat, Eliminating Dampness and Detoxication

【定义】治法。具有清热、化湿、解毒作用,适用于湿热毒蕴证的治疗方法。(中华人民共和国国家标准中医临床诊疗术语－治法)

清热化瘀通络 qing re hua yu tong luo

【英文名】Clearing away Heat and Removing Blood Stasis for Dredging Collaterals

【定义】治法。清热药与化瘀通络药并用,适用于瘀热入络证、热蕴络瘀证的治疗方法。(中华人民共和国国家标准中医临床诊疗术语－治法)

清热化痰开窍 qing re hua tan kai qiao

【英文名】Clearing away Fire and Expelling Phlegm for Waking Up the Patient from Unconciousness

【定义】治法。具有清热、化痰、开窍作用,适用于痰热内闭证的治疗方法。(中华人民共和国国家标准中医临床诊疗术语－治法)

清热化痰宣肺 qing re hua tan xuan fei

【英文名】Clearing away Heat and Eliminating Phlegm for Dispersing Lung-Qi

【定义】治法。清热药与化痰药并用,以开宣肺气,适用于痰热闭肺证的治疗方法。(中华人民共和国国家标准中医临床诊疗术语－治法)

清热化痰宽胸 qing re hua tan kuan xiong

【英文名】Clearing away Heat and Eliminating Phlegm for Relieving the Chest Stuffiness

【定义】治法。清热药与化痰药并用,以宽胸利膈,适用于痰热结胸证的治疗方法。(中华人民共和国国家标准中医临床诊疗术语－治法)

清热化痰熄风 qing re hua tan xi feng

【英文名】Clearing Heat, Expelling Phlegm and Calming

Wind

【定义】治法。通过清热化痰以熄风止痉，适用于痰热动风证的治疗方法。（中华人民共和国国家标准中医临床诊疗术语-治法）

清热行气化痰 qing re xing qi hua tan

【英文名】Clearing away Heat and Activating Qi Circulation with Eliminating Phlegm

【定义】治法。具有清热、行气、化痰作用，适用于痰热气滞证的治疗方法。（中华人民共和国国家标准中医临床诊疗术语-治法）

清热祛暑熄风 qing re qu shu xi feng

【英文名】Clearing away Summer-Heat and Calming Wind

【定义】治法。通过清热祛暑以熄风止痉，适用于暑热动风证的治疗方法。（中华人民共和国国家标准中医临床诊疗术语-治法）

清热祛痰化瘀 qing re qu tan hua yu

【英文名】Clearing away Heat and Expelling Phlegm with Removing Blood Stasis

【定义】治法。清热、祛痰、化瘀药并用，适用于痰瘀化热证的治疗方法。（中华人民共和国国家标准中医临床诊疗术语-治法）

清热散结止痛 qing re san jie zhi tong

【英文名】Clearing Heat, Removing Stasis and Alleviating Pains

【定义】治法。通过清热解毒、消散壅结而达到止痛目的的治疗方法，主要适用于热毒炽盛、气血壅滞所致疼痛。（中华人民共和国国家标准中医临床诊疗术语-治法）

清热滋阴化痰 qing re zi yin hua tan

【英文名】Clearing away Heat and Nourishing Yin with Eliminating Phlegm

【定义】治法。具有清热、滋阴、化痰作用，适用于痰热阴虚证的治疗方法。（中华人民共和国国家标准中医临床诊疗术语-治法）

清热燥湿解毒 qing re zao shi jie du

【英文名】Clearing away Heat, Drying Dampness and Detoxication

【异名】泄热化湿解毒（中华人民共和国国家标准中医临床诊疗术语-治法）；泄热燥湿解毒（中华人民共和国国家标准中医临床诊疗术语-治法）；清热化湿解毒（中华人民共和国国家标准中医临床诊疗术语-治法）

【定义】治法。通过清热化湿以解毒，适用于湿热毒蕴证的治疗方法。（中华人民共和国国家标准中医临床诊疗术语-治法）

淋泉穴 lin quan xue

【英文名】Linquan Points

【定义】腧穴。经外奇穴。位于尾骨端上 0.5 寸处一穴，其旁开 0.5 寸处各一穴。计三穴。（汉英针灸辞典）

混元丹功 hun yuan dan gong

【英文名】Integral Whole Dangong

【定义】气功功法名。此功法是以动静相兼，刚柔相济为特点的一整套外壮内养，性命双修的道家内丹功法。（中国当代气功全书）

混元一气功 hun yuan yi qi gong

【英文名】Integral Whole One Qigong

【定义】气功功法名。本功法为一种以坚持内外相联、动静相顾、形神相合、放松自然、无须意守为原则，能使人体真气贯通而收到强身祛病、益寿延年效果的功法。（中国当代气功全书）

混元归丹功 hun yuan gui dan gong

【英文名】Integral Whole Guidan Qigong

【定义】气功功法名。本功法是郭万春编创的，由归元功、自然功、虎撑功三部功组成的一套健体养生功法。（中国当代气功全书）

混元一体自然功 hun yuan yi ti zi ran gong

【英文名】Integral Whole and Organic Whole Natural Qigong

【定义】气功功法名。此为一套由混元桩、采地精华功、采天精华功、如意洗髓法、通周循环术、乾坤还神掌、万物归宗七部功法组成的养生祛病功法。（中国当代气功全书）

渊腋穴 yuan ye xue

【英文名】Yuanye Point

【异名】GB22（中华人民共和国国家标准-经穴部位）；渊液穴（汉英针灸辞典）

【定义】腧穴。属足少阳胆经。在侧胸部，举臂，当腋中线上，腋下 3 寸，第四肋间隙中。（中华人民共和国国家标准-经穴部位）

液门穴 ye men xue

【英文名】Yemen Point

【异名】SJ2（中华人民共和国国家标准-经穴部位）

【定义】腧穴。属手少阳三焦经。在手背部，当第四、五指间，指蹼缘后方赤白肉际处。（中华人民共和国国家标准-经穴部位）

淬刺 cui ci

【英文名】Heat Needling

【定义】针刺方法。将针烧红后刺入体表的方法。治疗寒痹、瘰疬、阴疽等病症。（普通高等教育中医药类规划教材）

淡渗分利 dan shen fen li

【英文名】Promoting Diuresis with Drugs of Tasteless Flavour

【异名】淡渗祛湿(中华人民共和国国家标准中医临床诊疗术语-治法)
【定义】治法。祛湿法。通过淡渗利湿以祛除湿邪的治疗方法。(中华人民共和国国家标准中医临床诊疗术语-治法)

淡渗利湿 dan shen li shi
【英文名】Eliminating the Pathogenic Dampness with Bland-Tasted Drugs; Inducing Diuresis with Bland Drugs
【定义】治法。祛湿法。是用甘淡渗湿药物使湿邪从小便排出的方法。用于泄泻清稀、小便不利、舌苔白、脉濡等偏湿证候。(汉英双解中医大辞典)

常脉 chang mai
【英文名】Common Pulse
【异名】平脉(汉英双解中医大辞典)
【定义】脉象。指正常的脉象。(汉英双解中医大辞典)

深刺 shen ci
【英文名】Needling Deeply
【定义】针刺方法。针刺时针体进入组织较深的程度。(普通高等教育中医药类规划教材)

深则欲留 shen ze yu liu
【英文名】Puncture Deeply and Retain the Needle
【定义】针刺方法。针刺身体壮实的患者,可深刺久留针。(汉英针灸辞典)

深浅在志 shen qian zai zhi
【英文名】Decide the Depth of Puncturing according to the Real Condition
【定义】针刺方法。针刺或深或浅,应根据实际情况灵活掌握。(汉英针灸辞典)

渗下 shen xia
【英文名】Excreting Downwards
【定义】治法。指用淡渗之品渗利湿邪的治疗方法。用于水湿为患的病证。(汉英双解中医大辞典)

渗湿化痰 shen shi hua tan
【英文名】Eliminating Dampness by Diuresis for Dispelling Phlegm
【定义】治法。通过淡渗利湿以祛除痰浊,适用于湿痰证的治疗方法。(中华人民共和国国家标准中医临床诊疗术语-治法)

渗湿利水 shen shi li shui
【英文名】Promoting Diuresis to Eliminate Damp Pathogen
【异名】渗湿利尿(中华人民共和国国家标准中医临床诊疗术语-治法)
【定义】治法。通过淡渗利小便,治疗水湿内停的方法。(中华人民共和国国家标准中医临床诊疗术语-治法)

渗湿于热下 shen shi yu re xia
【英文名】Dispelling Heat by Excreting Dampness
【定义】治法。指用甘淡渗湿之品渗利湿热之邪的治疗方法。适用于温病初起挟湿的病证。(汉英双解中医大辞典)

梁门穴 liang men xue
【英文名】Liangmen Point
【异名】ST21(中华人民共和国国家标准-经穴部位)
【定义】腧穴。属足阳明胃经。在上腹部,当脐中上4寸,距前正中线2寸。(中华人民共和国国家标准-经穴部位)

梁丘穴 liang qiu xue
【英文名】Liangqiu Point
【异名】ST34(中华人民共和国国家标准-经穴部位)
【定义】腧穴。属足阳明胃经。屈膝,在大腿前面,当髂前上棘与髌底外侧端的连线上,髌底上2寸。(中华人民共和国国家标准-经穴部位)

寅门穴 yin men xue
【英文名】Yinmen Point
【定义】腧穴。经外奇穴。位于头部正中线,入前发际1.8寸处。(汉英针灸辞典)

弹针 tan zhen
【英文名】Flicking the Needle
【定义】针刺手法。针刺入穴位后用手指轻弹针柄部,使针体产生轻度震动的一种针刺手法。(汉英双解实用中医词汇)

弹法 tan fa
【英文名】Flicking Manipulation
【定义】①推拿手法。用一手指的指腹紧压住另一手的指甲,用力弹出,连续弹击治疗部位。每分钟弹击120～160次。有舒筋通络,祛风散寒的作用。治疗项强、头痛等。(汉英双解中医大辞典)②针刺辅助手法。针刺前用手指弹动皮肤。(汉英双解中医大辞典)③针刺辅助手法。指针刺后弹动针柄,使针体微振动,以加强针感。(汉英双解中医大辞典)

弹入法 tan ru fa
【英文名】Flicking-in Insertion
【定义】针刺手法。指尖抵于腧穴皮肤上,运用指力,并于中指弹动针柄时,迅速将针尖刺入皮下的手法。(普通高等教育中医药类规划教材)

弹山根 tan shan gen
【英文名】Flicking Shangen
【定义】推拿手法。用食指弹山根穴。(普通高等教育中医药类规划教材)

弹石脉 tan shi mai
【英文名】Snap-on-Stone Pulse

【定义】脉象。沉而坚实，有如用指弹石感的脉象。(汉英双解实用中医词汇)

弹筋法 tan jin fa

【英文名】Flicking Tendon Manipulation

【定义】推拿手法。用拇指和食指指腹相对紧捏肌肉或肌腱，用力提拉，然后迅速放开，使其弹回，如拉放弓弦之状。(汉英双解中医大辞典)

弹震法 tan zhen fa

【英文名】Flicking and Shocking Manipulation

【定义】催气法。“弹”是用手指弹动针柄，促其气至，使针下沉紧；“震”是用右手半握拳状将中指突出，敲震穴位周围，或用手指弹震，以振动经气促使气至。(普通高等教育中医药类规划教材)

弹而怒之 tan er nu zhi

【英文名】Presenting the Pulse by Tapping

【定义】针灸学术语。用手指弹其穴位，使脉络满而怒起。(汉英针灸辞典)

弹拨阳陵 tan bo yang ling

【英文名】Flicking-Poking Yanglingquan

【定义】推拿手法。以一手拇指罗纹面，紧按腓骨小头下缘，用力推按弹拨阳陵泉穴，以酸麻放射至足趾为宜。适用于下肢保健。(汉英双解中医大辞典)

弹拨少海小海 tan bo shao hai xiao hai

【英文名】Flicking-Poking Shaohai and Xiaohai

【定义】推拿手法。自我推拿方法。以一手中指罗纹面，在少海和小海穴持续弹拨，以酸胀麻放射至手指为宜。适用于上肢肘部保健。(汉英双解中医大辞典)

随年壮 sui nian zhuang

【英文名】Number of Ignited Mugwort Cones Varying with the Age

【定义】灸法。指灸治时，所用艾炷壮数与患者年龄相等。(汉英针灸辞典)

随证取穴 sui zheng qu xue

【英文名】Point Selection in Accordance with Differentiation of Syndrome

【异名】辨证选穴(汉英英汉双解针灸大辞典)

【定义】针灸学术语。是根据辨证施治的原则，分析病证与脏腑、经络之间的关系，选取有关穴位。(汉英双解针灸大辞典)

随咳进针法 sui ke jin zhen fa

【英文名】Needle Inserting with Cough

【定义】针刺方法。进针时，要求病人咳嗽一声，随即医生把针刺入患者的皮下。(普通高等教育中医药类规划教材)

隐白穴 yin bai xue

【英文名】Yinbai Point

【异名】SP1(中华人民共和国国家标准－经穴部位)

【定义】腧穴。属足太阴脾经。在足大趾末节内侧，距趾甲角0.1寸。(中华人民共和国国家标准－经穴部位)

隐性感传 yin xing gan chuan

【英文名】Recessive Meridian Conduction

【定义】针灸学名词。指人们感知不到而实际存在的感传现象。(新编针灸大辞典)

颈针 jing zhen

【英文名】Neck-Needle Therapy

【定义】针刺方法。用毫针刺激颈部穴位治疗延髓神经麻痹的一种治疗方法。(普通高等教育中医药类规划教材)

颈中穴 jing zhong xue

【英文名】Jingzhong Point

【定义】腧穴。经外奇穴。位于颈后部，安眠2穴下2寸，胸锁乳突肌后缘处。左右计二穴。(实用针灸辞典)

颈耳穴 jing er xue

【英文名】Neck Point (Ear)

【异名】AH_{12}(中华人民共和国国家标准－耳穴名称与部位)

【定义】腧穴。耳穴名。在对耳轮体前部下1/5处，即对耳轮12区。(中华人民共和国国家标准－耳穴名称与部位)

颈项点 jing xiang dian

【英文名】Neck and Nape Point (Hand)

【定义】手针穴位名。在手背面，第二掌指关节尺侧缘，主治落枕、颈部扭伤。(普通高等教育中医药类规划教材)

颈臂穴 jing bi xue

【英文名】Jingbi Point

【定义】腧穴。经外奇穴。位于颈部，锁骨内1/3与外2/3交界处直上1寸，胸锁乳突肌锁骨头后缘处。左右计二穴。(实用针灸辞典)

颈百劳穴 jing bai lao xue

【英文名】Jingbailao Point

【异名】EX-HN15(中华人民共和国国家标准－经穴部位)

【定义】腧穴。经外奇穴。在项部，当大椎直上2寸，后正中线旁开1寸。(中华人民共和国国家标准－经穴部位)

颈部扳法 jing bu ban fa

【英文名】Pulling Manipulation of Neck

【定义】推拿手法。指作用于颈项部的扳法。(普通高等教育中医药类规划教材)

颈部摇法 jing bu yao fa

【英文名】Rotating Manipulation of Neck

【定义】推拿手法。医者对颈部施行摇法的手法。(普通高等教育中医药类规划教材)

颈椎耳穴 jing zhui er xue

【英文名】Cervical Vertebrae Point (Ear)

【异名】AH_{13}(中华人民共和国国家标准－耳穴名称与部位)

【定义】腧穴。耳穴名。在颈区后方,即对耳轮13区。(中华人民共和国国家标准－耳穴名称与部位)

颈感耳穴 jing gan er xue

【英文名】Jinggan Point (Ear)

【定义】腧穴。耳穴名。位于耳后上沟的中央,头痛2穴的内下方。(汉英针灸辞典)

颈项部摇法 jing xiang bu yao fa

【英文名】Rotating Manipulation of Nape

【定义】推拿手法。摇法的局部操作法。用一手扶住患者头顶后部,另一手托住下颏,作左右环转摇动。(汉英双解中医大辞典)

颈部拨伸法 jing bu bo shen fa

【英文名】Traction and Counter-Traction of Neck

【定义】推拿手法。作用于颈部的拨伸手法。(普通高等教育中医药类规范教材)

颈椎斜扳法 jing zhui xie ban fa

【英文名】Oblique-Wrenching of Nape

【定义】推拿手法。医者站于患者后方,用一手扶住其后脑部,另一手托起下颏部,两手协同动作,使头向患侧慢慢旋转,当旋转到一定幅度时稍停顿片刻,随即用劲再作一个有控制的稍增大幅度的快速扳动。(普通高等教育中医药类规划教材)

颈椎前屈扳法 jing zhui qian qu ban fa

【英文名】Forward Flexion Wrenching of Nape

【定义】推拿手法。患者取仰卧位,医者站于其头前,两臂十字交叉,托起患者颈椎作缓缓前屈运动,至极限位后放下,再前屈,如此反复3～5次。(普通高等教育中医药类规划教材)

颈椎旋转定位扳 jing zhui xuan zhuan ding wei ban

【英文名】Rotating Wrenching of Nape with Position Fixing

【异名】颈椎旋转定位扳法(推拿手法学)

【定义】推拿手法。指医者先把患者病变颈椎脊突定位于指下,然后向患侧旋转至有一定阻力时再施行扳法的手法。(普通高等教育中医药类规划教材)

颈椎坐位侧屈扳法 jing zhui zuo wei ce qu ban fa

【英文名】Lateral Flexional Wrenching of Nape

【定义】推拿手法。患者取坐位,医者站于其侧后方,用一手抱住患者头部,并靠近胸部,另一手按住患者对侧肩部,然后两手协调用力,缓缓将患者颈椎侧屈至极限位置,再复原,反复操作5次。或是医者一手扶住患者头部侧面,另一手按住患者同侧的肩部,两手协同用力,使颈椎缓缓作向健侧侧弯运动,弯至有阻力时,再作一个稍增大幅度的、有控制的、突发性的扳动。(普通高等教育中医药类规划教材)

续筋接骨 xu jin jie gu

【英文名】Restitution of Injured Bones and Muscles

【定义】推拿手法。通过推拿等手法或其他方法,使损伤断裂的筋骨得以整复的治疗方法。适用于筋骨损伤的病症。(普通高等教育中医药类规划教材)

续增包扎法 xu zeng bao zha fa

【英文名】Permanent-Adding Bandage

【定义】治法。骨折复位后,维持伤肢在适当位置,先在骨折的外部敷贴平整均匀、厚薄适宜的外用药物,再从伤肢远端开始向近端包扎绑带1～2层(其作用是固定外敷药物,保护皮肤不受夹板摩擦和使没有夹板固定的肢体间隙受压均匀),然后放置固定垫,并安放对骨折起主要作用的两块夹板,以绷带包扎两圈后,再放置其他夹板,夹板外再用绷带包扎覆盖,以维持各块夹板的位置。最后从近端到远端缚扎带3～4条,每根扎带绕肢体两周后打活结。(汉英双解中医大辞典)

维脉 wei mai

【英文名】Weimai

【定义】经络名。指阴维、阳维脉。(汉英针灸辞典)

维宫穴 wei gong xue

【英文名】Weigong Point

【定义】腧穴。经外奇穴。位于髋部,髂前上棘上方凹陷斜下2寸处。一说位于腹股沟与乳中线交界处。左右计二寸。(实用针灸辞典)

维胞穴 wei bao xue

【英文名】Weibao Point

【定义】腧穴。经外奇穴。位于髂部,髂前上棘下内方凹陷处,平齐关元穴。左右计二穴。(实用针灸辞典)

维道穴 wei dao xue

【英文名】Weidao Point

【异名】GB28(中华人民共和国国家标准－经穴部位)

【定义】腧穴。属足少阳胆经。在侧腹部,当髂前上棘的前下方,五枢前下方0.5寸。(中华人民共和国国家标准－经穴部位)

骑竹马穴 qi zhu ma xue

【英文名】Qizhuma Point

【定义】腧穴。经外奇穴。位于第九、十胸椎棘突之间点旁开1寸处。(汉英针灸辞典)

骑竹马灸 qi zhu ma jiu

【英文名】Qizhuma Moxibustion

【定义】灸法。位于背部,以患者手中指尖至肘横纹中点之长为度,自尾骨尖向上直量,其尽端两旁各一中指同身寸处是穴。(汉英双解中医大辞典)

十二画

琵琶穴 pi pa xue

【英文名】Pipa Point

【定义】腧穴。经外奇穴。位于肩部,锁骨外侧端前缘,喙突上缘凹陷中。左右计二穴。(实用针灸辞典)

琴心三叠 qin xin san die

【英文名】Mind Activity Harmonize Like Sound of Chinese Zither, then Qi in Three Dantians Will Converge to One

【定义】气功术语。出《黄庭内景经·上清章》:"琴心三叠舞胎仙,九气映明出霄间。"琴为琴音,心为意识活动,三叠为三丹田和一。指意识思维活动如琴音和谐,则三丹田之气和合而为一。(中国气功辞典)

琼浆玉液 qiong jiang yu ye

【英文名】Jade Liquid

【定义】气功术语。指神水,即唾液。(中国气功辞典)

斑蝥灸 ban mao jiu

【英文名】Cantharis Moxibustion

【定义】灸法。用斑蝥研末敷贴于施灸部位使之发泡的方法。适用于治疗关节疼痛、牛皮癣、神经性皮炎、胃痛、黄疸等。(普通高等教育中医药类规划教材)

超三界 chao san jie

【英文名】Out of Three Worlds

【定义】道家气功术语。见《道藏·重阳立教十五论》:"欲界、色界、无色界,此乃三界也。心忘虑念,即超欲界;心忘诸境,即超色界;不著空见,即超无色界。"指炼功过程中要抛弃一切欲望和杂念,忘掉周围环境一切事物,也不有一切幻想,才能做到高度入静,精神进入某种高级境界。(中国气功辞典)

超声波针刺法 chao sheng bo zhen ci fa

【英文名】Ultrasonic Moxibustion

【定义】针刺方法。利用超声波发生器产生超声物理能,作用到人体经穴而达到治疗疾病的一种针灸治疗方法,对神经痛、神经炎、软组织损伤、泌尿生殖系疾病、皮肤病等,都有较好的效果。(普通高等教育中医药类规划教材)

煮针法 zhu zhen fa

【英文名】Boiling the Needle

【定义】①针灸学名词。指古代将针具以某些药物煎煮处理后再用于临床的方法。出《世医得效方》。其法先用乌头、硫黄、麻黄、木鳖子、乌梅等在瓷石器内先煎一日,洗濯后再用没药、乳香、当归、花蕊石等再水煎一日,最后将针具"瓦屑打磨净端直,松子油涂"贮以备用。明代针灸家高武谓:"煮针非《素问》意,今依法煮之,以解铁毒,此有益无害也。"(中医大辞典)②中医眼科学名词。眼科手术保养器械(金针)的方法。见《审视瑶函》。将拨治内障的金针,用药物反复煮后,打磨令直以备用。故煮针法非今之消毒法,今已不用。(中医大辞典)

煮罐法 zhu guan fa

【英文名】Post-Decoction Cupping

【异名】煮药罐法(汉英针灸辞典);煮药拔罐法(汉英英汉双解针灸大辞典)

【定义】针灸治法。将配制好的药物装入布袋内,扎紧袋口,放入清水煮适当浓度,再把竹罐放入药液内煮15分钟。使用时,按水罐法吸拔在治疗部位上,多用于风湿痛等病症。(普通高等教育中医药类规划教材)

煮针罐法 zhu zhen guan fa

【英文名】Boiling the Needle and Cup

【定义】针灸治法。是将药罐与刺络拔罐配合应用的方法。(新编针灸大辞典)

期门穴 qi men xue

【英文名】Qimen Point

【异名】LR14(中华人民共和国国家标准-经穴部位)

【定义】腧穴。属足厥阴肝经。在胸部,当乳头直下,第六肋间隙,前正中线旁开4寸。(中华人民共和国国家标准-经穴部位)

期间穴 qi jian xue

【英文名】Qijian Point

【定义】腧穴。经外奇穴。位于乳头外侧1寸直下,第七、八肋间处。(汉英针灸辞典)

联系脏腑器官 lian xi zang fu qi guan

【英文名】Connecting Visceras and Organs

【定义】针灸学名词。经络生理功能。经络纵横交错的分布使人体的各个脏腑器官有机的联系起来,构成了一个表里、上下彼此紧密联系,协调共济的统一体。(中医基础理论)

散脉 san mai

【英文名】Scattered Pulse

【定义】中医学名词。二十八脉之一。散而不聚,轻按有散乱之感,中按渐空,重按则无的一种脉象。(汉英双解实用中医词汇)

散结 san jie

【英文名】Reducing Mass

【定义】治法。消除结块的治疗方法。(普通高等教育中医药类规划教材)

散针法 san zhen fa
【英文名】Scattered Needling
【定义】针灸学术语。在病痛部位选穴针刺的方法。(普通高等教育中医药类规划教材)

散刺法 san ci fa
【英文名】Circle Peck Needling
【定义】针刺法。由患处外缘向中心作环形浅刺。(汉英针灸辞典)

散笑穴 san xiao xue
【英文名】Sanxiao Point
【定义】腧穴。经外奇穴。位于面部,鼻唇沟中点处。左右计二穴。(实用针灸辞典)

散者收之 san zhe shou zhi
【英文名】Energy-Wasting Syndrome Should be Treated with Astringent Therapy
【定义】治则。属气散不固的疾病,一般宜采用收敛固涩的方法进行治疗。(汉英双解实用中医词汇)

散结开音 san jie kai yin
【英文名】Dissipate Obstruction to Ease-up the Voice
【定义】治法。运用具有软坚散结与活血祛瘀散结作用的方药,适用于瘀血痰浊凝聚咽喉所致声音嘶哑的治疗方法。(中华人民共和国国家标准中医临床诊疗术语-治法)

散寒开音 san han kai yin
【英文名】Dispel Cold to Ease-up the Voice
【定义】治法。运用具有辛温发散,温阳散寒作用的方药,适用于寒邪侵袭咽喉,咽喉不利而致声音嘶哑的治疗方法。(中华人民共和国国家标准中医临床诊疗术语-治法)

散寒开窍 san han kai qiao
【英文名】Dispel Cold and Induce Resuscitation; Expel Cole and Open the Orifices
【异名】辛温开窍(中华人民共和国国家标准中医临床诊疗术语-治法);辛温通窍(中华人民共和国国家标准中医临床诊疗术语-治法);散寒开闭(中华人民共和国国家标准中医临床诊疗术语-治法);散寒通闭(中华人民共和国国家标准中医临床诊疗术语-治法);散寒通窍(中华人民共和国国家标准中医临床诊疗术语-治法)
【定义】用辛温香窜行气之品,以温阳祛寒、宣闭通窍,适用于寒厥及寒凝气滞、窍闭所见肢厥、神昏、剧痛等症的治疗方法。(中华人民共和国国家标准中医临床诊疗术语-治法)

散寒止呕 san han zhi ou
【英文名】Expelling Cold to Relieve Vomiting
【定义】治法。运用温阳散寒的方药或外治法,达到降逆止呕目的的治疗方法。适用于寒证呕吐。(中华人民共和国国家标准中医临床诊疗术语-治法)

散寒止泻 san han zhi xie
【英文名】Expelling Cold to Stop Diarrhea
【定义】治法。运用温阳散寒的方药或外治法,达到控制泄泻目的的治疗方法。适用于寒证泄泻。(中华人民共和国国家标准中医临床诊疗术语-治法)

散寒止痛 san han zhi tong
【英文名】Dispelling Cold Pathogen to Alleviate Pain
【定义】治法。通过温散寒邪而达到止痛的目的,适用于寒邪凝滞所致的疼痛。(中华人民共和国国家标准中医临床诊疗术语-治法)

散寒化饮 san han hua yin
【英文名】Expelling Cold and Resolving Fluid-Retention
【定义】治法。用辛温之品,散寒化饮,适用于寒饮内停证的治疗方法。(中华人民共和国国家标准中医临床诊疗术语-治法)

散寒化痰 san han hua tan
【英文名】Expelling Cold and Resolving Phlegm
【异名】祛寒化痰(中华人民共和国国家标准中医临床诊疗术语-治法)
【定义】治法。具有温阳、祛寒、化痰作用,适用于寒痰证的治疗方法。(普通高等教育中医药类规划教材)

散寒平喘 san han ping chuan
【英文名】Expelling Cold for Relieving Asthma
【定义】治法。运用温散寒邪的方药或其他方法,达到平息气喘目的的治疗方法。适用于寒邪袭肺所致的气喘。(中华人民共和国国家标准中医临床诊疗术语-治法)

散寒利水 san han li shui
【英文名】Expelling Cold and Promoting Diuresis
【定义】治法。温阳散寒药与化气行水药并用,适用于阳虚水泛证、阳虚湿困证的治疗方法。(中华人民共和国国家标准中医临床诊疗术语-治法)

散寒利咽 san han li yan
【英文名】Dispel Cold to Soothe the Throat
【异名】散寒利喉(中华人民共和国国家标准中医临床诊疗术语-治法)
【定义】治法。运用具有温散寒邪作用的方药,适用于寒邪侵袭咽喉、咽喉不利所致咽喉病变的治疗方法。(中华人民共和国国家标准中医临床诊疗术语-治法)

散寒宣痹 san han xuan bi
【英文名】Dispelling Cold and Dispersing Obstruction
【异名】祛寒宣痹(中华人民共和国国家标准中医临床诊疗术语-治法)
【定义】治法。用温散寒邪的方药或外治法,以宣通痹

阻。主要适用于以寒为主的寒胜痛痹证的治疗方法。(中华人民共和国国家标准中医临床诊疗术语－治法)

散寒除湿 san han chu shi

【英文名】Dispelling Cold and Removing Dampness

【异名】散寒祛湿(中华人民共和国国家标准中医临床诊疗术语－治法);散寒燥湿(中华人民共和国国家标准中医临床诊疗术语－治法)

【定义】治法。具有辛温祛寒燥湿作用,适用于寒湿阻滞证的治疗方法。(中华人民共和国国家标准中医临床诊疗术语－治法)

散寒消肿 san han xiao zhong

【英文名】Dispelling Cold and Subduing Swelling

【定义】治法。运用具有散寒作用的方药或其他疗法,以消除肿满,主要适用于寒凝气滞所致肿胀的治疗方法。(中华人民共和国国家标准中医临床诊疗术语－治法)

散寒通鼻 san han tong bi

【英文名】Dispel the Wind-Evil to Ventilate the Nose

【定义】治法。运用具有温散寒邪、宣通肺窍作用的方药,适用于寒邪凝滞,鼻窍不利所致鼻病的治疗方法。(中华人民共和国国家标准中医临床诊疗术语－治法)

散寒清肺 san han qing fei

【英文名】Expelling Cold and Clearing away Lung-Heat

【定义】治法。具有发散表寒、清泄肺热作用,适用于表寒肺热证的治疗方法。(中华人民共和国国家标准中医临床诊疗术语－治法)

募穴 mu xue

【英文名】Front-Mu Point

【定义】针灸学名词。五脏六腑之气结聚于胸腹部的腧穴,称募穴。(普通高等教育中医药类规划教材)

募在阴 mu zai yin

【英文名】Mu Points are Located in Yin

【定义】针灸学术语。胸腹部属阴,募穴均位于胸腹部,故言之。(汉英针灸辞典)

葛仙翁开胸法 ge xian weng kai xiong fa

【英文名】Celestial Ge's Relieving-Chest Qigong

【定义】气功功法名。动功。见《仙传四十九方》。作法:正站立,脚呈八字。将两手相叉,向胸前往来擦摩,运气二十四口。又一法以左手用力向左,右手也用力随之。头侧向右,目右视,运气九口。换手同前法。功效:治胸痞闷,呼吸不利。(中国气功辞典)

董仲舒养气法 dong zhong shu yang qi fa

【英文名】Dongzhongshu's Method of Cultivating Qi

【定义】气功功法名。静功。出《春秋繁露·循天之道》。作法:1、将欲无念,固守一德,神形合调;2、闲欲止恶,平意静神,外泰内充;3、和悦劝善,慎小防微,行为中正平和;4、见利不诱,见害不惧,稳定精神意识思维活动。(中国气功辞典)

葆春功 bao chun gong

【英文名】Baochun Qigong; Rejuvenescent Qigong

【定义】气功功法名。此功法为一种使意念和自己手掌发出的外气随着呼吸节律引导唾液中的促进细胞新陈代谢因子作用于脏腑、组织、细胞,以促进细胞代谢活动向着有利于人体的方向进行的气功。(中国当代气功全书)

葆气养神 bao qi yang shen

【英文名】Preserving Qi and Taking Good Care of Mind

【定义】气功术语。见《洞泉日记》:"葆气养神,养神者,无往而不自明,神气相宜而万化举。"指气与神之间的致密关系,有气则有神,神强则气壮,这是气功中调气养神的基本理论。(中国气功辞典)

葱矾灸 cong fan jiu

【英文名】Moxibustion with Bulb of Fistular Onion and Alum

【定义】灸法。取大葱白、白矾上药共捣烂,敷于脐窝。适用于治疗尿潴留。(普通高等教育中医药类规划教材)

葱豉糊灸 cong chi hu jiu

【英文名】Cong-Chi-Paste Moxibustion; Moxibustion with Paste of Fistular Onion and Fermented Soybean

【定义】灸法。取豆豉、生姜、食盐、葱白,上药共捣成糊膏状,敷于脐上,油纸覆盖,胶布固定。适用于治疗流行性感冒。(普通高等教育中医药类规划教材)

葱白蒸气灸 cong bai zheng qi jiu

【英文名】Steam Moxibustion with Bulb of Fistular Onion

【定义】灸法。用葱白、蒲公英、牙皂共研末,水煎后倒入大茶缸中,对准患处用蒸气熏灸。适用于治疗急性乳腺炎早期未化脓者。(普通高等教育中医药类规划教材)

落地穴 luo di xue

【英文名】Luodi Point

【定义】腧穴。经外奇穴。位于小腿屈侧正中线上,委中穴下9.5寸处。左右计二穴。(实用针灸辞典)

落颈穴 luo jing xue

【英文名】Luojing Point

【定义】腧穴。经外奇穴。位于颈部,胸锁乳突肌上1/3与中1/3交界的中点处。左右计二穴。(实用针灸辞典)

韩湘子存气 han xiang zi cun qi

【英文名】Hanxiangzi Cunqi Qigong

【定义】气功功法名。动功。见《赤凤髓》卷二。作法：身体盘膝端坐，先以两手擦两眼，然后两手拄两胁，行功运气，引气上升，运气三十四口。主治：气血虚弱。（中国气功辞典）

朝元 chao yuan

【英文名】Gathering to Dantian(Qi and Fluid of Five Visceras)

【定义】气功术语。见《钟吕传道记·论朝元》："人身一阳始生，五脏之气朝于中元；一阴始生，而五脏之液朝于下元；使阳中之阴，阴中之阳，阴阳之中之阳以朝上元。皆谓之朝元。"元，谓上元、中元、下元，即上丹田、中丹田、下丹田。朝元指炼功中根据不同的时间，五脏之气、液朝集于不同的地方。（中国气功辞典）

棒击法 bang ji fa

【英文名】Stick-Hitting Manipulation; Tapping Manipulation with Stick

【定义】推拿手法。医者手握桑枝棒的一端，用棒体平击治疗部位。（普通高等教育中医药类规划教材）

焚身 fen shen

【英文名】Burning the Body

【定义】气功术语。见《西山群仙会真记》："火之升上，起后过三关……升之前起，上过重楼……前后俱起，遍满四大，炎炎焚身。"即烧身，指炼功中以意念使身体有热感。（中国气功辞典）

椅背整复法 yi bei zheng fu fa

【英文名】Chair-Back Reduction

【定义】治法。是用椅背作为杠杆支点整复肩关节脱位的方法。（汉英双解中医大辞典）

棲心凝神 qi xin ning shen

【英文名】Tranquilize the Heart to Concentrate the Mind

【定义】气功术语。见《永乐大典·神》："修炼之士，惜精保气，棲心凝神，立基温养。"心主神，心安则神聚。指炼功中平心安神，以使之意念入静的一个法则。（中国气功辞典）

椒豉膏灸 jiao chi gao jiu

【英文名】Jiao-Chi-Cream Moxibustion

【定义】灸法。取胡椒、淡豆豉、丁香、葱白适量捣烂调匀成膏，敷灸时每穴用膏 5 克，分别贴大椎、神阙穴、劳宫穴。适用于治疗流行性感冒。（普通高等教育中医药类规划教材）

惑 huo

【英文名】Misleading

【定义】气功术语。佛家气功习用语。见《百法明门论忠疏》："惑谓根本及随烦恼"。指烦恼。为引起精神不稳定的因素，有思惑、见惑、通惑、别惑、尘沙惑、无明惑等名目。（中国气功辞典）

逼针法 bi zhen fa

【英文名】Method of Stimulating Qi Circulation in Needling

【定义】针刺手法。得气后，入气不行或气行不远，可将针尖于得气之处，压住不动，欲使经气向上行时，针尖略朝向上方。欲使经气向下行时，针尖略朝向下方。医者施术时要集中精神，意气于针，停留片刻以逼使经气运行。（普通高等教育中医药类规划教材）

硫朱灸 liu zhu jiu

【英文名】Liu-Zhu Moxibustion; Sulfur-Cinnabar Moxibustion

【定义】灸法。将硫磺、朱砂等放在铜制器皿内烊化制成颗粒，用时将其点燃置于穴位上，待火熄灭后在皮肤上面涂上龙胆紫。适用于治疗胃脘痛、扭伤等。（普通高等教育中医药类规划教材）

硫磺灸 liu huang jiu

【英文名】Sulfur Moxibustion

【定义】灸法。将硫磺置于疮面上点烧施灸，灸至脓水干为度。适用于顽固性疮疡、瘘管等证。（普通高等教育中医药类规划教材）

雁行气法 yan xing qi fa

【英文名】Wild Goose Qi-Circulating Qigong

【定义】气功功法名。动功。见《古仙导引按摩法》。作法：低头倚臂，不息十二通。以意排留饮、宿食，从下部出饮邪即愈。（中国气功辞典）

厥阴经 jue yin jing

【英文名】Jueyin Meridians

【定义】经络名。有阴尽阳生之意。位于太阴和少阴的里面，所以有"厥阴为合"之说。（实用针灸辞典）

厥阴为阖 jue yin wei he

【英文名】Jueyin Meridians are Shut

【定义】针灸学名词。经脉生理特点。厥阴主阴经之里，故为阖。（汉英针灸辞典）

厥阴俞穴 jue yin shu xue

【英文名】Jueyinshu Point

【异名】BL14（中华人民共和国国家标准－经穴部位）；厥俞（汉英针灸辞典）

【定义】腧穴。属足太阳膀胱经。在背部，当第四胸椎棘突下，旁开 1.5 寸。（中华人民共和国国家标准－经穴部位）

厥阴病症辨证 jue yin bing zheng bian zheng

【英文名】Differentiation of Jueyin Syndromes

【定义】中医诊断学名词。辨别疾病是否属于厥阴病证的方法。（中医诊断学）

颊车穴 jia che xue

【英文名】Jiache Point

【异名】ST6(中华人民共和国国家标准－经穴部位)；鬼床穴(汉英针灸辞典)

【定义】腧穴。属手阳明大肠经。在面颊部，下颌角前方约一横指(中指)，当咀嚼时咬肌隆起，按之凹陷处。(中华人民共和国国家标准－经穴部位)

颊里穴 jia li xue

【英文名】Jiali Point

【定义】腧穴。经外奇穴。位于口腔内颊粘膜上，距口角约1寸处，与口角平。左右计二穴。(实用针灸辞典)

搭鹊桥 da que qiao

【英文名】Building Magpie Bridge

【定义】气功术语。指练功者进入松静自然状态后，口微闭，舌尖轻舔上牙后的硬腭。(汉英双解中医大辞典)

提法 ti fa

【英文名】Lifting

【定义】针刺手法。将针上提几许，促使感应减弱或消失。(普通高等教育中医药类规划教材)

提气法 ti qi fa

【英文名】Qi-Lifting Method

【定义】针刺手法。进针后，在提插捻转运针时，用六阴数，得气后，稍加捻转并轻轻将针上提，使针感聚于针下，可治冷麻顽痹等症。(普通高等教育中医药类规划教材)

提托穴 ti tuo xue

【英文名】Tituo Point

【定义】腧穴。经外奇穴。位于下腹部，关元穴旁开4寸处。左右计二穴。(实用针灸辞典)

提针法 ti zhen fa

【英文名】Needle-Lifting Method

【定义】针刺手法。施术时先用提插法，若因邪实壅滞，荣卫不行而致者，应先慢按紧提，若荣卫失调者，应先紧按慢提。适用于治疗冷麻之证。(普通高等教育中医药类规划教材)

提肾功 ti shen gong

【英文名】Kidney-Lifting Qigong

【定义】气功功法名。本功采用腹式呼吸，集神于会阴部，吸气时会阴部上提，呼气时会阴部下降，一提一放，一张一弛。每日可练数次，每次提缩十几次。(汉英双解中医大辞典)

提插法 ti cha fa

【英文名】Lifting and Thrusting Manipulation

【定义】针刺手法。即将针刺入腧穴一定深度后，以上提下插动作为主的操作手法。这种使针由浅层向下刺入深层的操作谓之插，从深层向上引退至浅层的操作谓之提，如此反复地上下呈纵向运动的行针手法，即为提插法。(普通高等教育中医药类规划教材)

提肛呼吸 ti gang hu xi

【英文名】Anus-Lifting Respiration

【定义】气功术语。气功调息方法。即呼气时稍用意上提肛门及会阴部，呼气时轻轻放下。本法适用于胃下垂、脱肛、子宫脱垂的患者。(汉英双解中医大辞典)

提脓拔毒 ti nong ba du

【英文名】Removing Toxic Substances and Promoting Pus Discharge; Draining Pus and Removing Toxin

【定义】治法。运用具有提脓祛腐作用的方药及其他疗法，使内蕴之脓毒得以排出。适用于脓毒证的治疗方法。(中华人民共和国国家标准中医临床诊疗术语－治法)

提脓祛腐 ti nong qu fu

【英文名】Draining Pus and Eliminating Slough

【异名】提脓去腐(中华人民共和国国家标准中医临床诊疗术语－治法)

【定义】治法。运用具有提脓祛腐作用的方药或其他治疗方法，使疮疡内蓄之脓毒提出，腐肉脱落。适用于脓毒证的治疗方法。(中华人民共和国国家标准中医临床诊疗术语－治法)

提插补泻 ti cha bu xie

【英文名】Reinforcing and Reducing by Lifting and Thrusting the Needle

【定义】针刺手法。针刺后在得气基础上，将针由浅而深，插多提少，反复重插轻提，以下插为主者是补法；反之，将针由深而浅，提多插少，反复重提轻插，以上提为主者是泻法。(普通高等教育中医药类规划教材)

提牵复位法 ti qian fu wei fa

【英文名】Lifting-Pulling Reduction

【定义】治法。是髋关节后上方脱位的一种治疗方法。患者仰卧，一助手以两手按压两髂前上棘固定骨盆，术者一手持踝部，一手持膝部，先使髋关节屈曲90°，然后一手持小腿下段，一前臂置于腘窝下，将患肢向前上提牵。同时可以徐徐摇晃、伸屈髋关节，持小腿的手同时下压小腿远段，使股骨头纳入髋臼内，听到复位响声，逐渐伸直患肢即可。(汉英双解中医大辞典)

提按端挤法 ti an duan ji fa

【英文名】Lifting-Pressing-Holding-Squeezing Reduction

【定义】治法。正骨方法。用于骨折的前后侧移位。用两手拇指按突出的骨折一端向下，余指提下陷骨折的另一端向上；内外侧移位时，用一手端正骨折一端，另一手将向外突出的骨折另一端向内挤，使

骨折断端对位平正。(汉英双解中医大辞典)

提捏进针法 ti nie jin zhen fa

【英文名】Inserting the Needle While Pinching the Skin

【异名】提捏法(普通高等教育中医药类规划教材)

【定义】针刺方法。双手进针法。用押手拇、食两指将穴位部的皮肤捏起,刺手将针从捏起部上端刺入皮下的进针方法。(汉英针灸辞典)

提插行气法 ti cha xing qi fa

【英文名】Method of Lifting and Thrusting Needle to Activate Qi Circulation

【定义】针刺手法。用提插手法来控制针感传导方向的方法。(普通高等教育中医药类规划教材)

揣法 chuai fa

【英文名】Seeking

【定义】①针灸学名词。在针刺之前,先用手指揣摸病人肢体以探索穴位,随后下针。(普通高等教育中医药类规划教材)②推拿手法。点穴时,以手揣摸其外,在阳部筋骨之侧,陷者为真,在阴部膝部之间,动脉相映。(普通高等教育中医药类规划教材)

揿针 qin zhen

【英文名】Thumb-Tack Needle

【定义】针具名。皮内针的一种。(汉英双解中医大辞典)

揿针型皮内针 qin zhen xing pi nei zhen

【英文名】Thumb-Tack Form Subcutaneous Needle

【定义】针具名。皮内针。针身长约0.2～0.3厘米,针柄呈环形,针身与针柄呈垂直状。(汉英针灸辞典)

插药 cha yao

【英文名】Insertion of Drugs

【定义】外治法。将药粉加厚糊制成细药条,插入疮内或瘘管内以去腐生肌,用于一些疮疡或瘘管的治疗。(汉英双解实用中医词汇)

插入法 cha ru fa

【英文名】Inserting Needle Method; Thrusting Needle Method

【定义】针刺手法。针尖抵于腧穴皮肤上,运用指力不加捻转或其他术式,直接刺入皮下的方法。(普通高等教育中医药类规划教材)

插花穴 cha hua xue

【英文名】Chahua Point

【定义】腧穴。经外奇穴。位于头部,额角直上入发际1.5寸处。左右计二穴。(实用针灸辞典)

插入电位 cha ru dian wei

【英文名】Insertion Potential

【定义】针灸学名词。在肌电图检查时,当针型电极刺进肌肉时,针尖对肌肉的机械刺激可直接引出一串肌电发放,称之为插入电位。(实验针灸学)

插肩胛骨法 cha jian jia gu fa

【英文名】Thrust the Shoulder Blade

【定义】推拿手法。用四指指端沿肩胛骨内下缘,向肩胛骨内上方插入的方法。(中国推拿手法学)

搜气法 sou qi fa

【英文名】Manipulation of Searching for Qi; Searching for Vital Energy

【定义】针刺法。如针入所定深度后,尚不得气或气至不明显,可将针退至浅层,改变针刺方向,再行针刺。(普通高等教育中医药类规划教材)

搜风逐寒 sou feng zhu han

【英文名】Arresting Wind and Expelling Cold

【定义】治法。治疗风寒痰湿之邪留滞经络的方法。适用于中风、手足麻木日久不愈、腿臂局部疼痛或筋脉挛痛、屈伸不利等。(汉英双解实用中医词汇)

搜风祛痰开窍 sou feng qu tan kai qiao

【英文名】Expel Wind, Dispel Phlegm and Promote Resuscitation

【定义】治法。通过搜风祛痰以宣闭开窍。适用于风痰闭神证的治疗方法。(中华人民共和国国家标准中医临床诊疗术语-治法)

搥天磬 chui tian qing

【英文名】Qigong of Striking Celestial Chime Stone

【定义】气功功法名。动功。见《杂病源流犀烛·口齿唇舌病源流》:"《养性书》曰:齿宜朝暮叩以会神。……若辟邪秽,叩右齿,名曰搥天磬。"作法:早晚叩右齿。(中国气功辞典)

揄伸而从之 yu shen er cong zhi

【英文名】Draw or Stretch Limbs to Locate the Point

【定义】针灸学术语。牵引或伸展四肢来寻找穴位。(汉英针灸辞典)

搁腿弯腰 ge tui wan yao

【英文名】Laying down Leg and Bending Waist

【定义】推拿手法。自我推拿方法。取正立位,一脚搁物,双手按膝,弯腰伸腿。两下肢交替进行。适用于下肢保健。(汉英双解中医大辞典)

搓针 cuo zhen

【英文名】Needle Twisting

【定义】针刺手法。指针刺入体内后,用右手拇、食指将针向一个方向捻转的方法。(汉英双解中医小辞典)

搓法 cuo fa

【英文名】Foulaging Manipulation; Twisting; Rubbing; Foulaging Manipulation

【异名】拈法(实用针灸辞典)

【定义】①推拿手法。用手掌面着力于治疗部位或夹住肢体作交替搓动的手法。(普通高等教育中医药类规划教材)②针刺手法。将针如搓线状单向转动,以加强针下感应,并促使感应向单一方向传导。(普通高等教育中医药类规划教材)③针刺手法。行针的一种手法,用拇食指持针做一捻一放的动作。(普通高等教育中医药类规划教材)

搓手掌 cuo shou zhang

【英文名】Foulaging Palms

【定义】推拿手法名。以两手手掌相对用力搓动,由慢而快,搓热为止。适用于上肢手部保健。(汉英双解中医大辞典)

搓尾闾 cuo wei lü

【英文名】Rubbing Weilü

【定义】气功功法名。保健功的内容。即用两手食指、中指背搓尾骨部两侧各36次。(汉英双解中医大辞典)

搓手浴面 cuo shou yu mian

【英文名】Bathing Face with Foulaged Hands

【定义】推拿手法。自我推拿方法。先将两手搓热,随后掌心紧贴前额,用力向下擦到下颌,连续约10次左右。(汉英双解中医大辞典)

搓涂自美颜 cuo tu zi mei yan

【英文名】Qigong of Foulaging and Smearing for Self-Facial Beautification

【定义】气功功法名。动静相兼功。见《修龄要旨》。作法:静坐,闭目凝神,存养神气,冲胆自内达外,以两手搓热,拂面七次,仍以漱津涂面,搓拂数次。行半月,则皮肤光润,容颜悦泽,大过寻常。(中国气功辞典)

搅海咽津 jiao hai yan jin

【英文名】Stiring Saliva with Tongue and Swallowing It

【定义】气功功法名。保健功的内容。用舌在牙齿的外上、外下、里上、里下,依次轻轻地各搅9次,先左后右,先上后下。然后再将舌尖轻轻抵触上腭,注意舌下部位。待口腔唾液增多,鼓漱10余下,再分数口咽下,同时以意引至下丹田。(汉英双解中医大辞典)

握固 wo gu

【英文名】Holding Thumb Tightly with Other Four Fingers

【定义】气功术语。指在气功锻炼中,把大拇指握在四指之内,有助于思想安宁。(汉英双解中医大辞典)

握法 wo fa

【英文名】Clenching Manipulation

【定义】推拿手法。用手掌一紧一松握拿肢体的手法。(普通高等教育中医药类规划教材)

握拳而取之 wo quan er qu zhi

【英文名】Make a Fist to Locate Points

【定义】针灸学术语。即采取握拳的姿势取穴。(汉英针灸辞典)

揆度 kui du

【英文名】Conjectuer

【定义】针灸学术语。推测,度量之意。如从切脉推测病情和病所,结合四时气候变化,估计疾病的顺逆。(中国针灸大辞典)

揆度奇恒 kui du qi heng

【英文名】Observing both the General and Special Aspects

【定义】中医诊断学术语。在检查和诊断时,要善于观察一般的规律和特殊的变化,才能正确地判断。(汉英双解实用中医词汇)

搔法 sao fa

【英文名】Scratching Manipulation

【定义】推拿手法。五指并拢,微屈成爪形。用指端搔爬一定部位或穴位。(汉英双解中医大辞典)

揉法 rou fa

【英文名】Kneading Manipulation

【定义】推拿手法。医者用手指的罗纹面或手掌面着力于治疗部位或穴位,作轻柔缓和的环旋运动并带动该处的皮下组织一起揉动的手法。(中国推拿手法学)

揉龟尾 rou gui wei

【英文名】Ball-Twidding Guiwei

【定义】推拿手法。拇指端或中指端揉龟尾穴。(普通高等教育中医药类规划教材)

揉板门 rou ban men

【英文名】Ball-Twidding Banmen

【定义】推拿手法。指端揉板门穴。(普通高等教育中医药类规划教材)

揉球功 rou qiu gong

【英文名】Ball-Twiddling Qigong

【定义】气功功法名。①保健气功内容。站式,两臂向前平举如抱球状,意守丹田,想象丹田似有球在滚动,并带动两臂做揉球动作。②太极捧气功内容。将一球或两球置在桌上,以腰为轴带动全身和两手揉球,要用全身劲,意念始终和球动相随。(汉英双解中医大辞典)

揉搓法 rou cuo fa

【英文名】Kneading Manipulation;Rubbing Manipulation

【定义】推拿手法。揉是先用拇指或中指指腹轻按选穴的穴位,作环形平揉的一种缓慢的手法。搓是用指端作来回或回旋移动的手法。(普通高等教育中医药类规划教材)

揉动运动手法 rou dong yun dong shou fa

【英文名】Kneading Manipulations

【定义】推拿手法。是指以手指的罗纹面、手掌大鱼际

着力吸定于一定治疗部位或某一穴位上，作轻柔缓和的环旋运动，并带动该处的皮下组织一起揉动的手法。（中国推拿手法学）

紫府 zi fu

【英文名】Zifu；Purple Mansion

【定义】气功术语。见《金丹真传·温养》："念动悉归紫府，魔来慧剑常悬。"指真气归藏之府，即丹田。（中国气功辞典）

紫烟 zi yan

【英文名】Purple Smoke

【定义】气功术语。出《黄庭内景经·上清章》："神盖童子生紫烟。"指目神精妙之气。（中国气功辞典）

紫宫穴 zi gong xue

【英文名】Zigong Point

【异名】RN19（中华人民共和国国家标准－经穴部位）

【定义】腧穴。属任脉。在胸部，当前正中线上，平第二肋间。（中华人民共和国国家标准－经穴部位）

紫微天罡功 zi wei tian gang gong

【英文名】Ziwei Tiangang Qigong

【定义】气功功法名。此为一门佛道合参东西合璧的气功修持密法。（中国当代气功全书）

紫外线穴位照射疗法 zi wai xian xue wei zhao she liao fa

【英文名】Therapy of Acupoint Exposure under Ultraviolet Rays

【定义】针灸治法。用紫外线照射穴位的治疗方法。用白布方巾一块，中剪一孔，以孔对穴，用紫外线发生器进行照射。照射量成人以2个生物剂量开始，逐渐增加到5～6个生物剂量。小儿采用该灯的平均生物剂量。可以治疗哮喘、慢性支气管炎、流行性感冒、丹毒等。但对肝肾功能障碍、血小板减少和对紫外线过敏的皮肤病不可使用。（中医大辞典）

掌击法 zhang ji fa

【英文名】Palm-Tapping Manipulation

【异名】掌心击法（普通高等教育中医药类规划教材）

【定义】推拿手法。以手掌叩击体表治疗部位的手法。（普通高等教育中医药类规划教材）

掌按法 zhang an fa

【英文名】Palm-Pressing Manipulation

【定义】推拿手法。按法。用单掌或双掌，或双掌重叠按压体表。（汉英双解中医大辞典）

掌振法 zhang zhen fa

【英文名】Palm-Shaking Manipulation

【定义】推拿手法。振法。即用手掌着力的振法。（汉英双解中医大辞典）

掌揉法 zhang rou fa

【英文名】Palm-Kneading Manipulation

【定义】推拿手法。用手掌根着力于治疗部位或穴位上，稍用力下压，并带动该处的皮下组织一起揉动的手法。（中国推拿手法学）

掌摩法 zhang mo fa

【英文名】Palm-Rubbing Manipulation

【定义】推拿手法。用手面进行的摩法。用掌面附着于一定部位上，以腕关节为中心，连同前臂作节律性的环旋运动。功能和中理气，消积导滞，调节肠胃蠕动。主治脘腹疼痛、食积胀满、气滞及胸胁迸伤等。（汉英双解中医大辞典）

掌擦法 zhang ca fa

【英文名】Palm-Scrubbing Manipulation

【定义】推拿手法。擦法之一。手掌伸直，掌面紧贴皮肤，作上下或左右方向的连续不断的直线往返摩擦。（汉英双解中医大辞典）

掌拨疗法 zhang bo liao fa

【英文名】Palm Poking Therapy

【定义】推拿手法。在穴位上进行手掌平推和拨法。（普通高等教育中医药类规划教材）

掌根击法 zhang gen ji fa

【英文名】Hitting with Palm-Heel Manipulation

【定义】推拿手法。用掌根叩击治疗部位的手法。（普通高等教育中医药类规划教材）

掌小横纹穴 zhang xiao heng wen xue

【英文名】Zhangxiaohengwen Point

【定义】推拿穴位名。位于手掌面小指根下，尺侧掌纹头。操作时用揉法。（汉英双解中医大辞典）

掌指关节摇法 zhang zhi guan jie yao fa

【英文名】Rotating Manipulation of Metacarpo-Phalangeal Joint

【定义】推拿手法。医者一手握住患掌或患指的近端，另一手捏住患者手指，先作掌指关节拔伸或指骨间关节拔伸，然后作掌指关节或指骨间关节的顺时针方向及逆时针方向的环转摇动。（普通高等教育中医药类规划教材）

掌指关节滚法 zhang zhi guan jie gun fa

【英文名】Trundling Manipulation with Palm-Finger Joints

【定义】推拿手法。用掌指关节背侧附着于治疗部位上，作往返来回滚动的手法。（中国推拿手法学）

掌指关节与指骨间关节拔伸法 zhang zhi guan jie yu zhi gu jian guan jie ba shen fa

【英文名】Traction and Counter-Traction of Metacarpophalangeal Joints and Interphalangeal Joints

【定义】推拿手法。医者一手握住患者腕部或手掌部，另一手捏住患者手指，两手同时用力作相反方向拔伸运动，或者医者一手握住手指捏住手指近侧指

骨,另一手捏住患者同一手指远端的指骨,两手同时用力,向相反方向拔伸指骨间关节。(中国推拿手法学)

喷雾疗法 pen wu liao fa

【英文名】Spraying Therapy

【定义】治法。是将中药的溶液或极细粉末经由汽化器、喷雾器或雾化器等形成药物蒸气、雾粒或气溶胶,供呼吸道吸入或局部喷洒以治疗疾病的方法。(中国中医独特疗法大全)

喘息穴 chuan xi xue

【英文名】Chuanxi Point

【异名】定喘穴(汉英双解中医大辞典)

【定义】腧穴。经外奇穴。位于背部,当第七颈椎棘突下旁开0.5寸。(汉英双解中医大辞典)

喘点耳穴 chuan dian er xue

【英文名】Asthma Point (Ear)

【定义】腧穴。耳穴名。位于子宫穴外侧。(汉英针灸辞典)

喉息 hou xi

【英文名】Throat Breathing

【定义】气功术语。出《庄子·大宗师》:"古之真人……其息深深。真人之息以踵,众人之息以喉。"指较浅的呼吸。踵息为深息,喉息为浅息。(中国气功辞典)

喉舌治法 hou she zhi fa

【英文名】Qigong Therapy for Treating Throat and Tongue

【定义】气功术语。动功。见《养生导引法》。作法:1、一手长伸,手掌向上;一手握住下颌向外拉,连续尽力作十四次,左右相同。然后手不动,头向左右两侧尽量转侧,作快速牵拉动作十四次。2、两手托两颊,手不动,两肘靠拢挟紧身体,腰亦不动,然后两肘抬起向外,使肩肘腰气散尽,感到大闷时稍息再做,反复七遍。(中国气功辞典)

喉科擎拿 hou ke qing na

【英文名】Laryngological Pinching Manipulation

【定义】治法。在捏拿虎口、腋窝、锁骨窝等部位的同时,用力擎举上肢或扩展胸廓的一种中医疗法,以治疗咽喉疾病。(中华人民共和国国家标准中医临床诊疗术语－治法)

喉核烙法 hou he lao fa

【英文名】Cauterization of the Pharyngeal Tonsils

【定义】治法。是用特制的手术刀割除喉部结核,再用烧红烙铁烙烫的一种治疗方法。(中国中医独特疗法大全)

喉痹候导引法 hou bi hou dao yin fa

【英文名】Physical Breathing Exercises for the Treatment of Throat Obstruction

【定义】动功。出《诸病源候论·卷三十》。作法:1、两手托两颊而不动,两肘紧靠身体,腰部用力伸直。然后,两肘向外抬,使两肋向外,疏散肘肩腰部之气,至极限时止,反复作七遍。利咽喉、治喉痹。2、手长伸,手掌向上,另一手握住下颌尽力向外拉,左右各十四次。然后,手不动,头尽量向两侧转动,左右各快速牵引十四次。利关节、通经络。治颈椎活动不灵、头风眩晕、咽喉不利、肩臂冷痛、半身不遂。(中国气功辞典)

喉动态镜诊断法 hou dong tai jing zhen duan fa

【英文名】Diagnosis through Laryngostroboscope

【定义】诊法。运用现代电子喉动态镜在声音诊断中的方法。(中医诊法学)

跌坐 die zuo

【英文名】Sitting with Legs Crossed

【定义】气功术语。气功学名词。见《卫生要术图说》,指盘腿而坐的炼功姿势。(中国气功辞典)

跗阳穴 fu yang xue

【英文名】Fuyang Point

【异名】BL59(中华人民共和国国家标准－经穴部位)

【定义】腧穴。属足太阳膀胱经。在小腿后面,外踝后,昆仑穴直上3寸。(中华人民共和国国家标准－经穴部位)

暑证辨证 shu zheng bian zheng

【英文名】Differentiation of Summer-Heat Syndrome

【定义】中医诊断学名词。判断疾病证候的性质是否为暑证的方法。(中医诊断学)

晶光清明耀华内景 jing guang qing ming yao hua nei jing

【英文名】Jing Guang Qing Ming Yao Hua Nei Jing Qigong

【定义】气功功法名。静功。见《道藏·无上三天玉堂高奔内景玉书卷上》。作法:于夏历每月初七日,在清净的室内坐定,入静后,意想自己登上昆仑山顶,仰望升起的月亮,月亮如半规形。默念咒语二十四遍,咽津二十四次,调息良久收功。(中国气功辞典)

鼎 ding

【英文名】Ding; Tripod

【定义】气功学名词。①指头。《摄生纂录》:"金鼎,近泥丸"。(中国气功辞典)②指脐。《脉望》:"脐中鼎…鼎中先天元气也。"(中国气功辞典)③指阳气。《古文周易参同契注》:"九鼎者,阳鼎也。太阳居一而含九,九乃阳之数也…寓其纯阳之意。"(中国气功辞典)④指烹炼之器。(中国气功辞典)⑤指丹田。《天仙正理·鼎器直论》:"丹田有鼎器之喻也。

是鼎器也,古圣真本为炼精炼气炼神所归依本根之地而言也。"(中国气功辞典)

蛴螬灸 qi cao jiu

【英文名】Grub Moxibustion; Grub-Separated Moxibustion

【异名】隔蛴螬灸(新编针灸大辞典)

【定义】灸法。隔饼灸。是将蛴螬置于艾炷下作间隔的灸治法。(实用针灸辞典)

遗尿穴 yi niao xue

【英文名】Yiniao Point

【定义】腧穴。经外奇穴。位于小腿内侧,三阴交穴上1寸处。左右计二穴。(实用针灸辞典)

遗道穴 yi dao xue

【英文名】Yidao Point

【定义】腧穴。经外奇穴。位于中极穴旁开5寸处。左右计二穴。(实用针灸辞典)

遗精穴 yi jing xue

【英文名】Yijing Point

【定义】腧穴。经外奇穴。位于下腹部,关元穴旁开1寸处。左右计二穴。(实用针灸辞典)

遗尿灸穴 yi niao jiu xue

【英文名】Yiniaojiu Point

【定义】腧穴。经外奇穴。位于足拇趾背侧腓侧缘及第二趾背侧胫侧缘,与拇趾中节中央相平处。左右计四穴。(实用针灸辞典)

遗泄治法 yi xie zhi fa

【英文名】Qigong Therapy for Seminal Emission

【定义】气功功法名。动静相兼功。见《养生导引法》。作法:1、晚7~11时,一手兜阴囊,一手搓擦脐下丹田处八十一次,然后换手,每手各行九次。九日可见效,八十一日功成。2、短设床铺,曲踡而卧,使形如弓;两膝曲到脐部,或左或右侧卧,一手托阴囊,一手伏丹田,切切宁心,戒除房室思欲之事。(中国气功辞典)

遗精治法 yi jing zhi fa

【英文名】Qigong Therapy for Spermatorrhea

【定义】气功功法名。动静相兼功。出《动功按摩秘诀》。作法:侧坐,用双手扳两脚心。先搬左脚心,擦热,运气行功九口。次搬右脚心,同前行之。凡欲疲走精者,精欲泄之时将左手中指塞右鼻孔内,右手中指按尾闾穴,数二十四息。(中国气功辞典)

遗精导引法 yi jing dao yin fa

【英文名】Physical Breathing Exercises for the Treatment of Spermatorrhea

【定义】气功功法名。动功。作法:半夜子时,阳正兴时仰卧,瞑目闭口,舌抵上腭,将腰拱起,左手中指顶住尾闾穴,右手大拇指顶住无名指根,将两腿伸直,两足十指上翘,提起一口气,心中存想脊背脑后,上贯至顶门,慢慢直下至丹田,方将腰腿脾手从容放下,再照前行,阳则衰矣。如阳未衰,再行二、三次。此法能使肾气上升,心火下降,水火相济,涩精固遗。(中国气功辞典)

遗尿候导引法 yi niao hou dao yin fa

【英文名】Physical Breathing Exercises for the Treatment of Enuresis

【定义】气功功法名。动功。出《诸病源候论·卷十四》。作法:蹲下,臀部离地约一尺,用两手从膝外侧弯屈处伸入至足背上,以手握住足五趾,尽力握一次,使五趾内弯,通利腰髋。治腰髋关节不利,遗尿。(中国气功辞典)

嵌入缓解法 qian ru huan jie fa

【英文名】Inlay Remission

【定义】治法。少数骨折两端可夹筋肉,或近关节骨折将骨片嵌入关节缝内,如有关节脱位中嵌入筋肉者,用拔伸牵引是不能解脱的。本法是在患者筋肉松弛下,先扩大畸形,使两端分离再将嵌入的筋肉顺势向相反方向推拉即可缓解。(汉英双解中医大辞典)

黑如炱 hei ru tai

【英文名】Black, Dry and Lusterless Color; Black as Soot

【定义】中医诊断学名词。指灰黑枯槁的颜色,是肾的真脏色。见于久病肾气将绝、胃气衰败的疾患。(汉英双解实用中医词汇)

铺灸 pu jiu

【英文名】Mashed Garlic Interposed Moxibustion

【定义】灸法。间接灸法。用大蒜适量,去皮捣泥,平铺于脊柱(自大椎穴至腰俞穴)上,宽厚各约6毫米,周围用桑皮纸封固,然后用黄豆大的艾炷分别放在大椎穴及腰俞穴上施灸,至患者口鼻内觉有蒜味时止。民间用以治疗虚劳。(新编针灸大辞典)

锁骨耳穴 suo gu er xue

【英文名】Clavicle Point (Ear)

【异名】SF_6(中华人民共和国国家标准－耳穴名称与部位)

【定义】腧穴。耳穴名。在肩区下方处,即耳舟6区。(中华人民共和国国家标准－耳穴名称与部位)

锋针 feng zhen

【英文名】Sharp Prismatical Needle

【定义】针具。九针之一。针尖锋利,呈三棱锥形。(汉英针灸辞典)

锋电位 feng dian wei

【英文名】Spike Potential

【定义】针灸学名词。在生理学中,当等级反应超过阈值时所引起的一种短暂的、全或无的膜电位变化;

神经冲动或在肌肉或在别处类似事件的电记录。(汉英针灸辞典)

短刺 duan ci

【英文名】Short-Thrust Needling

【定义】针刺手法。短刺其法是慢慢进针,稍摇动其针而深入,在近骨之处将针上下轻轻捻转,短是接近的意思,故称短刺。(普通高等教育中医药类规划教材)

短脉 duan mai

【英文名】Short Pulse

【定义】中医诊断学名词。脉象。脉体首尾俱短,不满寸、关、尺三部。(汉英双解实用中医词汇)

智能气功 zhi neng qi gong

【英文名】Brainpower Qigong

【定义】气功功法名。本功法是庞明先生在多年练功基础上精研儒、释、道、医、武、民间气功多家的练功诀窍,结合现代医学、科学、哲学编创的,适合大众修炼的、收效快而成功易的完整的系列功法。(中国当代气功全书)

犊鼻穴 du bi xue

【英文名】Dubi Point

【异名】ST35(中华人民共和国国家标准－经穴部位)

【定义】腧穴。属足阳明胃经。屈膝,在膝部,髌骨与髌韧带外侧凹陷中。(中华人民共和国国家标准－经穴部位)

稍显著型 shao xian zhu xing

【英文名】Slight Sensitivity Pattern

【异名】稍敏感型(实验针灸学)

【定义】针灸学名词。指刺激井穴(或原穴)时有一条以上的经脉感传能超过肩、髋关节,或两条以上经脉感传能超过腕、踝关节者。(实验针灸学)

等级反应 deng ji fan ying

【英文名】Graded Response

【定义】针灸学名词。不同强度的刺激所产生的一系列振幅不同的膜电位的连续改变。(汉英针灸辞典)

筑法 zhu fa

【英文名】Knocking with Empty Fist

【定义】推拿手法名。出《备急千金要方·养性》。用空拳敲击治疗部位。(中医大辞典)

筑基 zhu ji

【英文名】Base in the Practice of Qigong

【定义】气功术语。是指内丹术功法中的第一步小周天过程。《金丹要诀》:"构屋者以治地为筑基,炼丹者以死砂为筑基。丹基为未固而求成,必致前功尽弃,故先要筑基也。"内丹术全过程包括小周天练精化气,大周天练气化神及练神还虚三步法。从功法上,通过小周天的积累,为进行后二步功法打下基础,所以"筑基"是习练气功的基础。(中医大辞典)

筑宾穴 zhu bin xue

【英文名】Zhubin Point

【异名】KI9(中华人民共和国国家标准－经穴部位)

【定义】腧穴。属足少阴肾经。在小腿内侧,当太溪与阴谷的连线上,太溪上5寸,腓肠肌肌腹的内下方。(中华人民共和国国家标准－经穴部位)

筒灸 tong jiu

【英文名】Canister Moxibustion

【定义】灸法。将内含点燃艾绒的苇管插入外耳道内,使耳部有温热的感觉。适用于治疗面瘫。(普通高等教育中医药类规划教材)

筋会 jin hui

【英文名】Jinhui;Confluence of Tendons

【定义】针灸学名词。八会穴之一。《难经·四十五难》:"筋会阳陵泉。"阳陵泉属于胆经穴,胆与肝相表里,肝主筋。故称筋会。凡筋肉拘急或弛缓不收等症,皆可酌情取用。(中医大辞典)

筋度 jin du

【英文名】Measurement of Muscles and Tendons

【定义】针灸学名词。五度之一。出《素问·方盛衰论》。测度筋的大小、坚脆,对使用燔针劫刺等强刺激疗法时,注意区别对待。(中医大辞典)

筋缩穴 jin suo xue

【英文名】Jinsuo Point

【异名】DU8(中华人民共和国国家标准－经穴部位);筋束(中医大辞典)

【定义】腧穴。属督脉。在背部,当后正中线上,第九胸椎棘突下凹陷中。(中华人民共和国国家标准－经穴部位)

筋有结络 jin you jie luo

【英文名】Muscles and Tendons are Distributed in Bundles and are Kept in Contact with One Another

【定义】针灸学名词。指筋的分布有结聚连络的特点。(汉英针灸辞典)

筋会阳陵泉 jin hui yang ling quan

【英文名】Yanglingquan being the Focus of Tendons; Yanglingquan is the Influential Point of Tendons

【定义】针灸学名词。诸筋之经气聚会于阳陵泉穴。(汉英针灸辞典)

傅元虚抱顶形 fu yuan xu bao ding xing

【英文名】Fu Yuan Xu Bao Ding Xing Qigong

【定义】气功功法名。动静相兼功。见《仙传四十九方》。作法:端坐,将两手搓热,按抱顶门,闭目凝神。吹呵鼓气,升腾顶上,复行功运气十七口。主治:治头昏头晕。(中国气功辞典)

傅仁宇动功六字延寿法 fu ren yu dong gong liu zi yan shou fa

【英文名】Furenyu's Dynamic Qigong of Six-Character Longevity Method

【定义】气功功法名。动功。为治疗眼疾的功法。见《审视瑶函》。其六字为嘘、呵、呬、吹、嘻、呼。并认为春嘘明目木持肝,夏至呵心火自闲,秋呬定知金肺润,冬吹惟要坎中安,三焦嘻却除烦热,四季长呼脾化餐。切忌出声闻口耳,其功尤甚保神丹。作法功效:1、心呵顶上连叉手:举手则呵,反手则吸。呵则通于心,去心家一切热气或上攻眼目,或面色红,舌上疮或口疮。冬日省盐增苦,以养其心。2、肝若嘘时目睁睛:嘘则通肝,去肝家一切热聚之气。治胆气不清,肝积热上攻眼目之疾。大嘘三十嘘则眼增光,不生眼眵。配合秋七十二日省辛增酸,以养肝气。3、肾吹抱起膝头平:吹通肾,去肾中一切虚热之气,治目昏耳聋。大吹三十吹,热,擦肾堂。四季末的十八日中,省甘增盐,以养肾气。4、肺病呬气手双擎:呬则通肺,去肺家一切所积之气或感风寒咳嗽,或流涕,或鼻热生疮。大呬三十呬,则肺气自然升降。夏天省苦增辛,以养肺气。5、脾病呼时须撮口:呼则通脾。去脾家一切浊气,故口臭四肢生疮,或面黄脾家有积,或食冷积不化皆可为。春天宜省酸增甘以养脾气。6、三焦客热卧嘻嘻:嘻则通胆。去胆中一切客热之气。嘻之能去一身之客热,则胆气自清,目不生眵。(中国气功辞典)

傍针刺 bang zhen ci

【英文名】Adjacent Puncture; Straight and Side Puncture

【定义】针刺方法。是先直刺1针,再在近傍斜向加刺1针。由于正傍配合而刺,所以称"傍针刺"。多应用在压痛比较明显,而且固定不移,久久不愈的痹证。(普通高等教育中医药类规划教材)

循扪 xun men

【英文名】Palpation

【定义】诊法。医生用手抚摸患病部位诊察病情寒热虚实的方法。(汉英双解中医大辞典)

循法 xun fa

【英文名】Massage along the Meridian; Moving up and Down with Fingers for Pulse Feeling

【定义】①针刺手法。针刺不得气时,可以用循法催气。其法是医者用指顺着经脉的循行径路,在腧穴的上下部轻柔地循按。(普通高等教育中医药类规划教材)②中医诊断学名词。用指目沿脉道的轴向上下指指相移的诊脉法,以体会脉动应指范围的长短和脉搏来势的虚实。(中医诊断学)

循身观 xun shen guan

【英文名】Xunshenguan Qigong; Qigong of Looking Inwards throughout the Body

【定义】气功功法名。静功。见《慧苑音义》。作法:结跏趺坐,意想身体头颈、胸腹、背腰、四肢。从上到下,从后向前,反复循观意想九法。功效:防治贪欲,稳定情绪。(中国气功辞典)

循经传 xun jing chuan

【英文名】Orderly Transmission of Disease

【定义】诊断学术语。指太阳经按着六经的次序传变。六经的传变规律,一般是由表入里、由浅入深。太阳病不愈,或传阳明,或传少阳;如病邪较重,正气不足,可进一步传太阴、少阴、厥阴。(汉英双解中医小辞典)

循按法 xun an fa

【英文名】Pressing along the Meridian while Needling

【定义】针灸学方法。针后气至不畅,或得气后瞬即消失,可用手指于针穴附近向上、下、左、右作循按、爪摄、扣击以催引其气至。(普通高等教育中医药类规划教材)

循摄法 xun she fa

【英文名】Massaging and Assisting along the Meridian Manipulation

【定义】针刺方法。《金针赋》云:"循而摄之,行气之法"。临床常用于经气不足,气行缓慢的病例。施术时,用左手食、中、无名指平按在所针穴位的经络通路上,顺着经脉循行的方向,上下往来轻柔循摄,以使气行加速,气至病所。(普通高等教育中医药类规划教材)

循经叩刺 xun jing kou ci

【英文名】Knock Needle along the Meridian

【定义】针刺方法。叩刺法。指按经脉辨证法,循经叩刺。(汉英针灸辞典)

循经远取 xun jing yuan qu

【英文名】Distant Point Selection

【定义】针灸学术语。即在距离病变部位较远的部位选穴。特别适用于在四肢肘膝关节以下选穴。用于治疗头面、五官、躯干、内脏病证。(普通高等教育中医药类规划教材)

循经选穴 xun jing xuan xue

【英文名】Point Selection along Meridians

【异名】循经取穴(实用针灸辞典)

【定义】针灸学名词。循经选穴法有广狭二义。广义指按经络辨证而选取治疗穴位的方法;狭义指依本经本腑之病而选本经治疗穴位的方法,又称循经取穴法。(实用针灸辞典)

循经感传 xun jing gan chuan

【英文名】Sense Conduction along Meridian

【定义】针灸学术语。指刺激穴位时,有酸、麻、胀、重

的感觉，从被刺激的穴位开始沿经络循行路线进行传导的现象。（中国中医药学主题词表）

循弹催气 xun tan cui qi

【英文名】Speeding up the Generation of Qi by Massaging along the Related Meridian and Tapping the Needle

【定义】针灸学方法。指运用循法、弹法等辅助手法催气速至。（汉英针灸辞典）

循经感传显著者 xun jing gan chuan xian zhu zhe

【英文名】Person with Sensitive Meridians

【定义】针灸学术语。通过刺激十二井穴，受试者经络感传有六条经能基本按经络循行路线走完全程，其余六条经感传超过肩、髋关节以上者。（中国中医药学主题词表）

艇中耳穴 ting zhong er xue

【英文名】Center of Superior Concha Point (Ear)

【异名】$CO_{6、10i}$（中华人民共和国国家标准－耳穴名称与部位）

【定义】腧穴。耳穴名。在小肠区与肾区之间，即耳甲6、10区交界处。（中华人民共和国国家标准－耳穴名称与部位）

艇角耳穴 ting jiao er xue

【英文名】Angle of Superior Concha Point (Ear)

【异名】CO_8（中华人民共和国国家标准－耳穴名称与部位）

【定义】腧穴。耳穴名。在对耳轮下脚下方前部，即耳轮8区。（中华人民共和国国家标准－耳穴名称与部位）

舒张法 shu zhang fa

【英文名】Hand Separating and Pressing; Technique of Inserting the Needle with the Finger Stretched

【异名】舒张进针法（汉英针灸辞典）；舒张押手法（汉英针灸辞典）；撑开押手法(汉英针灸辞典)

【定义】针刺手法。双手进针法。押手五指平伸，食、中指分开置于穴位上，刺手将针从两指间刺入皮下的进针方法。（汉英针灸辞典）

舒筋法 shu jin fa

【英文名】Relaxing Muscles and Tendons

【定义】治法。外治法。指令患足踏于酒杯或粗竹管上向前后推滚以治疗脚腕部外伤、筋肉挛缩、关节强直的外治法。（汉英双解中医大辞典）

舒肝散结 shu gan san jie

【英文名】Dispersing the Stagnated Liver-Qi to Resolve Mass

【异名】理气散结（中华人民共和国国家标准中医临床诊疗术语－治法）；解郁散结（中华人民共和国国家标准中医临床诊疗术语－治法）

【定义】治法。通过舒肝理气行滞，以解除结聚。适用于肝郁气滞所致结聚痞满等病症的治疗方法。（中华人民共和国国家标准中医临床诊疗术语－治法）

舒筋止痛 shu jin zhi tong

【英文名】Relaxing Muscles and Tendons to Relieve Pain

【定义】治法。通过缓急舒筋而达到止痛目的的治疗方法。适用于筋肉挛急不舒所致疼痛。（中华人民共和国国家标准中医临床诊疗术语－治法）

舒筋和络 shu jin he luo

【英文名】Relaxing Muscles and Tendons and Dredging Collaterals

【异名】舒筋通络（中华人民共和国国家标准中医临床诊疗术语－治法）

【定义】治法。通过推拿、外治或方药等，达到舒畅筋脉、通筋活络的目的。适用于经气不利、筋脉挛急的病症的治疗方法。（中华人民共和国国家标准中医临床诊疗术语－治法）

舒筋散结 shu jin san jie

【英文名】Relax Myospasm and Remove Stasis

【定义】治法。用疏通筋络的方药或按摩、外治等，以疏畅筋脉、活络散结的治疗方法。主要适用于筋脉挛急、肿胀结块之类病症。（普通高等教育中医药类规划教材）

颌耳穴 he er xue

【英文名】Jaw Point (Ear)

【异名】LO_3（中华人民共和国国家标准－耳穴名称与部位）

【定义】腧穴。耳穴名。在耳垂正面后上部，即耳垂3区。（中华人民共和国国家标准－耳穴名称与部位）

释家功 shi jia gong

【英文名】Buddhist's Qigong

【定义】气功功法名。指源于佛家的功法。以佛家“虚空寂灭”，“幻性命以超大觉”，“明心见性”为基础，以修性为宗。主张“断惑证真”，“以佛治心”。讲究超出三界，出入人天而无碍，目的在于妙契佛性。其功法多收载于《大藏经》中。（中国气功辞典）

腓肠耳穴 fei chang er xue

【英文名】Gastrocnemius Point (Ear)

【定义】腧穴。耳穴名。位于小腿穴内侧，踝关节穴内下方。主治腓肠肌疼痛。（汉英针灸辞典）

腘窝耳穴 guo wo er xue

【英文名】Popliteal Fossa Point (Ear)

【定义】腧穴。耳穴名。位于对耳轮上脚起始部的内侧，平膝穴处。主治腘窝部疼痛。（汉英针灸辞典）

脾经 pi jing

【英文名】Spleen Meridian

【异名】脾土（汉英双解中医大辞典）；脾（汉英双解中

医大辞典)

【定义】①经络名。属足三阴经及太阴经,十二经脉之一。是循行于下肢内侧前缘和胸腹部属脾络胃的阴经。(实用针灸辞典)②小儿推拿部位。位置有二:一在拇指末节罗纹面,一在拇指桡侧从指端到指根。操作时,在拇指末节罗纹面上旋推为补,称补脾经,由指端向指根方向直推为泻,称清脾经。在拇指桡侧缘上由指端向指根方向推为补,称补脾经,反之为泻,称清脾经。(汉英双解中医大辞典)

脾点 pi dian

【英文名】Spleen Point (Hand)

【定义】手针穴位名。在掌面,拇指指关节横纹中点。主治脾胃病、肿病。(普通高等教育中医药类规划教材)

脾耳穴 pi er xue

【英文名】Spleen Point (Ear)

【异名】CO_{13}(中华人民共和国国家标准-耳穴名称与部位)

【定义】腧穴。耳穴名。在BD线下方,耳甲腔的后上部,即耳甲13区。(中华人民共和国国家标准-耳穴名称与部位)

脾俞穴 pi shu xue

【英文名】Pishu Point

【异名】BL20(中华人民共和国国家标准-经穴部位)

【定义】腧穴。属足太阳膀胱经。在背部,当第十一胸椎棘突下,旁开1.5寸。(中华人民共和国国家标准-经穴部位)

脾热穴 pi re xue

【英文名】Pire Point

【定义】腧穴。经外奇穴。位于背部,第六、七胸椎棘突间点旁开0.5寸处。左右计二穴。(实用针灸辞典)

脾横穴 pi heng xue

【英文名】Piheng Point

【定义】腧穴。经外奇穴。第十一胸椎棘突上一穴及左右旁开1.5寸处二穴。计三穴。主治小儿腹胀、呕吐。三穴各灸七壮。(汉英针灸辞典)

脾之大络 pi zhi da luo

【英文名】Large Collateral of the Spleen

【定义】经络名。十五别络之一。名曰大包,位于渊腋穴下3寸处,为联系周身血脉之别络。(实用针灸辞典)

脾经穴位 pi jing xue wei

【英文名】Spleen Meridian Points

【定义】针灸学名词。足太阴脾经穴位,共21个,分别为隐白、大都、太白、公孙、商丘、三阴交、漏谷、地机、阴陵泉、血海、箕门、冲门、府舍、腹结、大横、腹哀、食窦、天溪、胸乡、周荣、大包。(普通高等教育中医药类规划教材)

脾病导引 pi bing dao yin

【英文名】Physical Breathing Exercises for Spleen Diseases

【定义】气功功法名。动静相兼功。见《贮香小品》。作法:1、坐于床上,右腿伸直,左腿上屈,双手放于身后,稍用力左右拉,然后左腿伸直,右腿上屈,手仍做上述动作3~5次。2、跪坐,双手按在床上,全身用力分别左右转身回顾,做3~5次。回顾时应如老虎回视。这是一种体操式功法。用于防治消化系统疾病。(中国气功辞典)

脾病治法 pi bing zhi fa

【英文名】Therapeutic Methods for Treating Spleen Diseases

【定义】治法。根据中医理论中脏腑辨证的原则,适用于脾病的治疗方法。(普通高等教育中医药类规划教材)

脾病辨证 pi bing bian zheng

【英文名】Differentiation of Spleen Syndromes

【定义】诊法。以脾脏理论为基础,判断疾病是否为脾病证候的方法。(中医诊断学)

脾经导引法 pi jing dao yin fa

【英文名】Physical Breathing Exercises of Spleen Meridian

【定义】气功功法名。静功。出《针灸大成·五脏六腑》。作法:安静脏腑,调顺血腑,食必以时,饮必以节,宽胃养气。(中国气功辞典)

脾胃病治法 pi wei bing zhi fa

【英文名】Therapeutic Methods for Treating Spleen-Stomach Diseases

【定义】治法。根据中医理论中脏腑辨证的原则,适用于脾胃病的治疗方法。(普通高等教育中医药类规划教材)

脾脏修养法 pi zang xiu yang fa

【英文名】Spleen-Nourishing Qigong

【定义】气功功法名。静功。见《黄庭内景五脏六腑图》。作法:常以季夏之月朔旦并及四季之月十八日旭旦,坐中宫,禁气五息,鸣天鼓十二通,吸坤宫之黄气入口十二咽,以补之。呼之损。以饮玉液醴泉,以致神凤之味,以补于脾,以佐神。(中国气功辞典)

脾肾阳虚证辨证 pi shen yang xu zheng bian zheng

【英文名】Differentiating Syndromes of Yang-Deficiency of Spleen and Kidney

【定义】中医诊断学名词。判断疾病证候是否为脾肾阳虚证的方法。(中医诊断学)

脾肺气虚证辨证 pi fei qi xu zheng bian zheng

【英文名】Differentiating Syndromes of Qi-Deficiency of

Lung and Spleen

【定义】中医诊断学名词。判断疾病证候是否为脾肺气虚证的方法。(中医诊断学)

腋下穴 ye xia xue

【英文名】Yexia Point

【定义】腧穴。经外奇穴。《备急千金要方》:"噫哕膈中气闭塞,灸腋下聚毛下附肋宛宛中五十壮。"《类经图翼》列作奇穴,名腋下穴。位于腋中线上,腋窝直下 1.5 寸处。主治噫哕,胸膈满闷,狐臭;以及肋间神经痛等。斜刺 0.3~0.5 寸。艾炷灸 3~5 壮;或艾条灸 5~10 分钟。(中医大辞典)

腋门穴 ye men xue

【英文名】Yemen Point

【定义】腧穴。经外奇穴。位于腋中线上,腋窝下 1 寸处。左右计二穴。(实用针灸辞典)

腋气穴 ye qi xue

【英文名】Yeqi Point

【定义】腧穴。经外奇穴。位于腋窝腋毛中。左右计二穴。(实用针灸辞典)

腋灵穴 ye ling xue

【英文名】Yeling Point

【定义】腧穴。经外奇穴。位于肩前部,腋前皱襞尽头上 0.5 寸处。左右计二穴。(实用针灸辞典)

腋下耳穴 ye xia er xue

【英文名】Subaxillary Point (Ear); Yexia Point (Ear)

【定义】腧穴。耳穴名。位于肩痛穴稍上方。主治腋下淋巴结肿痛。(汉英针灸辞典)

腑会 fu hui

【英文名】Fuhui; Confluence of Fu-Organs

【定义】针灸学名词。八会穴之一。即中脘穴。六腑水谷精气会聚的地方。(汉英双解实用中医词汇)

腑俞 fu shu

【英文名】Fu Shu

【定义】针灸学名词。①指六腑所属诸阳经腧穴。(汉英针灸辞典)②指六腑所属诸阳经的井、荥、输、原、经、合诸穴。(汉英针灸辞典)

腑会太仓 fu hui tai cang

【英文名】Taicang being the Focus of the Hollow Viscera; Taicang is the Influential Point of Fu-Organs

【定义】腧穴。太仓,即中脘穴。指六腑之气聚会于中脘穴。(汉英针灸辞典)

腑病治脏 fu bing zhi zang

【英文名】Treating the Solid Viscera for the Hollow-Organ Diseases

【定义】治则。六腑之病变可通过治疗与其相合之脏,而令邪有出路达到治疗腑病的目的。(中医基础理论)

腑病辨证 fu bing bian zheng

【英文名】Differentiating Syndromes according to Six-Fu Theory

【定义】中医诊断学名词。以六腑理论为基础,判断疾病证候性质及病位的方法。(中医诊断学)

腑俞七十二穴 fu shu qi shi er xue

【英文名】Seventy-Two Fu-Shu Points

【定义】针灸学术语。指六腑的井、荥、俞、原、经、合等穴。每腑各有六穴,六腑共三十六穴,左右合计七十二穴。(汉英针灸辞典)

腕耳穴 wan er xue

【英文名】Wrist Point (Ear)

【异名】SF_2(中华人民共和国国家标准－耳穴名称与部位)

【定义】腧穴。耳穴名。在指区下方处,即耳舟 2 区。(中华人民共和国国家标准－耳穴名称与部位)

腕骨穴 wan gu xue

【英文名】Wangu Point

【异名】SI4(中华人民共和国国家标准－经穴部位)

【定义】腧穴。属手阳明大肠经。在手掌尺侧,当第五掌骨基底与钩骨之间的凹陷处,赤白肉际。(中华人民共和国国家标准－经穴部位)

腕踝针 wan huai zhen

【英文名】Wrist-Ankle Needling; Carpus-Ankle Acupuncture

【异名】腕踝针疗法(汉英针灸辞典)

【定义】针灸学名词。在腕部或踝部的一定刺激点,用毫针刺入皮下,以治疗全身相应体表与脏腑的疾病。适用于各部位的急性扭挫伤及各种痛症。(普通高等教育中医药类规划教材)

腕关节扳法 wan guan jie ban fa

【英文名】Pulling Manipulation of Wrist Joint

【定义】推拿手法。患者取坐位,医者站于其前方,一手握住患者前臂的下端,另一手握住其手掌部,先将腕关节拔伸,在拔伸的基础上再作腕关节的屈伸扳法,或左右侧屈扳法。(普通高等教育中医药类规划教材)

腕关节摇法 wan guan jie yao fa

【英文名】Rotating Manipulation of Wrist Joint

【定义】推拿手法。术者一手握住患肢腕关节的上端,另一手握住其手掌部,作腕关节的拔伸,而后将腕关节作顺时针或逆时针方向的环转摇动。(普通高等教育中医药类规划教材)

腕部进针点 wan bu jin zhen dian

【英文名】Inserting Points on the Wrist

【定义】腕踝针穴位名。指在腕踝针中选用的分布在腕部的六个腧穴,约在腕横纹上二横指(内关、外

关)一圈处。(汉英针灸辞典)

腕踝针分区 wan huai zhen fen qu

【英文名】Dividing Zones of Wrist-Ankle Acupuncture

【定义】针灸学名词。指以前后正中线为标线,将身体两侧面由前向后划为六个纵行区。(汉英针灸辞典)

腕踝针疗法 wan huai zhen liao fa

【英文名】Therapy of Wrist Ankle Acupuncture

【定义】针灸学治法。以腕踝部的相应点作为特定刺激区来治疗疾病的一种简易方法。(汉英针灸辞典)

腕关节拔伸法 wan guan jie ba shen fa

【英文名】Traction and Counter-Traction of Wrist Joint

【定义】推拿手法。①术者用一手握住患者前臂下端,另一手握住其手部,两手同时作相反方向用力。(中国推拿手法学)②患者坐位,术者站于患肢侧方,用双手握住患肢指掌部,逐渐用力拔伸,并嘱患者上身向另一侧倾斜,形成对抗牵引,操作时可配合腕关节缓缓地伸屈及侧屈活动。适用于腕关节扭伤、腕骨错位,以及腕部酸痛、活动不利等症。(中国推拿手法学)

鲁根穴 lu gen xue

【英文名】Lugen Point

【定义】腧穴。经外奇穴。位于大腿屈侧,委中穴上三横指处。左右计二穴。(实用针灸辞典)

然后穴 ran hou xue

【英文名】Ranhou Point

【定义】腧穴。经外奇穴。足内侧,舟骨粗隆后下方凹陷中,即然谷穴后约0.5寸处。左右计二穴。(实用针灸辞典)

然谷穴 ran gu xue

【英文名】Rangu Point

【异名】KI2(中华人民共和国国家标准-经穴部位);龙泉(新编针灸大辞典);龙渊(新编针灸大辞典)

【定义】腧穴。属足少阴肾经。在足内侧缘,足舟骨粗隆下方,赤白肉际。(中华人民共和国国家标准-经穴部位)

敦煌妙音莲花功 dun huang miao yin lian hua gong

【英文名】Dunhuang Rummy Sound Lotus-Flower Qigong

【定义】气功功法名。此功法是根据敦煌遗书有关六字明修持方法创编的方便法门,男女老少(除精神病患者外)都可练习的一套功法。(中国当代气功全书)

痨症治法 lao zheng zhi fa

【英文名】Qigong of Phthisiotherapy

【定义】气功功法名。动静相兼功。出《动功按摩秘诀》。作法:凡色痨虚怯,侧卧,左手枕头,右手捏拳向腹,往来擦抹。右脚在下微屈,左腿压上习睡,收气三十二口。凡劳疾,正坐,安定精神,垂帘闭目,下视脐轮,缄鼻闭口。使心火下降,肾水上升,二气交结为妙。凡气血不和,将身曲下如打恭状,手足俱要交叉伏地,右手行功,数二十四息。凡元气衰败者,坐定,用两手擦热揉耳,后用手拄定两胁下行气,使气上升。(中国气功辞典)

痘衣法 dou yi fa

【英文名】Variolation through Clothes

【定义】治法。人痘接种法。取天花患儿贴身内衣,给健康未出痘的小儿穿着二三天,以达种痘之目的。一般在着衣九至十一天时始发热,为种痘已成,此法成功率低。若成功者,发热、出痘证候较缓,不致发生危险。(中医大辞典)

痘浆法 dou jiang fa

【英文名】Wet Variolation

【定义】治法。人痘接种法。取天花患儿的新鲜痘浆,以棉花蘸塞入被接种对象的鼻孔,以此引起发痘,达到预防接种的目的。因本法须直接刺破儿痘,病家多不愿接受,故在古代亦较少用。(中医大辞典)

痞根穴 pi gen xue

【英文名】Pigen Point

【异名】EX-B4(中华人民共和国国家标准-经穴部位)

【定义】腧穴。经外奇穴。在腰部,当第一腰椎棘突下,旁开3.5寸。(中华人民共和国国家标准-经穴部位)

痛阈 tong yu

【英文名】Pain Threshold

【异名】痛知觉阈(汉英针灸辞典)

【定义】针灸学名词。痛阈或痛反应阈即是从刺激开始到引起疼痛感觉或运动反应的最小刺激量。(实验针灸学)

痛耐受阈 tong nai shou yu

【英文名】Threshold of Pain Tolerance

【定义】针灸学名词。即能耐受痛的最大刺激量。(汉英针灸辞典)

痛点选穴 tong dian xuan xue

【英文名】Acupoint Selection according to where it Pains

【定义】针灸学名词。即阿是穴,属于对症选穴法。临床上应用压痛点治疗击仆、扭伤痹证等的疼痛,以及在瘰疬、瘿气等病灶部位针灸均有较好的效果。(普通高等教育中医药类规划教材)

痛觉改变 tong jue gai bian

【英文名】Change of Pain Sensation

【定义】针灸学名词。指痛阈的变化,作为针麻指标。(汉英针灸辞典)

痛或伤害性刺激感受器 tong huo shang hai xing ci ji

gan shou qi

【英文名】Nociceptor

【定义】实验针灸学名词。为躯体感觉感受器之一，感受损伤和超强刺激，产生痛和痒。似乎没有专门的感觉装置，而是游离神经末梢，越近末端时，神经轴突膜和许旺氏膜逐渐融合，容易感受化学物质的作用。（汉英针灸辞典）

颏髎穴 ke liao xue

【英文名】Keliao Point

【定义】腧穴。经外奇穴。位于颏部，正对下颌骨颏孔。主治急性牙髓炎、三叉神经痛。直刺 0.2～0.3 寸。（汉英针灸辞典）

阑门穴 lan men xue

【英文名】Lanmen Point

【定义】腧穴。经外奇穴。位于腹正中线上，脐上 1.5 寸处。计一穴。（实用针灸辞典）

阑尾穴 lan wei xue

【英文名】Lanwei Point

【异名】EX-LE7（中华人民共和国国家标准－经穴部位）

【定义】腧穴。经外奇穴。在小腿前侧上部，当犊鼻下 5 寸，胫骨前缘旁开一横指。（中华人民共和国国家标准－经穴部位）

阑尾耳穴 lan wei er xue

【英文名】Appendix Point (Ear)

【异名】$CO_{6、7i}$（中华人民共和国国家标准－耳穴名称与部位）

【定义】腧穴。耳穴名。在大肠区与小肠区之间，即耳甲 6、7 区交界处。（中华人民共和国国家标准－耳穴名称与部位）

焠刺 cui ci

【英文名】Heat Needling; Red-Hot Needling

【异名】焠（中医大辞典）

【定义】针刺方法。古代刺法名称，九刺之一，即指火针疗法。将针在火上烧红后迅速刺入穴内，随即拔出，以去其寒痹。主要用于治疗经筋的诸种痹证和瘰疬等。（实用针灸辞典）

焠法 cui fa

【英文名】Moxibustion by Lampwick

【异名】灯火灸法（中医大辞典）

【定义】灸法。《厘正按摩要术》："取灯芯，截三四寸长，微蘸麻油，烘干燃着，右手平持灯芯，以尾下垂，按穴焠之。一近皮肤即提起，煏爔有声，须手法灵捷，勿致灼伤肌肉。"临床常用的有焠胎寒、焠脐风等。（中医大辞典）

焠胎寒 cui tai han

【英文名】Neonatal Heating with Lampwick

【定义】灸法。灯火治疗新生儿胎寒证的治法。《厘正按摩要术》："小儿生一、二日内，面青唇白，不乳不啼，肢冷拳缩或腹痛啼哭不已。皆胎寒也，用灯火于囟门、眉心、脐心各一爔，脐旁四周六爔，左右足跟两旁各一爔，共十五爔。声音不出者，肺俞二爔，左右少商穴各一爔。"。（中医大辞典）

焠脐风 cui qi feng

【英文名】Lampwick Moxibustion to Cure Tetanus Neonatorium

【定义】灸法。灯火治疗脐风的方法。出《厘正按摩要术》。脐风初发，即用灯火于囟门、眉心、人中、承浆、两手大指少商等处，各一爔，脐旁四围六爔，脐带未落，于带口一爔，如既落，则于落处一爔，共十三爔。可收熄风镇痉之效。（中医大辞典）

爔针药熨 cui zhen yao yun

【英文名】Therapy of Red-Hot Needling and Drug Ironing

【定义】治法。指火针和药熨并用的方法。（汉英针灸辞典）

善色 shan se

【英文名】Good Complexion

【定义】诊法。指疾病表现在面部的色泽明润。（汉英双解中医大辞典）

滞针 zhi zhen

【英文名】Stuck Needle

【定义】针灸学名词。滞针是指在行针时或留针后医者感觉针下滞涩，捻转、提插出针均感困难，而患者则感觉疼痛的现象。（普通高等教育中医药类规划教材）

湿可去枯 shi ke qu ku

【英文名】Medicine with Moisturizing Effect Promoting the Production of Body Fluid

【定义】治则。用滋润的药物，可以治津血枯燥、阴液不足所引起的一些疾病。（汉英双解实用中医词汇）

湿敷疗法 shi fu liao fa

【英文名】Wet-Compression Treatment

【定义】外治法。是用纱布沾取药液敷于患处，用以治疗疾病的一种外治方法。（中国中医独特疗法大全）

温下 wen xia

【英文名】Warm Purgation

【定义】治法。温阳散寒药与攻下药并用治疗疾病的治疗方法。（普通高等教育中医药类规划教材）

温开 wen kai

【英文名】Warm Resuscitation

【定义】治法。用辛温香窜行气之品，以温阳祛寒，宣闭通窍。适用于寒厥及寒凝气滞，窍闭所见肢厥、

神昏、剧痛等症的治疗方法。(普通高等教育中医药类规划教材)

温中 wen zhong

【英文名】Warming the Middle Warmer; Warm the Middle Jiao

【定义】治法。具有温补中气的作用,适用于中焦虚寒或寒实证的治疗方法。(普通高等教育中医药类规划教材)

温血 wen xue

【英文名】Warming the Blood

【定义】治法。治疗血分有寒的方法。(汉英双解实用中医词汇)

温阳 wen yang

【英文名】Warming Yang

【定义】治法。具有温阳的作用,适用于阳虚证的治疗方法。(普通高等教育中医药类规划教材)

温里 wen li

【英文名】Warming the Interior

【定义】治法。具有温里作用的药物治疗里寒证的方法。(普通高等教育中医药类规划教材)

温针 wen zhen

【英文名】Warm Needle; Warm-Needle Acupuncture

【定义】针刺方法。指针刺后以艾绒裹于针尾,点燃加温。(汉英双解中医小辞典)

温肝 wen gan

【英文名】Warming Liver

【定义】治法。具有温肝散寒作用,适用于寒滞肝经证、肝寒证的治疗方法。(普通高等教育中医药类规划教材)

温补 wen bu

【英文名】Warm Reinforcing

【定义】治法。具有温阳作用,适用于阳虚证的治疗方法。(中华人民共和国国家标准中医临床诊疗术语－治法)

温肾 wen shen

【英文名】Warming the Kidney

【异名】补肾阳(汉英双解实用中医词汇)

【定义】治法。治疗肾阳虚的方法。适用于肾阳不足。(汉英双解实用中医词汇)

温肺 wen fei

【英文名】Warming the Lung

【定义】治法。具有温肺散寒作用,适用于寒饮留肺证、肺寒证等证的治疗方法。(普通高等教育中医药类规划教材)

温法 wen fa

【英文名】Warming Method

【定义】治法。通过温中、祛寒、回阳、通络等作用,使寒邪去,阳气复,经络通,血脉和。适用于脏腑经络因寒邪为病的一种治法。(普通高等教育中医药类规划教材)

温经 wen jing

【英文名】Warming Meridians

【定义】治法。运用温热的药物治疗寒邪阻滞经络的病变,具有温经散寒的作用。(普通高等教育中医药类规划教材)

温胃 wen wei

【英文名】Warming Stomach

【定义】治法。具有温补脾胃阳气的作用。适用于寒邪客胃证,胃虚寒证的治疗方法。(普通高等教育中医药类规划教材)

温养 wen yang

【英文名】Warming and Nourishing

【定义】治法。用温性有补益作用的药物,以补养正气的方法。(汉英双解实用中医词汇)

温脾 wen pi

【英文名】Warming the Spleen

【定义】治法。具有温补脾阳的作用。适用于脾虚寒证、寒湿困脾证的治疗方法。(普通高等教育中医药类规划教材)

温针灸 wen zhen jiu

【英文名】Warm Needle Moxibustion; Warm-Needle Therapy

【异名】温针疗法(汉英双解中医大辞典)

【定义】灸法。在针刺得气后,将针留在适当的深度,在针柄上穿置一端长约1.5厘米的艾卷施灸,直待艾燃尽,除去灰烬,再将针取出。适用于治疗虚寒性疾病。(普通高等教育中医药类规划教材)

温针器 wen zhen qi

【英文名】Warm Needle Moxibustioner

【定义】针灸器具名。作艾灸用的特制金属器具。(汉英针灸辞典)

温杯灸 wen bei jiu

【英文名】Warm-Cup Moxibustion

【定义】灸法。将艾绒放在杯子内点燃,使其热烟熏灸一定部位而达到治疗作用的灸法。适用于治疗风寒湿痹、痿证等疾病。(普通高等教育中医药类规划教材)

温和灸 wen he jiu

【英文名】Mild Moxibustion

【定义】灸法。将艾卷的一端点燃,对准应灸的腧穴部位或患处,约距离皮肤2～3cm,进行熏烤,使患者局部有温热感而无灼痛为宜。(普通高等教育中医药类规划教材)

温盒灸 wen he jiu

【英文名】Warm-Box Moxibustion

【定义】灸法。由金属和玻璃纤维组成的一种盒式灸具，把无烟灸条点燃后放入盒内，把盒关好。适用于治疗关节炎、胃痛、月经不调、高血压、冻疮等。（普通高等教育中医药类规划教材）

温筒灸 wen tong jiu

【英文名】Warm-Canister Moxibustion

【定义】灸法。将艾绒点燃，放在由金属制成的特殊的灸治器械的筒状物内，在施灸部位上来回地滚动温熨，直至皮肤潮红。适用于治疗风寒湿痹、腹痛、腹泻、痿证等证。（普通高等教育中医药类规划教材）

温溜穴 wen liu xue

【英文名】Wenliu Point

【异名】LI7（中华人民共和国国家标准－经穴部位）；蛇头（中国针灸大辞典）

【定义】腧穴。属手阳明大肠经。屈肘，在前臂背面桡侧，当阳溪与曲池连线上，腕横纹上5寸。（中华人民共和国国家标准－经穴部位）

温下清上 wen xia qing shang

【英文名】Relax the Bowels with Drugs of Warm Nature and Clear away the Heat of the Upper Warmer

【定义】治法。清泄上焦热邪与温补脾肾阳气的方药并用，适用于上热下寒证的治疗方法。（中华人民共和国国家标准中医临床诊疗术语－治法）

温中止血 wen zhong zhi xue

【英文名】Warming the Middle and Arresting Bleeding

【异名】温脾止血（中华人民共和国国家标准中医临床诊疗术语－治法）

【定义】治法。具有温中补脾作用，适用于脾阳虚失于统血所致出血的治疗方法。（中华人民共和国国家标准中医临床诊疗术语－治法）

温中化湿 wen zhong hua shi

【英文名】Warm the Middle-Jiao for Eliminating Dampness

【定义】治法。用温阳散寒、燥湿和中之品，治疗寒湿困脾证的方法。（中华人民共和国国家标准中医临床诊疗术语－治法）

温中行气 wen zhong xing qi

【英文名】Warm the Middle Jiao to Promote the Flow of Qi

【定义】治法。是通过温中祛寒，疏畅气机，治疗中焦虚寒或实寒，寒凝气滞所致脘腹冷痛的治法或方药功效。（汉英双解中医小辞典）

温中安蛔 wen zhong an hui

【英文名】Warming Intestine for Relieving Colic Caused by Ascaris

【定义】治法。通过温阳散寒以安蛔止痛；适用于肠寒而使蛔虫窜扰所致病症的治疗方法。（普通高等教育中医药类规划教材）

温中祛寒 wen zhong qu han

【英文名】Warming the Middle and Dispelling Cold

【异名】温中散寒（中华人民共和国国家标准中医临床诊疗术语－治法）

【定义】治法。通过温补脾胃阳气以散寒和中，适用于脾胃阳虚证的治疗方法。（中华人民共和国国家标准中医临床诊疗术语－治法）

温中健胃 wen zhong jian pi

【英文名】Warm the Middle Jiao and Invigorate the Stomach

【定义】治法。是通过温胃散寒、益气健脾，治疗胃寒证的治法或方药功效。（汉英双解中医小辞典）

温中涩肠 wen zhong se chang

【英文名】Warming the Middle Jiao and Astringing Intestine to Stop Diarrhea

【异名】温脾涩肠（中华人民共和国国家标准中医临床诊疗术语－治法）

【定义】治法。具有温阳补脾作用，适用于脾阳虚所致泄泻的治疗方法。（中华人民共和国国家标准中医临床诊疗术语－治法）

温中清肠 wen zhong qing chang

【英文名】Warm the Middle Jiao and Clear away Heat from Intestine

【定义】治法。温补脾胃阳气药与清泄肠热药并用，适用于肠热胃寒所致病症的治疗方法。（中华人民共和国国家标准中医临床诊疗术语－治法）

温中散寒 wen zhong san han

【英文名】Dispel Cold by Warming the Middle Jiao

【异名】温中祛寒（中华人民共和国国家标准中医临床诊疗术语－治法）

【定义】治法。通过温补脾胃阳气以散寒和中，适用于脾胃阳虚证的治疗方法。（中华人民共和国国家标准中医临床诊疗术语－治法）

温化水湿 wen hua shui shi

【英文名】Warm and Resolve Dampness

【定义】治法。用温散之品以治疗水湿内盛证。（普通高等教育中医药类规划教材）

温化寒湿 wen hua han shi

【英文名】Warming Cold-Dampness

【定义】治法。运用具有温补阳气、祛寒燥湿作用的方药，治疗阳虚湿困证的方法。（中华人民共和国国家标准中医临床诊疗术语－治法）

温化寒痰 wen hua han tan

【英文名】Warming and Eliminating Cold Phlegm

【异名】温阳化痰（中华人民共和国国家标准中医临床诊疗术语－治法）

【定义】治法。具有温阳祛寒化痰作用,适用于寒痰证的治疗方法。(中华人民共和国国家标准中医临床诊疗术语-治法)

温化痰饮 wen hua tan yin

【英文名】Warming for Resolving Phlegm and Fluid-Retention

【定义】治法。泛指运用辛温之品,以祛痰化饮,适用于阳虚痰饮内停证的治疗方法。(中华人民共和国国家标准中医临床诊疗术语-治法)

温阳止血 wen yang zhi xue

【英文名】Warming Yang and Arresting Bleeding

【定义】治法。通过温阳固摄而止血,适用于阳虚失摄所致出血的治疗方法。(中华人民共和国国家标准中医临床诊疗术语-治法)

温阳止汗 wen yang zhi han

【英文名】Warming Yang and Hidroschesis

【定义】治法。通过温阳固摄而止汗,适用于阳虚失摄所致汗出的治疗方法。(中华人民共和国国家标准中医临床诊疗术语-治法)

温阳止泻 wen yang zhi xie

【英文名】Warming Yang and Checking Diarrhea

【定义】治法。通过温补阳气而止泻,适用于脾肾阳虚所致泄泻的治疗方法。(中华人民共和国国家标准中医临床诊疗术语-治法)

温阳止带 wen yang zhi dai

【英文名】Warming Yang and Arresting Leukorrhagia

【定义】治法。通过温补阳气而祛湿止带,适用于阳虚湿困所致带下的治疗方法。(中华人民共和国国家标准中医临床诊疗术语-治法)

温阳止遗 wen yang zhi yi

【英文名】Warming Yang and Arresting Spermatorrhea

【定义】治法。通过温补肾阳而固精止遗,适用于肾阳虚之遗精等病症的治疗方法。(中华人民共和国国家标准中医临床诊疗术语-治法)

温阳止痢 wen yang zhi li

【英文名】Warming Yang and Arresting Dysentery

【异名】温中止痢(中华人民共和国国家标准中医临床诊疗术语-治法)

【定义】治法。通过温补脾肾阳气而止痢,适用于脾肾阳虚之痢疾的治疗方法。(中华人民共和国国家标准中医临床诊疗术语-治法)

温阳止痛 wen yang zhi tong

【英文名】Warming Yang and Alleviating Pain

【定义】治法。通过温通阳气而止痛,适用于阳虚寒凝所致疼痛的治疗方法。(中华人民共和国国家标准中医临床诊疗术语-治法)

温阳止渴 wen yang zhi ke

【英文名】Warming Yang and Quenching Thirst

【定义】治法。通过温阳助气化而生津止渴,适用于阳虚津液不升所致口渴的治疗方法。(中华人民共和国国家标准中医临床诊疗术语-治法)

温阳化饮 wen yang hua yin

【英文名】Warming Yang and Resolving Fluid-Retention

【定义】治法。具有辛温助阳化饮作用,适用于阳虚饮停证的治疗方法。(中华人民共和国国家标准中医临床诊疗术语-治法)

温阳化斑 wen yang hua ban

【英文名】Warming Yang and Dissipating Rashes; Warming Yang and Eliminating Purpura

【定义】治法。通过温阳解毒而化斑,适用于阳虚寒凝所致斑疹的治疗方法。(中华人民共和国国家标准中医临床诊疗术语-治法)

温阳行气 wen yang xing qi

【英文名】Warming Yang and Regulating Qi

【异名】温阳理气(中华人民共和国国家标准中医临床诊疗术语-治法)

【定义】治法。温阳药与理气行滞药并用,适用于阳虚气滞证的治疗方法。(中华人民共和国国家标准中医临床诊疗术语-治法)

温阳利水 wen yang li shui

【英文名】Warming Yang and Promoting Diuresis

【异名】温阳行水(中华人民共和国国家标准中医临床诊疗术语-治法)

【定义】治法。通过温补阳气而利水消肿,适用于阳虚水泛证的治疗方法。(中华人民共和国国家标准中医临床诊疗术语-治法)

温阳利湿 wan yang li shi

【英文名】Warming Yang for Damp Elimination

【异名】化气利水(汉英双解实用中医词汇)

【定义】治法。治阳气被水寒之邪阻遏而致小便不利的方法。(汉英双解实用中医词汇)

温阳补肾 wen yang bu shen

【英文名】Warming and Benefiting Kidney-Yang

【定义】治法。具有温补肾阳的作用,适用于肾阳不足证的治疗方法。(普通高等教育中医药类规划教材)

温阳固经 wen yang gu jing

【英文名】Warming Yang to Arrest Uterine Bleeding

【定义】治法。通过温阳而固摄月经,适用于阳虚所致崩漏等病症的治疗方法。(中华人民共和国国家标准中医临床诊疗术语-治法)

温阳固脱 wen yang gu tuo

【英文名】Warming Yang to Rescue the Patient from Collapse; Warm Yang to Treat Collapse

【异名】回阳固脱(中华人民共和国国家标准中医临床

诊疗术语－治法）；温涩固脱（中华人民共和国国家标准中医临床诊疗术语－治法）

【定义】治法。具有大补阳气、收敛固摄作用，适用于亡阳证的治疗方法。（中华人民共和国国家标准中医临床诊疗术语－治法）

温阳活血 wen yang huo xue

【英文名】Warming Yang and Activating Blood Circulation

【异名】温阳化瘀（中华人民共和国国家标准中医临床诊疗术语－治法）

【定义】治法。温阳散寒药与活血化瘀药并用，适用于寒凝血瘀证、血寒证、阳虚血瘀证的治疗方法。（中华人民共和国国家标准中医临床诊疗术语－治法）

温阳宣痹 wen yang xuan bi

【英文名】Warming Yang and Dispelling Bi-Syndrome

【异名】温阳通痹（中华人民共和国国家标准中医临床诊疗术语－治法）

【定义】治法。通过温通阳气而宣通痹阻，适用于阳虚寒凝所致痹病的治疗方法。（中华人民共和国国家标准中医临床诊疗术语－治法）

温阳祛邪 wen yang qu xie

【英文名】Warming Yang and Eliminating Pathogenic Factor

【定义】治法。通过温阳扶正，以祛邪外出，适用于阳虚邪恋证的治疗方法。（中华人民共和国国家标准中医临床诊疗术语－治法）

温阳祛湿 wen yang qu shi

【英文名】Warming Yang and Removing Dampness

【定义】治法。通过温补阳气而祛湿，适用于阳虚湿困证的治疗方法。（中华人民共和国国家标准中医临床诊疗术语－治法）

温阳祛寒 wen yang qu han

【英文名】Warming Yang and Dispelling Cold

【异名】温阳散寒（中华人民共和国国家标准中医临床诊疗术语－治法）

【定义】治法。温补阳气药和祛除寒邪药同用，适用于虚寒证、阳虚寒凝证的治疗方法。（中华人民共和国国家标准中医临床诊疗术语－治法）

温阳祛痰 wen yang qu tan

【英文名】Warming Yang and Dispelling Phlegm

【定义】治法。温阳药与祛痰药并用，适用于阳虚痰凝证的治疗方法。（中华人民共和国国家标准中医临床诊疗术语－治法）

温阳健齿 wen yang jian chi

【英文名】Warm Yang to Consolidate the Teeth

【定义】治法。运用具有温补阳气作用的方药，适用于阳气亏虚，齿失温煦所致口齿病症的治疗方法。（中华人民共和国国家标准中医临床诊疗术语－治法）

温阳益气 wen yang yi qi

【英文名】Warming Yang and Reinforcing Qi

【定义】治法。温阳药与补气药并用。适用于阳气不足所致病症的治疗方法。（普通高等教育中医药类规划教材）

温阳消肿 wen yang xiao zhong

【英文名】Warming Yang and Detumescence

【定义】治法。通过温阳散寒而消肿，适用于阳虚水泛证的治疗方法。（中华人民共和国国家标准中医临床诊疗术语－治法）

温阳调经 wen yang tiao jing

【英文名】Warming Yang and Regulating Menstruation

【定义】治法。通过温阳而调摄月经，适用于阳虚所致月经不调的治疗方法。（中华人民共和国国家标准中医临床诊疗术语－治法）

温阳通便 wen yang tong bian

【英文名】Warming Yang to induce Defecation

【异名】温阳通下（中华人民共和国国家标准中医临床诊疗术语－治法）

【定义】治法。运用温阳祛寒、攻下通便作用的方药，治疗阳虚便秘等病症的方法。（中华人民共和国国家标准中医临床诊疗术语－治法）

温阳通鼻 wen yang tong bi

【英文名】Warm Yang to Ventilate the Nose

【异名】升阳通鼻（中华人民共和国国家标准中医临床诊疗术语－治法）

【定义】治法。运用具有温补阳气作用的方药，适用于阳气亏虚，鼻窍失煦所致鼻病的治疗方法。（中华人民共和国国家标准中医临床诊疗术语－治法）

温阳散结 wen yang san jie

【英文名】Warming Yang and Resolving Mass

【异名】温阳通结（中华人民共和国国家标准中医临床诊疗术语－治法）

【定义】治法。通过温通阳气而散结消肿，适用于阳虚寒凝所致肿块等病症的治疗方法。（中华人民共和国国家标准中医临床诊疗术语－治法）

温阳滋阴 wen yang zi yin

【英文名】Warming Yang for Nourishing Yin

【定义】治法。以温补阳气为主，佐以滋补阴液，适用于阳损及阴证的治疗方法。（中华人民共和国国家标准中医临床诊疗术语－治法）

温阳燥湿 wen yang zao shi

【英文名】Warm Yang to Dry the Dampness

【异名】温阳化湿（中华人民共和国国家标准中医临床诊疗术语－治法）

【定义】治法。通过温补阳气而燥湿化浊，适用于阳虚湿困证的治疗方法。（中华人民共和国国家标准中医临床诊疗术语－治法）

温里散寒 wen li san han

【英文名】Warming the Interior and Expelling Cold Pathogen

【异名】温阳散寒（中华人民共和国国家标准中医临床诊疗术语－治法）

【定义】治法。具有温补阳气、祛散寒邪作用，适用于寒凝阳虚证、阳虚寒凝证的治疗方法。（中华人民共和国国家标准中医临床诊疗术语－治法）

温肝祛寒 wen gan qu han

【英文名】Warm the Liver to Expel Coldness

【定义】治法。是通过温散肝经寒邪，治疗寒凝肝脉证的治法或方药功效。（汉英双解中医小辞典）

温灸器灸 wen jiu qi jiu

【英文名】Mild-Moxibustioner Moxibustion; Moxibustion by Mild Moxibustion Implement

【定义】灸法。将艾绒放在温灸器内点燃施灸的一种方法。适用于治疗虚劳性疾病。（普通高等教育中医药类规划教材）

温补下元 wen bu xia yuan

【英文名】Warming and Benefiting Yuan-Yang; Warming and Benefiting Kidney-Yang

【异名】温补元阳（中华人民共和国国家标准中医临床诊疗术语－治法）

【定义】治法。多用血肉有情之品，具有温补肾阳作用，适用于肾阳虚衰证的治疗方法。（中华人民共和国国家标准中医临床诊疗术语－治法）

温补气血 wen bu qi xue

【英文名】Warming and Nourishing Qi and Blood

【定义】治法。具有温阳补气养血作用，适用于气血两虚证而有寒象的治疗方法。（中华人民共和国国家标准中医临床诊疗术语－治法）

温补心阳 wen bu xin yang

【英文名】Warming and Benefiting Heart-Yang

【定义】治法。具有温阳补心作用，适用于心阳虚证的治疗方法。（中华人民共和国国家标准中医临床诊疗术语－治法）

温补心肾 wen bu xin shen

【英文名】Warming and Benefiting Heart and Kidney

【定义】治法。具有温补心肾作用，适用于心肾阳虚证的治疗方法。（中华人民共和国国家标准中医临床诊疗术语－治法）

温补心肺 wen bu xin fei

【英文名】Warming and Benefiting Heart and Lung

【定义】治法。具有温补心肺阳气的作用，适用于心肺阳虚证的治疗方法。（中华人民共和国国家标准中医临床诊疗术语－治法）

温补肝阳 wen bu gan yang

【英文名】Warming and Benefiting Yang in the Liver

【定义】治法。具有温阳补肝作用，适用于肝阳虚证的治疗方法。（中华人民共和国国家标准中医临床诊疗术语－治法）

温补纳气 wen bu na qi

【英文名】Warming and Benefiting for Absorbing Qi

【定义】治法。具有温阳益气补肾作用，适用于肾阳虚而摄纳无权所见病症的治疗方法。（中华人民共和国国家标准中医临床诊疗术语－治法）

温补命门 wen bu ming men

【英文名】Warm and Recuperate the Gate of Life

【异名】温补命火（中华人民共和国国家标准中医临床诊疗术语－治法）

【定义】治法。具有温肾阳补命门之火的作用，适用于命门火衰证的治疗方法。（中华人民共和国国家标准中医临床诊疗术语－治法）

温补肾阳 wen bu shen yang

【英文名】Warm and Reinforce the Kidney-Yang

【异名】温补肾气（中华人民共和国国家标准中医临床诊疗术语－治法）

【定义】治法。具有温阳补肾的作用，适用于肾阳虚证的治疗方法。（中华人民共和国国家标准中医临床诊疗术语－治法）

温补肾精 wen bu shen jing

【英文名】Warming and Benefiting the Kidney-Essence

【定义】治法。具有温补肾阳、填精益髓作用，适用于肾阳虚精亏证的治疗方法。（中华人民共和国国家标准中医临床诊疗术语－治法）

温补肺阳 wen bu fei yang

【英文名】Warming and Benifiting Lung-Yang

【定义】治法。具有温阳补肺作用，适用于肺阳虚证的治疗方法。（中华人民共和国国家标准中医临床诊疗术语－治法）

温补胃阳 wen bu wei yang

【英文名】Warming and Benefiting Yang in the Stomach

【定义】治法。具有温阳健胃作用，适用于胃阳虚证的治疗方法。（中华人民共和国国家标准中医临床诊疗术语－治法）

温补脾阳 wen bu pi yang

【英文名】Warming and Benefiting Yang from the Spleen

【异名】温运脾阳（中华人民共和国国家标准中医临床诊疗术语－治法）

【定义】治法。具有温补脾阳作用，适用于脾阳虚证的治疗方法。（中华人民共和国国家标准中医临床诊

疗术语－治法）

温补脾肾 wen bu pi shen

【英文名】Warming Spleen and Kidney; Warming and Benefiting the Spleen and the Kidney

【定义】治法。具有温补脾肾作用，适用于脾肾阳虚证的治疗方法。（中华人民共和国国家标准中医临床诊疗术语－治法）

温补脾胃 wen bu pi wei

【英文名】Warming and Benefiting the Spleen and Stomach

【定义】治法。具有温补脾胃作用，适用于脾胃阳虚证的治疗方法。（中华人民共和国国家标准中医临床诊疗术语－治法）

温肾止泄 wen shen zhi xie

【英文名】Warm the Kidney to Stop Diarrhea

【定义】治法。是通过温补肾阳，收涩止泻，治疗肾阳虚衰，火不暖土而致泄泻的治法或方药功效。（汉英双解中医小辞典）

温肾化饮 wen shen hua yin

【英文名】Warming Kidney and Expelling Fluid-Retention

【定义】治法。具有温阳补肾化饮作用，适用于肾阳虚水饮内停证的治疗方法。（中华人民共和国国家标准中医临床诊疗术语－治法）

温肾化痰 wen shen hua tan

【英文名】Warming the Kidney and Eliminating Phlegm

【定义】治法。通过温补肾阳以祛痰，适用于肾虚寒痰证的治疗方法。（中华人民共和国国家标准中医临床诊疗术语－治法）

温肾助阳 wen shen zhu yang

【英文名】Warming the Kidney to Support Yang; Warm the Kidney to Reinforce its Vital Function

【定义】治法。用具有温补肾阳的药物为主组成方剂，治疗肾阳虚衰的一种方法。适用于肾阳虚衰所引起的各种病症。（汉英双解实用中医词汇）

温肾利水 wen shen li shui

【英文名】Warming the Kidney and Promoting Diuresis

【异名】温肾化水（中华人民共和国国家标准中医临床诊疗术语－治法）；温肾行水（中华人民共和国国家标准中医临床诊疗术语－治法）

【定义】治法。通过温补肾阳以利水，适用于肾阳虚水泛证的治疗方法。（中华人民共和国国家标准中医临床诊疗术语－治法）

温肾利湿 wen shen li shi

【英文名】Warming Kidney to Promote Diuresis; Warm the Kidney to Dispel Wetness-Evil

【定义】治法。温阳药与利湿药并用。适用于肾虚湿浊内盛证的治疗方法。（普通高等教育中医药类规划教材）

温肾固冲 wen shen gu chong

【英文名】Warm the Kidney and Invigorate the Chong and Ren Meridians

【异名】补肾固冲（中华人民共和国国家标准中医临床诊疗术语－治法）

【定义】治法。具有温补肾阳、固护冲任作用，适用于肾虚冲任不固证的治疗方法。（中华人民共和国国家标准中医临床诊疗术语－治法）

温肾固涩 wen shen gu se

【英文名】Warm the Kidney and Stop Discharge

【异名】温肾固脱（中华人民共和国国家标准中医临床诊疗术语－治法）

【定义】治法。温补肾阳药与收敛固涩药并用，适用于肾阳亏虚、下元不固所见证候的治疗方法。（中华人民共和国国家标准中医临床诊疗术语－治法）

温肾泻浊 wen shen xie zhuo

【英文名】Warming Kidney and Removing the Turbid; Warm the Kidney to Dispel the Dump

【定义】治法。通过温肾以泻浊，适用于肾虚浊邪内盛证的治疗方法。（普通高等教育中医药类规划教材）

温肾健脾 wen shen jian pi

【英文名】Warm and Invigorate Spleen and Kidney

【定义】治法。是通过温肾阳，暖脾阳，健脾气，治疗脾肾阳虚证的一种治法或方药功效。（汉英双解中医小辞典）

温肾散寒 wen shen san han

【英文名】Warm the Kidney and Expel Cold

【异名】温肾祛寒（中华人民共和国国家标准中医临床诊疗术语－治法）

【定义】治法。通过温阳补肾以散寒，适用于肾阳虚寒凝所见证候的治疗方法。（中华人民共和国国家标准中医临床诊疗术语－治法）

温肾缩尿 wen shen suo niao

【英文名】Warm the Kidney to Reduce Excessive Urination

【定义】治法。是通过温补肾阳，收涩止遗，治疗肾阳不足，尿液失摄引起多尿、遗尿的治法或方药功效。（汉英双解中医小辞典）

温肺止咳 wen fei zhi ke

【英文名】Warm the Lung to Cure Cough

【定义】治法。通过温阳补肺而止咳，适用于阳虚肺寒所致咳嗽的治疗方法。（中华人民共和国国家标准中医临床诊疗术语－治法）

温肺化饮 wen fei hua yin

【英文名】Warming Lung and Expelling Fluid-Retention

【定义】治法。具有温阳化饮宣肺作用，适用于寒饮停肺证的治疗方法。（中华人民共和国国家标准中医临床诊疗术语－治法）

温肺化痰 wen fei hua tan

【英文名】Warming the Lung and Eliminating Phlegm

【定义】治法。具有温阳祛寒化痰作用，适用于寒痰阻肺证的治疗方法。（中华人民共和国国家标准中医临床诊疗术语－治法）

温肺平喘 wen fei ping chuan

【英文名】Warm the Lung to Relieve Asthma

【定义】治法。通过温阳补肺而平喘，适用于阳虚肺寒所致气喘的治疗方法。（中华人民共和国国家标准中医临床诊疗术语－治法）

温肺散寒 wen fei san han

【英文名】Warm the Lung and Expel Coldness-Evil

【定义】治法。通过温阳补肺以散寒，适用于肺阳虚寒凝所见证候的治疗方法。（中华人民共和国国家标准中医临床诊疗术语－治法）

温经止血 wen jing zhi xue

【英文名】Warming the Channels for Arresting Bleeding

【定义】治法。温经通阳药与止血药并用，适用于冲任虚寒所致崩漏病症的治疗方法。（普通高等教育中医药类规划教材）

温经止痛 wen jing zhi tong

【英文名】Warming the Meridian and Alleviating Pain

【定义】治法。通过温经散寒以止痛，适用于寒滞经脉所致疼痛的治疗方法。（中华人民共和国国家标准中医临床诊疗术语－治法）

温经回阳 wen jing hui yang

【英文名】Warming the Meridian to Restore Yang

【定义】治法。通过温补阳气而使经脉复通，适用于阳衰欲脱而经脉不利所见证候的治疗方法。（中华人民共和国国家标准中医临床诊疗术语－治法）

温经活血 wen jing huo xue

【英文名】Warming the Meridian and Activating Blood Circulation

【定义】治法。温阳通经药与活血化瘀药并用，适用于寒凝经脉、血行不畅所致病症的治疗方法。（中华人民共和国国家标准中医临床诊疗术语－治法）

温经祛寒 wen jing qu han

【英文名】Warming Meridians and Dispelling Cold

【异名】温经散寒（中华人民共和国国家标准中医临床诊疗术语－治法）

【定义】治法。具有温阳散寒通经的作用，适用于寒滞经脉证的治疗方法。（中华人民共和国国家标准中医临床诊疗术语－治法）

温经通阳 wen jing tong yang

【英文名】Warming the Meridian to Promote the Flow of Yang-Qi

【定义】治法。具有温经通阳散寒作用，适用于寒滞经脉证的治疗方法。（中华人民共和国国家标准中医临床诊疗术语－治法）

温经通络 wen jing tong luo

【英文名】Warm Meridians and Dredge Collaterals

【异名】温阳通络（中华人民共和国国家标准中医临床诊疗术语－治法）

【定义】治法。具有温经散寒通络的作用，适用于寒滞经络所见证候的治疗方法。（中华人民共和国国家标准中医临床诊疗术语－治法）

温经散寒 wen jing san han

【英文名】Warming Meridians and Dispelling Cold Pathogen

【异名】温经祛寒（中华人民共和国国家标准中医临床诊疗术语－治法）

【定义】治法。具有温阳散寒通经作用，适用于寒滞经脉证的治疗方法。（中华人民共和国国家标准中医临床诊疗术语－治法）

温经解表 wen jing jie biao

【英文名】Warming the Meridian and Relieving the Exterior Syndrome

【异名】温经发汗（中华人民共和国国家标准中医临床诊疗术语－治法）

【定义】治法。具有辛温解表与温通经脉作用，适用于风寒袭络、寒胜痛痹等证的治疗方法。（中华人民共和国国家标准中医临床诊疗术语－治法）

温药和之 wan yao he zhi

【英文名】Strengthening Yang with Warm Drug in Nature

【定义】治则。指痰饮病的治疗原则。（汉英双解中医大辞典）

温胃止呕 wen wei zhi ou

【英文名】Warm the Stomach to Stop Vomiting

【定义】治法。是通过温胃祛寒，降逆止呕，治疗寒邪犯胃或胃阳虚寒，降纳失常所致呕吐的治法或方药功效。（汉英双解中医小辞典）

温胃化饮 wen wei hua yin

【英文名】Warming Stomach and Expelling Fluid-Retention

【定义】治法。具有温阳化饮和胃作用，适用于寒饮停胃证的治疗方法。（中华人民共和国国家标准中医临床诊疗术语－治法）

温胃降逆 wen wei jiang ni

【英文名】Warm the Stomach to Ease Upset of the Stomach and Spleen; Warm the Stomach to Descend the Adverse Flow of Qi

【定义】治法。具有温中散寒、和胃降逆作用,适用于胃寒气逆证的治疗方法。(中华人民共和国国家标准中医临床诊疗术语－治法)

温胃健中 wen wei jian zhong

【英文名】Warming the Stomach and Strengthening the Middle Energizer

【定义】治法。是治疗胃气虚寒的一种方法。适用于上腹部隐痛而食后疼痛减轻、吐清水、大便泄泻、舌淡白、脉细等症。(汉英双解实用中医词汇)

温胃散寒 wen wei san han

【英文名】Warm the Stomach and Expel Coldness-Evil

【定义】治法。具有温阳散寒和胃作用,适用于寒邪犯胃证的治疗方法。(中华人民共和国国家标准中医临床诊疗术语－治法)

温通小肠 wen tong xiao chang

【英文名】Warm and Regulate the Small Intestine

【异名】散寒温肠(中华人民共和国国家标准中医临床诊疗术语－治法)

【定义】治法。具有温阳散寒作用,适用于寒滞肠道证的治疗方法。(中华人民共和国国家标准中医临床诊疗术语－治法)

温通心阳 wen tong xin yang

【英文名】Warming Heart-Yang

【定义】治法。具有温通心阳的作用,适用于心阳不足证的治疗方法。(普通高等教育中医药类规划教材)

温通经脉 wen tong jing mai

【英文名】Promoting the Flow of Qi-Blood by Warming the Meridians

【异名】温通血脉(中华人民共和国国家标准中医临床诊疗术语－治法)

【定义】治法。具有温经散寒通脉作用,适用于寒滞血脉证的治疗方法。(中华人民共和国国家标准中医临床诊疗术语－治法)

温清并用 wen qing bing yong

【英文名】Concurrent Application of Heat-Clearing and Warming Therapies; Simultaneous Use of Warming and Clearing Methods

【异名】寒温并用(中华人民共和国国家标准中医临床诊疗术语－治法)

【定义】治法。清热药与温阳药并用,适用于寒热错杂证的治疗方法。(中华人民共和国国家标准中医临床诊疗术语－治法)

温脾化饮 wen pi hua yin

【英文名】Warming Spleen and Expelling Fluid-Retention

【定义】治法。具有温阳补脾化饮作用,适用于脾阳虚所致湿饮内停证的治疗方法。(中华人民共和国国家标准中医临床诊疗术语－治法)

温脾化痰 wen pi hua tan

【英文名】Warming the Spleen and Eliminating Phlegm

【定义】治法。通过温阳补脾以祛痰,适用于脾虚痰湿证的治疗方法。(中华人民共和国国家标准中医临床诊疗术语－治法)

温脐种子灸 wen qi zhong zi jiu

【英文名】Moxibustion of Umbilical Warming to Promote Pregnancy

【定义】灸法。出自《医学入门》。以五灵脂、白芷、青盐各二两,麝香一分,共研为末,用荞麦粉和水制成条圈,围于脐上,将以上药末实于脐中,用艾灸之,但觉脐中温即止,过数日再灸,不能太过,太过则易生热症。(新编针灸大辞典)

温化寒水利耳 wen hua han shui li er

【英文名】Warm Cold Water to Treat Ear Disease

【定义】治法。运用具有温补阳气、散寒利水作用的方药,适用于阳虚寒水泛溢耳窍所致耳病的治疗方法。(中华人民共和国国家标准中医临床诊疗术语－治法)

温阳补气熄风 wen yang bu qi xi feng

【英文名】Warming Yang for Benefiting Qi and Calming Wind

【定义】治法。通过温阳补气以熄风止痉,适用于阳虚动风证、气虚动风证的治疗方法。(中华人民共和国国家标准中医临床诊疗术语－治法)

渴点耳穴 ke dian er xue

【英文名】Thirst Point (Ear)

【定义】腧穴。耳穴名。位于屏间穴与外鼻穴连线的中点偏上处。主治消渴症。(汉英针灸辞典)

溃 kui

【英文名】Therapy of Pus Evacuation

【异名】排脓法(中医大辞典)

【定义】治法。包括内服、外敷、针刺等多种方法,使疮疡溃破排脓。《灵枢·九针论》:"无以其所直之日溃治之"。(中医大辞典)

溃疡穴 kui yang xue

【英文名】Kuiyang Point

【定义】腧穴。经外奇穴。位于背部,第十二胸椎棘突旁开2寸处。左右计二穴。(实用针灸辞典)

溃疡耳穴 kui yang er xue

【英文名】Ulcer Point (Ear)

【定义】腧穴。耳穴名。位于中耳背穴外侧约0.2厘米处。用于诊断和治疗消化道溃疡。(汉英针灸辞典)

溃疡去腐法 kui yang qu fu fa

【英文名】Method for Removing Ulcerous Pus and Ulcer

Drainage

【定义】治法。外治法。见《医宗金鉴》卷六十二。即用以除去各类痈疽、疮疡溃后之腐肉脓毒的方法。临证若病程长,溃疡面积大,腐肉多,则应手术切除,若面积小,可外用提脓去腐药,如五五丹直撒在溃疡面上,或掺于膏药、油膏上贴之。若为窦道、漏管,可粘附于药线上插入,直至腐去为止。面部慎用或不用。(中医大辞典)

溃疡生肌法 kui yang sheng ji fa

【英文名】Ulcer-Healing Therapy

【异名】收口法(中医大辞典)

【定义】治法。出《刘涓子鬼遗方》。即促进体表溃疡愈合的方法。痈疽溃后毒尽而肌肉不生,形成溃疡,多由气血虚衰或治疗失当所致。治宜健脾益气养血为主。溃疡面大者,以补益气血为主,并配合外用生肌散(膏)。若溃疡面较小,单用生肌散(膏)亦可。此法必须在腐尽脓清的情况下,方可应用。(中医大辞典)

滑可去着 hua ke qu zhuo

【英文名】Prescription with Emollient Effect may Eliminate a Stagnated Mass

【定义】治则。用性质滑利的方剂,去掉凝结在体内的一些病理产物,如用冬葵子、金钱草、海金沙、滑石等治疗石淋证。(汉英中医辞典)

滑肉门穴 hua rou men xue

【英文名】Huaroumen Point

【异名】ST24(中华人民共和国国家标准-经穴部位)

【定义】腧穴。属足阳明胃经。在上腹部,当脐中上1寸,距前正中线2寸。(中华人民共和国国家标准-经穴部位)

滑利窍道 hua li qiao dao

【英文名】Lubricate Orifices

【定义】治法。运用具有滑利作用的方药等,而使窍道通利的治疗方法。适用于因阴液不足所致的窍道干涩病症。(中华人民共和国国家标准中医临床诊疗术语-治法)

游针之居 you zhen zhi ju

【英文名】Area Being Punctured

【定义】针灸学术语。即施针的处所。(汉英针灸辞典)

湔浣 jian huan

【英文名】Wash

【定义】治法。洗濯。《史记·扁鹊仓公列传》:"湔浣胃肠"。(中医大辞典)

滋阴 zi yin

【英文名】Nourishing Yin

【异名】甘凉养阴(中华人民共和国国家标准中医临床诊疗术语-治法)

【定义】治法。具有滋补阴液的作用,适用于阴虚证的治疗方法。(普通高等教育中医药类规划教材)

滋补 zi bu

【英文名】Nourishing; Nourishment

【定义】治法。具有滋阴作用,适用于阴虚证的治疗方法。(中华人民共和国国家标准中医临床诊疗术语-治法)

滋肾 zi shen

【英文名】Nourishing Kidney

【定义】治法。具有滋补肾脏的作用,适用于肾阴虚、肾精气不足证的治疗方法。(普通高等教育中医药类规划教材)

滋水涵木 zi shui han mu

【英文名】Replenish the Water to Nourish the Wood

【异名】滋补肝肾法(中医基础理论);滋肾养肝法(中医基础理论)

【定义】治法。是滋养肾阴以养肝阴的方法。适用于肾阴亏损而肝阴不足以及肝阳偏亢之证。(中医基础理论)

滋阴开音 zi yin kai yin

【英文名】Nourish Yin to Ease Up the Voice

【定义】治法。运用具有滋养阴液作用的方药,适用于阴液亏虚,声带失濡而致声音嘶哑的治疗方法。(中华人民共和国国家标准中医临床诊疗术语-治法)

滋阴止血 zi yin zhi xue

【英文名】Nourishing Yin and Arresting Bleeding

【定义】治法。滋阴药与止血药并用,适用于阴虚动血证治疗方法。(中华人民共和国国家标准中医临床诊疗术语-治法)

滋阴止汗 zi yin zhi han

【英文名】Nourishing Yin and Hidroschesis

【定义】治法。通过滋阴清热而止汗,适用于阴虚内热所致盗汗的治疗方法。(中华人民共和国国家标准中医临床诊疗术语-治法)

滋阴止呕 zi yin zhi ou

【英文名】Nourishing Yin and Arresting Vomiting

【定义】治法。通过滋阴和胃而止呕,适用于阴虚胃失和降所致呕吐的治疗方法。(中华人民共和国国家标准中医临床诊疗术语-治法)

滋阴止咳 zi yin zhi ke

【英文名】Nourishing Yin and Relieving Cough

【定义】治法。通过滋阴润肺而止咳,适用于阴虚内热所致咳嗽的治疗方法。(中华人民共和国国家标准中医临床诊疗术语-治法)

滋阴止渴 zi yin zhi ke

【英文名】Nourishing Yin and Quenching Thirst

【定义】治法。具有滋阴生津以止口渴作用,适用于阴虚津亏证的治疗方法。(中华人民共和国国家标准中医临床诊疗术语－治法)

滋阴化湿 zi yin hua shi

【英文名】Nourishing Yin and Removing Dampness

【异名】滋阴利湿(中华人民共和国国家标准中医临床诊疗术语－治法)

【定义】治法。滋阴药与祛湿药并用,适用于阴虚湿阻证的治疗方法。(中华人民共和国国家标准中医临床诊疗术语－治法)

滋阴化瘀 zi yin hua yu

【英文名】Nourishing Yin and Removing Blood Stasis

【定义】治法。滋阴药与活血化瘀药并用,适用于阴虚血瘀证的治疗方法。(中华人民共和国国家标准中医临床诊疗术语－治法)

滋阴平肝 zi yin ping gan

【英文名】Nourishing Yin and Calming the Liver

【异名】养阴平肝(中华人民共和国国家标准中医临床诊疗术语－治法);滋阴平肝潜阳(汉英双解实用中医词汇)

【定义】治法。具有滋阴养肝、平肝潜阳的作用,适用于肝阴虚阳亢证的治疗方法。(中华人民共和国国家标准中医临床诊疗术语－治法)

滋阴生津 zi yin sheng jin

【英文名】Nourishing Yin and Producing Body Fluid

【异名】养阴生津(中华人民共和国国家标准中医临床诊疗术语－治法)

【定义】治法。具有滋阴生津增液的作用,适用于津液亏虚证、阴虚津亏证的治疗方法。(中华人民共和国国家标准中医临床诊疗术语－治法)

滋阴行气 zi yin xing qi

【英文名】Nourishing Yin and Activating Qi Circulation

【定义】治法。滋阴药与理气行滞药并用,适用于阴虚气滞证的治疗方法。(中华人民共和国国家标准中医临床诊疗术语－治法)

滋阴安神 zi yin an shen

【英文名】Nourishing Yin for Tranquillization

【异名】养阴安神(中华人民共和国国家标准中医临床诊疗术语－治法)

【定义】治法。通过滋阴养心以安神,适用于心阴虚所致心神不安的治疗方法。(中华人民共和国国家标准中医临床诊疗术语－治法)

滋阴利水 zi yin li shui

【英文名】Nourishing Yin and Diuresis

【定义】治法。滋阴药与利水药并用,适用于阴虚水停证的治疗方法。(中华人民共和国国家标准中医临床诊疗术语－治法)

滋阴补阳 zi yin bu yang

【英文名】Nourishing Yin and Reinforcing Yang

【异名】滋阴温阳(中华人民共和国国家标准中医临床诊疗术语－治法)

【定义】治法。具有滋阴温阳的作用,适用于阴阳两虚证的治疗方法。(中华人民共和国国家标准中医临床诊疗术语－治法)

滋阴降火 zi yin jiang huo

【英文名】Nourish Yin and Extinguish Fire; Nourish Yin to Lower the Evil Fire

【定义】治法。滋阴药与清热降火药并用,适用于阴虚火旺证的治疗方法。(中华人民共和国国家标准中医临床诊疗术语－治法)

滋阴养血 zi yin yang xue

【英文名】Replenish Yin and Nourish the Blood; Yin-Nourishing and Blood-Tonifying

【定义】治法。滋阴药与补血药并用,适用于阴血亏虚证的治疗方法。(普通高等教育中医药类规划教材)

滋阴养龈 zi yin yang yin

【英文名】Enrich Yin to Supplement the Gingiva

【异名】滋阴润龈(中华人民共和国国家标准中医临床诊疗术语－治法)

【定义】治法。运用具有滋补阴液作用的方药,适用于阴虚龈肉失养所致牙龈萎缩的治疗方法。(中华人民共和国国家标准中医临床诊疗术语－治法)

滋阴祛邪 zi yin qu xie

【英文名】Nourishing Yin and Eliminating Pathogens

【定义】治法。通过滋阴扶正,以祛邪外出,适用于阴虚邪恋证的治疗方法。(中华人民共和国国家标准中医临床诊疗术语－治法)

滋阴祛痰 zi yin qu tan

【英文名】Nourishing Yin and Removing Phlegm

【定义】治法。滋阴药与化湿祛痰药并用,适用于阴虚痰湿证的治疗方法。(中华人民共和国国家标准中医临床诊疗术语－治法)

滋阴柔肝 zi yin rou gan

【英文名】Nourishing Yin and Softening the Liver

【异名】养阴柔肝(中华人民共和国国家标准中医临床诊疗术语－治法)

【定义】治法。具有滋阴养肝柔肝的作用,适用于肝阴亏虚、肝失柔润所致病症的治疗方法。(中华人民共和国国家标准中医临床诊疗术语－治法)

滋阴益胃 zi yin yi wei

【英文名】Nourishing Yin and Regulating the Stomach

【异名】养阴和胃(中华人民共和国国家标准中医临床诊疗术语－治法);养阴益胃(中华人民共和国国家

标准中医临床诊疗术语－治法）；滋阴和胃（中华人民共和国国家标准中医临床诊疗术语－治法）

【定义】治法。具有滋阴生津，益气养胃的作用，适用于胃津气亏虚证、胃气阴两虚证、胃燥津伤证的治疗方法。（中华人民共和国国家标准中医临床诊疗术语－治法）

滋阴凉血 zi yin liang xue

【英文名】Nourishing Yin and Cooling Blood

【定义】治法。滋阴药与清热凉血药并用，适用于血热伤阴证、阴虚血热证的治疗方法。（中华人民共和国国家标准中医临床诊疗术语－治法）

滋阴凉营 zi yin liang ying

【英文名】Nourishing Yin and Clearing Ying

【定义】治法。滋阴药与清热凉营药并用，适用于热伤营阴证的治疗方法。（中华人民共和国国家标准中医临床诊疗术语－治法）

滋阴润齿 zi yin run chi

【英文名】Enrich Yin to Nourish the Teeth

【定义】治法。运用具有滋补阴液作用的方药，适用于阴液亏虚、齿失濡润所致口齿病症的治疗方法。（中华人民共和国国家标准中医临床诊疗术语－治法）

滋阴润咽 zi yin run yan

【英文名】Nourish Yin and Moisturize the Throat

【异名】滋阴利咽（中华人民共和国国家标准中医临床诊疗术语－治法）

【定义】治法。运用具有滋润养阴作用的方药，适用于阴液亏虚、咽部失濡所致咽喉病变的治疗方法。（中华人民共和国国家标准中医临床诊疗术语－治法）

滋阴润燥 zi yin run zao

【英文名】Nourishing Yin to Moisten Dryness

【异名】养阴润燥（中华人民共和国国家标准中医临床诊疗术语－治法）

【定义】治法。具有滋阴清热增液润燥作用，适用于阴虚内燥证的治疗方法。（中华人民共和国国家标准中医临床诊疗术语－治法）

滋阴通便 zi yin tong bian

【英文名】Nourishing Yin and Relaxing the Bowels

【异名】滋阴润肠（中华人民共和国国家标准中医临床诊疗术语－治法）

【定义】治法。通过滋阴润肠而通便，适用于阴虚肠燥证的治疗方法。（中华人民共和国国家标准中医临床诊疗术语－治法）

滋阴通脉 zi yin tong mai

【英文名】Nourishing Yin and Promoting Circulation; Nourishing Yin to Restore Pulse

【定义】治法。通过滋阴增液而复脉，适用于阴液虚脱而脉细微弱的治疗方法。（中华人民共和国国家标准中医临床诊疗术语－治法）

滋阴通淋 zi yin tong lin

【英文名】Nourishing Yin and Treating Stranguria Syndrome

【定义】治法。通过滋阴清热而通淋，适用于淋病属于阴虚内热证的治疗方法。（中华人民共和国国家标准中医临床诊疗术语－治法）

滋阴通鼻 zi yin tong bi

【英文名】Nourish Yin to Ventilate the Nose

【异名】养阴润鼻（中华人民共和国国家标准中医临床诊疗术语－治法）；养阴通鼻（中华人民共和国国家标准中医临床诊疗术语－治法）；滋阴润鼻（中华人民共和国国家标准中医临床诊疗术语－治法）

【定义】治法。运用具有滋阴润肺补肾作用的方药，适用于肺肾阴虚，鼻窍失养所致鼻病的治疗方法。（中华人民共和国国家标准中医临床诊疗术语－治法）

滋阴清肺 zi yin qing fei

【英文名】Nourish Yin and Clear away Lung-Heat

【异名】养阴清肺（中华人民共和国国家标准中医临床诊疗术语－治法）

【定义】治法。滋阴药与清热药并用，适用于肺热阴虚证的治疗方法。（中华人民共和国国家标准中医临床诊疗术语－治法）

滋阴清热 zi yin qing re

【英文名】Nourishing Yin and Clearing away Heat

【定义】治法。滋阴药与清热药并用，适用于阴虚内热证的治疗方法。（中华人民共和国国家标准中医临床诊疗术语－治法）

滋阴搜邪 zi yin sou xie

【英文名】Nourishing Yin and Searching Pathogens

【定义】治法。通过滋阴扶正，以搜除余邪，适用于阴虚余热证的治疗方法。（中华人民共和国国家标准中医临床诊疗术语－治法）

滋阴温阳 zi yin wen yang

【英文名】Nourishing Yin Assisted by Warming Yang

【定义】治法。以滋补阴液为主，佐以温补阳气，适用于阴损及阳证的治疗方法。（中华人民共和国国家标准中医临床诊疗术语－治法）

滋阴疏肝 zi yin shu gan

【英文名】Nourishing Yin and Comforting the Liver; Nourishing Yin and Soothing the Liver

【异名】养阴舒肝（中华人民共和国国家标准中医临床诊疗术语－治法）；养阴疏肝（中华人民共和国国家标准中医临床诊疗术语－治法）；滋阴舒肝（中华人

民共和国国家标准中医临床诊疗术语－治法）

【定义】治法。滋阴药与疏肝理气药并用，适用于肝郁阴虚证的治疗方法。（中华人民共和国国家标准中医临床诊疗术语－治法）

滋阴解表 zi yin jie biao

【英文名】Nourishing Yin and Relieving the Exterior Syndrome

【异名】滋阴发汗（中华人民共和国国家标准中医临床诊疗术语－治法）

【定义】治法。解表药与滋阴药并用，适用于阴虚外感证的治疗方法。（中华人民共和国国家标准中医临床诊疗术语－治法）

滋阴解毒 zi yin jie du

【英文名】Nourishing Yin and Detoxication

【定义】治法。运用具有滋阴、透邪作用的方药，达到托毒外出、滋阴的目的，适用于阴虚毒滞证的治疗方法。（中华人民共和国国家标准中医临床诊疗术语－治法）

滋阴熄风 zi yin xi feng

【英文名】Nourishing Yin and Calming Wind

【异名】养阴熄风（中华人民共和国国家标准中医临床诊疗术语－治法）

【定义】治法。通过滋阴增液而止痉熄风，适用于阴虚动风证的治疗方法。（中华人民共和国国家标准中医临床诊疗术语－治法）

滋阴潜阳 zi yin qian yang

【英文名】Nourish Yin to Suppress Hyperactive Yang

【异名】育阴潜阳（中华人民共和国国家标准中医临床诊疗术语－治法）

【定义】治法。滋阴药与重镇潜阳药并用，适用于阴虚阳亢证、阴虚阳浮证的治疗方法。（中华人民共和国国家标准中医临床诊疗术语－治法）

滋阴濡耳 zi yin ru er

【英文名】Enrich Yin and Nourish the Ear

【异名】养阴濡耳（中华人民共和国国家标准中医临床诊疗术语－治法）

【定义】治法。运用具有滋养阴液作用的方药，适用于阴液亏虚、虚火上炎所致耳鸣、耳聋等耳部病症的治疗方法。（中华人民共和国国家标准中医临床诊疗术语－治法）

滋肝明目 zi gan ming mu

【英文名】Nourish the Liver to Treat Eye Disease; Nourish Liver to Promote Visual Acuity

【定义】治法。用熟地、生地、枸杞子、麦冬等具有滋补肝阴作用的方药，达到滋肝明目目的的治疗方法。主要适用于肝阴亏虚所致的眼病。（中华人民共和国国家标准中医临床诊疗术语－治法）

滋补心阴 zi bu xin yin

【英文名】Nourishing the Heart-Yin

【异名】滋养心阴（中华人民共和国国家标准中医临床诊疗术语－治法）

【定义】治法。具有滋阴养心作用，适用于心阴虚证的治疗方法。（中华人民共和国国家标准中医临床诊疗术语－治法）

滋补心肾 zi bu xin shen

【英文名】Nourishing the Heart and the Kidney

【异名】滋养心肾（中华人民共和国国家标准中医临床诊疗术语－治法）

【定义】治法。具有滋阴补肾养心的作用，适用于心肾阴虚证的治疗方法。（中华人民共和国国家标准中医临床诊疗术语－治法）

滋补心肺 zi bu xin fei

【英文名】Nourishing Both the Heart and the Lung

【异名】滋养心肺（中华人民共和国国家标准中医临床诊疗术语－治法）

【定义】治法。具有滋阴养心补肺的作用，适用于心肺阴虚证的治疗方法。（中华人民共和国国家标准中医临床诊疗术语－治法）

滋补肝阴 zi bu gan yin

【英文名】Nourishing and Benefiting Liver-Yin

【异名】滋养肝阴（中华人民共和国国家标准中医临床诊疗术语－治法）

【定义】治法。具有滋阴补肝作用，适用于肝阴虚证的治疗方法。（中华人民共和国国家标准中医临床诊疗术语－治法）

滋补肝肾 zi bu gan shen

【英文名】Nourishing the Liver and the Kidney

【异名】滋养肝肾（中华人民共和国国家标准中医临床诊疗术语－治法）

【定义】治法。具有滋阴补肾养阴柔肝作用，适用于肝肾阴虚证的治疗方法。（中华人民共和国国家标准中医临床诊疗术语－治法）

滋补肝胃 zi bu gan wei

【英文名】Nourishing the Liver and the Stomach

【异名】滋养肝胃（中华人民共和国国家标准中医临床诊疗术语－治法）

【定义】治法。具有滋阴补肝养胃作用，适用于肝胃阴虚证的治疗方法。（中华人民共和国国家标准中医临床诊疗术语－治法）

滋补肾阴 zi bu shen yin

【英文名】Nourishing and Benefiting Kidney-Yin

【异名】滋养肾阴（中华人民共和国国家标准中医临床诊疗术语－治法）

【定义】治法。具有滋阴补肾作用，适用于肾阴虚证的

治疗方法。(中华人民共和国国家标准中医临床诊疗术语－治法)

滋补肾精 zi bu shen jing

【英文名】Nourishing and Benefiting the Kidney-Essence

【定义】治法。具有滋补肾阴、填精益髓作用,适用于肾阴虚精亏证的治疗方法。(中华人民共和国国家标准中医临床诊疗术语－治法)

滋补肺阴 zi bu fei yin

【英文名】Nourishing and Benefiting Lung-Yin

【异名】滋养肺阴(中华人民共和国国家标准中医临床诊疗术语－治法)

【定义】治法。具有滋阴补肺作用,适用于肺阴虚证的治疗方法。(中华人民共和国国家标准中医临床诊疗术语－治法)

滋补肺肾 zi bu fei shen

【英文名】Nourishing and Benefiting the Lung and the Kidney

【异名】滋养肺肾(中华人民共和国国家标准中医临床诊疗术语－治法)

【定义】治法。具有滋阴补肾益肺的作用,适用于肺肾阴虚证的治疗方法。(中华人民共和国国家标准中医临床诊疗术语－治法)

滋补肺胃 zi bu fei wei

【英文名】Benefiting and Nourishing the Lung and the Stomach

【异名】滋养肺胃(中华人民共和国国家标准中医临床诊疗术语－治法)

【定义】治法。具有滋阴补肺养胃作用,适用于肺胃阴虚证的治疗方法。(中华人民共和国国家标准中医临床诊疗术语－治法)

滋补脾阴 zi bu pi yin

【英文名】Nourishing the Spleen-Yin

【异名】滋养脾阴(中华人民共和国国家标准中医临床诊疗术语－治法)

【定义】治法。具有滋阴补脾作用,适用于脾阴虚证的治疗方法。(中华人民共和国国家标准中医临床诊疗术语－治法)

滋补脾胃 zi bu pi wei

【英文名】Nourishing the Spleen and the Stomach

【异名】滋养脾胃(中华人民共和国国家标准中医临床诊疗术语－治法)

【定义】治法。具有滋阴补脾养胃的作用,适用于脾胃阴虚证的治疗方法。(中华人民共和国国家标准中医临床诊疗术语－治法)

滋肾纳气 zi shen na qi

【英文名】Nourishing the Kidney for Absorbing Qi

【定义】治法。具有滋肾阴、补肾气作用,适用于肾之气阴亏虚、摄纳无权所致病症的治疗方法。(中华人民共和国国家标准中医临床诊疗术语－治法)

滋肺清肠 zi fei qing chang

【英文名】Nourishing the Lung and Clearing the Intestines

【定义】治法。具有滋阴润肺清肠作用,适用于肺阴亏虚、肠燥失润所见证候的治疗方法。(中华人民共和国国家标准中医临床诊疗术语－治法)

滋养胃阴 zi yang wei yin

【英文名】Nourishing Stomach Yin

【定义】治法。具有滋补胃阴的作用,适用于胃阴虚证的治疗方法。(普通高等教育中医药类规划教材)

滋肝肾濡耳 zi gan shen ru er

【英文名】Enrich the Liver and Kidney to Nourish the Ear

【定义】治法。运用具有滋补肝肾作用的方药,适用于肝肾阴精亏损所致耳鸣、耳聋等耳部病症的治疗方法。(中华人民共和国国家标准中医临床诊疗术语－治法)

滋阴清热化湿 zi yin qing re hua shi

【英文名】Nourishing Yin and Clearing Heat for Relieving Dampness

【定义】治法。滋阴清热药与化湿药并用,适用于阴虚湿热证的治疗方法。(中华人民共和国国家标准中医临床诊疗术语－治法)

滋阴清热化痰 zi yin qing re hua tan

【英文名】Nourishing Yin and Clearing Heat for Removing Phlegm

【定义】治法。滋阴清热药与祛痰药并用,适用于阴虚痰热证的治疗方法。(中华人民共和国国家标准中医临床诊疗术语－治法)

滋阴清热托毒 zi yin qing re tuo du

【英文名】Clearing Heat and Nourishing Yin for Draining Toxin

【定义】治法。运用具有滋阴、清热、透邪作用的方药,达到托毒外出、滋阴清热目的的治疗方法。(中华人民共和国国家标准中医临床诊疗术语－治法)

滋阴清热解毒 zi yin qing re jie du

【英文名】Nourishing Yin and Clearing Heat for Detoxication

【定义】治法。具有滋阴清热解毒的作用,适用于热毒伤阴证的治疗方法。(中华人民共和国国家标准中医临床诊疗术语－治法)

滋阴解郁清热 zi yin jie yu qing re

【英文名】Nourishing Yin and Clearing Heat for Removing Stagnation

【定义】治法。滋阴清热药与理气解郁药并用,适用于阴虚热郁证的治疗方法。(中华人民共和国国家标

准中医临床诊疗术语-治法)

割治法 ge zhi fa

【英文名】Cutting Therapy

【定义】治法。指切开一定部位的皮肤,摘除少量皮下脂肪,对局部进行适当刺激以治病的方法。(汉英双解针灸大辞典)

割开捺骨 ge kai na gu

【英文名】Cutting Correction

【定义】治法。骨折手术复位法。即开放性骨折骨断端露于皮外,还纳困难时,将露于皮外之骨去掉少许后,再进行复位,然后给予夹缚固定。(汉英双解中医大辞典)

割掌疗法 ge zhang liao fa

【英文名】Cutting Palm Therapy

【定义】治法。在手掌部进行割治,用以治疗小儿疳积、哮病等的割治疗法。(中华人民共和国国家标准中医临床诊疗术语-治法)

寒下 han xia

【英文名】Cold Purgation

【定义】治法。运用清热药与攻下药治疗疾病的方法。(普通高等教育中医药类规划教材)

寒无犯寒 han wu fan han

【英文名】Cold Drugs Should be Used Cautiously in Cold Weather

【定义】治则。指在寒凉季节治病,非实热之证不能随意用寒凉药,以免伤阳气。(汉英双解中医大辞典)

寒因热用 han yin re yong

【英文名】Treating the Heat-Syndrome with Drugs of Hot Nature

【定义】治则。反治法。治疗热性病用寒凉的药物的同时,反佐少量热性药物;或寒性的药物热服,则不格拒。(汉英双解实用中医词汇)

寒因寒用 han yin han yong

【英文名】Cold-Drugs Treating Pseudo-Cold Syndrome

【定义】治则。用寒凉药物治疗真热假寒证的方法。(中华人民共和国国家标准中医临床诊疗术语-治法)

寒证辨证 han zheng bian zheng

【英文名】Differentiating Cold Syndromes

【异名】寒症辨证(普通高等教育中医类规划教材)

【定义】中医诊断学名词。辨别疾病性质是否属于寒性证候的方法。(中医诊断学)

寒者热之 han zhe re zhi

【英文名】Cold Syndrome Should be Treated with Drugs of Warm Nature

【异名】寒者热治(普通高等教育中医药类规划材)

【定义】治则。指寒证要用温热的方药治疗。(汉英双解实用中医词汇)

寒热治法 han re zhi fa

【英文名】Therapeutic Method for Cold or Heat Syndrome

【定义】治则。用热性药物或寒凉的药物来治疗疾病的方法。适用于治疗热症或者寒症。(普通高等教育中医药类规划教材)

寒热兼施 han re jian shi

【英文名】Combined Usage of Cold and Hot Herbs

【定义】治则。在治疗中同时运用寒凉的药物和热性药物以治疗寒热错杂证。(普通高等教育中医药类规划教材)

寒热辨证 han re bian zheng

【英文名】Differentiating Syndromes of Cold and Hot

【定义】中医诊断学术语。辨别疾病寒热性质的方法。(中医诊断学)

寒能去热 han neng qu re

【英文名】Medicine of Cold Nature can Expel the Heat

【定义】治则。用苦寒药物以治疗热证,如表里火热俱盛、大热烦躁、口干、出血等实热证。(汉英双解实用中医词汇)

寒能制热 han neng zhi re

【英文名】Medicine of Cold Nature can Counteract Heat

【定义】治则。苦寒的药物可以制止热邪,所以常用苦寒的药物以治疗热性的疾病。(汉英双解实用中医词汇)

寓攻于补 yu gong yu bu

【英文名】Purgation is Implied in Tonification

【异名】补中寓攻(中华人民共和国国家标准中医临床诊疗术语-治法)

【定义】治则。为治疗虚实夹杂病症的一策略。指将攻邪目的寓寄于补正之中,通过补正为主,待正气来复而能驱邪以愈病。(普通高等教育中医药类规划教材)

寓补于攻 yu bu yu gong

【英文名】Tonification is Implied in Purgation

【异名】攻中寓补(中华人民共和国国家标准中医临床诊疗术语-治法)

【定义】治则。为治疗虚实夹杂病证的一种策略。指通过攻邪使邪去而正安,最后达到补益的目的。(普通高等教育中医药类规划教材)

禅道虚无功 chan dao xu wu gong

【英文名】Buddhist-Taoist Nihility Qigong

【定义】气功功法名。本功法是以佛、道、医等各家关于虚无的论述为基本理论,以心安为前提,静定为功夫,并注意超越时空的自然感悟的一门功法。(中国当代气功全书)

强阴 qiang yin

【英文名】Strengthening Yin

【定义】治法。使用药物补益阴精的方法,适用于肾阴虚而致的腰酸、遗精、盗汗等。(汉英双解实用中医词汇)

强壮功 qiang zhuang gong

【英文名】Roborant Qigong

【定义】气功功法名。属静功。其内容为“调身”。练功姿势有自然盘膝坐、单盘膝坐、双盘膝坐、站式、自由式五种。(汉英双解中医大辞典)

强间穴 qiang jian xue

【英文名】Qiangjian Point

【异名】DU18(中华人民共和国国家标准－经穴部位)

【定义】腧穴。属督脉。在头部,当后发际正中直上4寸(脑户上1.5寸)。(中华人民共和国国家标准－经穴部位)

强刺激 qiang ci ji

【英文名】Intense Stimulation

【定义】针灸学术语。指刺激强度大的针灸方法。选较粗针,手法以大幅度提插捻转;艾灸以较大艾炷,多壮,长时间熏灸。病人感觉强烈。适用于体质壮实,发病急剧患者。(汉英双解中医大辞典)

强音穴 qiang yin xue

【英文名】Qiangyin Point

【定义】腧穴。经外奇穴。位于颈部,喉结旁开2寸处,人迎穴后上方。左右计二穴。(实用针灸辞典)

强胯穴 qiang kua xue

【英文名】Qiangkua Point

【定义】腧穴。经外奇穴。位于臀部,股骨后缘,大转子高点下2寸处。左右计二穴。(实用针灸辞典)

强筋壮骨 qiang jin zhuang gu

【英文名】Strengthen the Muscles and Bones

【定义】中医学术语。通过练功或服药等,以使筋骨强健的治疗方法。适用于素体虚弱或伤后,病后体虚而筋骨不健者。(普通高等教育中医药类规划教材)

强阳性良导点 qiang yang xing liang dao dian

【英文名】Strongly Positive Well-Conducting Point

【定义】针灸学名词。是疾病在体内病理改变的最主要部位,可提示机体疾病的主要部位,有定位、定性诊断价值。(实验针灸学)

强屈复位扳法 qiang qu fu wei ban fa

【英文名】Forced Flection Pulling Manipulation

【定义】推拿手法。患者仰卧,两下肢伸直放松,医者站于患者患侧,用一手臂托住患者小腿后侧,另一手扶住患侧下肢的臀部外上侧,以固定髋关节,然后逐渐屈曲髋关节和膝关节至最大限度,再将该下肢外展旋外,此时医者一手下按髂嵴,另一手抬,两手协同同时用力作屈髋伸膝动作,并嘱患者小腿关节作自行蹬空动作。(普通高等教育中医药类规划教材)

疏风 shu feng

【英文名】Dispersing Wind

【定义】治法。用祛风解表药疏散风邪的一种治法。临床上常视风寒表证、风热表证或风湿表证的不同,运用相应的药物,如风寒表证常用防风、桂枝、藁本等。(汉英双解实用中医词汇)

疏肝 shu gan

【英文名】Soothing Liver

【异名】舒肝(汉英中医辞典)

【定义】治法。具有疏肝理气解郁的作用,适用于肝气郁结证的治疗方法。(普通高等教育中医药类规划教材)

疏表 shu biao

【英文名】Dispersing Evils from the Superficies

【定义】治法。即疏解表邪。使用发表作用较弱的药物,治疗症状较轻的外感病的一种方法。(汉英中医辞典)

疏风止痒 shu feng zhi yang

【英文名】Dispelling Wind and Relieving Itching

【定义】治法。通过疏散风邪达到止痒目的,适用于风毒蕴肤证的治疗方法。(中华人民共和国国家标准中医临床诊疗术语－治法)

疏风利水 shu feng li shui

【英文名】Eliminating Wind and Promoting Diuresis

【异名】祛风利水(中华人民共和国国家标准中医临床诊疗术语－治法)

【定义】治法。通过祛风解表以利水消肿,适用于风水等病症的治疗方法。(中华人民共和国国家标准中医临床诊疗术语－治法)

疏风利咽 shu feng li yan

【英文名】Dissipate the Wind Evil to Strengthen the Throat

【异名】疏风利喉(中华人民共和国国家标准中医临床诊疗术语－治法)

【定义】治法。运用具有疏风解表作用的方药,适用于风邪侵袭咽喉,咽喉不利所致咽喉病变的治疗方法。(中华人民共和国国家标准中医临床诊疗术语－治法)

疏风固齿 shu feng gu chi

【英文名】Dissipate the Wind to Consolidate the Teeth

【定义】治法。运用具有疏风祛邪作用的方药,适用于风邪犯齿所致口齿病症的治疗方法。(中华人民共和国国家标准中医临床诊疗术语－治法)

疏风和营 shu feng he ying

【英文名】Dispelling Wind and Regulating Nutrient Qi

【异名】和营解表(中华人民共和国国家标准中医临床诊疗术语-治法)

【定义】治法。具有疏散风邪、和营解表作用,适用于风邪袭表、营卫不和证的治疗方法。(中华人民共和国国家标准中医临床诊疗术语-治法)

疏风宣耳 shu feng xuan er

【英文名】Dispel the Wind to Treat Ear Disease

【异名】祛风宣耳(中华人民共和国国家标准中医临床诊疗术语-治法);疏风通耳(中华人民共和国国家标准中医临床诊疗术语-治法)

【定义】治法。运用具疏风解表、宣通清窍作用的方药,适用于外邪侵犯耳窍所致耳病的治疗方法。(中华人民共和国国家标准中医临床诊疗术语-治法)

疏风宣肺 shu feng xuan fei

【英文名】Dispelling Wind and Dispersing Lung-Qi

【定义】治法。具有疏散风邪、宣发肺气作用,适用于邪郁肺卫证及风邪袭肺证的治疗方法。(中华人民共和国国家标准中医临床诊疗术语-治法)

疏风透疹 shu feng tou zhen

【英文名】Dispel Mild Wind and Promote Eruption

【异名】解表透疹(中华人民共和国国家标准中医临床诊疗术语-治法)

【定义】治法。运用疏散风邪的方药或外治法达到透疹目的的治疗方法。(普通高等教育中医类规划教材)

疏风消肿 shu feng xiao zhong

【英文名】Dispelling Wind and Detumescence

【定义】治法。通过疏散风邪,达到消肿目的,适用于风水相搏证、风毒在表证的治疗方法。(中华人民共和国国家标准中医临床诊疗术语-治法)

疏风通鼻 shu feng tong bi

【英文名】Dissipate the Wind-Evil to Ventilate the Nose

【定义】治法。运用具有疏风宣肺、解表通窍作用的方药,适用于风邪犯肺,肺窍窒塞所致鼻病的治疗方法。(中华人民共和国国家标准中医临床诊疗术语-治法)

疏风清肺 shu feng qing fei

【英文名】Dispelling Wind and Clearing Heat from the Lung

【定义】治法。具有疏散风邪、清热宣肺作用,适用于肺经风热证的治疗方法。(中华人民共和国国家标准中医临床诊疗术语-治法)

疏风清热 shu feng qing re

【英文名】Dispelling Wind and Clearing Heat

【异名】疏风泄热(中华人民共和国国家标准中医临床诊疗术语-治法)

【定义】治法。具有疏散风邪、清泄邪热的作用,适用于风热外袭证、风热犯表证、风热郁滞肌肤证的治疗方法。(中华人民共和国国家标准中医临床诊疗术语-治法)

疏风散寒 shu feng san han

【英文名】Dispelling Wind and Dispersing Cold

【定义】治法。运用辛温发散的方药,以祛风散寒,适用于风寒表证的治疗方法。(中华人民共和国国家标准中医临床诊疗术语-治法)

疏风解肌 shu feng jie ji

【英文名】Dispelling Wind to Expel Pathogenic Factors from Muscles

【定义】治法。具有疏风解表作用,适用于风邪侵袭肌表所见证候的治疗方法。(中华人民共和国国家标准中医临床诊疗术语-治法)

疏风解表 shu feng jie biao

【英文名】Dispel Wind and Expel Exogenous Pathogen

【定义】治法。具有疏散风邪作用,适用于风邪犯表证的治疗方法。(普通高等教育中医药类规划教材)

疏风解毒 shu feng jie du

【英文名】Dispelling Wind and Detoxication

【定义】治法。具有祛风解表作用,适用于风邪侵袭肌表所见证候的治疗方法。(中华人民共和国国家标准中医临床诊疗术语-治法)

疏邪解表 shu xie jie biao

【英文名】Disperse the Evil and Expel Exogenous Pathogen

【定义】治法。泛指具有祛散表邪作用,适用于邪气在表的治疗方法。(中华人民共和国国家标准中医临床诊疗术语-治法)

疏肝化瘀 shu gan hua yu

【英文名】Dispersing the Stagnated Liver-Qi and Removing Blood Stasis

【定义】治法。疏肝理气药与活血化瘀药并用,适用于肝郁血瘀证的治疗方法。(中华人民共和国国家标准中医临床诊疗术语-治法)

疏肝利胆 shu gan li dan

【英文名】Dispersing the Stagnated Liver-Qi and Promoting the Function of Gallbladder

【定义】治法。具有疏肝理气利胆作用,适用于肝胆淤滞所致病症的治疗方法。(中华人民共和国国家标准中医临床诊疗术语-治法)

疏肝和胃 shu gan he wei

【英文名】Relieve Hyperactive Liver-Qi and Regulate the Stomach

【定义】治法。通过调理肝胃气机而使肝胃调和,适用于肝胃气滞、肝胃不和等证的治疗方法。(中华人

民共和国国家标准中医临床诊疗术语－治法)

疏肝养血 shu gan yang xue

【英文名】Dispersing the Stagnated Liver-Qi and Nourishing Blood

【异名】舒肝养血(中华人民共和国国家标准中医临床诊疗术语－治法)

【定义】治法。理气药与补血药并用,适用于肝郁血虚证的治疗方法。(中华人民共和国国家标准中医临床诊疗术语－治法)

疏肝健脾 shu gan jian pi

【英文名】Freeing Liver and Strengthening Spleen

【异名】疏肝补脾(中华人民共和国国家标准中医临床诊疗术语－治法)

【定义】治法。通过调理肝气,健运脾气而使肝脾协调,适用于肝郁脾虚证的治疗方法。(中华人民共和国国家标准中医临床诊疗术语－治法)

疏肝通络 shu gan tong luo

【英文名】Dispersing the Stagnated Liver-Qi and Dredging Collaterals

【定义】治法。具有疏肝理气通络作用,适用于肝郁血瘀证的治疗方法。(中华人民共和国国家标准中医临床诊疗术语－治法)

疏肝理气 shu gan li qi

【英文名】Soothe the Liver and Regulate the Circulation of Qi;Disperse and Rectify the Depressed Liver-Qi

【定义】治法。具有疏肝理气、行滞解郁作用,适用于肝郁气滞证的方法。(中华人民共和国国家标准中医临床诊疗术语－治法)

疏肝理脾 shu gan li pi

【英文名】Relieve the Depressed Liver-Qi and Regulate the Spleen

【异名】疏肝和脾(中华人民共和国国家标准中医临床诊疗术语－治法)

【定义】治法。通过疏理肝脾气机,使肝脾协调,适用于肝脾不和证的治疗方法。(中华人民共和国国家标准中医临床诊疗术语－治法)

疏肝清热 shu gan qing re

【英文名】Regulate the Liver and Clear away the Heat

【异名】疏肝泄热(中华人民共和国国家标准中医临床诊疗术语－治法)

【定义】治法。具有疏肝清热作用,适用于肝郁化火证的治疗方法。(中华人民共和国国家标准中医临床诊疗术语－治法)

疏表化湿 shu biao hua shi

【英文名】Dispersing the Superficies to Eliminate Dampness Evil

【定义】治法。治疗湿邪在上焦卫分的方法。适用于湿在上焦的卫分。症见头重而胀、肢体酸疼、口不渴、苔白腻、脉浮濡等。(汉英中医辞典)

疏表润燥 shu biao run zao

【英文名】Relieving the Exterior Syndrome and Moistening for Dryness

【定义】治法。具有解表散邪、增液润燥作用,适用于外燥袭表证的治疗方法。(中华人民共和国国家标准中医临床诊疗术语－治法)

疏表通经 shu biao tong jing

【英文名】Relieving the Exterior Syndrome and Dredging Meridians

【定义】治法。通过使用方药或推拿、外治等,达到疏散表邪、舒畅经气目的的治疗方法,主要适用于外邪束表、经气不利的病证。(中华人民共和国国家标准中医临床诊疗术语－治法)

疏郁理气 shu yu li qi

【英文名】Regulating Qi by the Alleviation of Mental Depression

【定义】治法。是治疗因情志抑郁而引起气滞的方法。适用于胸膈痞满,两胁及下腹部胀痛等症。(汉英双解实用中医词汇)

疏通经络 shu tong jing luo

【英文名】Dredging the Meridian Passage

【定义】治法。用行气活血及具有温通作用的药物组成方剂,以治疗因气血凝滞致经络阻塞的一种方法。(汉英双解实用中医词汇)

疏散外风 shu san wai feng

【英文名】Dispelling Exogenous Wind-Evil

【定义】治法。具有疏散外风作用,适用于风邪袭表证和风袭表疏证的治疗方法。(中华人民共和国国家标准中医临床诊疗术语－治法)

疏风祛湿解毒 shu feng qu shi jie du

【英文名】Dispelling Wind, Eliminating Dampness and Detoxication

【定义】治法。具有疏风祛湿、发表解毒作用,适用于风湿挟毒证的治疗方法。(中华人民共和国国家标准中医临床诊疗术语－治法)

疏风清热祛湿 shu feng qing re qu shi

【英文名】Dispelling Wind, Clearing Heat and Eliminating Dampness

【定义】治法。具有疏风祛湿、清热解表作用,适用于风热挟湿证的治疗方法。(中华人民共和国国家标准中医临床诊疗术语－治法)

疏风清热润燥 shu feng qing re run zao

【英文名】Dispelling Wind, Clearing Heat and Moistening Dryness

【定义】治法。具有疏风清热、养血润燥作用,适用于

风热血燥证的治疗方法。(中华人民共和国国家标准中医临床诊疗术语－治法)

疏风清热解毒 shu feng qing re jie du

【英文名】Dispelling Wind and Clearing away Heat-Toxin

【定义】治法。具有疏风清热、泻火解毒作用,适用于风火热毒证的治疗方法。(中华人民共和国国家标准中医临床诊疗术语－治法)

疏风散寒解表 shu feng san han jie biao

【英文名】Expelling Wind and Cold for Relieving the Exterior Syndrome

【定义】治法。具有疏风散寒、发汗解表作用,适用于风寒束表证的治疗方法。(中华人民共和国国家标准中医临床诊疗术语－治法)

隔纸灸 ge zhi jiu

【英文名】Paper-Separated Moxibustion

【定义】灸法。在舌头和艾炷之间隔上白纸而施灸的一种灸法。把艾炷放在纸上,点燃蘸雄黄末同燃,随即放在舌头正中,另一人拿铜匙头,于患者口内上腭隔住艾烟,灸至温热即可。适用于治疗痰喘、咳嗽、咯脓血等。《普济方》卷四百二十二中记载:"用白表纸数重折之,于冷水中浸湿了,然后燃艾炷,仍蘸些许雄黄末同燃。艾炷子安在纸上,用火点着,随即放在舌头上正中为妙。下手灸人拿着一个铜匙头,于患人口内上腭隔住艾烟,呼吸令患人如常"。(新编针灸大辞典)

隔韭灸 ge jiu jiu

【英文名】Chinese-Chives Separated Moxibustion

【异名】韭菜灸(实用针灸辞典)

【定义】灸法。隔物灸。是将韭菜捣泥作饼置于艾炷之下的灸法。(实用针灸辞典)

隔姜灸 ge jiang jiu

【英文名】Ginger-Separated Moxibustion

【定义】灸法。将新鲜生姜切成约 0.5cm 厚的薄片,中心处用针穿刺数孔,上置艾炷,放在穴位施灸,当患者感到灼痛时,可将姜片少许上提,使之离开皮肤片刻,旋即放下,再行灸治,反复进行。(普通高等教育中医药类规划教材)

隔盐灸 ge yan jiu

【英文名】Salt-Separated Moxibustion

【异名】神阙灸(普通高等教育中医药类规划教材)

【定义】灸法。其方法是:患者仰卧屈膝,以纯白干燥的食盐,填平脐孔,再放上姜片和艾炷施灸。如患者脐部凸出,可用湿面条围脐如井口,再添盐于脐中,如上法施灸。本法只适于脐部。(普通高等教育中医药类规划教材)

隔葱灸 ge cong jiu

【英文名】Onion-Separated Moxibustion

【定义】灸法。隔物灸。是将葱白捣烂成泥,放在脐孔中,略高出脐 2～3 毫米,上置艾炷施灸的方法。(实用针灸辞典)

隔蒜灸 ge suan jiu

【英文名】Garlic-Separated Moxibustion

【定义】灸法。隔物灸。用独头大蒜切成约 0.5cm 厚的薄片,中间用针穿刺数孔,放在穴位或肿块上(如未溃破化脓的脓头处),用艾炷灸之,每灸 4～5 壮,换去蒜片,每穴一次可灸 5～7 壮。(普通高等教育中医药类规划教材)

隔土瓠灸 ge tu hu jiu

【英文名】Balsam Pear-Separated Moxibustion

【定义】灸法。是在患处和艾炷之间隔上苦瓠而施灸的一种灸法。把苦瓠片贴于疮上,上置艾炷,点燃施灸,灸七壮。适用于治疗痈疽。《普济方·卷四百二十三》记载:"早空心,先用井花水调百药煎末一碗,服之,微利,却须得秋葫芦,亦名苦不老,生在架上可苦者,切皮片置疮上,灸二七壮"。(新编针灸大辞典)

隔药饼灸 ge yao bing jiu

【英文名】Drug-Cake-Separated Moxibustion

【异名】隔饼灸(汉英针灸辞典)

【定义】灸法。艾炷与穴位皮肤之间隔以药饼的灸法。(新编针灸大辞典)

缓下 huan xia

【英文名】Purgation by Demulcents

【定义】治法。使用性质和缓的药物,通导大便的方法。(汉英双解实用中医词汇)

缓补 huan bu

【英文名】Mild Tonification

【定义】治法。补法。用甘缓平和的药物缓缓调补,促使正气逐渐恢复,亦即慢病缓治之意,故称。例如四君子汤补气,四物汤补血,均属缓补范围。(中医大辞典)

缓刺法 huan ci fa

【英文名】Slow Insertion-Needling

【定义】针刺手法。将针尖抵于腧穴皮肤上,运用指力缓缓刺透表皮,针入皮下的手法。适用于头身腧穴和头穴。(普通高等教育中医药类规划教材)

缓则治本 huan ze zhi ben

【英文名】Relieving the Primary Symptom in a Chronic Disease

【定义】治则。在病情缓慢、病势和缓的情况下,针对疾病的病因进行治疗的方法。(汉英双解实用中医词汇)

缘中耳穴 yuan zhong er xue

【英文名】Central Rim Point (Ear)

【异名】$AT_{2、3、4i}$(中华人民共和国国家标准－耳穴名称与部位)

【定义】腧穴。耳穴名。在对耳屏游离缘上，对屏尖与轮屏切迹之中点处，即对耳屏2、3、4区交点处。(中华人民共和国国家标准－耳穴名称与部位)

十三画

瑜珈 yu jia

【英文名】Yoga

【定义】气功功法名。佛家气功用语，原意为相应，即神形协调相应，泛指佛家气功。(中国气功词典)

魂门穴 hun men xue

【英文名】Hunmen Point

【异名】BL47(中华人民共和国国家标准－经穴部位)

【定义】腧穴。属足太阳膀胱经。在背部，当第九胸椎棘突下，旁开3寸。(中华人民共和国国家标准－经穴部位)

魂舍穴 hun she xue

【英文名】Hunshe Point

【定义】腧穴。经外奇穴。位于脐旁1寸处。主治肠炎、痢疾。直刺0.5～0.8寸；艾条灸5分钟。(汉英针灸辞典)

鼓膜按摩 gu mo an mo

【英文名】Massage of the Tympanic Membrane

【定义】治法。是用钝性的针插入外耳轻轻刺激鼓膜的一种外治方法。(中国中医独特疗法大全)

鼓气吹张疗法 gu qi chui zhang liao fa

【英文名】Flowing from the Throat into the Pharyngo-tympanic Tube

【定义】治法。是将气体由咽喉部吹入咽鼓管的一种治疗方法。(中国中医独特疗法大全)

蒜泥灸 suan ni jiu

【英文名】Garlic-Mud Moxibustion

【定义】灸法。用蒜泥做灸治材料，直接涂敷于患处或穴位治疗疾病的方法。适用于治疗虚劳证、喉痹、咯血、小儿高热惊风。(普通高等教育中医药类规划教材)

蓖倍饼灸 bi bei bing jiu

【英文名】Moxibustion by Cake made up of Casterbean Seed and Chinese Gall

【定义】灸法。取蓖麻子仁、五倍子捣烂如泥膏状，制成圆饼，敷于百会穴上，纱布覆盖，胶布固定，用于治疗胃下垂。(普通高等教育中医药类规划教材)

蓖麻子灸 bi ma zi jiu

【英文名】Moxibustion by Casterbean Seed

【定义】灸法。天灸。将适量的蓖麻子去外壳，捣烂，直接贴敷于百会穴，治疗子宫脱垂；敷贴涌泉穴，治疗滞产。(实用针灸辞典)

蓖麻子拔毒法 bi ma zi ba du fa

【英文名】Draw out Pus by Applying a Pounded Caster Seed

【定义】治法。外治法。见《外科证治全书》卷五。主治痈肿。用蓖麻子仁捣烂如泥铺绢上，照患处大小取绢贴盖患处，用布扎好，痛止即取下。妊妇忌用。(中医大辞典)

蒸气灸 zheng qi jiu

【英文名】Moxibustion by Steaming with Moxa

【定义】灸法。用水煮艾，或边煮边用蒸气熏的灸治方法。适用于治疗风寒湿痹。(普通高等教育中医药类规划教材)

蒸气吸入疗法 zheng qi xi ru liao fa

【英文名】Steam Inhaling Method

【定义】外治法。是利用药液气化的蒸气让患者吸入而治疗疾病的一种方法。(实用外治临床大全)

禁刺 jin ci

【英文名】Acupuncture Contraindication

【定义】针灸学名词。即针刺的禁忌。包括禁针部位如重要器官动脉附近，孕妇的腹、婴幼儿囟门部及禁针穴位等禁刺。酒醉、过饥、过饱、过度疲劳、情绪激烈变化等情况下，不可立刻进行针刺，以免发生意外。(汉英双解实用中医词汇)

禁针穴 jin zhen xue

【英文名】Forbidden Points of Acupuncture

【定义】针灸学名词。指禁用针刺的腧穴。这些穴多数接近重要器官和动脉，故禁刺或不可深刺。(汉英双解中医大辞典)

禁灸穴 jin jiu xue

【英文名】Forbidden Points of Moxibustion

【定义】针灸学名词。指古人认为禁用灸治的穴位。(汉英针灸辞典)

楚天内丹养生术 chu tian nei dan yang sheng shu

【英文名】Chutian Internal Dan Health-Preservation Qigong

【定义】气功功法名。此功法为一种动作柔和自然，配合神韵陶然的古典宫廷音乐和音正腔圆的导说词，可诱导练功者陶醉在心旷神怡，飘然若仙的气功境界中的功法。(中国当代气功全书)

感受阈 gan shou yu

【英文名】Sensation Threshold

【异名】强度阈值(实验针灸学)

【定义】针灸学名词。通常引起感觉的最小刺激强度，称为感受阈。(实验针灸学)

感觉区 gan jue qu

【英文名】Sensory Area

【定义】头针刺激区。在头针运动区向后移 1.5 厘米的平行线。可分为上、中、下三部。上部：是感觉区的上 1/5，为下肢、头、躯干感觉区。中部：是感觉区的中 2/5，为上肢感觉区。下部：是感觉区的下 2/5，为面感觉区。主治：上部：对侧腰腿痛、麻木、感觉异常，后头、颈项部疼痛，头晕，耳鸣。中部：对侧上肢疼痛、麻木、感觉异常。下部：对侧面部麻木，偏头痛，颞颌关节炎等。（汉英双解针灸大辞典）

感传路线 gan chuan lu xian

【英文名】Routes of the Propagation of Sensations

【定义】针灸学术语。指由不同性质的感传在机体内的传导所形成的一定线路，它与古典经络主干循行基本相同。（汉英针灸辞典）

感应传导 gan ying chuan dao

【英文名】Sensitive Meridian Conduction

【定义】针灸学术语。指经络系统对于针刺或其它刺激的感觉传递和通导作用，针刺中的“得气”和“行气”现象就是经络传导感应作用的表现。（中医基础理论）

感冒耳穴 gan mao er xue

【英文名】Common Cold Point (Ear)

【定义】腧穴。耳穴名。位于对耳轮上脚上缘微前方，耳轮的边缘部。放血以治疗伤风感冒。（汉英针灸辞典）

感传双向性 gan chuan shuang xiang xing

【英文名】Bidirectional Sensitive Meridian Conduction

【定义】针灸学术语。在躯体上任何一穴给予刺激时，一般均可自该穴发生两个相反方向的感传。（新编针灸大辞典）

感传回流性 gan chuan hui liu xing

【英文名】Reflux of Sensitive Meridian Conduction

【定义】针灸学术语。当感传发生后，走到任何一方向的终点，均发生回流感觉。这种回流感走到原刺激点时即自行消失。（新编针灸大辞典）

感传停顿性 gan chuan ting dun xing

【英文名】Pausing of Sensitive Meridian Conduction

【定义】针灸学术语。当感传行进时，不是均速行走，而是存在一个个的停顿点，即停一下再向前行走，这种特性即感传停顿性。（新编针灸大辞典）

感传趋病性 gan chuan qu bing xing

【英文名】Illness-Focus Tropism of Sensitive Meridian Conduction

【定义】针灸学术语。当感传自四肢发生后，进入躯体有趋病性，即所谓“气至病所”。（新编针灸大辞典）

感传可阻断性 gan chuan ke zu duan xing

【英文名】Blockage of Sensitive Meridian Conduction

【定义】针灸学术语。当感传自刺激点双向传导时，对任何方向一点施加压力，多数可阻断感传自压迫点继续前进。（新编针灸大辞典）

感受器的适应 gan shou qi de shi ying

【英文名】Adaptation of Sense Organs

【定义】针灸学术语。穴位对不同形式的刺激有不同的适应性，感受器经过连续刺激一段时间后，对刺激的敏感性会逐渐降低，发放冲动的频率逐渐减少，感觉也随之减弱，这种现象称为感受器的适应。（实验针灸学）

感觉性循经病理反应 gan jue xing xun jing bing li fan ying

【英文名】Pathologic Reaction Characterized by Paresthenia along Meridians

【定义】针灸学术语。以感觉异常为表现形式的循经病理反应。其中以疼痛为主者称“循经性疼痛”；以其它异常感觉如麻、冷、热、痒、酸胀、蚁走样、吹风样或流水样感为主者称“循经性异感”。循经性疼痛和循经性异感，均属自发性循经感觉病，多数具有发作性特点。发作一般可持续 3～5 分钟，也有持续几个小时的。发作从体表上恒定的一点开始，以一定的宽度（1.5～3.0cm）和速度（10～40cm/s）循经走行，有近半数可达本经脉全程。发作时，可伴有循经脉所过肢体的不自主运动，或所过部位内脏的危象。有部分症例可出现压迫阻断现象，或在发作后遗留有循经感觉障碍带或多节段组合形式的感觉障碍区。这种感觉障碍带也出现在诱发性循经感觉病的患者身上，称为诱发性循经感觉反应带。（中医大辞典）

碗灸 wan jiu

【英文名】Bowl Moxibustion

【定义】灸法。治气恼劳伤，或寒热不调，乳内忽生肿痛。用碗一只，内用粗灯草四根，十字排开，碗内灯草头各露寸许，再用平山粗纸裁成一寸五分阔纸条，用水湿纸贴盖碗内灯草上，纸与碗口相齐；将碗覆于肿乳上，留灯草头在外，将艾一大圆放在碗足底内，点火灸之；艾尽再添，灸至碗口流出水气，内痛觉止方住，甚者日再灸。（新编针灸大辞典）

雷火针 lei huo zhen

【英文名】Thunder-Fire Herbal Moxa Stick

【定义】灸法。①艾条灸。指用有药艾条（掺用沉香、木香、乳香等药）按特殊方式施灸的方法。（普通高等教育中医药类规划教材）②《景岳全书·新方八阵》卷五十一方。白芷、独活、川芎、细辛、皂角、穿山甲（炮、焙用）、丁香、枳壳、松香、雄黄、乳香、没药、杜仲、桂枝各一钱，硫黄二钱，麝香（不拘量），熟艾二至三两（一方有巴豆八分，斑蝥三钱）。为粗末，和匀，将艾铺在表心纸上，撒药末于艾上，如法卷成艾条，上下两头封严，外用鸡蛋清涂刷，每支长一至二寸，阴干备用。用时将针点着隔纸三、五层或布贴盖患处，再将针按于纸上。治风寒湿毒，留滞经络而致的疼痛作肿，筋骨麻木等症。（中医大辞典）③《疡医大全》卷二十九方。祁艾一两，朱砂二钱，穿山甲（土炙）、桃树皮、草乌、乳香、没药、雄黄、硫黄各一钱，麝香五分。为细末，将艾绒铺粗纸上，入药末三钱撒匀，卷成筒状，长约尺许，白线捆之，外裹红棉纸，用浆糊封严，将针用火点着吹息灸之，暖极即止。治风寒湿痹，筋骨疼痛，麻木不仁。（中医大辞典）

雷火神针 lei huo shen zhen

【英文名】Thunder-Fire Miraculous Herbal Moxa Stick

【定义】①针灸器具。有药艾条。主要掺以艾绒、沉香、木香、乳香等药物组成。（汉英针灸辞典）②灸法。首载于《本草纲目》，艾条所含药，各家所载不一。参见《外科正宗》卷三。该法有祛风、散寒、化湿、温通经络之功。凡风寒湿毒袭于经络，漫肿无头，皮色不变，筋骨疼痛，如附骨疽之类用此针之。其法用蕲艾三钱、丁香五分、麝香二分（后二味研极细末），将药与艾绒拌匀，作成艾卷。用时以软纸七层平放患处，点燃艾卷，在纸上捺紧，待不痛起针。病重者再针，七日后起泡即收功。阳疮焮肿者忌用。（汉英双解中医大辞典）

摄生 she sheng

【英文名】Health Preserving

【异名】养生（汉英双解中医大辞典）；道生（汉英双解中医大辞典）

【定义】中医学术语。即用调养之法以求体健长生。（汉英双解中医大辞典）

摄法 she fa

【英文名】Assisting

【定义】①针刺手法。用拇、食、中指沿穴上下经脉进行提捏，促使经气沿经脉传导。（普通高等教育中医药类规划教材）②推拿手法。手指对合捏拿住穴位后，再予以牵拉。作用与拿法相似而刺激量较强。（中医大辞典）

摄血固脱 she xue gu tuo

【英文名】Regulate the Blood to Treat Collapse-Syndrome

【定义】治法。运用固涩方药等以摄血止血，防止元气随出血而亡脱，适用于气随血脱证、气血虚脱证的治疗方法。（中华人民共和国国家标准中医临床诊疗术语－治法）

摸法 mo fa

【英文名】Touching Manipulation

【定义】治法。正骨手法。适用于全身各关节、骨骼、肌腱损伤的诊断和治疗。医者用手指或手掌仔细地触摸检查受伤部位及周围组织，用以判断骨之断、碎；筋之强、柔；肌肤之寒、热；肿痛之软、硬；有无移位或畸形等，以作为治疗依据。（汉英双解中医大辞典）

摆动运动类手法 bai dong yun dong lei shou fa

【英文名】Swaying Manipulations

【定义】推拿手法。是指以指、掌、腕关节在前臂主动摆动的带动下，作协调、连续摆动的一类手法。（中国推拿手法学）

搬垫法 ban dian fa

【英文名】Leaning and Padding the Needle with Fingers

【定义】针刺手法。即在针下得气后，患者有舒适感时，医者刺手将针柄搬向一方，用手指垫在针体与被针穴位之间，顶住有感觉的部位。如用拇指搬针，即用食指垫针。反之，用食指搬针，即用拇指垫针，以加大经气感应。（普通高等教育中医药类规划教材）

摇针 yao zhen

【英文名】Shaking the Needle

【异名】摇法（普通高等教育中医药类规划教材）

【定义】针刺手法。①用手指执持针柄，将针身左右摇摆，以摇大针孔，便于出针泄气。（普通高等教育中医药类规划教材）②针刺入一定深度后，手持针柄，将针轻轻摇动，以行经气。（普通高等教育中医药类规划教材）

摇法 yao fa

【英文名】Rotating Manipulation

【定义】推拿手法。使关节作被动的环转活动。对关节强硬、屈伸不利等症，具有滑利关节、增强关节活动功能的作用。分颈项部、肩关节、髋关节、踝关节摇法。（汉英双解中医大辞典）

摇手法 yao shou fa

【英文名】Method of Rotating Hand

【定义】推拿手法。小儿推拿方法名。《厘正按摩要术》："将小儿手从轻从缓摇之，……能化痰"。（中医大辞典）

摇膀子 yao bang zi

【英文名】Rotating Shouder

【定义】推拿学名词。练功方法。见上海中医学院附属医士学校《中医推拿学》。一足跨前成弓步势，同侧一手空拳置于腰后；另一侧上肢伸直，贴近躯干部，缓慢地作大幅度的肩关节回旋运动。可活动关节，增强臂力。（中医大辞典）

摇踝关节 yao huai guan jie

【英文名】Rotating Ankle Joint

【定义】推拿手法。自我推拿方法。正坐搁腿，一手抓踝上，一手抓脚，作旋转动作 20 次左右。适用于下

肢保健。(汉英双解中医大辞典)

摇足而得之 yao zu er de zhi

【英文名】Turn the Foot to Locate Points

【定义】针刺手法。即采用足上仰的姿势取穴。(汉英针灸辞典)

摇摆推顶法 yao bai tui ding fa

【英文名】Rocking-Pushing Reduction

【定义】治法。适用于横断或齿状楼骨折。在两端对抗牵引,两折端已接触的情况下,术者双手持骨折处左右或前后摇摆即可复位。复位后可沿纵轴推顶,使两折端嵌插,增强稳定度,有利于愈合。(汉英双解中医大辞典)

摇摆触碰法 yao bai chu peng fa

【英文名】Rocking-Touching Reduction

【定义】治法。正骨手法。可用于横断骨折经手法整复基本复位者。即一手固定骨折部,并将骨折远端向左右上下稍稍摇摆,再沿骨折纵轴加以对挤,使已复位的骨折断端面接触得更加紧密稳固,并可以检查骨折复位的正确与否。(汉英双解中医大辞典)

摇腰牵抖法 yao yao qian dou fa

【英文名】Lumbar Rocking-Pulling-Shaking Reduction

【定义】治法。用于治疗腰椎间盘突出症、腰椎后关节错缝及骶髂关节错缝。患者仰卧,术者一手握痛侧踝部,一手握腘膝部,逐渐屈膝屈髋屈腰,内收内旋,然后用力快速牵拉伸直,抖动下肢。反复3~5次,动作幅度由小到大。屈髋内旋时,使患侧腰臀部离开床面,并向对侧倾斜,使腰、骶、髂受到屈曲扭转应力,牵抖时力达腰部,使腰骶受到牵张振动力。术后,患者俯卧,于腰背臀部从上向下作揉、叩击、摩擦手法2~3分钟结束。(汉英双解中医大辞典)

搐鼻 chu bi

【英文名】Nasal Insufflation of Powder Drug

【定义】治法。同吹鼻。把药物研成细粉,吹入或自行吸入鼻腔内,起通窍取嚏的作用,以治疗鼻道炎症,鼻塞不通,或作为对小儿惊风、口噤发搐的应急措施之一。如用黄花鱼的鱼脑石研末加冰片小量,吹入鼻内治慢性鼻窦炎;通关散搐鼻,治小儿惊风,牙关紧闭。(中医大辞典)

辐射场照相术 fu she chang zhao xiang shu

【英文名】Radiation Field Photography

【定义】诊法。利用辐射场照相技术诊断疾病的方法。(普通高等教育中医类规划教材)

输穴 shu xue

【英文名】Shu Point

【定义】①针灸学名词。多位于掌指或跖趾关节之后方,经气所注的穴。十二经各有一穴,即太渊(肺)、太溪(肾)、太冲(肝)、神门(心)、太白(脾)、大陵(心包)、三间(大肠)、束骨(膀胱)、足临泣(胆)、后溪(小肠)、陷谷(胃)、中渚(三焦)。(中医药基本名词术语规范化研究)②针灸学名词。泛指全身穴位。输,古与俞、腧通。故亦作俞穴或腧穴。(中医大辞典)

输刺 shu ci

【英文名】Shu Needling;Shu Puncture

【定义】针刺方法。①一种五脏有病的针刺方法,一般针刺本腧穴和背腧穴。(普通高等教育中医药类规划教材)②一种直进针,直出针,深至骨骼的一种刺法,治疗骨痹。(普通高等教育中医药类规划教材)③垂直刺入较浅处候气,得气后慢慢将针退出,乃从阴引阳,疏泻热邪的一种手法。(普通高等教育中医药类规划教材)

输脉 shu mai

【英文名】Shu Mai

【定义】中医学名词。脏腑的脉道,有流通气血、转输津液等作用。(汉英针灸辞典)

输尿管耳穴 shu niao guan er xue

【英文名】Ureter Point (Ear)

【异名】$CO_{9、10i}$(中华人民共和国国家标准－耳穴名称与部位)

【定义】腧穴。耳穴名。在肾区与膀胱区之间,即耳甲9、10区交界处。(中华人民共和国国家标准－耳穴名称与部位)

督脉 du mai

【英文名】Du Meridian;Governor Vessel

【定义】经络名。奇经八脉之一,也是十四经脉之一。是循行于背部和头面部正中线的阳经。是阳经经脉的总纲,也称“阳脉之海”,“诸阳之海”,“阳脉之都纲”。(实用针灸辞典)

督俞穴 du shu xue

【英文名】Dushu Point

【异名】BL16(中华人民共和国国家标准－经穴部位)

【定义】腧穴。属足太阳膀胱经。在背部,当第六胸椎棘突下,旁开1.5寸。(中华人民共和国国家标准－经穴部位)

督脉穴 du mai xue

【英文名】Dumai Point

【定义】腧穴。经外奇穴。位于头正中线上,入前发际0.2寸处。计一穴。(实用针灸辞典)

督脊穴 du ji xue

【英文名】Duji Point

【定义】腧穴。经外奇穴。位于第九胸椎棘突下方凹陷中。主治小儿癫痫。艾条灸3~7分钟。(汉英

针灸辞典)

督脉穴位 du mai xue wei

【英文名】Points of Du Meridian

【定义】针灸学名词。督脉穴位,共28个,分别为长强、腰俞、腰阳关、命门、悬枢、脊中、中枢、筋缩、至阳、灵台、神道、身柱、陶道、大椎、哑门、风府、脑户、强间、后顶、百会、前顶、囟会、上星、神庭、素髎、水沟、兑端、龈交。(普通高等教育中医药类规划教材)

督脉络脉 du mai luo mai

【英文名】Du Collateral

【异名】督脉之别(实用针灸辞典)

【定义】经络名。十五别络之一。名曰长强。位于尾骨尖下0.5寸处。是别走足太阳经的别络。(实用针灸辞典)

频服 pin fu

【英文名】Decoction Taken in Divided Doses

【定义】中医学名词。一般指汤剂。根据病情需要,采取少量多次的分服法。适用于病在上部。(汉英中医辞典)

频率强化 pin lü qiang hua

【英文名】Frequency Potentiation

【定义】针灸学名词。用高频重复刺激时突触作用的增强。(汉英针灸辞典)

嗅气味 xiu qi wei

【英文名】Smelling

【定义】中医诊断学名词。闻诊。通过嗅觉了解病人排泄物和分泌物气味的变化,以帮助分析病情。(汉英中医辞典)

嗌络 yi luo

【英文名】Collateral Meridians of the Throat

【定义】中医学名词。咽喉之络脉。(汉英针灸辞典)

嗨字诀 hai zi jue

【英文名】Hai-Character Formula

【定义】气功术语。气功口诀。唇齿微张,下唇紧贴下牙,呼气外出,从喉尖发出"嗨"字音,发音要细长缓慢。念至最后,将舌尖向前一顶,发音轻而短促,呼气停止,可使真气由膻中降至下丹田,同时腹部向外凸出。(汉英双解中医大辞典)

跷脉 qiao mai

【英文名】Qiao Meridian

【定义】针灸学名词。指阴跷、阳跷脉。(汉英针灸辞典)

跳跃穴 tiao yue xue

【英文名】Tiaoyue Point

【定义】腧穴。经外奇穴。位于髋部,髂嵴最高点下2寸处。左右计二穴。(实用针灸辞典)

跟子腿 gen zi tui

【英文名】Genzi Leg Practice

【定义】中医学名词。练功方法名。见杜自明《中医正骨经验概述》。以右腿为例,右手扶凳,左手撑左膝(或两手同撑左膝),身微向左侧前倾,右腿屈髋膝迅速向后蹬后收回,逢二数使足落地。适用于治疗胯膝部疾患。(中医大辞典)

跟平穴 gen ping xue

【英文名】Genping Point

【定义】腧穴。经外奇穴。位于足根部,内、外踝高点联线与跟腱相交处。左右计二穴。(实用针灸辞典)

跟耳穴 gen er xue

【英文名】Heel Point (Ear)

【异名】AH_1(中华人民共和国国家标准-耳穴名称与部位)

【定义】腧穴。耳穴名。在对耳轮上脚前上部,即对耳轮1区。(中华人民共和国国家标准-耳穴名称与部位)

暖针 nuan zhen

【英文名】Warming Needle

【定义】针刺方法。指用口温将针暖热后再予针刺的方法。(汉英针灸辞典)

暖胃 nuan wei

【英文名】Warming Stomach

【定义】治法。温法。即温胃散寒。用温热药治疗胃寒证的方法。症见胃脘胀满,疼痛绵绵,遇热则减,遇寒加剧,泛吐清涎,脉沉迟,苔白滑等,方用良附丸或选用良姜、干姜、丁香、吴茱萸、豆蔻、肉桂、川朴等药。(中医大辞典)

暖痰法 nuan tan fa

【英文名】Therapy of Warming and Dissipating Phlegm

【定义】治法。外治法。用生附子一枚,生姜一两,同捣烂炒热,布包熨背心及胸前,将姜附捻成一饼,贴于胃口。治小儿胸有寒痰,不时昏倒者。(中医大辞典)

暖肝散寒 nuan gan san han

【英文名】Warming the Liver to Expel Cold-Evil

【异名】暖肝(中医大辞典)

【定义】治法。通过温阳行气、散寒止痛,适用于寒滞肝脉证的治疗方法。(中华人民共和国国家标准中医临床诊疗术语-治法)

暖宫止痛 nuan gong zhi tong

【英文名】Warming the Uterus and Alleviating Pain

【定义】治法。具有温阳散寒、暖宫止痛作用,适用于寒凝胞宫所致疼痛的治疗方法。(中华人民共和国国家标准中医临床诊疗术语-治法)

暖宫散寒 nuan gong san han
【英文名】Warming the Uterus and Dispelling Cold
【异名】温经暖宫(中华人民共和国国家标准中医临床诊疗术语-治法)
【定义】治法。具有温阳散寒暖宫作用,适用于寒凝胞宫证的治疗方法。(中华人民共和国国家标准中医临床诊疗术语-治法)

照海穴 zhao hai xue
【英文名】Zhaohai Point
【异名】KI6(中华人民共和国国家标准-经穴部位)
【定义】腧穴。属足少阴肾经。位于足内踝尖下方凹陷处。主治喉痹、咽干、目痛、失眠、癫痫、胸痛、小便淋沥、疝气、月经不调、赤白带下、阴痒、阴挺、便秘。直刺0.5~1寸,灸3~5壮或5~10分钟。(汉英双解中医大辞典)

睛明穴 jing ming xue
【英文名】Jingming Point
【异名】BL1(中华人民共和国国家标准-经穴部位);泪孔(汉英双解针灸大辞典);泪空(针灸聚英);精明(汉英双解针灸大辞典)
【定义】腧穴。属足太阳膀胱经。在面部,目内眦角稍上方凹陷处。(中华人民共和国国家标准-经穴部位)

睡功 shui gong
【英文名】Sleeping Qigong
【定义】气功功法名。晚睡后或早起前,侧身卧,下臂屈肘仰掌,下腿自然伸直,上臂俯掌置于髋部,上腿微屈置于下腿上,眼睛轻轻闭合,呼吸如常,全身放松,平心静气,凝神细听呼吸声音,并与之结合在一起。该功法操作容易,持久有效,有病无病,人人可练。(汉英双解中医大辞典)

蛾根穴 e gen xue
【英文名】Egen Point
【定义】腧穴。经外奇穴。位于颌下部,下颌角前1寸,下颌骨体的内缘,颈动脉前方处,或于天容穴前下方0.5寸处。左右计二穴。(实用针灸辞典)

罨 yan
【英文名】Compress
【定义】治法。外治法。"罨"掩覆(掩盖)之意。以水或药汁掩覆局部的方法。罨时不断更换,以达到降温、消炎、止痛和止血目的。分冷罨和热罨两种。(中医大辞典)

简便取穴法 jian bian qu xue fa
【英文名】Simple and Convenient Method to Select Acupuncture Points
【定义】针灸学名词。指临床上常用的一种简便易行的取穴方法。如两耳直上,与头部前后正中线交叉处取百会穴。(汉英针灸辞典)

筩针 yong zhen
【英文名】Tube-Like Needle
【定义】针具。指一种中空如筒的针具。(汉英针灸辞典)

催气 cui qi
【英文名】Promoting Meridian Qi; Promoting Needling Sensation; Speeding up the Generation of Qi
【定义】针刺手法。①针刺未得气时应用各种行针手法以取得感应。(普通高等教育中医药类规划教材)②指针刺入后,采用积极手法来催经气,以达到气至病所的目的。(汉英针灸辞典)

催产 cui chan
【英文名】Parturifacient Methods
【异名】催生(汉英双解中医大辞典)
【定义】治法。妇科学术语。孕妇临产困难,胎儿不易娩出,须服用药物以助产妇正气,促使胎儿及早娩出。(汉英双解中医药大辞典)

催乳 cui ru
【英文名】Promoting Lactation
【异名】下乳(中国中医药学主题词表);通乳(中国中医药学主题词表)
【定义】治法。治疗产后缺乳的方法。(普通高等教育中医药类规划教材)

催吐法 cui tu fa
【英文名】Emetic Therapy
【定义】治法。治疗八法之一。使用催吐药或物理刺激方法催吐,以祛除病邪。(汉英双解实用中医词汇)

鼠粪灸 shu fen jiu
【英文名】Rat-Dung Moxibustion
【定义】灸法。将干燥的鼠粪燃着施灸的一种方法。具有保健强壮的作用。(普通高等教育中医药类规划教材)

鼠蹊穴 shu xi xue
【英文名】Shuxi Point
【定义】腧穴。经外奇穴。位于腹股沟部,腹股沟内2/3与外1/3交界处。左右计二穴。(实用针灸辞典)

微针 wei zhen
【英文名】Tiny Needles
【定义】针具。古代指毫针一类细小针具。(汉英针灸辞典)

微甚 wei shen
【英文名】Superficial or Deep, Light or Thick of the Color of Complexion; Slight Difference in the Same Pulse Condition
【定义】中医诊断学名词。①相气十法之一。诊察病人面部颜色的浅淡与深浓，以了解疾病的虚实。《望诊遵经》："色浅淡者谓之微，色深浓者谓之甚。微者正气虚，甚者邪气实。自微而甚，则先虚而后实；自甚而微，则先实而后虚。"（中医大辞典）②形容同类性质的脉象的差异程度。如浮脉有微浮、甚浮；数脉有微数、甚数等。《医原》："即于八脉中，分对待、微甚、悬绝不及止之三等，以察病之进退、顺逆、死生，何其精且约乎"。（中医大辞典）

微经络 wei jing luo

【英文名】Micromeridians

【定义】针灸学名词。由分布于手足背部代表十二正经、十二经别、十五络脉、奇经八脉和十二经筋各自的全息点及营气、卫气的全息点组成的微系统。（国外医学·中医中药分册）

微观辨证 wei guan bian zheng

【英文名】Microcosmic Differentiation of Syndromes

【定义】中医诊断学名词。从微观领域来辨别疾病的证候。（中医诊断学）

微者逆之 wei zhe ni zhi

【英文名】Mild Illness Dealt with by Routine Treatment

【定义】治则。对于病情轻的疾病，应采用逆治的方法。（汉英双解实用中医词汇）

微波针灸法 wei bo zhen jiu fa

【英文名】Microwave Acupuncture; Microwave Needle Therapeutics

【异名】微波针刺（普通高等教育中医药类规划教材）

【定义】针刺方法。在毫针针刺的基础上，把微波电线接到针柄上，将针刺和微波的热效应结合起来以治病的方法。适用于治疗面神经麻痹、三叉神经痛、偏瘫、胃脘痛、泄泻、痛经等证。（普通高等教育中医药类规划教材）

颔厌穴 han yan xue

【英文名】Hanyan Point

【异名】GB4（中华人民共和国国家标准－经穴部位）

【定义】腧穴。属足少阳胆经。在头部鬓发上，当头维与曲鬓弧形连线的上1/4与下3/4交点处。（中华人民共和国国家标准－经穴部位）

腰目穴 yao mu xue

【英文名】Yaomu Point

【定义】腧穴。经外奇穴。位于腰部，第五腰椎棘突下旁开1.5寸处。左右计二穴。（实用针灸辞典）

腰奇穴 yao qi xue

【英文名】Yaoqi Point

【异名】EX-B9（中华人民共和国国家标准－经穴部位）

【定义】腧穴。经外奇穴。在骶部，当尾骨端直上2寸，骶角之间凹陷中。（中华人民共和国国家标准－经穴部位）

腰宜穴 yao yi xue

【英文名】Yaoyi Point

【异名】EX-B6（中华人民共和国国家标准－经穴部位）

【定义】腧穴。经外奇穴。在腰部，当第四腰椎棘突下，旁开3寸。（中华人民共和国国家标准－经穴部位）

腰俞穴 yao shu xue

【英文名】Yaoshu Point

【异名】DU2（中华人民共和国国家标准－经穴部位）；腰户（汉英针灸辞典）；腰注（汉英针灸辞典）；腰柱（汉英针灸辞典）

【定义】腧穴。属督脉。在骶部，当后正中线上，适对骶管裂孔。（中华人民共和国国家标准－经穴部位）

腰根穴 yao gen xue

【英文名】Yaogen Point

【定义】腧穴。经外奇穴。位于臀部，第一骶椎棘突旁开3寸处。左右计二穴。（实用针灸辞典）

腰眼穴 yao yan xue

【英文名】Yaoyan Point

【异名】EX-B7（中华人民共和国国家标准－经穴部位）

【定义】腧穴。经外奇穴。在腰部，当第四腰椎棘突下，旁开3.5寸凹陷中。（中华人民共和国国家标准－经穴部位）

腰腿点 yao tui dian

【英文名】Back and Leg Point (Hand)

【定义】手针穴位名。在手背腕横纹前1.5寸，第二伸指肌腱桡侧，第四伸指肌腱尺侧处，一手二点。主治腰痛、腰扭伤。（普通高等教育中医药类规划教材）

腰阳关穴 yao yang guan xue

【英文名】Yaoyangguan Point

【异名】DU3（中华人民共和国国家标准－经穴部位）

【定义】腧穴。属督脉。在腰部，当后正中线上，第四腰椎棘突下凹陷中。（中华人民共和国国家标准－经穴部位）

腰部活动 yao bu huo dong

【英文名】Lumbar Movements

【定义】推拿手法。自我推拿方法。以腰部为中心，做前俯后仰及旋转动作。适用于腰部保健。（汉英双解中医大辞典）

腰部摇法 yao bu yao fa

【英文名】Rotating Manipulation of Waist

【定义】推拿手法。患者取坐位，腰部放松伸直。医者坐于其后或站于其后，用一手按住其腰部，另一手扶住患者对侧肩部，前臂按于颈项部，两手协同用力，将其腰部作缓慢的环转摇动。（普通高等教育

中医药类规划教材）

腰椎扳法 yao zhui ban fa

【英文名】Pulling Manipulation of Waist

【定义】推拿手法。通过扳动腰椎使腰椎复位的一种方法。（中国推拿大成）

腰痛耳穴 yao tong er xue

【英文名】Lumbago Point (Ear)

【定义】腧穴。耳穴名。位于背脊穴下方约0.3厘米，与肾胞穴相平处。主治腰痛、腰肌劳损、腰扭伤等。（汉英针灸辞典）

腰痛点穴 yao tong dian xue

【英文名】Yaotongdian Point

【异名】EX-UE7（中华人民共和国国家标准－经穴部位）

【定义】腧穴。经外奇穴。在手背侧，当第二、三掌骨及第四、五掌骨之间，当腕横纹与掌指关节中点处一侧二穴。（中华人民共和国国家标准－经穴部位）

腰椎拔伸法 yao zhui ba shen fa

【英文名】Traction and Counter-Traction of Waist

【定义】推拿手法。患者俯卧位，双手用力抓住床头；或取仰卧位，一助手站床前，双手拉住其腋部，以固定患者身体。术者用两手分别握住其两踝上部，逐渐用力拔伸。操作时术者上身应顺势向后倾仰，以加强拔伸力度。腰部拔伸法在临床应用时，还常与抖法结合，组成腰部牵抖法，即在腰部拔伸的基础上作左右摆动，并结合突然的上下抖动。此法适用于急性腰扭伤、腰椎间盘突出症、腰椎退行性脊椎炎等症。（中国中医药学主题词表）

腰椎斜扳法 yao zhui xie ban fa

【英文名】Obliquely-Pulling Manipulation of Waist

【异名】腰部斜扳法（汉英双解中医大辞典）

【定义】推拿手法。患者取侧卧位，位于下面的下肢自然伸直，上面的下肢屈髋屈膝，医者面对患者而立，一手掌按住其肩前部，另一手用肘部抵住其臀部，然后双手协同用力，作相反方向上的缓缓推动，使其腰椎被动扭动，当旋转到最大限度时，再作一个稍增大幅度的，有控制的突发性扳动。（中国推拿手法学）

腰痛点耳穴 yao tong dian er xue

【英文名】Yaotongdian Point (Ear)

【定义】腧穴。耳穴名。位于骶椎穴下约0.2厘米处。主治急性腰扭伤、慢性腰痛。（汉英针灸辞典）

腰骶椎耳穴 yao di zhui er xue

【英文名】Lumbosacral Vertebrae Point (Ear)

【异名】AH_9（中华人民共和国国家标准－耳穴名称与部位）

【定义】腧穴。耳穴名。在腹区后方，即对耳轮9区。（中华人民共和国国家标准－耳穴名称与部位）

腰椎后伸扳法 yao zhui hou shen ban fa

【英文名】Pulling Manpulation of Waist Extended Backward

【异名】腰部后伸扳法（汉英双解中医大辞典）

【定义】推拿手法。患者俯卧于床上屈肘两手放于颏下或头部两侧，医者一手紧压腰部患处，另一手托起患侧下肢的膝部，缓缓提起，当腰椎后伸到最大限度时，两手协同用力，作相反方向扳动腰椎。（中国推拿手法学）

腰椎定位斜扳法 yao zhui ding wei xie ban fa

【英文名】Obliquely-Pulling Manipulation of Lumbar Vertebrae in a Fixed Position

【定义】推拿手法。患者侧卧，患侧向上。医者面对患者而站，用一手食、中指分别置于偏歪的棘突与上椎体的棘突间隙，另一手扶住患者肩部向后移，使脊柱绕其纵轴向后旋转，当手指触摸到错位的棘突与其上一节的棘突间互相扭错，而错位节段的下椎体没有相对运动时，即停止旋转，并保持这一体位，再令患者双手交叉，抱住对侧肩部，医者用一手稳定患者上面的肩部，另一手的食、中指移至偏歪棘突的下两个椎体棘突间隙，令患者下面下肢轻度屈髋，使腰椎生理弧度由前凸转变为伸直位，扩大后关节的间隙，屈髋的幅度则以偏歪棘突间隙不动，而下一节段棘突间隙扩大为准，再令患者上面的肢体屈膝屈髋，搁置于下面下肢之上，医者触摸棘突的食、中指顶推偏歪的棘突，用前臂的上端推压臀部，使其向前下方旋转至最大限度，医者两手协同用力，作一个有控制的，稍增大幅度的突发性扳动，同时手指用指端向下压偏歪的棘突，即为此手法。（中国推拿手法学）

腰椎旋转定位扳法 yao zhui xuan zhuan ding wei ban fa

【英文名】Rotating-Pulling Manipulation of Lumbar Vertebrae in a Fixed Position

【异名】腰部旋转扳法（汉英双解中医大辞典）

【定义】推拿手法。患者取坐位，骑跨于治疗床上，以骨盆相对固定，两手交叉相扣抱置于脑后颈项部，医者于其侧方后，一手拇指按于需扳动的棘突，另一手从患侧腋下穿过并按住其颈项部，然后分腰椎前屈、侧弯、旋转完成整个动作。（中国推拿手法学）

腮腺耳穴 sai xian er xue

【英文名】Parotid Gland Point (Ear)

【定义】腧穴。耳穴名。位于对耳屏中区的最高点。主治腮腺炎、皮肤病。（汉英针灸辞典）

腮腺炎点耳穴 sai xian yan dian er xue

【英文名】Parotitis Point (Ear)

【定义】腧穴。耳穴名。位于肾穴与小肠穴连线的中点。主治流行性腮腺炎。(汉英针灸辞典)

腹诊 fu zhen

【英文名】Abdominal Palpation Diagnosis

【定义】诊法。即按腹,指以切诊为主,望闻问切四诊结合运用,以诊断患者胸腹一定部位病变反应的诊断方法。(中医诊断学)

腹四穴 fu si xue

【英文名】Fusi Points

【定义】腧穴。经外奇穴。位于脐部,脐上、下、左、右各旁开 1 寸处。计四穴。(实用针灸辞典)

腹耳穴 fu er xue

【英文名】Abdomen Point (Ear)

【异名】AH_8(中华人民共和国国家标准－耳穴名称与部位)

【定义】腧穴。耳穴名。在对耳轮体前部上 2/5 处,即对耳轮 8 区。(中华人民共和国国家标准－耳穴名称与部位)

腹诊仪 fu zhen yi

【英文名】Instrument for Abdominal Palpation Diagnosis

【定义】中医诊断学仪器。结合中医传统腹诊理论与现代物理技术研制的用于腹诊诊断的仪器。(中医诊断学)

腹哀穴 fu ai xue

【英文名】Fuai Point

【异名】SP16(中华人民共和国国家标准－经穴部位)

【定义】腧穴。属足太阴脾经。在上腹部,当脐中上 3 寸,距前正中线 4 寸。(中华人民共和国国家标准－经穴部位)

腹结穴 fu jie xue

【英文名】Fujie Point

【异名】SP14(中华人民共和国国家标准－经穴部位);腹屈(汉英针灸辞典)

【定义】腧穴。属足太阴脾经。在下腹部,大横下 1.3 寸,距前正中线 4 寸。(中华人民共和国国家标准－经穴部位)

腹气有街 fu qi you jie

【英文名】Passage of Abdomen Qi

【定义】中医学名词。腹部有气血所聚集的通道。(汉英针灸辞典)

腹外耳穴 fu wai er xue

【英文名】Extra Abdominal Point (Ear)

【定义】腧穴。耳穴名。位于对耳轮外侧,约与肾穴相平处。用于诊断和治疗胆石症。(汉英针灸辞典)

腹通谷穴 fu tong gu xue

【英文名】Futonggu Point

【异名】KI20(中华人民共和国国家标准－经穴部位)

【定义】腧穴。属足少阴肾经。在上腹部,当脐中上 5 寸,前正中线旁开 0.5 寸。(中华人民共和国国家标准－经穴部位)

腹水点耳穴 fu shui dian er xue

【英文名】Ascites Point (Ear)

【定义】腧穴。耳穴名。位于肾穴、胰胆穴、小肠穴三穴之间。主治因肝硬化、肾病综合征引起的腹水。(汉英针灸辞典)

腹诊标准化 fu zhen biao zhun hua

【英文名】Standardizing Abdominal Palpation Diagnosis

【定义】中医诊断学名词。规范腹诊部位区域的划分,有利于腹症表现部位的描述和内属脏腑病变的判断。(中医诊断学)

腹诊客观化 fu zhen ke guan hua

【英文名】Objectifying Abdominal Palpation Diagnosis

【定义】中医诊断学名词。运用现代腹诊仪使腹诊的研究客观化,从而避免医生的主观臆测。(中医诊断学)

腹诊热象仪 fu zhen re xiang yi

【英文名】Thermal Imager for Abdominal Palpation Diagnosis

【定义】中医诊断学仪器。结合传统中医腹诊和现代物理技术研制的诊断腹部疾病的热象仪器。(普通高等教育中医类规划教材)

腹诊现代研究 fu zhen xian dai yan jiu

【英文名】Modern Research on Abdominal Palpation Diagnosis

【定义】中医诊断学名词。当代对腹诊的研究方法和技术。(中医诊断学)

腧 shu

【英文名】Shu Points

【定义】针灸学名词。①泛指五输穴中的输穴。《灵枢·九针十二原》:“所注为腧。”(中医大辞典)②指五脏之背腧。《灵枢·背腧》:“愿闻五脏之腧”。(中医大辞典)

腧穴 shu xue

【英文名】Acupoints

【异名】孔穴(中医大辞典);气穴(中医大辞典);穴位(中医基础理论);穴道(中医大辞典);节(汉英双解针灸大辞典);会(新编针灸大辞典);腧(中医大辞典)

【定义】针灸学名词。①指脏腑经络之气输注出入的部位。(汉英双解针灸大辞典)②原指输穴,今泛指穴位。(中医大辞典)

腧穴学 shu xue xue

【英文名】Science of Acupoint

【定义】针灸学名词。是研究腧穴的位置特点、主治作

用及其基本理论的一门学科。(腧穴学)

猿戏 yuan xi

【英文名】Mimic-Monkey Boxing

【定义】气功功法名。导引法。系模仿猿的动作的一种体操健身活动。马王堆三号汉墓出土的帛画《导引图》有"木猴"(沐猴)及"管墟"(猿呼)图样,二者皆有呼啸状。《后汉书·华佗传》始列入五禽戏中。《云笈七签·导引按摩》始有简动作记述:"猿戏者,攀物自悬,伸缩身体,上下一七。以脚拘物自悬,左右七。于踟却立,按颈,各七。"此后流派渐多。(中医大辞典)

猿猴摘果 yuan hou zhai guo

【英文名】Manipulation like Apes Picking Fruits

【定义】推拿手法。①两手同时提耳尖,捏耳轮的推拿手法。(普通高等教育中医药类规范教材)②小儿推拿操作手法。用两手摄螺蛳骨上皮,一扯一放,反复多次。功能化痰行气,健脾胃。治疗食积、寒痰、疟疾。(汉英双解中医大辞典)③用大、食两指摄儿两耳尖,向上提几次,再扯两耳坠,往下拉几次(中医大辞典)。④用左手大、食二指从儿阳穴上捻动至关中转到总筋左边,右手大食二指捻动自阴穴向上转到关上(中医大辞典)。⑤用左手食、中二指捏儿阳穴,大指捏阴穴,属寒症者,用左大指从阴穴往上经三关揉至曲池转下经六腑揉至阳穴,名转阳过阴;属热症者,则反之,名转阴过阳;俱揉几遍,揉毕,再用右大指捏心、肝、脾穴各一下,并各摇几十次,寒证往里摇,热证往外摇(见《厘正按摩要术》卷三)。此法能消食,治痰气,除虚退热。(中医大辞典)

触诊 chu zhen

【英文名】Palpation

【定义】中医诊断学名词。医生用手直接触摸或按压病人某些部位,以了解局部冷热、润燥、软硬、压痛、肿块或其他异常变化,从而推断疾病部位、性质和病情轻重的情况的一种诊法。(中医诊断学)

解肌 jie ji

【英文名】Relieving Muscles

【定义】治法。泛指运用具有解肌发汗作用的中药治疗表证的方法。(普通高等教育中医药类规划教材)

解表 jie biao

【英文名】Dispel Pathogenic Factors from the Exterior of the Body; Induce Diaphoresis; Promote Sweating to Expel the Exogenous Evils from the Body Surface; Relieving Exterior Pathogen; Relieve Superficial Affection

【定义】治法。具有祛除表邪的作用,适用于表证的治疗方法。(普通高等教育中医药类规划教材)

解郁 jie yu

【英文名】Relieving Qi-Depression

【定义】治法。泛指运用具有解郁作用的中药治疗郁证的方法。(普通高等教育中医药类规划教材)

解毒 jie du

【英文名】Detoxication

【定义】治法。泛指运用具有解毒作用的中药治疗毒证的方法。(普通高等教育中医药类规划教材)

解痉 jie jing

【英文名】Relieving the Muscular Spasm

【异名】镇痉(汉英双解实用中医词汇)

【定义】治法。解除震颤、手足抽搐及角弓反张等症的方法。(汉英双解实用中医词汇)

解营 jie ying

【英文名】Jieying

【定义】中医学名词。指骨缝中的孔穴。(汉英针灸辞典)

解惑 jie huo

【英文名】Dispelling Doubts(An Acupuncture Method to Treat Complicated Diseases); Dispelling of Perplexity

【定义】①针灸学名词。运用针刺补其不足,泻其有余,使阴阳平衡。适用于治疗中风偏枯。(普通高等教育中医药类规划教材)②针刺方法。五节刺法之一。指对于复杂疾病,应采取调和阴阳的方法,以达到补虚泻实的目的。(汉英针灸辞典)

解剪穴 jie jian xue

【英文名】Jiejian Point

【定义】腧穴。经外奇穴。位于大腿内侧,后血海上4寸处。左右计二穴。(实用针灸辞典)

解溪穴 jie xi xue

【英文名】Jiexi Point

【异名】ST41(中华人民共和国国家标准-经穴部位)

【定义】腧穴。属足阳明胃经。在足背与小腿交界处横纹中央凹陷中,当拇长伸肌腱与趾长伸肌腱之间。(中华人民共和国国家标准-经穴部位)

解肌止痛 jie ji zhi tong

【英文名】Expelling Pathogenic Factors from Muscle for Alleviating Pain; Relieving Muscles and Stopping Pain

【定义】治法。运用疏散肌表的方药以止痛。适用于邪蕴肌表所致的疼痛等症状的治疗方法。(普通高等教育中医药类规划教材)

解肌发表 jie ji fa biao

【英文名】Expel Pathogenic Factors from the Muscles and Skin; Relieve the Muscles and Skin

【定义】治法。具有发散解表作用,适用于邪在肌表所致证候的治疗方法。(中华人民共和国国家标准中医临床诊疗术语-治法)

解肌透疹 jie ji tou zhen

【英文名】Relieve Muscles and Promote Eruption; Removing Pathogenic Factors from Muscles for Letting out Eruptions

【定义】治法。运用清热解毒、疏散肌表的方药或外治法,达到透疹目的的治疗方法。主要适用于麻疹、风疹等疾病。(中华人民共和国国家标准中医临床诊疗术语－治法)

解肌清热 jie ji qing re

【英文名】Relieve Muscle and Clear away Heat

【定义】治法。具有清热解肌作用,适用于热毒蕴肌肤证、气分证等的治疗方法。(中华人民共和国国家标准中医临床诊疗术语－治法)

解表化饮 jie biao hua yin

【英文名】Relieving the Exterior and Dissipating Fluid-Retention

【异名】解表蠲饮(中华人民共和国国家标准中医临床诊疗术语－治法)

【定义】治法。发汗解表药与祛除水饮药并用,适用于寒饮停肺证、表寒肺饮证的治疗方法。(中华人民共和国国家标准中医临床诊疗术语－治法)

解表攻里 jie biao gong li

【英文名】Relieving Exterior and Purging Interior

【异名】发表攻下(中华人民共和国国家标准中医临床诊疗术语－治法);解表攻下(中华人民共和国国家标准中医临床诊疗术语－治法);发表攻里(中华人民共和国国家标准中医临床诊疗术语－治法)

【定义】治法。解表药与攻下药并用,适用于表里俱实证的治疗方法。(中华人民共和国国家标准中医临床诊疗术语－治法)

解表利水 jie biao li shui

【英文名】Expelling Pathogen from the Exterior and Promoting Diuresis

【异名】发表利水(中华人民共和国国家标准中医临床诊疗术语－治法)

【定义】治法。通过发汗解表以利水消肿,适用于风水等病症的治疗方法。(中华人民共和国国家标准中医临床诊疗术语－治法)

解表宣肺 jie biao xuan fei

【英文名】Expelling Pathogen from the Exterior and Dispersing Lung-Qi

【定义】治法。具有发散表邪、宣发肺气作用,适用于邪在肺卫所致风寒袭肺证、风寒闭肺证的治疗方法。(中华人民共和国国家标准中医临床诊疗术语－治法)

解表祛湿 jie biao qu shi

【英文名】Relieving the Exterior Syndrome and Eliminating Dampness

【定义】治法。通过轻微发汗,使体表湿邪随汗而解的一种治法。(普通高等教育中医药类规划教材)

解表清里 jie biao qing li

【英文名】Relieve Exterior Syndrome and Clear the Interior Organs

【定义】治法。解表药与清里药并用,适用于表里俱热证或表寒里热证的治疗方法。(中华人民共和国国家标准中医临床诊疗术语－治法)

解表清肺 jie biao qing fei

【英文名】Expelling Pathogen from the Exterior and Clearing Lung-Heat

【异名】疏风清肺(中华人民共和国国家标准中医临床诊疗术语－治法)

【定义】治法。具有解表及清除肺热作用,适用于风热犯肺证的治疗方法。(中华人民共和国国家标准中医临床诊疗术语－治法)

解表温里 jie biao wen li

【英文名】Relieve Exterior Syndrome and Warm the Interior Organs

【异名】发汗温里(中华人民共和国国家标准中医临床诊疗术语－治法)

【定义】治法。发汗解表药与温里祛寒药并用,适用于表里俱寒证或表热里寒证的治疗方法。(中华人民共和国国家标准中医临床诊疗术语－治法)

解郁化痰 jie yu hua tan

【英文名】Eliminating Phlegm and Removing Stagnation

【定义】治法。理气解郁药与祛痰药并用,适用于痰气互结证的治疗方法。(中华人民共和国国家标准中医临床诊疗术语－治法)

解郁安神 jie yu an shen

【英文名】Removing Stagnation and Tranquilization; Removing Stagnation for Tranquilizing

【定义】治法。通过解郁理气以安神。适用于忧思过度所致忧伤神气证的治疗方法。(中华人民共和国国家标准中医临床诊疗术语－治法)

解郁和胃 jie yu he wei

【英文名】Removing Stagnation and Regulating the Stomach

【定义】治法。通过解郁理气而使胃气健旺。适用于肝胃气滞,胃滞气逆等证的治疗方法。(中华人民共和国国家标准中医临床诊疗术语－治法)

解郁泻热 jie yu xie re

【英文名】Purging Heat and Removing Stagnation

【定义】治法。具有清热理气,解郁除烦作用,适用于气郁化火证,热扰心神证的治疗方法。(中华人民共和国国家标准中医临床诊疗术语－治法)

解毒开闭 jie du kai bi

【英文名】Detoxication and Opening Obstruction; Removing Toxic Substances for Inducing Resuscitation

【定义】治法。运用具有解毒作用的方药,适用于疫毒内闭证的治疗方法。(中华人民共和国国家标准中医临床诊疗术语-治法)

解毒开窍 jie du kai qiao

【英文名】Detoxicate to Promote Resuscitation; Removing Toxic Substances to Wake up the Patient from Unconsciousness

【定义】治法。通过解毒化浊以开窍醒神,适用于浊毒闭神证的治疗方法。(中华人民共和国国家标准中医临床诊疗术语-治法)

解毒止痛 jie du zhi tong

【英文名】Removing Toxic Substances and Alleviating Pain; Removing Toxic Substances for Relieving Ache

【定义】治法。运用祛除毒邪的方药及其他疗法,达到止痛目的的治疗方法。(中华人民共和国国家标准中医临床诊疗术语-治法)

解毒化斑 jie du hua ban

【英文名】Detoxicating and Eliminating Purpura; Removing Toxic Substances and Dissipating Rashes

【定义】治法。运用具清热解毒作用的方药或其他治法,达到化斑目的的治疗方法。适用于具有发斑特征的病症。(中华人民共和国国家标准中医临床诊疗术语-治法)

解毒化瘀 jie du hua yu

【英文名】Removing Toxic Substances and Blood Stasis

【异名】活血解毒(中华人民共和国国家标准中医临床诊疗术语-治法);解毒通络(中华人民共和国国家标准中医临床诊疗术语-治法)

【定义】治法。运用活血化瘀、和营通络的方药及其他疗法,达到祛除毒邪目的的治疗方法。(中华人民共和国国家标准中医临床诊疗术语-治法)

解毒安胎 jie du an tai

【英文名】Detoxicating and Calming Fetus; Removing Toxic Substances and Preventing Miscarriage

【定义】治法。运用具有解毒作用的方药,达到安胎目的的治疗方法。适用于毒攻胎气所致的病症。(中华人民共和国国家标准中医临床诊疗术语-治法)

解毒安神 jie du an shen

【英文名】Detoxicating for Tranquilizing; Removing Toxic Substances and Tranquilization

【定义】治法。通过解毒化浊以安神,适用于浊毒扰神所致病症的治疗方法。(中华人民共和国国家标准中医临床诊疗术语-治法)

解毒护阴 jie du hu yin

【英文名】Removing Toxic Substances for Protecting Yin

【定义】治法。运用祛除毒邪的方药及其他疗法,以达到顾护阴液目的的治疗方法。(中华人民共和国国家标准中医临床诊疗术语-治法)

解毒利耳 jie du li er

【英文名】Removing Toxic Substances for Relieving Ear

【定义】治法。运用具有清热解毒作用的方药,适用于热毒上壅耳窍所致耳病的治疗方法。(中华人民共和国国家标准中医临床诊疗术语-治法)

解毒利鼻 jie du li bi

【英文名】Detoxify to Ventilate the Nose; Removing Toxic Substances and Relieving the Nose

【异名】解毒通鼻(中华人民共和国国家标准中医临床诊疗术语-治法)

【定义】治法。运用具有清热解毒、泻火消肿作用的方药,适用于火热上炎,邪毒搏结鼻窍所致鼻病的治疗方法。(中华人民共和国国家标准中医临床诊疗术语-治法)

解毒利龈 jie du li yin

【英文名】Detoxify to Strengthen the Gum; Removing Toxic Substances for Relieving the Gum

【定义】治法。运用具有清热泻火解毒作用的方药,适用于火毒结聚齿龈所致口齿病症的治疗方法。(中华人民共和国国家标准中医临床诊疗术语-治法)

解毒透疹 jie du tou zhen

【英文名】Detoxication and Promoting Eruption

【定义】治法。运用解毒散邪的方药或外治法,达到透疹目的的治疗方法。主要适用于麻疹、风疹等疾病。(中华人民共和国国家标准中医临床诊疗术语-治法)

解毒健齿 jie du jian chi

【英文名】Detoxify and Consolidate the Teeth; Removing Toxic Substances and Invigorating the Teeth

【定义】治法。运用具有清热解毒作用的方药,适用于热毒熏蒸所致口齿病症的治疗方法。(中华人民共和国国家标准中医临床诊疗术语-治法)

解毒消肿 jie du xiao zhong

【英文名】Removing Toxic Substances and Promoting Subsidence of Swelling

【异名】化毒散结(中华人民共和国国家标准中医临床诊疗术语-治法);解毒散结(中华人民共和国国家标准中医临床诊疗术语-治法);化毒消肿(中华人民共和国国家标准中医临床诊疗术语-治法)

【定义】治法。运用祛除毒邪的方药及其他疗法,达到消散疮疡目的的治疗方法。(中华人民共和国国家

标准中医临床诊疗术语－治法）

解毒消瘴 jie du xiao zhang

【英文名】Removing Toxic Substances and Dispelling Zhang-Qi; Removing Toxic Substances and Eliminating Miasma

【定义】治法。运用祛除毒邪的方药及其他疗法，达到消瘴避疫止疟目的的治疗方法。（中华人民共和国国家标准中医临床诊疗术语－治法）

解毒散痈 jie du san yong

【英文名】Removing Toxic Substances and Treating Boils

【定义】治法。泛指运用祛除毒邪的方药及其他疗法，以排出痈疡内蕴之毒邪，达到消散痈疡目的的治疗方法。（中华人民共和国国家标准中医临床诊疗术语－治法）

解毒熄风 jie du xi feng

【英文名】Removing Toxic Substances and Calming Wind

【定义】治法。通过清热解毒而止痉熄风，适用风毒证，风毒所致抽搐的治疗方法。（中华人民共和国国家标准中医临床诊疗术语－治法）

解毒宣肺开闭 jie du xuan fei kai bi

【英文名】Detoxifying and Dispersing Lung-Qi to Induce Resuscitation

【定义】治法。通过解毒祛邪以宣肺开闭，适用于热毒闭肺证、麻毒闭肺证的治疗方法。（中华人民共和国国家标准中医临床诊疗术语－治法）

廉泉穴 lian quan xue

【英文名】Lianquan Point

【异名】RN23（中华人民共和国国家标准－经穴部位）；本池（新编针灸大辞典）；舌本（汉英双解针灸大辞典）

【定义】腧穴。属任脉。在胸部，前正中线上，结喉上方，舌骨上缘凹陷处。（中华人民共和国国家标准－经穴部位）

痰喘穴 tan chuan xue

【英文名】Tanchuan Point

【定义】腧穴。经外奇穴。位于胸部，膺窗穴外开1.8寸处。左右计二穴。（实用针灸辞典）

新生穴 xin sheng xue

【英文名】Xinsheng Point

【定义】腧穴。经外奇穴。位于大腿内侧，腘横纹内侧端上6寸处。左右计二穴。（实用针灸辞典）

新设穴 xin she xue

【英文名】Xinshe Point

【定义】腧穴。经外奇穴。位于第四颈椎横突尖端，斜方肌外缘。主治项强、角弓反张。直刺0.3～0.5寸；艾条灸5～10分钟。（汉英针灸辞典）

新识穴 xin shi xue

【英文名】Xinshi Point

【定义】腧穴。经外奇穴。位于项部，第三、四颈椎间旁开1.5寸处。左右计二穴。（实用针灸辞典）

新建穴 xin jian xue

【英文名】Xinjian Point

【定义】腧穴。经外奇穴。位于髋部，大转子与髂前上棘连线的中点。左右计二穴。（实用针灸辞典）

新伏兔穴 xin fu tu xue

【英文名】Xinfutu Point

【定义】腧穴。经外奇穴。位于大腿伸侧，伏兔穴外开0.5寸。左右计二穴。（实用针灸辞典）

新肋头穴 xin lei tou xue

【英文名】Xinleitou Points

【定义】腧穴。经外奇穴。位于胸部，胸骨两侧，第一、二肋间一穴，第二、三肋间一穴。左右计四穴。（实用针灸辞典）

新环跳穴 xin huan tiao xue

【英文名】Xinhuantiao Point

【定义】腧穴。经外奇穴。位于臀部，尾骨尖旁开3寸处。左右计二穴。（实用针灸辞典）

新明1穴 xin ming yi xue

【英文名】Xinming Point One

【定义】腧穴。经外奇穴。耳廓后下方，翳风穴前上方0.5寸处。左右计二穴。（实用针灸辞典）

新明2穴 xin ming er xue

【英文名】Xinming Point Two

【定义】腧穴。经外奇穴。额部，眉外端直上1寸，外开0.5寸处。左右计二穴。（实用针灸辞典）

新攒竹穴 xin cuan zhu xue

【英文名】Xincuanzhu Point

【定义】腧穴。经外奇穴。位于眼部，眼内眦角外上方约0.7寸处，即上睛明穴与上明穴连线的内1/3与外2/3交界处。左右计二穴。（实用针灸辞典）

意守 yi shou

【英文名】Focus on something; Mind Concentration

【定义】气功术语。①指练功时身心宁静，精神集中。（中国气功词典）②在身体放松，整体较为安静的基础上，把意念放在身体的某一部位，并轻松自然地守着它。意守部位一般是气功窍穴。通过意守，可以排除杂念，达到入静状态。同时，因意守的部位不同，还可以对人体产生不同的作用和治疗不同的疾病。（汉英双解中医大辞典）

意念 yi nian

【英文名】Mind; Mindwill

【定义】中医学名词。人的思维和心理活动。（中国气功词典）

意静 yi jing

【英文名】Mind Tranquility

【定义】气功术语。即心静。指练功时,思想平静,情绪安宁,没有杂念。(汉英双解中医大辞典)

意气功 yi qi gong

【英文名】Impression Qigong; Will-Control Exercise

【定义】气功功法名。本功法是强调意气结合,以意为主导,以气为基础,以形为保障,以松、静、内守为手段,导致内气运行、内气外放的去病、强身、益智的一门气功。(中国当代气功全书)

意玄功 yi xuan gong

【英文名】Yixuan Qigong

【定义】气功功法名。该功法是在传统气功功法基础上,吸取多种功法之精华,结合现代气功的发展趋势与现实生活特征,将气功与科学性、实用性紧密结合的一种以静功为主的功法。(中国当代气功全书)

意舍穴 yi she xue

【英文名】Yishe Point

【异名】BL49(中华人民共和国国家标准-经穴部位)

【定义】腧穴。属足太阳膀胱经。在背部,当第十一胸椎棘突下,旁开 3 寸。(中华人民共和国国家标准-经穴部位)

意气相随 yi qi xiang sui

【英文名】Mutual Following of Mindwill and Qi

【定义】气功术语。练功者在练功时,用自己的意念活动去激发,影响呼吸和内气的运行,使体内的气息运动和意念活动协调一致,最后达到意气相合。(汉英双解中医大辞典)

意守丹田 yi shou dan tian

【英文名】Concentrate on Dantian(the Elixir Field); Focus on Dantian

【定义】气功术语。调心法。在练功中,把意念(注意力)放在丹田部位,并轻松自然地守着它,可排除杂念,达到入静。(汉英双解中医大辞典)

意守会阴 yi shou hui yin

【英文名】Mind Concentration on Perineum

【定义】气功术语。通过放松、入静,以意引气至会阴部位,并意守此处。可炼精化气,增强和调节人体之精血,并有助于打通任督二脉。(汉英双解中医大辞典)

意守命门 yi shou ming men

【英文名】Mind Concentration on Mingmen; Mind Concentration on the Gate of Life

【定义】气功术语。通过放松、入静,以意引气至命门部位,并意守此处。可使命门气足生精,精足神旺。(汉英双解中医大辞典)

意念导引 yi nian dao yin

【英文名】Mindwill Inducing

【定义】气功术语。指练功时,把意念集中在某一点,某一词或某一事物上,借以排除杂念,达到入静的方法,即"以一念代万念"。通过意念导引,可使大脑皮层得到充分的休息和调整,减少和切断病理刺激,为自我修复创造条件。(汉英双解中医大辞典)

意受涌泉 yi shou yong quan

【英文名】Mind Concentration on Yongquan

【定义】气功术语。指练功时把意念集中在两脚心的涌泉穴处,意想两脚稳如老树生根,并轻松自然地守想它。(汉英双解中医大辞典)

意神通功 yi shen tong gong

【英文名】Yishentong Qigong

【定义】气功功法名。本功法是作者在继承家传功法的基础上,博采众家之长,通过长期的气功实践,创造出的具有起点高、得气快、气感强、出功迅速、容易诱发出特异功能等特点的功法。(中国当代气功全书)

意拳站桩 yi quan zhan zhuang

【英文名】Mind-Fist Standing-Stump Qigong

【定义】气功功法名。此法以辨证唯物论为指导思想,经意念诱导为核心,以自然舒适得力原则,内外一体,意动一致,是一种动静合一,身心合一的高级神经运动。(中国当代气功全书)

意守上丹田 yi shou shang dan tian

【英文名】Mind Concentration on Upper Dantian

【定义】气功术语。练功开始,先吸气不放,再以意领气提至背部,经夹脊、玉枕、百会达上丹田后停住,并意守此处。(汉英双解中医大辞典)

意守穴位法 yi shou xue wei fa

【英文名】Method of Mind Concentration on Points

【定义】气功调心法。在练功中,把意念集中于自身的某一穴位,并始终意想着它,从而使杂念消除,达到入静。由于不同穴位分属不同经脉,与相应内脏有密切联系,所以练功时,意守某一穴位,除可诱导入静外,还有调正相应脏腑机能的作用。(汉英双解中医大辞典)

意守涌泉法 yi shou yong quan fa

【英文名】Method of Mind Concentration on Yongquan

【定义】气功功法名。练功开始,以意领气,缓缓下行,从会阴经过大腿,膝关节、小腿,最后到达足心涌泉穴,并始终意想此处。此法具有育阴潜阳的作用,对肝阳上亢所致之眩晕头痛具有良好疗效。(汉英双解中医大辞典)

阖 he

【英文名】Inner Meridians

【定义】针灸学名词。阖是指经脉相对地处于体内深层,与外界不能直接相通,具有闭合收敛的作用。

（实用针灸辞典）

阙 que

【英文名】Glabella

【异名】阙中（汉英双解实用中医词汇）

【定义】中医诊断学名词。两眉之间的部位。对该部望诊，有助于了解肺部疾患。（汉英双解实用中医词汇）

阙上 que shang

【英文名】Lower Middle Part of the Forehead

【定义】中医诊断学名词。天庭、阙之间的部位。古人认为可作望诊咽喉病证的参考。（汉英双解实用中医词汇）

煨脓长肉 wei nong zhang rou

【英文名】Evacuation of Pus and Growing of the Flesh

【定义】治法。运用促使疮面脓液分泌的方药及其他疗法，促进疮面肉芽组织生长，达到疮面愈合目的的治疗方法。（中华人民共和国国家标准中医临床诊疗术语－治法）

数息 shu xi

【英文名】Counting Breath

【定义】气功术语。练功时，把意念注于呼吸，默数呼吸次数，从1到10，或从1到100，周而复始。可使呼吸静细匀长，思想安静，杂念不起，达到入静状态。（汉英双解中医大辞典）

煎药法 jian yao fa

【英文名】Method of Decocting Medicine

【定义】中医学名词。煎药的方法。煎药时所加水量的多少、火力的大小及煎药时间的长短，应根据药物的性质、药味的多少、病人年龄大小及病的轻重等条件来决定。（汉英中医辞典）

慈宫穴 ci gong xue

【英文名】Cigong Point

【定义】腧穴。经外奇穴。位于腹股沟部，脐下6寸旁开2.5寸处。左右计二穴。（实用针灸辞典）

溻浴 ta yu

【英文名】Herbal Decoction Bath

【定义】外治法的一种。将药物煎成药液，或用作洗浴或浸泡、湿敷患处。适用于皮肤病、荨麻疹、关节炎等。（汉英中医辞典）

溻渍法 ta zi fa

【英文名】Hydrotherapy

【定义】治法。外治法。出《外科精义》卷上。即以药煎汤，乘热湿敷、淋洗、浴渍或熏洗患部，以达治疗目的的方法。具有疏通腠理，调和血脉，祛邪消毒的作用。外科疮疡及骨伤多用之。如治疮疡初肿未溃的葱归溻肿汤；治诸疮已溃流脓的猪蹄汤；用活血化瘀、消肿止痛药组成的熏洗药治疗骨伤停瘀；用祛风除湿、温通活络药治疗痹证等。类似现代的水疗法，属物理疗法之一种。（中医大辞典）

溪谷 xi gu

【英文名】Groove

【定义】中医学名词。①肌肉纹理间的缝隙或凹陷部分。（汉英双解实用中医词汇）②泛指经络穴位。（汉英双解实用中医词汇）

溜 liu

【英文名】Flow

【定义】针灸学术语。"溜"即原穴。（实用针灸辞典）

溜脉 liu mai

【英文名】Liu Mai

【定义】中医学名词。脉的支别之一。①与目相通的经脉。（汉英针灸辞典）②浮见于皮下之脉。（汉英针灸辞典）③交通阴阳之脉。（汉英针灸辞典）

滚法 gun fa

【英文名】Rolling Manipulation

【异名】㨰法（推拿手法学）

【定义】推拿手法。手握空拳，以食、中、环、小四指的第一指间关节突起部着力附在体表的一定部位上，腕部放松作均匀的前后往返摆动，使拳来回滚动。具有舒筋活血，滑利关节，缓解肌肉、韧带痉挛，增强肌肉、韧带活动能力，促进血液循环及消除肌肉疲劳等作用。主治风湿痠痛、麻木不仁、肢体瘫痪、运动功能障碍等疾患。（汉英双解中医大辞典）

滚摇 gun yao

【英文名】Rolling and Rotating Maneuvers

【定义】推拿手法。见杜自明《中医正骨经验概述》。握住肢体进行由内向外或由外向内的旋转滚动。如腰部滚摇就是使病员仰卧，两髋屈曲；医生一手扶住双膝，一手扶住两髁，旋转髋关节，使腰部也随之活动。常用于腰痛、髀枢痛等症。（中医大辞典）

滚刺筒 gun ci tong

【英文名】Roller Needle

【定义】针具。指筒壁密布短针，使用时可在选定部位来回滚动的皮肤针具。（汉英针灸辞典）

滚刺疗法 gun ci liao fa

【英文名】Therapy of Roller Needle

【定义】针刺方法。指利用滚刺筒进行针刺，以治疗疾病的方法。（汉英针灸辞典）

塞法 sai fa

【英文名】Plug-in Method

【定义】治法。外治法。把药粉用纱布包裹扎紧，或将药制成锭剂，塞于鼻、阴道、肛门内等处，以达到治疗目的。（汉英双解实用中医词汇）

塞鼻 sai bi

【英文名】Insertion of Suppository into the Nose

【定义】治法。是将药物研细,加赋形剂做成栓子,塞入鼻腔,以治疗疾病的方法。(实用外治临床大全)

塞因塞用 sai yin sai yong

【英文名】Tonics Treating Stuffiness

【定义】治则。用补益或固涩的方药,治疗因正虚所致闭塞不通病症的方法。(中华人民共和国国家标准中医临床诊疗术语-治法)

塞兑垂帘 sai dui chui lian

【英文名】Slightly Closing Mouth and Eyes

【定义】气功术语。静功姿势"四要"之一。指口唇轻闭,眼睑下垂至微留一线之光。有助于排除杂念,达到入静状态。(汉英双解中医大辞典)

窦刺 dou ci

【英文名】Sinus Stimulating Therapy

【异名】刺窦疗法(针灸大成)

【定义】针刺方法。用针刺颈动脉窦的方法。适用于治疗原发性高血压、妊娠呕吐、头痛、胃痛、风湿性关节炎、眩晕等证。(普通高等教育中医药类规划教材)

窦氏八穴 dou shi ba xue

【英文名】Dou's Eight Points

【定义】针灸学名词。即八脉交会穴。因金元时代医家窦汉卿善用此类穴,故称之。(汉英针灸辞典)

谨和五味 jin he wu wei

【英文名】Cautiously Blend Five Flavors

【定义】中医学名词。调和五味,饮食平衡之意。《素问·生气通天论》:"是故谨和五味,骨正筋柔。"高世栻注:"五味贵得其平,不可太过,是故谨和五味,得其平矣"。(中医大辞典)

辟谷 pi gu

【英文名】Avoidance of Eating Cereals

【定义】气功术语。有些练功者练到一定程度可在一段时间内不进食,仅喝少量水就可以维持生命活动,并认为这样做可净化内脏、排泄浊气、使之保持清净状态,可练成上乘功夫。练功者需根据具体情况,灵活掌握。(汉英双解中医大辞典)

辟秽化浊 pi hui hua zhuo

【英文名】Eliminating Turbid Pathogen with Aromatics

【异名】芳香泄浊(中华人民共和国国家标准中医临床诊疗术语-治法);辟秽(汉英双解中医大辞典)

【定义】治法。用芳香化浊辟秽之品,以祛除秽浊之邪。适用于秽浊湿邪侵袭所致病症的治疗方法。(中华人民共和国国家标准中医临床诊疗术语-治法)

辟石子头穴 pi shi zi tou xue

【英文名】Pishizitou Point

【定义】腧穴。经外奇穴。位于太渊穴直上3寸处。主治黄疸。艾炷灸7壮。(汉英针灸辞典)

缠法 chan fa

【英文名】Quick Pushing Maneuver

【定义】推拿手法。推法加快谓之"缠","缠"即缠绵不断的意思。一指禅推法的频率每分钟达到200次以上,称为缠法。(中国推拿手法学)

缠缚疗法 chan fu liao fa

【英文名】Bandaging Therapy

【定义】治法。是以阔绷带缠缚下肢以治疗下肢慢性溃疡、静脉曲张等疾病的一种治疗方法。(中国中医独特疗法大全)

缠丝磨子手 chan si mo zi shou

【英文名】Chansimozi Manipulation

【定义】推拿手法。见杜自明《中医正骨经验概述》。法同太极磨子手,而活动范围较大。参见太极磨子手条。(中医大辞典)

十四画

静功 jing gong

【英文名】Static Qigong;Still Sitting Exercises

【定义】气功功法名。指练功过程中,练功者的形体和位置基本保持不动,同时,按不同功法的要求,结合调心和调息,以锻炼身体内部机能的一大类功法。练静功应该达到心、神宁静,杂念减除,气血和畅,精气充沛,着重于人体内部的调养。(汉英双解中医大辞典)

静坐功 jing zuo gong

【英文名】Quiet-Sitting Qigong

【定义】气功功法名。两腿盘坐,双眼轻闭,意守丹田,两手轻握大拇指,放于大腿上,挺胸直背,舌抵上腭,用鼻呼吸。此功能增强对疾病的抵抗力,最适宜老年人和病人应用。(汉英中医双解大辞典)

静磁法 jing ci fa

【英文名】Static Magnetic Therapy

【定义】针灸学名词。静磁法是将磁片贴敷在穴位表面,产生恒定的磁场。(普通高等教育中医药类规划教材)

静极生动 jing ji sheng dong

【英文名】Motion due to Profound Stillness

【定义】气功术语。指在静功练功过程中,排除杂念,并将意念集中于丹田,练功日久,可自觉真气在体内活动,循经运行。(汉英双解中医大辞典)

静态阈值 jing tai yu zhi

【英文名】Excitability Threshold under Static State

【定义】针灸学术语。在静息状态下,引起兴奋的最小刺激强度。(汉英针灸辞典)

静呼吸法 jing hu xi fa

【英文名】Static Respiration Method

【定义】气功术语。气功调息方法。练功时,呼吸均匀,细缓,并将舌尖轻顶上腭,即静呼吸法。本呼吸法适宜于初练气功或年老体弱者。(汉英双解中医大辞典)

静息电位 jing xi dian wei

【英文名】Resting Potential

【定义】实验针灸学术语。细胞在休止情况下细胞膜内外两侧的电位差称为静息电位。(汉英针灸辞典)

静留针法 jing liu zhen fa

【英文名】Static Retention of the Needle

【定义】针灸学名词。即是针下气至后,让其自然地留至穴内,不再运针,到时出针。(普通高等教育中医药类规划教材)

碧波水族功 bi bo shui zu gong

【英文名】Green-Wave Aquatic-Animals Qigong

【定义】气功功法名。此功法为仿生类功法,其动作效仿龟、鱼、虾、蟹、螺、蚌 6 种动物,取其神,仿其貌,得其精的一种功法。(中国当代气功全书)

熬 ao

【英文名】Stewing

【定义】中医学名词。将药物加少量的水或辅料,用小火慢慢煮烂,或煮成浓缩成膏状物。(汉英中医辞典)

截 jie

【英文名】Arrest;Stop

【定义】治法。出《串雅内编》。截,绝的意思。即控制疾病发作。例如用常山、草果等截疟,用白金丸治痫症,外治的点痣药等。(中医大辞典)

截疟 jie nüe

【英文名】Stopping the Paroxysm of Malaria

【定义】治法。在疟疾发作前的适当时候,使用内服药或针刺等法,以制止疟疾的发作。(汉英双解实用中医词汇)

截疟穴 jie nüe xue

【英文名】Jienüe Point

【定义】腧穴。经外奇穴。位于胸部,乳头直下 4 寸处。左右计二穴。(实用针灸辞典)

綦针 qi zhen

【英文名】Long Needle

【定义】针灸器具。《灵枢·九针论》:“长针取法于綦针”。(中医大辞典)

聚泉穴 ju quan xue

【英文名】Juquan Point

【异名】EX-HN10(中华人民共和国国家标准-经穴部位)

【定义】腧穴。经外奇穴。在口腔内,当舌背正中缝的中点处。(中华人民共和国国家标准-经穴部位)

聚毒排脓 ju du pai nong

【英文名】Gathering Toxic Substances and Promoting Pus Discharge

【定义】治法。运用具有箍聚疮毒、排除脓液作用的方药,达到消散疮肿目的的治疗方法。(中华人民共和国国家标准中医临床诊疗术语-治法)

聚壁玄功 ju bi xuan gong

【英文名】Jubixuan Qigong

【定义】气功功法名。此功法是熔佛、道、武、医于一炉的上乘功法,它分为静功和动功两大部分。(中国当代气功全书)

酸甘化阴 suan gan hua yin

【英文名】Nourishing Yin with Sour and Sweet Drugs

【定义】治则。酸味和性味甘寒药同用以益阴的治法。适用于阴不济阳。症见失眠多梦、健忘、舌赤糜烂、脉细数,或脾阴不足、消化功能障碍等。(汉英双解实用中医词汇)

磁片 ci pian

【英文名】Magnetic Flats

【定义】针具。指由钡铁氧体等磁合金制成的呈片状的磁疗用具。(汉英针灸辞典)

磁针 ci zhen

【英文名】Magnetic Needle

【定义】针具。用带有磁性的铁针或钢针进行针刺,治疗小儿丹毒等证。(普通高等教育中医药类规划教材)

磁珠 ci zhu

【英文名】Magnetic Beads

【定义】针具。指由钡铁氧体等磁合金制成的呈珠状的磁疗用具。(汉英针灸辞典)

磁疗机 ci liao ji

【英文名】Magnetic Therapeutic Instrument

【定义】治疗器具。目前常用的有旋转磁疗机和电磁疗机两种。前者结构比较简单,是用一只电动机带动 2～4 块永磁体旋转,形成一个交变磁场(异名极),或脉动磁场。后者是由电磁体通以电流产生磁场,所产生的磁场可以是恒定磁场或交变磁场。(中医大辞典)

磁疗法 ci liao fa

【英文名】Acupoint Magnetotherapy

【异名】穴位磁疗法(实用针灸辞典);经络磁场疗法(实用针灸辞典);磁穴疗法(汉英针灸辞典);磁珠疗法(实用针灸辞典)

【定义】针刺方法。是利用磁性物体作用于穴位以治

病的方法。(汉英双解针灸大辞典)

磁针法 ci zhen fa

【英文名】Magnetic Needling

【定义】针刺方法。磁针法将皮内针或短毫针刺入体穴或痛点上,针的尾部伏在皮肤外面,其上再放一磁铁片,然后用胶布固定,这样可使磁场通过针尖集中射入深层组织。这种方法常用于五官科疾病,也可用于腱鞘炎及良性肿物等。(普通高等教育中医药类规划教材)

磁锋砭法 ci feng bian fa

【英文名】Blood Pricking Therapy with Scraps of Broken Porcelain

【定义】针刺方法。小儿丹毒的刺血疗法。《幼幼集成》:"用上清瓷器,轻轻敲破,取其锋锐者一枚,将箸头劈破,横夹磁针,露锋于外,将线扎紧。以磁锋正对丹毒之处,另以箸一条,于磁锋箸上轻轻敲之,其血自出"。(中医大辞典)

摘星换斗 zhai xing huan dou

【英文名】Pick Stars and Change for the Big Dipper

【定义】气功功法名。练功方法。出《易筋经》。一手握空拳置于腰后,另一手高举过顶,掌面下覆,曲肘钩掌,目注掌心,舌舐上腭,鼻调匀。《易筋经》:"鼻息调匀,用力收回,左右同之"。(中医大辞典)

龈交穴 yin jiao xue

【英文名】Yinjiao Point

【异名】DU28(中华人民共和国国家标准－经穴部位)

【定义】腧穴。属督脉。在上唇内,唇系带与上齿龈相接处。(中华人民共和国国家标准－经穴部位)

雌雄霹雳火 ci xiong pi li huo

【英文名】Cixiong Pili Fire;Male and Female Thunderbolt Fire

【定义】灸法。直接灸法。《外科正宗》卷二:"雌雄霹雳火纯阳,蕲艾双黄丁麝香,阴毒阴疽阴发背,逢之一灸自回阳。治脱疽及一切发背,初起不疼痛者,并宜灸之。艾茸二钱,丁香、雌黄、雄黄各两分,麝香一分,上四味,共研极细,搓入艾中,作安豆大丸放于患上灸之,毋论痛痒,以肉焦为度,如毒已走散,就红晕尽处排炷灸之;痛则至痒、痒则至痛为妙"。(新编针灸大辞典)

颗粒型皮内针 ke li xing pi nei zhen

【英文名】Granular Subcutaneous Needle

【定义】针具。皮内针。一般针长约 1 厘米,针柄形似麦粒或呈环形,针身与针柄呈一直线。(汉英针灸辞典)

嘘字诀 xu zi jue

【英文名】Xu-Character Formula

【定义】气功术语。气功口诀。在练动功时,撮口平舌,呼气外出,口念"嘘"字音,发音要细长均匀柔和(急呼吸时,发音要短促),舌尖向前一顶,发音中断,可使全身之气向四周鼓胀,充于肌表四肢。(汉英双解中医大辞典)

蜞针法 qi zhen fa

【英文名】Leech External Therapy

【定义】治法。外治法。见《本草拾遗》。蜞即蚂蜞,又称蚂蝗、水蛭,其头部有毒腺,吮血时分泌一种毒液,使血不凝聚,故用此以吸取痈疽之血脓,称蜞针法。操作时取大蚂蝗一条,入笔管内,以管口对疮头,使蜞吸吮恶血,促其毒消散,如疮大须换三、四条。(中医大辞典)

蜡针疗法 la zhen liao fa

【英文名】Wax-Needle Therapy

【定义】针刺方法。将刺入人体的毫针用蜡液加温治疗疾病的一种方法。用于治疗腰部劳损、风湿痹痛等证。(普通高等教育中医药类规划教材)

蜘蛛拔毒法 zhi zhu ba du fa

【英文名】Draw out Pus through Spider

【定义】治法。疔疮外治法。见清·过铸《增订治疗汇要》。先将疔头用瓷片刺破,寻活蜘蛛一个,越大越好,放疔上,蜘蛛自能奔赴刺破处,吸拔其毒,少时蜘蛛不动即取下,放冷水中自活。如不愈,用蜘蛛再行吸拔,或另取蜘蛛用之,以毒尽为止。此乃古法,今已不用。(中医大辞典)

骶髂关节扳法 di qia guan jie ban fa

【英文名】Pulling Manipulation of Sacro-Iliac Joint

【定义】治法。作用于骶髂关节的扳法。(中国推拿大成)

骶髂关节拔伸法 di qia guan jie ba shen fa

【英文名】Traction and Counter-Traction of Sacro-Iliac Joint

【定义】治法。患者仰卧,会阴部置一软垫。术者站于其足端,用一手腋部夹住患侧小腿下段,并使前臂穿过患肢腘后,握住另一手前臂的下段,另一手则按住患肢膝部。然后术者用一脚足跟部抵住患者会阴软垫处,身体后仰,手脚协同用力,将患肢沿纵轴方向拔伸。此法适用于骶髂关节脱位的治疗。(中国中医药学主题词表)

骶髂关节后脱位扳法 di qia guan jie hou tuo wei ban fa

【英文名】Pulling Manipulation to Treat Sacroiliac Backward Dislocation

【定义】治法。患者侧卧,患侧在上,双手交叉抱于胸前,健侧下肢略屈髋,使腰处于中立位,患侧下肢屈膝屈髋,足跟搁置于健侧下肢,使骨盆与床面成垂直状,医者一手按于患者肩部,另一手用掌根抵住患侧髂后上棘,在患者全身放松情况下,作脊柱扭转运动至最大限度时,两手协同用力,按肩之手稳定身体,同时按于髂后上棘之手作一个有控制的,突发性的,向前推压扳动运动,即可复位。(中国推拿手法学)

舞蹈震颤控制区 wu dao zhen chan kong zhi qu

【英文名】Chorea-Tremble Controlled Area

【定义】头针刺激区。从运动区前移 1.5 厘米的平行线即是。主治舞蹈病、震颤麻痹、震颤麻痹综合征。(汉英针灸辞典)

熏灸 xun jiu

【英文名】Smoking Moxibustion

【定义】灸法。水煮艾或其他药物以其热气熏患处,或用火燃点后以其烟熏患处。适用于治疗鹅掌风、疮疥、中风等证。(普通高等教育中医药类规划教材)

熏蒸 xun zheng

【英文名】Fumigation and Steaming

【异名】熏法(汉英双解中医大辞典)

【定义】治法。外治法的一种。多用于治疗痈疽发背,或风湿痹痛等证。其法有二:1、气熏。砂锅内置治疗用的草药,加水加热,用蒸出之气熏患处。2、火熏(烟熏)。容器内置草药不加水,直接将容器置于火上,用此药烟熏患处。(汉英双解中医大辞典)

熏脐灸 xun qi jiu

【英文名】Moxibustion of Fumigating the Umbilicus

【定义】灸法。隔饼灸。是将药末敷在脐部,再于其上实行艾灸的方法。(实用针灸辞典)

熏眼法 xun yan fa

【英文名】Fumigating the Eyes

【定义】治法。中医眼科外治方法。见《秘传眼科龙木论》。以药物煎水,用其蒸腾之热气熏治眼疾。适用于眼部干涩、痒、痛诸证。(中医大辞典)

箕下穴 ji xia xue

【英文名】Jixia Point

【定义】腧穴。经外奇穴。位于大腿内侧,箕门穴下 2 寸处。左右计二穴。(实用针灸辞典)

箕门穴 ji men xue

【英文名】Jimen Point

【异名】SP11(中华人民共和国国家标准-经穴部位)

【定义】腧穴。属足太阴脾经。在大腿内侧,当血海与冲门连线上,血海上 6 寸。(中华人民共和国国家标准-经穴部位)

箍围疗法 gu wei liao fa

【英文名】Encircling Therapy

【异名】箍围药(汉英中医辞典)

【定义】治法。①是借助于箍围药的截毒、束毒、拔毒作用而起到清热消肿、散瘀定痛、温经化痰等治疗效应的一种敷贴方法。(中国中医独特疗法大全)②外治法的一种。在初起的肿疡周围敷一圈湿润的药泥,起消肿、散结止痛或促使脓肿溃破的作用。(汉英针灸辞典)

箍毒消肿 gu du xiao zhong

【英文名】Removing Toxic Substances for Detumescence

【定义】治法。运用具有箍聚疮毒作用的药物及其他疗法,达到收束疮形,消散疮肿目的的治疗方法。(中华人民共和国国家标准中医临床诊疗术语-治法)

管针进针法 guan zhen jin zhen fa

【英文名】Technique of Tube Needle Insertion

【定义】针刺方法。指用金属管或特制的针器代替押手,选用平柄的毫针,从管中将针拍入或弹入穴位的方法。(汉英针灸辞典)

魄户穴 po hu xue

【英文名】Pohu Point

【异名】BL42(中华人民共和国国家标准-经穴部位)

【定义】腧穴。属足太阳膀胱经。在背部,当第三胸椎棘突下,旁开 3 寸。(中华人民共和国国家标准-经穴部位)

鼻功 bi gong

【英文名】Nose Qigong

【定义】气功功法名。保健功。以两手拇指指背擦热,然后用指背夹鼻,以迎香穴为中心,轻轻擦鼻翼两侧 36 次。本功法可润肺调气,增强上呼吸道抗病能力,预防感冒,治疗过敏性鼻炎和慢性鼻病,对鼻塞有时可以收到立竿见影的效果。(汉英双解中医大辞典)

鼻针 bi zhen

【英文名】Nose Needling; Nasal Acupuncture

【异名】鼻针疗法(汉英针灸辞典)

【定义】针法名。刺激鼻部范围内的特定穴位,以治疗多种疾病。对儿、妇、内、外科多种病症,如咳嗽、胃脘痛等有较好疗效。(普通高等教育中医药类规划教材)

鼻交穴 bi jiao xue

【英文名】Bijiao Point

【定义】腧穴。经外奇穴。位于鼻柱正中线,鼻骨基底的上方鼻骨间缝中。主治中风、眩晕、黄疸。沿皮刺 0.3~0.5 寸。(汉英针灸辞典)

鼻环穴 bi huan xue

【英文名】Bihuan Point

【定义】腧穴。经外奇穴。位于鼻翼向外最隆突之点与面部相接处。主治鼻塞、鼻衄。沿皮刺 0.3~0.5 寸。(汉英针灸辞典)

鼻柱穴 bi zhu xue

【英文名】Bizhu Point

【异名】鼻拄穴(汉英针灸辞典)
【定义】腧穴。经外奇穴。位于人中沟根部,鼻中隔下缘。主治目赤痒痛。艾炷灸1～2壮。(汉英针灸辞典)

鼻穿穴 bi chuan xue
【英文名】Bichuan Point
【定义】腧穴。经外奇穴。位于鼻梁中央,向两旁平开接面部处。主治鼻息肉、鼻炎等。直刺0.2寸。(汉英针灸辞典)

鼻准穴 bi zhun xue
【英文名】Bizhun Point
【定义】腧穴。经外奇穴。与素髎穴同位。主治酒渣鼻。用三棱针点刺出血。(汉英针灸辞典)

鼻流穴 bi liu xue
【英文名】Biliu Point
【定义】腧穴。经外奇穴。位于鼻部,正当鼻孔口中间,鼻中隔小柱与鼻翼连线的中点。左右计二穴。(实用针灸辞典)

鼻通穴 bi tong xue
【英文名】Bitong Point
【定义】腧穴。经外奇穴。位于鼻部,鼻骨下凹陷中,鼻唇沟上端尽处。一说与鼻穿穴同位,一说位于眼内眦下0.5寸处。左右计二穴。(实用针灸辞典)

鼻针麻醉 bi zhen ma zui
【英文名】Nose-Acupuncture Analgesia
【定义】针灸学名词。针麻方法。针刺鼻部穴位,达到针麻效果。(汉英针灸辞典)

鼻吸口呼法 bi xi kou hu fa
【英文名】Nose-Inhaling and Mouth-Exhaling Method
【定义】气功术语。气功调息方法。即以鼻吸气,以口呼气,再以鼻吸气,反复进行。如"六字诀"功法即用此呼吸法。此种呼吸方法还适用于胸闷、呼吸不畅的病人。(汉英双解中医大辞典)

鼻眼净耳穴 bi yan jing er xue
【英文名】Nasal-Ophthalmic Cleaning Point (Ear);Biyanjing Point (Ear)
【定义】腧穴。耳穴名。位于渴点与饥点的中点,外鼻穴的内侧。主治急、慢性鼻炎,眼炎。(汉英针灸辞典)

睾丸1耳穴 gao wan yi er xue
【英文名】Testis Point One (Ear)
【定义】腧穴。耳穴名。在耳轮上,外生殖器穴与尿道穴之间稍偏内侧。主治性功能障碍、睾丸炎。(汉英针灸辞典)

睾丸2耳穴 gao wan er er xue
【英文名】Testis Point Two (Ear)
【定义】腧穴。耳穴名。位于腮腺穴内侧约0.2厘米处。主治性功能障碍、睾丸炎等。(汉英针灸辞典)

睾丸(卵巢)耳穴 gao wan (luan chao) er xue
【英文名】Testis (Ovary) Point (Ear)
【定义】腧穴。耳穴名。位于对耳屏内侧面的前下方。主治附睾炎、月经不调。(汉英针灸辞典)

膈关穴 ge guan xue
【英文名】Geguan Point
【异名】BL46(中华人民共和国国家标准－经穴部位)
【定义】腧穴。属足太阳膀胱经。在背部,当第七胸椎棘突下,旁开3寸。(中华人民共和国国家标准－经穴部位)

膈俞穴 ge shu xue
【英文名】Geshu Point
【异名】BL17(中华人民共和国国家标准－经穴部位);血会穴(汉英双解中医大辞典)
【定义】腧穴。属足太阳膀胱经。在背部,当第七胸椎棘突下,旁开1.5寸。(中华人民共和国国家标准－经穴部位)

膀胱经 pang guang jing
【英文名】Bladder Meridian of Foot-Taiyang
【定义】经络名。膀胱经属足三阳经及太阳经,十二经脉之一,是循行于下肢后面及腰背头项部的属膀胱络肾的阳经。(实用针灸辞典)

膀胱耳穴 pang guang er xue
【英文名】Bladder Point (Ear)
【异名】CO_9(中华人民共和国国家标准－耳穴名称与部位)
【定义】腧穴。耳穴名。在对耳轮下脚下方中部,即耳甲9区。(中华人民共和国国家标准－耳穴名称与部位)

膀胱俞穴 pang guang shu xue
【英文名】Pangguangshu Point
【异名】BL28(中华人民共和国国家标准－经穴部位)
【定义】腧穴。属足太阳膀胱经。在骶部,当骶正中脊旁1.5寸,平第二骶后孔。(中华人民共和国国家标准－经穴部位)

膀胱经穴位 pang guang jing xue wei
【英文名】Points of Bladder Meridian
【定义】针灸学名词。足太阳膀胱经穴位,共有67个,分别为睛明、攒竹、眉冲、曲差、五处、承光、通天、络却、玉枕、天柱、大杼、风门、肺俞、厥阴俞、心俞、督俞、膈俞、肝俞、胆俞、脾俞、胃俞、三焦俞、肾俞、气海俞、大肠俞、关元俞、小肠俞、膀胱俞、中膂俞、白环俞、上髎、次髎、中髎、下髎、会阳、承扶、殷门、浮郄、委阳、委中、附分、魄户、膏肓俞、神堂、譩譆、膈关、魂门、阳纲、意舍、胃仓、肓门、志室、胞肓、秩边、合阳、承筋、承山、飞扬、跗阳、昆仑、仆参、申脉、金

门、京骨、束骨、足通谷、至阴。(普通高等教育中医药类规划教材)

膀胱病辨证 pang guang bing bian zheng

【英文名】Differentiating Syndromes of Urinary Bladder Meridian

【定义】中医诊断学名词。以膀胱生理病理为基础,判断疾病性质是否为膀胱经证候的方法。(中医诊断学)

裹脐法 guo qi fa

【英文名】Method of Wrapping the Umbilicus after Cutting-off of Neonatal Umbilical Cord

【定义】治法。出《备急千金要方》卷五。新生儿断脐后用绷带裹扎脐部的方法。(中医大辞典)

膏肓穴 gao huang xue

【英文名】Gaohuang Point

【异名】BL43(中华人民共和国国家标准－经穴部位)

【定义】腧穴。属足太阳膀胱经。在背部,当第四胸椎棘突下,旁开3寸。(中华人民共和国国家标准－经穴部位)

膏药疗法 gao yao liao fa

【英文名】Topical Application of Herb Paste

【定义】治法。将膏药贴敷于穴位或患部以治疗疾病的一种治疗方法。(实用外治临床大全)

膏摩疗法 gao mo liao fa

【英文名】Therapeutics of Massage with Ointment

【异名】膏摩(汉英双解实用中医词汇)

【定义】治法。用膏药涂擦体表的一定部位,以达到治疗目的的一种治法。该治法具有按摩和药物的综合作用。适用于治疗关节或局部肿痛,或某些皮肤病。(汉英双解实用中医词汇)

瘈脉穴 chi mai xue

【英文名】Chimai Point

【异名】SJ18(中华人民共和国国家标准－经穴部位)

【定义】腧穴。属手少阳三焦经。在头部,耳后乳突中央,当角孙至翳风之间,沿耳轮连线的中、下1/3的交点处。(中华人民共和国国家标准－经穴部位)

端法 duan fa

【英文名】Holding Reduction

【定义】治法。正骨方法之一。用以治疗轻度的颈椎错位、颈部肌肉扭伤、落枕及一部分骨折和脱位。用一手或双手握住骨折或脱位之骨的远端,根据不同情况,或从下向上端,或直端、斜端,或从外向内托,使离位之骨端正复位。(汉英双解中医大辞典)

端正穴 duan zheng xue

【英文名】Duanzheng Point

【定义】推拿穴位名。位于中指甲根两侧赤白肉处,桡侧称左端正,尺侧称右端正。操作时多用掐法或揉法。左端正有止泻痢的功效,右端正则能止呕吐、降逆、止血。常用于治疗鼻衄、吐泻、惊风等症。(汉英双解中医大辞典)

端坐复位法 duan zuo fu wei fa

【英文名】Method of Reduction while Sitting up Straight

【定义】推拿手法。治疗腰椎间盘突出及颈椎错位的手法。患者正坐,医者坐于患者背后。以棘突向右偏歪为例:首先用双拇指触诊法,查清偏歪的棘突,右手自患者右腋下伸向前,掌部压于颈后,拇指向下,余四指扶持左颈部,同时嘱患者双脚踏地,臀部正坐不准移动,左手拇指扣住偏向左侧之棘突,然后医者右手拉患者颈部,使身体前倾90度,接续向后侧弯,在最大侧弯位,医者以右上肢使患者躯干后内侧旋转,同时左手拇指顺势向左上顶腰椎棘突,即可觉察指下椎体有轻微错动,往往伴随一响声。之后,双手拇指从上至下将棘上韧带理顺,同时松动腰肌。最后,一手拇指从上至下顺次按压一下棘突,检查歪斜棘突是否已拨正,上下棘间隙是否已等宽。棘突向左侧歪时,医者扶持患者肢体和牵引方向相反,方法相同。(汉英双解中医大辞典)

熄风 xi feng

【英文名】Calming the Endogenous Wind

【定义】治法。泛指运用具有平肝熄风或熄风解痉作用的中药治疗内风证的方法。(普通高等教育中医药类规划教材)

熄风定痫 xi feng ding xian

【英文名】Relieving Epilepsy by Subduing Liver-Wind

【定义】治法。具有熄风止痉作用,适用于风痰所致痫病等的治疗方法。(中华人民共和国国家标准中医临床诊疗术语－治法)

熄风解痉 xi feng jie jing

【英文名】Relieving Spasm by Subduing Liver-Wind

【定义】治法。具有熄风止痉作用,适用于肝风内动证所见抽搐等的治疗方法。(中华人民共和国国家标准中医临床诊疗术语－治法)

精宁穴 jing ning xue

【英文名】Jingning Point

【异名】精灵(汉英双解中医大辞典)

【定义】推拿穴位。位于手背第四、五掌骨歧缝间。操作时用掐法。有行气、破结、化痰的功效,常用于治疗哮喘、干呕、疳积等。(汉英双解中医大辞典)

精神内守 jing shen nei shou

【英文名】Keeping the Spirit in the Interior

【定义】气功术语。指精气内存,神不妄动,以保持充沛的正气,从而可以抗拒病邪的伤害。(汉英双解实用中医词汇)

精灵微灵穴 jing ling wei ling xue

【英文名】Jingling-Weiling Point

【异名】腰痛点(汉英针灸辞典)
【定义】腧穴。经外奇穴。精灵位于手背第四、五掌骨骨间隙后缘、腕背横纹与掌骨小头连线之中点凹陷处,当三焦经中渚穴之直后方。用于治疗痰壅气促、气攻。针3～5分;威灵位于手背二、三掌骨间隙后缘,腕背横纹与掌骨小头连线之中点凹陷处,当合谷穴的尺侧。用于治疗卒死、痰壅、气促、气攻、耳鸣、目眩、头痛、小儿急慢惊风、肾绞痛、手背红肿痛、腕关节炎。针3～5分。(中国针灸穴位辞典)

精不足者补之以味 jing bu zu zhe bu zhi yi wei
【英文名】Tonify with Drugs or Foods Thick in Taste to Treat the One with Essence Deficiency
【定义】治则。出《素问·阴阳应象大论》。指对精髓亏虚者,宜使用厚味滋补的药物治疗。《类经》:"精不足,阴之衰也,非味不足以实中而补元。"阴精不足使用滋补,可于饮食或药物中选择厚味血肉有情之品,如海参、淡菜、鱼胶、阿胶、龟鹿胶之类。(中医大辞典)

漆针疗法 qi zhen liao fa
【英文名】Lacquer Needle Therapy
【定义】治法。针药并用,于皮肤上放些药物,借针尖刺破皮肤,使药力透入组织而发挥治疗作用。(普通高等教育中医药类规划教材)

漱津 su jin
【英文名】Gargling Saliva
【定义】气功功法名。保健功的内容。在练功中(或舌功后),口腔唾液增多时,要闭口将唾液漱口36次,然后,分3次咽下,并用意慢慢引至下丹田,本功法可改善消化吸收功能。(汉英双解中医大辞典)

漱涤 shu di
【英文名】Gargle
【定义】治法。用各种药物加水煎成药液,使用时用温水配成一定浓度,进行含漱,以清洁口腔咽喉部,并能治疗口腔咽喉的炎症、肿痛及溃疡等的一种治疗方法。(汉英双解实用中医词汇)

滴耳疗法 di er liao fa
【英文名】Dropping into the Ear Therapy
【定义】治法。是将药液滴入耳道,并适当在耳屏上按压,使药液进入耳道深部及中耳腔内,从而发挥其治疗作用的一种方法。(中国中医独特疗法大全)

滴眼药法 di yan yao fa
【英文名】Therapy of Eye Drip with Traditional Chinese Drugs
【定义】治法。中医眼科外治方法。将药物精制成药液,滴入眼中,每日三至四次不等。(中医大辞典)

演绎法辨证 yan yi fa bian zheng
【英文名】Differentiation of Syndromes with Deductive Method
【定义】中医诊断学术语。根据认识论对事物本质的认识由浅入深,由粗到精的原理,对病情进行层层深入的辨证分析方法。(中医诊断学)

漏阴穴 lou yin xue
【英文名】Louyin Point
【定义】腧穴。经外奇穴。位于足内踝下缘下0.5寸处。左右计二穴。(实用针灸辞典)

漏谷穴 lou gu xue
【英文名】Lougu Point
【异名】SP7(中华人民共和国国家标准－经穴部位);大阴络(汉英双解针灸大辞典);太阴络(汉英双解针灸大辞典)
【定义】腧穴。属足太阴脾经。在小腿内侧,当内踝尖与阴陵泉连线上,距内踝尖6寸,胫骨内侧缘后方。(中华人民共和国国家标准－经穴部位)

寡欲 gua yu
【英文名】Abstention of Desires
【定义】气功术语。意即减少或节制欲求。其中"欲"有广义狭义两种含意。广义指人的一切欲望;狭义专指性欲。养生术中认为节制性欲至为重要。(中医大辞典)

察目 cha mu
【英文名】Inspection of the Eyes
【定义】中医诊断学名词。望诊。眼与五脏六腑的功能活动有密切关系,通过观察眼神、色泽、形态和功能来了解内脏的情况。(汉英双解实用中医词汇)

察翳法 cha yi fa
【英文名】Method of Observing Nebulas
【定义】中医诊断学名词。眼科检查方法。见《银海精微》。主要观察目翳发生的部位、形态、大小、色泽等,以助辨证与治疗。(中医大辞典)

蜜煎导法 mi jian dao fa
【英文名】Moving the Bowels with Honey Suppository
【定义】治法。导法。用蜂蜜适量,在锅内煎熬浓缩,趁热取出,做成大小适中的栓子,塞入肛门内。一般适用于津液缺而大便干燥难解者。(汉英双解实用中医词汇)

熊戏 xiong xi
【英文名】Mimic-Bear Boxing;Bear Qigong
【异名】熊功(汉英双解中医大辞典)
【定义】气功功法名。五禽戏内容之一。是模仿熊的动作的一种健身祛病功法。(汉英双解中医大辞典)

缨脉 ying mai
【英文名】Tassel Meridian (Referring to a Part of Stomach Meridian of Foot-Yangming going under the Chin)

【定义】经络名。"缨"系于颔下的帽带。缨脉指颔下靠近系帽带处的经脉,即经过该处的足阳明胃经。《素问·通评虚实论》:"刺手太阴傍三痏与缨脉各二。"王冰注:"缨脉,亦足阳明脉也,近缨之处,故曰缨脉。缨,谓冠带也"。(中医大辞典)

缪刺 miu ci

【英文名】Contralateral Prick;Opposite Insertion

【定义】针刺方法。左病取右、右病取左的交叉取穴施治的方法。这一点上与巨刺是相同的,在适应证和方法上是有区别的,邪在于络,未传入经脉,故九候之脉象没有出现病脉,这时就适宜用缪刺法。(普通高等教育中医药类规划教材)

十五画

旋玑穴 xuan ji xue

【英文名】Xuanji Point

【异名】RN21(中华人民共和国国家标准-经穴部位)

【定义】腧穴。属任脉。在胸部,当前正中线上,天突下1寸。(中华人民共和国国家标准-经穴部位)

氂针 mao zhen

【英文名】Yak Hair-Like Needle

【定义】针具。指针身细长,针尖微钝,形如牦牛毛的针具。(汉英针灸辞典)

增音穴 zeng yin xue

【英文名】Zengyin Point

【定义】腧穴。经外奇穴。位于颈部,喉结与下颌角连线中点处。左右计二穴。(实用针灸辞典)

增水行舟 zeng shui xing zhou

【英文名】Smooth Sailing with Water Rising

【定义】治法。属润下法。使用滋阴润燥药物,治疗属温病热结津枯所致便秘证的一种方法,犹如水涨则船行通畅,故名。(汉英双解实用中医词汇)

增明1穴 zeng ming yi xue

【英文名】Zengming Point One

【定义】腧穴。经外奇穴。位于眼部,上明穴内侧旁开0.2寸处。左右计二穴。(实用针灸辞典)

增明2穴 zeng ming er xue

【英文名】Zengming Point Two

【定义】腧穴。经外奇穴。位于眼部,上明穴外侧旁开0.2寸处。左右计二穴。(实用针灸辞典)

增液润下 zeng ye run xia

【英文名】Promoting the Production of Body Fluid to Relax the Bowels

【定义】治法。属润下法。使用甘平滋阴增液的药物,治疗大肠热结津枯所致的便秘。(汉英双解实用中医词汇)

增液润肺 zeng ye run fei

【英文名】Promoting the Production of Body Fluid for Moistening the Lung

【定义】治法。通过生津增液以润肺燥,适用于肺燥阴亏所致病症的治疗方法。(中华人民共和国国家标准中医临床诊疗术语-治法)

聍宫耳穴 ting gong er point

【英文名】Tinggong Point (Ear)

【定义】腧穴。耳穴名。位于外耳道口前缘,入耳道约0.2厘米处。主治耳鸣、耳聋、牙痛。(汉英针灸辞典)

鞋带穴 xie dai xue

【英文名】Xiedai Point

【定义】腧穴。经外奇穴。位于内外踝高点连线与胫骨前肌外缘的交点下0.3寸处。主治小儿角弓反张。艾条灸3~7分钟。(汉英针灸辞典)

横寸 heng cun

【英文名】Transverse Cun

【定义】针灸学名词。沿人体水平方向测量人体各部长短、大小的骨度分寸。(汉英针灸辞典)

横刺 heng ci

【英文名】Transverse Insertion

【异名】平刺(普通高等教育中医药类规划教材);沿皮刺(普通高等教育中医药类规划教材)

【定义】针刺手法。针身与皮肤表面呈15度角左右,横向刺入腧穴。(普通高等教育中医药类规划教材)

横脉 heng mai

【英文名】Transverse Collateral Meridians

【定义】中医学名词。指横斜之络脉。(汉英针灸辞典)

横络 heng luo

【英文名】Collaterals;Minor Collaterals

【定义】中医学名词。指络脉。《灵枢·刺节真邪》:"此必有横络。"或指络脉之较小者。《针经指南》:"络有一十五,有横络三百余,有丝络一万八千,有孙络不知其纪"。(中医大辞典)

横透 heng tou

【英文名】Piercing of Adjacent Points

【定义】针刺手法。透穴针法。指在一定部位上下方或前后方邻近穴位之间透刺的方法。(汉英针灸辞典)

横门穴 heng men xue

【英文名】Hengmen Point

【定义】推拿穴位名。位于掌侧腕横纹中点的近心侧

稍上方处。自横门推向板门,止呕;自板门推向横门,止泻。(汉英双解中医大辞典)

横纹穴 heng wen xue

【英文名】Hengwen Point

【定义】腧穴。经外奇穴。位于腹部,脐中央旁开3.5寸处。左右计二穴。(实用针灸辞典)

横骨穴 heng gu xue

【英文名】Henggu Point

【异名】KI11(中华人民共和国国家标准-经穴部位)

【定义】腧穴。属足少阴肾经。在下腹部,当脐中下5寸,前正中线旁开0.5寸。(中华人民共和国国家标准-经穴部位)

横膈线 heng ge xian

【英文名】Diaphragm Line

【定义】腕踝针分区线。指以胸骨末端和肋弓交界处为中心划一条环绕身体的水平线,此线将身体六区分成上下两半,横膈线以上各区加“上”字,横膈线以下各区加“下”字。(汉英针灸辞典)

横三间寸 heng san jian cun

【英文名】Moxibustion with 3 Moxa Cones Aligned in a 1-Cun Line

【定义】针灸学术语。灸法用语。《备急千金要方》:“凡经云横三间寸者,则是三灸两间,一寸有三灸,灸有三分,三壮之处即为一寸。”意指三个底径三分的艾炷横行排列,其两端间的距离当为一寸,因称横三间寸。说明施灸时的艾炷底径不能小于三分,否则,就没有疗效。适用于直接灸法。(中医大辞典)

横指同身寸 heng zhi tong shen cun

【英文名】Body Equivalent Unit of the Transverse Finger

【定义】针灸学名词。手指比量法。指将患者食指、中指、无名指和小指并拢,以中指中节横纹处为准,四指横量作为3寸。(汉英针灸辞典)

横纹推向板门 heng wen tui xiang ban men

【英文名】Pushing Cross Hengwen to Banmen

【定义】推拿手法。用拇指操作,由腕横纹向板门方向直推。功能止吐。用来治疗呕吐、恶心等。(汉英双解中医大辞典)

敷 fu

【英文名】Topical Application of Drugs

【定义】治法。捣烂新鲜的植物药或将干药末加一定量的溶液调和成糊状,敷在躯体表面的某一部位,定期更换。常用于疮疡、肿痛及外伤。(汉英双解实用中医词汇)

敷脐 fu qi

【英文名】Apply in the Navel

【定义】治法。是选用适当药物,制成一定的剂型填敷脐中,以治疗疾病的方法。(实用外治临床大全)

敷眼疗法 fu yan liao fa

【英文名】Apply on the Eyes

【定义】治法。是将药物制成一定的剂型填敷于眼周围以治疗眼病的一种方法。(实用外治临床大全)

敷药发泡疗法 fu yao fa pao liao fa

【英文名】Therapy of Drug Application to Raise Blisters

【定义】治法。用某些对皮肤具有刺激作用的药物敷贴穴位的方法。马王堆汉墓帛书《五十二病方》:“蚖……以蓟印其中颠。”意即用芥子泥敷贴头顶中央。《针灸资生经》称此法为天灸。一般选用大蒜、毛茛、天南星、蓖麻子、威灵仙等药物捣泥外敷,或以白芥子、斑蝥研末水调外敷。敷药部位,初起感到发热、灼痛,渐至起泡。其敷贴时间长短,是否起泡临床可酌情决定,适用于治疗风湿痹痛、哮喘、疟疾等。(中医大辞典)

醉点耳穴 zui dian er xue

【英文名】Drunkenness Point (Ear)

【定义】腧穴。耳穴名。位于肾穴与小肠穴连线的中、上1/3交界处。用于诊断和治疗酒精中毒。(汉英针灸辞典)

震颤法 zhen chan fa

【英文名】Trembling Method

【定义】针刺手法。指进针后,以右手拇、食、中三指紧紧捏住针柄,作小幅度快速振摇的一种辅助方法。与其它手法配合,有促使针下得气的作用。(汉英双解中医大辞典)

撮捏押手法 cuo nie ya shou fa

【英文名】Finger Tip Kneading-Pinching-Pressing Technique

【定义】针刺手法。针刺押手法。操作时用左手拇、食两指将穴位皮肤捏起,右手持针于捏起处进针。适用于颜面部需要沿皮横刺的穴位,如印堂、攒竹、地仓等。(汉英双解中医大辞典)

撮捏抓痧疗法 cuo nie zhua sha liao fa

【英文名】Scrape Therapy for Heat-stroke

【定义】推拿手法。是在患者一定的部位和穴位用手指拧起一个橄榄状的充血斑点以达到治病目的的方法。(中国中医独特疗法大全)

撮抵闭吸四字诀 cuo di bi xi si zi jue

【英文名】Four-Character Formula of Lifting, Touching, Closing and Inhaling

【定义】气功功法名。为内丹术采药之法。在练功中,当遇活子时,阳旺欲泄精,可用此功法使肾中精气沿督脉上升泥丸宫。具体方法为撮提肛门,舌抵上腭,目闭上视,鼻吸莫呼。(汉英双解中医大辞典)

撬拔复法 qiao ba fu fa

【英文名】Prizing Reduction

【定义】治法。用于治疗伤后3～4周的陈旧性前臂骨折,连接尚不牢固,手法复位亦难成功者。可在臂丛麻醉下,先行手法折骨,由于尺骨未断,有时折骨比较困难,需耐心操作。折骨后,在严格消毒下,采用小切口,将骨圆针插入骨折断端间,借用撬动的杠杆力量,使桡骨复位和下桡尺关节复位。经缝合包扎后,仍可用夹板按新鲜骨折固定。(汉英双解中医大辞典)

播筋 pu jin

【英文名】Pujin(Vulgar Saying for Massage)

【定义】推拿学名词。按摩的俗称。《说文解字》:"播,扪持也"。(中医大辞典)

擒拿法 qin na fa

【英文名】Capturing Manipulation

【异名】喉科擒拿法(中医大辞典);宽喉法(中医大辞典)

【定义】推拿手法。①泛指捏、拿一类的推拿方法。(中医大辞典)②是使咽喉肿胀疼痛剧烈的病人可以进食的一种推拿手法。又称喉科擒拿法、宽喉法。操作方法有二种:一种是病人正坐,医生立于一侧,将病人的一侧上肢平举,用与病人同侧之手的拇指腹和病人的拇指指腹相对合,并用力向前压紧;食、中、无名指紧按病人虚口处(相当于合谷穴);另一手的拇指按住病人锁骨肩峰处(相当于肩髃穴),食、中、无名指紧握腋窝(相当于极泉穴);在此同时将病人的上肢用力向后拉开。这时可将药汁饮食给病人缓缓吞下。第二种是双手从患者背后穿过腋下,伸向胸前。以食、中、无名指按住锁骨上缘,肘臂压住患者胁肋,前胸紧贴于患者的背部,然后两手用力向左右两侧拉开,两肘臂和胸部把患者胁肋及背部压紧,三方面同时用力。(中医大辞典)

撚撅法 ran jue fa

【英文名】Twirling While Lifting or Thrusting

【定义】针刺手法。指捻转、提插同时进行的针刺方法。(汉英针灸辞典)

嘶字诀 si zi jue

【英文名】Si-character Formula

【定义】气功术语。气功口诀。为运气上升时,可用本口诀。方法:齿轻闭,唇微张,上唇紧贴下牙,舌抵下牙,吸气入内时,发舌齿音,口念"嘶"字。发音要细长缓慢,均匀柔和,同时腹部凹入。可使真气由下丹田上升至胸部膻中。(汉英双解中医大辞典)

噙化疗法 qin hua liao fa

【英文名】Administration of Pill Held in the Mouth

【异名】噙化(汉英双解实用中医词汇)

【定义】治法。将丸剂或片剂药物噙在口中含化,用以治疗疾病的方法。适用于口腔、咽喉疾病及胸痹心痛、厥心痛等病。(中华人民共和国国家标准中医临床诊疗术语-治法)

踝点 huai dian

【英文名】Ankle Point (Hand)

【定义】手针穴位名。在拇指掌指关节桡侧赤白肉际。主治踝关节痛。(普通高等教育中医药类规划教材)

踝耳穴 huai er xue

【英文名】Ankle Point (Ear)

【异名】AH_3(中华人民共和国国家标准-耳穴名称与部位)

【定义】腧穴。耳穴名。在趾、跟区下方处,即对耳轮3区。(中华人民共和国国家标准-耳穴名称与部位)

踝部进针点 huai bu jin zhen dian

【英文名】Inserting Points on the Ankle

【定义】腕踝针穴位名。指在腕踝针中选用的分布在踝部的六个腧穴,约在内、外踝最高点上三横指(相当于悬钟、三阴交)一圈处。(汉英针灸辞典)

踩跷法 cai qiao fa

【英文名】Treading Manipulation

【异名】踩法(中国中医药学主题词表);踩跷法(普通高等教育中医药类规划教材)

【定义】推拿手法。被操作者取俯卧位,胸及小腹下各垫置数只枕头,使身体腾空,医生用单足足尖、或双足立于其腰脊间,作上下颠动。颠动时要用双手上扶攀木,以调节力量,用力要均匀,颠动速度为每分钟120次左右。被操作者在操作前要排空大小便,操作中切忌屏气和硬撑。本法常用于外伤腰痛。(中国推拿)

暴病者取之太阳 bao bing zhe qu zhi tai yang

【英文名】For Acute Diseases Taiyang Meridian can be Chosen for Acupuncture Treatment

【定义】针灸学名词。针灸治疗原则。出《灵枢·根结》。指对急暴病症可以从太阳经着手治疗。(中医大辞典)

蝴蝶双飞 hu die shuang fei

【英文名】Two-Butterfly-Whirling Manipulation

【定义】推拿手法。是指一指禅偏峰推法两手同时操作。(中国推拿手法学)

蝶转法 die zhuan fa

【英文名】Butterfly-Whirling Manipulation

【定义】推拿手法。用手掌平复于治疗部位,手掌不要移动,而作缓慢柔和的顺时针方向旋压。着力点依照小鱼际、掌根、大鱼际、四指端的次序反复周旋,如一只碟子在台面上盘旋之状。有温通气血,缓解

脘腹疼痛作用。主治脘腹疼痛。(汉英双解中医大辞典)

墨子行气法 mo zi xing qi fa

【英文名】Mo-tse's Qi-Circulation Qigong

【定义】气功功法。是托名墨子而引动内气,为布气打基础的一种行气功法。见于宋《云笈七籤》卷59中。其方法:正仰卧,握固,叩齿,漱口咽津,缩鼻徐徐纳气,将极满,以口徐徐吐之,吐后一咽,又复鼻纳气,口吐之;凡纳气,则气上升,吐气则气下降。待自觉气行周身,可于月一日尽十五日,念令气从手十指出,十六日尽月晦,念气从足十趾出。引之既久,则能自觉气从手足十指通。(中医大辞典)

镇定 zhen ding

【英文名】Zhending Manipulation

【定义】推拿手法。见杜自明《中医正骨经验概述》。在使用分筋或理筋等手法结束时,保持手法的短暂静止状态,以巩固和加强其展筋定痛等作用的一类手法。操作方法有两种:1、用手指或手掌静压在患处片刻。2、用手握住患部肢体的远端,将患部固定在有利于恢复的姿势,停留片刻。(中医大辞典)

镇痛 zhen tong

【英文名】Alleviating Pain

【定义】治法。泛指运用具有止痛作用的中药或外治法治疗痛证的方法。(普通高等教育中医药类规划教材)

镇咳耳穴 zhen ke er xue

【英文名】Antibechic Point (Ear)

【定义】腧穴。耳穴名。位于脑干穴与脑点之间。主治各种原因引起的咳嗽。(汉英针灸辞典)

镇痉开窍 zhen jing kai qiao

【英文名】Relieving Convulsion and Awaking; Relieve Convulsion and Induce Resuscitation

【定义】治法。通过重镇熄风以开窍醒神,适用于闭证的治疗方法。(普通高等教育中医药类规划教材)

镇痉熄风 zhen jing xi feng

【英文名】Relieve Convulsion to Stop Endogenous Wind

【异名】熄风定痉(中华人民共和国国家标准中医临床诊疗术语-治法);熄风解痉(中华人民共和国国家标准中医临床诊疗术语-治法)

【定义】治法。具有熄风止痉作用,适用于肝风内动证所见抽搐等的治疗方法。(中华人民共和国国家标准中医临床诊疗术语-治法)

镇惊安神 zhen jing an shen

【英文名】Relieving Convulsion and Tranquilizing the Mind

【异名】镇心安神(中华人民共和国国家标准中医临床诊疗术语-治法)

【定义】治法。用重镇之品安神定志,适用于惊伤神气证、恐伤神气证的治疗方法。(中华人民共和国国家标准中医临床诊疗术语-治法)

镇痛不全 zhen tong bu quan

【英文名】Incomplete Analgesia

【定义】针灸学术语。指用针刺或其它方法产生的输出抗痛信息的作用不能完全抵消手术引起的致痛信息。(汉英针灸辞典)

镇静耳穴 zhen jing er xue

【英文名】Sedation Point (Ear)

【定义】腧穴。耳穴名。位于颈感穴与上肢穴连线的中点。具有镇静作用。(汉英针灸辞典)

靠山穴 kao shan xue

【英文名】Kaoshan Point

【定义】腧穴。经外奇穴。位于腕横纹桡侧端,腕横纹稍前方。左右计二穴。(中国针灸大辞典)

靠坐式 kao zuo shi

【英文名】Leaning-Sitting Posture

【定义】气功术语。气功调身法。即靠椅或靠墙而坐,膝关节部位呈直角,两脚分开与肩同宽,脚底贴放地面,松踝,松髋,直背竖颈,微收下颌,头正顶平,沉肩松臂,手心向下,自然放在左右腿上,口齿合拢,舌抵上腭。结合呼吸练功。适用于年老体弱者练习。(汉英双解中医大辞典)

箭腿压法 jian tui ya fa

【英文名】Practising Skills by Leg Stretching in Bow-and-Arrow Step

【定义】推拿学名词。练功方法。见上海中医学院附属推拿学校《推拿学》。两人对练,各自两手撑腰。取弓箭步,两人前腿相靠,轮流相压。(中医大辞典)

膝下穴 xi xia xue

【英文名】Xixia Point

【定义】腧穴。经外奇穴。位于髌骨下缘与髌缘韧带交接处。主治胫骨痛。艾条灸3分钟。(汉英针灸辞典)

膝外穴 xi wai xue

【英文名】Xiwai Point

【定义】腧穴。经外奇穴。位于腘横纹外侧端,股二头肌腱前缘处。主治淋巴结核。艾灸随年壮。(汉英针灸辞典)

膝耳穴 xi er xue

【英文名】Knee Point (Ear)

【异名】AH_4(中华人民共和国国家标准-耳穴名称与部位)

【定义】腧穴。耳穴名。在对耳轮上脚中1/3处,即对耳轮4区。(中华人民共和国国家标准-耳穴名称

与部位)

膝关穴 xi guan xue

【英文名】Xiguan Point

【异名】LR7(中华人民共和国国家标准-经穴部位)

【定义】腧穴。属足厥阴肝经。位于阴陵泉穴后1寸处。(中华人民共和国国家标准-经穴部位)

膝顶法 xi ding fa

【英文名】Knee-Pushing Reduction

【定义】治法。用于肩关节脱位的整复方法。患者正坐,医者立于患侧身旁,一足踏于凳上,以膝顶于肋肋之上,两手握住患臂往外拉,同时以膝往里顶,有滑动感时,即已复位。(汉英双解中医大辞典)

膝旁穴 xi pang xue

【英文名】Xipang Point

【定义】腧穴。经外奇穴。位于腘横纹两端,每侧二穴。主治膝痛、腰痛。艾炷灸三壮。(汉英针灸辞典)

膝眼穴 xi yan xue

【英文名】Xiyan Point

【异名】EX-LE5(中华人民共和国国家标准-经穴部位);膝目(汉英针灸辞典)

【定义】腧穴。经外奇穴。位于髌骨下缘下1寸,髌缘韧带两侧凹陷中。主治膝关节肿痛、中风瘫痪。直刺0.5寸;艾炷灸7壮,或艾条灸5~7分钟。(汉英针灸辞典)

膝上二穴 xi shang er xue

【英文名】Xishanger Point

【定义】腧穴。经外奇穴。位于膝部,髌骨上缘,股直肌腱两侧凹陷中。左右共四穴。(实用针灸辞典)

膝阳关穴 xi yang guan xue

【英文名】Xiyangguan Point

【异名】G33(针灸穴名国际标准化手册);GB33(中华人民共和国国家标准-经穴部位)

【定义】腧穴。属足少阳胆经。位于阳陵泉穴直上3寸,股骨外上髁的上方凹陷中。主治膝肿痛、小腿麻木。直刺0.8寸。(汉英针灸辞典)

膝关节摇法 xi guan jie yao fa

【英文名】Rotating Manipulation of Knee Joint

【定义】推拿手法。患者取仰卧位,患肢屈膝屈髋。医者站于其侧方,一手扶住膝关节上方,另一手握住其小腿下端,两手协同用力,使膝关节屈曲90度左右,然后作膝关节顺时针或逆时针方向的缓慢环转运动。(普通高等教育中医药类规划教材)

膝顶复位法 xi ding fu wei fa

【英文名】Knee-Pushing Reduction

【定义】治法。治疗锁骨骨折的方法。令患者坐凳上挺胸抬头,双臂外展,双手叉腰。助手在背后一足踏于凳缘上,将膝部顶患者背部正中,双手握其两肩外侧,向背后徐徐拔伸,使患者挺胸、肩部后伸,以矫正骨折端重叠移位,并使骨折远端向上向后凑对骨折近端。术者立于患者前方,以两手拇、食、中指分别捏住骨折近、远端,用捺正手法矫正侧方移位,骨折即可复位。(汉英双解中医大辞典)

膝关节拔伸法 xi guan jie ba shen fa

【英文名】Traction and Counter-Traction of Knee Joint

【定义】推拿手法。患者俯卧,患肢屈曲90度,医者站于患侧,用一侧膝部按住大腿后侧下端,用双手握其踝部,向上拔伸膝关节,或者患者下肢自然伸直,助手双手抱住患侧大腿远端,医者双手握住小腿,两人协调用力,向相反方向持续拔伸。(中国推拿手法学)

膝顶牵拉屈肘复位法 xi ding qian la qu zhou fu wei fa

【英文名】Knee-Pushing and Elbow-Pulling-Flexing Reduction

【定义】治法。是肘关节后脱位的一种治疗方法。患者取坐位,术者与患者面部相对,用患肢同侧的膝部顶压肘前肱骨的下端,双手握住患肢腕部,在持续牵引下,感到复位的响声,使肘关节屈曲,表明复位已成功。(汉英双解中医大辞典)

摩目 mo mu

【英文名】Rubbing Eyes

【定义】推拿方法。自我推拿方法名,即熨目。《诸病源候论·目茫茫候》:"以热指摩目二七,令人目不瞑"。(中医大辞典)

摩胁 mo xie

【英文名】Rubbing Flanks

【定义】推拿方法。见《圣济总录》卷一百九十九。抚摩两侧胁肋部。有消食导滞,疏肝利气等作用。《厘正按摩要术》:"摩左右胁,左右胁在胸腹两旁肋膊处,以掌心横摩两边,得八十一次,治食积痰滞"。(中医大辞典)

摩法 mo fa

【英文名】Rubbing Manipulation

【定义】推拿手法。用手掌面或手指指面附着于一定部位上,以腕关节连同前臂作轻缓而有节律的盘旋摩擦。功能和中理气,消积导滞,调节胃肠蠕动。主治消化道疾患及软组织急性损伤肿痛者。(汉英双解中医大辞典)

摩面 mo mian

【英文名】Rubbing Face

【定义】推拿方法。即浴面法。《诸病源候论·时气候》:"摩手掌令热,以摩面从上下二七止,去肝气,令面有光"。(中医大辞典)

摩脐 mo qi

【英文名】Rubbing Umbilicus

【定义】推拿手法。即用四指或掌心在脐穴上施用摩法。功能温阳散寒，补益气血，健脾和胃，消食导滞。常用于治疗腹泻、呕吐、腹痛、疳积、痢疾等。(汉英双解中医大辞典)

摩腹 mo fu

【英文名】Massage Abdomen; Rub the Abdomen

【异名】摩腹法(中国推拿手法学)

【定义】①推拿学名词。以掌摩法和指摩法按一定技术要求在脘腹部操作的推拿手法。(中国推拿手法学)②气功功法名。十二段锦内容之一。以两手相搓至热，然后相叠(男右手按在左手背上，女子相反)，用掌心在脐的周围由右向左按顺时针方向，分小、中、大圈各转摩12次。本法能调节肠胃功能，促进消化，对腹痛、腹泻、消化不良等病有效。(汉英双解中医大辞典)

摩中脘 mo zhong wan

【英文名】Rubbing Zhongwan

【定义】推拿手法。即用掌心或四指在中脘穴施用摩法。具有健脾和胃，消食和中的功效。常用于治疗食积、呕吐、腹痛、腹胀等消化系统病症。(汉英双解中医大辞典)

摩内肾 mo nei shen

【英文名】Rubbing Neishen

【定义】推拿学名词。十二段锦之一。将两手掌心在腰部两侧肾俞穴处作上下摩擦50～100次。有固肾壮阳，防治腰痛、遗精、月经不调等功用。(汉英双解中医大辞典)

摩丹田 mo dan tian

【英文名】Rubbing Dantian

【定义】推拿手法。即用掌心或四指在丹田穴施用摩法。具有培肾固本，温补下元，分清泌浊的功效，常用于治疗遗尿、尿潴留、腹泻、脱肛等。(汉英双解中医大辞典)

摩夹脊 mo jia ji

【英文名】Rubbing Jiaji

【定义】推拿学名词。十二段锦之一。继摩内肾之后，随将两手下移，在骶椎至尾椎两侧摩擦50～100次，有防治腰痛、遗精、闭经、痔疾、脱肛以及下肢乏力等功用。(汉英双解中医大辞典)

摩治法 mo zhi fa

【英文名】Treatment by Massage

【定义】推拿学名词。用推拿治病的方法。《石室秘录·摩治法》："摩治者，抚摩以之也。譬如手足疼痛、脏腑癥结、颈项强直、口眼歪斜是也。法当以人手为之按摩，则气血流通，痰病易愈"。(中医大辞典)

摩脊法 mo ji fa

【英文名】Rubbing Child's Back

【定义】推拿方法。小儿推拿方法名。可预防痘疹。明·张浩《仁术便览》卷四："摩脊法：小儿痘疹未出之先宜以手蘸油摩儿背脊中间，痘疮出稀少，预解胎毒，或不生。"明·俞弁《续医说·摩脊法》："此亦古人推摩之法。盖所以散寒水逆流之毒，背为太阳膀胱经也，正与东垣论相合。"亦可用治小儿惊风发搐等症。(中医大辞典)

摩擦类手法 mo ca lei shou fa

【英文名】Rubbing-Scrubbing Manipulations

【定义】推拿学名词。推拿手法的一类。以掌、指或肘贴附在体表作直线或环旋移动。包括摩法、推法、擦法等。(汉英双解中医大辞典)

瘢痕灸 ban hen jiu

【英文名】Scarring Moxibustion

【异名】化脓灸(普通高等教育中医药类规划教材)

【定义】灸法。用黄豆大或者枣核大的艾炷直接放在穴位上施灸，局部组织烫伤后，无菌性化脓现象，能改善体质，增强机体的抵抗力，从而起到治疗和保健作用。(普通高等教育中医药类规划教材)

劆法 lian fa

【英文名】Therapy of Scraping with Blade in Ophthalmologic Operation

【定义】治法。眼科手术方法。见《外台秘要》卷十一。"劆者，或以针锋微刺之，或以灯心草微刮之也。"(《医宗金鉴·眼科心法要诀》)。适用于椒疮、粟疮等的治疗。(中医大辞典)

潜阳 qian yang

【英文名】Suppressing Liver-Yang

【定义】治法。治疗阴虚而肝阳上亢的治疗方法。常与平肝，滋阴法同用。(普通高等教育中医药类规划教材)

潜镇 qian zhen

【英文名】Calming and Suppressing the Asthenic Yang

【定义】治法。(镇潜)镇静安神药和潜阳药合用，以治疗因心神浮越表现惊悸失眠或肝阳上亢所致头痛眩晕。(汉英双解实用中医词汇)

潜伏期 qian fu qi

【英文名】Latent Period

【定义】针灸学名词。潜伏期是指针灸刺激开始，到针效出现的这段时间。(实验针灸学)

潜气内行 qian qi nei xing

【英文名】Circulation of Internal Qi in Body

【定义】气功术语。指气功锻炼到一定程度时，自己会感到内气随着呼吸节奏在体内运行。(汉英双解中医大辞典)

潜阳熄风 qian yang xi feng

【英文名】Subduing Hyperactivity of Yang and Calming

Wind

【定义】治法。具有平肝潜阳作用，适用于肝阳化风证的治疗方法。（中华人民共和国国家标准中医临床诊疗术语－治法）

潜降虚火 qian jiang xu huo

【英文名】Descending Deficiency-Fire

【定义】治法。具有清泄虚火、引火下潜作用，适用于虚火上炎证、虚阳浮越证、阴虚火旺证的治疗方法。（中华人民共和国国家标准中医临床诊疗术语－治法）

澄神 cheng shen

【英文名】Tranquility after Removing Distracting Thoughts

【定义】气功术语。指排除杂念后的思想宁静。陈西星《玄肤论》中说："凝神之要，莫先于澄神，澄神之要，莫先于遣欲。"《清静经》中也说："遣其欲而心目静，澄其心而神自清"。（中医大辞典）

潠 xun

【英文名】Sprinkle with Cold Water

【定义】治法。外治法。喷洒。古代以冷水喷浴使病人降温的方法。《伤寒论·太阳病篇》："病在阳，应以汗解之，反以冷水潠之，若灌之，其热被劫不得去……"。（中医大辞典）

额上穴 e shang xue

【英文名】Eshang Point

【定义】腧穴。经外奇穴。位于头部正中线，入前发际2.2寸处。主治小儿癫痫。艾炷灸3～7壮。（汉英针灸辞典）

额中穴 e zhong xue

【英文名】Ezhong Point

【定义】腧穴。经外奇穴。位于头部正中线，眉间直上1寸处。主治头痛、眩晕。直刺0.1～0.2寸；可灸。（汉英针灸辞典）

额中线 e zhong xian

【英文名】Middle Line of Forehead

【定义】头针刺激区。在额正中，属督脉。自神庭向前，透过前发际，沿皮刺1寸。主治神志病和鼻病等。（普通高等教育中医药类规划教材）

额耳穴 e er xue

【英文名】Forehead Point (Ear)

【异名】AT_1（中华人民共和国国家标准－耳穴名称与部位）

【定义】腧穴。耳穴名。在对耳屏外侧部的前面，即对耳屏1区。（中华人民共和国国家标准－耳穴名称与部位）

额旁一线 e pang yi xian

【英文名】Line One Lateral to Forehead

【定义】头针刺激区。在额中线外侧，直对目内眦，属足太阳膀胱经。自眉冲穴向前，透过前发际，沿皮刺1寸。主治胸部疾病和鼻病等。（普通高等教育中医药类规划教材）

额旁二线 e pang er xian

【英文名】Line Two Lateral to Forehead

【定义】头针刺激区。在额旁一线的外侧，直对瞳孔，属足少阳胆经。自头临泣穴向前，透过前发际，沿皮刺1寸。主治腹部疾病和眼病。（普通高等教育中医药类规划教材）

额旁三线 e pang san xian

【英文名】Line Three Lateral to Forehead

【定义】头针刺激区。在额旁二线的外侧，直对瞳孔，自足阳明胃经头维穴之内侧0.5寸处，向前透过前发际，沿皮刺1寸。主治功能性子宫出血、阳痿、早泄、子宫脱垂和眼病。（普通高等教育中医药类规划教材）

鹤顶穴 he ding xue

【英文名】Heding Point

【异名】EX-LE2（中华人民共和国国家标准－经穴部位）；膝顶（汉英针灸辞典）

【定义】腧穴。经外奇穴。位于膝髌骨上缘中点稍上方凹陷处。主治膝痛、足胫无力、下肢瘫痪、脚气等。（汉英双解中医大辞典）

鹤翔桩 he xiang zhuang

【英文名】Crane-Flying Qigong

【异名】鹤翔功（中国气功功法大全）

【定义】气功功法名。是一种动静相兼，调养相依，陶冶性情，养气揉体的功法。具有动作简明，简单易学，得气快，治病见效快的特点。（中国气功功法大全）

熨法 yun fa

【英文名】Hot Application Method; Medicated Ironing; Topical Application of Heated Powder

【定义】外治法。用药末或药物粗粒炒热布包外熨的方法。（中医大辞典）

熨烙法 yun luo fa

【英文名】Cauterization Therapy

【定义】外治法。为中医眼科的一种治疗方法。本法是以特制之烙器或火针熨烙患部，常在钩割后使用，其目的在于预防病变复发，且有止血的作用。主要用于一些药物治疗无效的外眼病。（汉英双解中医大辞典）

劈法 pi fa

【英文名】Splitting Manipulation

【定义】推拿手法。用手掌尺侧劈击指缝。（普通高等教育中医药类规划教材）

十六画

颞耳穴 nie er xue

【英文名】Temple Point (Ear)

【异名】AT_2(中华人民共和国国家标准－耳穴名称与部位)

【定义】腧穴。耳穴名。在对耳屏外侧部的中面,即对耳屏2区。(中华人民共和国国家标准－耳穴名称与部位)

颞后线 nie hou xian

【英文名】Posterior Temporal Line

【定义】头针刺激区。在颞部耳上方,属足少阳胆经。自率谷穴向前下方,沿皮刺1.5寸,达曲鬓穴。主治偏头痛、耳鸣、耳聋、眩晕等。(普通高等教育中医药类规划教材)

颞前线 nie qian xian

【英文名】Anterior Temporal Line

【定义】头针刺激区。在颞部鬓角内,属足少阳胆经、手少阳三焦经。自颔厌穴向下,沿皮刺向悬厘穴,主治头面颈病证,如瘫痪、麻木、疼痛、失语、齿病和眼病等。(普通高等教育中医药类规划教材)

颞颥穴 nie ru xue

【英文名】Nieru Point

【定义】腧穴。经外奇穴。位于眉外端与目外眦连线的中点。主治目疾、头痛。斜刺0.2寸。(汉英针灸辞典)

燕口穴 yan kou xue

【英文名】Yankou Point

【定义】腧穴。经外奇穴。位于面部,口角两旁赤白肉际。左右计二穴。(实用针灸辞典)

薄荷叶灸 bo he ye jiu

【英文名】Mint-Leaf Moxibustion

【定义】灸法。取鲜薄荷叶适量,捣烂如泥膏状,敷灸时手指轻压贴于患处。适用于治疗外感头痛。(普通高等教育中医药类规划教材)

薜息穴 bi xi xue

【英文名】Bixi Point

【定义】腧穴。经外奇穴。位于胸部,乳头直下,第五、六肋间处。左右计二穴。(实用针灸辞典)

颠簸法 dian bo fa

【英文名】Jolt Therapy

【定义】推拿手法。用双手托起腹部,作上下震荡,左右摇晃,或提放运动的手法。(中国推拿手法学)

整体性 zheng ti xing

【英文名】Integrity

【定义】针灸学名词。整体性是指其作用的范围具有整体性,即是针灸机体一定穴位,常发现对多个脏器的功能产生影响。(实验针灸学)

整体叩刺 zheng ti kou ci

【英文名】Knocking Needling of the Whole Spine

【定义】针刺手法。叩刺法。指先由背至骶,夹脊叩刺,后刺项部及患处。(汉英针灸辞典)

整体观念 zheng ti guan nian

【英文名】Concept of Wholism

【定义】中医学名词。中医诊疗疾病的一种思想方法。祖国医学认为人体是一个有机的整体,构成人体的各个组成部分之间,在结构上是不可分割的,在功能上是相互协调、相互为用的,在病理上是相互影响的,同时认为自然环境对人体生理、病理有不同程度的影响,既强调人体内部的协调完整性,也重视人体与外界环境的统一性。这种内外环境的统一性,机体自身整体性的思想,称之为整体观念。它是中医学基本特点之一。(中医大辞典)

整复疗法 zheng fu liao fa

【英文名】Reduction Therapy

【定义】治法。是指通过手法或手法为主,并借助于器械,使移位的筋骨恢复其原来的位置,以治疗筋骨损伤的一种方法。(中国中医独特疗法大全)

整复运动手法 zheng fu yun dong shou fa

【英文名】Reduction Manipulation

【定义】治法。指对关节作某一特定方向的强制性运动,以达到分解粘连,整复错位目的的手法。(普通高等教育中医药类规划教材)

醒脾 xing pi

【英文名】Enlivening the Spleen

【定义】治法。指用芳香健脾药健运脾气以治疗脾为湿困,运化无力的病证。(汉英双解实用中医词汇)

醒脑开窍 xing nao kai qiao

【英文名】Awakening Brain and Opening Orifices; Consciousness Restoration and Resuscitation

【定义】治法。通过运用芳香醒脑药达到开窍目的的治疗方法。(普通高等教育中医药类规划教材)

擅法 shan fa

【英文名】Palms Pressing Manipulation

【定义】推拿手法。双手掌重叠,平放于施治部位,以寸劲向下擅压。(普通高等教育中医药类规划教材)

踵息 zhong xi

【英文名】Sole Breathing

【定义】气功术语。指极度深长的呼吸。犹如吸达于踵,呼从踵出。(汉英双解中医大辞典)

器械按摩法 qi xie an mo fa

【英文名】Massage with Appliance

【定义】推拿手法。为增强按摩刺激强度,提高临床效果,采用不同形状的工具和操作方法作用于人体,提高机体功能。比手法操作刺激强度大,力量深透。(汉英双解中医大辞典)

赞刺 zan ci

【英文名】Repeated Shallow Puncture

【定义】针刺手法。本法直入直出,刺入浅而出针快,是连续分散浅刺出血的刺法,用治痈肿、丹毒等症。"赞"是赞助其消散的意思,故称赞刺。(普通高等教育中医药类规划教材)

瘰疬穴 lei li xue

【英文名】Leili Point

【定义】腧穴。经外奇穴。位于第六胸椎棘突旁开0.5寸处。主治淋巴结核。艾条灸3~15分钟。(中医大辞典)

辨证 bian zheng

【英文名】Syndrome Differentiation

【定义】中医诊断学术语。在中医学理论指导下,对从病人得到的各种临床资料进行分析、综合,从而对疾病当前的病位与病因病性等本质作出判断,并概括为完整证名的诊断思维过程。(中医诊断学)

辨病 bian bing

【英文名】Differentiation of Disease according to TCM

【定义】中医诊断学名词。收集病人的临床资料,在中医学理论指导下进行分析综合、确定病种,并对该病的基本规律与特征有一整体的诊断思维过程。(中医诊断学)

辨痰 bian tan

【英文名】Differentiating Phlegm

【定义】诊法。辨别痰的性状,作为辨证的参考。从痰的颜色、稀稠、形状、气味等方面辨别。一般寒痰色青,湿痰色白,火痰色灰黑,热痰色黄。形如败絮,色如煤炲的是老痰。滑而易咯出,是脾的湿痰;燥而难咯出,是肺的燥痰;青而多泡沫,是肝的风痰;坚而成块,属心的热痰;带有黑点而清稀,是肾的寒痰。(汉英双解中医大辞典)

辨疮疡 bian chuang yang

【英文名】Differentiation of Sore

【定义】诊法。通过观察疮疡红肿情况、皮肤颜色、肿块硬度、疼痛及感觉情况、脓液的稠稀、发病的缓急、病程的长短来辨别疮疡的属性。(汉英双解实用中医词汇)

辨络脉 bian luo mai

【英文名】Inspection of Luo-Vessel

【定义】诊法。望诊。通过观察浅表的小血管的色泽和充盈度,结合皮肤的冷暖,帮助了解脏腑气血病变。(汉英双解实用中医词汇)

辨斑疹 bian ban zhen

【英文名】Differentiation of Maculas

【异名】辨斑疹顺逆(汉英双解中医大辞典)

【定义】诊法。斑疹轻重顺逆的辨识方法。大凡斑疹色泽红润,分布稀疏均匀,如撒于皮面之上,斑疹出后热势渐退,神清者为顺证,其病多轻;斑疹色泽深红或紫暗,分布稠密或疏密不均,根脚深而紧束,出后热反增高,神识不清者为逆证,其病多重。(汉英双解中医大辞典)

辨证分型 bian zheng fen xing

【英文名】Syndrome Differentiation and Classification

【定义】中医诊断学术语。对病人的临床资料进行分析、综合,从而判断病位、病因与病性等,并概括为完整证名的诊断思维过程。(中医诊断学)

辨证方法 bian zheng fang fa

【英文名】Methods of Syndrome Differentiation

【定义】中医诊断学术语。研究辨别疾病证候的性质的思维方法。(中医诊断学)

辨证失误 bian zheng shi wu

【英文名】Errors in Syndrome Differentiation

【定义】中医诊断学术语。由于方法不正确,从而导致错误地判断疾病证候的证型。(中医诊断学)

辨证论治 bian zheng lun zhi

【英文名】Treatment Based on Syndrome Differentiation

【定义】中医诊断学术语。指理、法、方、药运用于临床的过程。即通过四诊、八纲、脏腑、病因、病机等的中医基本理论对病人表现的症状、体征进行综合分析,辨别为何种病证,并在此基础上定出治疗措施。(普通高等教育中医药类规划教材)

辨证求因 bian zheng qiu yin

【英文名】Differentiation Diagnosis Aiming at the Etiology

【定义】中医诊断学术语。通过分析疾病的症状和体征,从而找出它的病因和病机的一种方法。(汉英双解实用中医词汇)

辨证选穴 bian zheng xuan xue

【英文名】Point Selection in accordance with Syndrome Differentiation

【定义】针灸学名词。根据辨证施治的原则,分析病证与脏腑、经络之间的关系,选取有关穴位。(汉英双解针灸大辞典)

辨证施功 bian zheng shi gong

【英文名】Application of Qigong Based on Syndrome Differentiation

【定义】气功术语。将四诊所收集的资料通过分析概括辨证为某种证,然后根据辨证的结果确定相应的治疗功法。(中医基础理论)

辨证施护 bian zheng shi hu

【英文名】Nursing Based on Syndrome Differentiation

【定义】中医学术语。将四诊所收集的资料通过分析概括判断为某种证,然后根据辨证的结果确定相应的护理方法。(中医基础理论)

辨病论治 bian bing lun zhi

【英文名】Treatment Based on Differentiation of Diseases according to TCM

【定义】中医诊断学名词。在确立疾病的诊断之后根据疾病确定治疗的原则。(中医基础理论)

辨病与诊法相结合 bian bing yu zhen fa xiang jie he

【英文名】Combination of Differentiation of Diseases and Diagnostic Methods

【定义】中医诊断学名词。即病名的诊断,有助于把握病证规律和指导病证的治疗。(中医诊断学)

辨病与辨证相结合 bian bing yu bian zheng xiang jie he

【英文名】Combination of Diagnosis of Diseases and Differentiation of Syndromes

【定义】中医诊断学名词。在诊断疾病过程中将辨病与辨证相结合,可深化对疾病本质的认识,使诊断更为全面准确,治疗更有针对性、全局性。(中医诊断学)

燉 dun

【英文名】Cooking Drug by Putting the Drug Container into Boiling Water

【定义】中医学名词。将药物与辅料密封于同一容器内,放入锅内加热煮沸一定时间。(汉英双解实用中医词汇)

凝神 ning shen

【英文名】Concentrating Mind

【定义】气功术语。指练功时,排除杂念,思想宁静,把意念集中在身体的某个部位(一般为下丹田),从而使整体处在安宁的状态。(汉英双解中医大辞典)

凝神入气穴 ning shen ru qi xue

【英文名】Concentrate Mind to Send Qi into Dantian

【定义】气功术语。指练功时,排除杂念,把意念集中在下丹田的部位,轻松自然地守着它,从而达到入静状态,并促使精气产生和旺盛,为精气充足后,沿任督二脉运行打下基础。(汉英双解中医大辞典)

激光疗法 ji guang liao fa

【英文名】Laser Therapeutics

【定义】治法。通过激光产生的微热、压力和电磁波来刺激人体穴位并输入能量,调节机体功能。适用于治疗高血压、支气管哮喘、慢性前列腺炎、失眠、过敏性鼻炎等证。(普通高等教育中医药类规划教材)

激素点耳穴 ji su dian er xue

【英文名】Hormone Point (Ear)

【定义】腧穴。耳穴名。位于屏间切迹底部,内分泌穴与内鼻穴之间。具有消炎、抗过敏、抗风湿作用。(汉英针灸辞典)

激发循经感传 ji fa xun jing gan chuan

【英文名】Stimulated Sensation Transmission along Meridians

【定义】针灸学名词。指运用一定的方法促进循经感传发生的过程。(新编针灸大辞典)

激光穴位照射 ji guang xue wei zhao she

【英文名】Laser Irradiation of Acupoints

【异名】光针(汉英双解针灸大辞典);激光针(汉英双解针灸大辞典)

【定义】针灸方法。激光穴位照射是利用低功率激光束直接照射穴位以治疗疾病的方法。(普通高等教育中医药类规划教材)

寰枢关节扳法 huan shu guan jie ban fa

【英文名】Pulling Manipulation of Atlanto-axial Joint

【定义】推拿手法。指医者双手向同一方向用力对患者环枢关节施行扳法的手法。(普通高等教育中医药类规划教材)

避孕 bi yun

【英文名】Contraception

【定义】治法。阻止卵子与精子相结合,使不受孕。(现代汉语新词典)

十七画

藏俞 zang shu

【英文名】Zang Shu

【定义】针灸学名词。指五脏所属阴经的五腧穴。(汉英针灸辞典)

薰洗 xun xi

【英文名】Steaming Therapy

【定义】治法。利用药液加热蒸发的气体进行治疗的方法。(实用外治临床大全)

薰蒸疗法 xun zheng liao fa

【英文名】Fumigating Therapy

【定义】治法。是利用药物加水煮沸后所产生的药蒸汽薰蒸患处以治疗疾病的方法。(中国中医独特疗法大全)

擦肘 ca zhou

【英文名】Scrubbing Elbow

【定义】推拿手法。自我推拿方法。一手掌心紧贴肘关节,上下周围擦热为宜。适用于上肢肘部保健。(汉英双解中医大辞典)

擦胁 ca xie

【英文名】Scrubbing Flank

【定义】推拿手法。自我推拿方法。以两手大鱼际紧

贴两侧胁部，作前后往返擦动，快速有劲，擦热为止。可达健胃之目的。主治纳呆、腹胀。（汉英双解中医大辞典）

擦法 ca fa

【英文名】Scrubbing Manipulation

【定义】推拿手法。用手掌的大鱼际、掌根或小鱼际附着在一定部位，进行直线来回摩擦。频率每分钟100～120次。具有温经通络，行气活血，消肿止痛，健脾和胃等作用。治疗内脏虚损及气血功能失常的病症。（汉英双解中医大辞典）

擦肩 ca jian

【英文名】Scrubbing Shoulder

【定义】推拿手法。自我推拿方法。一手掌心紧贴肩部体表，上下擦动，以热为宜。适用于上肢肩部保健。（汉英双解中医大辞典）

擦面 ca mian

【英文名】Scrubbing Face

【定义】气功功法名。保健功内容。即先将两手掌互擦发热，再用手掌由前额经鼻两侧擦至下颌，再由下颌反上擦至前额，反复进行，共36次。本功法可促进面部血液循环，增强颜面神经活动，如能长年坚持，可使面色红润光泽，少生皱纹。（汉英双解中医大辞典）

擦胸 ca xiong

【英文名】Scrubbing Chest

【定义】推拿手法。自我推拿方法。一手大鱼际紧贴胸部体表，往返用力擦，防止破皮，发热为止。功能宽胸理气。主治胸闷、胸痹。（汉英双解中医大辞典）

擦腰 ca yao

【英文名】Scrubbing Waist

【定义】气功功法名。保健功。即搓热两手，分别擦背下、腰部，左右两手交替上下进行，总计24次。有舒筋活血、温补肾阳之功效。能够防治腰背痛和肺、肾疾患。（汉英双解中医大辞典）

擦少腹 ca shao fu

【英文名】Scrubbing Lower Abdomen

【定义】推拿手法。自我推拿方法。以两手小鱼际紧贴肚旁（天枢穴上下），作上下往返擦动，发热为止。功能健胃。主治食欲不振、脘腹胀满。（汉英双解中医大辞典）

擦手背 ca shou bei

【英文名】Scrubbing Dorsum of Hand

【定义】推拿手法。自我推拿方法。以两手手掌和手背互相用力，由慢而快，擦热为止。适用于自我保健。（汉英双解中医大辞典）

擦丹田 ca dan tian

【英文名】Rubbing Dantian

【定义】气功功法名。保健功。先将两手搓热，用左掌从右下腹开始，沿顺时针方向绕脐作圆周运动擦腹部100圈；再将两手搓热，换右掌用上法擦腹部100圈。本功法可调整内脏活动，增强内脏功能，促进消化吸收，防治腹胀、便秘等。（汉英双解中医大辞典）

擦涌泉 ca yong quan

【英文名】Scrubbing Yongquan

【定义】气功功法名。赤两足，依次用一手握足趾，一手摩擦足心涌泉穴，左右各100次，觉足心热，将脚趾缓缓活动，倦则少歇。本功法可调节心脏功能，降低血压，补益肾元，强足力，除湿气。治头晕目眩。（汉英双解中医大辞典）

擦牙疗法 ca ya liao fa

【英文名】Rubbing the Tooth Therapy

【定义】治法。是用药物牙膏擦牙以洁口固齿。防治牙病的一种方法。（中国中医独特疗法大全）

翳风穴 yi feng xue

【英文名】Yifeng Point

【异名】SJ17（中华人民共和国国家标准－经穴部位）

【定义】腧穴。属手少阳三焦经。在耳垂后方，当乳突与下颌角之间的凹陷处。（中华人民共和国国家标准－经穴部位）

翳明穴 yi ming xue

【英文名】Yiming Point

【异名】EX-HN14（中华人民共和国国家标准－经穴部位）

【定义】腧穴。经外奇穴。在项部，当翳风后1寸。（中华人民共和国国家标准－经穴部位）

翳明下穴 yi ming xia xue

【英文名】Yimingxia Point

【定义】腧穴。经外奇穴。位于颞部，胸锁乳突肌停止部，颞骨乳突下0.5寸处，即翳明穴下0.5寸处。左右计二穴。（实用针灸辞典）

瞳子髎穴 tong zi liao xue

【英文名】Tongziliao Point

【异名】GB1（中华人民共和国国家标准－经穴部位）

【定义】腧穴。属足少阳胆经。在面部，目外眦旁，当眶外侧缘处。（中华人民共和国国家标准－经穴部位）

髀关穴 bi guan xue

【英文名】Biguan Point

【异名】ST31（中华人民共和国国家标准－经穴部位）

【定义】腧穴。属足阳明胃经。在大腿前面，当髂前上棘与髌底外侧端的连线上，屈股时，平会阴，居缝匠肌外侧凹陷处。（中华人民共和国国家标准－经穴部位）

鍉针 ti zhen
【英文名】Blunt Needle
【定义】针具名。古代九针之一。临床用以按压经穴,不刺入皮肤。也具有疏通经络的作用。对于畏针之人尤为适用。(汉英双解中医大辞典)

鍉针疗法 ti zhen liao fa
【英文名】Blunt-Needle Therapy
【定义】针灸学名词。指用鍉针按压穴位,以治疗疾病的方法。(汉英针灸辞典)

膻中穴 dan zhong xue
【英文名】Danzhong Point
【异名】RN17(中华人民共和国国家标准-经穴部位)
【定义】腧穴。属任脉。在胸部,当前正中线上,平第四肋间,两乳头连线的中点。(中华人民共和国国家标准-经穴部位)

膺俞穴 ying shu xue
【英文名】Yingshu Point
【定义】①腧穴。属手太阴肺经。中府穴别名。参见中府穴。(汉英针灸辞典)②针灸学名词。指胸膺部的十二个穴位,即云门、中府、周荣、胸乡、天溪、食窦六穴,左右共十二穴。(汉英针灸辞典)

膺窗穴 ying chuang xue
【英文名】Yingchuang Point
【异名】ST16(中华人民共和国国家标准-经穴部位)
【定义】腧穴。属足阳明胃经。在胸部,当第三肋间隙,距前正中线4寸。(中华人民共和国国家标准-经穴部位)

膺俞十二穴 ying shu shi er xue
【英文名】Twelve Chest-Shu Points
【定义】针灸学名词。胸两旁的十二个穴位。即云门、中府、周荣、胸乡、天溪、食窦,左右共十二穴。(汉英针灸辞典)

燥湿 zao shi
【英文名】Eliminating Dampness
【定义】治法。具有燥湿作用,适用于湿邪阻滞证的治疗方法。(普通高等教育中医药类规划教材)

燥可去湿 zao ke qu shi
【英文名】Prescription with Drying Effect can Expel Dampness
【定义】治法。用燥湿的药物,能够治疗湿浊内盛,胸痞腹满之中焦湿邪。如因水湿停滞引起的水肿、小便不利,痰湿引起的咳嗽、气喘,湿阻中焦之脘腹胀满,倦怠厌食等。(汉英双解实用中医词汇)

燥证辨证 zao zheng bian zheng
【英文名】Differentiation of Dry Syndrome
【定义】中医诊断学名词。判断疾病证候的性质是否为燥证的方法。(中医诊断学)

燥者濡之 zao zhe ru zhi
【英文名】Dryness-Syndrome Should be Treated with Moistening Therapy
【定义】治则。因燥邪所致的阴津亏损的疾病,一般宜用滋润的方药进行治疗。(汉英双解实用中医词汇)

燥湿化浊 zao shi hua zhuo
【英文名】Eliminating Dampness and Resolving Turbid Pathogen
【定义】治法。用苦寒辛燥之品,燥湿化浊,适用于湿邪阻滞证的治疗方法。(中华人民共和国国家标准中医临床诊疗术语-治法)

燥湿化痰 zao shi hua tan
【英文名】Eliminating Dampness and Resolving Phlegm
【异名】祛湿化痰(中华人民共和国国家标准中医临床诊疗术语-治法)
【定义】治法。泛指有燥湿化痰作用,适用于湿痰证的治疗方法。(中华人民共和国国家标准中医临床诊疗术语-治法)

燥湿行气 zao shi xing qi
【英文名】Eliminating Dampness and Promoting the Circulation of Qi
【异名】燥湿行滞(中华人民共和国国家标准中医临床诊疗术语-治法)
【定义】治法。理气行滞药与辛燥祛湿药并用,适用于气滞湿阻证的治疗方法。(中华人民共和国国家标准中医临床诊疗术语-治法)

燥湿运脾 zao shi yun pi
【英文名】Removing Dampness and Activating the Spleen
【异名】燥湿健脾(中华人民共和国国家标准中医临床诊疗术语-治法)
【定义】治法。用辛燥之品,通过燥湿而使脾气健运,适用于湿困脾阳证的治疗方法。(中华人民共和国国家标准中医临床诊疗术语-治法)

燥湿和胃 zao shi he wei
【英文名】Elimilating Dampness and Regulating the Stomach
【异名】燥湿和中(中华人民共和国国家标准中医临床诊疗术语-治法)
【定义】治法。用辛燥之品,通过燥湿而达到宽中和胃目的,适用于湿阻中焦的治疗方法。(中华人民共和国国家标准中医临床诊疗术语-治法)

燥湿敛疮 zao shi lian chuang
【英文名】Eliminating Dampness and Healing up Sores
【定义】治法。运用具有燥湿和敛疮作用的方药,达到促进新肉生长,加速疮口愈合目的的治疗方法。(中华人民共和国国家标准中医临床诊疗术语-治

法）

濡筋骨 ru jin gu

【英文名】Nourish the Tendons and Bones

【定义】中医学名词。经络生理功能。经络运行气血通达全身，营养各组织器官（包括筋骨），抗御外邪，保卫机体。（中医基础理论）

濡养脏腑组织 ru yang zang fu zu zhi

【英文名】Nourish Visceras and Tissues

【定义】中医学名词。经络生理功能。经络运行气血通达全身，营养各组织器官，抗御外邪，保卫机体。（中医基础理论）

豁痰开窍 huo tan kai qiao

【英文名】Eliminating Phlegm for Resuscitation；Eliminating Phlegm to Open Orifices

【异名】化痰开窍（中华人民共和国国家标准中医临床诊疗术语－治法）；祛痰开窍（中华人民共和国国家标准中医临床诊疗术语－治法）；涤痰开窍（中华人民共和国国家标准中医临床诊疗术语－治法）

【定义】治法。通过祛除痰浊以宣闭开窍，适用于痰厥及痰迷心窍证的治疗方法。（中华人民共和国国家标准中医临床诊疗术语－治法）

臀耳穴 tun er xue

【英文名】Gluteus Point (Ear)

【异名】AH_7（中华人民共和国国家标准－耳穴名称与部位）

【定义】腧穴。耳穴名。在对耳轮下脚的后1/3处，即对耳轮7区。（中华人民共和国国家标准－耳穴名称与部位）

臂间穴 bi jian xue

【英文名】Bijian Point

【定义】腧穴。经外奇穴。位于掌长肌腱与桡侧腕屈肌腱之间，腕横纹上3.7寸处。主治臂痛。直刺0.3～0.5寸；艾条灸3～5分钟。（汉英针灸辞典）

臂臑穴 bi nao xue

【英文名】Binao Point

【异名】LI14（中华人民共和国国家标准－经穴部位）

【定义】腧穴。属手阳明大肠经。在臂外侧，三角肌止点处，当曲池与肩髃穴连线上，曲池上7寸。（中华人民共和国国家标准－经穴部位）

十八画

髂髌中穴 qia bin zhong xue

【英文名】Qiabinzhong Point

【定义】腧穴。经外奇穴。位于大腿伸侧，伏兔穴上3寸外开1寸处。左右计二穴。（实用针灸辞典）

髂后上棘穴 qia hou shang ji xue

【英文名】Qiahoushangji Point

【定义】腧穴。经外奇穴。位于骶部，髂后上棘高点处。左右计二穴。（实用针灸辞典）

臑上穴 nao shang xue

【英文名】Naoshang Point

【定义】腧穴。经外奇穴。位于肩部，三角肌正中点。左右计二穴。（实用针灸辞典）

臑会穴 nao hui xue

【英文名】Naohui Point

【异名】SJ13（中华人民共和国国家标准－经穴部位）；臑交（汉英针灸辞典）；臑髎（汉英针灸辞典）

【定义】腧穴。属手少阳三焦经。在臂外侧，当肘尖与肩髎穴连线上，肩髎穴下3寸，三角肌的后下缘。（中华人民共和国国家标准－经穴部位）

臑俞穴 nao shu xue

【英文名】Naoshu Point

【异名】SI10（中华人民共和国国家标准－经穴部位）

【定义】腧穴。属手少阳小肠经。在肩部，当腋后纹头直上，肩胛冈下缘凹陷中。（中华人民共和国国家标准－经穴部位）

十九画

攀索叠砖 pan suo die zhuan

【英文名】Reduction by Grasping Rope and Standing on Bricks

【定义】治法。正骨手法。适用于胸、腰椎骨折脱位。亦可用于治疗闪腰岔气。用绳横结挂于高处，下叠砖左右各三块，患者立于砖上，双手攀绳，医者按扶患部，助手抽患者足下一砖，令患者直身挺胸，少顷再各抽一砖，如法三次，其足着地，使气舒瘀散，则椎骨复位。之后，外加竹帘围裹固定，仰卧，腰以下垫枕，勿左右移动。（汉英双解中医大辞典）

攀索整复位法 pan suo zheng fu wei fa

【英文名】Rope-Grasping Reduction

【定义】治法。此法适用于第八胸椎以下至腰骶的错位。患者双手攀绳索或单杠，双足离地，自然下垂，借以拉长背部肌肉或加宽椎骨的间隙，然后以手法整之。一侧错位，术者一手拇指按定错位下一棘突的健侧，另一手拇指向正中推错位的棘突，至两棘突的位置相齐后，即是复位。两侧错位，医者两拇指下压凸出的棘突，压平后即是复位。（汉英双解中医大辞典）

攒竹穴 cuan zhu xue

【英文名】Cuanzhu Point

【异名】BL2（中华人民共和国国家标准－经穴部位）；眉头（汉英双解针灸大辞典）；眉本（新编针灸大辞典）

【定义】腧穴。属足太阳膀胱经。在面部，当眉头陷中，眶上切迹处。（中华人民共和国国家标准－经穴部位）

髋耳穴 kuan er xue

【英文名】Hip Point（Ear）

【异名】AH_5（中华人民共和国国家标准－耳穴名称与部位）

【定义】腧穴。耳穴名。在对耳轮上脚下1/3处，即对耳轮5区。（中华人民共和国国家标准－耳穴名称与部位）

髋骨穴 kuan gu xue

【英文名】Kuangu Point

【异名】EX-LE1（中华人民共和国国家标准－经穴部位）

【定义】腧穴。经外奇穴。①位于梁丘穴旁开1.5寸处。每侧两穴。主治腿痛。直刺0.5～0.8寸；艾条灸5～7分钟。（汉英针灸辞典）②位于膝盖上，梁丘旁开1寸。主治两脚膝红肿痛，历节风。斜刺0.5～1寸，灸3～7壮或5～15分钟。（汉英双解中医大辞典）

髋关节摇法 kuan guan jie yao fa

【英文名】Rotating Manipulation of Hip Joint

【定义】推拿手法。患者取仰卧位，患肢屈髋屈膝。医者站于患侧，一手扶住其膝部，另一手握住其足跟部(踝部)，两手协同动作，使其髋关节屈曲90度左右，然后作顺时针方向或逆时针方向的环转运动。(普通高等教育中医药类规划教材)

二十画

髎髎穴 liao liao xue

【英文名】Liaoliao Point

【定义】腧穴。经外奇穴。位于膝部，股骨内上髁高点处。左右计二穴。（实用针灸辞典）

譩譆穴 yi xi xue

【英文名】Yixi Point

【异名】BL45（中华人民共和国国家标准－经穴部位）

【定义】腧穴。属足太阳膀胱经。在背部，当第六胸椎棘突下，旁开3寸。（中华人民共和国国家标准－经穴部位）

灌肠疗法 guan chang liao fa

【英文名】Enema Therapy

【定义】治法。是以中药药液或掺入散剂灌肠，以治疗疾病的一种方法。（中国中医独特疗法大全）

二十一画

髓会 sui hui

【英文名】Suihui；Confluence of Marrow

【定义】针灸学名词。八会穴之一。《难经·四十五难》："髓会绝骨"。绝骨即悬钟穴。说明本穴与"髓"有密切关系。凡髓病均可取用。但此说亦有异议者，《针灸素难要旨》引四明陈氏曰："脑为髓海，脑有枕骨穴，则当会于枕骨，绝骨误也"。（中医大辞典）

髓膏穴 sui gao xue

【英文名】Suigao Point

【定义】腧穴。经外奇穴。位于梁丘穴旁开1寸处。每侧两穴。主治膝关节痛。直刺0.5～0.8寸；艾条灸3～5分钟。（汉英针灸辞典）

髓会绝骨 sui hui jue gu

【英文名】Juegu being the Focus of Marrow；Juegu is the Influential Point of Marrow

【定义】针灸学名词。诸髓之精气聚会于绝骨穴。（汉英针灸辞典）

癫痫穴 dian xian xue

【英文名】Dianxian Point

【定义】腧穴。经外奇穴。位于背部正中线上，第一胸椎棘突与尾骨端连线的中点处，相当第十一胸椎棘突高点处。一说当第九胸椎棘突高点处。计一穴。（实用针灸辞典）

蠡沟穴 li gou xue

【英文名】Ligou Point

【异名】LR5（中华人民共和国国家标准－经穴部位）

【定义】腧穴。属足厥阴肝经。在小腿内侧，当足内踝尖上5寸，胫骨内侧面的中央。（中华人民共和国国家标准－经穴部位）

二十二画

囊底穴 nang di xue

【英文名】Nangdi Point

【定义】腧穴。经外奇穴。位于男性会阴部，阴囊下十字纹中。主治疝气、睾丸炎。艾条灸3～7分钟。（汉英针灸辞典）

囊下缝穴 nang xia feng xue

【英文名】Nangxiafeng Point

【定义】腧穴。经外奇穴。位于男性阴囊尾侧正中线上。主治癫狂。艾条灸5～15分钟。（汉英针灸辞典）

镵针 chan zhen

【英文名】Sagittal Needle

【异名】箭头针(汉英双解中医大辞典)
【定义】针具。古代九针之一。后人又称箭头针。主要用于浅刺皮肤出血。治疗头身热。(汉英双解中医大辞典)

二十三画

颧骨穴 quan gu xue
【英文名】Quangu Point
【定义】腧穴。经外奇穴。位于面部颧骨的高点。主治头面诸疔。斜刺0.1～0.2寸。(汉英针灸辞典)

颧髎穴 quan liao xue
【英文名】Quanliao Point
【异名】SI18(中华人民共和国国家标准－经穴部位)
【定义】腧穴。属手太阳小肠经。在面部,当目外眦直下,颧弓下缘凹陷处。(中华人民共和国国家标准－经穴部位)

鼷穴 xi xue
【英文名】Xi Point
【异名】鼠穴(汉英针灸辞典)
【定义】腧穴。承泣穴别名。参见承泣穴。(汉英针灸辞典)

蠲痹通络 juan bi tong luo
【英文名】Eliminating Numbness to Remove Obstruction in Channels
【定义】治法。是对风寒湿痹兼有经络瘀滞的治法。适用于风寒湿邪痹阻关节、肌肉或经络。症见疼痛、拘急、行动困难和手足麻痹等者。(汉英双解中医大辞典)

拼音索引

D

E

M

N

T

X

Y

Z

附录1　《中医药一体化语言系统》一级学科分类

一、中医基础理论
二、中医学说与相关学科
三、病因病机与诊断
四、疾病
五、治则治法
六、中药学
七、方剂学
八、中药化学
九、药用动植物学
十、预防与养生学
十一、针灸学
十二、人文科学
十三、医学信息学与文献学
十四、自然科学与物理科学
十五、卫生医疗机构与管理
十六、地理学

附录 2　《中医药一体化语言系统》语义类型表（127）

实体（54）					
	物理实体				
		中医人体基础			
			人体基本物质		
				精	
				血	
				气	
				津液	
			脏腑		
			经络		
			腧穴		
			形体官窍		
			体质		
			阴阳		
			五行		
		有机体			
			动植物		
		天然物质			
			矿物		
		药用物质			
			中药		
			方剂		
			中药化学成分		
			辅料		
			中成药		
		食物			
			食疗－药膳		
		人工物质			
			医疗设备		
			研究设备		
				药用设备	
		医学人物			
	概念实体				
		思想或概念			
			中医基础理论		
				中医学说	
					阴阳学说
					五行学说
					各家学说
					经络学说
					脏象学说
			中医药学科		

				中西医结合	
			中医学与古代哲学		
				中国哲学	
			中医语言		
				医古文	
			中医机构		
			中医相关学科		
				自然物理学科	
			中医信息文献学		
				中医文献	
			地理名称		
			时间概念		

事件(73)						
	现象与过程					
		生物现象或过程				
			生理现象或过程			
				生理功能(中医生理)		
					精的功能	
					气的功能	
					血的功能	
					津液功能	
					脏腑功能	
					经络功能	
					腧穴功能	
					阴阳功能	
					五行功能	
				心理功能(中医心理)		
					情志	
						七情
					神	
			病理功能			
					中医病因	
					病机疾病	
						中医病因病机
						中医疾病
						证候
			中药性能与功能			
				中药性能		
					四气五味	
					升降浮沉	
					归经	
					毒性	
				中药功能		
				中药配伍		
				中药药理作用		

			方剂功用			
		自然现象与过程				
			医学天文气象			
				五季		
			医学地理			
				五方		
			时间医学			
				五化		
			颜色			
				五色		
			声音			
				五音		
	活动					
			中医诊断			
				诊法		
				辨证		
			研究活动			
				中医研究		
				中药研究		
					中药药理实验	
					中药鉴定	
				针灸研究		
			中医治疗			
				治则		
				治法		
					中药疗法	
					针灸疗法	
					按摩	
					气功	
			中西医结合疗法			
			中医预防			
			中医养生康复			
			中医管理			
			中医教育			
				师承关系		
			制药工艺、农业			
				制药工艺		
					中药炮制	
					中药制药工程	
					中药药剂	
					中药制剂分析	

附录 3　《中医药一体化语言系统》语义关系表（58）

一级关系	二级关系	三级关系	四级关系
H. 等级关系链	isa		
R. 相关关系链			
2	物理上相关 physically-related-to		
3		由…汇合 tributary-of	
4		…的部分 part-of	
5		分支 branch-of	
6		由…组成 consists-of	
7		…成份 ingredient-of	
8		包含 contains	
9		使…相互联系 interconnects	
10		与…相连 connected-to	
	空间上相关 spatially-related-to		
		位于 …location-of（藏） 与…相邻 adjacent-to 包围，周围 surrounds 穿过 traverses 表里 exterior interior	
	功能上相关 functionally-related-to		

		影响 affects	管理（主，藏） manages 治疗 treats 干扰 disrupts 并发 complicates 与…相互作用（配伍） interacts-with 预防 prevents 归……经
		带来、造成 brings-about	
			产生 produces 引起 causes
		执行 performs	
			实施 carries-out 展示 exhibits 练习 practices
		发生于…情况下 occurs-in	
			…的进程 process-of
		使用 uses 现象表达 manifestation-of 证实 indicates …的结果、效果 result-of	
	时间上相关 temporally-related-to		
			与…同时发生 co－occurs-with 先于…发生 precedes

		概念上相关 conceptually-related-to 与…类似概念 similar concepts 概念上对应 Conceptually-corresponding-to …的评价 evaluation-of …的程度、等级 degree-of 分析 analyzes	
			分析评估…的影响 assesses-effect-of
		…的测量值 measurement-of 测量 measures 诊断 diagnoses …的特性 property-of 衍生的 derivative-of …的发育阶段 developmental-form-of …的方法 method-of …的概念部分 conceptual-part-of …之中的焦点问题 issue-in	

《中国中医药学术语集成》引用参考书对照表

参考书被引用时的名称	参考书正式书名	著者	出版社	发行日期
Mesh 词表－电子版	医学主题词表	美国国立医学图书馆		2002
TCM 表－电子版	中国中医药学主题词表	中国中医研究院　吴兰成		2002
中医人名辞典	中医人名辞典	李云	国际文化出版公司	1988
中医养生学	中医养生学	王玉川	上海科学技术出版社	1992/10
中医基础理论－21世纪教材	中医基础理论	李德新	人民卫生出版社	2001/8
中医大辞典－中医基础理论分册	中医大辞典	中国中医研究院	人民卫生出版社出版	1982/1
中医方剂大辞典	中医方剂大辞典	南京中医学院	人民卫生出版社	1999/7
中医基础理论－五版	中医基础理论	吴敦序	上海科学技术出版社	1984/5
中医基础理论－六版	中医基础理论	印会河	上海科学技术出版社	1995/6
中医诊断与鉴别诊断学	中医诊断与鉴别诊断学	朱文锋	人民卫生出版社	1999/10
中华人民共和国卫生部－药品标准－二十个分册	中华人民共和国卫生部－药品标准	中华人民共和国卫生部药典委员会		1990－1998
中华人民共和国国家标准－经穴部位	中华人民共和国国家标准－经穴部位	国家技术监督局	中国标准出版社	1990/6
中华人民共和国药典－一、二部	中华人民共和国药典		化学工业出版社	1999/12
中华养生大全	中华养生大全	颜德馨　夏翔	上海科学技术出版社	2001/12
中华本草	中华本草	南京中医药大学	上海科学技术出版社	1999/5
中国养生康复学	中国养生康复学	孟景春	上海科学技术出版社	1992
中国医学百科全书－中医学分册	中国医学百科全书－中医学分册	施奠邦	上海科学技术出版社	1991/8
中国医学百科全书－医学分册	中国医学百科全书－医学分册		人民卫生出版社	
中国医学百科全书－推拿学分册	中国医学百科全书－推拿学分册	丁季峰	上海科学技术出版社	1987/10
中国医学百科全书－针灸学分册	中国医学百科全书－针灸学分册	王雪苔	上海科学技术出版社	1989/11
中国古典哲学概念范畴要论	中国古典哲学概念范畴要论	张岱年	中国社会科学出版社	1987/6
中国常用中成药大全	中国常用中成药大全	刘树三	哈尔滨出版社	1990
中国当代气功大全	中国当代气功大全	吴昊	人民体育出版社	1993/6
中国推拿手法学	中国推拿手法学	李业甫	上海中医学院出版社	1992/6
中国推拿练功学	中国推拿练功学	金宏柱	上海中医学院出版社	1990/12

中国植物志	中国植物志	中国科学院中国植物志编辑委员会	科学出版社	1952-2002
中华临床药膳食疗学	中华临床药膳食疗学	冷方南　王凤岐　王洪图	人民卫生出版社	1993/2
中国气功大全	中国气功大全	朱鹏飞　李怀炎　张贵发	天津人民出版社	1993/2
中国气功词典	中国气功词典	吕光荣	人民卫生出版社	1989/10
中国药品通用名称	中国药品通用名称	中华人民共和国卫生部药典委员会	化学工业出版社	1997/7
中国药材学	中国药材学	徐珞珊　徐国钧　金蓉鸾　何宏贤	中国医药科学技术出版社	1996/10
中国藏药	中国藏药	青海省藏医药研究所	上海科学技术出版社	1996/10
中药制药工程原理与设备-六版	中药制药工程原理与设备	王韵珊	上海科学技术出版社	1997/2
中药化学成分提取分离手册	中药化学成分提取分离手册	杨云	中国中医药出版社	2001/3
中药大辞典	中药大辞典	江苏新医学院	上海人民出版社	1977/7
中药学-五版	中药学	凌一揆	上海科学技术出版社	1984/6
中药学-六版	中药学	雷载权	上海科学技术出版社	1995/6
中药工程学	中药工程学	曹光明	中国医药科学技术出版社	2001/1
中药活性成分分析手册	中药活性成分分析手册	常新全　丁丽霞	学苑出版社	2002/6
中药药对大全	中药药对大全	胥庆华	中国中医药出版社	1996/3
伤寒论研究大辞典	伤寒论研究大辞典	傅延龄	山东科学技术出版社	1994/10
内经讲义-21世纪课程教材	内经讲义	王洪图	人民卫生出版社出版	2002/8
医学名词-各分册及相关学科名词	医学名词-各分册及相关学科名词	全国自然科学名词审定委员会	科学出版社	1992-2002
哲学大辞典-中国哲学史卷	哲学大辞典	严北溟	上海辞书出版社	1985/2
国家标准临床诊疗术语-疾病-治法-病证等分册	国家标准临床诊疗术语-疾病	国家技术监督局	中国标准出版社	1995-1997
国家标准临床诊疗术语	国家标准临床诊疗术语-治法	国家技术监督局	中国标准出版社	1995-1997
国家标准临床诊疗术语	国家标准临床诊疗术语-病证	国家技术监督局	中国标准出版社	1995-1997
国家标准临床诊疗术语-疾病	国家标准临床诊疗术语			
实用汉英中医词典	实用汉英中医词典	张奇文	山东科出版社	2001/8
实用药学辞典	实用药学辞典	周廷冲	天津科学技术出版社	1990/12
常用中药成分与药理手册	常用中药成分与药理手册	黄泰康	中国医药科学技术出版社	1994/4
常用中药种植技术	常用中药种植技术	姚宗凡	金盾出版社	1989/3

拉汉药用植物名称和检索手册	拉汉药用植物名称和检索手册	江纪武	中国医药科学技术出版社	1990/10
新世纪汉英科技大词典（上下卷）	新世纪汉英科技大词典	柳闻	电子工业出版社	1997/4
新汉英医学辞典	新汉英医学辞典	关兴华　马龙海　夏廷德	经济日报出版社	1994/10
新汉英医药学词汇	新汉英医药学词汇	李世俊	黑龙江科学技术出版社	1993/5
新编中成药手册	新编中成药手册	陈馥馨	中国医药科学技术出版社	1998/11
新编拉汉英植物名称	新编拉汉英植物名称	中国科学院植物研究所	航空工业出版社	1996
新编针灸大辞典	新编针灸大辞典	程宝书	华夏出版社	1995/7
新英汉词典	新英汉词典		上海译文出版社	1985/1
易学大辞典	易学大辞典	张其成	华夏出版社	1992/2
普通高等教育中医药类规划教材－五版－相关各分册	普通高等教育中医药类规划教材			
普通高等教育中医药类规划教材－六版－相关各分册	普通高等教育中医药类规划教材			
智能气功科学基础混元整体理论	智能气功科学基础混元整体理论	庞明	国际文化出版公司	1994/8
植物活性成分辞典	植物活性成分辞典	陈蕙芳	中国医药和技出版社	2001/1
汉拉英中草药名称	汉拉英中草药名称	韩立	福建科学技术出版社	1986/2
汉英中医药分类大辞典	汉英中医药分类大辞典	谢竹藩	新世界出版社	1994/1
汉英中医药分类词典－计算机词库范本	汉英中医药分类词典－计算机词库范本	田景福	科学出版社	1994/6
汉英医学大辞典	汉英医学大辞典			
汉英双解中医大辞典	汉英双解中医大辞典	原一祥　任继学　黄龙	人民卫生出版社	1997/7
汉英双解实用中医词汇	汉英双解实用中医词汇	王宝祥　董雪梅	科学出版社	1993/1
汉英双解针灸大辞典	汉英双解针灸大辞典	石学敏　张孟辰	华夏出版社	1998
汉英工程技术词汇	汉英工程技术词汇	甘大友	海洋出版社	1986/7
汉英英汉中医大辞典	汉英英汉中医大辞典	郑凤钦	天津大学出版社	1994/12
灵枢经白话解	灵枢经白话解	陈璧琉　郑卓人	人民卫生出版社	1962/6
现代中草药成分化学	现代中草药成分化学	吴寿金　赵泰　秦永祺	中国医药科枝出版社	2002/5
现代临床医学辞典	现代临床医学辞典	鞠名达　陈景藻　孙传兴	人民军医出版社	1993
现代医学百科辞典	现代医学百科辞典	涂通今	万国学术出版社	1992
疾病和有关健康问题的国际统计分类－第十次修订本	疾病和有关健康问题的国际统计分类	北京协和医院世界卫生组织疾病分类合作中心	人民卫生出版社	1996/5
相关医学大辞典	相关医学大辞典	王佩铭　刘炎辉	天津科技翻译出版社	1994/4

细菌名称	细菌名称	蔡妙英　卢运玉　赵玉峰	科学出版社	1980/8
经络学	经络学	李鼎	上海科学技术出版社	1995/6
药学名词	药学名词	全国科学技术名词审定委员会	科学出版社	1999
药用植物学－五版－六版	药用植物学	丁景和　杨春澍	上海科学技术出版社	1985/11 1997/6
运气学说	运气学说	任应秋	上海科学技术出版社	1982/5
针灸学	针灸学	邱茂良	上海科学技术出版社	1985/10
针灸穴名国际标准化手册（中英对照）	针灸穴名国际标准化手册	王德深	人民卫生出版社	1988/9
黄帝内经素问校释	黄帝内经素问校释	张灿岬　徐国仟　宗全和	人民卫生出版社	1982/3
新编药物学（14 版）	新编药物学（14 版）	陈新谦　金有豫	人民卫生出版社	2001/12
化学药品药名手册	化学药品药名手册	赵克健	天津科学技术出版社	2001/1
植物活性成分辞典	植物活性成分辞典	陈蕙芳	中国医药科学技术出版社	2002/1
中药活性成分分析手册	中药活性成分分析手册	常新全　丁丽霞	学苑出版社	2002/6
常用中药成分与药理手册	常用中药成分与药理手册	黄泰康	中国医药科学技术出版社	1994/4
卫生学大辞典	卫生学大辞典	王翔朴	华夏出版社	1999/7
诊断学大辞典	诊断学大辞典	杨志寅	华夏出版社	1993
中医症状鉴别诊断学	中医症状鉴别诊断学	姚乃礼	人民卫生出版社	1984/3
实用药学词典	实用药学词典	周廷冲	天津科学技术出版社	1991/10
当代药品商品名与别名辞典	当代药品商品名与别名辞典	中国药学会	中国医药科学技术出版社	1999/6
道兰氏英汉插图医学辞海－28 版	道兰氏英汉插图医学辞海－28 版	白永权	世界图书出版社公司	1998
中医临床大全	中医临床大全	杨思澍　张树生　傅景华	北京科学技术出版社	1991/8
中医病证诊疗全书	中医病证诊疗全书	韩冰	天津科学技术出版社	1997/6
中医诊断与鉴别诊断学	中医诊断与鉴别诊断学	朱文锋	人民卫生出版社	1999/10
中医各家学说（五版教材）	中医各家学说	任应秋	上海科学技术出版社	1984/5
中医各家学说（六版教材）	中医各家学说	鲁兆林　陈大舜	北京医科大学出版社	1996
中医各家学说	中医各家学说	裘沛然　丁光迪	人民卫生出版社	1992
中国医籍大辞典	中国医籍大辞典	裘沛然	上海科学技术出版社	2002/8
现代中草药成分化学	现代中草药成分化学	吴寿金　赵泰　秦永祺	中国医药科枝出版社	2002/5
简明中医病名辞典	简明中医病名辞典	马汴梁	人民卫生出版社	1997/11
全国中医图书联合目录	全国中医图书联合目录	薛清录	中医古籍出版社	1991/1

中西医病名对照大辞典（1－3卷）	中西医病名对照大辞典	林昭庚	人民卫生出版社	2002/9
中国医学史	中国医学史	甄志亚	上海科学技术出版社	1999
中国医学史－二版教材	中国医学史			
中国医学源流论	中国医学源流论	谢观	商务印书馆	
中国通史简编	中国通史简编	范文澜		
新汉英医药学词汇	新汉英医药学词汇	李世俊	黑龙江科学技术出版社	1993/5
新世纪汉英科技大词典（上下卷）	新世纪汉英科技大词典	柳闻	电子工业出版社	1997/4
新汉英医学辞典	新汉英医学辞典	关兴华　马龙海　夏廷德	经济日报出版社	1994/10
汉英工程技术词汇	汉英工程技术词汇	甘大友	海洋出版社	1986/7
中医护理学基础	中医护理学基础	刘永兰	学苑出版社	1996/1
针灸穴名国际标准化手册（中英对照）	针灸穴名国际标准化手册	王德深	人民卫生出版社	1988/9
简明气功辞典	简明气功辞典	黄健　朱慧勤	上海科学技术出版社	2000/3
新编针灸大辞典	新编针灸大辞典	程宝书	华夏出版社	1995/7
实用中医字典	实用中医字典	王晓龙	学苑出版社	2001/3
中医百病名源考	中医百病名源考	张纲	人民卫生出版社	1997/10
十部医经类编	十部医经类编	任应秋　李庚韶　严季澜	学苑出版社	2001/5
药用动物学（六版教材）	药用动物学	万德光　吴家荣	上海科学技术出版社	1993年
现代中药栽培养殖与加工手册	现代中药栽培养殖与加工手册	冉懋雄　周厚琼	中国中医药出版社	1999/5
中药炮制学（教材）	中药炮制学	叶定江	上海科学技术出版社	1996/5
中药鉴定学（教材）	中药鉴定学	李家实	上海科学技术出版社	1996/5
中药药理学（教材）	中药药理学	沈映君	上海科学技术出版社	1996/5
中药药理学实验（教材）	中药药理学实验		上海科学技术出版社	1996/5
中药商品学（教材）	中药商品学	张贵君	人民卫生出版社	2002/8
中药学（教材）	中药学	黄兆胜	人民卫生出版社	2002/8
方剂学（教材）	方剂学	谢鸣	人民卫生出版社	2002/8
中华本草	中华本草	国家中医药管理局《中华本草》编委会	上海科学技术出版社	1999